Wynn Kapit, Robert I. Macey, Esmail Meisami

PHYSIOLOGIE-MALATLAS

Workbook

Arcis Verlag

Die Deutsche-Bibliothek - CIP-Einheitsaufnahme

Kapit, Wynn:
Physiologie-Malatlas : [Übersetzung aus dem Amerikanischen] / Wynn Kapit ; Robert I. Macey ; Esmail Meisami. - Dt. Ausg. - München : Arcis-Verl., 1992
ISBN 3-89075-050-8
NE: Macey, Robert I.: ; Meisami, Esmail:

ISBN: 3-89075-050-8

Inhalt

Inhalt

Niere

Verdauung

Nervensystem

Inhalt

Vorwort

Der PHYSIOLOGIE-MALATLAS vermittelt auf 153 Bildtafeln einen umfassenden Überblick über die Physiologie, die Lebensvorgänge im menschlichen Organismus von den Grundlagen bis hin zu fortgeschrittenem Wissen.

Malend lernen? Das Anmalen von Strukturen ist, wie die moderne Lernforschung weiß, eine der angenehmsten Lernmethoden. Der zeitliche Aufwand des Anmalens lohnt sich mit Sicherheit, da vielen Menschen eine visuelle Lernmethode entgegenkommt. Neue Begriffe und anatomische und physiologische Zusammenhänge prägen sich durch diese aktive eigene Bearbeitung aller Einzelheiten besonders gut ein. Das Anmalen ist in vielerlei Hinsicht vergleichbar mit dem Zeichnen selbst. Es entwickelt sich ein Gefühl für Formen und Proportionen, und mit der Eigenaktivität werden Fähigkeiten wie Sinn für Bewegung und Visualität in den Lernprozeß einbezogen. Außerdem führt die Farbgebung zur Vereinfachung schwieriger Strukturen und damit auch zum Bewußtwerden der Beziehungen zwischen den Körperregionen, was mit kaum einer anderen Methode so effektiv erreicht werden kann. Das Ergebnis ist ein unkonventionelles Lehrbuch, eine Alternative und Ergänzung zu herkömmlichen Lehrbüchern.

Ausgangspunkt jedes neuen Kapitels ist die Beherrschung der anatomischen Strukturen, die die Grundlage der physiologischen Funktionen bilden. Die Physiologie befaßt sich vorrangig mit den dynamischen Prozessen im menschlichen Organismus. Diese werden hier in Diagrammen dargestellt, die Kräfte, Strömungen, chemische Reaktionen, Gleichgewichtszustände, Signale und Rückkoppelungen erklären. Diese Diagramme sollen die Sinnzusammenhänge veranschaulichen, es handelt sich nicht um eine standardisierte Symbolsprache. Die Illustrationen und Cartoons helfen den Studierenden, die oft sehr abstrakten physiologischen Prozesse mit schon vertrauten Vorstellungen in Beziehung zu setzen. Auch der z.T. festgelegte Farbcode erleichtert es, bekannte Elemente in komplexen Diagrammen zu verfolgen (z.B. H^+-Ionen im Säure-Basen-Haushalt).

Das Grundprinzip des Bildteils besteht darin, zuerst den Fachausdruck anzumalen und dann in derselben Farbe die dazugehörige Struktur, auf die der kursive kleine Buchstabe hinweist.

Somit ist das wichtigste Hilfsmittel für diese erste Begegnung mit den komplexen Vorgängen der Physiologie der Prozeß des Anmalens. Der Studierende muß dabei die einzelnen Teilbereiche eines umfassenden Themenkreises Kapitel für Kapitel erarbeiten. Dabei erwirbt der Anfänger bereits im Stadium des Noch-nicht-Wissens immer mehr Sicherheit, die letztendlich den Lernerfolg erhöht. Außerdem bietet diese Lernmethode immer wieder Abwechslung beim anstrengenden Wissenserwerb: Aussuchen der Farben und Anmalen lassen der individuellen Persönlichkeit einen Freiraum und machen Spaß - den wünschen wir Ihnen auf jeden Fall bei der Arbeit mit diesem Buch!

Bitte versäumen Sie nicht, die »Gebrauchsanleitung« auf den folgenden Seiten genau zu lesen und bei Bedarf immer wieder nachzuschlagen. Dort werden eine Reihe von Regeln und Symbolen erklärt, die im Buch durchgehend verwendet werden.

Hinweise zur Arbeit mit diesem Buch

Das Buch ist in Kapitel eingeteilt, die dem Organsystem entsprechen. Die Reihenfolge der Kapitel muß nicht eingehalten werden, aber es ist empfehlenswert, jeweils ein Kapitel im Zusammenhang durchzuarbeiten und dabei immer am Anfang des Kapitels zu beginnen.

Der Physiologie-Malatlas besteht aus 153 Tafeln mit je einer Text- und einer Bildseite. Sie können für sich entscheiden, ob Sie lieber zuerst lesen und dann anmalen oder umgekehrt. Vor dem Anmalen lesen Sie bitte immer unten auf der Textseite die Hinweise zu den Farben. Ein Teil der Informationen wird erst durch die Farbgebung verdeutlicht. Das Anmalen ist also ein unverzichtbarer Bestandteil des Lernprozesses. Ohne die Farbgebung sind wesentliche Zusammenhänge nicht nachvollziehbar.

Die folgenden Anweisungen erscheinen Ihnen vielleicht zunächst kompliziert, aber wir versprechen Ihnen, daß Sie in kurzer Zeit mit der Vorgehensweise vertraut sein werden.

Zum Gebrauch der Farben

Optimal ist eine Ausstattung mit mindestens 20 verschiedenen Farben einschließlich ein oder zwei Grautönen. Es reichen jedoch auch 12 Farben und ein Grauton aus. Am besten eignen sich Buntstifte, weil sie die Konturen noch durchscheinen lassen und ein intensives Strukturieren ermöglichen.

Im Prinzip können Sie jede beliebige Farbe verwenden. Manchmal schlagen wir allerdings bestimmte Farben für bestimmte Strukturen vor. Einige Farben weisen beispielsweise auf bestimmte Körperregionen hin, weil sie entweder in der Realität diese Farbe haben oder immer in denselben Farben dargestellt sind, z.B. Arterien rot (sauerstoffreiches Blut), Kapillaren lila (dort wird Sauerstoff abgegeben) und Venen mittelblau (sauerstoffarmes Blut). Hellblau ist normalerweise die Farbe des Wassers. Sollen verschiedene Arterien, Venen, Nerven usw. angemalt werden, müssen Sie natürlich auch hier verschiedene Farben bzw. Farbtöne verwenden.

Als allgemeine Regel gilt: Verwenden Sie für die größeren Flächen eher helle Farben, für kleinere oder wichtige Bereiche dagegen intensive Farben. Günstig ist, wieder die Farben zu verwenden, die bereits auf einer vorangegangenen Bildtafel für denselben Bereich benutzt wurden. In diesen Fällen beginnen Sie mit den bereits bekannten Begriffen und Bereichen, danach gehen Sie zur üblichen Reihenfolge über. Bei dieser Vorgehensweise verhindern Sie, daß Sie eine Farbe verwenden, die bereits für einen anderen Bereich bestimmt war.

Der Aufbau der Tafeln

Jede Tafel besteht aus einem Textteil und einem Bildteil.

Der Textteil enthält:

- Einführung und wissenschaftliche Erläuterung,
- Fachausdrücke und wichtige Zusammenhänge und
- Hinweise auf die Farbwahl.

Der Bildteil enthält:

- eine Kurzform des Textes,
- Überschriften, wobei viele Begriffe mit Großbuchstaben beginnen, die im folgenden als Abkürzung verwendet werden (z.B. Membran M) und
- neu eingeführte Fachausdrücke in Outline-Schrift mit den in der Zeichnung wiederkehrenden kleinen Identifikationsbuchstaben (z.B. Arterie *A*).

Das Grundprinzip des Bildteils besteht darin, zuerst den Fachausdruck anzumalen und dann in derselben Farbe die dazugehörige Struktur, auf die der nachfolgende kleine Identifikationsbuchstabe hinweist (1). Gelegentlich kommt der gleiche Buchstabe bei verschiedenen Ausdrücken vor, hier wird auf unterschiedliche, aber im Zusammenhang stehende Strukturen verwiesen (2). In diesem Fall sollten Sie dieselbe Farbe verwenden. Wenn dieselbe Struktur oder ein Teil eines Diagrammes mehrmals wiederholt, aber nur ein- oder zweimal gekennzeichnet wird, so muß alles - ob beschriftet oder nicht - angemalt werden (3).

AUFBAU DES MUNDES. (5)

LIPPEN A
SPEICHELDRÜSEN B- (8)
PAROTIS B1 (2)
SUBMANDIBULARIS B2
SUBLINGUALIS B3
ZÄHNE C
ZUNGE D-/- (4)
MUSKULATUR E

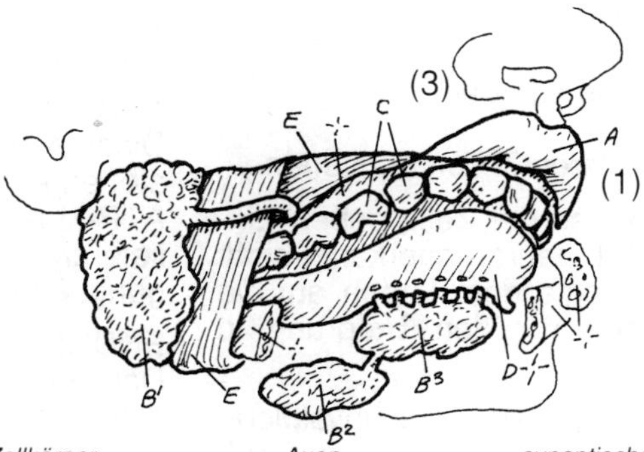

KNOCHEN-
FRESSZELLEN F (6)
TRYPSINOGEN G UND
PROENZYME. (7)

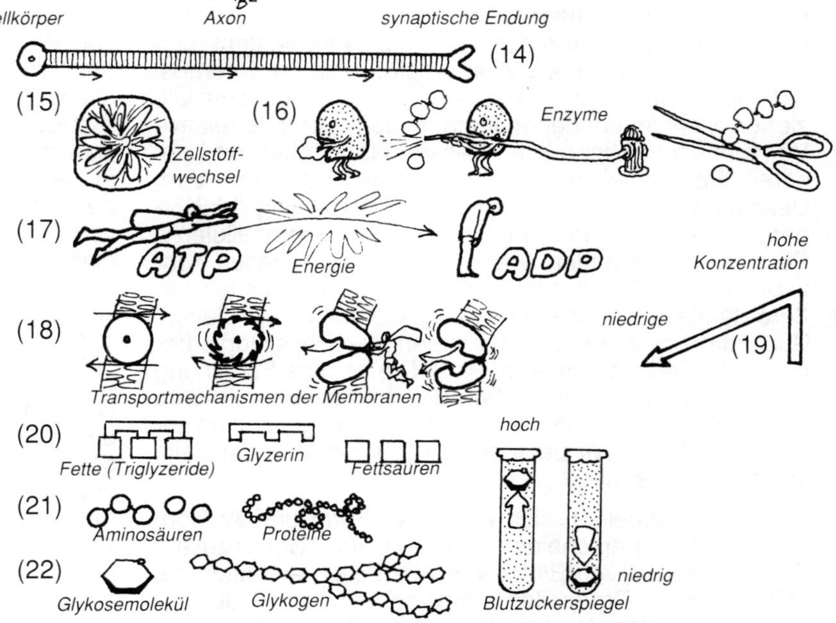

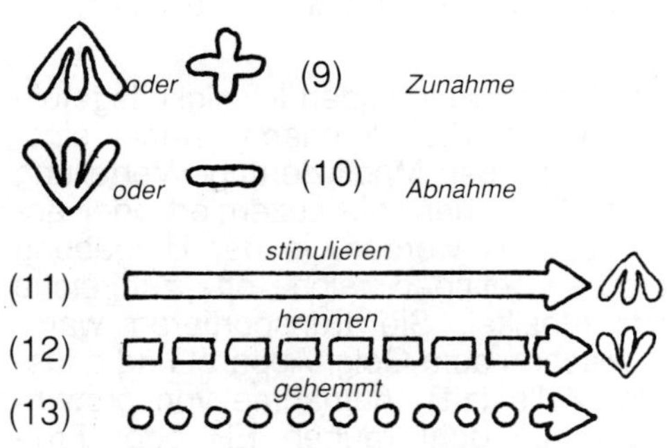

Das Zeichen -/- nach dem kleinen Buchstaben bedeutet, daß nicht angemalt werden soll (4).

Das Sternchen * signalisiert, daß die Farbe Grau verwendet werden soll, z.B. bei übergeordneten Fachausdrücken (5).

Malen Sie alle Begriffe des Bildtteils an. Manche Begriffe sind zusammengesetzt und erstrecken sich über mehrere Zeilen. Hier sollen alle vor dem kleinen Buchstaben liegenden Wörter mit derselben Farbe angemalt werden (6). Sollten Sie für einen zusammengesetzten Begriff verschiedene Farben benötigen, finden Sie auch verschiedene kleine Identifikationsbuchstaben (7). Bezieht sich ein Fachausdruck nicht auf eine abgebildete Struktur, soll aber trotzdem angemalt werden, dann folgt dem kleinen Buchstaben ein Bindestrich - (8).

Die oben abgebildeten Symbole werden in diesem Buch verwendet, um auf engem Raum möglichst viele Informationen zwischen den Zeichnungen und Diagrammen unterzubringen:

Jede mit diesen Symbolen versehene Struktur oder Substanz vermehrt sich, steigt an, wächst, wird aktiviert oder stimuliert (9).

Diese Symbole bedeuten Verminderung, Abnahme oder Größenreduktion (10).

Eine durchgehende Linie weist auf Verbindung, Stimulation, Erregung oder Sekretion von einer Struktur/Substanz zu einer anderen (11).

Eine unterbrochene Linie bezieht sich auf eine reduzierende oder hemmende Wirkung (12).

Eine gepunktete Linie zeigt die Einstellung von Aktivität (Zustand nach einer Hemmung oder Ausschaltung) (13).

Ein schematisierter Nerv. Die senkrechten Striche entlang des Nervs bedeuten elektrische Impulse, die aber nicht immer abgebildet sein müssen, wenn das Symbol erscheint (14).

Eine im Stoffwechsel befindliche Zelle (Verbrennung oder schneller Verbrauch) (15).

Symbolische Darstellungen von Enzymen und ihren Funktionen (z.B. Verdauung, Spaltung) (16).

Das ATP- und ADP-Molekül. ATP wird zu ADP, wobei es Energie freisetzt (17).

Symbole, die den Transportmechanismus an der Zellmembran verdeutlichen. Das dritte Symbol in der Reihe wird von ATP unterstützt (18).

Hier besteht ein Gefälle zwischen hohen und niedrigen Konzentrationen (19).

Fette oder Triglyzeride, Glyzerin oder Fettsäuren (20).

Aminosäuren, Proteine (einzelne Aminosäuren aneinander gekettet) (21).

Glukosemoleküle und Glykogen (als Glukosemoleküle aneinander gekettet), Blutzuckerspiegel (22).

AUFBAU DER ZELLE

»Alle Lebewesen bestehen aus einer oder mehreren Zellen.«
»Jede Zelle kann unabhängig von den anderen existieren.«
»Zellen können nur aus anderen Zellen entstehen.«

Drei Aussagen über die Lehre von der Zelle geben Einsichten wieder, die seit über 100 Jahren anerkannt sind. Wenn wir mit Hilfe der Physiologie dem Leben auf die Spur kommen wollen, müssen wir den Ursprung in zellulären Vorgängen suchen.

In der Vergangenheit beschäftigte sich die physiologische Forschung größtenteils mit der Umgebung der Zelle: Die Flüssigkeit, aus der das Blutplasma besteht, und die Flüssigkeit, die die Zellen umgibt. Man fand heraus, daß die menschliche Zelle nur in einem hochspezialisierten Medium überleben kann, in dem sich das relative Verhältnis von Mineralien, Wasser, Nährstoffen und anderen Bestandteilen nicht wesentlich verändern darf. Deshalb bemühte man sich bei der Erforschung der Körperorgane und ihrer Funktionen, im extrazellulären Raum keine Veränderungen vorzunehmen. Dieses Konzept hat sich für Physiologen und Biochemiker als außerordentlich fruchtbar erwiesen, worauf wir in diesem Buch immer wieder zurückkommen. Die Physiologie befindet sich jedoch immer im Fluß. Die heutige Forschung verließ die ausschließliche Beschäftigung mit dem Extrazellulärraum und verschaffte uns Zugang zum Inneren der Zelle. Wir beginnen die Vorgänge in der Zelle selbst zu erforschen.

Zellen unterscheiden sich in Größe, Form und Aufbau. Leberzellen unterscheiden sich z.B. von Gehirnzellen, diese wiederum von Blutzellen. Alle Zellen enthalten als »Miniorgane« Organellen, von denen eine jede bestimmte Funktionen erfüllt. Die auf der Bildtafel beschriebene Zelle entspricht nicht genau allen Zellen des Körpers, enthält aber doch die in den meisten Zellen vorkommenden Strukturen und Organellen.

ZELLMEMBRAN (PLASMAMEMBRAN)
Diese äußere Begrenzung der Zelle besteht aus einer dünnen fortlaufenden Lipidschicht, in die Proteine eingebettet sind. Einige dieser Proteine sind Verbindungswege, über die der Stoffaustausch zwischen innen und außen abläuft. Sie dienen auch als Rezeptoren für chemische Signale anderer Zellen.

ZELLKERN
Die wichtigste Zellorganelle ist der Kern, der das genetische Material enthält: Gene, DNS und Chromosomen. Er gibt die in den Genen enthaltene Information weiter und dirigiert das tägliche Leben der Zelle und ihre Vermehrung. Der Kern enthält den Nucleolus, der aus einer Anzahl dichtgepackter Chromosomen mit Proteinen und einigen RNS-Strängen besteht. Der Nucleolus ist für die Bildung der Ribosomen verantwortlich, die für die Proteinsynthese benötigt werden. Eine doppelschichtige Membran, die durch Poren unterbrochen ist, umhüllt den Kern. Durch die Poren findet der Stoffaustausch zwischen dem Kern und dem Rest der Zelle statt.

ZYTOPLASMA
Das Zytoplasma nimmt den Raum zwischen dem Zellkern und der Plasmamembran ein. Es enthält membrangebundene Organellen, die Ribosomen, um Zytoplasmaproteine zu synthetisieren, und ein komplexes Netzwerk aus Filamenten und Tubuli, das Zytoskelett. Der flüssige Teil des Zytoplasmas zwischen diesen Strukturen, das Zytosol, enthält viele Enzyme, die die chemischen Reaktionen in der Zelle katalysieren.

MITOCHONDRIEN
Diese Kraftwerke der Zellen speichern die in den Nährstoffen enthaltene chemische Energie durch Bildung von ATP-Molekülen. ATP wiederum dient als Energielieferant für Arbeitsvorgänge in der Zelle (z.B. Bewegung, Sekretion und Synthese komplexer Strukturen).

ENDOPLASMATISCHES RETIKULUM
Das endoplasmatische Retikulum bildet im Zytoplasma eine Art Netzwerk aus flachen Bläschen, umhüllt von Membranen. Das rauhe ER ist aufgrund der Anlagerung von Ribosomen die granuläre Form. Hier befindet sich der Syntheseort von Proteinen für Organellen, für Bausteine der Zellmembran oder für Substanzen, die in den extrazellulären Raum sezerniert werden (z.B. Hormone). Das glatte ER hat keine Ribosomen. Es ist gewöhnlich in den Lipidstoffwechsel einbezogen, kann aber auch der Entgiftung von Medikamenten und der Inaktivierung von Hormonen dienen. In Muskelzellen speichert das glatte ER (sarkoplasmatisches Retikulum) reichlich Kalzium, das an der muskulären Kontraktion beteiligt ist.

GOLGI-APPARAT
Geschichtete glatte Membranen bilden flüssigkeitsgefüllte flache Bläschen, die wie Pfannkuchen gestapelt sind. Der Golgi-Apparat dient der Modifizierung, Verteilung und Verpackung von Proteinen, die sezerniert oder anderen Organellen zugeteilt werden. In der Umgebung des Golgi-Apparates befinden sich oft zahlreiche membranbegrenzte Vesikel. Sie transportieren wahrscheinlich Stoffe zwischen dem Golgi-Apparat und anderen Organellen der Zelle (z.B. Aufnahme von proteinbeladenen Vesikeln aus dem rauhen ER oder Freisetzung von anderen Vesikeln zur Plasmamembran).

ENDO- UND EXOZYTOTISCHE VESIKEL
Diese membranumschlossenen Vesikel wandern von und zur Plasmamembran. Sie sind wichtige Träger der Proteinfreisetzung in und aus der Zelle. Exozytose (Sekretion) bedeutet eine aktuelle Verschmelzung der vesikulären mit der Plasmamembran, wobei der Inhalt des Vesikels nach außen abgegeben werden kann. Bei der Endozytose (Pinozytose, Vagozytose) passiert das Gegenteil: Die Plasmamembran schnürt sich ab und umschließt dabei extrazelluläres Material. So entsteht ein membranbegrenztes Vesikel (enthält Material und umgebende Flüssigkeit), das in die Zelle aufgenommen wird.

LYSOSOMEN
Diese membranbegrenzten Vesikel enthalten Enzyme, die biologische Partikel (z.B. zerstörte Organellen und Bakterien), die durch Endozytose in die Zelle gelangt sind, verdauen können.

ZYTOSKELETT
Das Zytoskelett setzt sich aus Proteinfilamenten zusammen, die ein Netzwerk im Zytosol bilden und der Zelle ihre Form verleihen. Diese Filamente stellen auch die Basis dar für Bewegungen der ganzen Zelle und ihrer Bestandteile (z.B. Organellen). Man kann sie als Knochen und Muskeln der Zelle bezeichnen. Das Zytoskelett scheint an einer Stelle nahe dem Kern, wo sich auch 2 Zentriolen befinden, organisiert zu werden. Zentriolen sind besonders wichtig während der Zellteilung. Die 3 Haupttypen der Filamente des Zytoskeletts sind Mikrotubuli (25 nm Durchmesser), Aktinfilamente (7 nm) und Intermediärfilamente (10 nm; s. Tafel 2).

Hinweise: Verwenden Sie Ihre hellsten Farben für A und G. Beginnen Sie mit der Überschrift in der linken oberen Ecke. Malen Sie danach das zugehörige Bild und den entsprechenden Teil der ganzen Zelle in Bildmitte an. Gehen Sie im Uhrzeigersinn vor und bearbeiten Sie so die ganze Seite. Beachten Sie, daß der Raum zwischen den Membranen des rauhen ER aus Gründen der Veranschaulichung in der Bildmitte angemalt werden soll, rechts unten jedoch nicht.

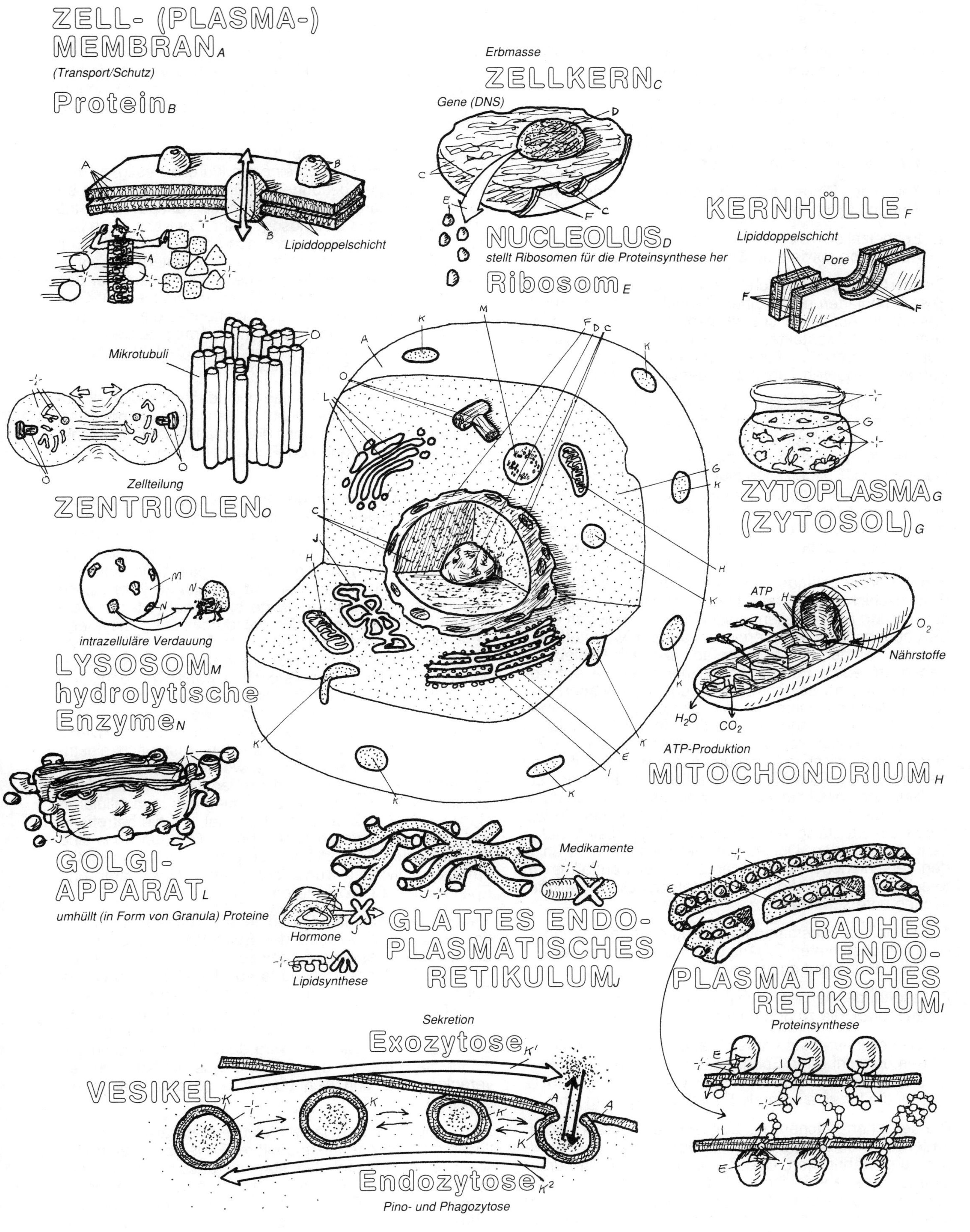

Die verschiedenen Organe des Körpers sind jeweils aus hochspezialisierten Zellen mit unterschiedlichen Strukturen aufgebaut. Die oben abgebildete Zelle hat keine dieser speziellen Funktionen, enthält jedoch die in den meisten Zellen vorkommenden Elemente. Alle Zellen sind von einer Plasmamembran umgeben, die aus einer fortlaufenden Lipiddoppelschicht mit eingebetteten Proteinen besteht. Die gleiche Membran begrenzt eine Reihe von Strukturen in der Zelle.

Jede Zelle besitzt einen membranumhüllten Kern mit der genetischen Information (Gene). Durch Weitergabe dieser Information (genetischer Code) steuert der Kern Arbeitsvorgänge und Vermehrung der Zelle. Zwischen Plasmamembran und Zellkern liegt das Zytoplasma. Organellen, Filamente und Mikrotubuli, aus denen sich das Zytoskelett zusammensetzt, schweben in der Zellflüssigkeit (Zytosol).

EPITHELZELLEN

Trotz der großen Unterschiede im Aufbau menschlicher Zellen lassen sie sich in 4 Haupttypen einteilen:

1. Muskelzellen - erzeugen Bewegung und mechanische Energie,
2. Nervenzellen - sorgen für Kodierung und Weiterleitung von Information,
3. Zellen des Binde- und Stützgewebes - umgeben Blut und Lymphe,
4. Epithelzellen - dienen der selektiven Sekretion und Absorption sowie dem Schutz nach außen.

Diese Tafel befaßt sich mit den Epithelzellen, ihrer Zusammenlagerung zu einem Gewebe und mit ihren für bestimmte Aufgaben spezialisierten Strukturen (in diesem Fall Zellkontakte, Mikrovilli und Zilien). Andere Zellarten werden im Zusammenhang mit speziellen Organen auf anderen Tafeln genauer besprochen.

Epithelzellen lagern sich aneinander und bilden häufig Schichten mit nur geringem Zwischenraum. Nur ein kleiner Teil (1/100) liegt an der Körperoberfläche. Sie dienen als Wandauskleidung von tubulären Strukturen oder Hohlräumen. Epithelzellen gibt es: In der Niere, den Drüsen, als Auskleidung der Lunge, im Gastrointestinaltrakt, in Blase und Haut. Oft werden verschiedene Kompartimente des Körpers durch diese Zellschichten voneinander getrennt. Dabei regulieren sie den Austausch der Moleküle zwischen den Kompartimenten. Alle Stoffe, die in den Körper gelangen oder ihn verlassen, müssen eine Epithelschicht passieren. Der Dünndarm ist von verschiedenen Epithelzellen ausgekleidet, von denen einige Verdauungsenzyme sezernieren, andere Nährstoffe aufnehmen, wieder andere einen schützenden Schleim abgeben. In jedem Fall haben Epithelzellen die Aufgabe, Material in eine bestimmte Richtung zu transportieren: Entweder durch Sekretion vom Blutgefäß (in die Umgebung der Darmwand eingebettet) in das Darmlumen oder durch Absorption aus dem Lumen ins Blut. Die Zelle muß also zwischen Darmlumen und Blutbahn differenzieren können. Diese unterschiedliche Funktion der Zelle zeigt sich sowohl in ihrem asymmetrischen Aufbau als auch in der Lage der Organellen. Die Asymmetrie wird durch ein sorgfältig ausgearbeitetes Zytoskelett aufgebaut und erhalten. Der Aufbau der Plasmamembran an den verschiedenen Seiten der Zelle weist auffällige Unterschiede auf. Wir können 3 unterschiedliche Zelloberflächen unterscheiden:

1. Die apikale Plasmamembran begrenzt das Lumen eines bestimmten Organs oder weist nach außen hin, z.B. in Haut und Kornea.
2. Gegenüber befindet sich die basale Plasmamembran, die zu den Blutgefäßen hinweist.
3. Die seitlichen Plasmamembranen liegen direkt an den benachbarten Epithelzellen. Jede dieser Membranen enthält verschiedene Proteine und Strukturen, die für eine normale Funktion notwendig sind.

Die seitlichen Flächen der Epithelzellen müssen miteinander in Verbindung stehen, um den Aufbau des Gewebes zu gewährleisten. Dadurch werden die Zellen untereinander fest abgedichtet. Stoffe können sich nur dann durch die Epithelschicht bewegen, wenn sie selektiv erkannt und von den Zellen selbst transportiert werden. Proteinstrukturen der lateralen Plasmamembran sind für diese Adhäsion verantwortlich. Sie liegen in der Membran und heften die Zellen an ihren Kontaktstellen aneinander. Diese Zellkontakte heißen interzelluläre Verbindungen. Spezielle Verbindungen (tight junctions) dichten potentielle Lecks ab, wieder andere (gap junctions) vermitteln die Information zwischen den Zellen.

Desmosomen sind feste Kontaktzonen zwischen den Zellen, die dem Gewebe eine strukturelle Festigkeit verleihen. Sie liegen besonders häufig in Geweben, die erhöhten mechanischen Belastungen ausgesetzt sind (z.B. Haut). Jedes Desmosom enthält zwischen den beiden Zellmembranen einen schmalen extrazellulären Spalt. Er ist angefüllt mit feinen Filamenten, die wahrscheinlich die beiden Zellen aneinanderheften. Bei den Desmosomen lassen sich 2 Typen unterscheiden: Gürtelförmige Desmosomen (durchgehende, die Zelle umschließende Haftplatte) und fleckförmig angeordnete (Spot-) Desmosomen (eher begrenzte Kontaktzonen, oft verglichen mit »Schweißnähten«).

Tight junctions (oder Zonulae occludentes) bilden dichte Zonen ohne Zwischenraum. Diese Verbindungen erstrecken sich so dicht über die gesamte Zelloberfläche, daß das Durchsickern von Flüssigkeiten und Stoffen unmöglich ist.

Gap junctions dienen der Informationsvermittlung benachbarter Zellen. Sie enthalten eine Reihe von 6 zylindrischen Proteinuntereinheiten, die die Plasmamembran vorwölben und so in den Extrazellulärraum (Interzellulärraum) hineinreichen. Diese Untereinheiten sind ringförmig angeordnet und parallel zu ihrer Achse gebündelt, so daß in der Mitte ein Kanal (1,5 nm weit) entsteht. Diese Kanäle (Poren) durchziehen die Membran, ohne in Verbindung mit dem Extrazellulärraum zu treten. Statt dessen ist jede Pore fest an die gegenüberliegende geheftet. So entsteht ein Kanal von doppelter Länge mit dem Eingang in einer Zelle und dem Ausgang in der Nachbarzelle. Die Poren sind weit genug, um kleine gelöste Stoffe und Ionen passieren zu lassen. Diese gab junctions ermöglichen also den Austausch elektrischer und chemischer Signale, wodurch die Zellen eine gemeinsame Aufgabe koordiniert erfüllen können. Unter bestimmten Umständen (z.B. Anstieg des intrazellulären Ca^{++}) schließt sich der zentrale Kanal, um die betroffene Zelle von den anderen abzukoppeln. Gap junctions sind die häufigsten Zellkontakte. Sie sind besonders wichtig, um die Aktivitäten von Herz, glatter Muskulatur und Epithelzellen zu koordinieren.

Mikrovilli sind schmale Fortsätze, die sich wie Finger von der apikalen Oberfläche der Epithelzellen ausstülpen. Sie kommen besonders zahlreich in solchen Geweben vor, die für Massentransporte von Molekülen durch die Epithelschicht zuständig sind. Mikrovilli haben den Vorteil, die apikale Fläche für den Transport erheblich zu vergrößern (z.B. um den Faktor 25 im Intestinaltrakt). Die Stabilität der Mikrovilli wird durch Aktinfilamente gewährleistet, die in einem Netz aus Basisfilamenten verankert sind und sich über ihre gesamte Länge erstrecken.

Zilien dagegen sind lange, von der apikalen Zelloberfläche ausgehende mikrotubuläre Fortsätze. Sie ermöglichen einen tangentialen Materialtransport entlang der Epitheloberfläche. Sie sind zahlreich in den Atemwegen, Eileitern und der Gebärmutter. Durch rasche, peitschenartige Schlagbewegungen erzeugen sie einen gerichteten Flüssigkeits- und Partikelstrom entlang der Zelloberfläche.

Hinweise:
Verwenden Sie dieselbe Farbe für die Plasmamembran wie auf Tafel 1.
1. Beginnen Sie rechts mit der dreidimensionalen Zeichnung der Epithelzelle. Kolorieren Sie nach jeder Struktur das dazugehörige Detail im Schnittbild links. Letzteres enthält zusätzliche Strukturen, die ebenfalls angemalt werden sollen.
Beachten Sie, daß A, D und L der Plasmamembran (F) angehören, aber unterschiedliche Farben erhalten.
2. Bei den Überschriften sollen die in Klammern angegebenen Strukturen H - N grau angemalt werden.

Epithelzellen haften aneinander und bilden Schichten. Sie kleiden Wände tubulärer oder hohler Strukturen aus (Niere, Drüsen, Auskleidungen von Lunge, Gastrointestinaltrakt, Blase). 3 unterschiedliche Oberflächen lassen sich unterscheiden: 1. die apikale Oberfläche ist der äußeren Umgebung (Haut, Kornea) oder dem Lumen eines Organs zugewendet, 2. die basale Plasmamembran auf der gegenüberliegenden Seite ist den Blutgefäßen zugewendet und 3. die lateralen Wände liegen dicht an benachbarten Epithelzellen.

Die apikale Plasmamembran ist manchmal zu Mikrovilli und Zilien spezialisiert. Mikrovilli vergrößern die apikale Oberfläche um ein Vielfaches. Aktinfilamente sind in den Basalfilamenten verankert, erstrecken sich über die gesamte Länge jedes Mikrovillus und sorgen für die Stabilität. Zilien ermöglichen einen tangentialen Transport von Material entlang der Epitheloberfläche. Durch peitschenartige Schlagbewegungen wird ein gerichteter Flüssigkeits- und Partikelstrom entlang der Zelloberfläche erzeugt.

Die lateralen Plasmamembranen enthalten 3 Arten von interzellulären Verbindungen:
1. Desmosomen (sichern die Haftung der benachbarten Zellen),
2. tight junctions (dichten Lecks zwischen den Zellen) und
3. gap junctions (liefern offene Kanäle für die elektrische und chemische Kommunikation zwischen den Zellen). Spotdesmosomen heften Zellen an umschriebenen Stellen aneinander. Sie nehmen zum intrazellulären Netz aus Filamenten Verbindung auf, sind so Bestandteil des Zytoskeletts und sorgen für mechanische Stabilität. Gürtelförmige Desmosomen bestehen aus Filamentmassen, die sich ringförmig um die Zelle legen. Innerhalb der Zelle ist dieses Desmosom durch ein zylindrisches Band von Aktinfilamenten gekennzeichnet (s. Schnittbild), das sich der Innenseite der Zellmembran anlagert.

Die basale Plasmamembran ist an die basale Lamina geheftet. Die Struktur der basalen Lamina ist porös. Sie enthält Kollagen sowie Glykoproteine und trennt die Epithelzellen von darunterliegendem Bindegewebe, Nerven und Blutgefäßen.

APIKALE OBERFLÄCHE.
Zilien A
Mikrotubuli B
Basalfuß C
Mikrovilli D
Mikrofilamente E (Aktin)

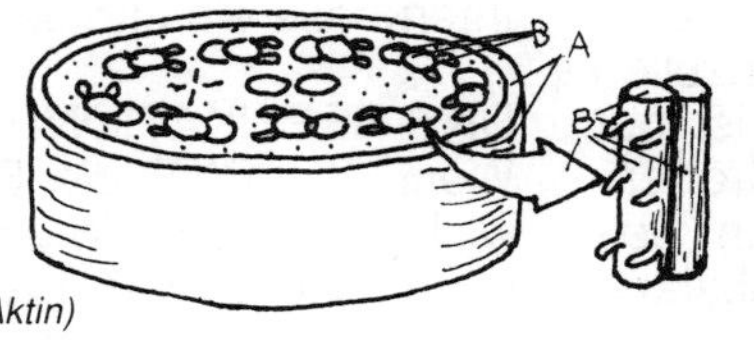

SEITENFLÄCHE.
seitliche Plasmamembran F
tight junction G (impermeabel).
Desmosom: Gürtel H (von Zelle zu Zelle).
Desmosom: Spot I (Adhärenz).
gap junction J (interzelluläre Kommunikation).

BASALFLÄCHE.
Hemidesmosom K (Adhärenz).
basale Plasmamembran L

basale Filamente M
Zytoskelett N Intermediärfilamente
Extrazellulärraum, Nährstoffe und Metaboliten P

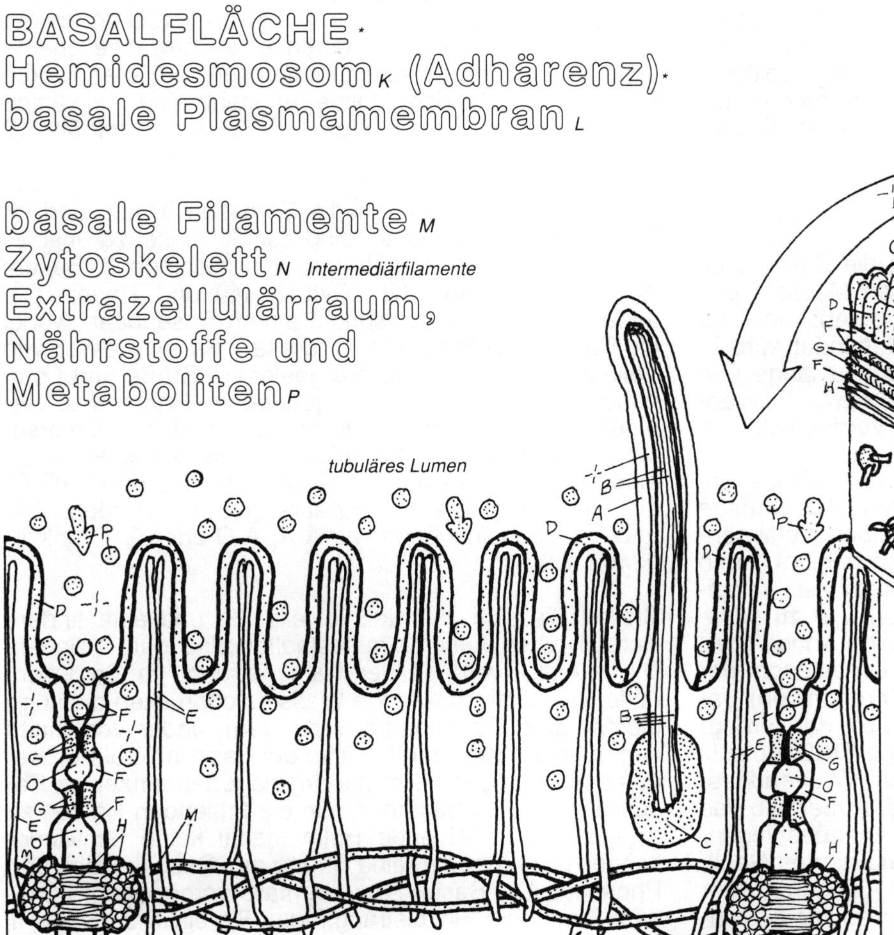

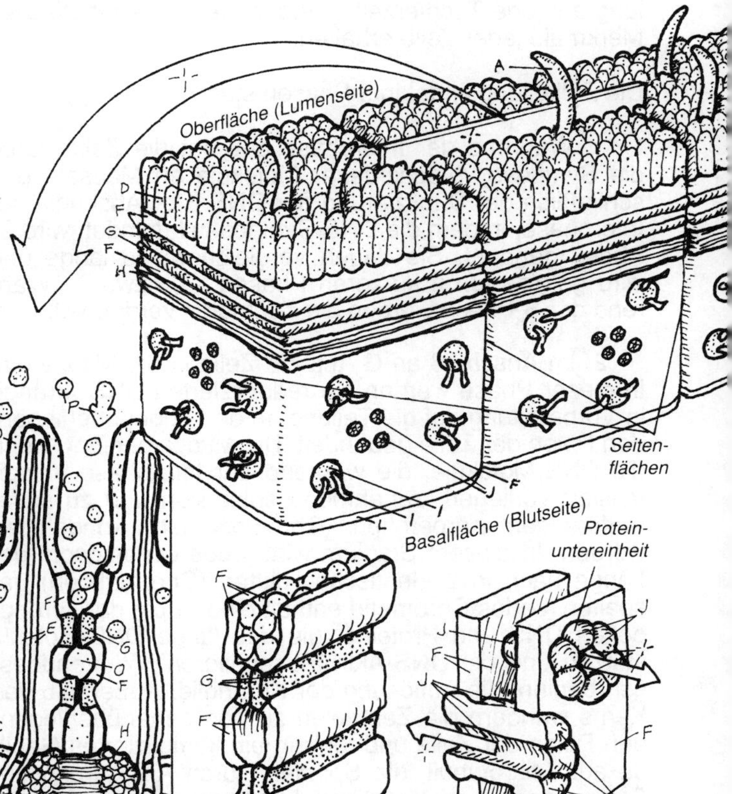

DNS-REPLIKATION UND ZELLTEILUNG

Zellen erschöpfen sich, altern, sterben und werden kontinuierlich durch neue ersetzt. Eine intestinale Zelle lebt durchschnittlich nur 36 Stunden, weiße Blutkörperchen 2 Tage und rote Blutkörperchen 4 Monate. Gehirnzellen können 60 oder mehr Jahre leben. Wachstum ist nur durch die Produktion neuer Zellen möglich. Größenwachstum der Zelle wäre mit einer geringeren Leistungsfähigkeit verbunden, da sich auch der Abstand zwischen Zentrum und Plasmamembran vergrößern würde. So wäre es schwieriger, wesentliche Substanzen wie O_2 in und CO_2 aus der Zelle zu transportieren. Wachstum bedeutet also vor allem eine Vermehrung der Zellzahl und nicht eine Vergrößerung der einzelnen Zelle.

ZELLTEILUNG
Bei der Zellteilung teilt sich eine Stammzelle in 2 Tochterzellen. Obwohl sich Stamm- und Tochterzellen in einigen Merkmalen unterscheiden (z.B. Gewicht) sind sie in einem wichtigen Punkt identisch: Sie enthalten beide den gleichen fundamentalen Satz genetischer Information (Code) für ihre Aktivität und Reproduktion. Den genetischen Code liefert die detaillierte Struktur der DNS-Moleküle (Desoxyribonucleinsäure) im Zellkern. Durch die Replikation dieser Moleküle und ihrer Verteilung auf jede Tochterzelle bleiben die charakteristischen Merkmale jeder Zelle erhalten.

Die Zellteilung findet in 3 Phasen statt:

1. Während der Interphase gewinnt die Zelle durch die Synthese verschiedener Moleküle an Masse - einschließlich der Duplizierung der DNS. Der Abschnitt der Interphase, in dem die DNS-Synthese stattfindet, wird S-Phase genannt. Sie dauert vergleichsweise lange und wird gefolgt von 2 kürzeren Phasen, G_1 bzw. G_2. Während der S-Phase werden die Zentriolen verdoppelt.

2. Im Anschluß an G_2 tritt die Zelle in die Mitose ein. In dieser Phase werden die reduplizierten DNS-Stränge in Vorbereitung auf die Teilung an den gegenüberliegenden Polen der Zelle gebündelt. Die Mitose beginnt, wenn die DNS-Moleküle, die während der Interphase entspiralisiert vorliegen, zunehmend spiralisiert und zu scherenförmigen Körperchen (Chromosomen) kondensiert werden. In diesem Stadium wird jedes Chromosom der Länge nach in 2 identische Hälften (Chromatiden) gespalten. Jedes Chromatid enthält eine Kopie der verdoppelten DNS und Proteine, die das lange DNS-Molekül stützen und die DNS-Aktivität regulieren. Währenddessen beginnt die Auflösung der Kernhülle. Außerhalb des Kerns wandern die Zentriolen zu den gegenüberliegenden Polen der Zelle und formen ein kompliziertes Gebilde aus Mikrotubuli, die Spindel. Durch Anlagerung der Chromosomen an die Mikrotubuli kommt es zur Aufstellung in der Äquatorialebene der Zelle. Dabei sind die 2 Chromatiden jeweils am anderen Pol der Zelle orientiert. Mikrotubuli ziehen die Chromatiden auseinander und befördern so einen kompletten Satz in die verschiedenen Zellhälften. Die Chromatiden entspiralisieren sich und werden undeutlicher. Gleichzeitig bildet sich um jeden dieser beiden Chromatidensätze eine neue Kernhülle.

3. Das letzte Stadium heißt Zytokinese. Die Teilung des Zytoplasmas beginnt mit einer Schnürfurche. Sie wird immer tiefer, bis die Stammzelle geteilt ist und die während der Mitose gebildeten Tochterkerne in verschiedenen Zellen eingeschlossen sind. An diesem Punkt tritt die Tochterzelle in das G_1-Stadium der Interphase ein und der Zyklus schließt sich.

DNS-REPLIKATION
Wenn die DNS die Erbmasse ist, dann stellen sich 2 wichtige Fragen: Wie wird die DNS repliziert, so daß sie unverfälscht von Generation zu Generation weitergegeben werden kann? Auf welche Weise wird die Information gespeichert, um die Vorgänge in der Zelle zu steuern? Die Antwort auf beide Fragen gibt die chemische Struktur der DNS.

Ein DNS-Molekül enthält 2 extrem lange »stützende« Ketten, bestehend aus vielen C-5-Zuckern (Desoxyribosen). Sie sind End-zu-End mit Phosphatbrücken verbunden (...Zucker-Phosphat-Zucker-Phosphat...). Diese Ketten laufen wie die Holme einer Leiter parallel zueinander. Sie sind in regelmäßigen Abständen durch stickstoffhaltige Basen verbunden, die die »Sprossen« der Leiter darstellen. Man benötigt 2 Basen, um den Abstand zwischen den Holmen zu überbrücken. In der Mitte wird das Gespann durch eine schwache chemische Verbindung (Wasserstoffbrücken) gehalten. Durch Drehung der beiden Holme entsteht eine helixartige Struktur. Eine komplette Umdrehung umfaßt 10 »Leitersprossen«.

Die einzelnen Basen, die die Sprossen bilden, und ihr Platz innerhalb der Leiter sind der Schlüssel zu unserer Frage. Die DNS enthält nur 4 verschiedene Basen: Adenin (A), Guanin (G), Cytosin (C) und Thymin (T). Jede Leitersprosse entspricht einem Basenpaar, wobei die Paarung nicht zufällig ist. Diese 2 Basen müssen wie Teile eines Puzzlespiels die geeignete Größe und Form haben, um sich in einem vorgegebenen Rahmen zu verbinden (Wasserstoffbrücken auszubilden). Die Untersuchung der DNS-Struktur zeigt, daß die Sprossen durch eine Kombination von A und T (A-T) oder G und C (G-C) als komplementäre Basenpaare gebildet werden. Alle anderen Kombinationen wie A-A, A-G oder G-T funktionieren nicht.

Stellen Sie sich vor, daß jeweils Sie und eine andere Person einen Leiterholm festhalten und daran ziehen. Die »Leiter« wird an der Naht getrennt (in Sprossenmitte, wo relativ schwache Wasserstoffbrücken die komplementären Basenpaare verbinden). Jeder von ihnen nimmt einen Strang (die Hälfte der ganzen Struktur), der aus einem langen Holm mit angelagerten einzelnen Basen besteht. Sie beginnen nun die fehlenden Hälften zu ergänzen. Der fehlende Holm macht keine Schwierigkeit; es ist immer derselbe Strang aus Desoxyribose und Phosphat. Die Basen sind ebenfalls vorgegeben: Zu jedem A auf dem Einzelstrang fügen Sie ein T, zu jedem T ein A, zu jedem G ein C und zu jedem C ein G. Sie haben eine exakte Duplikatur der originalen DNS konstruiert und genauso ihr Partner. Durch eine präzise Replikation war es möglich Originalkopien herzustellen. Ein ähnlicher Prozeß findet in der Zelle statt. Hier werden die Stränge Stück für Stück getrennt und direkt anschließend an den Trennvorgang findet die Synthese der neuen DNS statt. An diesem Vorgang sind spezielle Moleküle (DNS-Polymerasen) beteiligt.

Unsere zweite Frage bezüglich der DNS als Träger der Erbmasse wird auf Tafel 4 besprochen.

Hinweise: Verwenden Sie eine dunkle Farbe für D.
1. Malen Sie zuerst die Zelle oben auf der Seite an, dann das kreisförmige Diagramm direkt darunter. Malen sie die einzelnen Abschnitte des Zellzyklus an. Beginnen Sie mit der Interphase oben links.
2. Fahren Sie kontinuierlich fort mit den Mitose-Stadien und der Zytokinese.
3. Malen Sie das Schema der DNS-Replikation auf der rechten Seite an. Beachten Sie, daß die Basen Guanin (I) und Cytosin (I¹) gerastert sind.

Plasmamembran A
Kernhülle B
Chromatin C
Chromosom (46) D Zentromer E
Zentriole F
Spindelfaser G

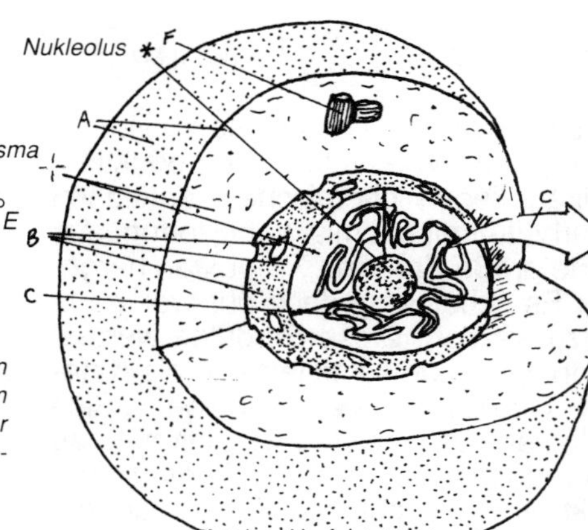

Die Reproduktion der somatischen Zelle erfolgt während der 3 Hauptphasen des Zellzyklus: Interphase, Mitose und Zytokinese. Die Interphase ist wiederum in 3 Substadien unterteilt. Die 1. Phase leitet die DNS-Synthese ein (G_1), in der 2. Phase findet die DNS-Synthese statt und die 3. Phase folgt der DNS-Synthese (G_2).

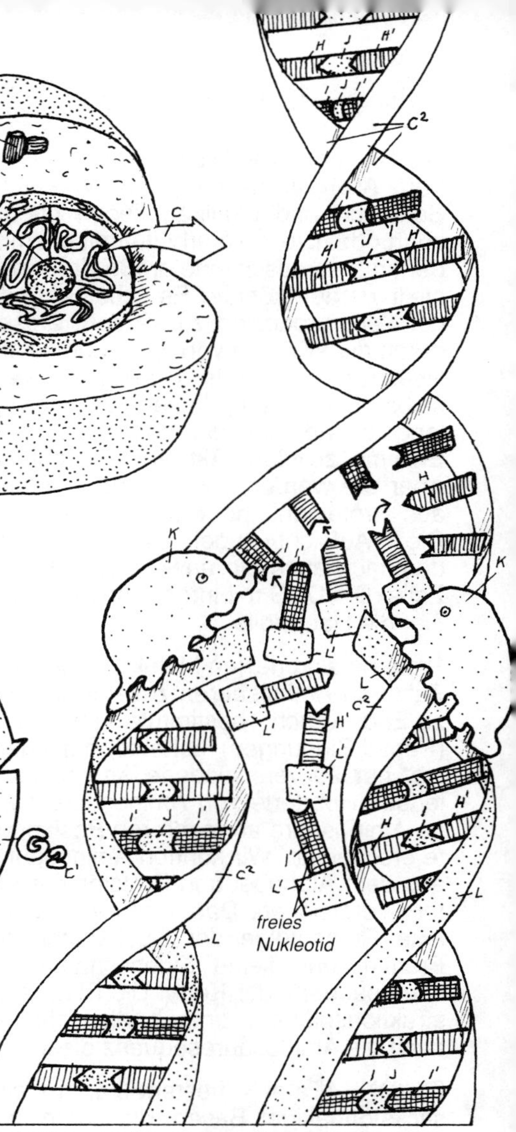

INTERPHASE C'

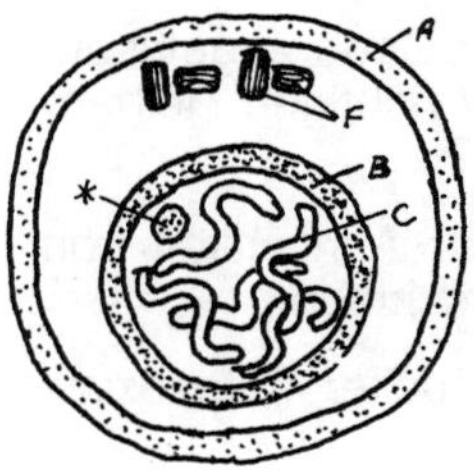

Interphase:
1. Die entspiralisierte DNS (in Chromatin enthalten) redupliziert sich.
2. Nach der Replikation sorgt die DNS für Aktivierung von RNS- und Protein-Synthese, was für die Zellteilung von Bedeutung ist.
3. Die Zentriolen teilen sich.

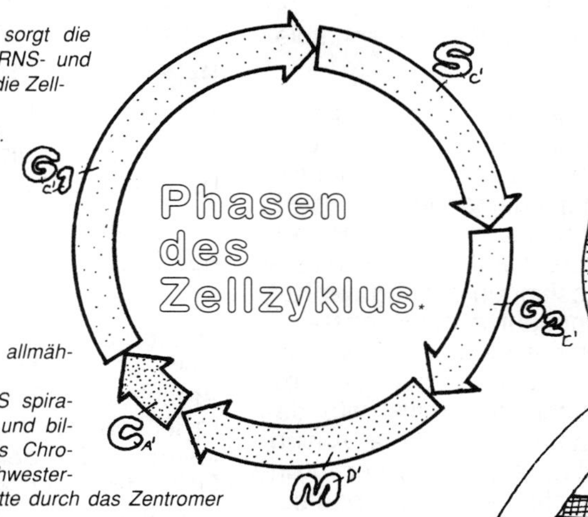

MITOSE D'
PROPHASE D'

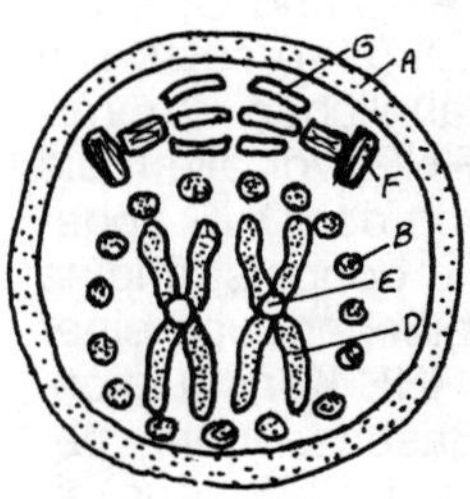

Prophase:
1. Die Kernhülle löst sich allmählich auf.
2. Die 2 Kopien der DNS spiralisieren sich immer mehr und bilden Chromosomen. Jedes Chromosom besteht aus 2 Schwesterchromatiden, die in der Mitte durch das Zentromer verbunden sind.
3. Die Zentriolen brechen auseinander und wandern zu den Zellpolen (hier im Bild ganz rechts und ganz links). Die Zentriolen bauen Mikrotubuli auf, die den mitotischen Spindelapparat ausbilden.

METAPHASE D'

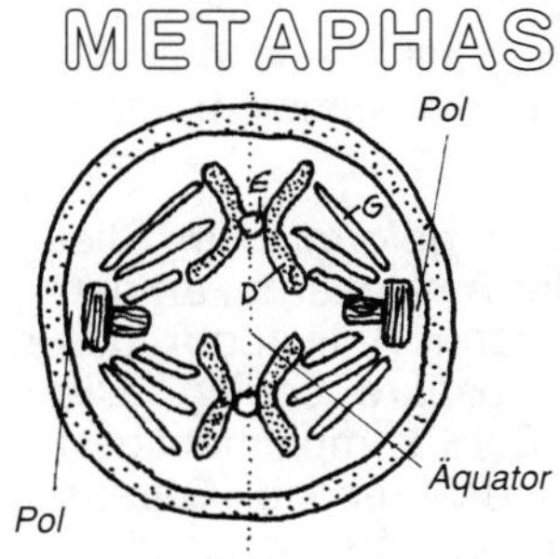

Metaphase:
1. Die Kernhülle und der Nukleolus sind jetzt nicht mehr zu sehen.
2. Die Chromosomen stellen sich am Zelläquator auf (gestrichelte Linie).

ANAPHASE D'

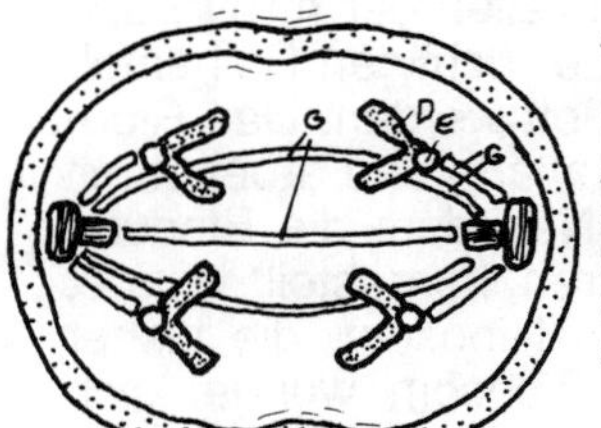

Anaphase:
1. Die Zentromere teilen sich und trennen die Chromatidenpaare.
2. Die einzelnen Schwesterchromatiden jedes Chromosoms wandern jeweils zu den gegenüberliegenden Polen. Die Zugwirkung der Mikrotubuli auf die Chromosomen ermöglicht diese Wanderung.

DNS-REPLIKATION C²
Originalstrang C²
Basen: Adenin, H Thymin, H' Guanin, I Cytosin I'
Wasserstoffbrücken J
DNS-Polymerase K
neuer Strang L
Gerüst L'

Bei der Replikation wird eine exakte Kopie des DNS-Moleküls hergestellt. Die doppelsträngige DNS im Chromatin entspiralisiert sich und trennt sich dort, wo die 2 Stränge zusammengefügt sind (Wasserstoffbrückenbindung zwischen den komplementären Basen Adenin, Thymin, Guanin und Cytosin). Jeder Strang besteht aus einem Gerüst und den angelagerten Basen. Mit Hilfe von Enzymen (z.B. DNS-Polymerase) und der Benutzung der getrennten Originalstränge als Matrize werden 2 neue Stränge synthetisiert. Dabei werden entsprechend der Matrize neue Nukleotide (Moleküle, die die Base zusammen mit den Gerüstmaterialien Zucker und Phosphat enthalten) angelagert. Da nur komplementäre Basen angelagert werden können, entsteht immer eine exakte Kopie. Adenin bindet sich nur an Thymin und Guanin nur an Cytosin und umgekehrt.

TELOPHASE D'

Telophase:
1. In der Nähe der Zellpole bildet sich eine neue Kernhülle um die Chromosomen, so daß 2 Zellkerne und 2 Nukleoli in Erscheinung treten.
2. Die Chromosomen entspiralisieren sich und bilden Chromatin.
3. Die Spindelfasern verschwinden.

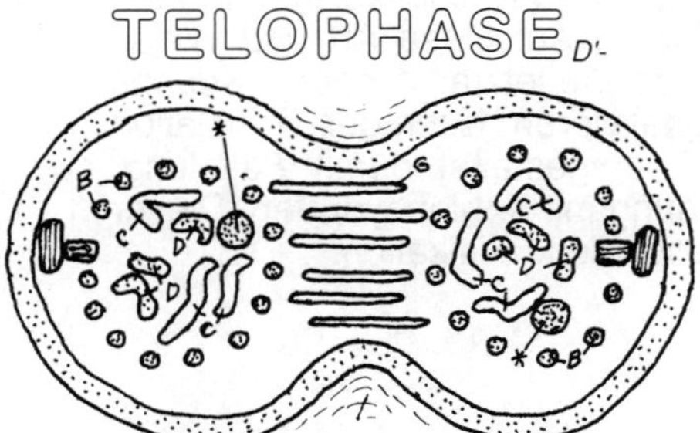

Furche

ZYTOKINESE A'

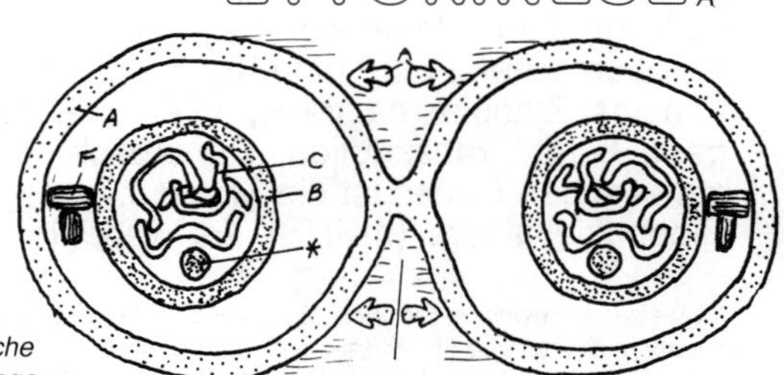

Furche

Während der Zytokinese werden die Tochterzellen getrennt. Entlang einer Furche am Äquator wird der Zellleib solange durchgeschnürt, bis 2 Zellen entstehen. Die ersten Zeichen einer Furche zeigen sich schon in der Anaphase.

DNS-EXPRESSION UND PROTEINSYNTHESE

Die Steuerung der Zelle durch die DNS ist so zu verstehen: Allen Vorgängen (z.B. Wachstum, Reproduktion, Sekretion und Motilität) liegen chemische Reaktionen zugrunde. Die Zelle arbeitet mit chemischen Stoffen, aus denen theoretisch eine große Zahl von Produkten hergestellt werden könnte. Es scheinen jedoch nur wenige in der Zelle produziert zu werden. Diese Produkte werden durch die Wirkung von Enzymen selektiert, die als Katalysatoren bestimmte Reaktionen beschleunigen. Sich selbst überlassen, laufen die meisten Reaktionen zu langsam ab, um von Nutzen zu sein. So kontrollieren Enzyme zelluläre Aktivität und chemische Reaktionen. Aber wie werden die Enzyme kontrolliert? Sie bestehen aus Proteinen und werden in jeder Zelle synthetisiert. Die »Aufsicht« über die Proteinsynthese kontrolliert demnach auch die anwesenden Enzyme und damit die Zelle. Die DNS mit ihren detaillierten »Bauplänen« spielt hier die Hauptrolle.

Proteine sind riesige Moleküle, die sich aus einer großen Zahl von Aminosäuren zusammensetzen. Sie sind End-zu-End durch bestimmte chemische Verbindungen (Peptid-Bindungen) kettenförmig aneinandergereiht. Es gibt nur 20 verschiedene Aminosäuren. Da ein Protein jedoch Hunderte von Aminosäuren enthält, muß dieselbe Aminosäure an mehreren Positionen entlang der Kette erscheinen. Wir können Aminosäuren mit Buchstaben aus dem Alphabet und Proteinmoleküle mit langen Wörtern vergleichen. Das Wort wird genauso durch die exakte Reihenfolge der Buchstaben bestimmt, wie das Protein (und seine Eigenschaften) durch die Aminosäuresequenz der Kette. Die DNS, als Träger der »Konstruktionspläne«, enthält also für den Proteinaufbau auch die Aminosäuresequenz dieses Proteins.

Die DNS (Tafel 3) besteht u.a. aus einer großen Anzahl stickstoffhaltiger Basen, die durch ihre Reihenfolge die Eigenschaften des DNS-Moleküls bestimmen. Jede DNS ist also ein großes Wort, in dem die Basen die Buchstaben des Alphabets darstellen. Obwohl sich Proteine aus einem 20-Buchstaben-Alphabet zusammensetzen (20 Aminosäuren), besitzt die DNS jedoch nur 4 Basen: Adenin (A), Guanin (G), Cytosin (C) und Thymin (T). Die Reihenfolge von nur 4 verschiedenen Basen entlang der DNS-Leiter liefert den Code für die Plazierung von 20 verschiedenen Aminosäuren in einer Proteinkette. Dies kann keine 1:1 Übereinstimmung der Buchstaben aus den 2 Alphabeten bedeuten. Wäre jeder Base eine einzelne Aminosäure zugeordnet, könnte die DNS nur Proteine mit 4 verschiedenen Aminosäuren codieren. Statt dessen wird jede Aminosäure durch die Sequenz von 3 Basen codiert. Erscheinen z.B. die Basen C, C, G nacheinander in der DNS, so wird die Aminosäure Glycin codiert; die Sequenz A, G, T steht für die Aminosäure Serin. Die Sequenz C, C, G, A, G, T läßt in einer Proteineinheit Serin auf Glycin folgen. Die Verwendung von Basen-Dreiergruppen ermöglicht 64 einzigartige Kombinationen (AAA, AAG,...CCA, CTC,...-CCA, CTC,...GGA,...TTC, ... etc.), weit mehr als für die Codierung von 20 Aminosäuren nötig sind.

Wie wird nun der genetische Code für die Proteinsynthese von den Zellen umgesetzt? Die DNS bleibt immer im Kern, die Proteine werden jedoch im Zytoplasma synthetisiert. Zuerst muß eine Kopie der »Pläne« hergestellt und ins Zytoplasma transportiert werden. Dieser Vorgang heißt Transkription. Die Abschrift (Kopie) dieses genetischen Codes ist ein Molekül, genannt Messenger-Ribonukleinsäure (mRNS). Es wandert ins Zytoplasma und verbindet sich dort mit den Ribosomen, der Produktionsstätte der neuen Proteine. Währenddessen greifen andere RNS-Moleküle, tRNS (Transfer-Ribonukleinsäure), freie Aminosäuren aus dem Zytoplasma auf, die in Vorbereitung auf ihren Einbau aktiviert wurden. Jedes mit einer bestimmten Aminosäure beladene tRNS-Molekül wandert zu den Ribosomen. Dort wird diese Aminosäure von der tRNS getrennt und an ihrem Bestimmungsort in der entstehenden Proteinkette eingebaut.

Zu diesem Ablauf gibt es zunächst 2 Fragen:

1. Wie wird bei der Transkription die DNS-Information auf die RNS übertragen?

2. Wie wird bei der Translation der Code abgelesen, so daß die Aminosäuren immer in der richtigen Reihenfolge in das Protein eingebaut werden?

Beide Fragen lassen sich anhand der Ähnlichkeit von RNS zur DNS beantworten. Ihre Unterschiede:

1. geringfügig unterschiedliche Zucker (Desoxyribose und Ribose);

2. RNS ist normalerweise einsträngig, enthält also nur einen »Leiterholm« mit stickstoffhaltigen Basen;

3. RNS enthält - wie auch DNS - A, G und C; nur T wird durch ein ähnliches Molekül, Uracil (U) ersetzt. Die RNS ist also ein Molekül mit einem ähnlichen »Vierer-Alphabet« A, G, C und U. Die ganze RNS, vor allem die mRNS wird also in derselben Weise von der DNS abgelesen wie bei der DNS-Replikation. Die doppelsträngige DNS öffnet den »Reißverschluß« ein bißchen, und einer der Stränge dient als Matrize für die RNS-Konstruktion. Wie bei der DNS-Synthese ist die Basensequenz der RNS komplementär zu derjenigen in der DNS. Aus einem Stück DNS mit der Sequenz AGATCTTGT entsteht z.B. ein Stück RNS mit der Sequenz UCUAGAACA. Jedes Basentriplett (3 Buchstaben) der mRNS heißt Kodon. Das Problem der Transkription wird durch die Konstruktion eines RNS-Stranges gelöst, der kein Duplikat der Original-DNS ist, sondern die komplementäre Basensequenz als Kodon enthält.

tRNS-Moleküle sind wie Kleeblätter geformt. Am Stiel befindet sich die Bindungsstelle der Aminosäure, an den Blättern liegt ein Basentriplett (genannt Antikodon), das die zum Einbau bestimmte Aminosäure codiert. Die mRNS-Kodons enthalten die zur DNS komplementären Basen und leiten über zum Aminosäurecode. Daraus folgt, daß mRNS und tRNS komplementäre Basensätze besitzen und lose H_2-Bindungen ausbilden können. Die tRNS lagert sich an die Bindungsstellen der mRNS und nun können die Aminosäuren in der richtigen Reihenfolge durch Peptidbindungen verknüpft werden. Das Ribosom bewegt sich an der mRNS entlang und arbeitet mit nur 2 Aminosäuren gleichzeitig. Nachdem die Bindung zwischen den beiden Aminosäuren hergestellt wurde, entfernt sich diejenige tRNS vom Ribosom, die bisher am längsten verweilt hat. Das Ribosom wendet sich dann einem neuen Kodon zu, und hinterläßt eine freie Stelle für die nächste tRNS (und Aminosäure) mit ihrem komplementären Anti-Kodon. Auf diese Art und Weise wächst die Proteinkette, bis die letzten 1 oder 2 Kodons der mRNS das Ende signalisieren. Nach der Translation werden die Proteine oft umgestaltet durch Fältelung, Verkürzung oder Verbindung mit Kohlenhydraten. Dieser Prozeß heißt posttranslationale Modifikation.

Hinweise: Verwenden Sie eine dunkle Farbe für E und eine sehr helle für I. Nehmen Sie dieselben Farben wie auf Tafel 3 für die Kernhülle (A), das Chromatin (B) und die Zellmembran (L). Beachten Sie, daß die Kodontripletts (E) und Antikodontripletts (H) eigentlich komplementäre Basen sind, aber zur besseren Darstellung unterschiedliche Farben erhalten.

1. Malen Sie zuerst die Zelle oben auf der Seite an.
2. Bearbeiten Sie dann rechts die Vorgänge im Zellkern.
3. Malen Sie zuletzt unten das Schema der Proteinsynthese an.

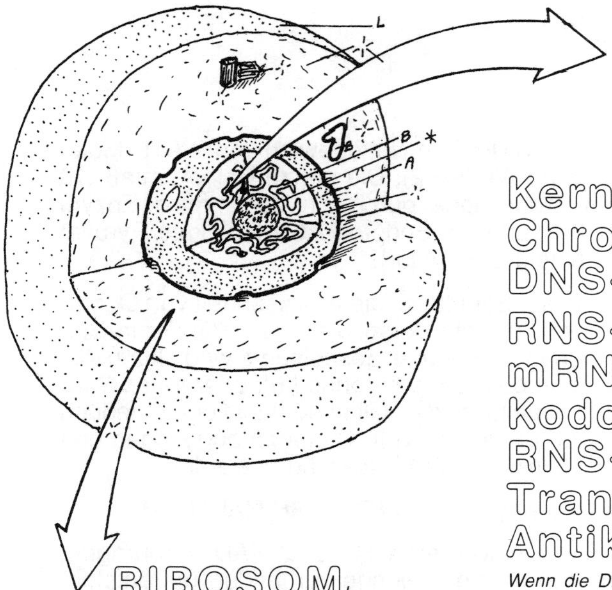

(DNS RNS)
TRANSKRIPTION
(im Zellkern)

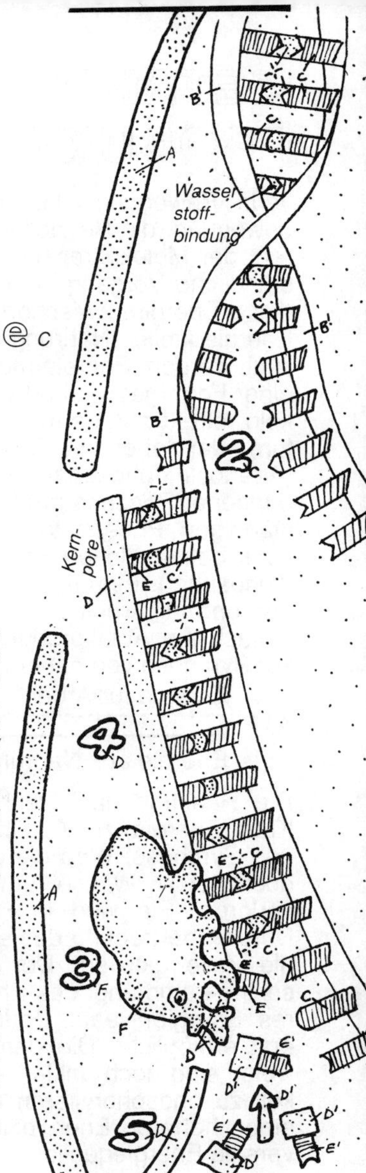

Kernhülle A
Chromatin B
DNS-Helix: Gerüst B' Base C
RNS-SYNTHESE:
mRNS D (Gerüst) D'
Kodontripletts E (Basen) E'
RNS-Polymerase Enzym F
Transfer RNS (tRNS) G
Antikodontriplett H

Wenn die DNS nicht mit der Replikation beschäftigt ist, steuert sie die Synthese von Proteinen, die verschiedene Funktionen innerhalb der Zelle wahrnehmen. Dazu produziert die DNS spezielle Kopien ihrer Codes in Form von funktionell unterschiedlichen RNS-Molekülen (Transkription). Diese RNS-Moleküle wandern ins Zytoplasma, leiten die Gen-Information der DNS weiter und sind an der Synthese bestimmter Polypeptidketten/Proteine beteiligt (Translation). Alle Proteine bestehen aus Ketten mit 20 verschiedenen Aminosäuren (AA in unterschiedlicher Anordnung). Für die RNS-Synthese entspiralisiert sich (2) die DNS im Kern teilweise (1). Mit Hilfe von RNS-Polymerasen (3) werden die entsprechenden RNS-Moleküle (4) gebildet, z.B. Messenger (m)RNS (5) und Transfer (t)RNS (6). Sie wandern ins Zytoplasma, wo AAs bereitstehen (7). Mit Hilfe von ATP (8) bindet sich jede Aminosäure an das korrespondierende tRNS-Molekül, so daß tRNS-AA-Komplexe entstehen (9). Die Messenger-RNS (5) enthält die Information für die richtige Zusammensetzung der Aminosäuren in der Polypeptidkette. Die Messenger-RNS arbeitet mit den Ribosomen (R) (10). Jedes R besitzt eine kleine und eine große Untereinheit. Während das R an der mRNS entlang wandert (11), wird die Bindung der tRNS an den R-mRNS-Komplex durch die jeweiligen zueinander passenden Codes ermöglicht. Am R bilden die an die verschiedenen tRNS-Moleküle gekoppelten AAs untereinander Peptidbindungen aus, wodurch eine Polypeptid(Protein)kette entsteht. Die Kette löst sich vom R Fließband (12), wenn die Synthese abgeschlossen ist. In sekretorischen Zellen werden vom R Proteine am endoplasmatischen Retikulum synthetisiert.

RIBOSOM I
große Untereinheit I'
kleine Untereinheit I²
AMINOSÄURE J
Polypeptidkette J'
Peptidbindung K
Zellmembran L
ATP M

(RNS Protein)
TRANSLATION
(im Zytoplasma)

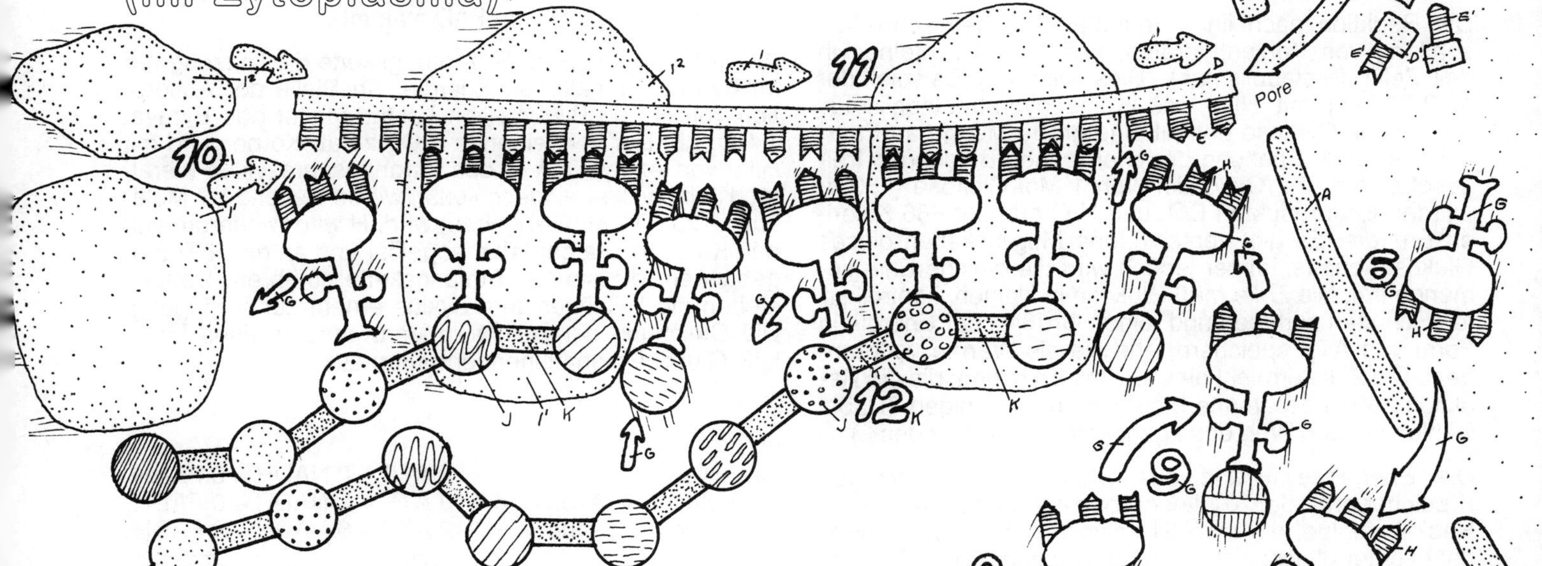

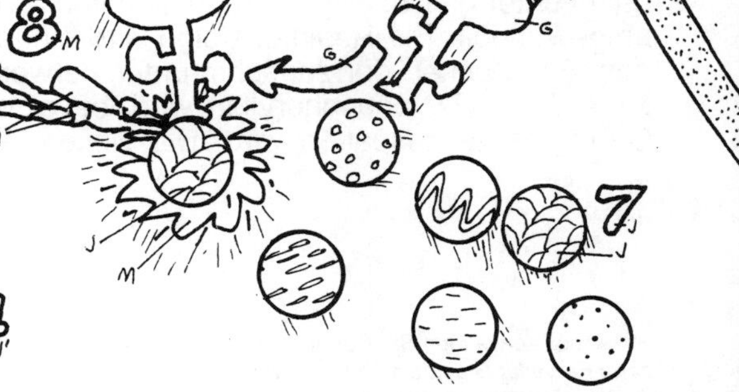

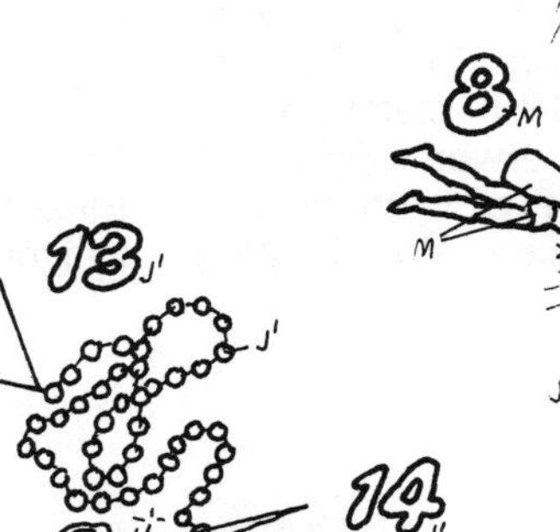

POLYSACCHARID N

POSTTRANSLATIONALE MODIFIKATION

Das vollständige (»übersetzte«) Polypeptid muß oft erst gefaltet (13) oder verkürzt (14) werden, bevor es seine volle Funktion wahrnehmen kann. Manchmal werden Polysaccharide hinzugefügt (15).

METABOLISMUS: AUFGABE UND PRODUKTION VON ATP

Jede Bewegung, z.B. die Herzkontraktion, die Fortbewegung, die Herstellung komplexer zellulärer Strukturen, der Molekültransport - diese und andere selbstverständliche Vorgänge benötigen Energie. Nahrung liefert diese Energie. Zwischen Energieverbrauch (Arbeit) und Energiequelle (Nahrung) muß eine Verbindung hergestellt werden. Energie muß der Nahrung entzogen und in einer Form gespeichert werden, die sie, z.B. in den Muskeln, direkt zur Verfügung stellt. Die primäre Speicherform der lebenden Organismen ist das Molekül ATP (Adenosintriphosphat). ATP enthält 3 hintereinander gebundene Phosphatgruppen. Bei Abspaltung der endständigen Phosphatgruppe entsteht unter Freisetzung einer beträchtlichen Energiemenge das ADP (Adenosindiphosphat). Ein Großteil dieser Energie kann aufgefangen und für Arbeit verwendet werden. ADP ist nicht nur einfach ein Abfallprodukt. Es wird wiederverwertet und zur Synthese von neuem ATP verwendet.

$$\text{ATP} \underset{\text{Energie aus Nahrung*}}{\overset{\text{Energie für Arbeit*}}{\rightleftharpoons}} \text{ADP + P + Energie*}$$

Die Reaktion nach rechts gibt der Maschine »Zelle« Kraft (Energie) zur Ausübung von Kontraktion, Transport und Synthese. Wird die gespaltene Phosphatgruppe jedoch nur zu Wasser umgewandelt, geht diese Energie verloren. Sie wird in Form von Wärme abgegeben. Durch Übertragung des energiereichen Phosphates wird die Zelle aktiviert. Der molekulare Teil der »Zellmaschine« empfängt das Phosphat und erhält so ein höheres Energieniveau. Dadurch werden Reaktionsschritte erst ermöglicht. Die genaueren Details dieser Arbeitsweise sind noch unklar. ATP gilt aufgrund seiner Fähigkeit zu phosphorylieren (Phosphat zu übertragen), d.h. einen höheren Energiezustand herbeizuführen, als universale Energiequelle.

Die Reaktion nach links bedeutet die chemische Aufspaltung von Kohlenhydraten, Fetten und Proteinen in der Zelle (Metabolismus). Dies wird am Beispiel der ATP-Bildung mit Hilfe des Kohlenhydratmetabolismus dargestellt. Glukose enthält eine große Menge an Energie, die durch Spaltung der chemischen Bindungen freigesetzt wird. Die Oxydation von 1 Mol Glukose (180 g) mit den Endprodukten CO_2 und H_2O erbringt 686 Kalorien Energie. Es gibt verschiedene Möglichkeiten dieses Glukoseabbaus, immer jedoch wird die gleiche Energiemenge frei. Die Zelle muß Glukose in kleinen, kontrollierten Schritten zerlegen und einen Großteil der Energie in Form von ATP speichern, ehe sie als Wärme verlorengeht. Die Zelle erreicht dies z.T. mit Enzymen, die die Reaktion in eine bestimmte Richtung beschleunigen. (Dabei wählen sie den Weg des »geringsten Widerstandes«.)

Die Energiegewinnung aus Glukose oder Glykogen (Speicherform der Glukose) beginnt immer mit einer Reaktionsfolge, die man Glykolyse nennt. Glukose wird dabei unter gleichzeitiger Produktion von ATP in Pyruvat umgewandelt. Die Reaktionsfolge wird eingeleitet mit einem 6-C-Zucker, der zunächst unter Verwendung von 2 Molekülen ATP phosphoryliert wird, bevor er in zwei 3-C-Fragmente gespalten wird. Die weitere Verarbeitung erbringt 4 neue ATPs, ein Nettogewinn von 2 ATP-Molekülen (4-2 [Start ATP] = 2). Die ganze Reihe umfaßt 10 Reaktionen, wobei jede durch ein bestimmtes Enzym katalysiert wird und als Endprodukt 2 Moleküle Pyruvat entstehen (eine 3-C-Struktur).

Für keinen dieser Schritte ist die Anwesenheit von O_2 notwendig. Obwohl nur ein kleiner Teil (ca. 2 %) der in Glukose vorhandenen Energie gespeichert wird, kann die Zelle ATP anaerob erzeugen (ohne Luft oder freien Sauerstoff). Die Spaltung der Glukose funktioniert jedoch nur dann, wenn H-Atome vom C-Gerüst abgezogen und auf andere Moleküle (NAD^+) übertragen werden.

$$\text{2 H (vom Kohlenhydrat)} + NAD^+ \longrightarrow NADH + H^+$$

Für jede Glukose werden 4 H auf 2 NAD^+ übertragen. NAD^+ ist nur in geringer Menge vorhanden (es entsteht aus dem Vitamin Niacin). Ohne NAD^+ würde die Reaktion gestoppt. NADH muß also H abgeben, damit wieder NAD^+ zur Verfügung steht. Normalerweise wird zum Schluß H durch O_2 unter Entstehung von Wasser aufgefangen. Bei Abwesenheit von O_2 nimmt Pyruvat H auf. Es entsteht Milchsäure. NAD^+ zirkuliert also, indem es H im Verlauf der Glykolyse von oben zum Pyruvat und zurückbringt.

Bei Anwesenheit von Sauerstoff verläuft die Glykolyse genauso, nur kommt jetzt NAD^+ (und einem ähnlichen H-Träger FAD) mehr Bedeutung zu. Diese können einen beträchtlichen Anteil der Glukose-Energie speichern, und die Anwesenheit von Sauerstoff ermöglicht die Bildung von ATP aus dieser Energie. Jetzt wird H nicht auf Pyruvat übertragen. Die H-Träger schleusen ihr H und ihre Energie jetzt in die Atmungskette (Enzymsystem) ein, die an den mitochondrialen Membranen abläuft. Die aktivierten Membranen im Mitochondrium sind in der Lage, für jedes passierende NAD 3 ATP zu produzieren (nur 2 ATP, wenn H vom FAD stammt).

Außerdem ermöglicht die Atmungskette die Nutzung der im Pyruvat enthaltenen Energie. An Stelle der Absorption von H und Bildung von Laktat spaltet das Pyruvat 1 CO_2 ab. Der verbleibende 2 C(Azetat)-Körper wird mit Hilfe von Azetyl-CoA in den Zitronensäurezyklus (veraltet: Krebszyklus) eingeschleust, wo es weiter zu 2 Molekülen CO_2 (Tafel 6) abgebaut wird. H wird wiederum von den Kohlenhydratgerüsten abgelöst und an die H-Träger gebunden, die sie der Atmungskette zuführen. Danach stehen die H-Träger dem Zyklus erneut zur Verfügung. Die Gleichung der zellulären Verbrennung eines Moleküls Glukose sieht folgendermaßen aus:

Glykolyse:	2 ATP + 2 NADH + 0 $FADH_2$
2 Pyruvat → Azetyl-CoA:	0 ATP + 2 NADH + 0 $FADH_2$
2 Zyklusdurchgänge:	2 ATP + 6 NADH + 2 $FADH_2$
Gesamtsumme:	4 ATP + 10 NADH + 2 $FADH_2$
Gesamt ATP (nach Einschleusen von H-Trägern in die Atmungskette	4 + (10 x 3) + (2x2) = 38 ATP!

Hinweise: Verwenden Sie Rot für A und eine andere kräftige Farbe für B, eine zarte Farbe für D und eine helle Farbe für M.
1. Beginnen Sie mit dem oberen Abschnitt. Verfolgen Sie den Weg von Sauerstoff und Nahrung als Energieträger in den Metabolismus der Zelle.
2. Malen Sie den anaeroben Prozeß bis zur Endstation ohne Sauerstoff an.
3. Malen Sie den aeroben Prozeß an. Beachten Sie, daß der glykolytische Anteil (über der gestrichelten Linie) eine vereinfachte Version der anaerob ablaufenden Reaktion ist, unter der Ausnahme, daß keine Milchsäure produziert wird. Folgen Sie der Darstellung bis zur abschließenden Produktion von 34 ATP. Der Zitronensäurezyklus und die Atmung werden genauer auf Tafel 6 erklärt.

ATP ÜBERTRÄGT ENERGIE FÜR ZELLULÄRE ARBEIT

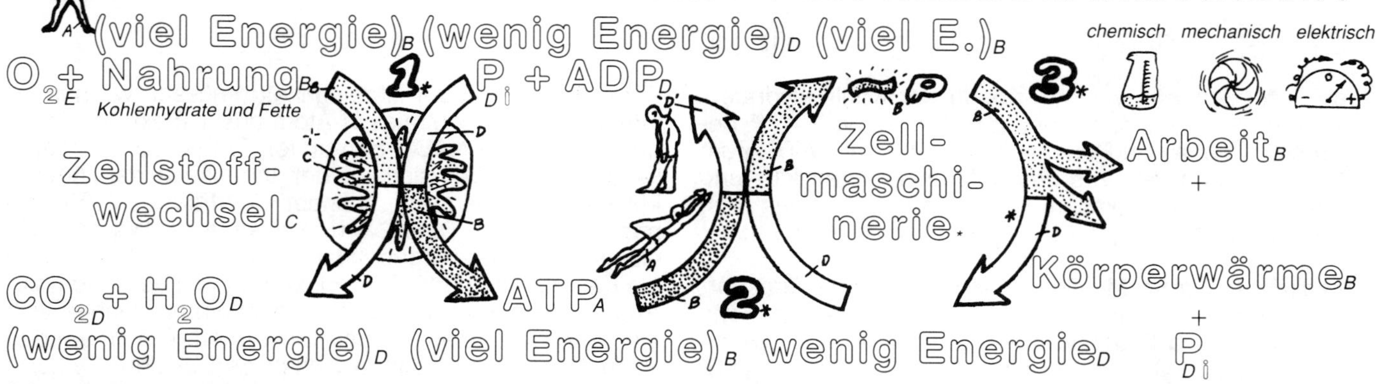

Zellen verrichten unterschiedliche Arbeit (einer Maschine vergleichbar). Einige transportieren Materialien, andere heben Gewichte (Muskelzellen) und wieder andere bilden aus einfachen Rohmaterialien komplexe Moleküle und Strukturen. Nahrung liefert die Energie. ATP (Adenosintriphosphat) überträgt diese Energie von der Nahrung auf die Zelle und übt somit eine Vermittlerfunktion aus. Durch Verbrennung von Nahrung entsteht Energie in Form von Wärme und Licht. Im Zellmetabolismus (1), wird ein Großteil dieser Energie durch die Synthese von ATP aus ADP und anorganischem Phosphat (P_i) aufgefangen. ATP kann die Zelle (2) durch Übertragung der endständigen Phosphatgruppe (P) aktivieren. Dadurch wird die Zelle auf ein höheres Energieniveau gebracht, wodurch sie an weiteren Reaktionen teilnehmen und zelluläre Arbeit verrichten kann (3).

WIE ATP ENTSTEHT

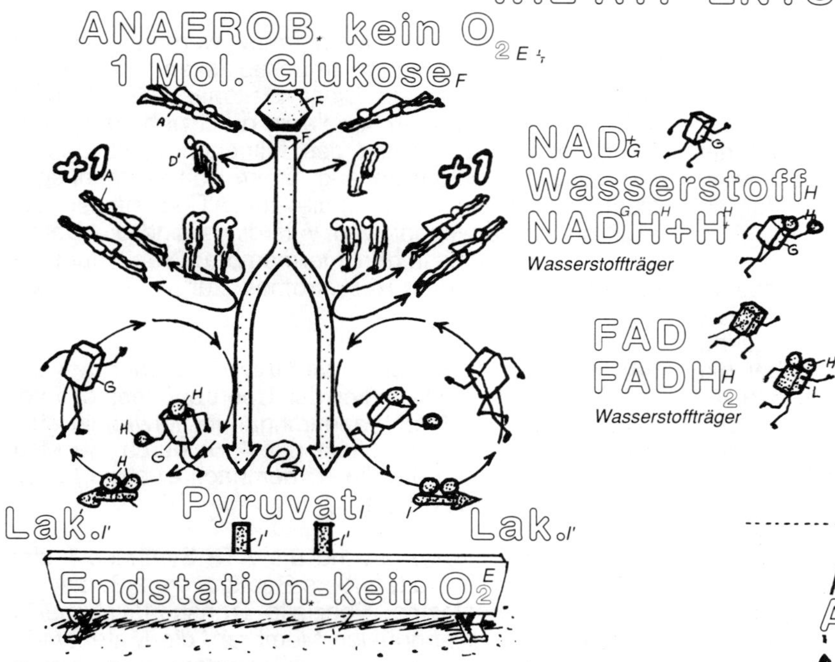

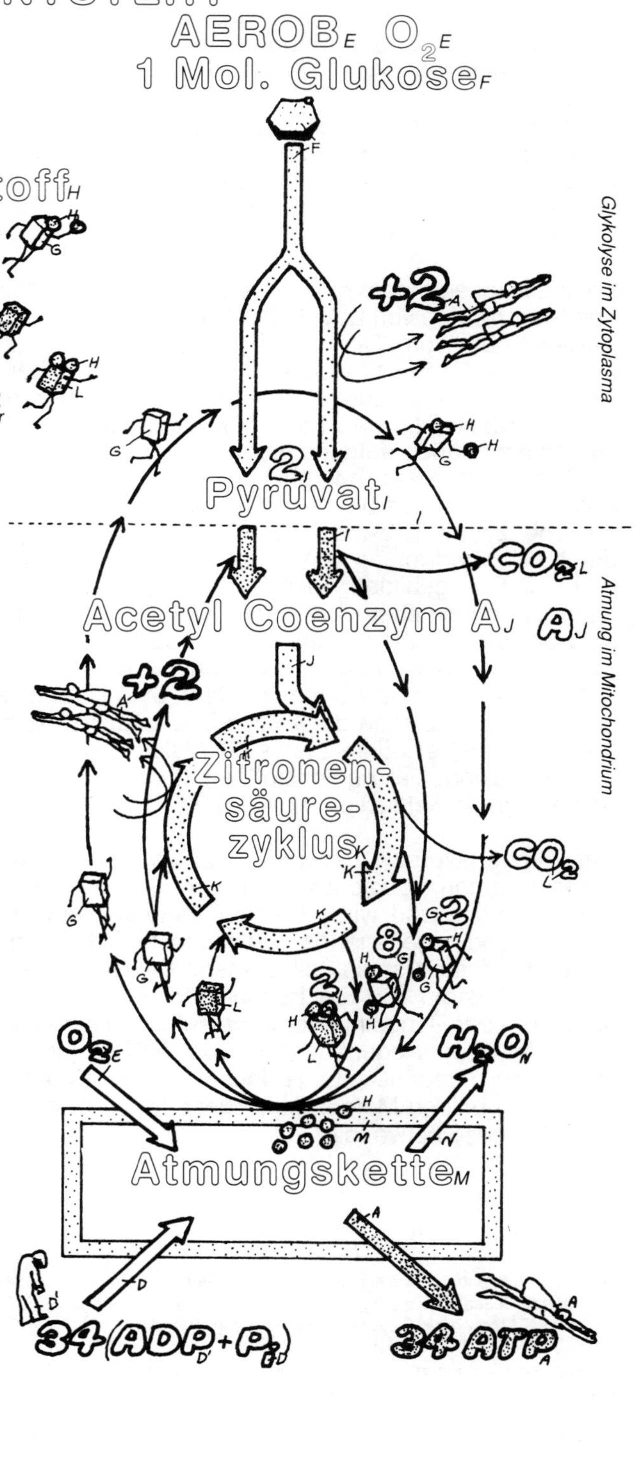

GLYKOLYSE

ATP wird unter Abwesenheit von Sauerstoff im Verlauf der Glykolyse gebildet. Die Reaktionsfolge beginnt mit einem 6-C-Zucker, der zunächst unter Investition von 2 ATP-Molekülen phosphoryliert wird, ehe er in zwei 3-C-Fragmente gespalten wird. Die weitere Verarbeitung bringt 4 neue ATP, es resultiert ein Nettogewinn von 2 ATP-Molekülen (4-2 [Start ATP] = 2). Dieser Prozeß funktioniert nur, wenn H-Atome von den Kohlenstoffgerüsten gelöst und an H-Träger (NAD^+) gebunden werden. Für jede Glukose werden 4 H auf 2 NAD^+ übertragen. NAD^+ ist jedoch nur in geringen Mengen vorhanden. Weil die Reaktion ohne NAD^+ gestoppt wird, muß NAD^+ seinen H abgeben. Erst danach kann es erneut ein H-Ion aufnehmen. In der Regel dient O_2 als letzte Auffangstelle für H. Dabei entsteht H_2O. Bei Abwesenheit von O_2 nimmt das Glykolyseprodukt Pyruvat H auf. Bei dieser Reaktion bildet sich Milchsäure (Laktat). NAD^+ zirkuliert, in dem es H im Verlauf der Glykolyse von oben zum Pyruvat und zurücktransportiert.

GLYKOLYSE + ATMUNG

Bei Anwesenheit von Sauerstoff läuft die Glykolyse genauso ab, nur kommt NAD^+ (und einem weiteren H-Träger, FAD) mehr Bedeutung zu. Sie geben ihr H-Ion an die Atmungskette (statt ans Pyruvat). Dadurch werden die Membranen im Mitochondrium aktiviert. Diese sind in der Lage für jedes verarbeitete NADH 3 ATP zu produzieren (nur 2 ATP, wenn das H vom FAD stammt). Außerdem ermöglicht die Atmungskette die Aufarbeitung der im Pyruvat enthaltenen Energie. Dazu wird Pyruvat zu Azetyl-Coenzym A und dann über den Zitronensäurezyklus zu CO_2 abgebaut. H wird wieder vom Kohlenhydratgerüst abgespalten und auf H-Träger übertragen, die H dann in die Atmungskette einschleusen. Danach sind die H-Träger erneut aufnahmebereit. Der Nettogewinn aus 2 Zyklusdurchgängen ist die Produktion von 10 NADH und $FADH_2$. In der Atmungskette entstehen daraus 10 x 3 + 2 x 2 = 34 ATP. Fügt man die 2 ATP aus der Glykolyse + die 2 ATP aus dem Zitronensäurezyklus hinzu, erhält man Netto 38 ATP! Dieses Ergebnis läßt sich kaum mit dem Gewinn von 2 ATP vergleichen, die bei dem anaeroben Reaktionsweg über Laktat (Milchsäure) entstehen.

METABOLISMUS: ATMUNG UND ZITRONENSÄUREZYKLUS

Auf Tafel 5 haben wir den Abbau der Kohlenhydrate - insbesondere Glukose - und die Bildung von ATP besprochen. Fette und Proteine liefern ebenfalls ATP. Zum Schluß verläuft der Weg durch Zitronensäurezyklus und Atmungskette gemeinsam. Der Entstehungsweg von ATP aus der Nahrung läßt sich in 3 Stadien einteilen:

Stadium 1: Große Moleküle werden in einfachere Formen gespalten. Proteine werden zu Aminosäuren, Fette zu Glyzerin und Fettsäuren sowie große Kohlenhydrate (z.B. Stärke, Glykogen) zu einfachen 6-C-Zuckern (z.B. Glukose) abgebaut.

Stadium 2: Die vielen Produkte aus Stadium 1 werden zu kleinen Einheiten gespalten, die eine zentrale Rolle im Metabolismus spielen. Die meisten dieser Produkte (einfache Zucker, Fettsäuren, Glyzerin und einige Aminosäuren) werden in 2 C-Fragmente (Azetat) abgebaut. Sie binden sich an dasselbe Schlüsselenzym, Coenzym A (CoA), und treten mit ihm als Acetyl-CoA in den Zitronensäurezyklus ein.

Stadium 3: Während des Zitronensäurezyklus und der Atmungskette oder Elektronentransportkette findet die Synthese von ATP statt. Vom Acetyl-CoA ausgehend ist der Metabolismus für alle Nahrungsmittel gleich. Für die Reaktionen ist O_2 notwendig.

Beim Glukosemetabolismus liefert 1 Molekül Glukose einen Nettogewinn von 2 ATP, 2 NADH und 2 Pyruvat. Bei Anwesenheit von O_2 wird Pyruvat nicht zu Laktat hydriert, da NADH Wasserstoff an O_2 abgibt (über die Atmungskette - s. unten). Das Pyruvat bleibt also für andere Reaktionen frei. Die 2 Pyruvatmoleküle werden von Mitochondrien aufgenommen und durch Spaltungen in 2 C-Fragmente (Azetat) auf ihren Eintritt in den Zitronensäurezyklus vorbereitet. Azetat verbindet sich mit Coenzym A (CoA) zu Acetyl-CoA. Gleichzeitig wird durch die Übertragung von H auf NAD^+ Energie gewonnen und CO_2 gebildet. Auch bei der Fett- und Proteinverbrennung entsteht Acetyl-CoA, das eine Schlüsselrolle bei der Zuführung des 2 C-Azetats zum Zitronensäurezyklus spielt. Azetat wird vom CoA abgespalten und mit einem 4 C-Körper zu dem 6 C-Zitratmolekül kombiniert. Jetzt kann der Zyklus beginnen. Wie dargestellt, werden bei jedem Zyklus 3 NADH, 1 $FADH_2$ und 1 ATP produziert. Der Kohlenstoff aus dem ursprünglichen Azetat wird schließlich in Form von 2 CO_2 abgegeben.

Der Zitronensäurezyklus würde (vgl. Glykolyse) zum Erliegen kommen, sobald alle H-Träger mit H besetzt sind. Aus diesem Grund wird H in die Atmungskette eingeschleust und regeneriertes NAD^+ und FAD können am weiteren Metabolismus teilnehmen. Die Atmungskette stellt ein System von Elektronen- und H-Trägern im inneren Teil der Doppelmembran des Mitochondriums dar. Zusätzlich zur Regenerierung von NAD^+ und FAD, pumpt die Atmungskette H^+-Ionen in den Raum zwischen den beiden Membranen. Diese Ionen sind für die ATP-Synthese notwendig.

Zum Verständnis der Atmungskette müssen wir uns erinnern, daß ein neutrales H-Atom aus 1 Elektron und H^+ besteht. Sobald NADH den ersten Träger der Atmungskette erreicht, der sich an der Innenseite der inneren Mitochondrienmembran befindet, überträgt es 2 Elektronen und 1 H^+. Dann wird ein anderes Wasserstoffelektron (H^+) der umgebenden Lösung entnommen, und die Elektronen und H^+ (= 2 H) werden von der Innen- zur Außenseite transportiert. An diesem Punkt trennen sich die H-Komponenten, H^+ und Elektronen. Die H^+ werden in dem schmalen Spalt zwischen den beiden Membranen deponiert, und die Elektronen kehren zur Innenseite zurück, um ein anderes H^+-Paar aufzugreifen. Diese Wanderung durch die innere Mitochondrienmembran wird 2mal wiederholt (insgesamt 3 Rundgänge). Nach dem dritten Durchgang werden die Elektronen von O_2 aufgenommen, und es entsteht zusammen mit H^+ aus der umgebenden Flüssigkeit Wasser.

Bei jedem dieser 3 Durchgänge werden 2 H^+ im intermembranösen Raum zurückgelassen, so daß die H^+-Konzentration steigt. Diese H^+-Ionen fließen durch spezielle, die Membran kanalartig durchziehende Proteinkomplexe in die Matrix des Mitochondriums zurück. Bei diesem H^+-Strom entlang einem Konzentrationsgradienten wird Energie frei, die zur ATP-Synthese aus ADP und P verwendet wird. Allerdings sind die Details des H^+-Transportes in den intermembranösen Raum und die Ausnutzung des Rückstromes zur ATP-Synthese noch unklar.

$FADH_2$ unterscheidet sich von NADH. Es überträgt 2 H auf die Atmungskette hinter der Übertragungsstelle von NADH, wo nur 2 Membrandurchgänge notwendig sind. Es transportiert im Endeffekt nur 4 H^+ durch die Mitochondrienmembran und liefert demnach Energie für die Synthese von 2 ATP (statt 3).

Der Zitronensäurezyklus und die ATP-Synthese finden im Mitochondrium statt, andere Reaktionen (z.B. die Glykolyse) im Zytoplasma. Spezielle Transportsysteme innerhalb der mitochondrialen Membran, die Material ein- und auswärts transportieren, überwinden diese Schranke. Das Transportsystem für neu synthetisiertes ATP (Gegentransport, Tafel 9) befördert ATP im Austausch gegen ADP, das nun für eine weitere ATP-Produktion zur Verfügung steht. Andere spezialisierte Transportsysteme sind für Pyruvat und NADH aus der Glykolyse zuständig. NADH selbst passiert die Membran nicht. Statt dessen überträgt es an der Außenseite H auf den Träger, der es dann nach innen transportiert. Innerhalb des Mitochondriums wird H von NAD^+ aufgegriffen. Es entsteht NADH, das Zugang zur Atmungskette hat. In einigen Mitochondrien wird H eher von FAD als von NAD^+ gebunden, was einen geringfügigen Energieverlust zur Folge hat. In diesen Mitochondrien beläuft sich die Nettoenergieproduktion bei der Verbrennung von 1 Molekül Glukose auf 36 statt 38 ATP.

Hinweise: Verwenden Sie dieselben Farben für die folgenden Überschriften wie auf Tafel 5. Beachten Sie die geänderten Buchstaben: A, C, D, E, F, G, I, J, P, Q, R und S. Verwenden Sie eine dunkle Farbe für B und K.

1. Beginnen Sie oben mit dem Eintritt des Pyruvats in den Zitronensäurezyklus. Es ist nicht notwendig, die Namen der verschiedenen Säuren in diesem Zyklus anzumalen.
2. Fangen Sie unten mit dem Schnittbild des Mitochondriums an. Malen Sie dann die Ausschnittvergrößerung an. Beachten Sie die Pfeile von links, die den Eintritt von Pyruvat (F) und Wasserstoffionen (D) darstellen.
3. Malen Sie die nächste Vergrößerung an. Die innere Matrix (N) und der intermembranöse Raum (L) werden nicht angemalt. Beginnen Sie mit der Membranpassage von H^+ mittels Elektronenträger (P). Beachten Sie, daß die auf diesem Weg ebenfalls transportierten Elektronen nicht zu sehen sind. Wenden Sie sich dann den H^+-Ionen im intermembranösen Raum und ihrer Rückpassage in die Matrix zu.

ZITRONENSÄURE-ZYKLUS A

Kohlenstoff B C B
NAD⁺ C
Wasserstoff D
NADH D + H D
FAD E
FAD E H_2 D

Während der Glykolyse entstehen aus jedem Molekül Glukose 2 Pyruvat, die für ihren Eintritt in den Zitronensäurezyklus in das Mitochondrium aufgenommen werden. Dafür werden sie vorher in 2 C-Fragmente (Azetat) gespalten, die mit Coenzym A (CoA) das Acetyl-CoA bilden. Bei diesem Prozeß wird Energie durch die Übertragung von H auf NAD^+ gewonnen, und CO_2 freigesetzt. Auch bei der Verbrennung von Fetten und Proteinen entsteht Acetyl-CoA. Das Azetat verbindet sich mit einem 4 C-Körper zum 6 C-Zitratmolekül und der Zyklus kann beginnen. Ein Zyklusdurchlauf produziert 3 NADH (+ 3 H^+), 1 $FADH_2$ und 1 ATP. Der Kohlenstoff aus dem ursprünglichen Azetat wird schließlich als 2 CO_2 abgegeben.

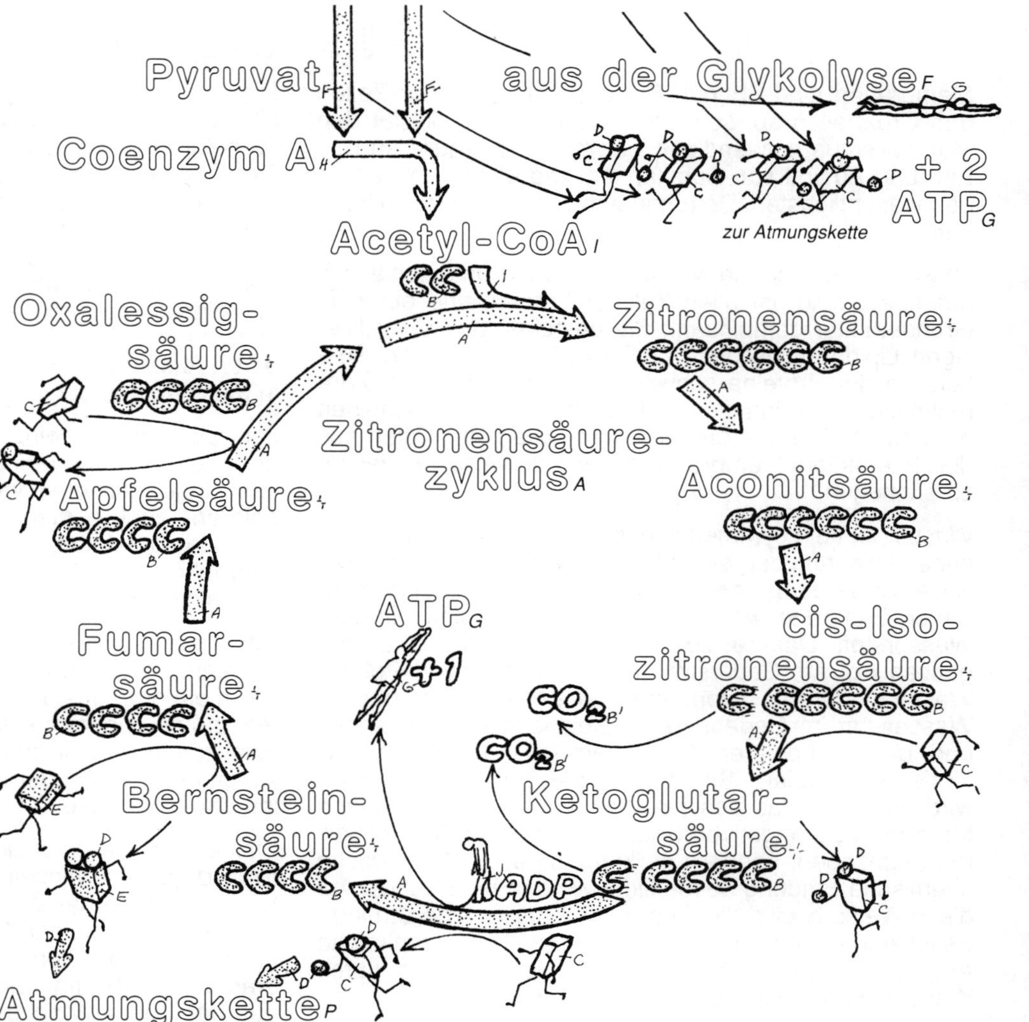

Das Mitochondrium

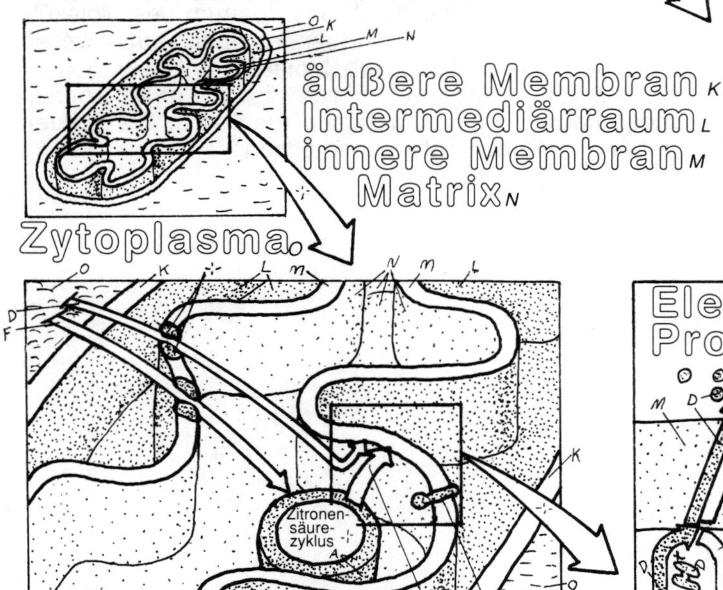

Mitrochondrien haben eine Doppelmembran. Die Atmungskette besteht aus einem System von Elektronen und H^+-Trägern, die an der inneren Membran lokalisiert sind. NADH trifft auf den ersten Träger und überträgt 2 Elektronen und 1 H^+. Aus der umgebenden Lösung wird ein weiteres Wasserstoffelektron (H^+) herausgenommen, und die 2 Elektronen und 2 H^+ werden von der Innen- zur Außenseite transportiert, wobei beide Wasserstoffionen im intermembranösen Raum abgeladen werden. Die Elektronen wandern jetzt zurück, um ein weiteres H^+-Paar aufzugreifen. Dieser Vorgang wird noch 2mal wiederholt (insgesamt 3 Rundgänge). Jedesmal werden 2 H^+ im intermembranösen Raum deponiert, so daß die H^+-Konzentration steigt. Diese H^+-Ionen fließen durch spezielle Proteinkomplexe in die Matrix des Mitochondriums zurück. Die durch die H^+-Wanderung entlang eines Konzentrationsgradienten freiwerdende Energie wird dazu verwendet aus ADP und Phosphat (P_i) ATP zu synthetisieren. Das neu entstandene ATP verläßt die Mitochondrienmatrix mit Hilfe eines speziellen Transportsystems, welches im Austausch ADP für die weitere ATP-Produktion einschleust. Die Elektronen können nach dem dritten Rundgang nicht mehr länger eingesetzt werden. Ihre Energie ist verbraucht und ihre Ansammlung würde die Atmungskette zum Erliegen bringen. O_2 verhindert diese Anhäufung. Er nimmt die Elektronen auf und bildet zusammen mit H^+ aus der Umgebung Wasser.

DIE ATMUNGSKETTE P

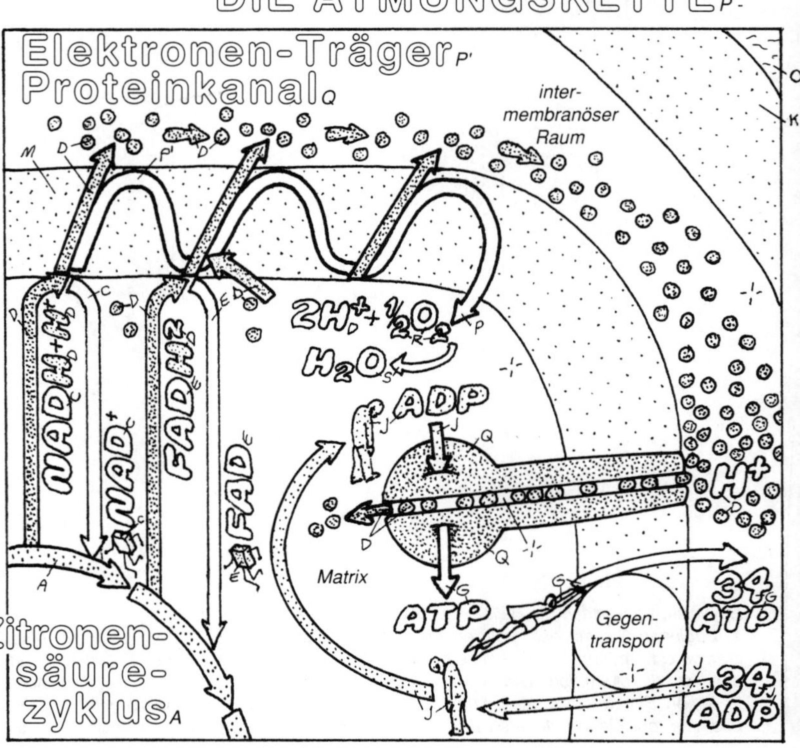

DIE STRUKTUR DER ZELLMEMBRANEN

Membranen sind überall! Sie grenzen nicht nur Zellen und Organellen ab, sondern enthalten auch die für den Metabolismus notwendigen Enzyme und regulieren den Ein- und Austritt von Substanzen. Die Membran ist eine der wesentlichsten Determinanten im zellulären Haushalt.

Obwohl verschiedene Membranen auch unterschiedlich aufgebaut sind, ist allen Zellmembranen eine einfache Grundstruktur gemeinsam: Sie bestehen aus einer flüssigen Lipiddoppelschicht (2 Schichten Rücken an Rükken), in der Proteine schweben. Obwohl die Membranmoleküle untereinander in Beziehung treten, scheinen die Grundkräfte, die die Membran zusammenhalten aus der Interaktion Membran-Wasser und Wasser-Wasser zu entstehen.

Wasser ist kein symmetrisches Molekül. Wasserstoff befindet sich auf der einen, Sauerstoff auf der anderen Seite. Außerdem tendieren die mit dem Molekül verbundenen Elektronenwolken eher zum Sauerstoff als zum Wasserstoff. Das hat zur Folge, daß Wasser einen negativen Pol am Sauerstoff und einen positiven Pol am Wasserstoff trägt (Dipol), aber keine Nettoladung besitzt. Wasser hat im Gegensatz zu elektrisch symmetrischen und damit unpolaren Molekülen (z.B. Kohlenwasserstoffe) eine polare Struktur. In gewöhnlichem Wasser wird nicht nur das positive Wasserstoffende des einen Moleküls vom negativen Sauerstoffende des benachbarten angezogen, sondern es kann sogar eine schwache chemische Bindung ausgebildet werden (H-Brücke). Auf diese Weise besitzt die Flüssigkeit Wasser eine Struktur. Es ist kein rigider Kristall wie Eis, enthält aber zahlreiche Aggregate von 8-10 Molekülen, die schwach durch Wasserstoffbrücken zusammengehalten werden.

Genauso wie Wassermoleküle untereinander durch Anziehungskräfte oder Wasserstoffbrückenbildung in Verbindung treten, findet eine Interaktion oder Bildung von Mikrostrukturen mit anderen polaren Molekülen statt. Diese aus der Interaktion resultierenden Kräfte werden hydrophobe (wasserabstoßende) Kräfte genannt, die unpolaren Lösungen hydrophobe Teilchen. (Sie reagieren jedoch nicht mit neutralen Molekülen und haben deshalb keinen Zutritt zur Wasserphase - sie sind also unlöslich.)

Die meisten Membranlipide sind Phospholipide. Sie besitzen eine Doppelstruktur. Das eine Ende, der »Kopf« ist polar (hydrophil) und wird von Wasser angezogen. Der verbleibende »Schwanz« ist unpolar (hydrophob) und wird von Wasser abgestoßen. Diese Inkompatibilität der beiden Enden ist der Schlüssel zur Membranstruktur. Wenn Phospholipide mit Wasser gemischt werden, entstehen Kräfte, die danach streben, den »Kopf« ins Wasser zu integrieren und den »Schwanz« davon abzustoßen. Die Abbildungen zeigen, wie beide Kräfte durch Ausbildung von Mizellen oder einer Doppelschicht in Einklang gebracht werden können.

Dasselbe Prinzip wird bei den Proteinen angewendet, die in die Membran eingelagert sind. Proteine bestehen aus langen Aminosäureketten, von denen einige mehr polaren, andere mehr hydrophoben Charakter haben. Sie sind so gefaltet, daß ihre hydrophoben Enden in den hydrophoben Teil der Membran eingebettet sind, während sich ihre polare Einheit ins Wasser ausrichtet.

Spezifische, in die Membran eingebettete Proteine üben bestimmte Funktionen aus. Einige transportieren Material in die oder aus der Zelle, andere dienen als Hormonrezeptoren, andere katalysieren bestimmte chemische Reaktionen, wieder andere fungieren als Bindeglied zwischen den Zellen oder als »Anker« für Strukturelemente innerhalb der Zelle.

Einige Proteine durchziehen die ganze Membran, andere sind auf eine einzelne Seite begrenzt. Die der äußeren Oberfläche der Zellmembran ausgesetzten Proteine besitzen oft angelagerte Kohlenwasserstoffseitenketten (Glykoproteine). Wenn sie sich durch die gesamte Membran erstrecken, transportieren sie oft Material in die und aus der Zelle. Manche scheinen in der Membran Verbände aus 2 oder 4 Molekülen zu bilden. Bei anderen vermutet man eine bestimmte Faltung, so daß ein polarer Kern entsteht, der durch das Zentrum des Moleküls oder das Zentrum eines Verbandes läuft. Durch diesen Kanal können kleine polare Moleküle (Wasser, Ionen) die Membran passieren. Einige dieser Kanäle können möglicherweise den Durchgang regulieren. Sie werden auf den folgenden Tafeln besprochen.

Hinweise: Verwenden Sie Hellblau für B und eine dunkle Farbe für H.
1. Beginnen Sie mit dem polaren Anteil des Phospolipidmoleküls, wobei die kräftige Umrandung 3 Farbbezirke markiert (C, D und E). Diese Bezirke stellen den Kopf dar (A), entsprechend der symbolischen Zeichnung rechts.
2. Malen Sie den neutralen Anteil an und fahren Sie mit der Abbildung in Bildmitte fort. Dann kolorieren Sie die 2 Formen, die als Ergebnis entstehen: Mizelle oder Lipiddoppelschicht.
3. Malen Sie dann die Plasmamembran an - einschließlich der kleinen Zeichnung einer Zelle. Beachten Sie, daß die wässrigen, an beide Seiten der Membran grenzenden Bezirke mit Ausnahme der beschreibenden Titel nicht angemalt werden sollen.

DAS PHOSPHOLIPIDMOLEKÜL.

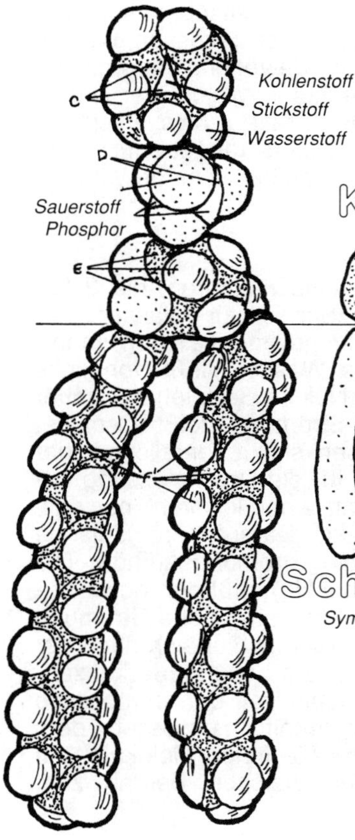

Strukturmodell

Kopf A

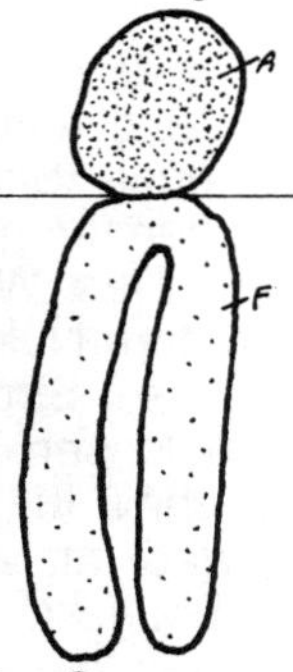

Schwanz F

Symbol

POLARER ANTEIL A (hydrophil) A

geladene Gruppe: .
Alkohol C
Phosphat D
Glyzerin E

Wasser B

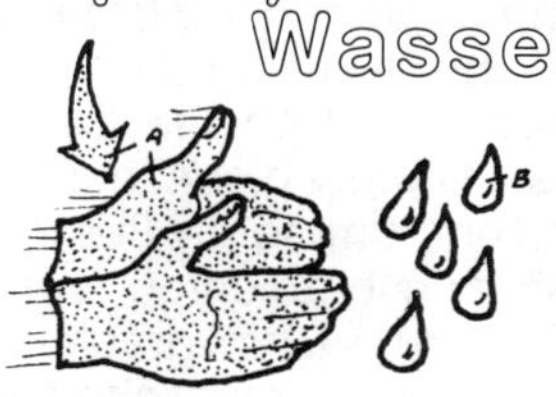

NONPOLARER ANTEIL (hydrophob) F

Fettsäurekette F'

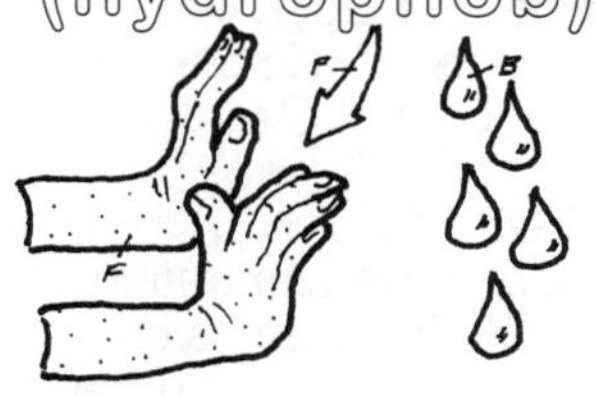

Mit Wasser gemischt bilden Phospholipide Strukturen. Der polare Teil des Moleküls richtet sich im Gegensatz zu seinem nonpolaren Teil zum Wasser hin aus. So entstehen verschiedene Formen: kugelförmige Mizellen sind die einfachsten. Ihre nonpolaren Teile vermeiden den Kontakt mit Wasser, indem sie in das wasserfreie Innere der Kugel zeigen. Doppelschichtige Vesikel gleichen mehr den Zellen. Ihre nichtpolaren »Schwänze« meiden das Wasser, indem sie an ihren »Köpfen« in Kontakt treten. So sind nur die »Kopfenden« an der Außen- oder Innenseite der Kugel dem Wasser ausgesetzt.

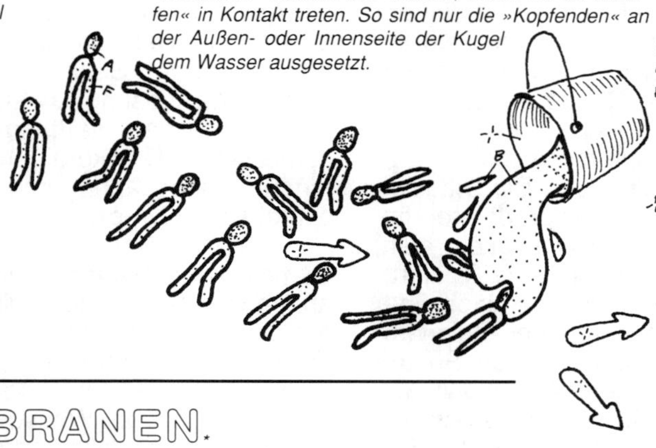

Mizelle.

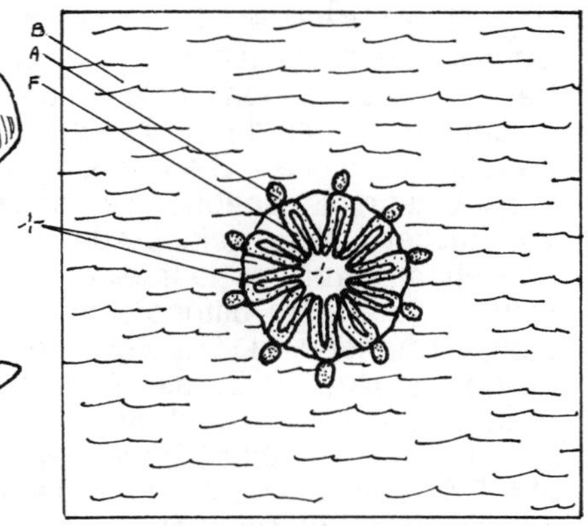

DIE ZELLMEMBRANEN.

Lipiddoppelschicht:. polar A nonpolar F

oder

Protein G
Kanal H
Kohlenhydrat I

Membranpoteine sind so gefaltet, daß ihre polaren Anteile dem Wasser ausgesetzt, ihre nichtpolaren Anteile aber tief in die hydrophoben Regionen der Doppelschicht eingebettet sind. Manche Proteine durchziehen die ganze Membran. Sie sind häufig am Transport von Material in und aus der Zelle beteiligt. Andere Proteine sind auf eine Seite der Doppelschicht begrenzt. Spezifische, in die Membran eingebettete Proteine üben bestimmte Funktionen aus. Einige sind für den Transport zuständig, andere dienen als Hormonrezeptoren, andere katalysieren bestimmte chemische Reaktionen und wieder andere fungieren als Bindeglied zwischen den Zellen.

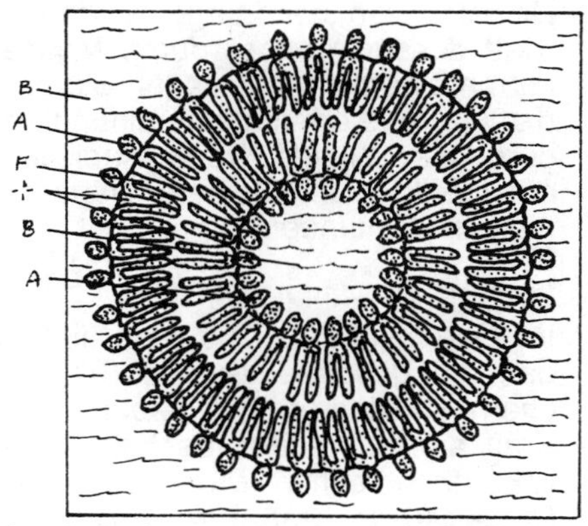

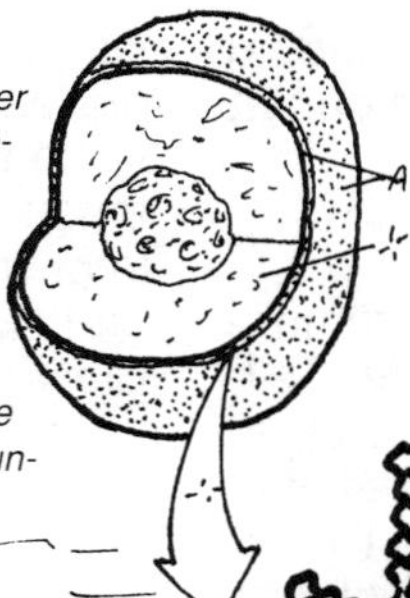

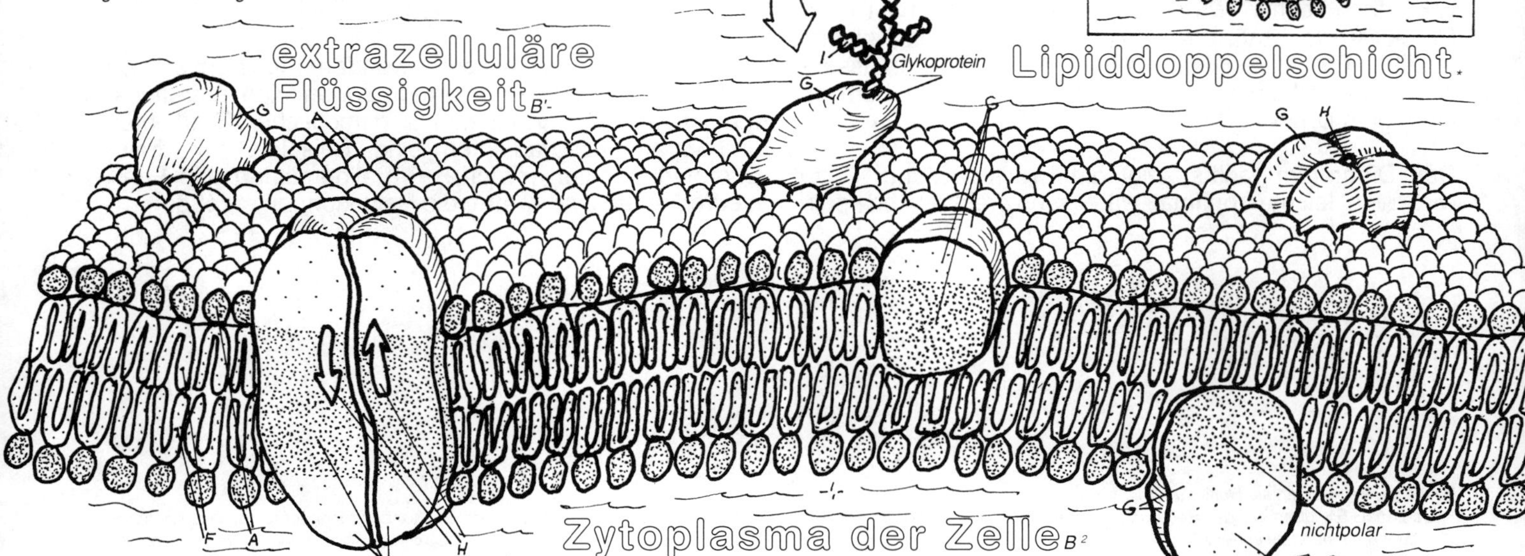

extrazelluläre Flüssigkeit B'

Lipiddoppelschicht.

Zytoplasma der Zelle B²

GELÖSTE STOFFE UND WASSERSTRÖMUNGEN

Kräfte erzeugen Bewegungen. Es gibt verschiedene Arten von Kräften (Schwerkraft, elektrische Kraft). Elektronen (negative Ladung) bewegen sich aufgrund elektrischer Kräfte auf Protonen (positive Ladung) zu. Strömungen durch Membranen werden von Kräften gelenkt, die aus Konzentrations-, Druck- und Ladungsunterschieden auf beiden Seiten einer Membran entstehen. Diese Unterschiede heißen Gradienten. Je größer der Gradient, um so größer ist der Membrandurchfluß. Konzentrationsgradienten verursachen einen Teilchenfluß (Diffusion). Druckgradienten führen zu Massenströmungen und elektrische Gradienten (Spannungsgradient oder Membranpotential) zu Ionenbewegungen (Ionenströme). Wasser fließt auf die Seite der Membran mit der höheren Konzentration gelöster Teilchen. Dieser Vorgang heißt Osmose.

DIFFUSION
Bei jedem Konzentrationsunterschied tendieren die gelösten Stoffe dazu, sich von der hoch- zur niedrigkonzentrierten Lösung zu bewegen. Gelöste Teilchen diffundieren entlang ihres Konzentrationsgradienten. Diese Nettoströmung entsteht, weil sich Moleküle immer ungerichtet bewegen. Das einfache Beispiel im Text zur Diffusionsskizze illustriert, wie eine geordnete Nettobewegung aus einem molekularen Chaos entsteht. Die Strömung kommt zum Stillstand, wenn gleiche Konzentrationen herrschen. Die Diffusion unterschiedlicher Substanzen ist meist unabhängig voneinander. Die Diffusion von Zucker entlang seines Konzentrationsgradienten findet auch dann mit derselben Geschwindigkeit statt, wenn eine andere diffundierende Substanz (z.B. Harnstoff) vorhanden ist. Die Zeit, die für die Diffusion über kleine Strecken (z.B. die Abmessung einer Zellmembran) benötigt wird, umfaßt nur Bruchteile von Sekunden. Größere Strecken benötigen wesentlich mehr Zeit. Die Diffusion über 10 cm würde 53 Tage in Anspruch nehmen, die Diffusion von O_2 von der Lunge zu den Zellen würde Jahre dauern. Aber O_2 wandert nicht durch Diffusion von der Lunge zu den peripheren Geweben. Statt dessen wird er durch Massenströmung (Konvektion) mit dem zirkulierenden Blut transportiert. Sobald O_2 das Gewebe erreicht hat, diffundiert er die kurze Strecke durch die Blutgefäßwand (Kapillare) ins Gewebe und zu einer Zelle in unmittelbarer Nähe. Dieser Vorgang dauert maximal Sekunden.

MASSENSTRÖMUNG
Im Gegensatz zur Diffusion fließt bei Massenströmungen die gesamte Lösung (Flüssigkeit + gelöste Teilchen). Im Diagramm schiebt der linke Mann mit größerer Kraft als der rechte, deshalb fließt die Flüssigkeit von links nach rechts. Wir nennen diesen »Schub« Druck. Druck ist die Kraft, die er auf jeden cm^2 des Kolbens ausübt. Die Flüssigkeit bewegt sich durch Massenströmung entlang des Druckgradienten von hohem zu niedrigem Druck.

Das Diagramm rechts zeigt die Druckmessung. Dazu wird eine leichte (optimal wäre schwerelose), bewegliche Trennmembran auf die Flüssigkeitsoberfläche gelegt. Darauf wird solange Quecksilber gegossen, bis das Gewicht des Quecksilbers die Bewegung stoppt. Der Druck nach links und nach rechts ist gleich, der Druckgradient auf Null gefallen. Der Druck rechts entspricht jetzt dem Gewicht des Quecksilbers (abgetrennt durch die Trennmembran) und wird durch die Höhe der Quecksilbersäule (mmHg) bestimmt.

OSMOSE
Das Diagramm (unten) zeigt eine Membran, die 2 Lösungen voneinander trennt. Sie ist für Wasser permeabel (durchlässig), aber für gelöste Teilchen impermeabel (undurchlässig). Das Wasser fließt von links nach rechts, von der niedrig (Null im Beispiel) zur höher konzentrierten Seite. Diese Strömung heißt Osmose. Die Kräfte der Osmose lassen sich ebenfalls mit der oben beschriebenen Technik für die Druckmessung bestimmen. Die Lösung wird mit einer leichten, beweglichen Trennmembran bedeckt. Darauf wird solange Quecksilber gegossen, bis die Strömung aufhört. Die Höhe der Quecksilbersäule (mmHg) mißt den notwendigen (osmotischen) Druck, um die osmotische Strömung zu stoppen. Der osmotische Druck richtet sich nach der auf der rechten Seite verwendeten Lösung. Je konzentrierter die Lösung, desto höher ist der osmotische Druck. Wasser fließt im Normalfall entgegen dem osmotischen Druckgradienten. Alle freien Moleküle und Ionen leisten annähernd den gleichen Beitrag zum osmotischen Druck.

Osmose verursacht eine Massenströmung. Nehmen wir an, im Beispiel enthielte die rechte Lösung Proteine und auf beiden Seiten der Membran wären gleiche Mengen Zucker gelöst. Proteine sind viel größer als Zucker. Deshalb ist es leicht, eine poröse Membran zu finden, die die Passage von Wasser und Zucker, aber nicht für Proteine erlaubt. Wie vorher fließt das Wasser von links nach rechts und nimmt dabei den Zucker mit. Das Lösungsmittel (Wasser) »transportiert« alle gelösten Stoffe (Zucker), für die die Membran durchlässig ist.

IONENSTRÖME
Das Diagramm unten zeigt Ionenbewegungen (Ströme), die aufgrund von geringen, elektrischen Ladungsunterschieden an beiden Membranoberflächen entstehen. Ionen mit gleichen Zeichen stoßen sich ab; Ionen mit ungleichen Zeichen (Ladungen) ziehen sich an. Positive und negative Ionen streben immer wieder zusammen. Die Energie (Spannungsgradient), die mit dieser Anziehung (oder Abstoßung) verbunden ist, läßt sich leicht messen. Positive Ionen wandern entlang, negative entgegen dem Spannungsgradienten.

Bei jedem unserer Beispiele wandern Substanzen von energiereichen zu energiearmen Zonen. Konzentrationsgradienten, Druckgradienten, osmotische Gradienten und Spannungsgradienten sind Beispiele für (freie) Energiegradienten (Tafel 9). Verallgemeinert gilt: Energiegradienten sind Kräfte, die Bewegungen erzeugen.

Hinweise: Verwenden sie Hellblau für D.
1. Beginnen Sie oben auf der Seite und schließen Sie jedes Feld ab, ehe Sie sich dem nächsten zuwenden.
2. Fluß, Diffusion, Osmose und Ionenströme sind Beispiele für Bewegungen (A).
3. Energiegradienten, Druckgradienten, Konzentrationsgradienten, osmotische Gradienten, osmotischer Druck und Spannungsgradienten sind Beispiele für Kräfte, die eine Strömung verursachen (B).

FLUSS (FLUX)A +A FREIER ENERGIEGRADIENTB

hohe EnergieB

gelöster StoffC

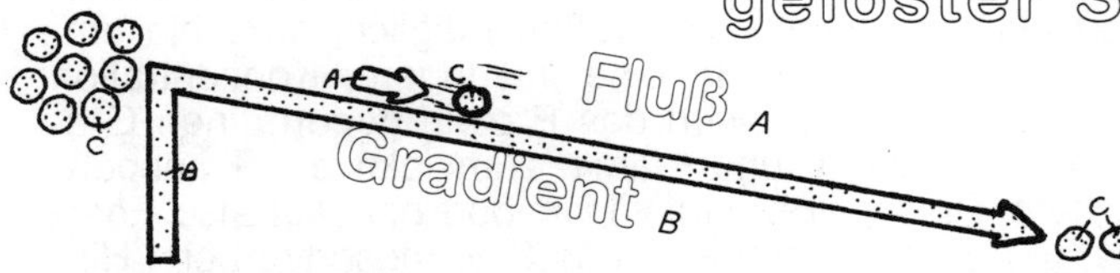

niedriger EnergiezustandB

Substanzen fließen entlang ihres freien Energiegradienten (von energiereichen zu energiearmen Zonen). Freie Energiegradienten sind die Kräfte, die die Strömung (Diffusion) vorwärts treiben. Je steiler der Energiegradient (je größer der Energieunterschied), desto schneller ist der Fluß (Flux).

DIFFUSION:A' KONZENTRATIONSGRADIENTB'

FLUXA'

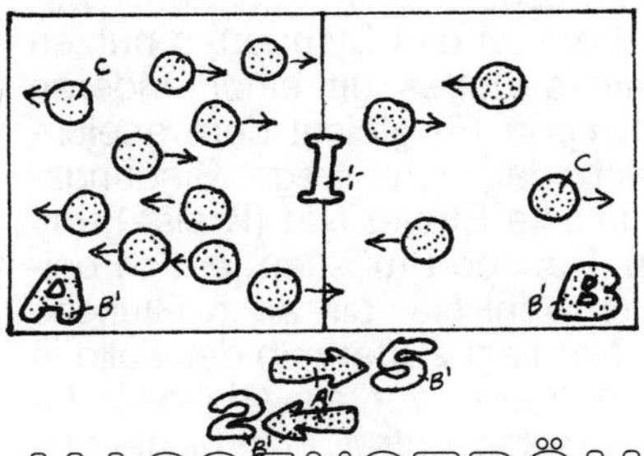

Je höher die Konzentration, desto höher ist die freie Energie. Gelöste Stoffe diffundieren entlang ihres Konzentrationsgradienten. Bei einer ungerichteten Bewegung bewegt sich die gleiche Anzahl von Molekülen in alle Richtungen. In Kompartiment A bewegen sich 5 nach rechts (und 5 auch nach links). In B, wo eine niedrigere Konzentration herrscht, bewegen sich nur 2 nach links. Die Nettoströmung jedoch durch die Grenzfläche bei I beträgt 5 - 2 = 3 Moleküle, die sich nach rechts bewegen. Diffusion findet von A (hohe Konzentration) nach B (niedrige Konzentration) statt. Bei gleichen Konzentrationen in den 2 Kompartimenten kommt sie zum Stillstand. Durch Diffusion werden O_2 und Nährstoffe von den Kapillargefäßen (hohe Konzentration) zu den Gewebezellen (niedrige Konzentration) transportiert.

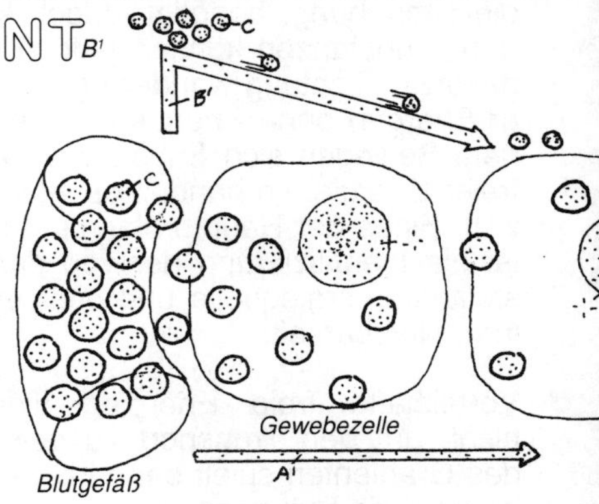

MASSENSTRÖMUNG:A² DRUCKGRADIENTB²

FlüssigkeitA² Quecksilber (Gegendruck)B³

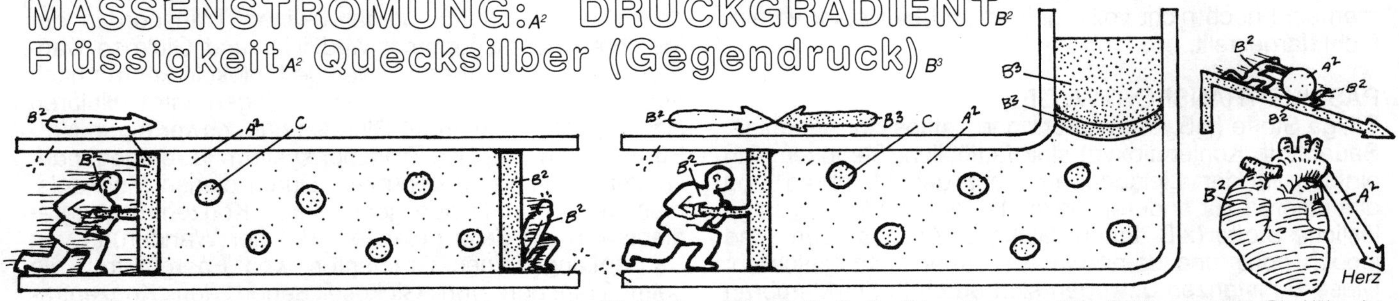

Auch Druck (mechanischer »Schub«) gehört zur freien Energie. Flüssigkeit fließt entlang des Druckgradienten von Hochdruck- zu Niedrigdruckzonen. Rechts wird der Druck durch eine Quecksilbersäule ausgeglichen (schwere Flüssigkeit), die Druck in entgegengesetzter Richtung ausübt. Die Höhe der Quecksilbersäule, bei der die Strömung sistiert, gibt den Druck an. Die Kontraktionen des Herzens erzeugen im Körper Druckgradienten, die das Blut vorwärts treiben.

OSMOSE:A³ OSMOTISCHER GRADIENTB⁴

Wasser (Lösungsmittel)D MembranE

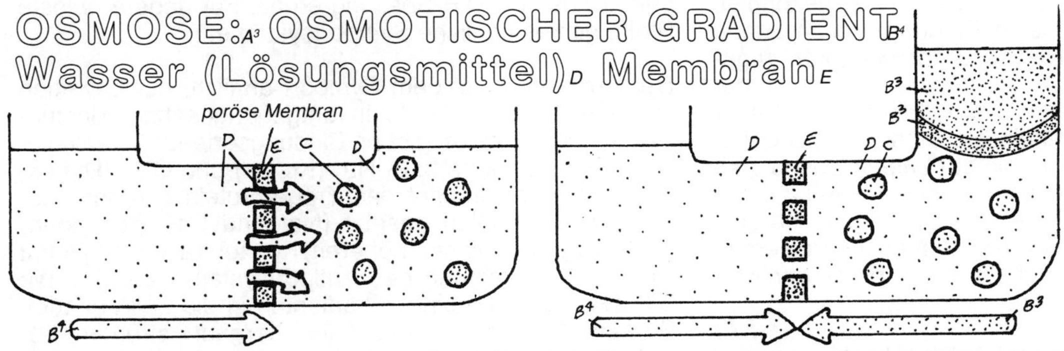

osmotischer DruckB⁴

Die Anwesenheit von gelösten Stoffen verringert die freie Energie des Wassers. Werden 2 Lösungen durch eine Membran getrennt, die nur für Wasser, nicht jedoch für den gelösten Stoff permeabel ist, so fließt Wasser entlang seines freien Energiegradienten in Richtung des gelösten Stoffes. Dieser Vorgang heißt Osmose. Die Osmose kann durch Druckanwendung in entgegengesetzter Richtung verhindert werden (Quecksilbersäule). Dieser Gegendruck ist ein Maß für den osmotischen Druck. Bei dieser Definition fließt Wasser von Zonen mit niedrigem zu solchen mit hohem osmotischem Druck. Osmose bewirkt Anschwellen und Schrumpfen von Zellen.

IONENSTROM:A⁴ SPANNUNGSGRADIENTB⁵

positive IonenF negative IonenG

elektrische KräfteB⁵

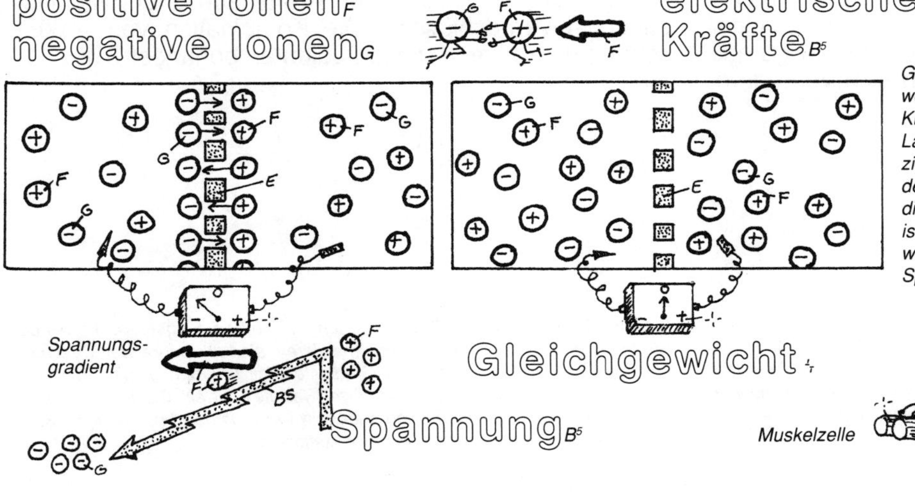

Gelöste Stoffe mit einer elektrischen Ladung (Ionen) bewegen sich zusätzlich durch den Einfluß elektrischer Kräfte. Diese entstehen, weil sich Ionen mit gleicher Ladung abstoßen und Ionen mit ungleicher Ladung anziehen. Wenn positive und negative Ionen getrennt werden, streben sie immer wieder zusammen. Die Energie, die mit dieser Anziehung (oder Abstoßung) verbunden ist, läßt sich als Spannung messen. Positive Ionen bewegen sich entlang, negative Ionen gegen den Spannungsgradienten.

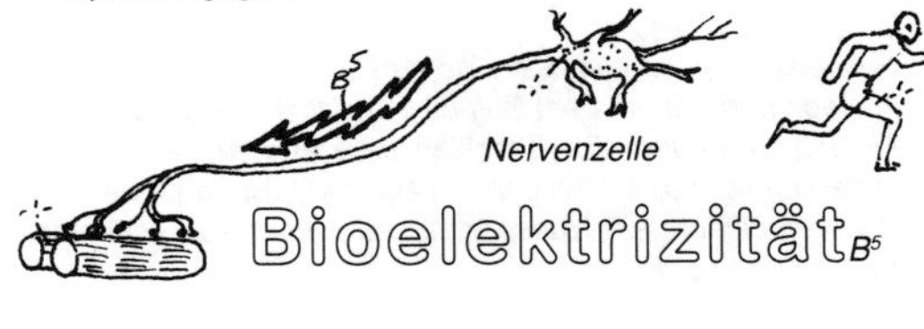

BioelektrizitätB⁵

TRANSPORTWEGE DURCH DIE MEMBRAN

Für einen Vergleich der Permeabilität von Membranen wird eine »gemeinsame Größe« eingesetzt, mit der Kräfte gegenübergestellt und Bewegungen vorausgesagt werden können. Freie Energie ist der Energiebetrag, der für Arbeit »freigesetzt« werden kann. Bei einer passiven Bewegung fließen Substanzen entlang des freien Energiegradienten von energiereichen zu energieärmeren Zonen. Die Substanz verliert einen Teil ihrer Energie an die Umgebung, benötigt jedoch keine Energie von außen. Substanzen können jedoch nicht in die entgegengesetzte Richtung wandern (von niedriger zu hoher freier Energie) ohne Energie aus der Umgebung zu beziehen. Bewegen sich Substanzen von niedriger zu hoher freier Energie, so handelt es sich um einen aktiven Prozeß. Eines der Hauptprobleme der Membranphysiologie ist die Identifizierung der von der Umgebung bereitgestellten Energiequelle und die detaillierte Beschreibung ihrer Nutzbarkeit.

Vorteilhafte freie Energiegradienten allein genügen nicht, um den Transport zu gewährleisten. Die Größe des Gradienten spielt dann keine Rolle, wenn die Membran für die Substanz nicht permeabel ist. Die Mechanismen sind noch nicht völlig geklärt und hier stark vereinfacht dargestellt.

PASSIVE TRANSPORTWEGE
Einige Stoffe (z.B. Steroidhormone, fettlösliche Vitamine, Sauerstoff, Kohlendioxyd) sind fettlöslich. Sie lösen sich einfach in der Lipiddoppelschicht der Membran und diffundieren zur anderen Seite (1). Viele andere wichtige lösliche Stoffe (z.B. Ionen, Glukose, Aminosäuren) sind jedoch polar und damit wasser-, aber nicht fettlöslich. Diese Substanzen bewegen sich durch in die Membran eingelagerte Proteine. Kleine lösliche Stoffe (z.B. Natrium) können durch Kanäle passieren (2). Größere (z.B. Glukose) treten in die Zelle durch erleichterte Diffusion ein (3). Sie werden an einen Proteinträger gekoppelt, der sich so bewegt, daß seine Bindungsstellen zuerst der einen, dann der anderen Seite der Membran zugewandt sind. Bei höherer Konzentration außerhalb der Zelle kann die Bindungsstelle einen gelösten Stoff eher aufgreifen, so daß mehr hinein als heraus transportiert wird. Dies geschieht solange, bis auf beiden Seiten gleiche Konzentrationen herrschen (Nettobewegung). Es handelt sich um einen rein passiven Transport, da sich Glukose stets entlang ihres Konzentrationsgradienten bewegt. Für viele andere Substanzen gibt es ähnliche Systeme erleichterter Diffusion.

TRANSPORT GEGEN EINEN GRADIENTEN
Proteine ermöglichen aber auch die Bewegung gelöster Stoffe entgegen einem Konzentrationsgradienten. Bei dem primär aktiven Transport (4) wird das zu transportierende Molekül an einer Stelle im Protein gebunden, das diesen Bindungsort erst der einen, dann der anderen Membranseite zuwendet. Im Gegensatz zur passiven erleichterten Diffusion sind die Eigenschaften der Bindungsstellen von der Membranseite, der sie gerade zugewandt sind, abhängig und können sich verändern. Kann der gelöste Stoff nur an einer Membranseite gebunden werden (z.B. im Zellinneren), dann ist der Transport nur von innen nach außen möglich, aber nie umgekehrt. Wenn innen eine niedrigere Konzentration herrscht als außen, wird das Protein gegen einen Gradienten arbeiten und damit zum aktiven Transportsystem. Dieser »Bergauf«-Transport benötigt also Energie, um die Eigenschaften des Bindungsortes beim Hin- und Rückweg zu verändern. Diese Energie stammt im allgemeinen aus der Spaltung von ATP.

Gelöste Teilchen können sich auch durch Symport und Antiport (Ko- und Gegentransport) entgegen dem Gradienten bewegen. Beide Formen des Symportes nutzen den passiven Transport eines Stoffes, um einen anderen zu transportieren. Der Symport (5) gleicht dem erleichterten Transport. Jetzt besitzt der Proteinträger Bindungsorte für 2 verschiedene gelöste Stoffe, Na^+ (Kreise) und Glukose (Dreiecke). Zum Transport müssen jedoch beide Stellen besetzt sein (sowohl Na^+ als auch Glukose müssen gebunden sein). Na^+ liegt außerhalb der Zelle in wesentlich höherer Konzentration vor als Glukose. Innerhalb der Zelle ist die Na^+-Konzentration sehr niedrig, da es ständig durch primär aktiven Transport in der Membran herausgepumpt wird. Na^+ und Glukose wandern in die Zelle, aber nur wenige Moleküle kehren nach außen zurück. Aufgrund der niedrigen intrazellulären Na^+-Konzentration findet Glukose nur schwer einen Na^+-Partner, um das Ko-Transportsystem in entgegengesetzter Richtung zu benutzen. Durch diesen Mechanismus wird Glukose nun gegen ihren Konzentrationsgradienten in die Zelle gelangen. Bei der Wanderung von Na^+ entlang seines Gradienten wird Energie frei, die beim Transport von Glukose gegen den Konzentrationsgradienten genutzt wird. Dieser Symport heißt sekundär aktiv. Den Konzentrationsgradienten für Na^+ hält eine primär aktive Pumpe aufrecht, die ihre Energie primär aus der ATP-Spaltung erhält. Für andere gelöste Stoffe gibt es ähnliche Symportsysteme.

Der Antiport (6) ist dem Symport ähnlich, nur bewegen sich die gelösten Stoffe in entgegengesetzte Richtungen. In dem Beispiel gibt es Bindungsorte für 2 verschiedene gelöste Stoffe, z.B. Na^+ (Kreise) und Ca^{++} (Dreiekke). Auch hier arbeitet das Trägerprotein (Carrier) nur, wenn beide Stellen besetzt (Na^+ und Ca^{2+} gebunden) sind. Aufgrund seiner höheren Konzentration bestimmt Natrium die Richtung des Antiportsystems, die ihm die Diffusion entlang seines Gradienten in die Zelle erlaubt. So kann Calcium aus der Zelle »bergauf« strömen, obwohl die Calcium-Konzentration außerhalb der Zelle höher ist als innen. Die bei der Natriumströmung entlang seines Gradienten (»bergab«) freigesetzte Energie wird wieder mit dem Transport eines anderen gelösten Stoffes gekoppelt.

Der Einfluß der elektrischen Kräfte auf Ionen wird hier zunächst vernachlässigt. Die Kombination von elektrischen und Konzentrationsgradienten behandelt Tafel 11.

Hinweise: Verwenden Sie eine dunkle Farbe für F.
1. Beginnen Sie mit dem Beipiel 1 Lipidlöslichkeit. Beachten Sie, daß die Pfeile, die die Strömung (F) darstellen eine andere Farbe erhalten. Malen Sie den zusammengefaßten Vorgang in Bildmitte an. In dieser Zusammenfassung wird den verschiedenen Transportmechanismen aus schematischen Gründen eine runde Form verliehen.
2. Malen Sie die anderen 5 Transportarten an. Die Strömungspfeile (F), die die Strömung entgegen dem Gradienten markieren, sind dick umrandet. Beachten Sie, daß in 5 und 6 der breitere Gradientenpfeil (B^1) den dominanten Gradienten markiert. Bei den meisten dieser Beispiele ist ein Gradient zwischen dem Zelläußeren und -inneren vorhanden. Wäre es umgekehrt, würde die Strömung in die entgegengesetzte Richtung stattfinden.

Lipiddoppelschicht A gelöster Stoff B Kanal C Protein D ATP E Fluß F Gradient B'

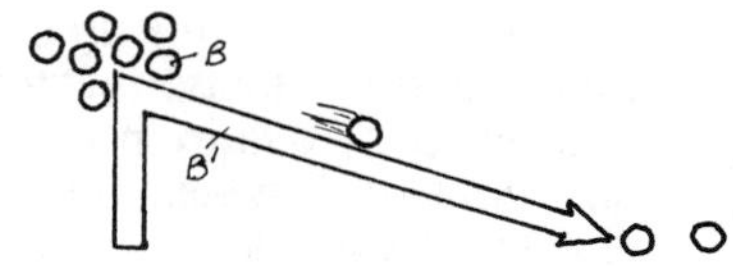

PASSIVER TRANSPORT (bergab).

Gelöste Teilchen bewegen sich passiv (entlang ihres Konzentrationsgradienten) durch die für sie permeable Zellmembran. Einige Stoffe, z.B. Steroide, sind lipidlöslich (1). Die meisten Teilchen sind jedoch nicht lipidlöslich. Sie bewegen sich entlang der in die Membran eingelagerten Proteine (2). Kleine gelöste Teilchen (Na⁺) benutzen Kanäle, größere (Glukose) gelangen durch erleichterte Diffusion in die Zelle (3). Sie binden sich an einen Proteinträger, der seine Bindungsstelle erst der einen, dann der anderen Membranseite zuwendet. Der gelöste Stoff wird dann - je nach Konzentration - gebunden. Gelöste Teilchen bewegen sich passiv solange durch die Membran, bis auf beiden Seiten gleiche Konzentrationen herrschen, dann hört die Nettobewegung auf.

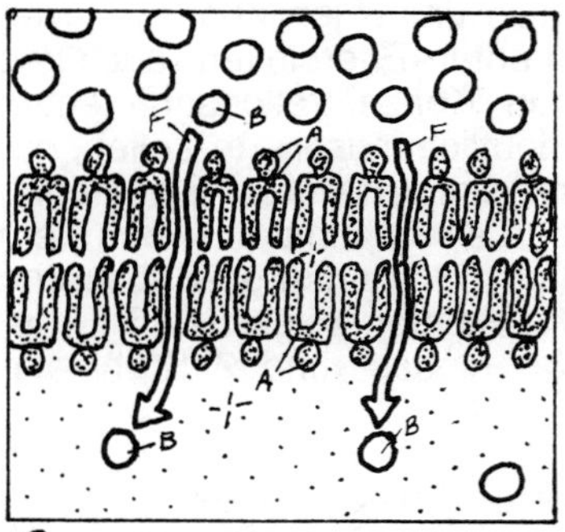

1. Lipid-löslichkeit A

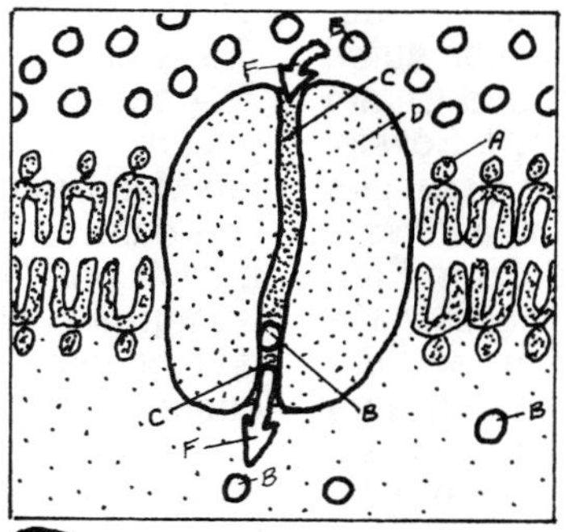

2. Protein- D Kanal C

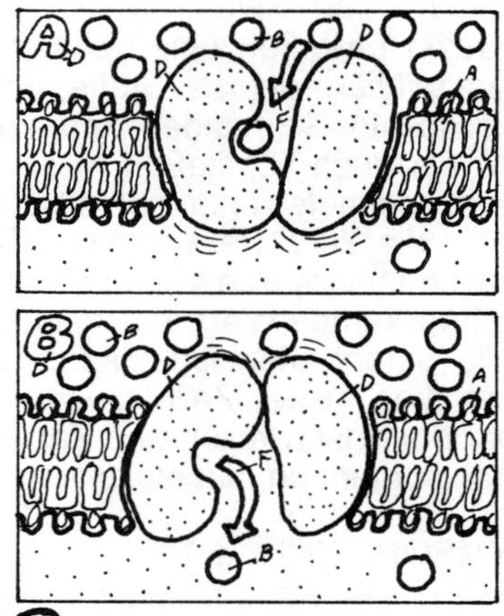

3. erleichterter D Transport D

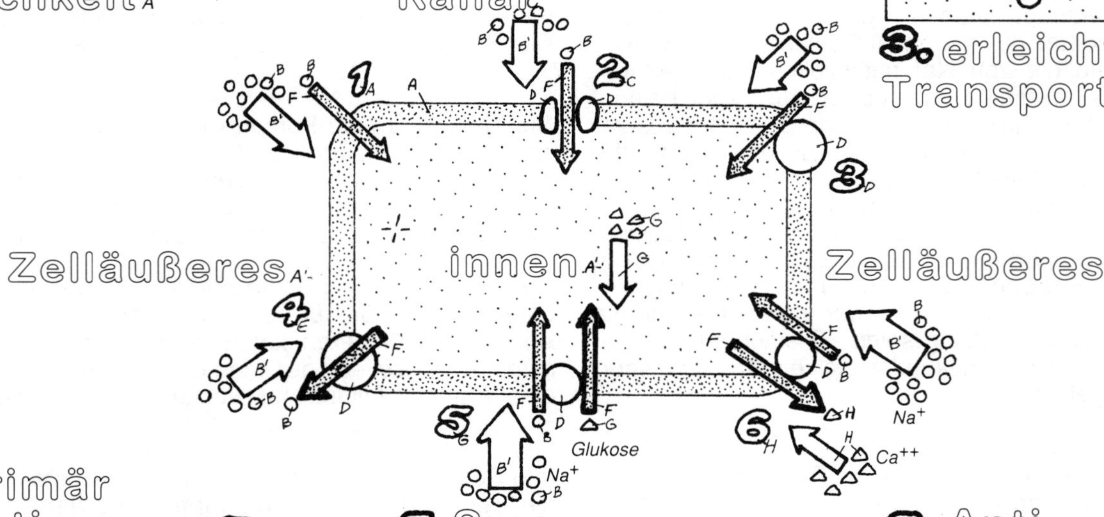

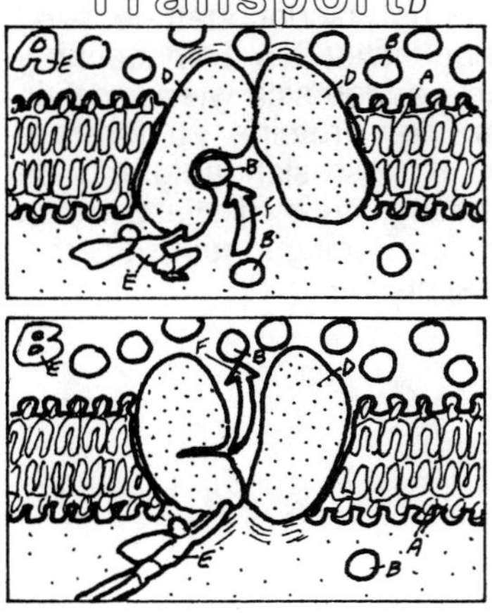

4. primär aktiver E Transport D

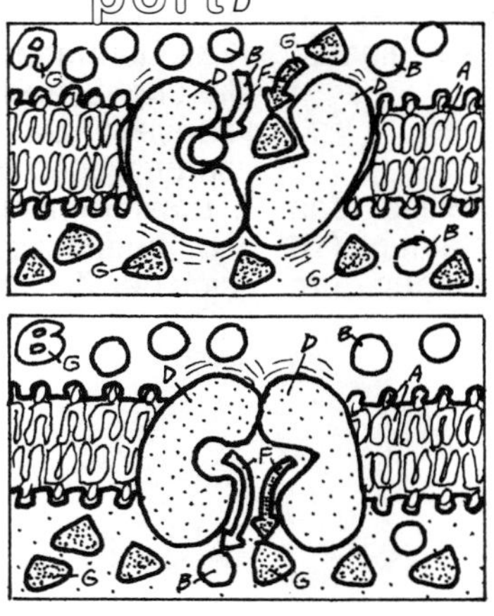

5. Sym- G port D

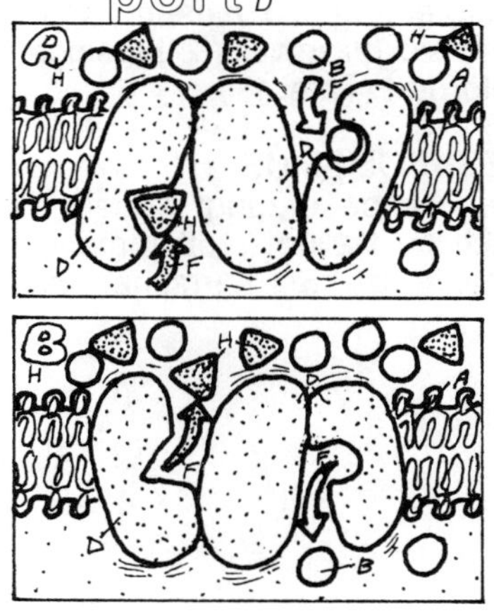

6. Anti- H port D

TRANSPORT GEGEN EINEN GRADIENTEN (bergauf).

Proteine bieten auch Passagemöglichkeiten für Stoffe entgegen deren Konzentrationsgradienten. Bei dem primär aktiven Transport verändern sich die Eigenschaften der Bindungsorte. Sie hängen von der Membranseite ab, der sie sich gerade zuwenden. Wenn nur auf einer Membranseite eine Bindung eingegangen werden kann, ist der Transport nur in eine Richtung möglich (s. Abb.). Die Energie für den primär aktiven Transport und die Anpassung der Bindungsstellen stammt direkt aus der ATP-Spaltung (4). Gelöste Stoffe können sich jedoch auch sekundär aktiv mit Hilfe des Symportes bewegen. Dabei wird der passive Transport eines Stoffes für den »Bergauf«-Transport des anderen Stoffes genutzt. Beim Symport (Ko-Transport) nutzt ein Teilchen (3) den Fluß eines anderen, das sich entlang seines Gradienten bewegt (Kreis). Die Dreiecke strömen so entgegen ihrem Gradienten (5). Der Antiport (Gegentransport) läuft ähnlich ab, nur bewegen sich die beiden Teilchen in entgegengesetzten Richtungen (6).

DIE NATRIUM-KALIUM-PUMPE

Die Natrium-Kalium-Pumpe (Natrium-Pumpe) ist ein primär aktives Transportsystem, das kontinuierlich Natrium aus der und Kalium in die Zelle befördert. Normalerweise verlassen jeweils für 2 hineingepumpte K^+-Ionen 3 Na^+ die Zelle. Die Plasmamembranen aller Körperzellen verfügen über diese Natrium-Pumpe. Sie gehört zu den Hauptenergieverbrauchern im Körper, da sie über 1/3 des Ruheenergiebedarfs des ganzen Körpers verbraucht. Welche Funktionen rechtfertigen den riesigen Energieeinsatz dieser Pumpe?

OSMOTISCHE STABILITÄT
Proteine und viele andere kleinere intrazelluläre Substanzen bewirken einen osmotischen Druck, der durch extrazelluläre gelöste Stoffe, von denen Na^+ und Cl^- am reichlichsten vorhanden sind, ausgeglichen wird. Sowohl Na^+ als auch Cl^- fließen in die Zellen. Beide erzeugen einen kontinuierlichen osmotischen Gradienten, der Wasser in die Zelle zieht und die Zelle allmählich zum Platzen bringen würde. Dieser Druck wird von der Na^+-K^+-Pumpe kompensiert, die genauso viel Natrium aus der Zelle pumpt wie hineinfließt. So wird die Lösungskonzentration in der Zelle niedrig genug gehalten, um sie vor dem Anschwellen und Zerplatzen zu bewahren (einige Cl^- folgen, um die elektrische Neutralität zu wahren).

SYMPORT UND ANTIPORT (Tafel 9)
Die Pumpe erzeugt einen Na^+-Gradienten, der für den Transport anderer gelöster Stoffe genutzt wird. Häufige Symporte sind die von Na^+ mit Glukose oder Aminosäuren durch intestinale und Nierenzellen. Hier gelangt der gelöste Stoff (Glukose oder Aminosäure) nur zusammen mit Na^+ in die Zelle. Außerhalb der Zelle findet der Stoff leicht einen Na^+-Partner. Innen ist es schwierig, da Na^+ herausgepumpt wird. Ergebnis: sogar bei höherer Konzentration innerhalb der Zelle werden mehr gelöste Teilchen im Symport mit Na^+ in die Zelle ein- als austreten. Der Na^+-gekoppelte Ca^{++}-Transport im Herzen veranschaulicht den Antiport. Die frei werdende Energie beim Na^+-Transport entlang seines Gradienten nach innen wird hier mit dem sekundär aktiven Ca^{++}-Transport nach außen gekoppelt.

BIOELEKTRIZITÄT
Der durch die Pumpe erzeugte K^+-Gradient verursacht einen Spannungsgradienten über der Membran (innen negativ). K^+ (trägt positive Ladungen hinaus) fließt wesentlich schneller aus der Zelle als Na^+ in die Zelle. Die Pumpe trägt zu diesem Spannungsgradienten bei, indem sie für jeweils 2 hineingepumpte K^+ 3 Na^+ hinausbefördert (Tafel 11).

METABOLISMUS
Die Pumpe erzeugt so ein intrazelluläres Milieu, das reich an Kalium (150 mmol/l) und arm an Natrium (10 mmol/l) ist. So herrschen optimale Bedingungen, um eine Vielzahl von zellulären Prozessen in Gang zu halten. Auch jene, die an der Proteinsynthese und der Aktivierung einiger Enzyme beteiligt sind.

EIGENSCHAFTEN DER PUMPE
Die Natrium-Kalium-Pumpe transportiert primär aktiv Na^+ aus und K^+ in die Zelle. Na^+ liegt mehr als 10fach höher konzentriert im Plasma als innerhalb der Zelle vor. Das Gegenteil gilt für K^+. Auf diese Weise diffundieren Na^+ in die und K^+ aus der Zelle. Die Konzentrationen der Ionen bleiben konstant, da genauso viele heraus-(oder hinein-)gepumpt werden, wie hinein-(oder heraus-)diffundieren. Dabei handelt es sich um einen primär aktiven Transport, weil beide Ionen unter Energieverbrauch des Trägerproteins gegen einen Konzentrationsgradienten gepumpt werden. Dies verdeutlichen isolierte Zellen, deren Metabolismus künstlich inaktiviert wurde. Sie können erst dann wieder aktiv Na^+ oder K^+ pumpen, wenn dem Zytoplasma ATP zugefügt wird. Mit anderen Substraten gelingt dies nicht. Genauere Studien zeigen, daß für jedes gespaltene ATP 3 Na^+ hinaus- und 2 K^+ hineingepumpt werden:

3 Na^+ hinein + 2 K^+ heraus + ATP hinein $\longrightarrow$
3 Na^+ heraus + 2 K^+ hinein + ADP hinein + P hinein

Somit arbeitet die Pumpe nicht nur als eine Ionen-Pumpe, sondern auch als ATP-spaltendes Enzym (ATPase). Die Reaktion beginnt erst in Anwesenheit von Na^+ und K^+ (Na^+-K^+-ATPase).

Die These, daß die Pumpe wie ein Enzym arbeitet, läßt sich durch entsprechende Analysemethoden untermauern. Aus einer zermahlenen Membran werden jene Proteine extrahiert und analysiert, die Na^+-K^+-ATPase Aktivität zeigen, also vermutlich diese Pumpe enthalten.

Das Ergebnis: Die Pumpe enthält 2 Paare von Proteinuntereinheiten, die für den Transport eingesetzt werden. Aus dem Zellinneren lagern sich 3 Na^+-Ionen an bestimmte Plätze auf der inneren Pumpenfläche an, die eine stärkere Affinität für Na^+ als für K^+ aufweist. Dies löst durch die Übertragung eines energiereichen Phosphats auf das Pumpenprotein eine ATP-Spaltung aus (die Pumpe wird phosphoryliert). Als nächstes verändert die Pumpe ihre Form (Konformation). Natrium wendet sich nach außen und die Bindungsstellen ändern ihr Verhalten. Im Gegensatz zur eben beschriebenen Reaktion lassen sie jetzt 3 Na^+ frei und binden statt dessen 2 K^+. Gebundenes Kalium begünstigt die Dephosphorylierung. Die Bindungsstellen wenden sich wieder der Innenseite zu. Damit kehren die Proteine zu ihrer ursprünglichen Form zurück. K^+ löst sich aufgrund der Transformation von der Bindungsstelle, die jetzt wieder Na^+ begünstigt. Unter optimalen Bedingungen wiederholt sich der Zyklus bis zu 100mal pro Sekunde.

Hinweise: Verwenden Sie Rot für C und dunkle Farben für F und G.
1. Beginnen Sie mit den oberen 4 Zeichnungen. Vervollständigen Sie jede Zeichnung, bevor Sie im Uhrzeigersinn fortfahren. Malen Sie dann das zusammenfassende Schema in der Mitte an.
2. Kolorieren Sie die 3 Funktionen der Pumpe und beginnen Sie mit der osmotischen Stabilität.

Plasmamembran-Doppelschicht A
NATRIUM-PUMPE B

ATP C / ADP D*
Phosphat E
Natrium (Na^+) F
Bindungsstelle F'
Kalium (K^+) G
Bindungsstelle G'

Die Na^+-K^+-Pumpe transportiert Natrium aus und Kalium in die Zelle. Beide werden gegen einen Konzentrationsgradienten transportiert. Die hierfür erforderliche Energie entstammt der ATP-Spaltung. Dieser Prozeß heißt »primär aktiver Transport«. In der Abbildung oben links ist eine Version der Pumpe zu sehen, die aus 2 Paaren von Proteinuntereinheiten besteht. 3 Natriumionen aus dem Zellinneren werden auf der Innenfläche der Pumpe an bestimmten Stellen gebunden. Dies löst durch die Übertragung eines energiereichen Phosphats auf das Pumpenprotein die ATP-Spaltung aus (die Pumpe wird phosphoryliert). Als nächstes verändert die Pumpe ihre Form (Konformation). Das gebundene Natrium zeigt nun nach außen und die Bindungsstellen werden verändert. Sie entlassen 3 Na^+ und binden statt dessen 2 K^+. Gebundenes K^+ begünstigt die Dephosphorylierung. Die Bindungsstellen wenden sich wieder dem Inneren zu, und damit kehren die Proteine zu ihrer ursprünglichen Form zurück. K^+ löst sich aufgrund der Transformation von der Bindungsstelle, die jetzt wieder Na^+ begünstigt. Die Pumpe verhält sich nur bei Anwesenheit von Na^+ und K^+ wie ein ATP-spaltendes Enzym (Na^+-K^+-ATPase).

Das Nettoergebnis:
3 Na^+ hinein + 2 K^+ heraus + ATP hinein ⟶
3 Na^+ heraus + 2 K^+ hinein + ADP hinein + P hinein

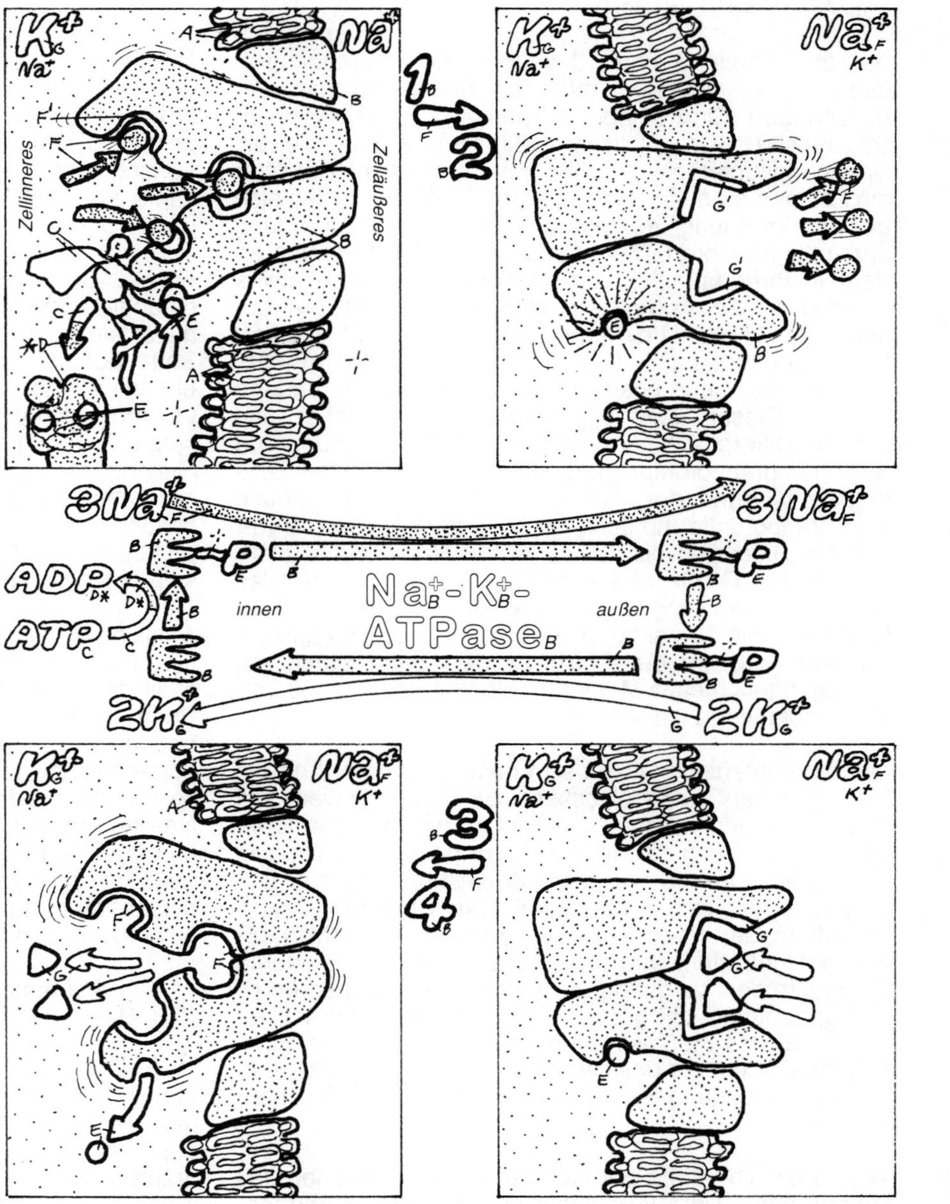

AUFGABEN DER NATRIUM-PUMPE.

osmotische Stabilität.

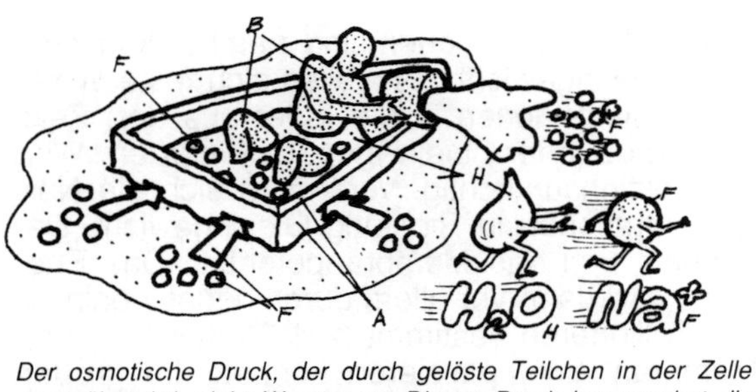

Der osmotische Druck, der durch gelöste Teilchen in der Zelle ausgeübt wird, zieht Wasser an. Diesen Druck kompensiert die Na^+-K^+-Pumpe, die genausoviel Na^+ herauspumpt wie hineinfließt. So wird die Lösungskonzentration innen niedrig genug gehalten, um die Zellen vor dem Anschwellen und Zerplatzen zu bewahren.

Gradienten für Symporte.

Die Pumpe erzeugt so einen Na^+-Gradienten, der den sekundär aktiven Transport anderer Stoffe ermöglicht. Glukose z.B. tritt nur zusammen mit Na^+ in eine intestinale Zelle ein. Außerhalb der Zelle bindet Glukose leicht an Na^+. Innen ist es schwieriger, weil wenig Na^+ vorhanden ist. Ergebnis: Es tritt mehr Glukose ein als aus, selbst wenn Glukose innen höher konzentriert ist als außen.

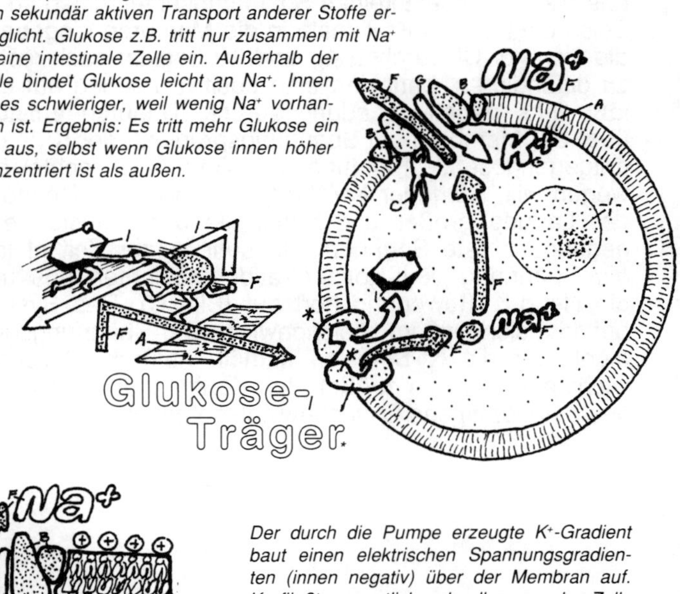

Glukose-I Träger.

BIOELEKTRIZITÄT.

positive Ladung J
K^+-KANAL G²
negative Ladung K

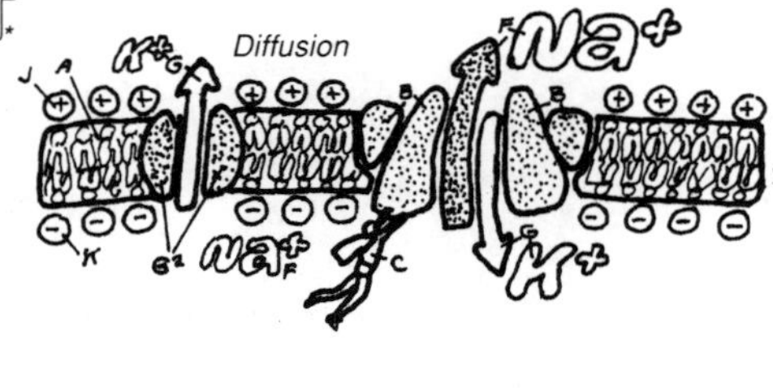

Der durch die Pumpe erzeugte K^+-Gradient baut einen elektrischen Spannungsgradienten (innen negativ) über der Membran auf. K^+ fließt wesentlich schneller aus der Zelle (und transportiert positive Ladungen heraus) als Na^+ hineinfließt. Die Pumpe trägt so zu dieser Spannung bei, da sie für jeweils 2 hineingepumpte K^+ 3 Na^+ hinaustransportiert (Tafel 11).

MEMBRANPOTENTIALE

Auf den Tafeln 9 und 10 wurden Konzentrationsgradienten als treibende Kräfte des Membrantransportes beschrieben. Sind geladene Partikel (z.B. Ionen) beteiligt, entstehen zusätzliche elektrische Kräfte, die als Spannungsunterschiede (Spannungsgradienten) über die Zellmembran hinweg auftreten. Die Kräfte bilden sich bei der Trennung von positiver und negativer Ladung durch die Membran. Die Innenseite der Plasmamembran trägt in ihrer unmittelbaren Nachbarschaft eine etwas negativere, die Außenseite eine etwas positivere Ladung. Dadurch wird eine elektrische Kraft erzeugt (Spannungsunterschied), die etwa 0,1 V (100 mV) beträgt und die innen positive und außen negative Ladung anzieht. Dieser Spannungsunterschied errechnet sich aus der Differenz von innerer zu äußerer Spannung und wird Membranpotential genannt. Da das Innere der Zelle negativ ist (und das Äußere positiv) ist das normale Membranpotential negativ. Es bewegt sich von -10 mV in roten Blutzellen bis zu -90 mV in Herz- und Skelettmuskel. Die Größe dieser Kräfte kann durch folgendes Beispiel besser eingeschätzt werden. Liegt K^+ auf einer Membranseite 10mal höher konzentriert vor, so kann die Diffusion zur weniger konzentrierten Seite durch ein entgegengerichtetes Membranpotential von nur 60 mV vollständig aufgehalten werden.

Membranpotentiale lassen sich messen, indem 2 an ein Meßinstrument angeschlossene Elektroden jeweils mit einer Seite der Membran verbunden werden. Die Elektronen fließen von der negativen zur positiven Seite. Die Größe des Flusses zeichnen Meßinstrumente auf. Der Strom verhält sich proportional zum Spannungsunterschied. In der Praxis werden spezielle Vorsichtsmaßnahmen getroffen, um die Ableitung der Ladung durch die Elektroden so gering zu halten, daß die ursprüngliche Spannung nicht gestört wird. (Im Diagramm schlägt die Nadel des Meßinstrumentes wie üblich in die Richtung aus, in die die positive Ladung strömen würde, d.h. in die entgegengesetzte Richtung des Elektronenflusses.)

Wie ist die Trennung der Ladung für das Entstehen des Membranpotentials verantwortlich? Bei der impermeablen Membran in Zeichnung A der mittleren Bildreihe ist KCl links höher konzentriert als rechts. Da beide Seiten elektrisch neutral sind ($[K^+] = [Cl^-]$ auf jeder Seite), zeigt das Meßinstrument keinen Spannungsunterschied an. In Zeichnung B sind K^+-Kanäle in die Membran eingebaut, die nicht für Cl^- durchlässig sind. K^+ beginnt nach rechts zu diffundieren, baut dort eine positive Ladung auf und läßt links negative Ladung zurück. Dadurch entsteht über der Membran ein Spannungsgradient, der K^+ in die entgegengesetzte Richtung (von links nach rechts) bewegen will. Bei jeder K^+-Wanderung wird die Trennung der Ladung größer und damit die der Diffusion entgegengerichtete Spannung. In sehr kurzer Zeit gleicht die Spannung den Konzentrationsgradienten aus und die Netto-K^+-Bewegung hört auf (Bild C). Das System befindet sich jetzt im Gleichgewicht. Der Spannungsgradient, der die K^+-Diffusion aufhält, heißt K^+-Gleichgewichtspotential. Je größer der Konzentrationsgradient, desto höher ist das Gleichgewichtspotential.

Positive und negative Ionen ziehen sich gegenseitig an und liegen in einer sehr dünnen Schicht an der Membran, die sie dadurch aufladen (Bild C). Ihre Zahl ist - verglichen mit der Anzahl der Ionen in der verbleibenden Lösung - sehr klein. Trotzdem produzieren sie signifikante elektrische Kräfte. In der Lösung ist die Anzahl der positiv und negativ geladenen Ionen gleich.

Für das Cl^--Ion fällt die Analyse genauso aus, nur ist das diffundierende Teilchen jetzt negativ geladen. Links bleibt ein positiv geladenes Ion zurück, und die rechte Seite lädt sich negativ auf. Das Gleichgewicht stellt sich ein, wenn das Membranpotential dieselbe Höhe wie zuvor erreicht hat. Nur ist es diesmal in die entgegengesetzte Richtung orientiert (rechts ist negativ). Cl^-- und K^+-Gleichgewichtspotential sind zwar gleich groß, verhalten sich aber entgegengesetzt. In einer komplexeren Mischung von Ionen sind ihre Konzentrationsgradienten praktisch unabhängig voneinander, so daß jedes Ion sein eigenes Gleichgewichtspotential aufbaut.

Ähnliche Vorgänge spielen sich in Zellmembranen ab. Hier sind jedoch mehr Ionen beteiligt und das System stellt sich nicht auf ein Gleichgewicht ein. Die Na^+-K^+-Pumpe erzeugt einen K^+-Gradienten: Hohe K^+-Konzentration innen, niedrige außen. (Es entsteht auch ein entgegengesetzt gerichteter Na^+-Gradient, der jedoch nicht so wichtig ist, da es wesentlich mehr wirksame K^+- als Na^+-Kanäle gibt.) K^+ diffundiert durch K^+-Kanäle, wobei es einen Spannungsgradienten (Membranpotential) aufbaut, bei dem sich das Innere negativ auflädt. Die Höhe dieses Membranpotentials entspricht aus 2 Gründen nicht exakt dem K^+-Gleichgewichtspotential:

1. Die Membran läßt neben K^+ auch andere Ionen (z.B. Na^+ und Cl^-) passieren.

2. Die Na^+-K^+-Pumpe kann durch das Pumpen von Ladungen auch einen direkten Beitrag leisten, z.B. können bei jedem Zyklus 3 Na^+ heraus- und nur 2 K^+ hineingepumpt werden. Die Pumpe erhält also nicht nur den ursprünglichen K^+-Konzentrationsgradienten aufrecht, damit K^+ entlang der Kanäle herausdiffundieren kann, sondern sie pumpt auch positive Ladungen nach außen. Die relative Größe dieses direkten Beitrages hängt von den Umständen ab. Er ist oft sehr klein.

Die Na^+- und K^+-Konzentrationen sind ziemlich konstant, aber nicht im Gleichgewicht. Es stellen sich feste Werte ein, da genausoviele Ionen in die (oder aus der) Zelle fließen wie heraus-(oder hinein-)gepumpt werden. Wird die Pumpe funktionsuntüchtig, verändern sich die Na^+- und K^+-Konzentrationen in Richtung Gleichgewicht. Dadurch verringert sich das Membranpotential. Das Endgleichgewicht wird dann vor allem durch negativ geladene Ionen im Zellinneren bestimmt (z.B. Proteinanionen), die die Membran nicht passieren können. Im großen Schema werden sie mit A^- bezeichnet.

Hinweise: Verwenden Sie sehr helle Farben für A und B.
1. Beginnen Sie mit dem oberen Abschnitt.
2. Malen Sie die Entwicklungsstadien eines Membranpotentials an. Die Gradientensymbole unterhalb der Bilder gehören dazu.
3. Malen Sie das große Bild unten rechts an, das die Membranpotentiale in den Zellen veranschaulicht.

ELEKTRISCHE KRÄFTE.
positive Ladung A
negative Ladung B

Einige Atome oder Moleküle (Ionen) tragen eine [+] oder (-) elektrische Nettoladung; Ionen mit jeweils gleicher Ladung stoßen einander ab, solche mit jeweils gegenteiliger Ladung ziehen einander an. Um [+] geladene Ionen bauen sich hohe Spannungen auf, um (-) geladene Ionen niedrige. [+] geladene Ionen fließen von hohen zu niedrigen Spannungen. (-) geladene Ionen fließen in die entgegengesetzte Richtung.

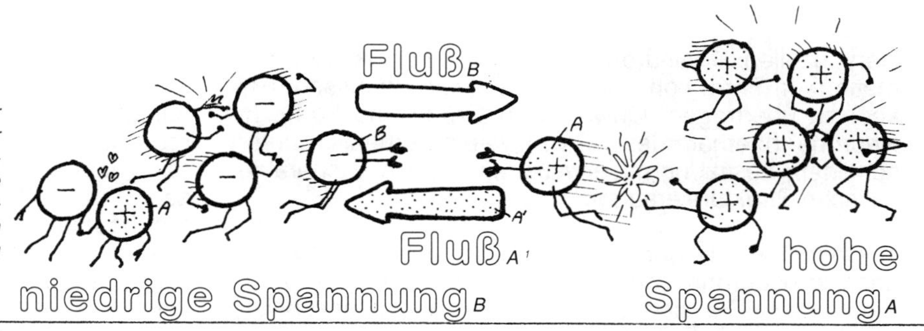

MEMBRANPOTENTIAL.
Membrandoppelschicht C
Kalium (K^+-Ion) A'
K^+-Kanal Protein A²
Konzentrationsgradient A³
Chlorid (Cl^--Ion) B'
Spannungsgradient D

A. Eine impermeable Membran trennt 2 Lösungen mit K^+ und Cl^-. Die linke Seite ist höher konzentriert als die rechte. Dieser Zustand ändert sich auch nicht, da die Ionen die Membran nicht passieren können.
B. Jetzt sind K^+-Kanäle vorhanden. K^+ kann passieren, Cl^- jedoch nicht. K^+ beginnt nach rechts zu diffundieren. Dadurch wird rechts eine [+] Ladung aufgebaut und links eine (-) Ladung zurückgelassen. Über der Membran baut sich ein Spannungsgradient auf, der K^+ in die entgegengesetzte Richtung (von links nach rechts) bewegen will.
C. Je mehr K^+ diffundiert, desto größer wird der Spannungsgradient, bis er gerade in der Lage ist, den Konzentrationsgradienten auszugleichen. An diesem Punkt hört die Netto-K^+-Bewegung auf und das System befindet sich im Gleichgewicht. Der Spannungsgradient, der die Diffusion eines Ions verhindert, heißt Gleichgewichtspotential.

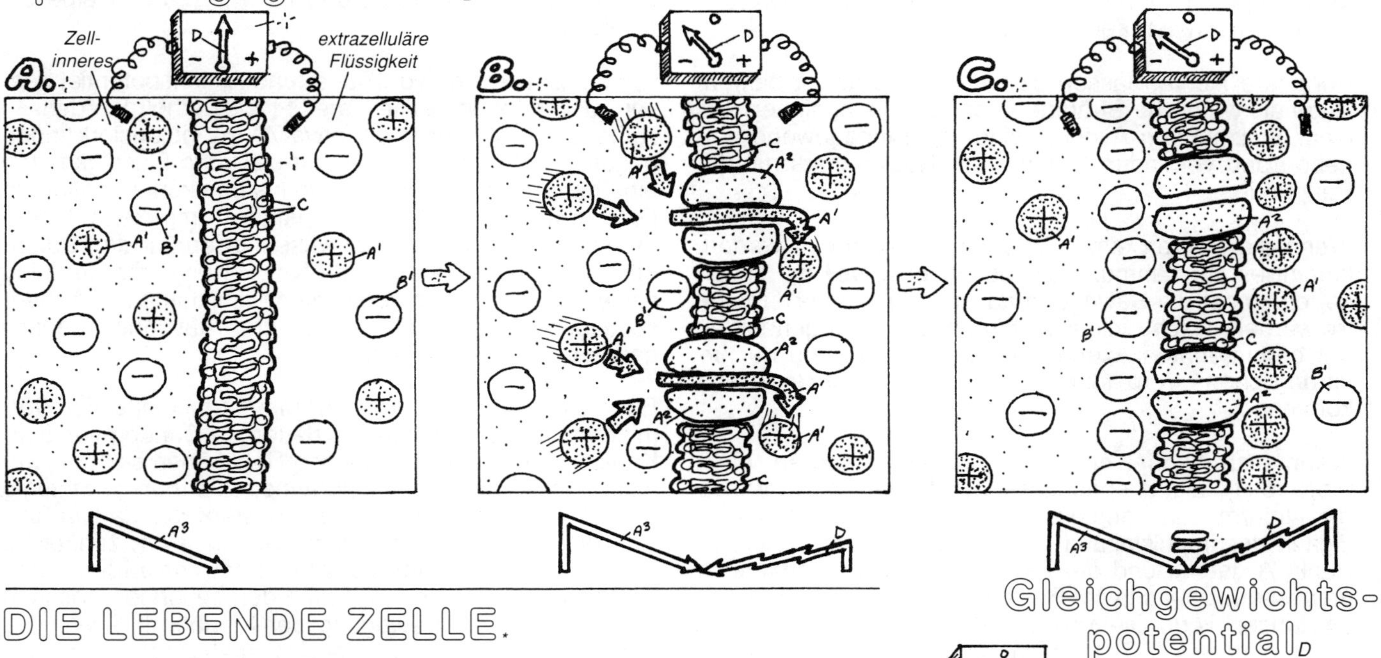

DIE LEBENDE ZELLE.
Natrium (Na^+-Ion) E
Natriumkanal E'
Natrium-Kalium
ATPase (Pumpe F) ATP G
Anion (A^-) H

Beim Stillstand der Pumpe

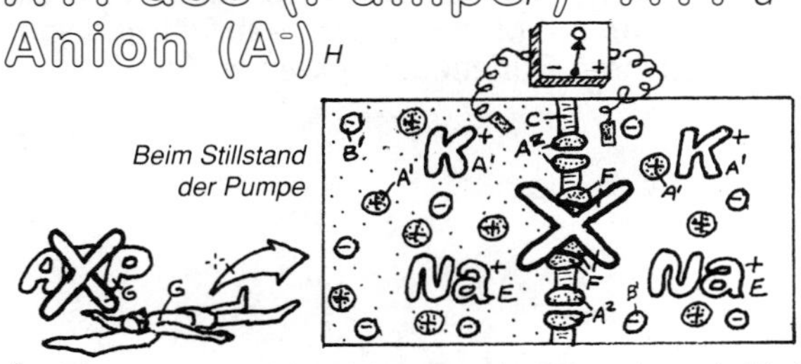

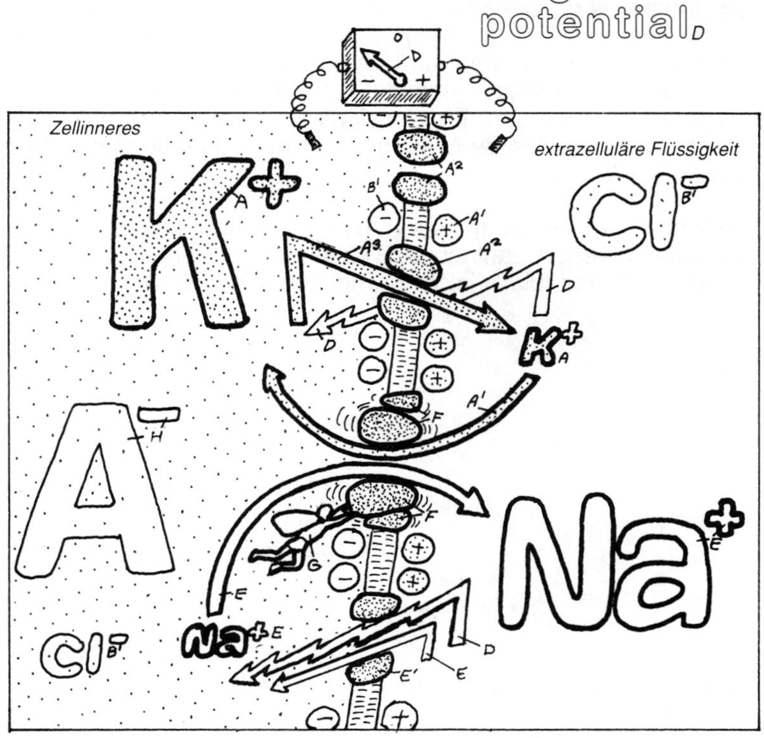

Ähnliche Vorgänge spielen sich entlang der Zellmembran ab. Die Na^+-K^+-Pumpe erzeugt einen K^+-Gradienten, so daß sich innen viel und außen wenig K^+ befindet. (Sie erzeugt auch einen entgegengesetzt gerichteten Na^+-Gradienten. Dieser ist jedoch nicht so wichtig, da es weniger wirksame Na^+-Kanäle gibt.) K^+ diffundiert durch K^+-Kanäle und baut einen Spannungsgradienten auf (Membranpotential), wobei das Innere negativ ist (außen positiv). Die Höhe des Membranpotentials entspricht nicht ganz dem K^+-Gleichgewichtspotential, da andere Ionen (z.B. Na^+) die Membran ebenso passieren können. Es gibt außer Cl^- noch viele andere (-) geladene Ionen innerhalb der Zelle, die mit A^- bezeichnet werden. Kommt die Pumpe zum Stillstand, entsteht ein Ionenkonzentrationsausgleich, und die Höhe des Membranpotentials verringert sich.

DAS AKTIONSPOTENTIAL: EINE EINFÜHRUNG

Nervenzellen (= Neurone) haben die Fähigkeit, »Information« in Form von Aktionspotentialen (Impulsen, Spikes) zu übertragen. Obwohl sich Größe und Form der Neurone innerhalb des Nervensystems erheblich unterscheiden, besitzt normalerweise ein Neuron 3 charakteristische Strukturelemente:

1. Dendriten, die darauf spezialisiert sind, Impulse von anderen Neuronen oder von primären Sinneszellen zu empfangen. Sie sind dünne, oft kurze und verzweigte Ausläufer des Zellkörpers.

2. den Zellkörper, der den Kern, Mitochondrien sowie die übrigen Zellorganellen enthält. Er kann ebenfalls Signale empfangen.

3. das Axon, ein weiterer Zellfortsatz, der auf die Übertragung von Impulsen über größere Entfernungen zu anderen Neuronen, Muskeln oder Drüsenzellen spezialisiert ist. Das Axonende teilt sich in Verzweigungen, die jeweils in einer Axonterminale endigen. Dies sind knollenförmige Strukturen, die für die Informationsübertragung zur nächsten Zelle wichtig sind.

Periphere Nerven lassen sich am Präparat mit bloßem Auge als weißliche Stränge erkennen. Sie bestehen aus einer Vielzahl von Axonen, sind von Bindegewebe umgeben und verbinden Gehirn oder Rückenmark mit der Peripherie.

Wenn die Nerven einer Extremität durchtrennt werden, kommt es zur Lähmung dieses Gliedes, weil die Impulse, die sonst die Bewegung auslösen, nicht weitergeleitet werden. Nach einiger Zeit kann es zur Regeneration der durchtrennten Axone mit Wiederherstellung der ursprünglichen Verbindungen und der Muskelaktivität kommen.

Wenn man Axone, die einen Muskel versorgen, elektrisch reizt, zeigt die nachfolgende Muskelkontraktion, ob die »Information« angekommen ist. Um die Geschwindigkeit der Impulsleitung zu messen, wird ein Axon an Punkt A gereizt und die Zeit bis zur Muskelkontraktion gemessen. Danach wird Punkt B gereizt, der 5 cm näher am Muskel liegt. Die Muskelantwort wird in diesem Fall früher eintreten (z.B. 1 msec), da die Erregung eine kürzere Strecke überwinden muß. Diese Zeit entspricht der Zeit, die die Information benötigt, um die Strecke von A nach B zurückzulegen. Werden 5 cm in 1 msec zurückgelegt, dann beträgt die Leitungsgeschwindigkeit 50 mm : 1 msec = 50 m/sec.

Zwischen der Reizung eines Axons und der Muskelkontraktion liegen zahlreiche Einzelschritte. Elektrische Reaktionen sind relativ leicht zu messen und zu interpretieren. In Ruhe verhält sich ein Axon wie jede andere Zelle; sein Inneres ist gegenüber der Außenseite negativ geladen. Plaziert man eine Meßelektrode ins Innere, so registriert sie gegenüber einer Elektrode im Außenmilieu (d.h. über der Membran) eine Spannungsdifferenz von ca. 70 mV (-70 mV innen gegen außen). Wird das Axon gereizt, kehrt sich die Polarität der Spannung um. Das Zellinnere wird kurzfristig positiv aufgeladen, um dann schnell wieder in den negativen Ruhezustand zurückzukehren. Diese plötzliche Änderung des Membranpotentials heißt Aktionspotential. Es entsteht am Ort der Reizung und wird dann entlang des Axons fortgeleitet. An der Spitze des Aktionspotentials ist die Membranaußenseite negativ geladen, und dieser negative Bezirk pflanzt sich entlang des Axons fort. Von außen gesehen erscheint das Aktionspotential als eine Welle elektrischer Negativität, die das Axon entlangläuft. Je größer die Entfernung vom Reizort, desto länger die Zeitspanne, zu der das Aktionspotential erscheint. Aus Zeitspanne und Leitungsstrecke läßt sich die Leitungsgeschwindigkeit errechnen. Der Vergleich von Aktionspotential und »Information« ergibt, daß es sich um dasselbe Ereignis handelt.

Um die Entstehung von Ruhe- und Aktionspotential besser zu verstehen, sollte Tafel 11 wiederholt werden. In Ruhe ist die Membran um etwa 70 mV polarisiert (innen negativ, außen positiv). Die intrazelluläre Flüssigkeit hat eine hohe Kalium- und niedrige Natriumkonzentration. In der extrazellulären Flüssigkeit ist dies umgekehrt. In Ruhe erlaubt die Membran im wesentlichen nur den Durchtritt von K^+, nicht jedoch von Na^+. K^+ diffundiert entlang seines Konzentrationsgradienten, lädt damit die Außenseite der Membran positiv auf und läßt innen negativ geladene »Partner« zurück.

Ein elektrischer Reiz, der die Membranpolarisation vermindert, verursacht eine kurzdauernde Öffnung von Na^+-Kanälen. Bei einem schwachen Reiz öffnen sich nur wenige Kanäle, die das Membranpotential nur geringfügig ändern. Bei einem Reiz, der so stark ist, daß er das Schwellenpotential übersteigt, öffnen sich zahlreiche Na^+-Kanäle. Es kommt zum Einstrom der außen hochkonzentrierten Na^+-Ionen. Durch den besonders raschen Einstrom, der die Bewegung der K^+ übertrifft, wird das Zellinnere positiviert. Kurze Zeit später schließen sich die Na^+-Kanäle und zusätzliche K^+-Kanäle öffnen sich. Die Membranleitfähigkeit für K^+ erhöht sich über den Ruhewert hinaus. Durch diese Erhöhung wird das Membranpotential noch negativer als im Ruhezustand, sein Wert bewegt sich auf das Gleichgewichtspotential für K^+ zu. Nach einigen Millisekunden schließen sich die zusätzlichen K^+-Kanäle, Membranpermeabilität und -potential kehren zu ihren Ruhebedingungen zurück.

Hinweise: Verwenden Sie dieselben Farben für K^+ (G) und Na^+ (L) wie auf Tafel 11.
1. Beginnen Sie mit den Strukturelementen der Nervenzellen.
2. Kolorieren Sie jede der Zustandsformen der Membran (einschließlich der jeweiligen Skizze rechts) vollständig, bevor Sie mit der nächsten beginnen.

DAS NEURON.

Ein Neuron besitzt mehrere kurze Fortsätze (Dendriten). Sie beginnen am Zellkörper und verzweigen sich intensiv. Ein weiteres charakteristisches Merkmal der Nervenzelle ist ein langes, zylindrisches Axon, das Signale (Nervenimpulse) zur nächsten Nervenzelle, zur Muskulatur oder zu Drüsen weiterleitet. Elektrische Messungen an der Zelloberfläche zeigen, daß es sich bei den Impulsen um negativ geladene Wellen handelt, die sich entlang des Axons fortpflanzen.

Dendrit A
Zellkörper B
Axon: ✣
polarisierte Membran C
depolarisierte Membran D
(Nervenimpuls) D'
repolarisierte Membran E
Axonterminale F

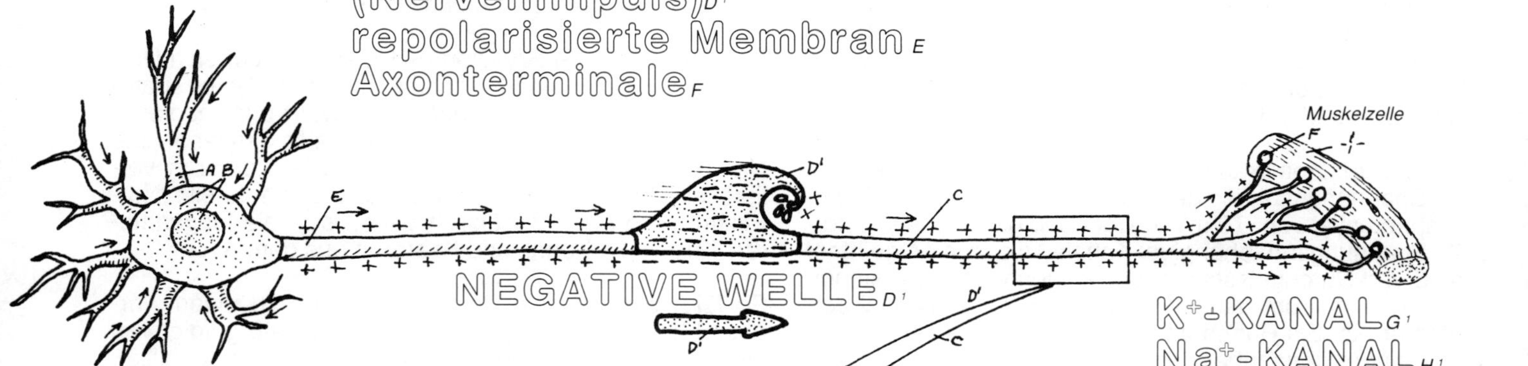

NEGATIVE WELLE D'

K+-KANAL G'
Na+-KANAL H'

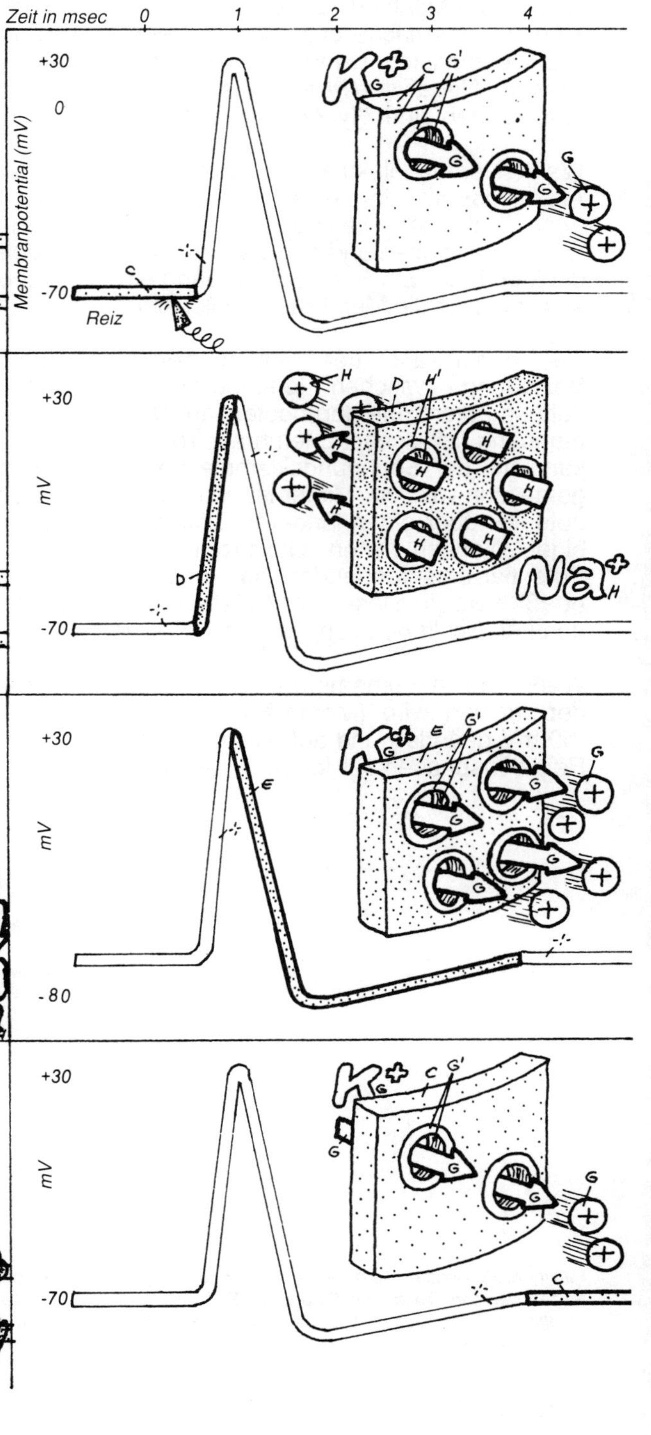

POLARISIERT (UNERREGT): C
hohe K+-Permeabilität G

In Ruhe registrieren intrazelluläre Elektroden ein Membranpotential, V_m, von -70 mV. V_m liegt eine hohe K^+-Permeabilität zugrunde. Quantitativ strömen allerdings nur wenige K^+ in den Extrazellulärraum, da sich V_m nahe am K^+-Gleichgewichtspotential befindet.

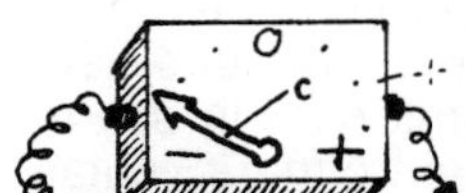

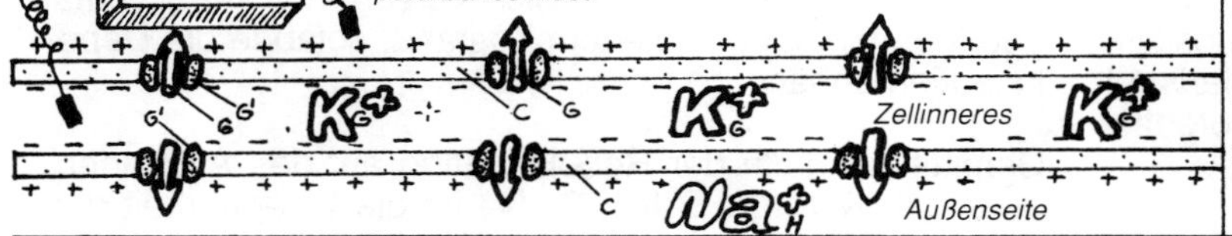

UMGEKEHRTE POLARITÄT: D
erhöhte Na+-Permeabilität H

Ein Reiz führt zu einem schnellen Anstieg der Na^+-Permeabilität, wenn er die Reizschwelle übersteigt. Durch den Einstrom der außen hochkonzentrierten Na^+-Ionen wird V_m positiviert.

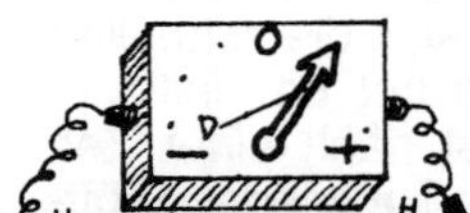

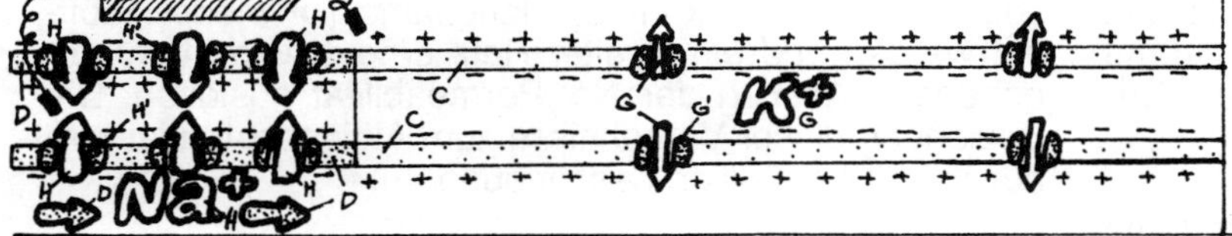

REPOLARISATION: E
erhöhte K+-Permeabilität G

Kurze Zeit später bildet sich die erhöhte Na^+-Permeabilität zurück, die Membran wird vermehrt durchlässig für K^+. K^+-Ionen strömen nach außen, wodurch V_m negativer wird und sich sogar überschießend in Richtung K^+-Gleichgewichtspotential verändert.

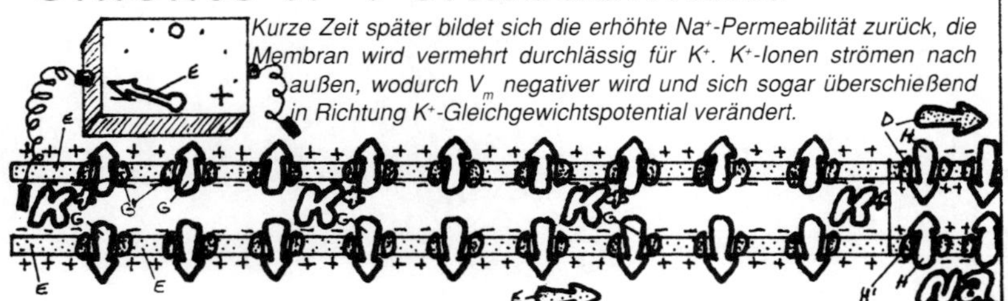

POLARISATION: C
hohe K+-Permeabilität G

Nach einigen msec kehrt die Membran in ihren Ruhezustand zurück.

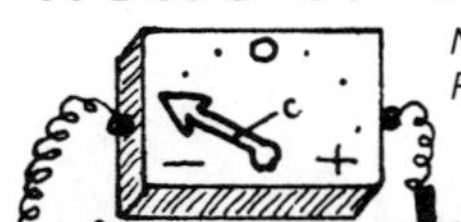

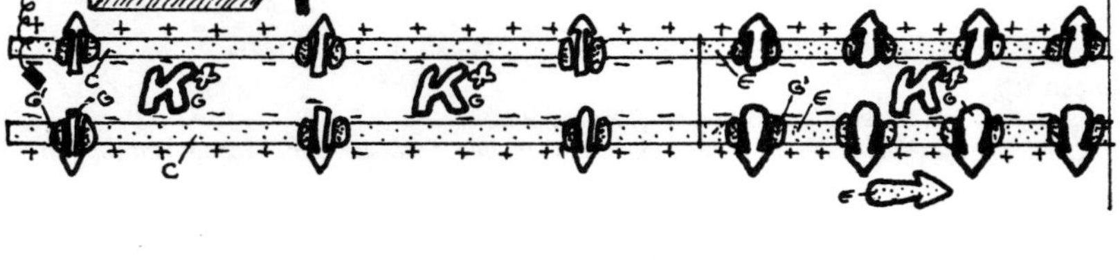

KONTROLLE DER IONENKANÄLE DURCH DAS MEMBRANPOTENTIAL

Die Erregung von Nerv und Muskel beruht auf dem sequentiellen Öffnen und Schließen von Ionenkanälen der Membranen. Für unterschiedliche Ionen gibt es unterschiedliche Kanäle. Jeder Kanal »erkennt« sein Ion (z.B. K^+) und läßt es passieren, während er andere Ionen zurückweist (z.B. Na^+). Für diese Auswahl ist im Inneren des Kanals ein selektiver Filter verantwortlich. Der jeweilige Zustand (geöffnet oder geschlossen) vieler Kanaltypen hängt vom Membranpotential ab. Derartige Kanäle haben spannungsabhängige »Tore«, die sich in Abhängigkeit vom Membranpotential öffnen oder schließen.

In der Axonmembran gibt es 2 Arten von K^+-Kanälen:
1. Spannungsabhängige Kanäle, die bei einem Membranpotential von -70 mV weitgehend geschlossen sind.
2. Spannungsunabhängige Kanäle, die immer geöffnet sind und Durchtrittsstellen für den geringen, aber ständigen K^+-Ausstrom darstellen, der das Ruhepotential aufrechterhält. Ein Ruhepotential von -70 mV bedeutet, daß das Innere gegenüber dem Äußeren negativ ist, d.h. der Ladungsunterschied zwischen innerer und äußerer Membranoberfläche polarisiert die Membran. Die Membran depolarisiert, wenn sich das Potential in Richtung 0 bewegt. Negativere Werte als die des Ruhepotentials entsprechen einer Hyperpolarisation.

Wenn Nerven elektrisch gereizt werden, entsteht das Aktionspotential immer an der negativ geladenen Elektrode (Kathode). Die Eigenschaft der Kathode, positive Ionen anzuziehen und negative abzugeben, depolarisiert die Membran. Ein Reiz löst nur dann ein Aktionspotential aus, wenn er die Membran depolarisiert.

Die Depolarisation der Membran beruht auf einer engen Beziehung zwischen Ionenpermeabilität und Spannungsgradient (Membranpotential). Der wichtige Zusammenhang zwischen Membranströmen und -potential kann mit der Spannungsklemme oder »voltage clamp« gemessen werden. Mit ihr ist es möglich, das Membranpotential über einen längeren Zeitraum bei jedem beliebigen Wert zu halten. Gleichzeitig können die diesem Potential entsprechenden Na^+- und K^+-Membranströme erfaßt werden. Diese Stromflüsse entsprechen dem Öffnen und Schließen von Na^+- bzw. K^+-Kanälen.

Wenn die Axonmembran mit der Spannungsklemme depolarisiert wird (Membranpotential z.B. von -70 auf -50 mV geändert und auf diesem Wert gehalten), sind 2 Reaktionsphasen der Ionenkanäle zu erkennen:

1. Unmittelbares (< 1 msec) Öffnen der Na^+-Kanäle. Na^+-Kanäle enthalten 2 Tore, ein langsames und ein schnelles. In Ruhe ist das langsame Tor offen, das schnelle jedoch geschlossen. Daher ist der Kanal insgesamt geschlossen. Bei Depolarisation öffnet sich das schnelle Tor sehr rasch. Beide Tore sind dann geöffnet, der Kanal ist für Na^+ permeabel, und Na^+ strömt ins Axon.

2. Eine verzögerte Reaktion (> 1 msec), in der sich Na^+-Kanäle schließen und K^+-Kanäle öffnen. In dieser späteren Phase sind die Na^+-Kanäle inaktiviert und reagieren auf keine weitere Depolarisation, weil sich das langsame Na^+-Tor verzögert geschlossen hat. Die Membran verliert ihre hohe Na^+-Leitfähigkeit und der schnelle Na^+-Einstrom hört auf. Zusätzlich öffnen sich die langsameren Tore im K^+-Kanal, und K^+ strömt aus dem Axon.

So führt eine anhaltende Depolarisation zu einem vorübergehenden Anstieg der Na^+-Leitfähigkeit, gefolgt von einem längerdauernden Anstieg der K^+-Permeabilität. Die erhöhte Na^+-Leitfähigkeit wird 2 Toren zugeschrieben, die sich auf eine Depolarisation hin unterschiedlich verhalten. Das schnelle Tor öffnet, das langsame hingegen schließt sich. Die Zeit zwischen dem Öffnen des schnellen und dem Schließen des langsamen Tores entspricht der kurzen Periode erhöhter Na^+-Permeabilität. Im Gegensatz dazu besitzt der K^+-Kanal nur ein spannungsabhängiges Tor, das sich verzögert öffnet. Einmal geöffnet, bleibt es in diesem Zustand, solange die Depolarisation anhält.

Unmittelbar nach der Repolarisation auf das Ausgangspotential (-70 mV, Tafel 12, 14) ist die Erregbarkeit des Axons jedoch noch nicht wiederhergestellt. Das langsame Na^+-Tor benötigt 1 oder 2 msec, um auf das wieder erreichte Ruhepotential zu reagieren. In dieser kurzen Phase können die Na^+-Kanäle nicht auf eine erneute Depolarisation antworten. Zwar öffnen sich die schnellen Tore, die langsamen sind aber aufgrund der initialen Depolarisation noch geschlossen. Erst nach einer Zeit von 1 oder 2 msec kann das langsame Tor wieder geöffnet werden und ein zweiter Reiz erneut einen vorübergehenden Anstieg der Na^+-Permeabilität auslösen. Die Beziehung dieser Verhältnisse zum Aktionspotential wird auf Tafel 14 detailliert beschrieben.

Hinweise: Verwenden Sie dieselben Farben für Na^+ (D) und K^+ (H) wie auf Tafel 12. Nehmen Sie dunkle Farben für E, F und G. Positive Ladungen (C) erhalten eine abweichende Farbe, weil sie entweder aus Na^+ oder aus K^+ bestehen können.

1. Malen Sie die oberste Abbildung an.
2. Vervollständigen Sie jedes Stadium, bevor Sie sich dem nächsten zuwenden.

REIZ: DEPOLARISIERT DIE MEMBRAN.

Kathode A
Membran B
positive Ladung C
negative Ladung A'

Bei elektrischer Reizung eines Nervs entsteht das Aktionspotential immer an der negativ geladenen Elektrode (Kathode). An dieser Stelle wird die Membran depolarisiert. Dadurch, daß sie positiv geladene Ionen anzieht und negativ geladene abstößt, reduziert die Kathode das Membranpotential. Dies ist die Voraussetzung für die Erregung. Ein elektrischer Reiz wird nur dann wirksam, wenn er die Membran depolarisiert.

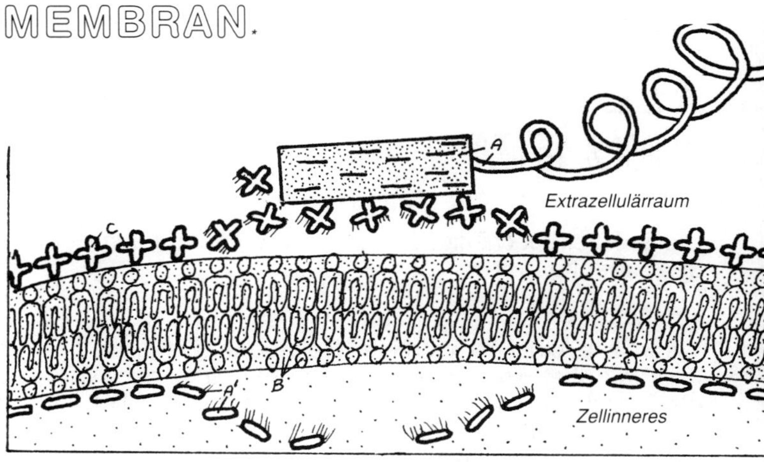

WIRKUNG DER DEPOLARISATION AUF DIE IONENKANÄLE.

Natrium(Na^+)ionen D
Kanal D'
Selektivitätsfilter E
schnelles Tor F
langsames Tor G
depolarisierender Na^+-Strom D² (laufend)
Kalium(K^+)ionen H
Kanal H'
Selektivitätsfilter E'
langsames Tor G
repolarisierender K^+-Strom H²
Leckkanal H³

Nervenzellmembranen enthalten eigenständige Kanäle für unterschiedliche Ionen. Jeder Kanal »erkennt« das entsprechende Ion (z.B. K^+) und läßt es passieren, während er andere (z.B. Na^+) zurückhält (selektiver Filter). Darüber hinaus enthalten manche Kanäle spannungsabhängige »Tore«, die sich in Abhängigkeit von der Membranpolarisation öffnen oder schließen. Bei der Reaktion einer erregbaren Membran auf eine anhaltende Depolarisation (Reiz) lassen sich 2 Phasen unterscheiden:
1. Sofortreaktion (< 1 msec) mit Öffnen der Na^+-Kanäle und
2. Spätreaktion (> 1 msec) mit Schließen der Na^+-Kanäle und Öffnen der K^+-Kanäle. In dieser Phase können die Na^+-Kanäle nicht auf eine zweite Depolarisation reagieren.

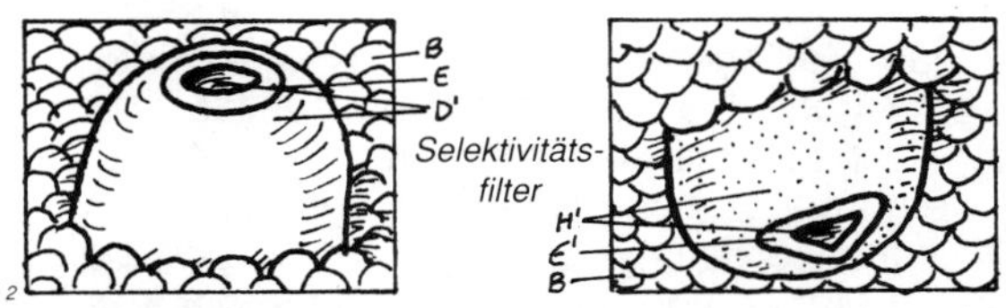

NICHT ERREGT
Ruhepotential

Es gibt 2 Arten von K^+-Kanälen: Einer ist immer geöffnet und ermöglicht einen ständigen geringgradigen K^+-Ausstrom, der das Ruhepotential aufrechterhält. Der andere ist spannungsabhängig, aber beim Ruhepotential weitgehend geschlossen. In diesem polarisierten Zustand der Membran sind spannungsabhängige Na^+-Kanäle ebenfalls geschlossen.

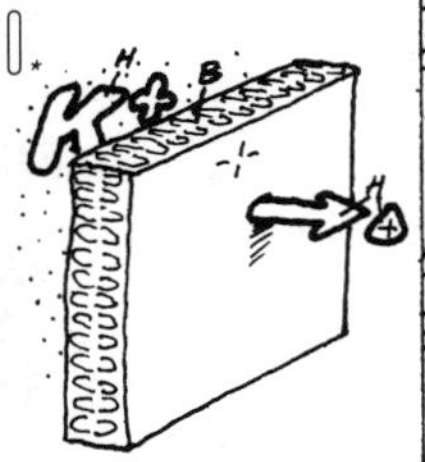

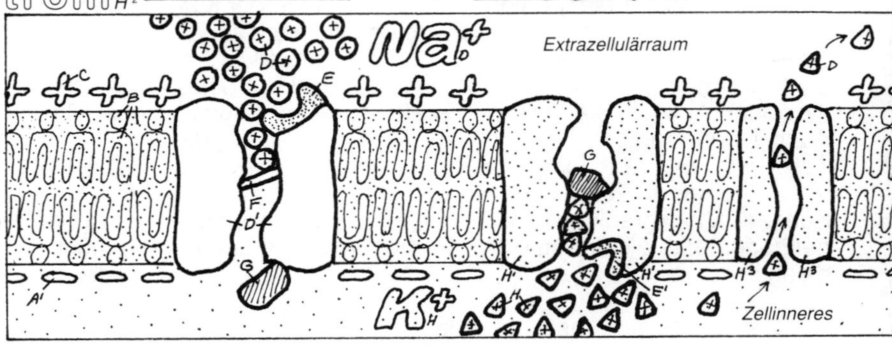

DEPOLARISATION D²
Frühphase (< 1 msec) D²

Na^+-Kanäle besitzen 2 Tore: ein langsames und ein schnelles. Im unerregten, polarisierten Zustand der Membran ist das langsame Tor geöffnet, das schnelle aber (und damit der ganze Kanal) geschlossen. Bei einer Depolarisation öffnet sich das schnelle Tor rasch und macht dadurch die Membran für Na^+ durchlässig.

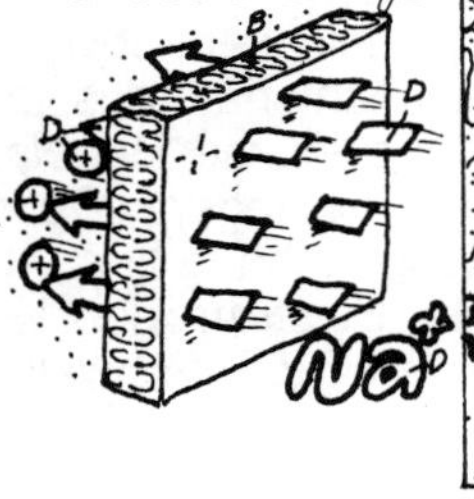

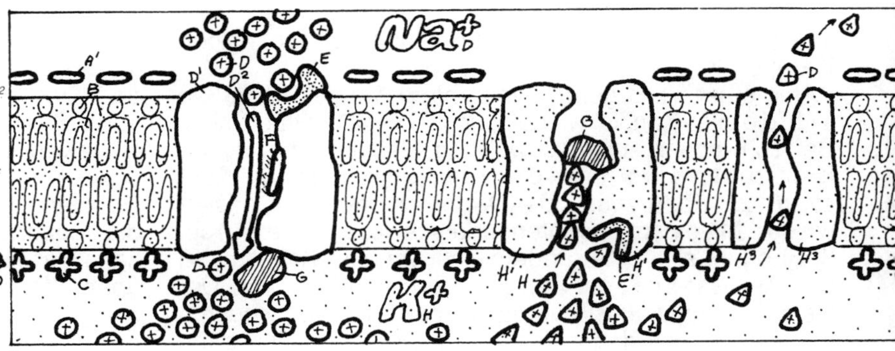

VERZÖGERTE REAKTION AUF DEPOLARISATION H²
(> 1 msec) H²

Kurze Zeit später schließen sich die langsamen Na^+-Tore. Die Membran verliert damit ihre hohe Na^+-Leitfähigkeit. Zusätzlich öffnet sich ein langsames K^+-Tor, wodurch eine noch höhere K^+-Leitfähigkeit entsteht als im unerregten Zustand und die Membran weiter hyperpolarisiert (Nachhyperpolarisation).

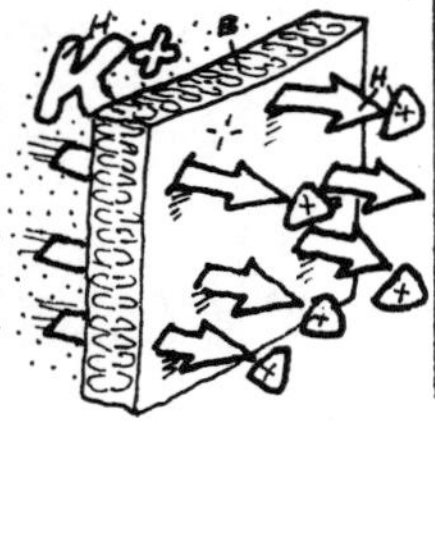

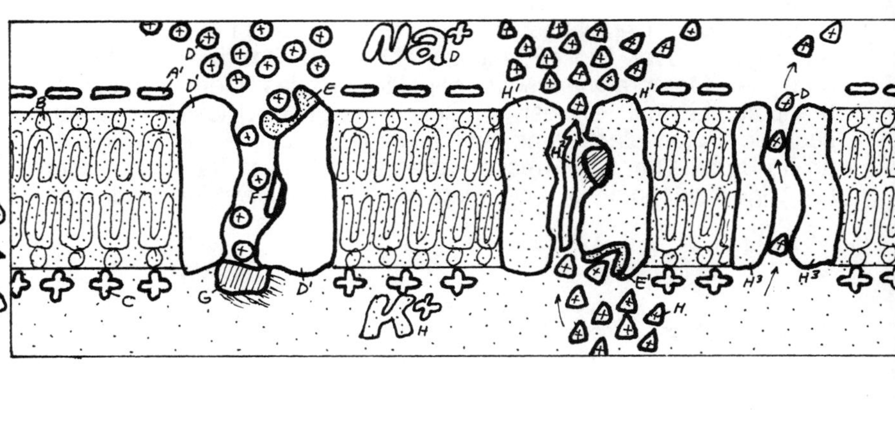

IONENMECHANISMEN VON REIZSCHWELLE, ALLES-ODER-NICHTS-ANTWORT UND REFRAKTÄRPHASE

Diese Tafel beschäftigt sich mit 3 wichtigen Merkmalen der Erregung.

SCHWELLE
Wenn ein Axon mit niedriger Reizstärke elektrisch gereizt wird, hat dies scheinbar keine Auswirkungen. Wird die Reizstärke sukzessiv erhöht, erreicht sie schließlich einen Punkt, bei dem das Axon ein Aktionspotential bildet, das über die Membran weitergeleitet wird. Die geringste Reizstärke, die ein Aktionspotential auslöst, heißt Reizschwelle. Reize, die die Schwelle nicht erreichen, lösen kein Aktionspotential aus.

ALLES-ODER-NICHTS-ANTWORT
Überschwellige Reize lösen Aktionspotentiale aus, deren Form oberhalb der Schwelle von der Reizstärke unabhängig ist. Dieses Verhalten der Axonmembran, daß unterschwellige Reize keine, überschwellige Reize hingegen immer die gleiche Reaktion hervorrufen, wird als Alles-oder-Nichts-Antwort bezeichnet.

Für das Verständnis dieser Reaktion ist die Tatsache wichtig, daß das Zellinnere eine hohe K^+- und das Außenmilieu eine hohe Na^+-Konzentration besitzt. Das Membranpotential stellt eine elektromotorische Kraft dar. Die Begriffe Membranpotential, Spannungsgradient und Spannungsdifferenz werden synonym gebraucht und als V_m abgekürzt. Die Menge von Na^+ und K^+, die in der kurzen Zeit eines einzelnen Aktionspotentials nach innen oder außen wandert, ist extrem klein. Die aktuellen Änderungen der Na^+- oder K^+-Konzentration im Lauf eines einzelnen Aktionspotentials sind praktisch nicht meßbar. Auch in unerregtem Zustand verläßt nur wenig K^+ die Zelle, weil das den Ionengradienten entgegenwirkende V_m nahe dem K^+-Gleichgewichtspotential liegt. Der Konzentrationsgradient von K^+ wird von der ihm entgegengerichteten elektromotorischen Kraft von V_m fast ausbalanciert.

In dieser Situation hat ein depolarisierender Reiz 2 Effekte:

1. zunächst öffnen sich jetzt die spannungsabhängigen Na^+-Kanäle.
2. mit einer Verzögerung von knapp 1 msec schließen sich die Na^+-Kanäle wieder und K^+-Kanäle öffnen sich.

Bei schwachen, unterschwelligen Reizen (Abb. 1, 2), fließt zuwenig Na^+ über die Membran, um den K^+-Ausstrom zu übertreffen. Die Axonmembran repolarisiert wieder. Mit einem stärkeren, überschwelligen Reiz (Abb. 3, 5) öffnet sich eine größere Zahl von Na^+-Kanälen, so daß der Na^+-Einstrom den K^+-Ausstrom übersteigt. Der Netto-Ladungsfluß ist nun nach innen gerichtet, wodurch das Axon weiter depolarisiert wird. Diese Depolarisation öffnet noch mehr Na^+-Kanäle, was sich in einer weiter zunehmenden Depolarisation äußert. Es entsteht ein autoregenerativer Prozeß: mit zunehmender Positivierung der Membraninnenseite depolarisiert das Membranpotential mit explosiver Geschwindigkeit. Diese schnelle Potentialänderung hält allerdings nicht lange an. In Bruchteilen von 1 msec nähert sich V_m dem Na^+-Gleichgewichtspotential und wirkt daher dem Na^+-Einstrom entgegen. Zum gleichen Zeitpunkt beginnen sich die verzögerten Effekte der Depolarisation bemerkbar zu machen (Abb. 6). Na^+-Kanäle schließen und K^+-Kanäle öffnen sich. Dadurch kann der K^+-Ausstrom den Na^+-Einstrom übertreffen und der Nettoladungsfluß sich nach außen richten. Da in dieser Phase die spannungsabhängigen K^+-Kanäle zusätzlich zu den Leckkanälen geöffnet sind, ist die K^+-Leitfähigkeit verglichen mit dem unerregten Zustand erhöht. V_m bewegt sich daher in Richtung seines Ruhewertes, den es vorübergehend in Richtung K^+-Gleichgewichtspotential sogar übersteigt. Zum Schluß werden die spannungsabhängigen K^+-Kanäle in der repolarisierten Membran geschlossen und V_m kehrt zu seinem Ruhewert zurück (Abb. 7).

Die Membranschwelle ist dadurch definiert, daß ein depolarisierender Reiz gerade stark genug sein muß, damit der ausgelöste Na^+-Einstrom den K^+-Ausstrom übertrifft. Von diesem Punkt an spielt der Reiz keine Rolle mehr, weil der beschriebene positive Rückkopplungsprozeß potentialbestimmend wird. Die Alles-oder-Nichts-Antwort ist das Ergebnis dieser Situation. Unterhalb der Schwelle kann der Na^+-Einstrom den autoregenerativen Prozeß nicht auslösen. Wenn oberhalb der Schwelle die positive Rückkopplung einmal ausgelöst ist, treibt sie das Membranpotential in Richtung des Na^+-Gleichgewichtspotentials. Die Amplitude des Aktionspotentials hängt von den Na^+- und K^+-Konzentrationsgradienten ab, weil der für K^+ das Ruhepotential bestimmt (in der Nähe des K^+-Gleichgewichtspotentials) und derjenige für Na^+ die Spitze des Aktionspotentials (in der Nähe des Na^+-Gleichgewichtspotentials).

REFRAKTÄRPHASE
Für 1-2 msec nach dem Spitzenpotential ist das Axon unerregbar. In dieser absoluten Refraktärphase ist die Zelle auch durch beliebig große Depolarisationen nicht erregbar. Es folgt die relative Refraktärperiode, in der sich die zuvor unendlich hohe Schwelle wieder normalisiert. In ihr können durch große Depolarisationen Aktionspotentiale ausgelöst werden, die jedoch gegenüber dem normalen Aktionspotential eine kleinere Amplitude aufweisen. Grundlage der Refraktärperiode sind die in Tafel 13 beschriebenen verzögerten Effekte einer Depolarisation. Das langsame Na^+-Tor schließt sich und bleibt für kurze Zeit geschlossen, obwohl V_m bereits wieder seinen Ruhewert erreicht hat (das langsame Na^+-Tor reagiert sowohl auf die initiale Depolarisation als auch auf die Repolarisation verzögert). Da in dieser Phase zusätzlich die spannungsabhängigen K^+-Kanäle geöffnet sind, kann der Na^+-Einstrom den K^+-Ausstrom weniger leicht übertreffen (d.h. die Schwelle wird weniger leicht erreicht).

Die Aktivität der Na^+-K^+-Pumpe hat auf das Aktionspotential keinen direkten Einfluß. Die Pumpe arbeitet nicht schnell genug, um sich im Millisekunden-Bereich bemerkbar machen zu können. Da Aktionspotentiale nur sehr kurz andauern, hat die Pumpe zwischen ihnen genügend Zeit, die wenigen Na^+- und K^+-Ionen zurückzubefördern, die durch die spannungsabhängigen Kanäle geflossen sind.

Hinweise: Verwenden Sie dieselben Farben für Zellmembran (B), K^+ (C), Na^+ (D), positive Ladungen (E) und negative Ladungen (F) wie auf Tafel 13.
1. Malen Sie jede Skizze vollständig an, bevor Sie fortfahren.
2. Kolorieren Sie den autoregenerativen Na^+-Zyklus.
3. Bearbeiten Sie zum Schluß die Abbildung links unten und beachten Sie ihren Bezug zu den Abbildungen rechts.

REIZ (DEPOLARISATION) A

Zellmembran B
Kalium (K^+) C
Konzentrationsgradient C^1
Leckkanal C^2
spannungsabhängiger Kanal C^3
Natrium (Na^+) D
Konzentrationsgradient D^1
spannungsabhängiger Kanal D^2
positive Ladung E
elektrischer Gradient E^1
negative Ladung F

Das nicht erregte Axon ist vor allem für K^+ durchlässig. Es fließt jedoch nur wenig K^+ nach außen, da der dem Konzentrationsgradienten entgegengerichtete elektrische Gradient V_m nahe am K^+-Gleichgewichtspotential liegt. Eine Depolarisation hat 2 Effekte:
1. zunächst öffnen sich spannungsabhängige Na^+-Kanäle.
2. nach 1 msec werden die Na^+-Kanäle geschlossen und K^+-Kanäle geöffnet. Bei geringer Reizstärke (1-2) ist der Na^+-Einstrom zu gering, um den K^+-Ausstrom zu übertreffen: die Membran repolarisiert sich. Mit größerer Reizstärke (3-5) öffnet sich eine größere Zahl von Na^+-Kanälen, womit der Na^+-Einstrom den K^+-Ausstrom übertrifft und die Axonmembran weiter depolarisiert wird. Dadurch werden noch mehr Na^+-Kanäle geöffnet, die die Depolarisation weiter vorantreiben. Die Membraninnenseite wird immer positiver, bis V_m groß genug ist, dem Na^+-Einstrom entgegenzuwirken. Nun schließen sich die Na^+-Kanäle (6) und spannungsabhängige K^+-Kanäle öffnen sich. V_m repolarisiert bis zum Ruhewert, den es vorübergehend übertrifft und kommt sehr nahe an das K^+-Gleichgewichtspotential, bevor sich die spannungsabhängigen K^+-Kanäle wieder schließen (7) und V_m seinen Ruhewert einnimmt.

Korrelieren Sie die verschiedenen Phasen des Aktionspotentials (unten) mit den entsprechenden Skizzen auf der rechten Seite. Die Amplitude des Aktionspotentials ist durch das K^+-Gleichgewichtspotential (unten) bzw. das Na^+-Gleichgewichtspotential (oben) begrenzt. Beachten Sie die Refraktärperiode im Anschluß an das Aktionspotential, in der die Schwelle zunächst unendlich wird und sich dann langsam normalisiert. Dem liegt teilweise eine Hyperpolarisation zugrunde, weil die spannungsabhängigen K^+-Kanäle noch geöffnet sind. Wesentlich wichtiger aber ist, daß die zunächst geöffneten Na^+-Kanäle durch die Depolarisation inaktiviert werden und auf eine erneute Depolarisation erst nach einer gewissen Zeit reagieren können.

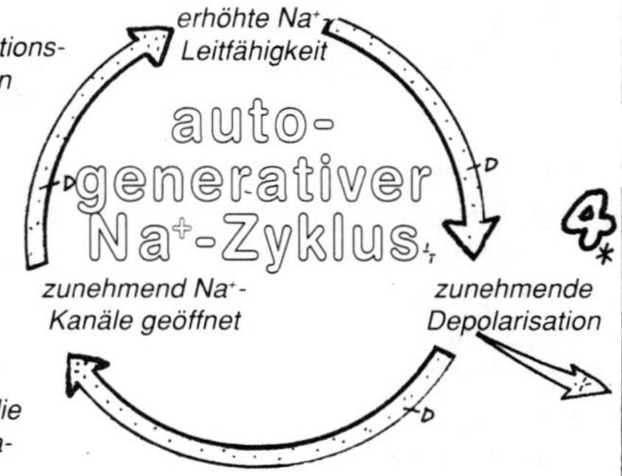

AKTIONSPOTENTIAL

Ruhepotential G
Schwellenpotential H
Na^+-Gleichgewichtspotential D^3
K^+-Gleichgewichtspotential C^4

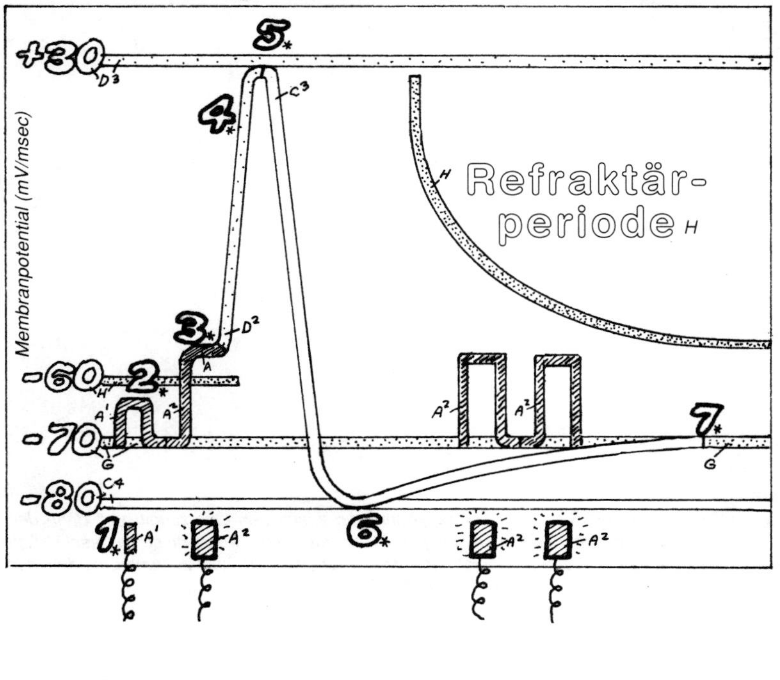

schwacher Reiz A^1

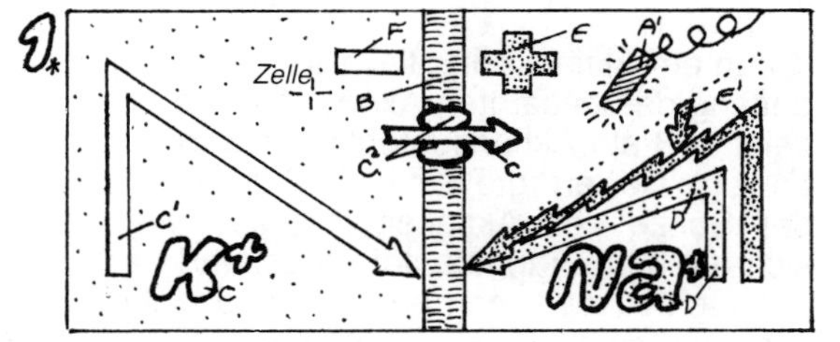

unterschwellige Depolarisation - K^+-Einstrom erhöht

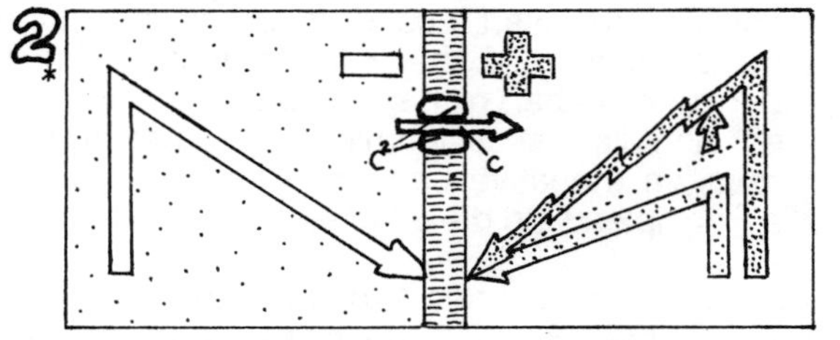

Repolarisation = Rückkehr zum Ruhepotential

STARKER REIZ A^2

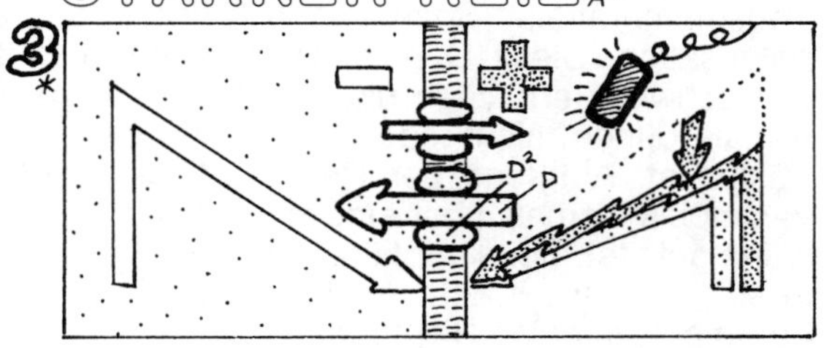

überschwellige Depolarisation - mehr Na^+-Kanäle öffnen sich

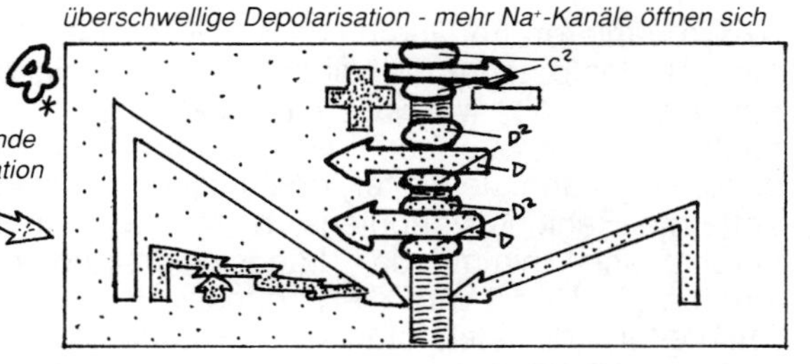

weitere Depolarisation - noch mehr Na^+-Kanäle öffnen sich

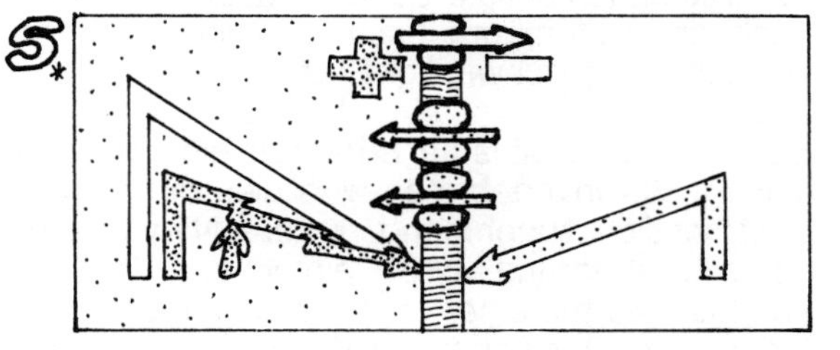

Depolarisation endet am Na^+-Gleichgewichtspotential

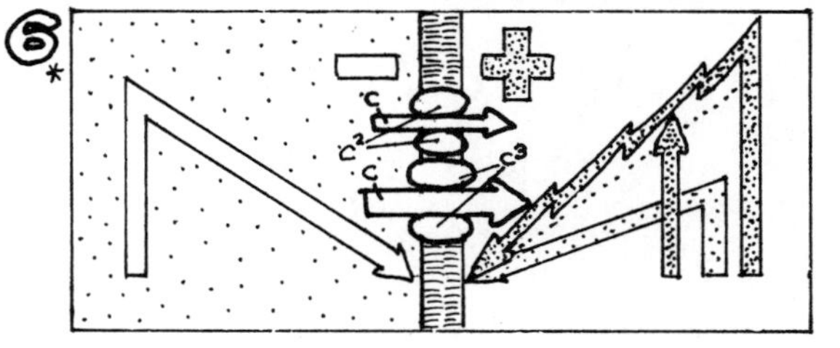

Repolarisation - K^+-Kanäle öffnen, Na^+-Kanäle schließen sich

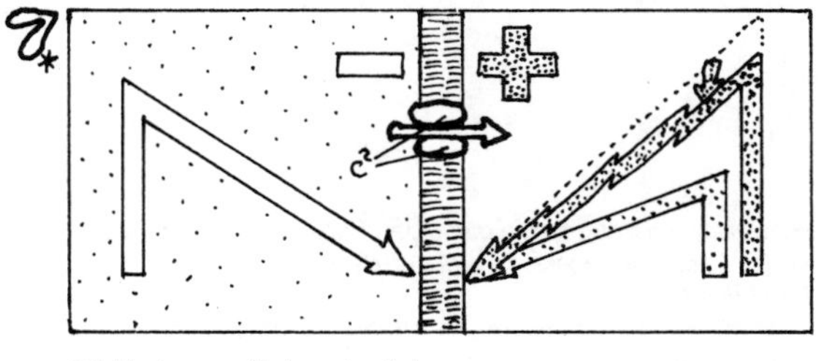

Rückkehr zum Ruhepotential

FORTLEITUNG DES AKTIONSPOTENTIALS

Wenn ein Aktionspotential entstanden ist, pflanzt es sich entlang des gesamten Axons fort. Die oberste Abbildung zeigt in B ein Aktionspotential, das sich nach rechts fortbewegt. Der erregte Bezirk in B illustriert die Situation an der Spitze des Aktionspotentials (Overshoot), an der sich die Membranpolarität umgekehrt hat. Der Ladungsunterschied zwischen erregten und nicht erregten Bezirken verursacht eine Ladungsverschiebung entlang des Axons. Diese Ladungsverschiebung (elektrotonische Polarisation) resultiert aus dem zuvor entstandenen Aktionspotentiale, hat aber mit spannungsabhängigen Kanälen unmittelbar nichts zu tun. Definitionsgemäß bezieht sich die Diskussion hier auf die Bewegung positiver Ladungen (negative Ladungen laufen entgegengesetzt, die Prinzipien sind die gleichen).

An der Außenseite des Axons werden positive Ladungen vom erregten Bezirk angezogen. Im Inneren des Axons findet das entsprechende statt: positive Ladungen bei B werden von negativen Ladungen der benachbarten Zonen angezogen. Beides führt zur Verminderung der transmembranalen Spannung in A und C, d.h. einer Depolarisation. Diese Depolarisation kann in C die Membranschwelle erreichen und dann spannungsabhängige Kanäle öffnen, nicht jedoch in A, weil die Region A refraktär ist. Aufgrund der Refraktärphase wird der Nervenimpuls niemals über eine zuvor erregte Strecke rückwärts geleitet. Bei einer künstlichen Erregung des Axons in seinem Verlauf, z.B. durch elektrische Reizung, läuft der Impuls in beide Richtungen.

Axone variieren im Durchmesser. Je größer der Durchmesser, desto höher die Leitungsgeschwindigkeit. Diese hängt davon ab, wie weit die elektrotonische Depolarisation sich in die noch nicht erregte Nachbarregion ausbreiten kann. Je weiter, desto schneller werden weitentfernte Regionen depolarisiert. Mit steigendem Axondurchmesser nimmt der Längswiderstand des Zellinneren ab. Damit wird die Ladungsverschiebung sowie Ausbreitung der elektrotonischen Depolarisation leichter und die Leitungsgeschwindigkeit steigt. Umgekehrt werden Aktionspotentiale dünner Fasern in jeweils eng benachbarten Membranabschnitten ausgelöst, so daß deren Leitungsgeschwindigkeit relativ gering ist.

Schnelle Reflexabläufe erfordern eine schnelle Impulsleitung. Bei Invertebraten wird dies durch entwicklungsgeschichtlich zunehmend dickere Nervenfasern sichergestellt. Aufgrund ihrer einfachen Verhaltensmuster kommen sie mit einer relativ geringen Zahl von Nervenfasern aus. Das komplexe Verhalten der Vertebraten erfordert eine wesentlich höhere Zahl von Nervenfasern. Bei einer Dicke von Tintenfischaxonen (1 mm) wären periphere Nerven mit Tausenden von Axonen nicht denkbar. Das Problem wurde durch Entwicklung der Myelinscheide gelöst.

Myelinscheiden werden aus ionenundurchlässigen Membranen der Schwann-Zellen gebildet, die sich als Doppellamellen spiralenförmig um die Axone wickeln. Diese weiße lipidhaltige Myelinscheide ist vor den nächsten Schwann-Zellen unterbrochen (Ranvier-Schnürringe), d.h. in Abständen von 1-2 mm. Diese Schnürringe sind die einzigen Stellen, an denen die Axonmembran Kontakt mit der extrazellulären Flüssigkeit hat.

Aufgrund der Myelinscheide differiert die Impulsfortleitung in myelinisierten und unmyelinisierten Axonen erheblich. Im Bereich von Schwann-Zellmembranen (Internodien) ist eine geringere Zahl von Ladungen erforderlich, um ein V_m von z.B. -70 mV zu erzeugen, als an den Schnürringen. Daher kann das Internodium schon durch wesentlich geringere Ladungsänderungen depolarisiert werden. Wenn ein Schnürring erregt ist, kann sich das dort entstandene Aktionspotential fast verlustfrei elektrotonisch über das Internodium zum nächsten Schnürring ausbreiten und ihn depolarisieren. Bei der Leitung über das Internodium wird die Leitungszeit minimiert. Der internodale Bezirk bildet kein Aktionspotential, weil in ihm nur wenige oder gar keine Na^+-Kanäle vorhanden sind. Die Erregung springt sozusagen von Schnürring zu Schnürring (nur dort entsteht immer wieder das Aktionspotential). Die Einsparung der Aktionspotentialbildung im Internodium führt zu einer erheblich höheren Leitungsgeschwindigkeit. Durch die Begrenzung der Ionenströme auf die Ranvier-Schnürringe werden auch die Ionenverluste während des Aktionspotentials verringert. So ist weniger Energie erforderlich, um die Na^+- und K^+-Gradienten aufrechtzuerhalten.

Bei Vertebraten sind die peripheren Nerven aus dünnen langsamleitenden, unmyelinisierten und schnellen myelinisierten Fasern zusammengesetzt (Leitungsgeschwindigkeiten von 0,5 - 120 m/sec). Die Vorteile einer Myelinscheide lassen sich folgendermaßen verdeutlichen: Ein typischer Säugetiernerv enthält ca. 1.000 myelinisierte Axone bei einem Durchmesser von 1 mm. Wenn eine entsprechend schnelle Leitung ausschließlich durch Erhöhung des Faserdurchmessers erreicht werden sollte, müßte der Durchmesser des Nerven um das 38fache vergrößert werden, d.h. mit unmyelinisierten Axonen gleicher Leitungsgeschwindigkeit wäre der Nerv 38 mm dick.

Hinweise: Verwenden Sie dieselben Farben für Na^+ (B), positive (E) und negative (F) Ladungen wie auf Tafel 14. Nehmen Sie dunkle Farben für C und helle für G und H.
1. Beginnen Sie in der oberen Abbildung rechts mit dem Ruhepotential und arbeiten Sie sich nach links vor.
2. Malen Sie in der unteren Abbildung zuerst den Querschnitt und dann den Längsschnitt des markhaltigen Axons an. Auch wenn diese unterschiedlich koloriert werden, besteht die Myelinscheide (H) aus zusammengedrückten Membranen der Schwann-Zellen (G).

UNMYELINISIERTES AXON.

Axonmembran A
Na⁺-Kanal, B Ionen B'
schnelles Tor C
langsames Tor D
positive Ladung E
negative Ladung F
Aktionspotential F'

Wenn ein Aktionspotential entstanden ist, wird es über die ganze Länge des Axons fortgeleitet. In B soll ein Axon erregt sein. Illustriert ist die Spitze des Aktionspotentials (Overshoot), an der sich die Membranpolarität umgekehrt hat. Verfolgen Sie den Fluß der positiven Ladungen vom und zum benachbarten Bezirk C. Da sich positive und negative Ladungen anziehen, werden positive Ladungen in C außen entfernt und innen addiert. Beides depolarisiert die Membran in C elektrotonisch. Dieses wirkt in C wie ein impulsauslösender depolarisierender Reiz. Die rückwärtige Region A wird von dem sich weiterleitenden Impuls nicht erregt, weil sie sich in der Refraktärphase befindet.

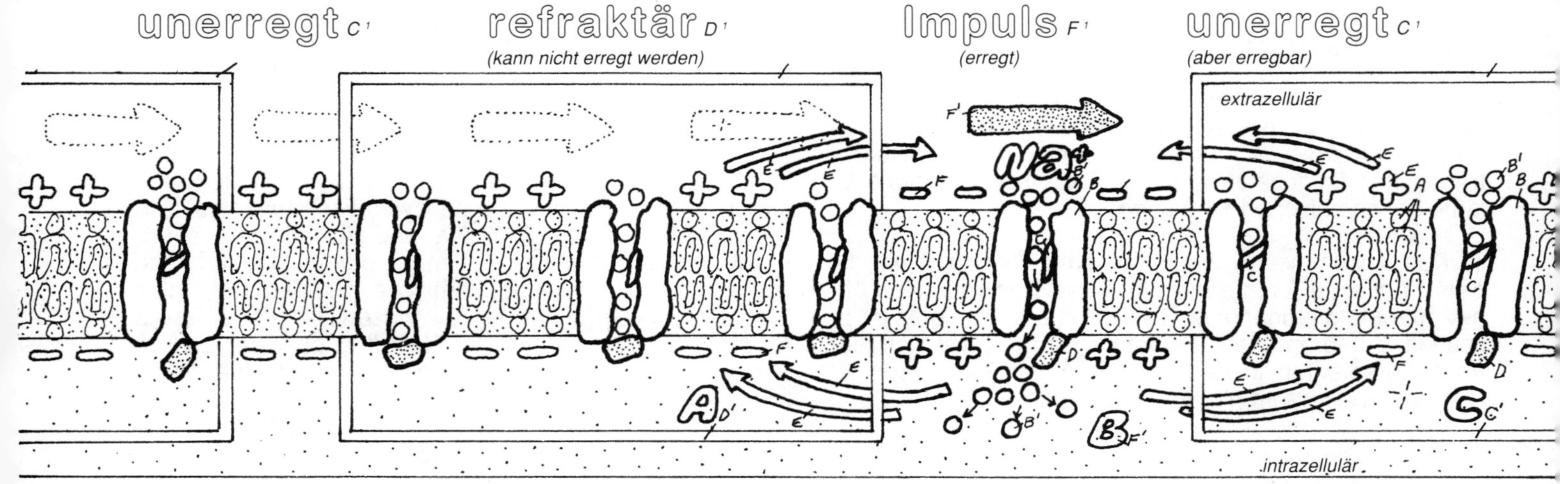

MYELINISIERTES AXON.

Schwann-Zelle G
Myelinscheide H
Ranvier-Schnürring I

Die meisten Axone sind von einer weißen, lipidhaltigen Myelinscheide umhüllt, die in bestimmten Abständen unterbrochen ist (Ranvier-Schnürringe). Nur hier ist die Axonmembran der extrazellulären Flüssigkeit ausgesetzt. Myelinscheiden werden von spiralförmig um das Axon gewickelten Membranen der Schwann-Zellen gebildet. Sie sind relativ ionenundurchlässig. Die Erregungsfortleitung in myelinisierten und nicht myelinisierten Axonen verläuft im Prinzip ähnlich. Allerdings wird bei unmyelinisierten Axonen durch lokale elektrotonische Ströme die unmittelbar benachbarte Membranregion überschwellig depolarisiert, während bei myelinisierten Fasern das Internodium elektrotonisch überbrückt und erst am nächsten Ranvier-Schnürring ein Aktionspotential gebildet wird. Dieser Prozeß wird dadurch unterstützt, daß es im Internodium fast keine spannungsabhängigen Na⁺-Kanäle gibt. Beide Faktoren führen zu höherer Leitungsgeschwindigkeit, weil das Aktionspotential von Knoten zu Knoten springt und sich die Aktionspotentialbildung im Internodium erübrigt.

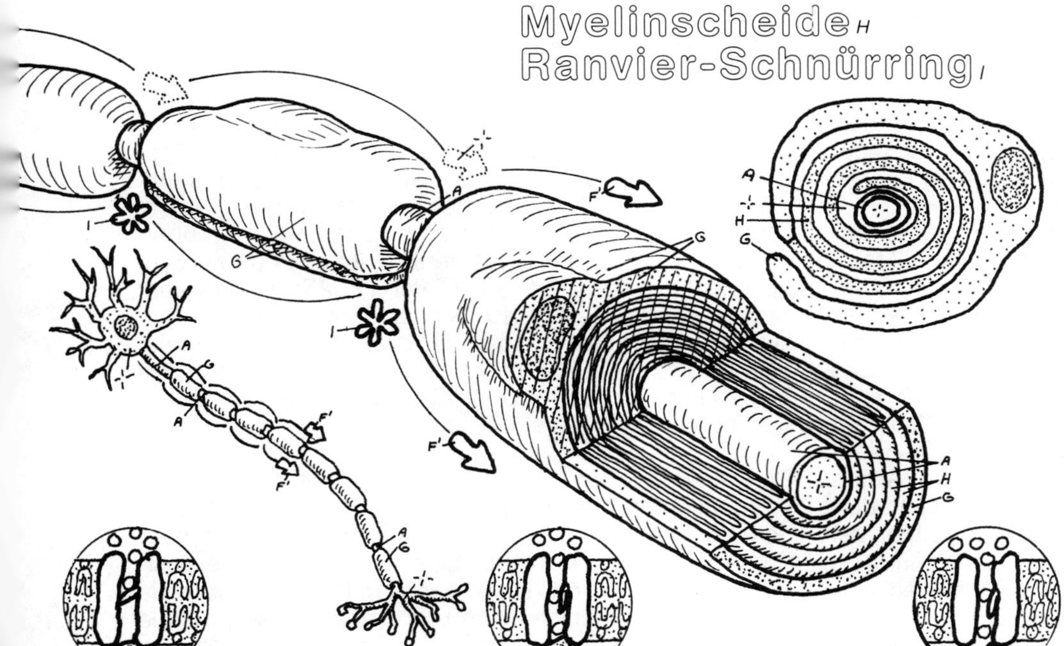

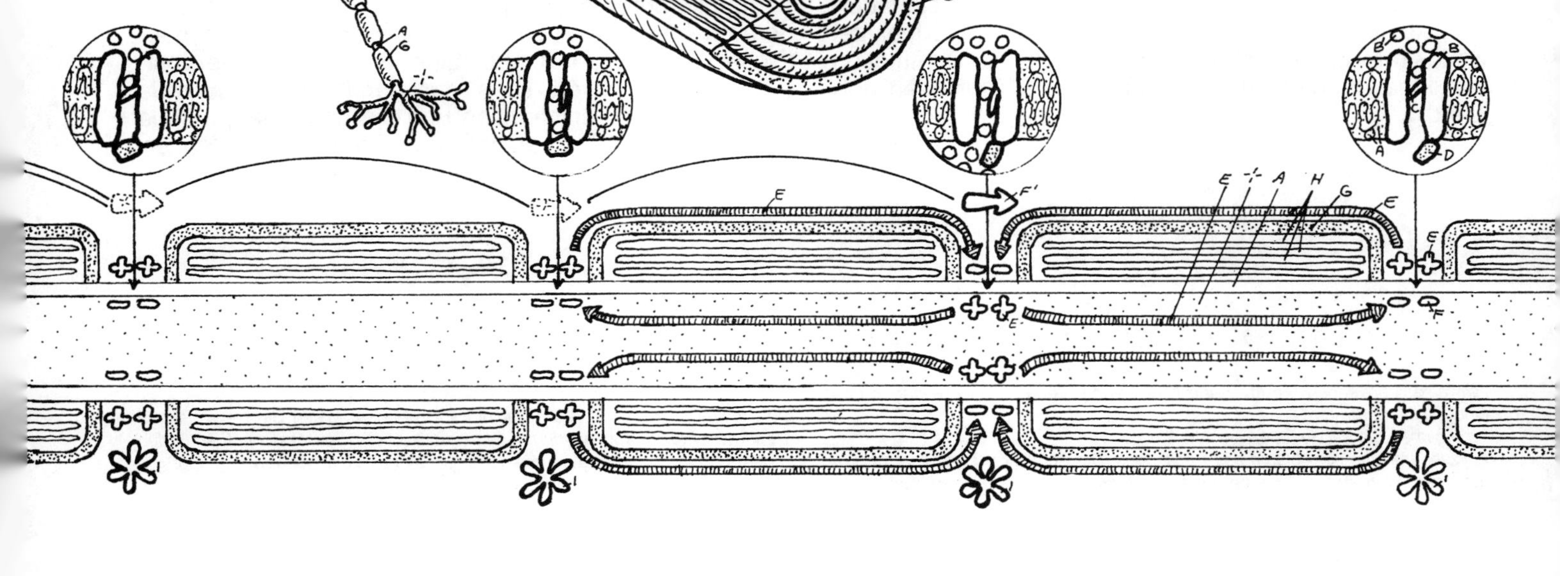

SYNAPTISCHE ÜBERTRAGUNG

Nervenimpulse werden nicht nur entlang des Axons weitergeleitet, sondern können auch nachgeschaltete Zellen beeinflussen. Die Erregungsübertragung von einer Nervenzelle auf ein anderes Neuron, auf Skelett-, Herz- und glatte Muskulatur oder auf Drüsen erfolgt an den Synapsen (synaptische Übertragung). Eine typische Synapse besteht aus der Endigung des afferenten Axons als Teil der präsynaptischen Zelle sowie der nachgeschalteten postsynaptischen Zelle (Neuron, Muskel- oder Drüsenzelle). Beide Zellen stehen in engem Kontakt. Der sog. synaptische Spalt zwischen den Zellen beträgt nur ca. 20 Nanometer.

An manchen Synapsen erfolgt die Transmission rein elektrisch. Der ankommende Impuls löst einen Ionenfluß durch Verbindungen mit niedrigem Widerstand zwischen den Zellen (gap junctions) aus, der dann zu einer Änderung von V_m der postsynaptischen Zelle führt. Weitaus häufiger ist die chemische Übertragung, bei der Neurotransmitter freigesetzt werden. Bekannte Funktionsabläufe bei chemischen Synapsen:

1. Das ankommende Aktionspotential depolarisiert die präsynaptische Axonterminale. Diese Depolarisation öffnet spannungsabhängige Ca^{++}-Kanäle in der präsynaptischen Membran und Ca^{++} fließt entlang seines Konzentrationsgradienten in das Zellinnere. Im Zellinneren ist Ca^{++} in Ruhe extrem niedrig konzentriert.

2. Die erhöhte intrazelluläre Ca^{++}-Konzentration führt zur Verschmelzung von transmitterhaltigen Vesikeln mit der präsynaptischen Membran. Anschließend wird durch Exozytose der vesikelgespeicherte Neurotransmitter in den synaptischen Spalt freigesetzt.

3. Die Transmittermoleküle diffundieren durch den synaptischen Spalt und binden an Rezeptorproteine der postsynaptischen Membran.

4. Der Transmitterrezeptorkomplex führt dazu, daß sich spezifische postsynaptische Ionenkanäle öffnen (in manchen Fällen aktiviert er Enzymsysteme, Tafel 17).

5. Die geöffneten Kanäle ermöglichen Ionenströme. Bei erregenden Synapsen wird die postsynaptische Membran dadurch depolarisiert. Die entsprechende Membranpotentialänderung heißt EPSP (exzitatorisches postsynaptisches Potential). Diese Depolarisation breitet sich über die postsynaptische Membran elektrotonisch aus, ähnlich wie ein Rezeptorpotential (Tafel 84) oder ein Aktionspotential im Internodium (Tafel 15). Wenn am Neuron die Amplitude der elektrotonischen Depolarisation so groß ist, daß sie am Beginn des Axons (Axonhügel) die Membranschwelle erreicht, entsteht dort ein Aktionspotential, das dann über das Axon fortgeleitet wird. An Neuronen ist dazu in der Regel die Summation von Ionenströmen mehrerer erregender Synapsen notwendig.

6. Im Falle inhibitorischer Synapsen hyperpolarisiert der postsynaptische Ionenstrom die Membran. Das resultierende Potential heißt IPSP (inhibitorisches postsynaptisches Potential), weil es dem Erreichen der Schwelle durch exzitatorische Depolarisation entgegenwirkt.

In beiden Fällen (EPSP und IPSP) unterscheiden sich die postsynaptischen Ionenkanäle im Bereich des synaptischen Spaltes von denen, die im Bereich des Axons oder der Muskelzellmembran liegen. Sie sind nicht spannungsabhängig und werden nicht durch Depolarisation aktiviert. Sie werden nur dann aktiviert, wenn ein spezifischer chemischer Stoff an einen speziellen Rezeptor bindet. Die erregenden oder hemmenden Ionenströme durch synaptische Ionenkanäle werden also von einem transmitterabhängigen Rezeptor gesteuert und nicht vom V_m.

Exzitatorische unterscheiden sich von inhibitorischen Kanälen durch die Art der Ionen, die diese Kanäle passieren können. Exzitatorische synaptische Kanäle sind für kleine Kationen, d.h. für Na^+ und gleichzeitig auch für K^+ durchlässig. Na^+ ist hier mehr potentialbestimmend als K^+, weil der elektrochemische Gradient (V_m plus Konzentrationsgradient) für Na^+ wesentlich größer ist als für K^+. Infolgedessen ist der Nettofluß positiver Ladungen einwärts gerichtet und die postsynaptische Membran depolarisiert (EPSP).

Im Falle inhibitorischer Synapsen werden durch die Transmitterbindung am Rezeptor chemisch aktivierbare Kanäle geöffnet, die für K^+ und/oder Cl^- durchlässig sind, nicht aber für Na^+. Entlang ihrer Konzentrationsgradienten fließen K^+ nach außen und/oder Cl^- nach innen. Der Nettofluß positiver Ladungsträger ist auswärts gerichtet, wodurch die postsynaptische Membran hyperpolarisiert wird. Das entstandene IPSP erschwert die Depolarisation der Membran durch exzitatorische Impulse.

Nicht alle Synapsen funktionieren gleichartig. An der neuromuskulären Synapse des Skelettmuskels ist Azetylcholin der Neurotransmitter. Diese Verbindung ist immer erregender Natur und beim Eintreffen des Nervenimpulses entsteht physiologischerweise immer ein überschwelliges Muskelaktionspotential. An autonomen Synapsen der inneren Organe (Tafel 17, 25) ist entweder Noradrenalin oder Azetylcholin der Transmitter. Die Wirkung kann erregend oder hemmend sein. Am variabelsten sind die Synapsen zwischen den Neuronen des ZNS. Hier gibt es eine große Zahl unterschiedlicher Neurotransmitter (Tafel 82).

Die Wirkung eines Transmitters hält nicht lange an, da er ständig durch enzymatischen Abbau oder durch Wiederaufnahme in Nerven- und Gliazellen aus dem synaptischen Spalt entfernt wird. Eine länger dauernde postsynaptische Antwort kann nur durch längerdauernde Salven von Nervenimpulsen und die damit verbundene längerdauernde Freisetzung von Transmitterstoffen erreicht werden.

Hinweise: Verwenden Sie für J und K dieselben Farben wie auf Tafel 15 und eine dunkle Farbe für C.
1. Beginnen Sie mit der obersten Abbildung.
2. Kolorieren Sie die Abläufe des EPSP links. Die Abbildung ist eine Vergrößerung des oben in der Bildmitte gezeigten Funktionsablaufes. Vervollständigen Sie Stadium 1 bevor Sie sich Stadium 2 zuwenden. Malen Sie die Details in allen 4 Beispielen, auch wenn nur Stadium 1 vollständig bezeichnet ist (in den anderen Abbildungen sind nur die wesentlichsten Bezeichnungen eingefügt).
3. Gehen Sie beim IPSP genauso vor wie beim EPSP.

Zellkörper und Dendrit A, A'
Axon B
Aktionspotential C
Axonterminale D
Calcium (Ca^{2+}) E
Vesikel F
präsynaptische Membran F'
postsynaptische Membran G
Neurotransmitter H
synaptischer Spalt I

Die Erregungsübertragung auf Neurone, Muskel- oder Drüsenzellen ist im Prinzip ähnlich. Die Aufzweigungen des Axons enden in spezialisierten Terminalen unmittelbar an nachgeschalteten Zellen. Die Terminalregion enthält zahlreiche kleine Bläschen (Vesikel), in denen der Neurotransmitter gespeichert ist.

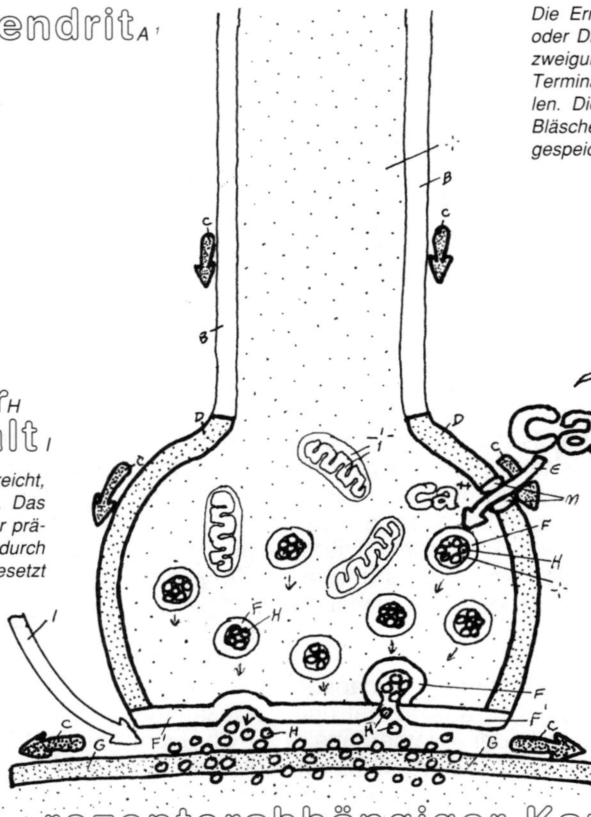

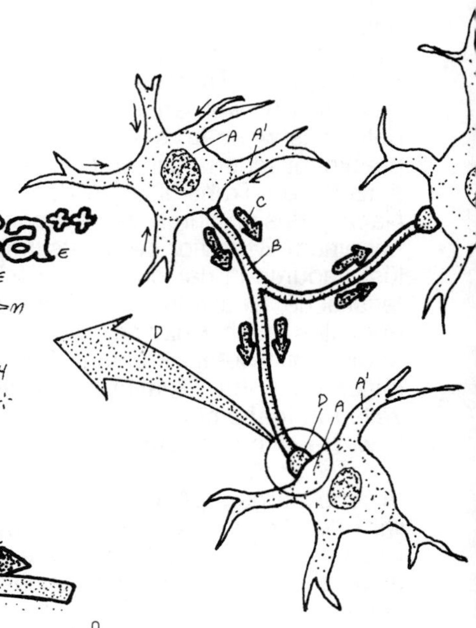

Wenn ein Nervenimpuls die Axonterminale erreicht, öffnen sich spannungsabhängige Ca^{++}-Kanäle. Das einströmende Ca^{++} führt zur Verschmelzung der präsynaptischen Vesikel mit der Zellmembran. Dadurch wird aus den Vesikeln Transmitterstoff freigesetzt (Exozytose). Der Transmitter diffundiert über den synaptischen Spalt und führt zur Öffnung chemisch aktivierter, rezeptorabhängiger Ionenkanäle, die entweder erregend oder hemmend sein können.

+ Ladung J
- Ladung K
Rezeptor O

rezeptorabhängiger Kanal *
permeabel für Na^+ und K^+ L / permeabel für Cl^- und K^+ M
spannungsabhängiger Kanal N

EXZITATORISCHES POSTSYNAPTISCHES POTENTIAL L (EPSP) L

INHIBITORISCHES POSTSYNAPTISCHES POTENTIAL M (IPSP) M

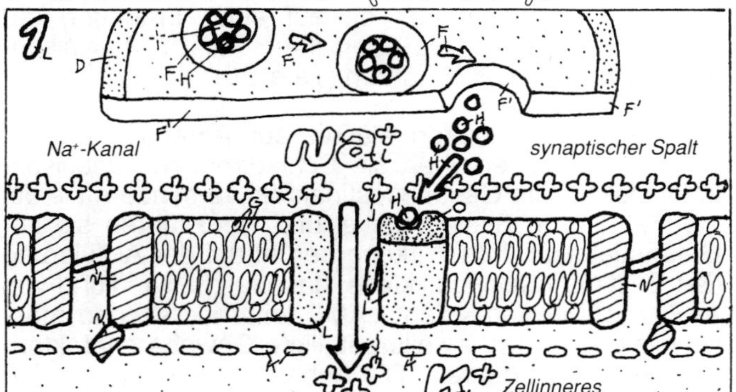

An erregenden Synapsen reagiert der Transmitter mit postsynaptischen Rezeptoren, wodurch rezeptorabhängige Kanäle geöffnet werden, die für kleine Kationen (Na^+ und K^+) durchlässig sind. Der Na^+-Einstrom ist größer als der K^+-Ausstrom, da Na^+ einen größeren elektrochemischen Gradienten besitzt.

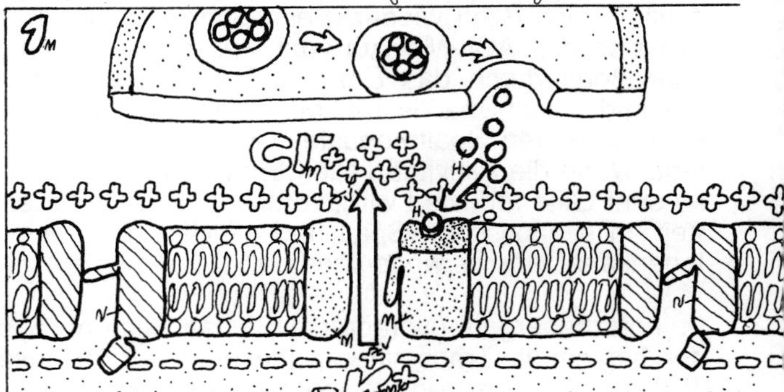

An inhibitorischen Synapsen reagiert der Transmitter mit postsynaptischen Rezeptoren, wodurch rezeptorabhängig Kanäle geöffnet werden, die für K^+ und/oder Cl^-, nicht aber für Na^+ durchlässig sind. Auswärtsbewegung von K^+ und/oder Einwärtsbewegung von Cl^- vergrößern V_m und hyperpolarisieren die Membran.

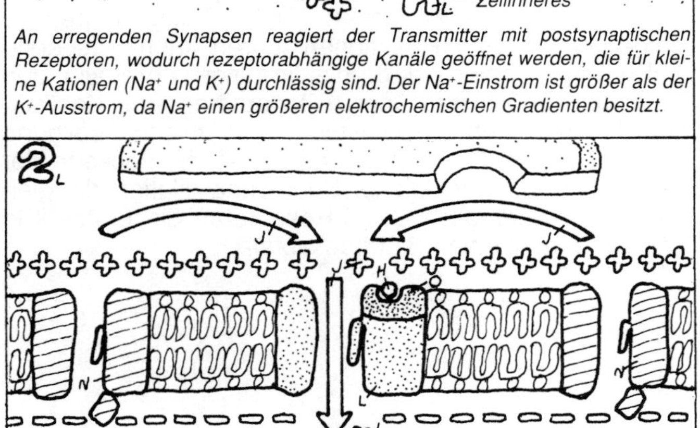

Es resultiert ein Nettoeinstrom positiver Ladungen, die postsynaptische Membran depolarisiert. Bei Summation derartiger depolarisierender Ionenströme kann die sich elektrotonisch ausbreitende Depolarisation am Beginn des Axons die Membranschwelle erreichen und ein Aktionspotential auslösen, das dann über das Axon fortgeleitet wird.

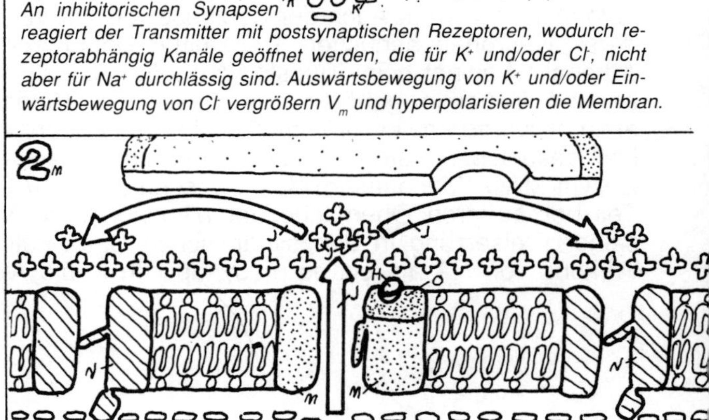

Die Hyperpolarisation greift auf benachbarte Bezirke der postsynaptischen Membran aus. Diese elektrotonische Hyperpolarisation erschwert die Depolarisation der Membran durch exzitatorische Ionenströme.

DEPOLARISIERT L-

HYPERPOLARISIERT M-

TRANSMITTER UND IHRE REZEPTOREN

In dieser Tafel geht es um die synaptische Transmission mit Schwerpunkt auf den Synapsen an Muskel- und Drüsenzellen. Die Biochemie der Transmitter folgt einem allgemeinen Muster. Vorstufen werden von den Axonterminalen aufgenommen. Hier sowie im Zellkörper erfolgt die Synthese der Transmitter, die anschließend in Vesikeln gespeichert werden. Beim Eintreffen eines Aktionspotentials wandern sie aufgrund des Ca^{2+}-Einstroms zur präsynaptischen Zellmembran, verschmelzen mit ihr und setzen den Transmitter in den synaptischen Spalt frei. Nach Diffusion durch den synaptischen Spalt reagiert er mit einem Rezeptor der postsynaptischen Membran und löst dadurch in der postsynaptischen Zelle eine charakteristische Reaktion aus. Postsynaptische Membranen enthalten auch Enzyme, die Transmitter abbauen und damit inaktivieren können. Schließlich werden Transmitter oder ihre Spaltprodukte von Nerven- und Gliazellen aufgenommen und u.a. der erneuten Freisetzung bzw. Neusynthese zugeführt.

In cholinergen (Azetylcholin-freisetzenden) Synapsen wird der Transmitter Azetylcholin (ACh) aus Azetat und Cholin synthetisiert. Cholin wird von der Axonterminale aktiv aufgenommen, aber auch synthetisiert. Generell stammt es aus dem Zellstoffwechsel und reagiert zunächst mit Coenzym A (CoA), wobei aktiviertes Acetyl-CoA entsteht (Tafeln 5, 6). In Anwesenheit von Cholinazetyltransferase (ChAT) reagiert es mit Cholin unter Bildung von ACh. Der postsynaptische ACh-Rezeptor ist ein Proteinkomplex mit einem Molekulargewicht von ca. 250.000, der die Zellmembran durchdringt. Vermutlich bewirkt die Bindung von ACh eine Konformationsänderung, die gleichbedeutend ist mit der Öffnung eines Ionenkanals im Zentrum des Proteinkomplexes. Nach der Öffnung bleibt der Kanal für ca. 1 msec geöffnet und schließt sich dann wieder. Beim Schließen des Kanals löst sich das ACh-Molekül vom Rezeptor und wird anschließend durch das Enzym Cholinesterase (AChE), das in der postsynaptischen Membran konzentriert ist, in seine inaktiven Spaltprodukte (Cholin und Azetat) zerlegt. Wenn die Aktivität dieses Enzymes durch Pharmaka oder Gifte reduziert wird, verbleibt das ACh für einige Zeit im synaptischen Spalt und aktiviert mehrfach den Ionenkanal, ehe es wegdiffundiert.

In noradrenergen (Noradrenalin-freisetzenden) Synapsen beginnt die Transmittersynthese mit der Aminosäure Tyrosin, die von den entsprechenden Neuronen aktiv aufgenommen wird. Auch der Syntheseweg der von anderen Neuronen benutzten Transmitter Dopamin bzw. Adrenalin beginnt beim Tyrosin. (Noradrenalin, Adrenalin und Dopamin gehören zur Klasse der Katecholamine.) Noradrenalin (NA) muß in intrazellulären Vesikeln gespeichert werden, damit es vor dem abbauenden Enzym MAO (Monoaminoxidase) geschützt ist. MAO ist Teil der äußeren Oberfläche der Mitochondrien. Nach seiner Freisetzung in den synaptischen Spalt hält die Wirkung von NA an, bis es präsynaptisch in die Axonterminale wiederaufgenommen wird oder durch Diffusion verschwindet. Etwa 70 % des freigesetzten NA werden durch Aufnahmemechanismen wieder den Speichervesikeln zugeführt. Dort stehen sie für eine erneute Freisetzung zur Verfügung. Ein extrazellulär lokalisiertes abbauendes Enzym, COMT (Catechol-O-Methyltransferase), ist diffus verteilt und nicht im synaptischen Bereich konzentriert. Möglicherweise hat es eine Bedeutung für den Abbau von Katecholaminen, die systemisch von der Nebenniere sezerniert werden.

Reaktionen auf Pharmaka zeigen, daß die cholinergen Rezeptoren nicht homogen sind. Man unterscheidet nikotin- und muskarinartige Rezeptoren. An nikotinartigen Rezeptoren wirken Nikotin und ACh, nicht aber das Pilzgift Muskarin. Sie vermitteln rasche (msec), erregende Reaktionen, z. B. an neuromuskulären Synapsen und in präganglionären Synapsen des vegetativen Nervensystems. Diese Rezeptoren können durch Kurare (Pfeilgift südamerikanischer Indianer) blockiert werden.

Muskarinartige Rezeptoren reagieren auf Muskarin und ACh, nicht aber auf Nikotin. Die vermittelten Wirkungen können erregend, aber auch hemmend sein und halten oft längere Zeit an (sec). Sie kommen an Herz- und glatter Muskulatur sowie in exokrinen Drüsen vor und reagieren nicht auf Kurare, können aber durch das Pharmakon Atropin gehemmt werden.

Bei noradrenergen Rezeptoren kann man ebenfalls 2 Haupttypen unterscheiden:
α-Rezeptoren reagieren stärker auf NA als auf Adrenalin (Hormon des Nebennierenmarkes). Sie vermitteln eine Konstriktion der glatten Gefäßmuskulatur sowie eine Sphinkterkontraktion in Gastrointestinaltrakt und Blase. Ihre Wirkungen beruhen oft auf einer Erhöhung der intrazellulären Ca^{++}, die dann ihrerseits zu Muskelkontraktion oder Sekretion führen (Tafel 20).

β-Rezeptoren reagieren stärker auf Adrenalin als auf NA. Im Herzen erhöhen sie Schlagfrequenz und Kontraktionskraft, im Gastrointestinaltrakt vermindern sie die Motilität und in Skelettmuskel und Herz führen sie zur Gefäßdilatation. Ihre Wirkung beruht auf der Aktivierung des Enzyms Adenylatzyklase, das die Umwandlung von ATP in cAMP katalysiert. cAMP leitet als second messenger die für das jeweils beteiligte Gewebe charakteristischen Wirkungen ein. Die Abbildung rechts unten illustriert, daß die Anwesenheit von 2 Rezeptortypen zu entgegengesetzten Reaktionen führen kann. Die erste Abbildung illustriert, daß Injektion von Adrenalin den Blutdruck erhöht, weil über α-Rezeptoren eine Kontraktion der Arteriolen ausgelöst wird. Die zweite Abbildung zeigt die Effekte nach pharmakologischer Blockade der α-Rezeptoren. Unter dieser Bedingung dilatiert die gleiche Dosis Adrenalin über β-Rezeptoren die Blutgefäße und verursacht einen Blutdruckabfall.

Hinweise: Verwenden Sie dieselbe Farbe für die postsynaptische Membran (F^1) wie auf Tafel 16 und dunkle Farben für D und G.
1. Beginnen Sie mit dem cholinergen Neuron (A). Kolorieren Sie dann die Vorstufen (B) des ACh (A^2), das in den synaptischen Spalt freigesetzt wird, anschließend ACh-Rezeptor (A^3), abbauendes Enzym (G^1) und Wiederaufnahme als Vorstufe (B).
2. Gehen Sie beim adrenergen Neuron (C rechts) genauso vor.
3. Kolorieren Sie die Details zu den cholinergen Rezeptoren. Die Abbildungen unterscheiden nikotinartige (H) von muskarinartigen (I) Rezeptoren. Die Tatsache, daß jeder dieser Rezeptoren auf die jeweilige Gegensubstanz nicht reagiert, ist durch ein großes X angedeutet, das grau angemalt werden soll.
4. Malen Sie die Skizzen zu den adrenergen Rezeptoren an. Beginnen Sie mit dem α-Rezeptor (J).

FREISETZUNG VON TRANSMITTERN.

cholinerges Neuron A

synaptische Endigung A¹

Vorstufen (Synthese) B

NEUROTRANSMITTER.

Azetylcholin A² (ACh) A²

Noradrenalin C² (NA) C²

Aktionspotential D

Calciumkanal E¹

postsynaptische Membran F

ACh-Rezeptor A³

NA-Rezeptor C³

ABBAUENDE ENZYME G

AChE G¹ (Azetylcholinesterase)

COMT G² (Catechol-O-Methyltransferase)

MAO G³ (Monoaminoxidase)

adrenerges Neuron C

synaptische Endigung C¹

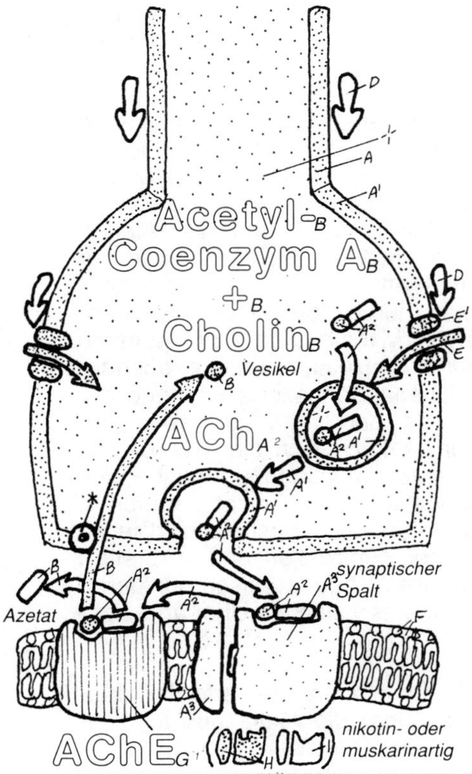

Die biochemischen Abläufe in unterschiedlichen Typen von Synapsen sind im Prinzip ähnlich. Vorstufen der Transmitter werden vom Neuron aufgenommen, in den Syntheseprozeß eingeschleust und die entstandenen Transmitter in Vesikeln gespeichert. Beim Eintreffen eines Aktionspotentials verschmelzen diese mit der Zellmembran und setzen den Transmitter in den synaptischen Spalt frei. Nach Diffusion durch den Spalt reagiert der Transmitter mit einem Rezeptor der postsynaptischen Membran. Dadurch wird eine charakteristische Reaktion der postsynaptischen Zelle ausgelöst. Die postsynaptische Membran enthält außerdem Enzyme, die den Transmitter abbauen und inaktivieren. Schließlich werden der Transmitter oder seine Bestandteile von der Nervenendigung aktiv aufgenommen und für Wiederfreisetzung oder Neusynthese verwendet. Die Abbildungen links und rechts zeigen diese Abläufe am Beispiel einer cholinergen bzw. noradrenergen Synapse.

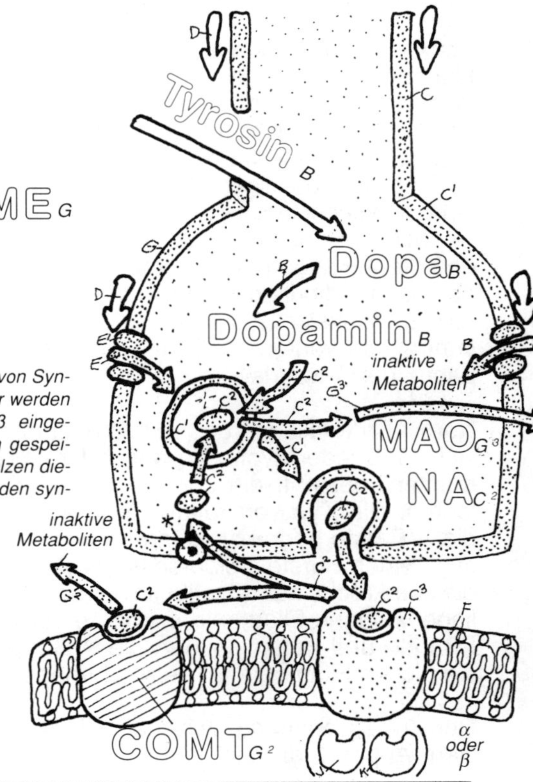

PHARMAKOLOGIE DER TRANSMITTERREZEPTOREN.

cholinerge Rezeptoren A³

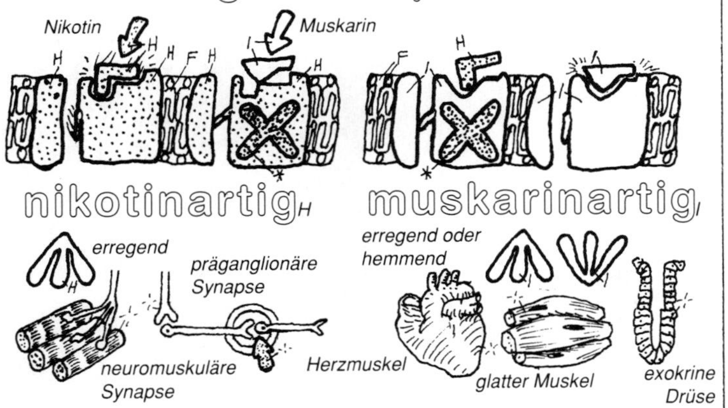

Cholinerge Rezeptoren: Reaktionen auf Pharmaka zeigen, daß die cholinergen Rezeptoren unterschiedlich sind. Es gibt nikotin- und muskarinartige Rezeptoren. Nikotinartige Rezeptoren reagieren mit Nikotin und mit ACh, nicht aber mit Muskarin. Derartige erregende Wirkungen finden sich an den neuromuskulären Synapsen und an präganglionären Synapsen des vegetativen Systems. Muskarinartige Rezeptoren reagieren auf Muskarin und ACh, nicht aber auf Nikotin. Die Wirkungen können erregend oder hemmend sein und oft langanhaltend (Herzmuskel, glatter Muskel, exokrine Drüsen).

Noradrenerge Rezeptoren: Auch hier gibt es 2 Haupttypen: α- und β-Rezeptoren. α-Rezeptoren reagieren stärker auf NA als auf Adrenalin. Sie verursachen z.B. eine Konstriktion der glatten Gefäßmuskulatur sowie der Sphinktermuskulatur in Gastrointestinaltrakt und Blase. Sie wirken über einen Anstieg von intrazellulärem Ca^{++}, die ihrerseits zu Muskelkontraktion und Sekretion führen. β--Rezeptoren reagieren stärker auf Adrenalin als auf NA. Im Herzen steigern sie Schlagfrequenz und Kontraktionskraft, im Gastrointestinaltrakt vermindern sie die Motilität und in Skelett- und Herzmuskulatur bewirken sie eine Gefäßdilatation. Sie wirken über eine Aktivierung der Adenylatzyklase, welche die Umwandlung von ATP zu cAMP katalysiert. cAMP leitet als second messenger die erwähnten gewebespezifischen Effekte ein.

noradrenerge Rezeptoren C³

1. NA C² 2. A C⁴

1. ADRENALIN C⁴ 2. NA C²

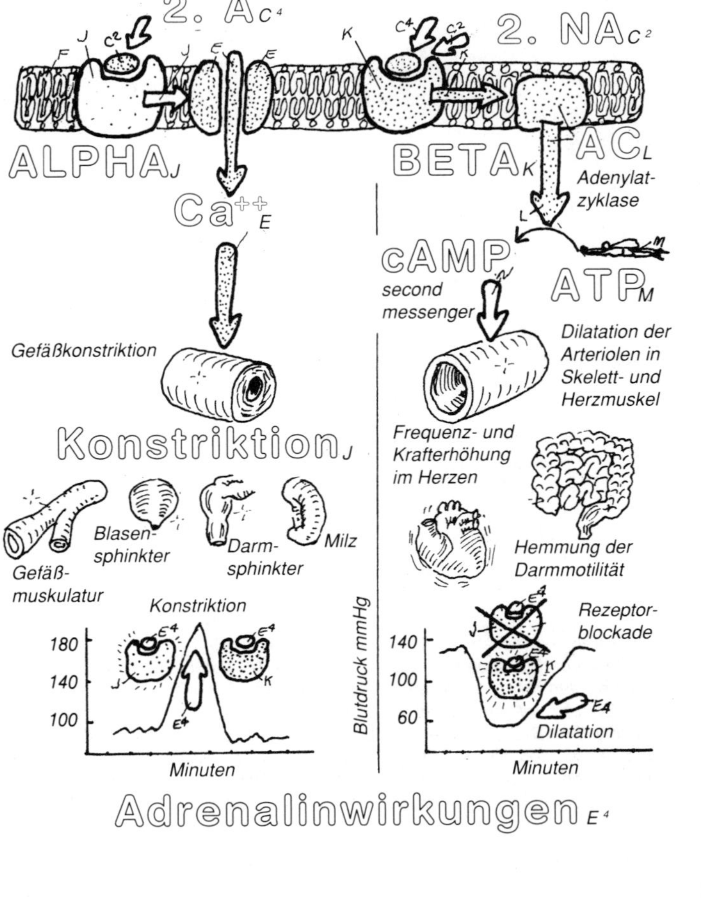

Adrenalinwirkungen E⁴

AUFBAU DES SKELETTMUSKELS

Herzschlag, Lidschlag und Atmung beruhen auf Muskelkontraktionen. Früher nahm man an, daß die Muskelkontraktion auf einer Verkürzung der Strukturproteine durch Faltung oder Änderung der Steigung der Proteinhelix zustande käme. In den 50er Jahren war man jedoch erstaunt, daß dies nicht der Fall war. Kontraktionen beruhen darauf, daß die Proteine im Muskel aneinander vorbeigleiten und damit ihre relative Lage ändern.

Erster Anhaltspunkt war die lichtmikroskopisch sichtbare Querstreifung lebender Skelettmuskeln. Sie findet sich in langen, faserartigen zylindrischen Gebilden, den Myofibrillen, die sich über die gesamte Länge der Muskelzelle erstrecken. Die Kontraktion der Muskelzelle beruht auf der Kontraktion ihrer Myofibrillen. An jeder Myofibrille sind abwechselnd helle und dunkle Bänder erkennbar (A- bzw. I-Bande). Diese Banden sind so angeordnet, daß die A-Banden einer Myofibrille neben den A-Banden der Nachbarfibrillen liegen. Daher erscheint auch die gesamte Muskelzelle als quergestreift. Bei einer Muskelkontraktion verkürzt sich die I-Bande bei unveränderter Länge der A-Bande.

Nach Entwicklung des Elektronenmikroskops zeigte sich, daß jede Myofibrille aus zahlreichen Fasern (Filamenten) besteht, die zur Achse der Myofibrille parallel laufen. Ein Typ von relativ dickeren Filamenten ist auf die A-Bande begrenzt. Dünnere Filamente sind wie Borsten einer Bürste beiderseits an Z-Scheiben befestigt, die senkrecht zur Myofibrille in der Mitte der I-Bande liegen. Dünne Filamente erstrecken sich über die ganze I-Bande und ragen noch in die A-Bande hinein, wo sie die dicken Filamente teilweise überlappen.

Der Zusammenhang zwischen Filamenten und kontraktilem Apparat läßt sich mit konzentrierten Salzlösungen untersuchen, die selektiv Muskelproteine extrahieren. Wird das Protein Aktin herausgelöst, verschwinden die dünnen Filamente. Bei Extraktion des Proteins Myosin sind die dicken Filamente nicht mehr zu sehen. Wenn die Zellmembran zerstört wird und alle Inhaltsstoffe außer diesen beiden Proteinen eluiert werden, bleiben die dicken und dünnen Filamente intakt und der Muskel kann sich noch kontrahieren, sofern Energie in Form von ATP bereitgestellt wird. Daraus läßt sich ableiten, daß der kontraktile Apparat aus dicken Myosin- und dünnen Aktinfilamenten besteht.

Die Querstreifung kann folgendermaßen interpretiert werden: Die A-Bande besitzt in der Mitte eine hellere Zone (H-Zone), die auf beiden Seiten von dunkleren Zonen eingeschlossen ist. In diesen dunkleren Bereichen überlappen sich die dicken Myosin- und die dünnen Aktinfilamente. Die hellere, mittlere H-Zone enthält nur Myosin, die I-Bande hingegen nur Aktin. Bei jeder Längenänderung des Muskels durch Kontraktion oder Dehnung bleibt die Länge der Myosin- und Aktinfilamente gleich. Es muß sich daher um einen Gleitprozeß handeln, bei dem sich die Überlappungszone während der Kontraktion vergrößert und bei Dehnung verkleinert. Während der Kontraktion verkürzt sich die I-Bande, da immer mehr Aktinfilamente im Überlappungsbereich veschwinden. Die A-Bande kann sich nicht verändern, da die Länge der Myosinfilamente konstant ist. Die H-Zone verschmälert sich bei Kontraktion und verbreitert sich bei Dehnung. Die angrenzenden, optisch dunkleren Regionen der A-Bande verhalten sich als Überlappungszone invers.

Der Gleitfilamentprozeß der Kontraktion erfordert Mechanismen (Querbrücken), über die Aktin- und Myosinfilamente interagieren können (Tafel 19).

Hinweise: Verwenden Sie dunkle Farben für G und H.

1. Beginnen Sie oben mit dem Skelettmuskel (A) und bearbeiten Sie ihn nach rechts unten bis zu seinen molekularen Bestandteilen. Die Oberfläche am Ende der Zylinder soll jeweils die Farbe seiner Komponenten erhalten. Im Falle der Myofibrillen (D) z.B. erhalten die Überschrift und das Ende der Muskelzelle (C) mit den Myofibrillen die Farbe D. Entlang der Myofibrille werden die verschiedenen Banden mit den Farben ihrer kontraktilen Elemente angemalt.

2. Kolorieren Sie das Schema der kontraktilen Elemente links unten. Die obere Abbildung verdeutlicht, wie sich aus den Filamenten die Banden bilden, die Sie rechts oben schon koloriert haben. Beachten Sie, daß die dünnen Filamente (E) in die A-Bande hineinragen. Dies ist an der Myofibrille rechts nicht zu sehen. Die beiden unteren Abbildungen bilden eine vertikale Vergrößerung des darüberstehenden Schemas und zeigen die Querbrücken. In der horizontalen Ebene ist das Abbildungsverhältnis gleichgeblieben, weil die Z-Scheiben an der gleichen Stelle liegen.

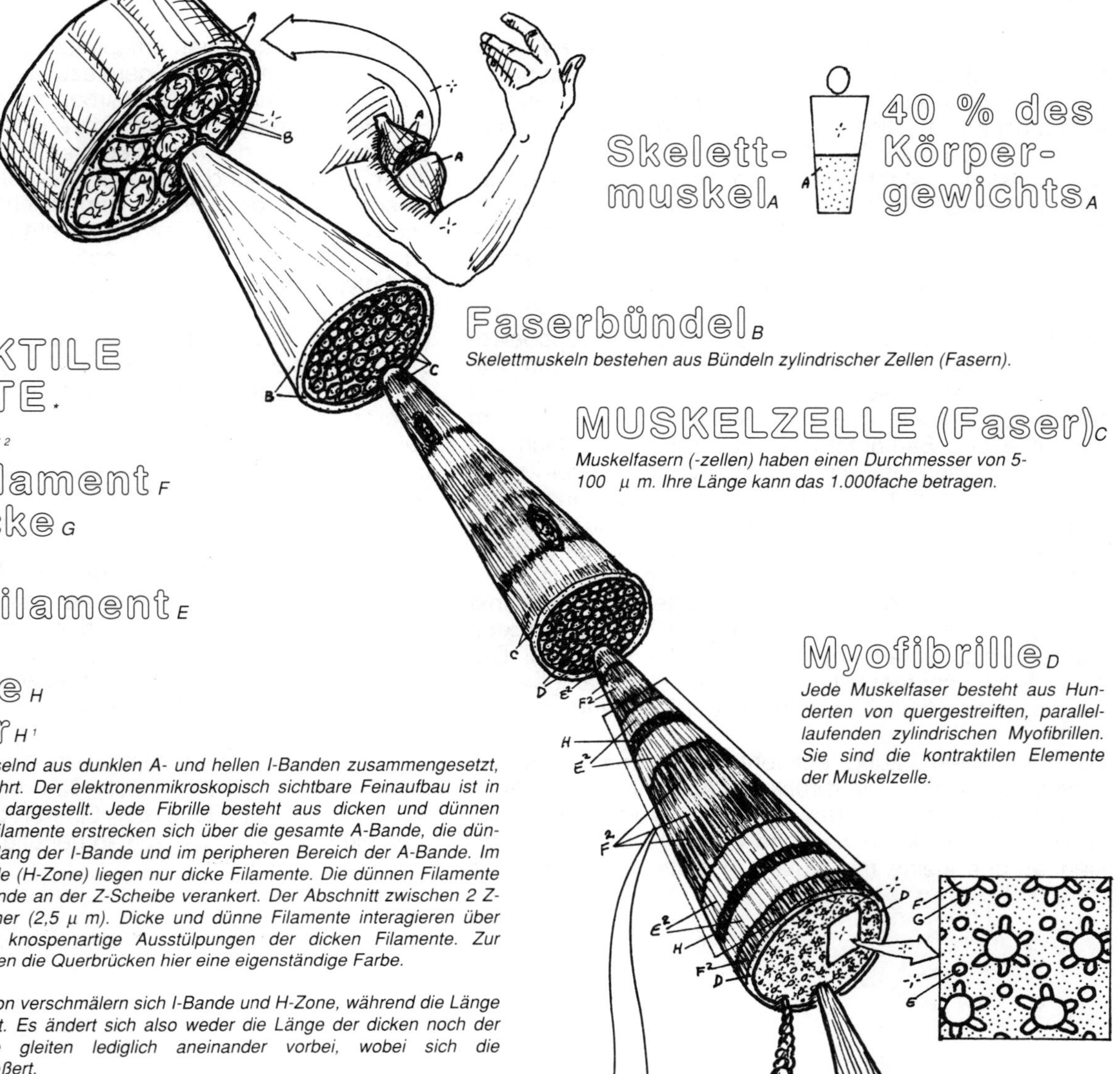

Skelett-muskel$_A$ 40 % des Körper-gewichts$_A$

Faserbündel$_B$

Skelettmuskeln bestehen aus Bündeln zylindrischer Zellen (Fasern).

MUSKELZELLE (Faser)$_C$

Muskelfasern (-zellen) haben einen Durchmesser von 5-100 µ m. Ihre Länge kann das 1.000fache betragen.

Myofibrille$_D$

Jede Muskelfaser besteht aus Hunderten von quergestreiften, parallellaufenden zylindrischen Myofibrillen. Sie sind die kontraktilen Elemente der Muskelzelle.

KONTRAKTILE ELEMENTE.

A-Bande$_{F^2}$
dickes Filament$_F$
Querbrücke$_G$
I-Bande$_{E^2}$
dünnes Filament$_E$
H-Zone$_{F^3}$
Z-Scheibe$_H$
Sarkomer$_{H^1}$

Myofibrillen sind abwechselnd aus dunklen A- und hellen I-Banden zusammengesetzt, was zur Querstreifung führt. Der elektronenmikroskopisch sichtbare Feinaufbau ist in den Diagrammen unten dargestellt. Jede Fibrille besteht aus dicken und dünnen Filamenten. Die dicken Filamente erstrecken sich über die gesamte A-Bande, die dünnen Filamente laufen entlang der I-Bande und im peripheren Bereich der A-Bande. Im zentralen Teil der A-Bande (H-Zone) liegen nur dicke Filamente. Die dünnen Filamente sind in der Mitte der I-Bande an der Z-Scheibe verankert. Der Abschnitt zwischen 2 Z-Scheiben ist das Sarkomer (2,5 µ m). Dicke und dünne Filamente interagieren über Querbrücken, d.h. über knospenartige Ausstülpungen der dicken Filamente. Zur Veranschaulichung erhalten die Querbrücken hier eine eigenständige Farbe.

Bei einer Muskelkontraktion verschmälern sich I-Bande und H-Zone, während die Länge der A-Bande gleich bleibt. Es ändert sich also weder die Länge der dicken noch der dünnen Filamente. Sie gleiten lediglich aneinander vorbei, wobei sich die Überlappungszone vergrößert.

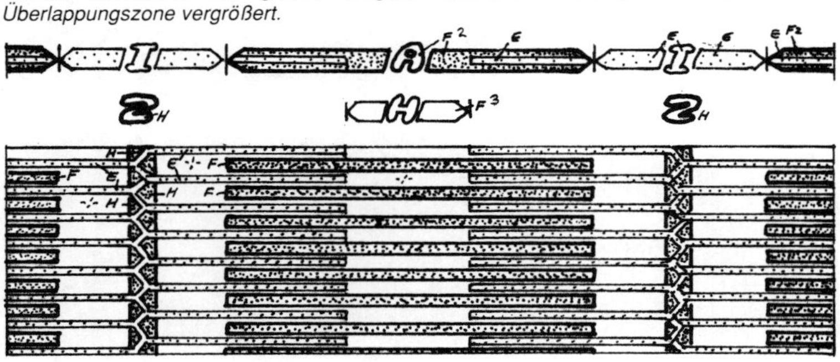

Sarkomer$_{H^1}$

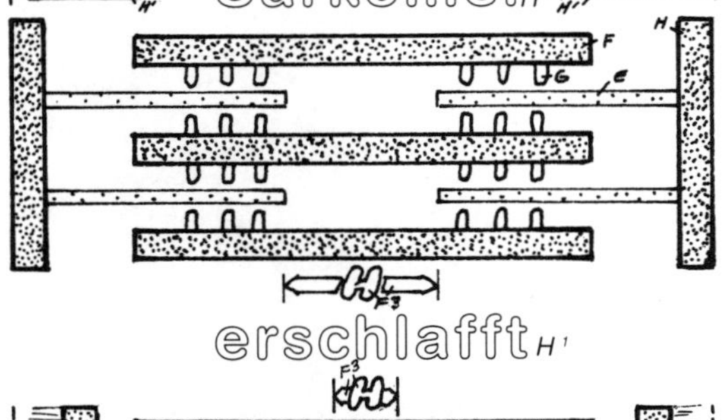

erschlafft$_{H^1}$

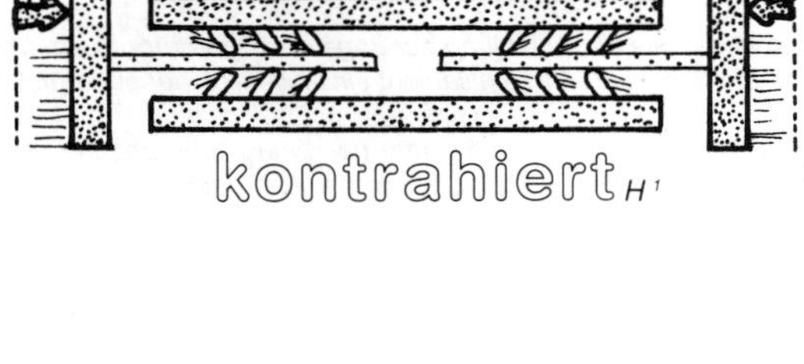

kontrahiert$_{H^1}$

Aktin-filament (dünn)$_E$

Dünne Filamente bestehen aus geordneten Verbänden des Proteins Aktin.

Myosin-filament (dick)$_F$

Dicke Filamente bestehen aus geordneten Verbänden des Proteins Myosin.

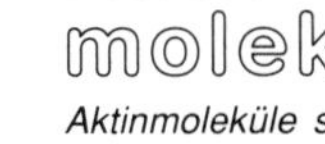

Aktin-molekül$_{E^1}$

Aktinmoleküle sind birnenförmig mit einem Durchmesser von ca. 4 nm. In Form zweier perlschnurartiger Ketten, die in regelmäßigen Abständen miteinander verdrillt sind, bilden sie Aktinfilamente. Neben Aktinmolekülen enthalten die Filamente auch noch andere Proteine.

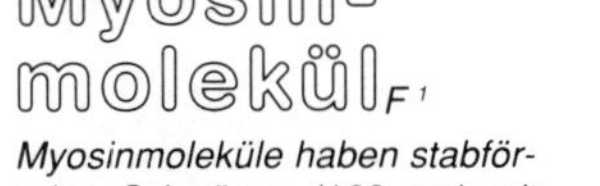

Myosin-molekül$_{F^1}$

Myosinmoleküle haben stabförmige Schwänze (160 nm) mit kugelartigen Köpfen, die Querbrücken bilden zwischen dikken und dünnen Filamenten.

GLEITFILAMENTTHEORIE UND QUERBRÜCKEN

Im entspannten Muskel besteht keine Bindung zwischen Myosin- und Aktinfilamenten. Bei einer Kontraktion heften sich Myosinköpfe an Aktinfilamente an und entwikkeln Muskelkraft. Dicke Filamente werden von regelmäßig bipolar angeordneten Myosinmolekülen gebildet. Jedes Molekül besteht aus einem langen Schaft, einem kürzeren Hals und einem Kopfteil. Letzterer bildet die Querbrücke zum Aktin. Außerdem gibt es noch 2 bewegliche gelenkartige Abschnitte. Das Gelenk zwischen Schwanz und Halsteil ermöglicht Bindung und Lösung der Querbrücken am Aktinfilament. Direkt unterhalb des Kopfes liegt ein weiteres Gelenk, dessen Kippbewegungen für die Kraftentwicklung entscheidend sind. Die ruderartige Kippbewegung ermöglicht es, daß das Aktin relativ zum Myosin über eine Strecke von etwa 75 nm zur Mitte des Sarkomers hin gezogen wird. Nach der Ruderbewegung löst sich die Verbindung und der Zyklus wird an einer anderen Stelle wiederholt (Tauziehprinzip). Die Arbeitszyklen der verschiedenen Querbrücken laufen nicht synchron ab, wie in der Abbildung dargestellt, sonderm asynchron: einige lagern sich gerade an, während andere sich lösen. Zu einem gegebenen Zeitpunkt wird daher von einigen Querbrücken Kraft entwickelt, während sich andere gerade vom Aktin loslösen. Dadurch wird sichergestellt, daß es keine ruckartigen Bewegungen und kein Zurückgleiten der Filamente gibt.

Die Muskelverkürzung entsteht durch den zyklischen Arbeitsablauf der Querbrücken: Anlagerung an Aktin Kippbewegung (= Bewegung) Ablösung Anlagerung usw. Durch vielfache Wiederholung dieser Zyklen werden kleine molekulare in glatte makroskopisch sichtbare Bewegungen umgesetzt. Derartige wiederholte Reaktionen sind ohne Energiezufuhr nicht möglich. Außerdem wird mechanische Arbeit geleistet, die ebenfalls Energie verbraucht. Unmittelbare Energiequelle ist ATP. Betrachtet man die verschiedenen Schritte dieser Zyklen unter Einbeziehung von ATP, so wird die Komplexität dieser Vorgänge vollens verdeutlicht. Die Anlagerung von ATP am Myosinkopf ermöglicht den Köpfen die Lösung vom Aktin. Die dafür nötige Energie wird aus der Hydrolyse von ATP durch Myosin (eine ATPase) gewonnen. Es entstehen ADP und anorganisches Phosphat (P_i), die für kurze Zeit noch an das katalytische Zentrum gebunden bleiben. Dies ist die Voraussetzung für ein erneutes Anlagern der Querbrücke am Aktin und einen Querbrückenruderschlag, bei dem ADP und P_i freigesetzt werden. Danach bleiben Myosin und Aktin solange miteinander verbunden, bis erneut ATP von der Querbrücke gebunden wird. Mit der Ablösung der Brücke und erneuter ATP-Hydrolyse beginnt ein neuer Zyklus.

Ohne ATP bleiben die Myosinköpfe an die Aktinfilamente gebunden, es kann keine Gleitbewegung stattfinden. Dieser Zustand tritt bei der Totenstarre ein, wenn ATP verbraucht ist. Wichtig ist, daß die Hydrolyse von ATP nicht direkt an der Kraftentwicklung beteiligt ist, sondern nur dafür sorgt, daß sich die Querbrücken lösen und dadurch ein neuer Ruderschlag eingeleitet werden kann. Auch mit ATP kontrahiert sich der Muskel nur dann, wenn zusätzlich noch Ca^{++} vorhanden ist. Ca^{++} wird für die Anheftung der Querbrücken am Aktin im Anschluß an den Ruderschlag benötigt (Tafel 20).

Hinweise: Verwenden Sie dieselben Farben für Aktin (A), Z-Scheibe (B), Myosin (C) und Querbrücken (E) wie auf Tafel 17, helle Farben für F und I und eine matte für G.

1. Beginnen Sie mit der Abbildung des kontraktilen Mechanismus eines Sarkomers rechts oben. Wenden Sie sich dann dem Schema links zu, das die Arbeitsweise der Querbrücken bei Kontraktion zeigt.

2. Kolorieren Sie die Abbildung zur Lage der Querbrücken am Myosinfilament. Malen Sie das ganze Myosinfilament einschließlich der querbrückenfreien Zone an.

3. Bearbeiten Sie dann die Schritte der Energieübertragung und Kontraktion. Beginnen Sie mit der Formel oberhalb der Abbildung.

dünnes Filament (Aktin)A
Z-ScheibeB
dickes Filament (Myosin)C
flexibles GelenkD
QuerbrückeE

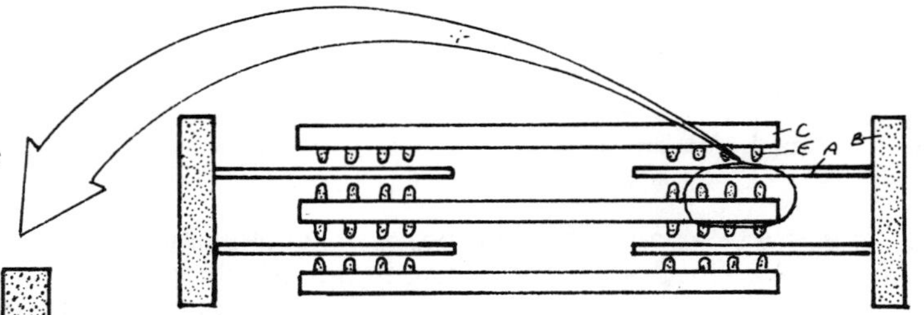

WIE FILAMENTE GLEITEN.

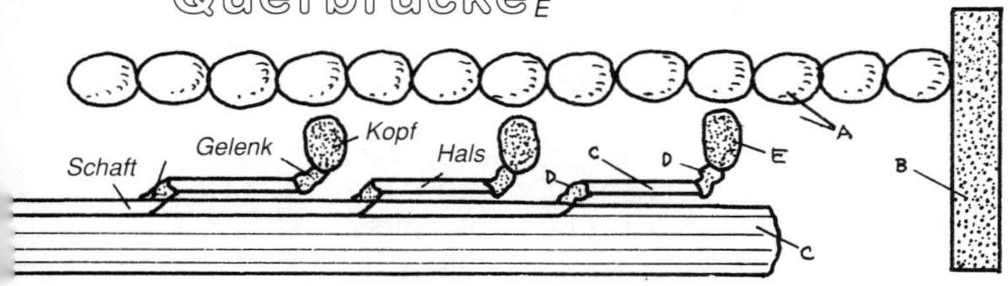

entspanntB

Im entspannten Muskel besteht keine Verbindung zwischen Querbrücken und Aktinfilamenten. Bei der Kontraktion heften sie sich an und ermöglichen die Kraftentwicklung. Dicke Filamente bestehen aus Myosinmolekülen. Jedes Molekül enthält einen langen Schaft, einen kürzeren Halsteil und einen Kopf, der als Querbrücke wirken kann. Eine gelenkartige Verbindung zwischen Schaft und Hals ermöglicht der Querbrücke die Verbindung mit und die Lösung vom Aktinfilament. Das Gelenk am Kopf erlaubt diesem eine Kippbewegung, die für die Kraftentwicklung sorgt. Die Abbildung unten zeigt, daß der mittlere Abschnitt des Myosinfilaments keine Köpfe besitzt. Die Myosinmoleküle auf der einen Seite der freien Zone sind in eine Richtung orientiert, jene der Gegenseite entgegengesetzt (bipolare Ausrichtung). Da die Myosinköpfe immer in Richtung der freien Zone abknicken, werden die Aktinfilamente immer zur Mitte der H-Zone hin gezogen. Auch die Aktinmoleküle haben in ihren Ketten eine bestimmte Orientierung. Aktinmoleküle zu beiden Seiten der Z-Scheibe weisen in entgegengesetzte Richtungen, was eine koordinierte Kontraktion unterstützt.

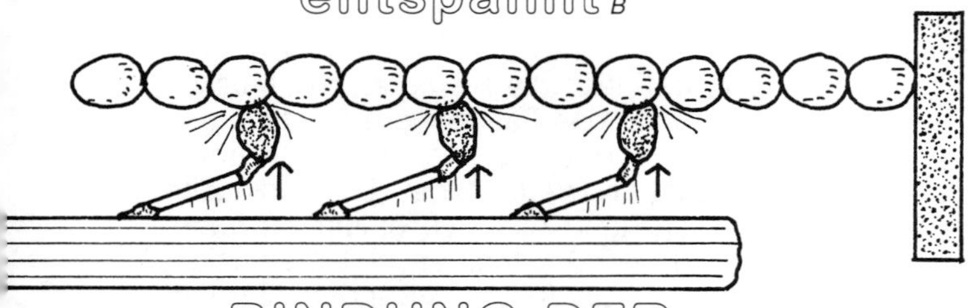

BINDUNG DER QUERBRÜCKENE

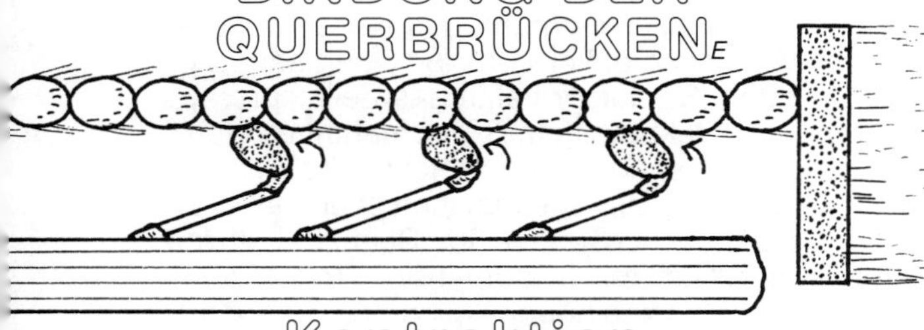

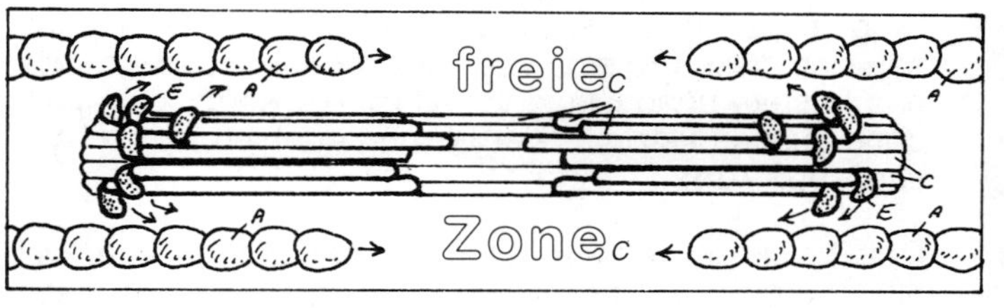

KontraktionB

ENERGIE FÜR DIE KONTRAKTION.

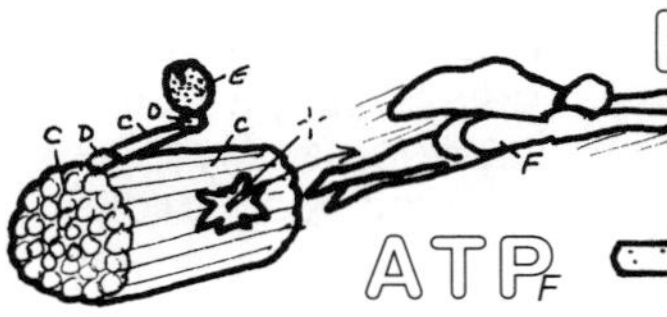

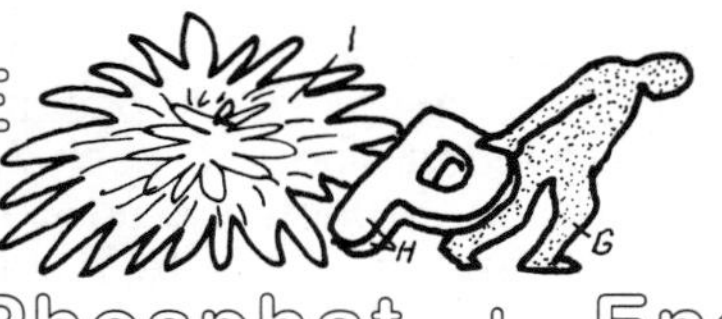

ATPF → ADPG + PhosphatH + EnergieI

1. entspannter Muskel.

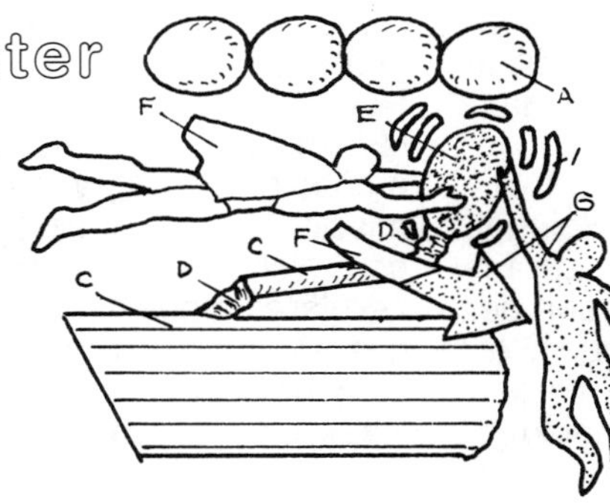

2. Anlagerung.

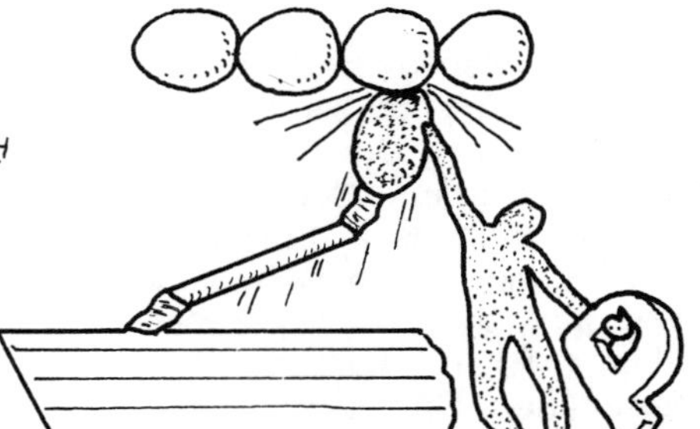

5. Ablösung.

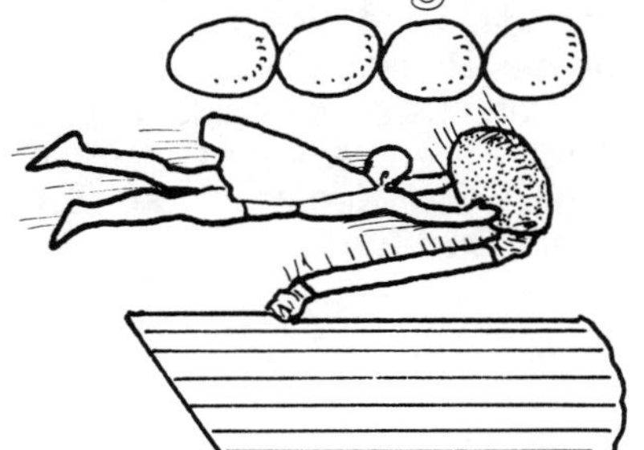

1. Entspannter Muskel: Die Querbrücke hat keine Verbindung zum Aktin. Sie ist aktiviert nach vorangegangener ATP-Spaltung. Die Spaltprodukte ADP und P_i bleiben noch an den Myosinkopf gebunden, der dadurch reaktionsbereit ist. 2. Anlagerung: Die Querbrücke mit ADP und P_i heftet sich an Aktin an und stellt den Kontakt her. 3. Ruderschlag: Die Interaktion von Aktin und Myosin bewirkt, daß der Kopf abkippt und Aktin zur freien Zone des Myosins hingezogen wird; ADP und P_i werden freigesetzt. 4. »Rigorkomplex«: Die Querbrücke ist für kurze Zeit fest mit dem Aktin verbunden. 5. Loslösung: Der Myosinkopf bindet ATP, was die Ablösung des Kopfes vom Aktin ermöglicht. ATP wird dann gespalten und ermöglicht die Wiederanlagerung der Querbrücke an Myosin. Damit beginnt der Zyklus erneut. Wenn kein ATP verfügbar ist, bleiben die Querbrücken fest mit dem ATP verbunden, und der Muskel wird steif (Totenstarre).

3. Kraftstoß.

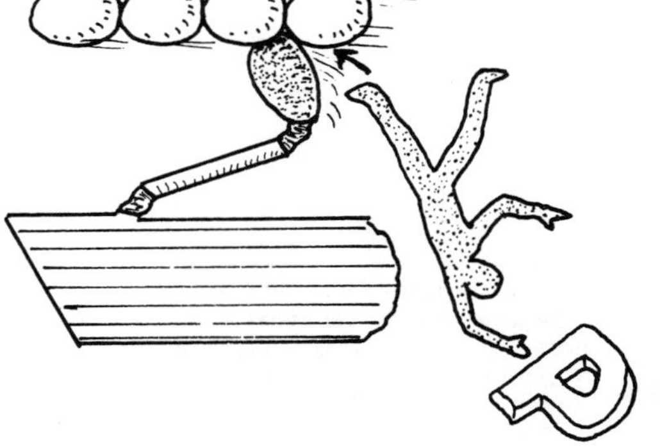

4. Rigorkomplex.

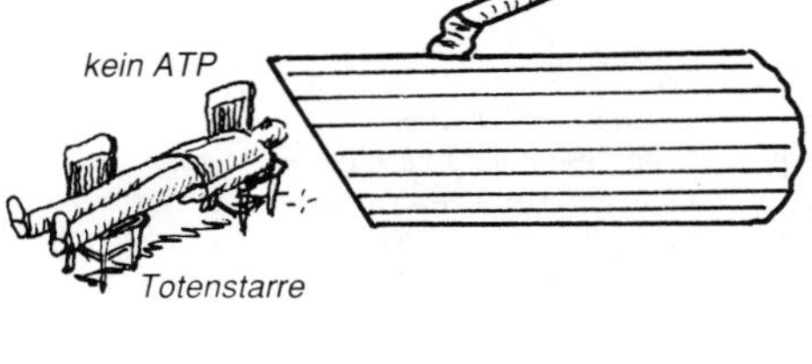

Intrazelluläres Ca^{++} als Auslöser der Kontraktion

Mit Hilfe von ATP können die Querbrücken kontinuierlich die beschriebenen Zyklen von Anlagerung, Kippbewegung und Ablösung durchlaufen. Für die Kontraktion sind geringe Mengen freier Ca^{++}-Ionen (Ca^{++}) unerläßlich. Diese Tatsache blieb lange unentdeckt, weil die Möglichkeit fehlte, Chemikalien oder destilliertes Wasser absolut kalziumfrei zu machen. Die stets vorhandenen winzigen Mengen genügten, um den kontraktilen Prozeß zu ermöglichen. Nach Verbesserung der Technik zeigte sich, daß ein Anstieg der intrazellulären zytoplasmatischen Ca^{++}-Konzentration auf den geringen Wert von 0,1 µmol/l ausreicht, um die Kontraktion zu erhalten. (Dieser Wert ist 20.000fach niedriger als der Spiegel an freiem Ca^{++} im Blutplasma.) Wenn der Ca^{++}-Spiegel diesen Wert erreicht oder übersteigt, wird eine Kontraktion ausgelöst. Bei niedrigeren Ca^{++}-Konzentrationen ist keine Kontraktion möglich, der Muskel erschlafft.

Eine weitere wichtige Entdeckung: Dünne Filamente enthalten neben Aktin noch andere Proteine, insbesondere Tropomyosin und Troponin. Mit speziellen Verfahren lassen sich diese Proteine vom Aktin trennen. Dadurch wird das System unabhängig von Ca^{++}, die Kontraktion kann dann auch in kalziumfreier Lösung erfolgen, sofern ATP zugesetzt wird.

Damit sich der Muskel kontrahieren kann, müssen sich die Querbrücken vor ihrer Kippbewegung mit den Aktinfilamenten verbinden. Beim erschlafften Muskel kommt es nicht zu dieser Reaktion, weil die Myosinbindungsstellen an den Aktinfilamenten von Tropomyosinmolekülen besetzt sind. In regelmäßigen Abständen sind die Aktinketten mit kugeligen Troponinmolekülen besetzt, die mit dem Tropomyosin verbunden sind und nach Art eines »Kalziumschalters« arbeiten. Troponin kann Ca^{++} binden, wodurch es seine Form ändert. Nun wird Tropomyosin beiseite gedrückt und die Haftstellen für die Querbrücken werden frei. Dadurch kann es zur Anlagerung an das Aktin kommen mit nachfolgender Kontraktion. Ohne Ca^{++} kehrt das Tropomyosinmolekül in seine ursprüngliche Stellung zurück, blockiert die Haftstellen und der Muskel erschlafft.

Folgende Mechanismen kontrollieren den Ca^{++}-Spiegel, so daß ein Anstieg zur Kontraktion und ein Abfall zur Erschlaffung führt: Die zytoplasmatische Konzentration der freien Ca^{++} ist im erschlafften Muskel extrem niedrig. Allerdings kann es in bestimmten intrazellulären vesikulären Strukturen in hohen Konzentrationen vorliegen. Dies gilt insbesondere für das sarkoplasmatische Retikulum (SR), ein kalziumreiches Kompartiment, dessen Membranen Ca^{++} vom Zytoplasma abschirmen. Jede Myofibrille ist von SR umgeben, das einem Netzwerk von Schläuchen gleicht, die sich von einer Z-Scheibe zur nächsten Z-Scheibe erstrecken. Die Bewegung von Ca^{++} aus dem SR ins Zytoplasma und zurück ist für Kontraktion und Erschlaffung verantwortlich.

Beim Eintreffen eines Aktionspotentials über das motorische Axon wird die Erregung über die neuromuskuläre Synapse übertragen. Anschließend breitet sich das Aktionspotential schnell über die gesamte Oberfläche der Muskelzelle aus. Innerhalb von Millisekunden folgt eine Kontraktion aller Myofibrillen, auch der im Inneren der Zelle gelegenen. Diese Alles-oder-Nichts-Antwort wird dadurch ermöglicht, daß sich die Membran der Muskelzelle an vielen Punkten in das Faserinnere einstülpt und so ein senkrecht zur Faserachse ausgerichtetes transversales Röhrensystem (T-Tubuli) bildet. Die Schläuche des T-Systems umschlingen die Myofibrillen entweder im Bereich der Z-Scheiben (Froschmuskel, Herzmuskel) oder in der Grenzzone von A- und I-Banden (Skelettmuskel der Säugetiere). Das Lumen der T-Tubuli kommuniziert mit dem Extrazellulärraum, und seine Membranen leiten das Aktionspotential von der Oberfläche der Muskelzelle in jedem Sarkomer tief in das Zellinnere, wo die Tubuli engen Kontakt mit dem SR aufnehmen. Wenn das Aktionspotential diesen Punkt erreicht, wird Ca^{++} ins Zytoplasma freigesetzt. Der Mechanismus dieser Freisetzung ist allerdings noch ungeklärt. Beim Eintritt ins Zytoplasma reagiert Ca^{++} mit Tropomyosin. Tropomyosin gibt daraufhin die Myosinbindungstellen frei, die Kontraktion kann stattfinden. Nach Abklingen des Aktionspotentials wird Ca^{++} mittels ATP-getriebenen aktiven Ca^{++}-Transportes ins SR zurückgepumpt. Daraufhin sinkt die zytoplasmatische Ca^{++}-Konzentration. Sobald sie auf einen Wert von ca. 10^{-8} mol/l gefallen ist, wird die Bindung an Troponin gelöst. Die Haftstellen der Myosinquerbrücken werden wieder durch Tropomyosin blokkiert, der Muskel erschlafft.

Die Bedeutung des Ca^{++} für die Muskelkontraktion ist ein gutes Beispiel für die Rolle des intrazellulären Ca^{++} als Regulator zellulärer Prozesse. Dazu gehört nicht nur die Muskelkontraktion, sondern auch die Aktivität von Zilien, amöboide Bewegungen, Exozytose, synaptische Transmission und Zellteilung. Bei der Muskelkontraktion erhöht sich der Ca^{++}-Spiegel durch Freisetzung aus intrazellulären Speichern. Durch die Lage dieser Ca^{++}-Speicher in unmittelbarer Nähe des Reaktionsortes wird eine sehr schnelle, für den Skelettmuskel charakteristische Reaktion möglich. In anderen Fällen wird der Ca^{++}-Spiegel dadurch erhöht, daß sich Ca^{++}-Kanäle in der Zellmembran öffnen, so daß ein Ca^{++}-Einstrom von außen erfolgen kann.

Hinweise: Verwenden Sie dieselbe Farbe für Aktin (C) und Myosin (D) wie auf Tafel 19 und dunkle Farben für E, F, I und J.

1. Beginnen Sie mit der Muskelzelle rechts oben. Die Überschriften für das Axon (G) und die motorische Endplatte (H) sind unten aufgeführt. Die Myofibrillen innerhalb der Zelle sollen hier und weiter unten nicht angemalt werden.

2. Malen Sie die Vergrößerung eines Aktin- und Myosinfilaments und anschließend die Stadien der Querbrückenaktivierung an.

3. Kolorieren Sie die anatomische Abbildung des Zellinneren unten links.

4. Wenden Sie sich nun der Vergrößerung der neuromuskulären Synapse sowie der Freisetzung und Wiederaufnahme von Ca^{++} ins Zytoplasma zu. Gehen Sie in der Reihenfolge der Zahlen vor. Schritt 5 und 6 sind mit einer Kontraktion bzw. Erschlaffung der Filamentstrukturen verbunden. Kolorieren Sie zuletzt die zweite Vergrößerung von Schritt 4 in der Reihenfolge A - D.

FREIES CALCIUM ALS KONTRAKTIONS-AUSLÖSER B

Aktin C
Myosin D
Querbrücke D'
Tropomyosin G
Troponin F

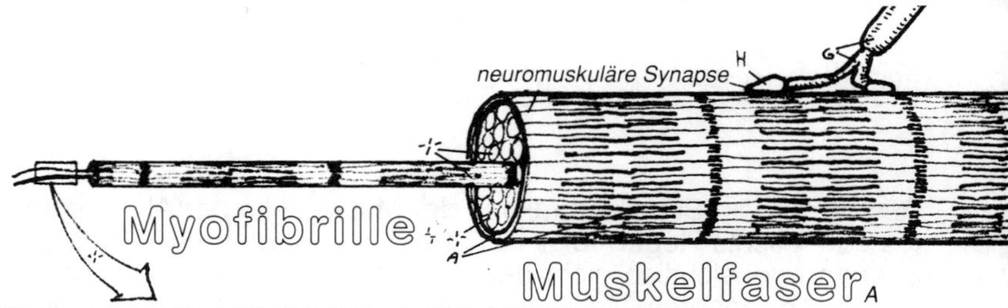

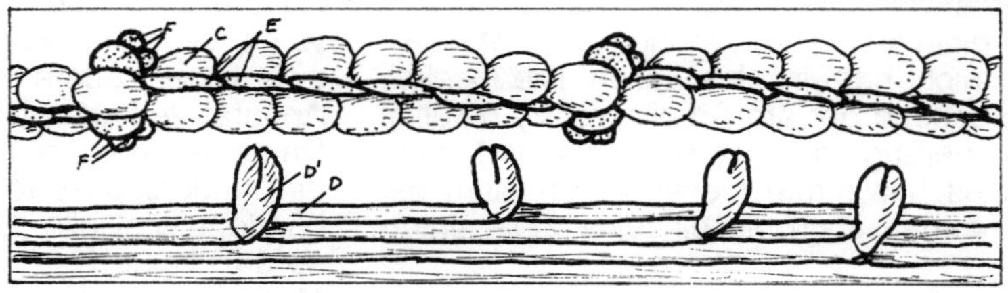

Tropomyosin ist ein helixförmiges Protein mit 2 Strängen, das weitgehend parallel zur Achse der Aktinfilamente verläuft. Troponin besteht aus einem Proteinkomplex mit 3 kugelförmigen Untereinheiten, der regelmäßig (etwa alle 7 Aktinmoleküle) entlang des dünnen Filaments angeordnet ist. Eine Untereinheit ist an Tropomyosin angelagert, eine andere an Aktin und eine weitere kann Ca^{++} binden.

1. Erschlaffung: Die Myosinquerbrücken können nicht an das dünne Filament binden, weil die Bindungsstellen durch Tropomyosin blockiert sind. 2. Myosinbindung: Hierzu wird Ca^{++} benötigt. An jedes Troponin binden 4 Ca^{++}, woraufhin dieser Komplex Tropomyosin von den Myosinbindungsstellen wegzieht. Die Anlagerung von Myosin an Aktin ist jetzt möglich. 3. Kontraktiler Schub (Ruderbewegung): Das aktivierte Myosin bindet an Aktin, die folgende Kippbewegung zieht das dünne Filament nach vorn.

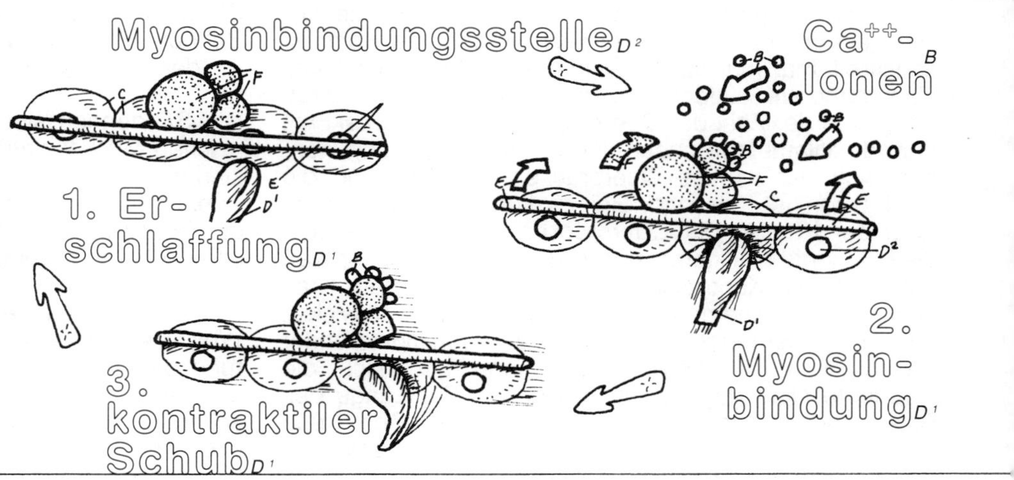

SARKOPLASMATISCHES RETIKULUM B' und Ca++-SPEICHERUNG B

Axon G
Axonterminale H
Aktionspotential I
Azetylcholin J
motorische Endplatte K
Zellmembran A'
T-Tubuli L
IP_3 L'

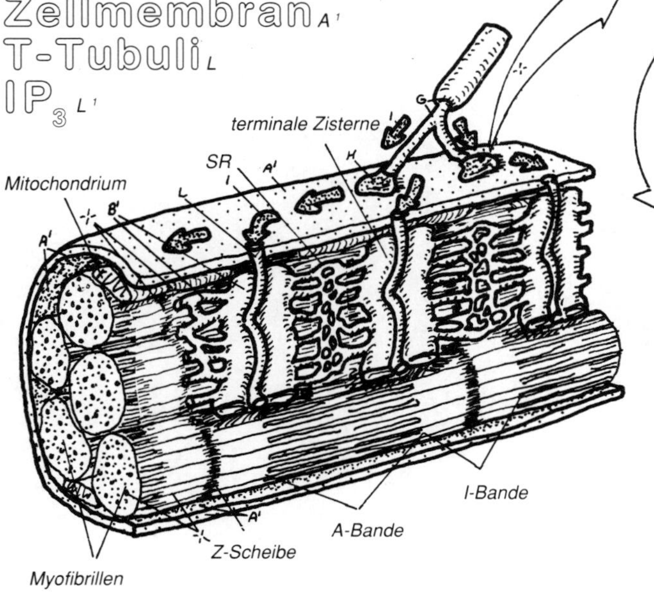

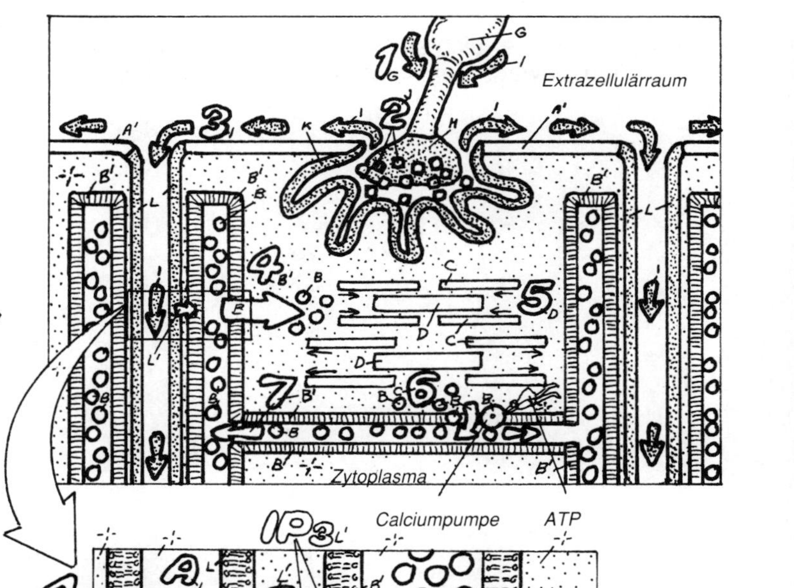

Erschlaffung: Ca^{++} ist ins SR zurückgepumpt und kann nicht an Troponin binden, um die Kontraktion auszulösen. Kontraktion (1, 2, 3): Ein Aktionspotential wandert von der Zelloberfläche entlang der T-Tubuli zu den terminalen Zisternen des SR (4). Dort wird Ca^{++} freigesetzt. Neuerdings nimmt man an, daß das Aktionspotential in den T-Tubuli (4 A in der unteren Vergrößerung) das Phospholipid IP_3 aus der tubulären Membran (4 B) freisetzt, das zu den terminalen Zisternen des SR diffundiert und dort Ca^{++} freisetzt (4 C, D). (5) Ca^{++} bindet an Troponin und legt dadurch die Myosinbindungsstellen frei. Es folgt die Kontraktion. Erschlaffung (6, 7): Eine ATP-getriebene Ca^{++}-Pumpe transportiert Ca^{++} aktiv ins SR zurück. Der Ca^{++}-Spiegel im Zytoplasma fällt, und der Muskel erschlafft.

MUSKELMECHANIK

Auch wenn die Einzelkontraktion der Muskelzelle der Alles-oder-Nichts-Regel folgt, ist dies bei Körperbewegungen offensichtlich nicht der Fall. Manchmal sind sie kräftig, ein anderes Mal nur schwach. Dies erklärt sich dadurch, daß an einer Körperbewegung ganze Muskeln beteiligt sind und nicht nur einzelne Zellen. Die Muskelkraft steigt entsprechend der am Arbeitsprozeß beteiligten Zellen (Rekrutierung motorischer Einheiten). Darüber hinaus gibt es bestimmte Gesetzmäßigkeiten der Kraftentwicklung, denen auch die einzelne Zelle unterliegt.

Die Kraft, die eine Muskelzelle entwickeln kann, hängt von ihrer Ausgangslänge ab. Für jede Muskelzelle existiert ein optimaler Längenbereich, in dem die Kontraktionskraft maximal ist. Dies läßt sich durch die Gleitfilamenttheorie einfach erklären. Die Kontraktionskraft hängt von der Zahl der Querbrücken ab, die Kontakt mit den Aktinfilamenten haben. Ist der Muskel zu lang, können sich nur wenige Querbrücken anheften und die Kontraktion ist schwach. Bei zu kurzem Muskel kann zwar der Kontakt der Querbrücken hergestellt werden, die Filamente blockieren sich jedoch gegenseitig, so daß auch hier die Kontraktion schwach ist. Maximale Kraft kann nur in einem kleinen Längenbereich entwickelt werden, in dem eine maximale Anzahl funktionierender Querbrücken rekrutiert werden kann und sich die Filamente nicht gegenseitig blockieren. Die Länge des Bizeps des Menschen ist optimal, wenn Ober- und Unterarm einen rechten Winkel bilden. Bei gestrecktem Arm (Winkel von 180°) wird der Bizeps gedehnt, und die Kontraktion fällt schwächer aus.

Beim Heben eines leichten Gewichts verkürzt sich der Muskel und bewegt Teile des Skeletts. Dies wird als isotonische (isotone) Kontraktion bezeichnet. Beim Versuch, ein zu schweres Gewicht zu stemmen, spannt sich der Muskel an, verkürzt sich aber nicht (isometrische Kontraktion). Die Erklärung für diesen Widerspruch: wenn sich ein Muskel isometrisch kontrahiert, findet zwar keine äußere Verkürzung statt, aber der kontraktile Apparat verkürzt sich relativ, indem Aktin- und Myosinfilamente aneinander vorbeigleiten. Zum Ausgleich werden andere passive, mit dem kontraktilen Apparat verbundene, Zellteile (Sehnen und Bindegewebe) gedehnt, so daß keine Nettobewegung entsteht. Die Anteile des Muskels, die durch den kontraktilen Apparat gedehnt werden, nennt man serienelastische Elemente (SE). Die SE lassen sich nicht exakt definieren, jedenfalls gehören Sehnen, Bindegewebe und die elastischen Komponenten der Querbrücken dazu.

Die SE dehnen sich sogar geringfügig bei einer isotonischen Muskelkontraktion. Zu Beginn einer Kontraktion sind die SE entspannt. Verkürzt sich dann der kontraktile Apparat, wird zunächst diese Schlaffheit kompensiert bis die SE die Last unterstützen können. Von diesem Punkt an verkürzt sich der Muskel.

Die Änderung der Ausgangslänge ist nicht der einzige Weg, die Kontraktionskraft zu beeinflussen. Bei Steigerung der Impulsrate der Motoneurone summieren sich die Einzelzuckungen. Die bei einer derartigen tetanischen Kontraktion entwickelte Kraft beträgt ein Mehrfaches der Einzelzuckung. Die Kontraktion eines ganzen Muskels kann auch durch die Aktivierung (Rekrutierung) von immer mehr Muskelzellen bzw. motorischen Einheiten verstärkt werden. Tetanische Kontraktion und Rekrutierung werden in Tafel 22 genauer beschrieben.

Hinweise: Verwenden Sie dieselben Farben für Aktin (A), Myosin (B) und die Z-Scheibe (C) wie auf Tafel 20.
1. Kolorieren Sie in der oberen Abbildung die Kraft- und Längenachsen des Diagrammes einschließlich der Prozentzahlen, anschließend kommen die Teile A bis C bei jeder der 4 Muskellängen. Beachten Sie die Beziehung der jeweiligen Muskellänge zur Kraftkurve.
2. Malen Sie unten die 3 Zustandsformen eines Muskels an. Beachten Sie dabei die extreme Dehnung der SE bei der isometrischen und die geringere Dehnung bei der isotonischen Kontraktion.

KONTRAKTIONSKRAFT UND SARKOMERLÄNGE.

Aktin A
Myosin B
Querbrücke B'
Z-Scheibe C
Muskel-kraft D
Muskel-länge E

Die Kraftentwicklung hängt von der Zahl der Querbrücken ab, die für die Ruderbewegung (Kraftstoß) rekrutiert werden können. Letztere ist mit der Länge des Muskels bzw. der Sarkomere verknüpft, weil nur nach Kontakt der Querbrücken mit Aktin Kraft entwickelt werden kann. Bei gedehntem Muskel ist die Zahl der Kontaktstellen klein und die Kontraktion schwach (4). Wenn der Muskel verkürzt ist, behindern sich die Filamente gegenseitig in ihrer Gleitbewegung (1). Zur maximalen Kraftentfaltung kommt es, wenn sich sämtliche Querbrücken an Aktinfilamenten anlagern können und die Aktinfilamente zweier Z-Scheiben nicht überlappen (2, 3).

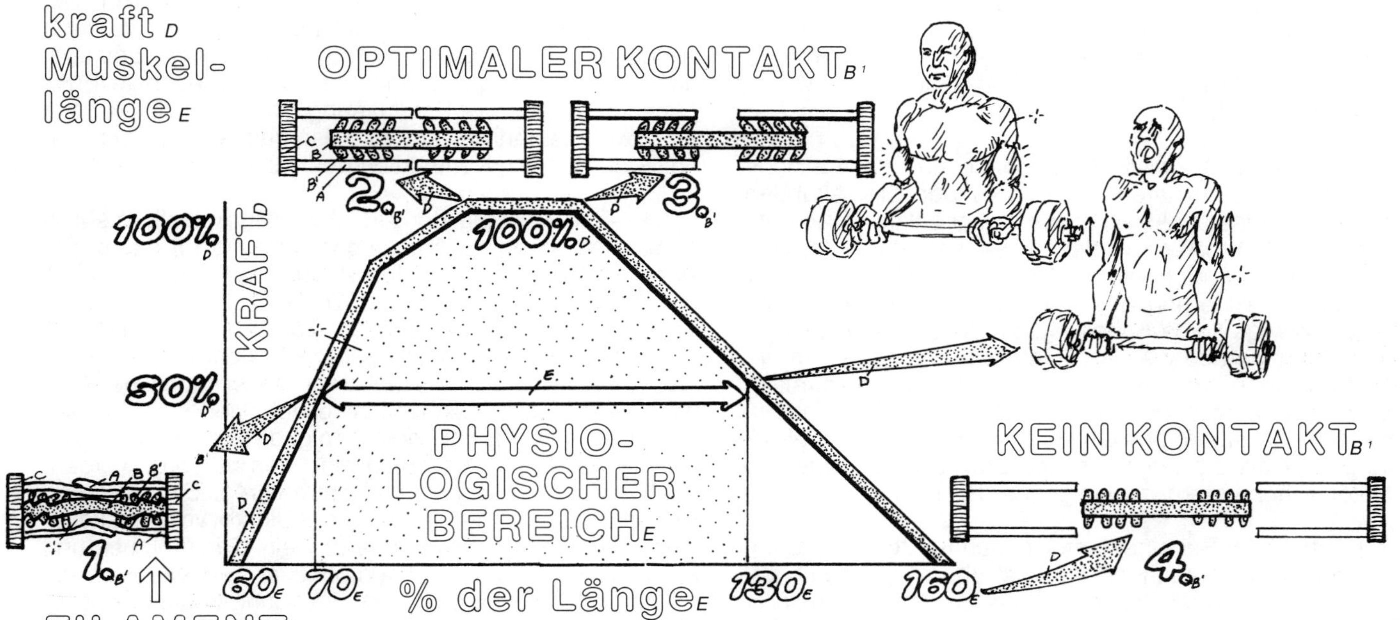

ISOMETRISCHE/ ISOTONISCHE KONTRAKTION.

Muskellänge E
Last F
kontraktiles Element G
serienelastisches Element H

Während einer Kontraktion dehnt der kontraktile Apparat die serienelastischen Elemente (SE). Dazu muß zuerst der Effekt der SE kompensiert werden, bis sie das Gewicht unterstützen können. Anschließend verkürzt sich der Muskel mit einer isotonischen Kontraktion.

Bei zu schwerem Gewicht kann der kontraktile Apparat die SE nicht so weit vordehnen, daß das Gewicht unterstützt wird. Die kontraktilen Elemente dehnen die SE zwar maximal, aber nach außen hin entsteht keine Bewegung. Dies ist die isometrische Kontraktionsform: Längenzunahme der SE verbunden mit Längenabnahme der kontraktilen Elemente. (Die Längenänderung der kontraktilen Elemente ist in der Abbildung aus didaktischen Gründen übertrieben dargestellt).

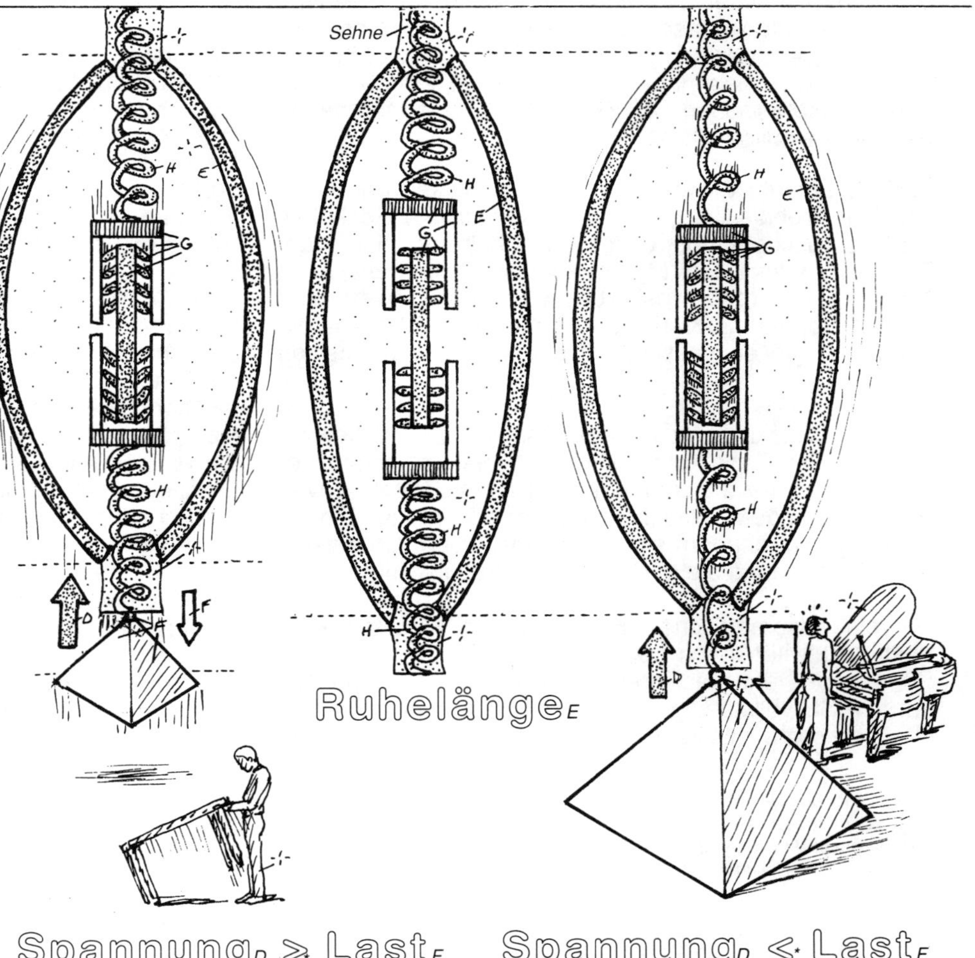

Spannung D > Last F (Bewegung). ISOTONISCHE KONTRAKTION.

(Spannung konstant)

Spannung D < Last F (keine Bewegung). ISOMETRISCHE KONTRAKTION.

(Länge konstant)

SUPERPOSITION* VON EINZELZUCKUNGEN UND REKRUTIERUNG MOTORISCHER EINHEITEN

Unterschiedliche Aufgaben erfordern unterschiedliche Bewegungen. Manchmal werden sie schnell und kräftig ausgeführt, ein anderes Mal langsam oder auch fein und präzise. Ein Muskel kann durch einen elektrischen Reiz direkt erregt werden oder indirekt durch ein über die neuromuskuläre Synapse einlaufendes Aktionspotential. Auf einen Einzelreiz oder ein einzelnes Aktionspotential reagiert der Muskel mit einer Einzelzuckung, die in 3 Phasen verläuft:

1. Latenzphase: Zwischen Erregung und Kontraktionsbeginn liegt eine Latenzzeit von einigen Millisekunden. Währenddessen aktiviert das freigesetzte Ca^{++} den kontraktilen Apparat, der die serienelastischen Elemente (SE) dehnt. Bei einer isotonischen Kontraktion kommt es zur Längenänderung des Muskels. Es zeigt sich allerdings solange keine Änderung, bis die sich entwickelnde Spannung gerade die Last (Gewicht) übersteigt. Im Gegensatz dazu tritt bei einer isometrischen Kontraktion eine Spannungsänderung auf, sobald die SE gedehnt werden. Daraus folgt, daß die isotonische Latenzphase länger ist als die isometrische, und daß die Dauer der isotonischen Latenz mit steigender Last zunimmt.

2. Kontraktion: Bei einer isotonischen Kontraktion kommt es, sobald die Spannung die Last übersteigt, durch das Gleiten des kontraktilen Apparates zur Nettoverkürzung des Muskels. Unter isometrischen Bedingungen beginnt die Kontraktionsphase unmittelbar mit Beginn der Spannungsentwicklung. In beiden Fällen beträgt sie ca. 5-100 msec (Anspannungszeit), je nach Art des Muskels. Im isotonischen Fall verlängert eine zunehmende Last die Verkürzungszeit.

3. Erschlaffung: Sie beginnt mit dem Sinken des Ca^{++}-Spiegels, sobald Ca^{++} ins sarkoplasmatische Retikulum (SR) zurückgepumpt wird. Ca^{++} entfernt sich vom Troponin, womit die Myosinbindungsstellen am Aktin wieder vom Tropomyosin besetzt werden. Aktin und Myosin können jetzt nicht miteinander reagieren, die Filamente gleiten passiv in ihre ursprüngliche Position zurück.

Die Einzelzuckung ist nur ein Aspekt der Muskelkontraktion. Die Zuckung ist kurz und beginnt schon vor Entwicklung der maximalen Kraft bzw. Verkürzung wieder abzuklingen. Rasch aufeinanderfolgende Einzelzuckungen überlagern sich allerdings, wobei die erzielte Gesamtspannung die der Einzelzuckung übertrifft.

Bei einer isometrischen Einzelzuckung wird die kontraktile Aktivität durch das Zurückpumpen von Ca^{++} ins SR beendet, ehe der kontraktile Apparat genügend Zeit hat, die SE vollständig zu dehnen. Folgt unmittelbar auf die erste eine zweite Erregung, löst dies erneut eine Zuckung aus. Die SE sind noch teilweise gedehnt, und die zweite Zuckung kann darauf aufbauen. Bei einer isotonischen Einzelzuckung ist die Verkürzung wegen der kurzen Zuckungsdauer nicht maximal. Wenn eine nachfolgende Erregung eintrifft, bevor der Muskel sich vollständig entspannen konnte, baut die neue Zuckung auf der vorangegangenen auf. Unter der Voraussetzung, daß die Impulsfolge so hoch ist, daß die nächste Erregung vor Beginn der Erschlaffungsphase eintrifft, kommt es sowohl isotonisch als auch isometrisch zu einer anhaltenden glatten Kontraktion (tetanische Kontraktion).

Die Kraftentwicklung der einzelnen Muskelzelle steht in enger Beziehung zu Ausgangsdauer und Frequenz der Nervenimpulse. Da ein Muskel aus vielen Muskelzellen zusammengesetzt ist, kann die Kraft auch durch die Aktivierung einer wachsenden Zahl von Muskelfasern gesteigert werden (»Rekrutierung«). Jedes motorische Axon verzweigt sich vielfach, ehe es synaptische Kontakte mit den Muskelzellen bildet. Jede Kollaterale innerviert eine Muskelzelle. Infolgedessen werden sich alle Muskelfasern, die durch ein Axon versorgt werden, bei Erregung dieses Axons kontrahieren. Ein Motoneuron und das von ihm innervierte Kollektiv von Muskelfasern stellen eine »motorische Einheit« dar. Rekrutierung einer wechselnden Zahl motorischer Einheiten ist ein wesentliches Mittel, die Kraftentwicklung des Muskels zu regulieren.

Das Innervationsverhältnis motorischer Einheiten (Zahl der Muskelzellen pro Axon) ist unterschiedlich. Einheiten, die an feinabgestimmten Bewegungen beteiligt sind (z.B. Finger oder Auge), besitzen nur wenige Muskelzellen (z.B. 10). Motorische Einheiten für grobe Bewegungen (z.B. Kontrolle der Haltungsmotorik durch die Rumpfmuskulatur) haben ein hohes Innervationsverhältnis (bis zu 1.000).

Muskeln können ihre Aktivität nicht unbeschränkt aufrechterhalten, weil sie ermüden. Trotzdem müssen manche Muskelgruppen (z.B. Stützmotorik) tetanische Kontraktionen über längere Zeit garantieren. Im Experimentallabor lassen sich tetanische Kontraktionen durch hohe Reizfrequenzen demonstrieren. Im Organismus entladen die Motoneurone allerdings nur selten mit derart hohen Frequenzen. Kontraktionen motorischer Einheiten erfolgen oft mit Frequenzen, bei denen die Einzelzuckungen nicht vollständig verschmelzen (unvollständige tetanische Kontraktion). Obwohl die Bewegung der motorischen Einheit in diesen Fällen ungleichmäßig ist, kontrahiert sich der Gesamtmuskel glatt, weil viele motorische Einheiten beteiligt sind, die asynchron aktiviert werden. Während eine Einheit beginnt, sich zu entspannen, verkürzt sich eine andere. Die Einzelbewegungen summieren sich zu einer glatten Gesamtbewegung.

** Superposition: Über(einander)lagerung: neurophysiologisch die S. zweier oder mehrerer Muskelzuckungen (u. damit Vergrößerung der Hubhöhe) als Summationseffekt von Reizen, deren zeitlicher Abstand geringer ist als die Dauer der Einzelzuckung.*

Hinweise: Verwenden Sie dunkle Farben für A, O und P.
1. Beginnen Sie oben mit der Einzelzuckung. Im Diagramm der Muskelverkürzung links soll die Kurve in jeder der 3 Phasen eine andere Farbe erhalten. Im Diagramm rechts ist dagegen für die Zuckung nur eine Farbe vorgesehen. Sie stellt den Beginn der Kontraktion auf einem Papierschreiber dar.
2. Kolorieren Sie die experimentelle Einrichtung zur Messung einer Einzelzuckung rechts oben.
3. Kolorieren Sie in der Mitte die Aufzeichnung der verschiedenen Kontraktionsformen. Malen Sie schließlich unten die Abbildung zur Rekrutierung an. Beginnen Sie mit der motorischen Einheit. Dabei soll nur die motorische Einheit mit der dickeren Umrandung bearbeitet werden (O, P und G[1]). Die nicht zu kolorierende Einheit soll zeigen, daß es auch inaktive Einheiten gibt.

SUPERPOSITION VON KONTRAKTIONEN.

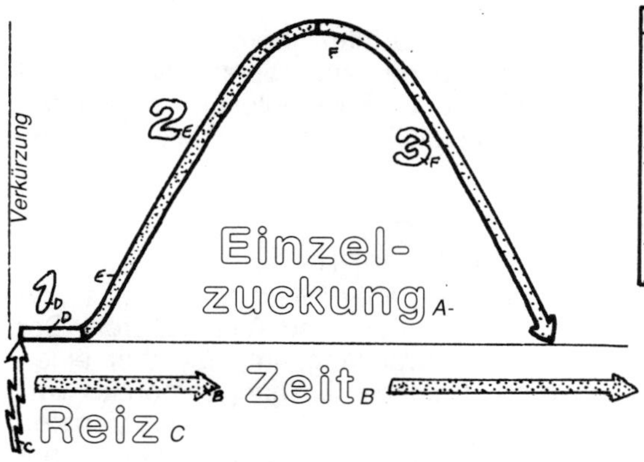

Latenzphase D
Kontraktion E
Erschlaffung F

Auf einen überschwelligen Einzelreiz antwortet ein Muskel mit einer Zuckung in 3 Phasen: 1. Latenzphase von einigen Millisekunden, in der keine Bewegung auftritt. 2. Kontraktionsphase, in der es entweder zur Verkürzung (isotonisch) oder zur Kraftentwicklung (isometrisch) kommt. 3. Erschlaffungsphase, in der der Muskel in seinen Ruhezustand zurückkehrt. In der Latenzphase wird Ca^{++} freigesetzt und dadurch der kontraktile Apparat aktiviert. Bei einer isotonischen Kontraktion kommt die Dehnung der serienelastischen Elemente hinzu, die Zeit benötigt, bis die Spannung die Last übersteigt.

MESSUNG DER ZUCKUNG A

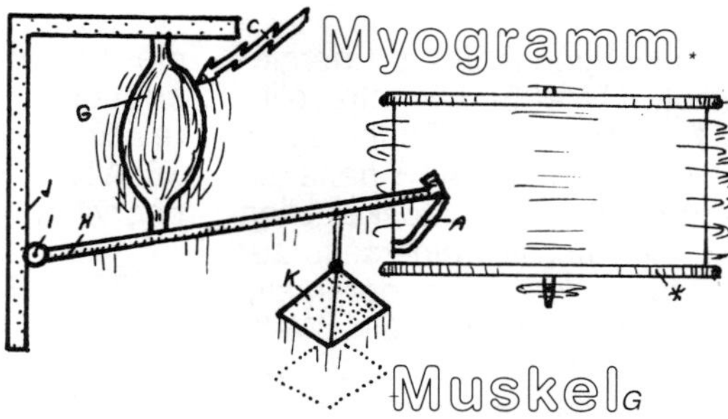

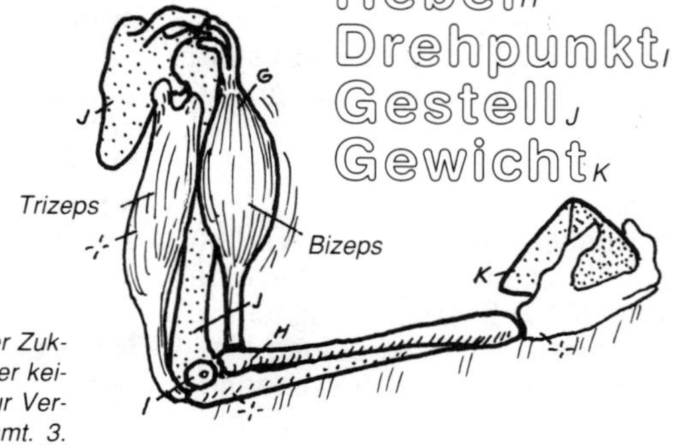

Muskel G
Hebel H
Drehpunkt I
Gestell J
Gewicht K

Kontraktionen isolierter Muskeln lassen sich aufzeichnen, indem das eine Ende des Muskels z.B. an einem Gestell fixiert und das andere mit einem Schreibhebel verbunden wird, der sich um ein Gelenk drehen kann. Diese Anordnung ist mit den Bedingungen im Körper vergleichbar, wobei die Knochen die Funktion von Stütze und Hebel übernehmen. Kontrahiert sich der Muskel, wird der Hebel (Knochen) nach oben gezogen. Die Spitze des Hebels kann die Muskelbewegung auf einem durchlaufenden Papierstreifen aufzeichnen. Moderne Geräte besitzen statt des Hebels Dehnungsmeßstreifen, deren Ausgangsspannung z.B. einem Papierschreiber zugeleitet wird.

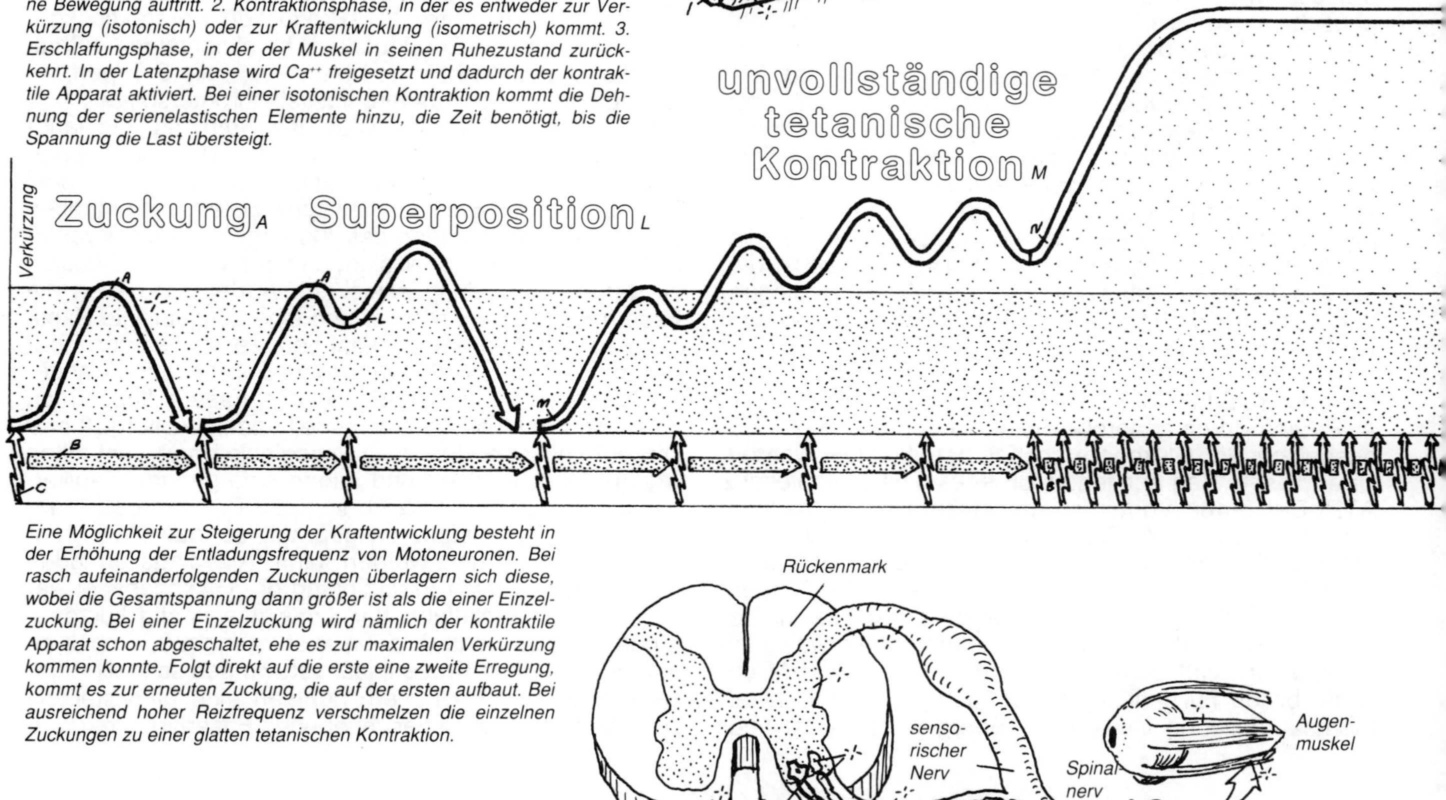

Eine Möglichkeit zur Steigerung der Kraftentwicklung besteht in der Erhöhung der Entladungsfrequenz von Motoneuronen. Bei rasch aufeinanderfolgenden Zuckungen überlagern sich diese, wobei die Gesamtspannung dann größer ist als die einer Einzelzuckung. Bei einer Einzelzuckung wird nämlich der kontraktile Apparat schon abgeschaltet, ehe es zur maximalen Verkürzung kommen konnte. Folgt direkt auf die erste eine zweite Erregung, kommt es zur erneuten Zuckung, die auf der ersten aufbaut. Bei ausreichend hoher Reizfrequenz verschmelzen die einzelnen Zuckungen zu einer glatten tetanischen Kontraktion.

REKRUTIERUNG MOTORISCHER EINHEITEN.

MOTORISCHE EINHEIT.

Motoneuron O
Axonterminale P
Muskelfaser (Zelle) G'

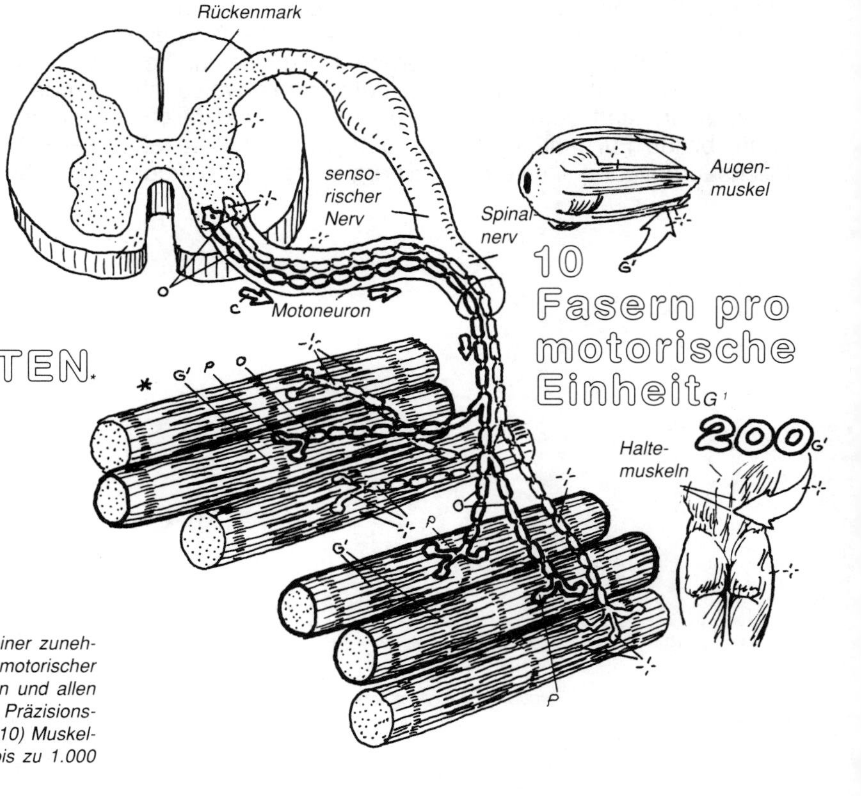

Eine andere Möglichkeit der Krafterhöhung ist die Rekrutierung einer zunehmenden Zahl von Muskelzellen durch Erhöhung der Zahl aktiver motorischer Einheiten. Eine motorische Einheit besteht aus einem Motoneuron und allen von ihm innervierten Muskelzellen. Bei Einheiten, deren Aktivität für Präzisionsbewegungen wichtig ist, versorgt ein Motoneuron nur wenige (z.B. 10) Muskelfasern. Einheiten, die für Grobbewegungen wichtig sind, können bis zu 1.000 Muskelzellen innervieren.

ENERGIEQUELLEN DER MUSKELKONTRAKTION

Alle Zellen des Organismus benötigen ATP als Energiequelle für ihre Funktionsabläufe (Tafel 5). Die intrazelluläre Konzentration von ATP liegt in der Regel bei 5 mmol/l. Dieser Spiegel bleibt konstant, da ATP genauso schnell synthetisiert wie verbraucht wird. Muskelzellen stellen einen Spezialfall dar. Sie müssen einerseits zur momentanen Entwicklung großer Kräfte, andererseits aber auch zu langdauernder Aktivität bereit sein. Während einer Dauerleistung kann ein Muskel das 100- bis 1.000fache seines ATP-Ruheumsatzes verbrauchen. Diesen Anforderungen muß die ATP-Versorgung gerecht werden. Es gibt 3 Möglichkeiten der ATP-Versorgung: Kreatinphosphat (2), Glykolyse/Laktatsystem (4) und aerober Stoffwechsel (oxydative Phosphorylierung, 3).

ENERGIEREICHE PHOSPHATE
Die Gesamtmenge des im Muskel vorhandenen ATP ist vergleichsweise klein. Ohne Nachschub würde sie eine intensive Aktivität höchstens für 5-6 sec ermöglichen, z.B. einen 50 m-Lauf. Aber bereits während seines Verbrauchs wird ATP aus der Energiereserve des Kreatinphosphats restituiert. Sobald ADP aus ATP entsteht, überträgt Kreatinphosphat sehr schnell sein energiereiches Phosphat auf ADP, das damit wieder zu ATP wird. Diese ATP-Quelle kann leicht mobilisiert werden und ist sehr effektiv, solange sie genutzt werden kann. Leider ist der Kreatinphosphatspeicher nur etwa 4-5mal so groß wie der Ausgangsspeicher an ATP. Physiologischerweise wird der Vorrat an Kreatinphosphat über den oxydativen Stoffwechsel und ATP wieder aufgefüllt (Tafel 6). Während langdauernder intensiver Arbeit ist dieser Prozeß zu zeitaufwendig. Da unter diesen Bedingungen nach 20-25 sec kein ATP mehr vorhanden ist, sind zusätzliche Quellen erforderlich.

GLYKOLYSE/LAKTATSYSTEM
ATP kann durch anaerobe Spaltung von Glukose (oder gespeichertem Glykogen) schnell bereitgestellt werden. Über diesen Weg entstehen für jedes Glukosemolekül 2 ATP. Der große Vorteil ist, daß dabei kein O_2 benötigt wird. Auch wenn der Prozeß nur halb so schnell ist wie das Kreatinphosphatsystem, so läuft er doch etwa 3mal schneller ab als der aerobe Stoffwechsel. Aber auch die ATP-Versorgung über die anaerobe Glykolyse ist beschränkt, weil entstehendes H^+ (bildet normalerweise mit O_2 Wasser) statt dessen an Pyruvat bindet und Milchsäure bildet. Für jedes Mol ATP entsteht 1 Mol Laktat. Milchsäurebildung limitiert die Energieversorgung über diesen Stoffwechselweg und führt überdies zur Muskelermüdung. Die Ausbeute der anaeroben Glykolyse ist relativ gering: 2 ATP pro Glukosemolekül - gegenüber 36 ATP pro Glukosemolekül bei der oxydativen Phosphorylierung.

AEROBER STOFFWECHSEL -
OXYDATIVE PHOSPHORYLIERUNG
Dieses System verarbeitet neben Glukose (ggf. aus Glykogen) bzw. Pyruvat auch Fett- und Aminosäuren. Der aerobe Stoffwechsel ist zwar langsam, hat aber einen hohen Wirkungsgrad. Solange Ausgangsprodukte vorhanden sind, kann er für einen praktisch unbegrenzten Zeitraum Energie zur Verfügung stellen. Allerdings benötigt er etwa 1-2 min um sich erhöhten Leistungsanforderungen anzupassen. Daher sind anaerobe Prozesse nicht nur für kurzzeitige körperliche Leistungsspitzen, sondern auch am Anfang einer längerdauernden muskulären Dauerleistung unverzichtbar.

Nicht alle Skelettmuskelfasern sind gleich. Es gibt 3 Typen: rot/langsam, rot/schnell und weiß/schnell. Sie unterscheiden sich in ihrer ATP-Produktion, Kontraktionsgeschwindigkeit und Ermüdbarkeit. Im allgemeinen enthalten die Skelettmuskeln des Menschen alle 3 Typen, allerdings bei verschiedenen Muskeln in unterschiedlichen Anteilen. Die Stützmuskulatur des Rumpfes, die langdauernde Aktivität entfalten muß, besitzt einen hohen Anteil an roten/langsamen Fasern. Diese Fasern sind auf den aeroben Stoffwechsel spezialisiert. Sie enthalten eine hohe Konzentration des Atmungspigments Myoglobin, das als O_2-Speicher dient und damit die O_2-Diffusion zu den Mitochondrien erleichtert. Außerdem haben die Fasern kleine Durchmesser und eine ausgeprägte Kapillarversorgung, so daß - zumal bei ihrer langsamen Kontraktion - die O_2-Versorgung den Erfordernissen angepaßt werden kann. Weiße/schnelle Fasern findet man besonders in Muskeln, die schnell und intensiv Kraft entwickeln müssen. Sie sind myoglobinärmer, enthalten wenige Mitochondrien und haben eine geringe Kapillarversorgung. Zum Ausgleich sind die Enzyme der anaeroben Glykolyse stark ausgeprägt, so daß ATP sehr schnell nachgeliefert werden kann. Allerdings ermüden diese Muskeln nach Erschöpfung der Glykogenspeicher schnell. Die Muskulatur der Arme, die häufig kurzdauernde, kräftige Kontraktionen ausführen muß, enthält einen relativ hohen Prozentsatz von weißen/schnellen Fasern. Rote/schnelle Fasern nehmen eine Mittelstellung zwischen den beiden beschriebenen Fasertypen ein.

Hinweise: Verwenden Sie Purpurrot für A, normales Rot für J und eine dunkle oder leuchtende Farbe für E.
1. Beginnen Sie mit den Begrenzungen der Kapillaren (A) und der Muskelfasern (B). Malen Sie anschließend die Überschriften in der rechten Spalte an. Folgen Sie dabei der Numerierung und malen Sie nach jeder Überschrift den entsprechenden zellulären Ablauf an. Die sportlichen Tätigkeiten am rechten Rand sollen nicht angemalt werden.
2. Kolorieren Sie die Charakteristika der 3 Typen von Skelettmuskelfasern. Vervollständigen Sie jede Zeile, bevor Sie zur nächsten übergehen.

ENERGIEQUELLEN VON MUSKELFASERN.

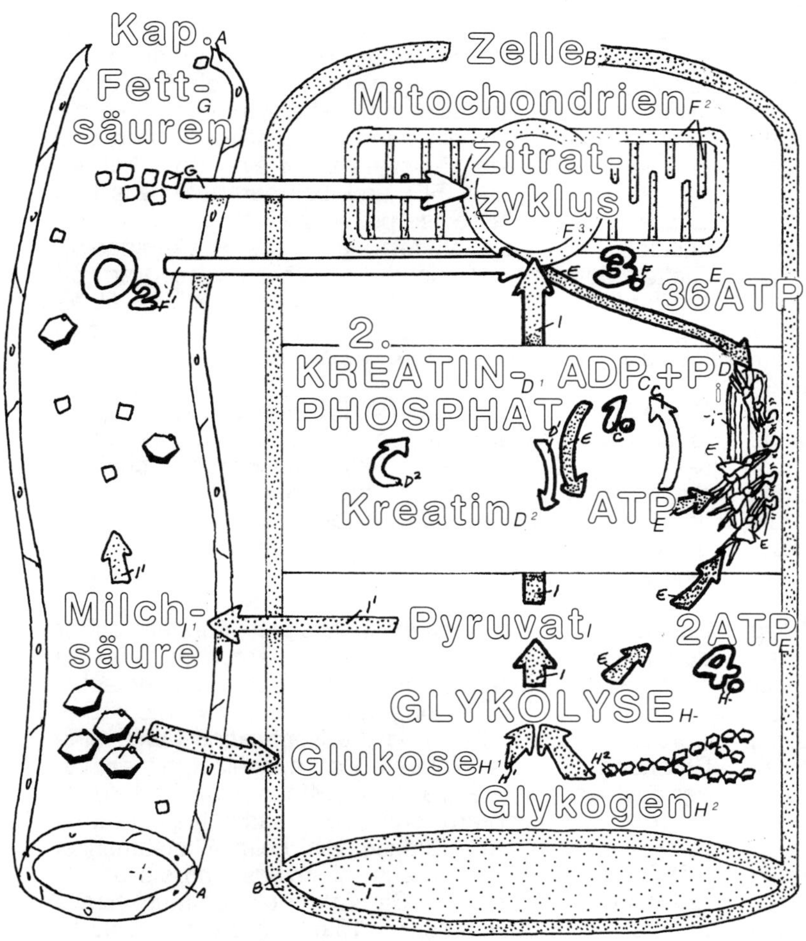

AEROB F

Während der Arbeit muß der Muskel ausreichend mit ATP versorgt werden. ATP wird rasch in ADP und anorganisches Phosphat gespalten (1) und damit verbraucht. Die nächste verfügbare Quelle ist Kreatinphosphat (2). Es überträgt sein energiereiches Phosphat auf ADP, so daß ATP und Kreatin entstehen. Auch die Reserven an Kreatinphosphat sind schnell verbraucht, so daß Fettsäuren und Glukose herangezogen werden müssen. Bei leichter Arbeit reicht die O_2-Versorgung über den Blutkreislauf aus, diese Brennstoffe auf aerobem Wege zu nutzen (oxydative Phosphorylierung, 3). Die anfallenden H^+ werden auf O_2 übertragen. Bei der aeroben Glykose entstehen aus 1 Mol Pyruvat 36 Mol ATP.

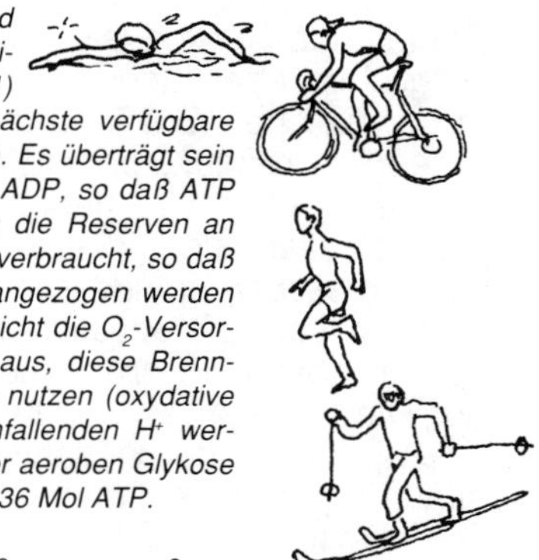

1. ADP C + Phosphat D
2. Kreatinphosphat D'
3. oxydative Phosphorylierung F
4. Glykolyse H

Bei starker Arbeit, evtl. mit kurzdauernden Leistungsspitzen, ist die O_2-Versorgung nicht mehr ausreichend. Die Muskelzellen müssen auf den anaeroben Abbau von Glukose bzw. Glykogen (4) umschalten, um einen genügend schnellen ATP-Nachschub sicherzustellen. Pyruvat wird bei O_2-Mangel in den Mitochondrien nicht mehr metabolisiert, sondern in Milchsäure überführt, die in den Blutkreislauf abgegeben wird. Der anaerobe Stoffwechsel läuft zwar sehr schnell ab, ist jedoch wegen seiner geringen ATP-Ausbeute ineffizienter als der aerobe Stoffwechsel.

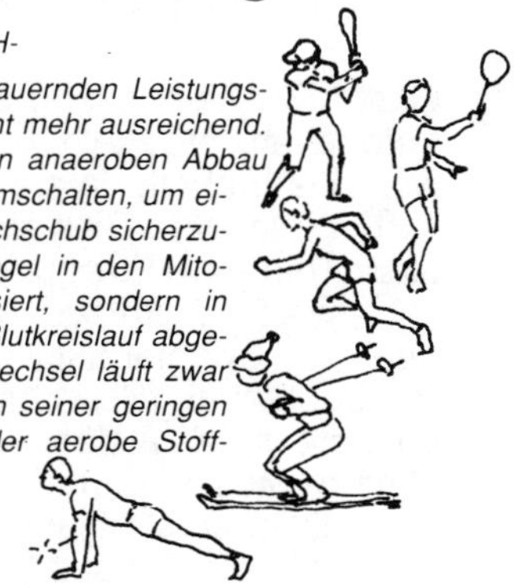

ANAEROB H

3 TYPEN VON SKELETTMUSKELFASERN.

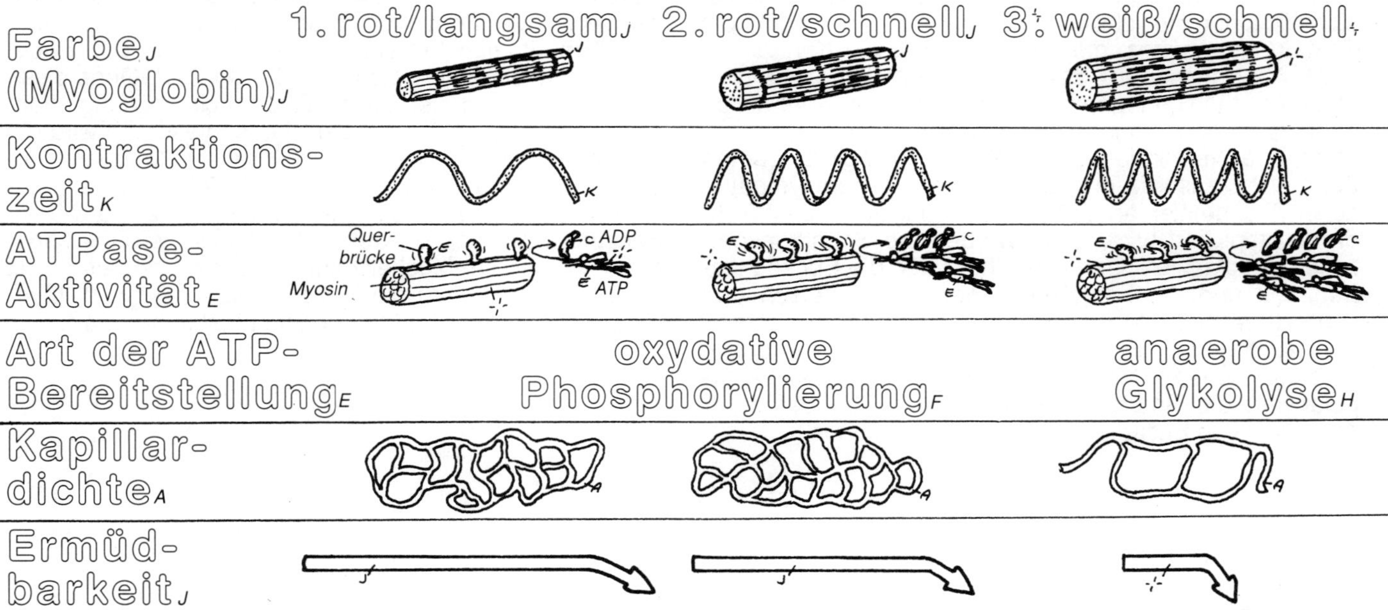

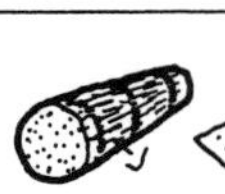

Skelettmuskeln setzen sich normalerweise aus 3 verschiedenen Fasertypen zusammen: 1. Rote/langsame Fasern sind auf Dauerleistungen spezialisiert und schwer ermüdbar. Ihre rote Farbe beruht auf dem hohen Gehalt an Myoglobin, das O_2 binden kann (vgl. Hämoglobin). Die Zellen sind klein, von zahlreichen Kapillaren umgeben und kontrahieren sich langsam, so daß die O_2-Versorgung über den Blutkreislauf ausreicht und ihr Stoffwechsel weitgehend aerob ablaufen kann. Die Stützmuskulatur des Rumpfes enthält einen hohen Anteil dieser Fasern. 2. Rote/schnelle Fasern nehmen eine Mittelstellung zwischen roten/langsamen und weißen/schnellen Fasern ein.

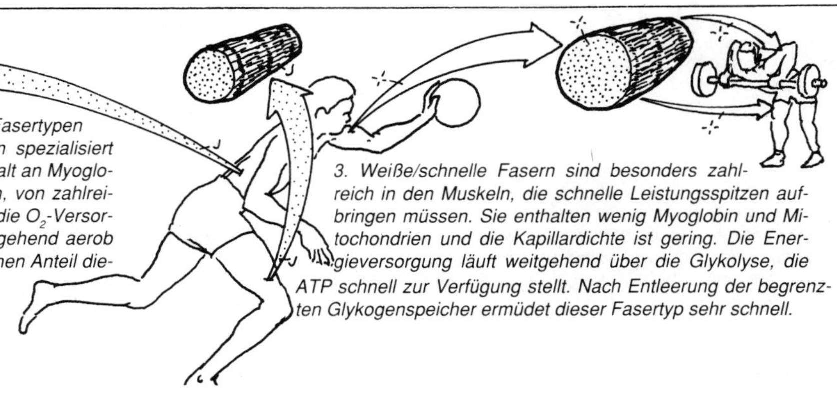

3. Weiße/schnelle Fasern sind besonders zahlreich in den Muskeln, die schnelle Leistungsspitzen aufbringen müssen. Sie enthalten wenig Myoglobin und Mitochondrien und die Kapillardichte ist gering. Die Energieversorgung läuft weitgehend über die Glykolyse, die ATP schnell zur Verfügung stellt. Nach Entleerung der begrenzten Glykogenspeicher ermüdet dieser Fasertyp sehr schnell.

GLATTE MUSKULATUR

Glatte Muskelzellen sind für die Motorik der inneren Organe und Blutgefäße verantwortlich. Im Gegensatz zum Skelettmuskel sind sie nicht willkürlich aktivierbar, ermöglichen aber langdauernde Kontraktionen, die Kräfte in der gleichen Größenordnung wie Skelettmuskelzellen erzeugen können, ohne Ermüdungserscheinungen und mit vergleichsweise geringem Energieverbrauch. Glatte Muskelzellen sind kleiner (50-400 µm lang, 2-10 µm Durchmesser), spindelförmig, enthalten nur einen Kern und ein spärlich entwickeltes sarkoplasmatisches Retikulum, aber keine bedeutende neuromuskuläre Synapse. Die vegetativen Axone, die sie innervieren, sind in ihrem Verlauf durch zahlreiche Auftreibungen (Varikositäten) gekennzeichnet, die Neurotransmitter enthalten. Die Myosin- und Aktinfilamente der glatten Muskelzellen sind unregelmäßig angeordnet, so daß die Querstreifung fehlt. Aktinfilamente sind an Verdichtungen (»dense bodies«) im Inneren der Muskelzelle verankert - offenbar Äquivalente der Z-Scheiben. Vermutlich ermöglicht das Fehlen der geordneten Struktur des Skelettmuskels die Dehnung glatter Muskeln um das 4-5fache ihrer Ausgangslänge bei Erhaltung der Kontraktionsfähigkeit.

Glatte Muskeln lassen sich in single- und multi-unit-Typ unterteilen. Muskeln vom single-unit-Typ funktionieren wie eine Einheit, da sie durch gap junctions miteinander verbunden sind. Dies sind Brücken mit niedrigem Widerstand, die eine Erregungsübertragung von Zelle zu Zelle mit etwa 5-10 cm/sec ermöglichen. Solche Muskeln zeigen oft Spontanaktivität mit langsam ansteigendem Ruhepotential (Schrittmacherpotential), die dann Aktionspotentiale auslöst, die von der Innervation dieser glatten Muskeln unabhängig sind. Die resultierenden Kontraktionen sind langsam und prolongiert. Eine einzelne, durch ein Aktionspotential ausgelöste Zuckung kann mehrere Sekunden dauern. Bei Entladungsfrequenzen von 1/sec verschmelzen die Einzelzuckungen zu tetanischen Kontraktionen. Vom Skelettmuskel unterscheidet sich dies nur hinsichtlich der bemerkenswert niedrigen Entladungsfrequenz, die zur gleichmäßigen Kontraktion führt. Als Konsequenz dessen befinden sich single-unit-Muskeln ständig in einem Zustand teilweiser Kontraktion oder Spannung (Tonus). Die vegetative Innervation verstärkt oder vermindert diesen Zustand lediglich, löst ihn aber nicht aus. Wenn Azetylcholin als parasympathischer Transmitter an der glatten Muskulatur des Dickdarms appliziert wird, dann werden die Schrittmacherzellen depolarisiert. Dadurch erhöht sich die Entladungsfrequenz und die Einzelzuckungen verschmelzen und summieren sich. Je höher die Frequenz, desto stärker die Kontraktion. Eine Freisetzung von Noradrenalin (postganglionärer Transmitter des Sympathikus) hyperpolarisiert die Schrittmacherzellen und führt damit zur Abnahme von Entladungsrate und Muskeltonus.

Die Reaktionsweise der glatten Muskulatur auf Dehnung ist unterschiedlich. Einmal verhält sie sich plastisch: bei Dehnung nimmt die Spannung ab; ein anderes Mal wirkt die Dehnung wie ein Reiz: die Spannung nimmt zu. In diesen Fällen depolarisiert die Dehnung die Schrittmacherzellen, die dann ihre Entladungsfrequenz erhöhen. Dieser Mechanismus spielt eine Rolle bei der Autoregulation (Tafel 58) und bei der automatischen Entleerung der Harnblase bei Ausfall der neuralen Regulation (z.B. nach Verletzungen des Rückenmarks). Glatte Muskeln mit single-unit-Arbeitsweise sind oft schichtförmig angelegt, z.B. in den Wänden von Hohlorganen wie Darm, Uterus und Blase. Außerdem kommen sie in Arteriolen und im Ureter vor.

Glatte Muskeln vom multi-unit-Typ besitzen keine Spontanaktivität, sondern werden über autonome Nervenfasern erregt. Sie sind daher Skelettmuskeln ähnlicher als der single-unit-Typ, obwohl ihre Innervation eher diffus und über ein größeres Gebiet der Muskelmembran angelegt ist, z.B. Trachea, Arterien, Samenleiter, Iris und einige Sphinkteren.

Kontraktionen der glatten Muskulatur können außer durch Spontanaktivität und Erregung autonomer Fasern noch durch Dehnung, Hormone oder experimentell durch elektrische Reizung ausgelöst bzw. modifiziert werden. In jedem Fall wird die Kontraktion durch eine Erhöhung von intrazellulärem Ca^{++} ausgelöst, die entweder aus dem Extrazellulärraum (Öffnung von Ca^{++}-Kanälen der Zellmembran) oder dem sarkoplasmatischen Retikulum stammen. Ebenso wie beim Skelettmuskel löst Ca^{++} die Kontraktion aus. Allerdings sind die primären Reaktionspartner von Ca^{++} in der glatten Muskelzelle andere als im Skelettmuskel. Hier reagiert freigesetztes Ca^{++} mit dem intrazellulären Protein Calmodulin. Der resultierende Komplex aktiviert eine Myosinkinase (myosin light chain kinase). Die aktivierte Myosinkinase katalysiert die Phosphorylierung spezifischer kurzkettiger (light chain) Proteine im Myosinkopf. Die Phosphatgruppe stammt in diesem Fall vom ATP. Ohne diese Phosphorylierung ist eine Querbrückenbildung zum Aktin nicht möglich. Durch die Phosphorylierung wird die Myosin-ATPase aktiviert, die weitere ATP-Moleküle umsetzt, damit die Bildung von Querbrücken fördert und eine Kontraktion auslöst. Solange die intrazelluläre Ca^{++}-Konzentration überschwellig ist, bleibt Myosin phosphoryliert und die Muskelspannung aufrechterhalten. Bei sinkendem Ca^{++} wird die Myosinkinase inaktiviert, Myosin dephosphoryliert und der glatte Muskel erschlafft.

Hinweise: Verwenden Sie dunkle Farben für D, J und L.
1. Beginnen Sie mit der obersten Abbildung und beachten Sie dabei, daß die Varikositäten (C) nicht angemalt werden.
2. Kolorieren Sie den Vergleich glatter Muskelzellen vom single-unit- bzw. multi-unit-Typ.
3. Kolorieren Sie der Numerierung folgend unten rechts die Rolle der Ca^{++} als Auslöser der Kontraktion. Beachten Sie, daß die Größe der Myosinfilamente (F) im Vergleich zur Myosinkinase (O) klein gehalten wurde.

DIE GLATTE MUSKELZELLE $_A$

Aktin $_E$
Myosin $_F$
dense bodies $_G$
sarkoplasmatisches Retikulum $_H$

vegetatives Axon $_B$
Varikosität $_{C}$
Neurotransmitter $_D$

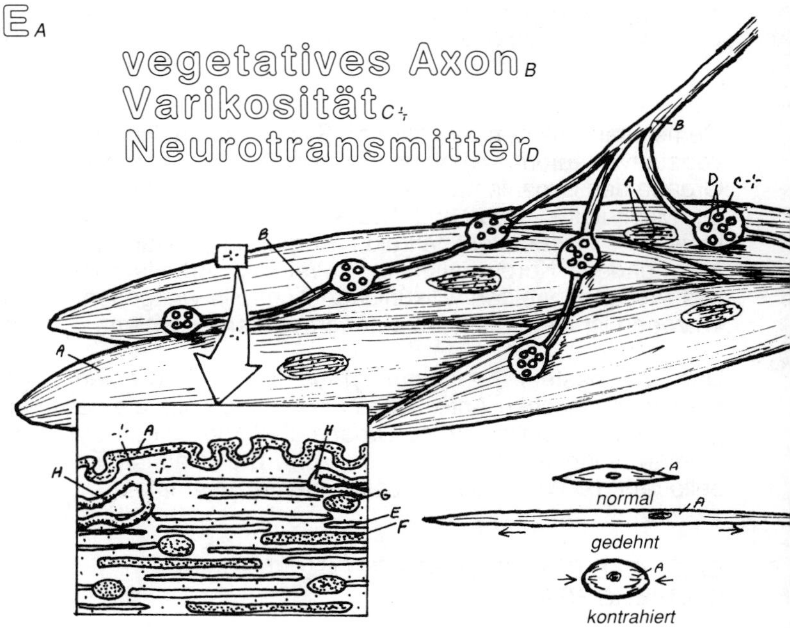

Glatte Muskeln sind für die Motorik der inneren Organe verantwortlich. Ihre Arbeitsweise ist auf langdauernde, ermüdungsfreie und mit geringem Energieverbrauch verbundene Kontraktionen ausgerichtet und kann willkürlich nicht beeinflußt werden. Das sarkoplasmatische Retikulum der glatten Muskelzellen ist kaum entwickelt, eine echte Endplatte wie beim Skelettmuskel fehlt. Die efferenten Axone des vegetativen Systems innervieren die glatten Muskelzellen mit zahlreichen knollenähnlichen Varikositäten, die Transmitter enthalten. Da Myosin- und Aktinfilamente nicht regelmäßig angeordnet sind, fehlt den glatten Muskelzellen die Querstreifung. Auch Z-Scheiben fehlen, statt dessen sind die Aktinfilamente an bestimmten Verdichtungen (dense bodies) verankert, die unregelmäßig im Zytoplasma verteilt sind. Das Fehlen der streng regelmäßigen Organisation der kontraktilen Elemente gewährleistet, daß der glatte Muskel auf das 4-5fache seiner Ausgangslänge gedehnt wird und sich trotzdem noch kontrahieren kann.

SINGLE-UNIT-Typ (viszerale Organe) $_A$

Aktionspotential $_I$
gap junction $_J$
Schrittmacher $_K$

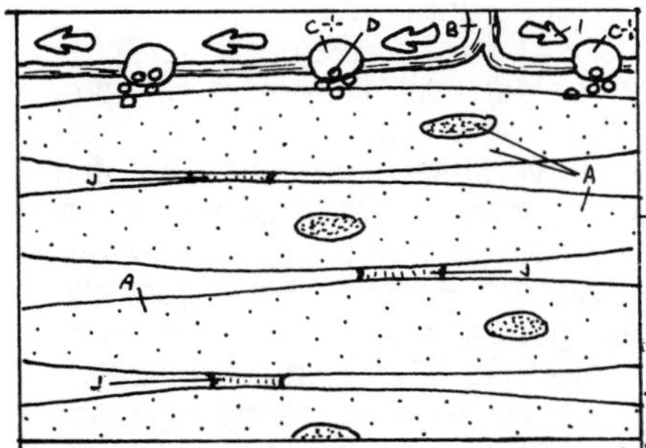

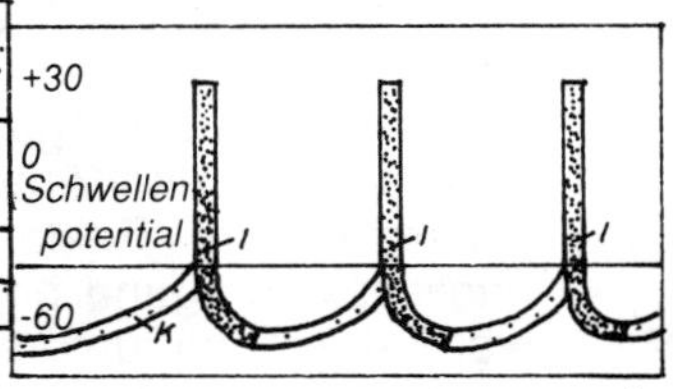

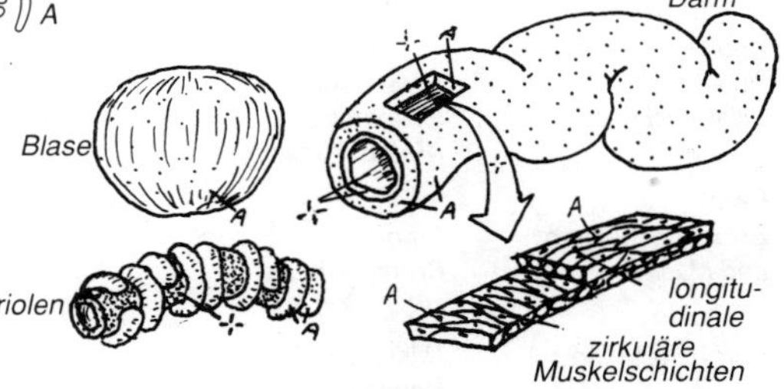

Bei der glatten Muskulatur lassen sich Strukturen vom single-unit-Typ und vom multi-unit-Typ unterscheiden: 1. single-unit-Muskeln arbeiten wie eine funktionelle Einheit, weil sie durch gap junctions miteinander verbunden sind. Sie zeigen Spontanaktivität mit langsam ansteigenden Depolarisationen (Schrittmacherpotentiale), die unabhängig von der vegetativen Innervation Aktionspotentiale auslösen. Sie führen zu langsamen und langdauernden Kontraktionen. Infolgedessen sind glatte Muskeln immer teilweise kontrahiert und zeigen eine Dauerspannung (Tonus). Die Innervation löst diese Aktivität nicht aus, sie kann sie lediglich modifizieren. Die Reaktion dieser glatten Muskulatur auf Dehnung ist variabel. Manchmal ist das Verhalten plastisch, d.h. bei Dehnung läßt die Spannung nach. In anderen Fällen führt Dehnung zu einer Kontraktion. Glatte Muskeln vom single-unit-Typ sind oft in Schichten angeordnet, vor allem in den Wänden von Hohlorganen wie Darm, Uterus und Blase, Arteriolen und Ureter. 2. multi-unit-Muskeln sind dem Skelettmuskel ähnlicher, weil sie keine Spontanaktivität besitzen, sondern von der autonomen Innervation abhängig sind. Allerdings ist diese Innervation eher diffus und erstreckt sich über eine größere Fläche der Muskelfasermembran.

MULTI-UNIT-Typ $_A$

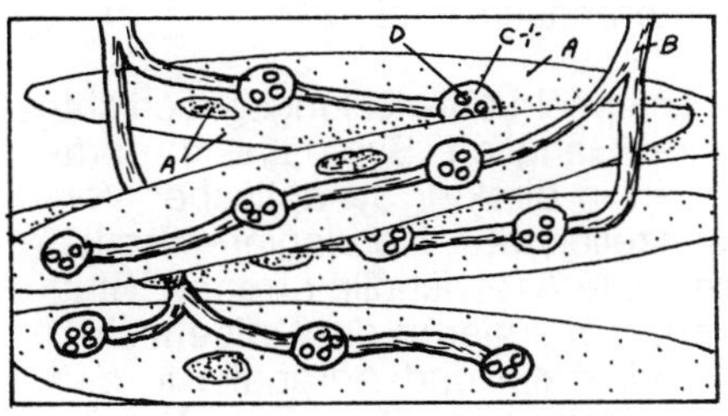

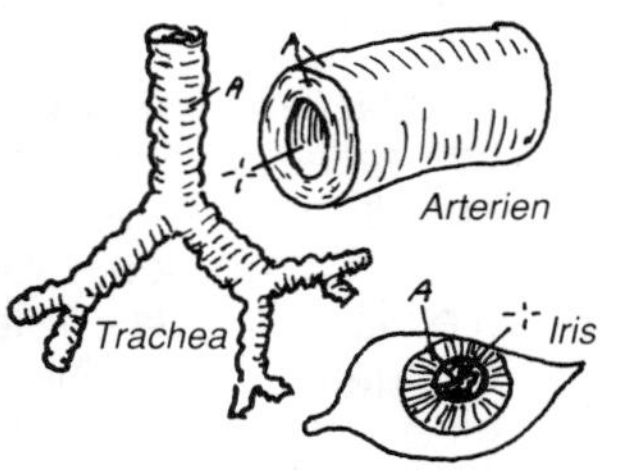

Ca^{++}_L- UND MUSKELKONTRAKTION $_A$

Membranrezeptor $_M$
Calciumkanal $_{L'}$
Calmodulin $_N$
Myosin light chain kin. (MK, Myosinkinase) $_O$

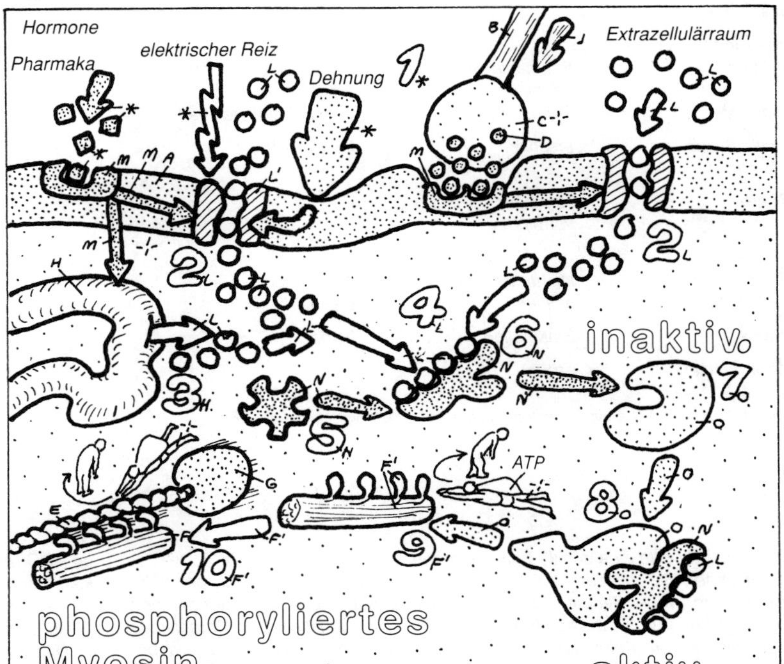

Neben der Spontanaktivität können auch Aktivierung autonomer Nervenfasern, Dehnung, Hormone oder elektrische Reizung die Kontraktion glatter Muskelzellen auslösen oder modifizieren (1). In allen Fällen führt dies zum Anstieg von intrazellulärem Ca^{++}, das entweder aus dem Extrazellulärraum über Ca^{++}-Kanäle (2) kommt oder aus dem sarkoplasmatischen Retikulum (3) stammt. Freigesetztes Ca^{++} (4) reagiert mit dem intrazellulären Protein Calmodulin (5), wodurch ein Komplex entsteht (6), der seinerseits ein Enzym, eine Myosinkinase (myosin light chain kinase, MK, 7) aktiviert. MK katalysiert die Übertragung von Phosphat auf spezifische leichte (light) Ketten von Aminosäuren der Myosinköpfe. Bei diesem Vorgang stammt das Phosphat aus der Reaktion ATP ADP + P_i. Dieser Phosphorylierungsprozeß ermöglicht dem Aktin die Aktivierung von Myosin als ATPase, das dann ATP für die Bildung von Querbrücken umsetzt. Dies führt zur Kontraktion. Solange die intrazelluläre Ca^{++}-Konzentration überschwellig bleibt, wird auch das Myosin immer wieder phosphoryliert und die Spannung bleibt erhalten. Bei Absinken des Ca^{++}-Spiegels wird MK inaktiviert, Myosin dephosphoryliert und der Muskel erschlafft.

DAS VEGETATIVE NERVENSYSTEM

Gemeinsam mit dem endokrinen System kontrolliert das vegetative (autonome) Nervensystem (VNS) die inneren Organe des Organismus. Durch die Innervation von glatter Muskulatur, Herz und Drüsen überwacht es Blutkreislauf, Gastrointestinaltrakt, Körpertemperatur und viele andere Körperfunktionen. Weil die Arbeitsweise des VNS der direkten willkürlichen Kontrolle weitgehend entzogen ist, heißt es auch autonomes Nervensystem.

Das VNS besteht aus einem sympathischen und einem parasympathischen Anteil, deren Wirkungen oftmals gegensätzlich ausfallen. Viele Organe sind von beiden Systemen innerviert, einige jedoch nicht. Die folgende Tabelle faßt die Wirkungen beider Systeme zusammen.

BEISPIELE DER WIRKUNGEN DES VNS AUF KÖRPERORGANE *

Körperorgan	***Aktivierung des Sympathikus***	***Aktivierung des Parasympathikus***
Auge:		
Pupille	*Erweiterung*	*Konstriktion*
Ziliarmuskel	*Relaxation (Fernakkommodation)*	*Kontraktion (Nahakkommodation)*
Herz:		
Erregungsbildung und Muskel	*Frequenzerhöhung Krafterhöhung*	*Frequenzsenkung Kraftminderung im Vorhof*
Koronararterien	*Dilatation (β), Konstriktion (α)*	*Dilatation*
Arteriolen:		
abdominell	*Konstriktion*	-
muskulär	*Konstriktion (α) Dilatation (β)*	-
Cutis	*Konstriktion*	-
Lunge:		
Bronchien	*Dilatation*	*Konstriktion*
Durchblutung	*leichte Verminderung*	*Erhöhung ?*
Nebennierenmark	*Ausschüttung erhöht*	-
Leber	*Glukosefreisetzung*	*Glykogensynthese leicht erhöht*
Schweißdrüsen	*profuses Schwitzen*	-
Exokrine Drüsen:		
Speichel, Tränendrüse, Nase, Magen	*Vasokonstriktion und geringe Sekretion*	*starke Sekretion (Ausnahme Pankreas)*
Intestinal:		
Lumen	*Peristaltik und Tonus vermindert*	*Peristaltik und Tonus erhöht*
Sphinkter	*Tonus erhöht*	*in der Regel erschlafft*
Gallenblase und -gang	*erschlafft*	*kontrahiert*
Niere	*Reninausschüttung vermindert*	-
Blase:		
Detrusor	*leichte Erschlaffung*	*Aktivierung*
Sphinkter	*aktiviert*	*erschlafft*
Penis	*Ejakulation*	*Erektion*
Grundumsatz	*erhöht*	-

** modifiziert nach A.C. Guyton, Textbook of Medical Physiology, Saunders 1986*

Die Wirkungen des Sympathikus auf die verschiedenen Körperorgane haben ein gemeinsames Ziel: Vorbereitung auf Notfallsituationen, körperliche Leistungen oder Kampf. Die Erweiterung der Bronchien erleichtert z.B. die Atmung, gleichzeitig erhöhen sich Herzfrequenz und -kraft und die Leber gibt Glukose ins Blut ab. Die Vasokonstriktion ist im Intestinaltrakt am ausgeprägtesten und fällt in Skelett- und Herzmuskel am wenigsten auf, auch wenn dies aus der Tabelle nicht hervorgeht. Infolgedessen wird die Durchblutung zugunsten von Herz- und Skelettmuskulatur umverteilt, wo sie besonders benötigt wird. So wird das oft als antagonistisch apostrophierte parasympathische Nervensystem zum Partner bei der Steuerung vegetativer Funktionen.

Die Verallgemeinerung, daß der Sympathikus die Alarmbereitschaft steuert, hat einige wichtige Ausnahmen. Die sympathische Kontrolle der Blutgefäße der Haut z. B. dient vor allem der Regulation der Körpertemperatur. Die beschriebene Verallgemeinerung soll nur eine Hilfe sein, sich an die unterschiedlichen Funktionen der beiden Anteile des VNS besser zu erinnern.

Die Abbildungen unten zeigen die Unterschiede zwischen der Innervation der Körperorgane und des Skelettmuskels. Autonome Nervenfasern erreichen ihr Ziel nicht auf direktem Wege, sondern über Synapsen in vegetativen Ganglien. Axone, die Impulse zu den Ganglien leiten, sind präganglionäre Fasern; diejenigen, die Impulse zu den Körperorganen leiten, sind postganglionäre Fasern. Beide Teile des VNS benutzen Azetylcholin als präganglionären Transmitter. Postganglionär werden jedoch unterschiedliche Neurotransmitter freigesetzt. Die parasympathische postganglionäre Übertragung erfolgt wiederum über Azetylcholin, die sympathische hingegen über Noradrenalin (Tafel 17).

Das Nebennierenmark entspricht entwicklungsgeschichtlich einem sympathischen Ganglion. Sympathische präganglionäre Axone stehen in direkter synaptischer Verbindung mit den Drüsenzellen des Nebennierenmarks, die sie durch das freigesetzte Azetylcholin erregen. Statt postganglionärer Neurone sezernieren die Drüsenzellen eine Mischung von Noradrenalin und Adrenalin in den Blutkreislauf. Weitere Einzelheiten über das Nebennierenmark sind in Tafel 119, die Steuerung des VNS ist in Tafeln 101 und 102 beschrieben.

Hinweise: D sollte eine dunkle Farbe erhalten.
1. Beginnen Sie mit der Abbildung oben und arbeiten Sie dann in der Mitte nach unten, wobei Sie die + oder - Symbole anmalen, die die Wirkungen von Sympathikus und Parasympathikus auf Drüsen und Muskeln des Organismus darstellen sollen. Kolorieren Sie auch die kleinen Kreise, die die parasympathischen Ganglien (B1) in den verschiedenen Organen symbolisieren. Die unterste Abbildung illustriert das allgemeine Prinzip der Lokalisation der Ganglien im VNS (postganglionäre Axone lang im Sympathikus, kurz im Parasympathikus; Überschriften links unten). Beachten Sie in diesem Zusammenhang, daß die oberen 3 Beispiele des Parasympathikus eine Ausnahme darstellen. Diese Ganglien liegen außerhalb des Effektororgans.
2. Das Schema oben wird durch die untere Abbildung erweitert, die die prä- und postganglionären Transmitter darstellen. Hier sollen die Überschriften der Effektorzellen angemalt werden, nicht aber die Zellen selbst.

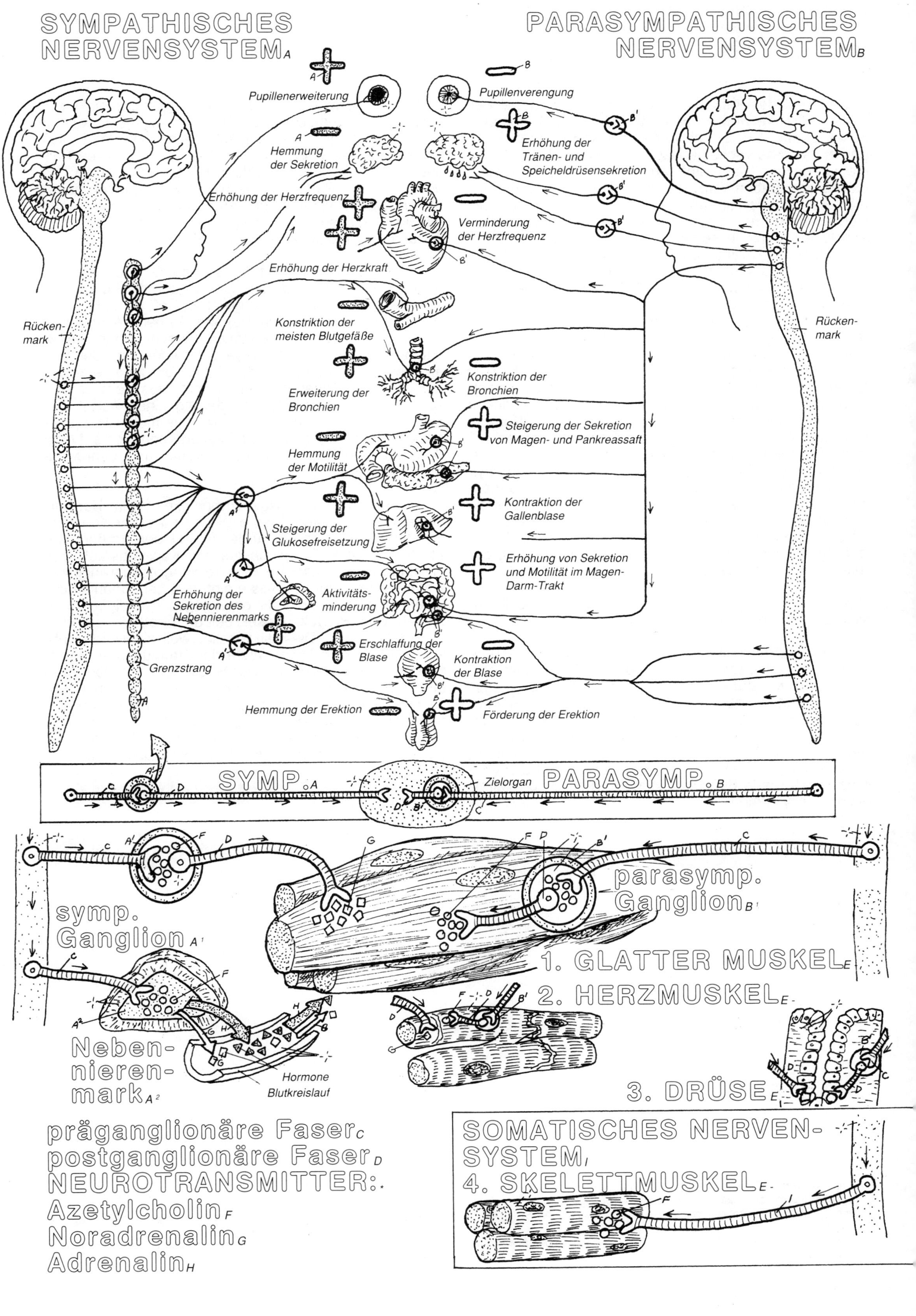
SYMPATHISCHES NERVENSYSTEM A
PARASYMPATHISCHES NERVENSYSTEM B
Pupillenerweiterung
Pupillenverengung
Hemmung der Sekretion
Erhöhung der Tränen- und Speicheldrüsensekretion
Erhöhung der Herzfrequenz
Verminderung der Herzfrequenz
Erhöhung der Herzkraft
Rücken-mark
Konstriktion der meisten Blutgefäße
Konstriktion der Bronchien
Erweiterung der Bronchien
Steigerung der Sekretion von Magen- und Pankreassaft
Hemmung der Motilität
Kontraktion der Gallenblase
Steigerung der Glukosefreisetzung
Erhöhung von Sekretion und Motilität im Magen-Darm-Trakt
Erhöhung der Sekretion des Nebennierenmarks
Aktivitäts-minderung
Erschlaffung der Blase
Kontraktion der Blase
Grenzstrang
Hemmung der Erektion
Förderung der Erektion
SYMP. A
Zielorgan
PARASYMP. B
parasymp. Ganglion B'
symp. Ganglion A'
1. GLATTER MUSKEL E
2. HERZMUSKEL E
Neben-nieren-mark A²
Hormone
Blutkreislauf
3. DRÜSE E
präganglionäre Faser C
postganglionäre Faser D
NEUROTRANSMITTER:
Azetylcholin F
Noradrenalin G
Adrenalin H
SOMATISCHES NERVEN-SYSTEM I
4. SKELETTMUSKEL E

EINFÜHRUNG IN DAS KARDIOVASKULÄRE SYSTEM

Der Aufbau des kardiovaskulären Systems ist auf den ersten Blick verwirrend, weil das Herz als 1 anatomisches Organ aus 2 funktionell unterschiedlichen Pumpen zu bestehen scheint. Das rechte Herz pumpt Blut in die Lunge, wo Sauerstoff aufgenommen und Kohlendioxyd abgegeben wird; das linke Herz pumpt Blut ins Gewebe, wo der umgekehrte Vorgang stattfindet. Die Herzscheidewand (Septum) trennt das Herz (rechtes und linkes Herz) in seine 2 funktionellen Einheiten. In jede Herzhälfte treten bestimmte Gefäße ein und aus und leiten das Blut in der richtigen Weise durch das Herz. Die Lunge besteht aus 2 Flügeln (rechtem und linkem), die beide dieselbe Aufgabe erfüllen. Diese anatomische Einheit »Lunge« ist in der Abbildung oben rechts dargestellt. Alle Pulmonalarterien (Arterien, die vom rechten Herzen zur Lunge führen) und alle Pulmonalvenen (Venen, die von der Lunge zum linken Herzen führen) sind jeweils zu einem funktionellen Weg zusammengefaßt. Ebenso sind Körperarterien (die vom linken Herzen in die nicht-pulmonalen Gewebe des Körpers führen) und Körpervenen (die vom Gewebe zum rechten Herzen führen) zusammengefaßt und jeweils als ein Gefäß dargestellt. Der obere Halbkreis der Abbildung (zwischen rechtem und linkem Herzen) wird als Lungen- oder kleiner Kreislauf bezeichnet, der untere Halbkreis (zwischen linkem und rechtem Herzen), der alle anderen Körpergewebe versorgt, als Körper- oder großer Kreislauf. Der rechte Halbkreis enthält sauerstoffreiches, der linke sauerstoffarmes Blut.

Die gegenüberliegende Abbildung zeigt wichtige Fließeigenschaften des Blutes im Kreislauf:

1. Das Stromzeitvolumen (Stromstärke) des Blutes ist in jedem beliebigen vollständigen Querschnitt des Kreislaufes konstant. Das vom rechten Herzen ausgeworfene Blutvolumen entspricht im wesentlichen dem Volumen, das dem linken Herzen zuströmt. So wird ein Rückstau des Blutes in der Lunge verhindert. Flüssigkeitsverschiebungen sind kurzfristig möglich, jedoch nicht für längere Zeit. Bei Erwachsenen beträgt das vom Herzen geförderte Blutvolumen in Ruhe ca. 5 l pro Minute (Herzzeitvolumen).

2. Stromstärke = Blutströmungsgeschwindigkeit x Fläche des Querschnittes. Blutströmungsgeschwindigkeit entspricht der Geschwindigkeit eines »Blutpartikels« im Strom. Dies entspricht der Strecke, die dieses Partikel in einer Minute zurücklegt. Mit Stromstärke ist das Volumen der »Partikel« charakterisiert, die einen gegebenen Querschnitt in einer Minute passieren. Sie wird in ml/min. gemessen. Das Diagramm veranschaulicht den Zusammenhang zwischen diesen beiden Größen.

3. Im Kapillargebiet ist die Gesamtfläche des Gefäßquerschnittes am größten. Die Gesamtfläche ist die Summe aller Querschnitte gleicher Gefäße (z.B. Arterien, Arteriolen, Kapillaren, Venolen, Venen). Ausgehend von der Aorta wird der gesamte Querschnitt des Gefäßbaumes in Richtung Gewebe zunehmend größer und erreicht ein Maximum im Kapillargebiet. Jeder einzelne Ast ist zwar kleiner als der Stamm, aus dem er entspringt; die Querschnittverminderung eines Astes wird jedoch durch die hohe Anzahl der Äste mehr als ausgeglichen. Umgekehrte Verhältnisse ergeben sich auf dem Weg von den Kapillaren über Venolen und Venen zurück zum Herzen.

4. Die Blutströmungsgeschwindigkeit ist im Kapillargebiet am geringsten. Dies ergibt sich aus der Konstanz der Stromstärke im Gefäßbaum und der großen Gesamtfläche des Querschnittes im Kapillargebiet. Die Gleichung Stromstärke = Blutströmungsgeschwindigkeit x Fläche des Querschnittes ergibt, daß bei Zunahme der Querschnittfläche die Strömungsgeschwindigkeit abnimmt. Das Produkt dieser beiden Größen verändert sich dabei nicht. Dies ist wichtig, weil Kapillaren sehr kurz sind (etwa 0,1 cm). Wäre die Strömungsgeschwindigkeit nicht vermindert, würde die Zeit für den Austausch zwischen Blut und Gewebe (z.B. von Sauerstoff) zu kurz. Die Passagezeit des Blutes in einer Kapillare beträgt normalerweise ca. 1 Sekunde. Würde es mit derselben Geschwindigkeit wie in der Aorta fließen, wäre diese Zeit auf 1 Tausendstel (1 msec) reduziert.

Hinweise: Verwenden Sie Blau für B, Lila für C und Rot für D.
*1. Beginnen Sie mit der anatomischen Zeichnung des Blutkreislaufes. Folgen Sie von 1 im rechten Vorhof ausgehend (durch ein * markiert) der Reihenfolge der Zahlen.*
2. Malen Sie das funktionelle Schema des Kreislaufes angefangen beim rechten Herzen an.
3. Malen Sie das Diagramm an, das den Zusammenhang zwischen Strömung, Fläche und Geschwindigkeit beschreibt.
4. Malen Sie das Diagramm in der unteren rechten Ecke an. Es veranschaulicht die physikalischen Prinzipien im Körper.

Myokard A
desoxygeniertes Blut B
Körpervenen B¹
pulmonale Arterien B²
Kapillaren C
oxygeniertes Blut D
Körperarterien D¹
pulmonale Venen D²

KREISLAUF: FUNKTIONELL.

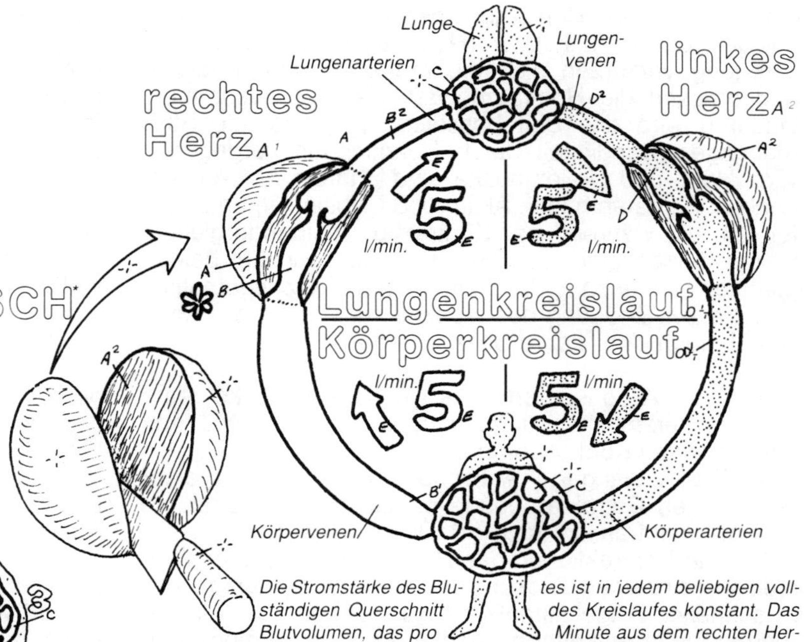

Die Stromstärke des Blutes ist in jedem beliebigen vollständigen Querschnitt des Kreislaufes konstant. Das Blutvolumen, das pro Minute aus dem rechten Herzen ausgeworfen wird, gleicht dem Volumen, das dem linken Herzen zuströmt, sonst würde sich das Blut kontinuierlich in der Lunge aufstauen. Vorübergehend können Flüssigkeitsverschiebungen stattfinden, jedoch nicht für längere Zeit. Dies läßt sich in jedem Abschnitt des Diagramms nachweisen. Der Kreislaufdurchfluß (Herzzeitvolumen) beträgt bei einem durchschnittlichen Erwachsenen in Ruhe etwa 5 l pro Minute.

KREISLAUF: ANATOMISCH

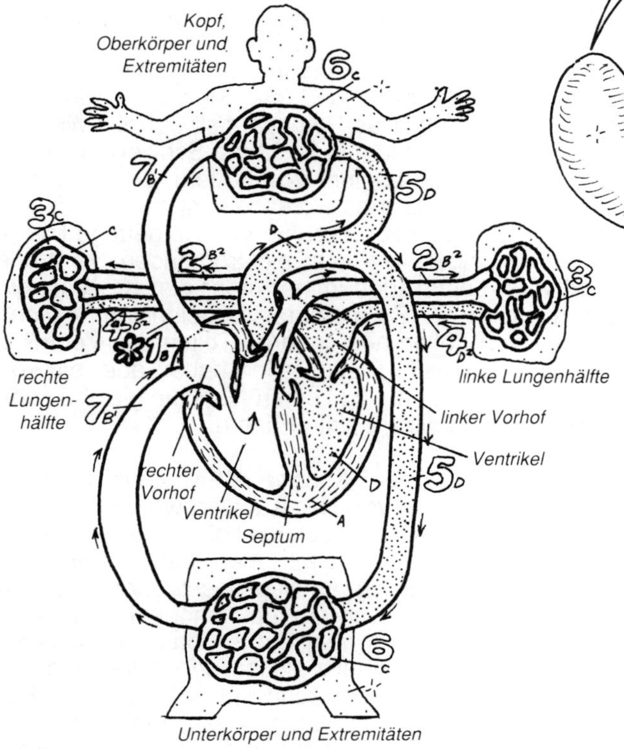

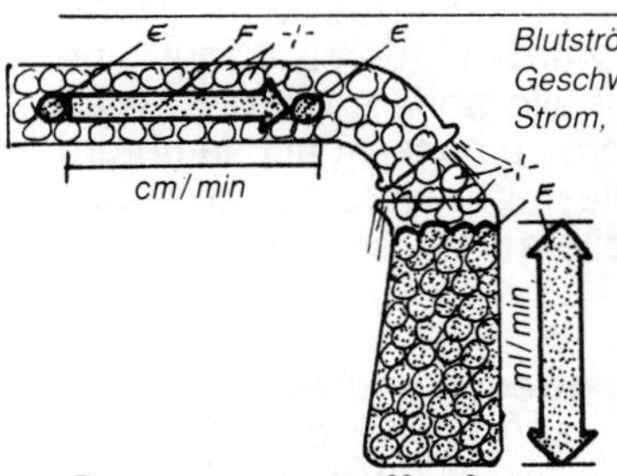

Blutströmungsgeschwindigkeit entspricht der Geschwindigkeit eines »Blutpartikels« im Strom, d.i. die Strecke, die das »Partikel« in 1 Minute zurücklegt. Die Stromstärke wird durch das Volumen der »Partikel« charakterisiert, die einen gegebenen Querschnitt in 1 Minute passieren. Sie wird in ml pro Minute gemessen.

ÄNDERUNGEN DER STRÖMUNGSGESCHWINDIGKEIT.

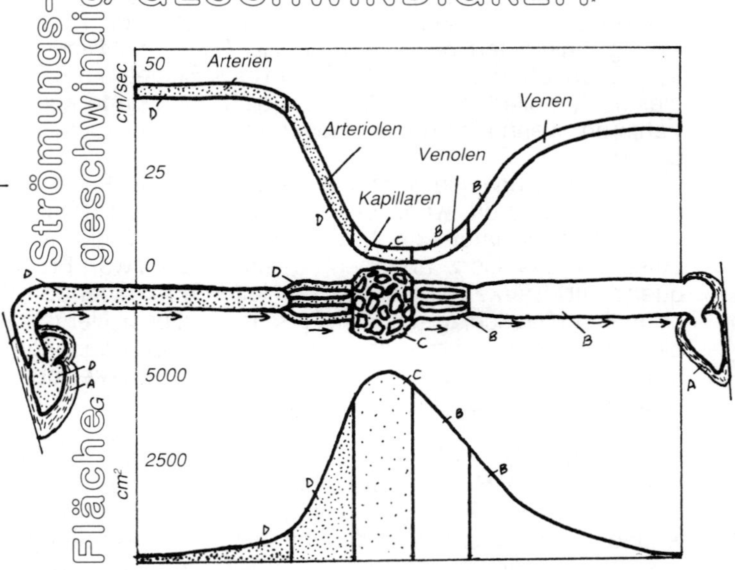

Ausgehend von der Aorta wird der gesamte Querschnitt des Gefäßbaumes in Richtung Gewebe zunehmend größer und erreicht sein Maximum im Kapillargebiet. Jeder Ast ist kleiner als der Zweig aus dem er entspringt. Diese Querschnittverminderung wird jedoch durch die schnell wachsende Anzahl der Äste mehr als ausgeglichen. Umgekehrte Verhältnisse ergeben sich auf dem Weg von den Kapillaren über Venolen und Venen zurück zum Herzen. Aufgrund der großen Fläche im Kapillargebiet und der konstanten Stromstärke in allen Querschnitten ist die Strömungsgeschwindigkeit im Kapillargebiet am geringsten. Dies ist wichtig, weil Kapillaren sehr kurz sind (etwa 0,1 cm). Würde das Blut nicht langsamer fließen, wäre nicht genügend Zeit für den Austausch zwischen Blut und Gewebe (z.B. von O_2). Das Blut hält sich normalerweise etwa 1 Sekunde in der Kapillare auf. Würde das Blut mit derselben Geschwindigkeit wie in der Aorta fließen, wäre diese Zeit auf 1 Tausendstel (1 msec) reduziert.

Stromstärke E = Strömungsgeschwindigkeit F X Fläche G

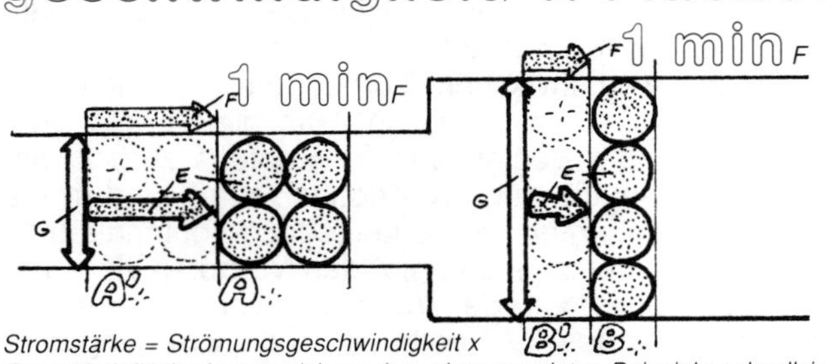

Stromstärke = Strömungsgeschwindigkeit x Querschnittfläche lassen sich an dem oben gezeigten Beispiel nachvollziehen. Der Gesamtquerschnitt von Röhre B ist doppelt so groß wie der von A, so daß auf einer gleich langen Strecke bei B doppelt so viele kubische Elemente (»Partikel«) Platz haben wie bei A. Bei konstanter Strömung muß die Anzahl der »Partikel«, die diese Fläche pro Minute bei A passieren, der entsprechen, die bei B pro Minute passieren (= 4). Die Elemente an Punkt A müssen also 1 Minute zuvor den Punkt A¹ durchlaufen haben, während diejenigen an Punkt B den Punkt B¹ 1 Minute zuvor passiert haben. In dieser Minute wurde bei A die doppelte Entfernung zurückgelegt wie bei B, die Strömungsgeschwindigkeit der »Partikel« ist bei A also doppelt so groß wie bei B.

AKTIONSPOTENTIALE DES HERZENS

Das Herz ist ein Hohlorgan, dessen Wände aus einer spezialisierten Muskulatur (Herzmuskel) bestehen. Bei Erregung verkürzen sich die Muskeln, werden dicker und pressen die Hohlräume des Herzens zusammen. Dadurch wird das Blut beschleunigt, wobei die Strömungsgeschwindigkeit durch Herzklappen vorgegeben wird. Herz- und Skelettmuskel sind in ihrem Aufbau sehr ähnlich: Beide enthalten Aktin- und Myosinfilamente (Tafel 18), die während der Kontraktion ineinandergleiten. Beide können elektrisch erregt werden und bei beiden pflanzen sich entlang der Zellmembran Aktionspotentiale fort, die zur Erregung des Muskels führen. Es bestehen jedoch auch signifikante Unterschiede:

1. Das Aktionspotential ist im Skelettmuskel sehr kurz, im Herzmuskel 100mal länger und dauert während der gesamten Kontraktion an.
2. Das verlängerte Aktionspotential geht mit einer sehr langen Refraktärperiode einher, die sich über die gesamte Kontraktion erstreckt. Dies bedeutet:
3. Die Kontraktionen des Herzmuskels bestehen immer aus einzelnen Zuckungen. Wenn ein Skelettmuskel in schneller Folge stimuliert wird, können die resultierenden Einzelzuckungen verschmelzen und ermöglichen so fein abgestufte andauernde Kontraktionen. Dies ist im Herzmuskel nicht möglich. Die lange Refraktärperiode macht jeden Stimulus unwirksam, der eintrifft, ehe das Herz relaxiert ist. Die Phase der Entspannung zwischen den einzelnen Schlägen dient zur Blutfüllung des Herzens für die nächste Kontraktion.
4. Herzmuskelzellen sind durch gap junctions (Nexus) verbunden. Dies sind Kanäle, die die Fortleitung von Aktionspotentialen von einer Zelle zur nächsten ermöglichen und garantierten, daß an jeder Kontraktion die gesamte Herzmuskulatur beteiligt ist. Der Herzschlag funktioniert nach dem Prinzip Alles oder Nichts. Im Gegensatz dazu sind die Zellen des Skelettmuskels elektrisch isoliert. Eine Zelle kann sich auch dann kontrahieren, wenn sich die Nachbarzellen im Ruhezustand befinden.
5. Normalerweise wird sich ein Skelettmuskel nur dann kontrahieren, wenn er einen Nervenimpuls erhält. Die Herzmuskulatur erregt sich selbst. Nerven, die Impulse an das Herz abgeben, beeinflussen zwar Frequenz und Stärke der Kontraktion, leiten aber nicht den normalen Herzschlag ein. Bei Zerstörung dieser Nerven bleibt der Herzschlag auch ohne äußere Impulsgebung erhalten. Im Gegensatz dazu ist ein Skelettmuskel bei Ausfall der zugehörigen Nervenbahnen gelähmt.

Die Form des Aktionspotentials variiert je nach Lokalisation im Herzen. Die Abbildung oben zeigt den Ablauf in einer Purkinje-Faser bei intrazellulärer Ableitung. Diese Herzmuskelfasern sind auf Reizleitung spezialisiert. Sie können sich auch selbst erregen. Wird eine Purkinje-Faser isoliert, schlägt sie in ihrem eigenen Rhythmus weiter. Das Ruhepotential (diastolisches Potential) bleibt bei diesen Fasern nicht konstant. Es steigt langsam bis zu einem Schwellenpotential an und löst dann ein Aktionspotential aus. Die initiale Spitze (sehr schneller Potentialanstieg) ist mit der bei Nerven und Skelettmuskeln vergleichbar, denn sie beruht jeweils auf einer Öffnung von Natriumkanälen. Daher können die positiv geladenen Natrium-Ionen aus dem Extrazellulärraum, wo sie höher konzentriert sind, rasch in die Zelle einströmen. In allen 3 Fällen wird die Öffnung der Natrium-Kanäle durch die Depolarisation der Membran ausgelöst. Auf diese Weise entsteht ein positives Feedbacksignal (Depolarisation ➔ Öffnung von Natrium-Kanälen ➔ Depolarisation). In Nerven und Skelettmuskeln folgt darauf eine rasche Inaktivierung der Na^+-Kanäle zusammen mit der Öffnung von K^+-Kanälen, die die Membran sehr schnell repolarisieren. Hier besteht ein Unterschied zur Herzmuskulatur. Nach dem Schließen der Natrium-Kanäle ist die Öffnung der K^+-Kanäle verzögert. In dieser Zeit bleibt die Depolarisation plateauförmig bestehen, da kleine Mengen von Ca^{2+}-Ionen durch inzwischen geöffnete Ca^{2+}-Kanäle in die Zelle einströmen. Diese Ca^{2+}-Ionen kompensieren die in dieser Zeit in geringer Menge ausströmenden K^+-Ionen. Schließlich öffnen sich nach 0,2-0,3 Sekunden die K^+-Kanäle, die Ca^{2+}-Kanäle schließen sich, und die Membran wird sehr schnell repolarisiert. Das Potential fällt auf ein Minimum und steigt dann langsam in Richtung Schwellenpotential an, und der Zyklus beginnt von neuem. Der langsame Anstieg des diastolischen Potentials ist auf das Schließen von K^+-Kanälen zurückzuführen. Die geringe Menge positiver Ladungen, die vom einströmenden Na^+ transportiert wird, überwiegen immer mehr den K^+-Ausstrom. Hierdurch wird die Zellmembran depolarisiert. Aktionspotentiale von Zellen aus anderen Teilen des Ventrikels verhalten sich gleich. Diese Zellen haben aber ein konstantes Ruhepotential und zeigen nicht die gleiche spontane Aktivität wie die Purkinje-Fasern.

Aktionspotentiale des SA oder AV-Knotens verhalten sich anders. Anstelle von Na^+-Kanälen werden Ca^{2+}-Kanäle durch die Membrandepolarisation aktiviert. Jetzt bewirkt der Einstrom von Ca^{2+}-Ionen den Anstieg des Aktionspotentials. Dieser Anstieg des diastolischen Potentials läuft rasch ab und erreicht schnell die Schwelle. Isoliert man Zellen aus dem Sinusknoten, so schlagen sie mit schnellerer Frequenz als isolierte Zellen aus dem AV-Knoten, die wiederum schneller schlagen als Purkinje-Fasern. Im intakten Herzen bestimmen die Zellen des Sinusknotens den Rhythmus für das ganze Herz. Der Sinusknoten hat Schrittmacherfunktion. Diese schnellschlagenden Zellen werden zuerst erregt und übertragen ihre Erregung auf alle anderen. Viele Zellen sind zwar in der Lage, in ihrer eigenen (langsameren) Frequenz zu schlagen, tun dies aber nicht, da ihnen aus dem Sinusknoten eine schnellere Impulsfrequenz vorgegeben wird.

Die Koordination der Schlagbewegung gewährleistet ein Reizleitungssystem, das schnell Impulse auf alle Teile des Herzens überträgt. Das ist wichtig, weil die Vorhöfe und Ventrikel durch Bindegewebe getrennt sind, das Impulse nicht weiterleitet. Die notwendigen Leitungsbahnen liefern AV-Knoten und Purkinje-System (Abb. unten rechts). Der AV-Knoten ist der einzige physiologische Übertragungsweg zwischen Vorhof und Ventrikel. Ein Impuls benötigt nur ca. 0,04 sec, um die Strecke vom Sinusknoten- zum Beginn des AV-Knotens zurückzulegen. Bis der Impuls den AV-Knoten verläßt und in die Purkinje-Fasern eintritt, vergehen jedoch nochmals 0,11 sec. Diese AV-Verzögerung gibt den Vorhöfen Zeit, ihre Kontraktion vor Beginn der Ventrikelaktion zu beenden. Nach Verlassen des AV-Knotens wird die Erregung sehr schnell über die Purkinje-Fasern zu allen Zellen des Ventrikelmyokards geleitet. So entsteht eine gerichtete Schlagbewegung, die dem Blut einen optimalen Schub verleiht.

Hinweise: Verwenden Sie dunkle Farben für J und K Strukturen und helle Farben für H und I.
1. Beginnen Sie oben rechts. Malen Sie das Membranschema und parallel dazu jede entsprechende Faser des Aktionspotentials an. Kolorieren Sie das kleinere Diagramm.
2. Malen Sie die 2 Diagramme an, die die Erregung an verschiedenen Orten im Herzen darstellen.
3. Malen Sie die große Abbildung des Herzens in der Reihenfolge der Überschriften links unten an. Kolorieren Sie dann die kleine Zeichnung rechts.

diastolisches Potential A
AKTIONSPOTENTIALE:
hohe Na^+-Permeabilität B
hohe Ca^{++}-Permeabilität C
hohe K^+-Permeabilität D
Refraktärperiode E

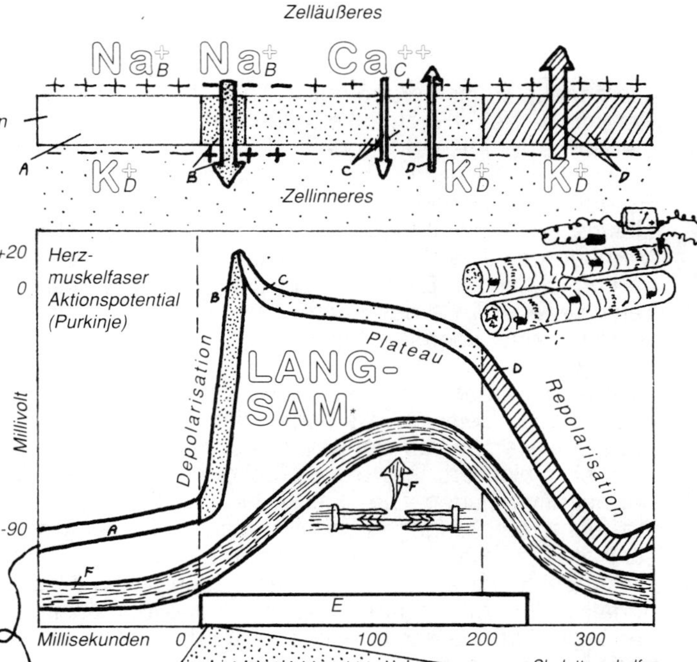

kontraktile Antwort F
Elektrode G

Ein Aktionspotential in einer Purkinje-Herzzelle geht vom Ruhepotential aus und steigt langsam bis zu einer Schwelle an. Dann führt eine kurzzeitige Erhöhung der Na^+-Permeabilität zum Natrium-Einstrom in die Zelle. Diese Phase ist von kurzer Dauer und wird abgelöst von einer verlängerten Plateauphase der Depolarisation. Ermöglicht wird diese durch einen langsamen Ca^{2+}-Einstrom und einen langsamen K^+-Ausstrom, die sich gegenseitig weitgehend ausgleichen. Schließlich steigt die K^+-Permeabilität an. Der K^+-Ausstrom dominiert jetzt und das Potential kehrt rasch zum Ausgangswert zurück. Das Aktionspotential dauert während der Kontraktion an. Es zeigt eine lange Refraktärperiode, die tetanische Kontraktionen verhindert und die notwendige Erschlaffung für die Füllung des Herzens garantiert.

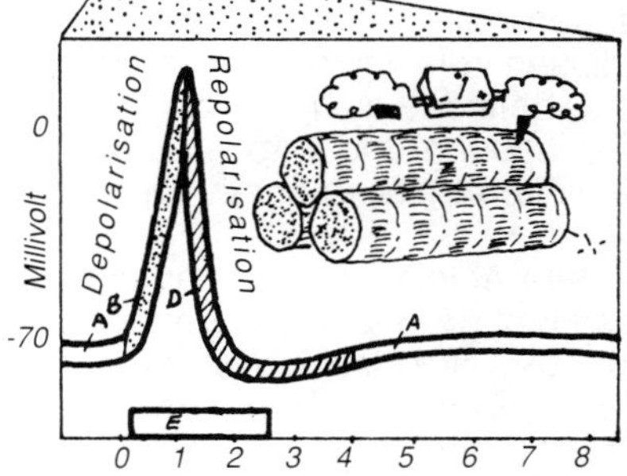

Im Skelettmuskel ist die Dauer des Aktionspotentials sehr kurz. Im Herzmuskel ist sie ca. um das 100fache länger.

VENTRIKEL I

Aktionspotentiale von normalen Ventrikelzellen ähneln denjenigen aus Purkinje-Zellen. Ventrikelzellen zeigen jedoch keine langsame Spontandepolarisationen. Sie können nicht selbst erregen.

KNOTEN J, K

Im Sinus- oder AV-Knoten sind Natrium-Kanäle ohne Bedeutung. Statt dessen werden Ca^{2+}-Kanäle aktiviert, und ein Ca^{2+}-Einstrom ist für die Anstiegsphase des Aktionspotentials verantwortlich. Außerdem zeigen sie eine ausgeprägte diastolische Depolarisation. Zellen des Sinusknotens sind die Schrittmacher des Herzens.

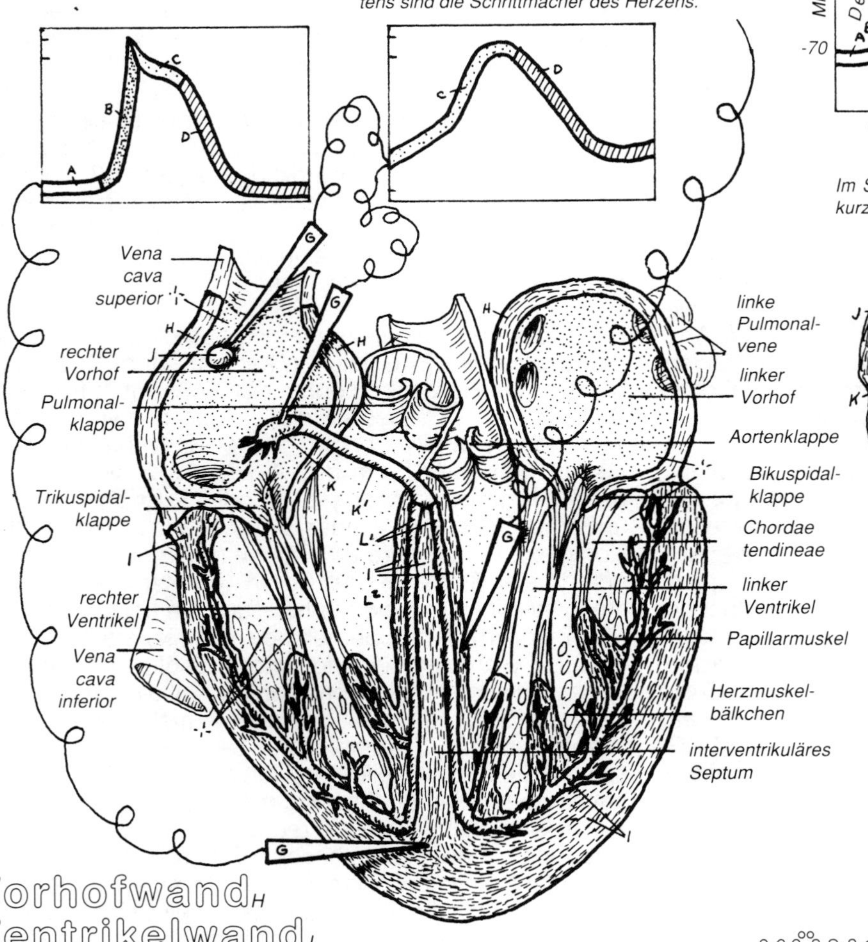

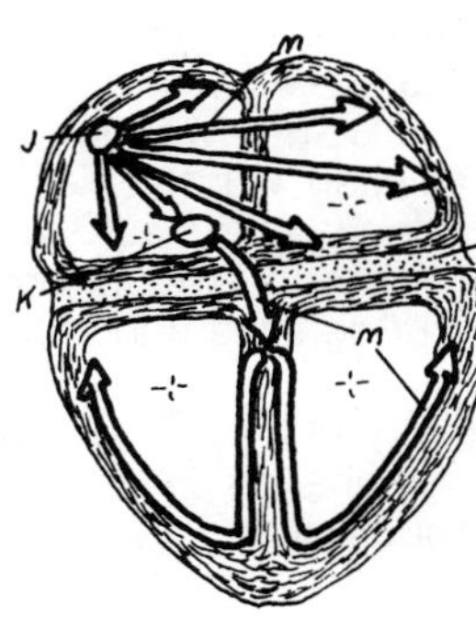

IMPULS-ÜBERTRAGUNG M

Weil Vorhof und Ventrikel durch nicht leitfähiges Bindegewebe getrennt sind, liefern AV-Knoten und Purkinje-System einen Übertragungsweg. Purkinje-Fasern leiten sehr rasch Impulse vom AV-Knoten in die Ventrikel, was eine gerichtete Schlagbewegung für einen optimalen Blutstrom ermöglicht.

Vorhofwand H
Ventrikelwand I
Sinus-Knoten (Schrittmacher) J
Atrioventrikularknoten K
(AV-Knoten) K
AV-Bündel K'
Purkinje-System: L
rechtes und linkes Purkinje-Faserbündel L', Purkinje-Fasern L²

KÜNSTLICHER SCHRITTMACHER J'

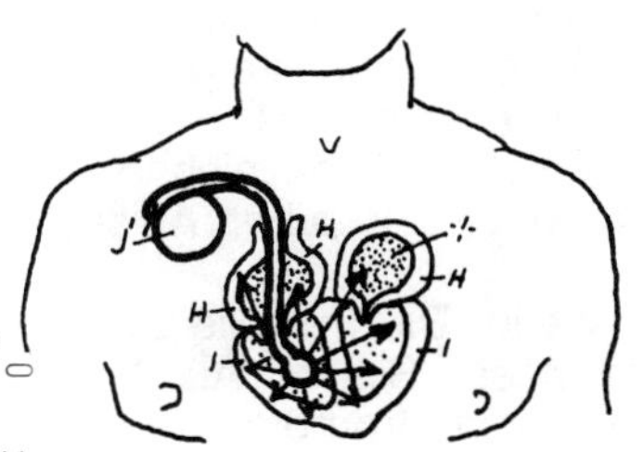

Bei Ausfall des Reizleitungssystems kann ein künstlicher Schrittmacher eingesetzt werden. Der Ventrikel wird dabei direkt über Elektroden stimuliert, die die elektrischen Impulse aus einer unter die Haut eingepflanzten Batterie übertragen.

EKG UND REIZLEITUNG IM HERZEN

Die genaue Registrierung der in Tafel 27 beschriebenen Potentiale der Herzmuskelzellen erfordern das Einstechen einer Mikroelektrode in das Zytoplasma der Zelle, was beim Menschen nicht durchgeführt werden kann. Es gibt jedoch andere, nichtinvasive Methoden, um die elektrische Aktivität des Herzens zu beurteilen. Diese Methoden sind zwar nicht so genau, vermitteln aber einen umfassenden Eindruck über die elektrische Aktivität verschiedener Teile des Herzens und deren Zusammenwirken in einer koordinierten Schlagbewegung.

Um diese Methoden zu verstehen, betrachten Sie zuerst das einfache Beispiel links oben. Hier sind 2 Elektroden nahe am Herzen auf der Haut angebracht. Die Zellen links sind aktiviert, ihre extrazellulären Oberflächen daher negativ geladen. Die Oberflächen der ruhenden Zellen rechts sind dagegen positiv geladen. Dieser Unterschied wird von den Elektroden registriert. Die linke Elektrode (dicht an der negativen Ladung) verhält sich negativer als die rechte Elektrode (nahe der positiven Ladung). Das Meßinstrument registriert nur den Unterschied zwischen den beiden Elektroden. Bei umgekehrten Verhältnissen (die linken Zellen ruhen, die rechten sind aktiviert) befindet sich die rechte Elektrode nahe der negativen Ladung und wird - bezogen auf die Elektrode auf der linken Seite - negativ sein.

Wie nah müssen Ableitelektroden am Herzen sein? Zum Glück ist das Herz groß, und die Körperflüssigkeiten enthalten Ionen, die elektrische Potentiale leiten können. Die Elektroden können also irgendwo an der Körperoberfläche angebracht werden, solange sie guten Kontakt zur Körperflüssigkeit haben. Die Skizze oben rechts zeigt die Stellen, an denen Elektroden üblicherweise zur Ableitung des Elektrokardiogramm (EKG) plaziert werden. Dabei wird der Unterschied zwischen zweien (egal welchen) dieser 3 Elektroden registriert. Beine und Arme dienen als Verlängerung der Elektroden. Dabei entsprechen Messungen am Bein etwa den Potentialen, die man in der Leiste ableiten würde, Messungen am Arm entsprechen etwa denjenigen aus der zugehörigen Schulter. Elektroden werden zwecks besserer Handhabung an Hand- und Fußgelenken angebracht.

In der Bildmitte ist ein typisches EKG zu sehen. Obwohl nicht offensichtlich, beinhaltet dieser Kurvenverlauf die Summe der Aktionspotentiale aller Herzmuskelzellen während einer Kontraktion. Bedenken Sie, daß die Ableitungen in einiger Entfernung vom Herzen registriert wurden, daß die Zellen in unterschiedliche Richtungen orientiert sind und zu verschiedenen Zeiten erregt werden oder repolarisieren. Aus der »Sicht« einer Elektrode an der Körperoberfläche kann das Signal einer Zelle sehr leicht das einer anderen Zelle verstärken oder vermindern. Aus diesem Grund weist das Summen-EKG keine Ähnlichkeit zum Aktionspotential einer einzelnen Zelle auf.

Jahrelange sorgfältige Beobachtungen haben den Grundstein zur Interpretation des EKGs gelegt. Die Abschnitte einer EKG-Kurve werden mit den Buchstaben P, QRS und T bezeichnet. Ihnen entsprechen die folgenden physiologischen Abläufe:

P-Welle. Die P-Welle signalisiert den Beginn des Herzschlages. Sie ist Ausdruck der Erregungsausbreitung über beide Vorhöfe.

P-Q-Intervall. Die Zeit vom Beginn der P-Welle bis zum Beginn der Q-Zacke umfaßt den Zeitraum der Vorhoferregung und der Erregungsübertragung von den Vorhöfen zu den Ventrikeln. Obwohl das Herz in dieser Zeit elektrisch »ruhig« erscheint, breitet sich eine Depolarisationswelle aus. Dieser Zeitraum umfaßt den Weg der Erregung zum AV-Knoten, die Verzögerung im AV-Knoten und die Weiterleitung durch das AV-Bündel, die Tawara-Schenkel und das Purkinje-Netzwerk. Störungen der AV-Überleitung aufgrund von Entzündung, Durchblutungsmangel, Medikamenten oder nervalen Mechanismen manifestieren sich oft in einer pathologischen Verlängerung des P-Q-Intervalles.

Der QRS-Komplex ist Ausdruck der Erregungsausbreitung über beide Ventrikel. Seine Amplitude ist höher als die der P-Welle, da die Masse der Ventrikel deutlich größer ist als die der Vorhöfe. Der QRS-Komplex ist kürzer als die P-Welle, da die Reizleitung über beide Ventrikel (teilweise über Purkinje-Netzwerk) sehr schnell ist.

S-T-Strecke. Im Intervall zwischen S und T zeigt das EKG Null. Die gesamte Muskulatur des Ventrikels befindet sich im gleichen Stadium (depolarisiert) (vgl. das lange Plateau eines Aktionspotentials in einer Muskelfaser), folglich gibt es keine meßbaren Unterschiede.

Die T-Welle ist Ausdruck der ventrikulären Erregungsrückbildung, da unterschiedliche Teile der Ventrikel zu unterschiedlichen Zeiten repolarisieren.

Dies alles stellt nur einen Bruchteil der in einem EKG verborgenen Information dar. Durch die Aufzeichnung des EKGs erhält der Kardiologe Aufschluß über die anatomische Lage des Herzens, Störungen der Herzfrequenz und Erregungsübertragung, die Größe und Lokalisation zerstörten Gewebes und die Wirkung von Elektrolytstörungen im Plasma.

Herzblock und Herzflimmern sind pathologische Zustände, die man im EKG leicht erkennen kann. Beim Herzblock ist die Reizleitung durch den AV-Knoten behindert. Beim Block 1. Grades ist die Leitung nur verlangsamt, was sich in einem abnorm langen P-Q-Intervall manifestiert. Bei einer Form des AV-Blocks 2. Grades leitet der AV-Knoten nur noch jede 2. oder 3. Erregung weiter, und das EKG zeigt 2 oder 3 P-Wellen für jeden QRS-Komplex. In schwereren Fällen (AV-Block 3. Grades oder totaler Block) ist über den AV-Knoten keine Leitung mehr möglich, und die Vorhöfe und Ventrikel sind elektrisch isoliert. Jetzt übernehmen ventrikuläre Schrittmacher die Kammererregung, und Vorhöfe und Ventrikel schlagen unabhängig voneinander. In diesem Fall besteht im EKG keinerlei Beziehung mehr zwischen P-Wellen und QRS-Komplexen. Beim Kammerflimmern schlagen einzelne Teile des Herzens ohne Koordination hochfrequent und unabhängig voneinander. Das Herz ist auf eine zuckende Masse reduziert - ohne koordinierte Erregungs- oder Ruhephasen. Es findet kein Blutauswurf mehr statt. Die Ursache des Kammerflimmerns ist noch nicht vollständig geklärt. Es scheint sich aus einer schnellen und chaotischen Schrittmacheraktivität spontan aktiver Muskelbezirke zu entwickeln, wobei es zu kreisenden Erregungen kommt. Auf die Vorhöfe begrenztes Flimmern kann toleriert werden, da in Ruhe der Beitrag der Vorhöfe zur Ventrikelfüllung gering ist. Im Gegensatz dazu verläuft das Kammerflimmern, wenn es nicht sofort unterbrochen wird, immer tödlich.

Hinweise: 1. Beginnen Sie mit den verschiedenen Elektrodenanordnungen am oberen Drittel der Seite.
2. Malen Sie das Herz und das EKG an. Malen Sie zuerst die Überschrift und dann die zugehörige Struktur am Herzen und im EKG an. Beachten Sie, daß bei diesen Abbildungen die Farben, die Sie für das Herz verwendet haben, sich auf die EKG-Phase beziehen und nicht auf Strukturen des Herzens.
3. Kolorieren Sie die Abbildungen von Herzblock und Flimmern.

MESSUNG DER ELEKTRISCHEN AKTIVITÄT DES HERZENS.

Zellaktivität A

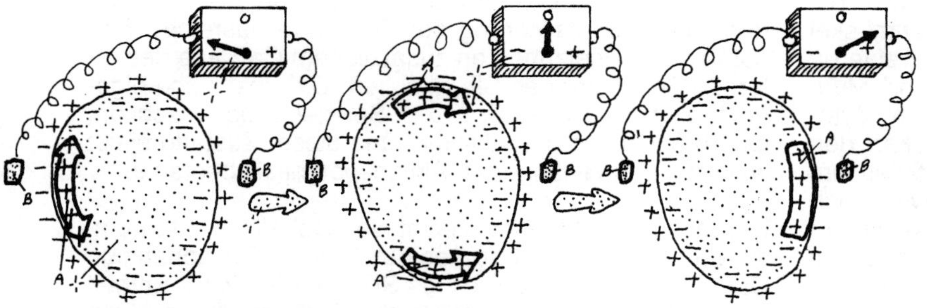

Zwei Elektroden werden an der Oberfläche des Herzens angebracht. Das Meßinstrument zeichnet nur den Unterschied zwischen den beiden Elektroden auf (links - rechts). Wenn die linken Zellen erregt sind, während sich die rechten Zellen in Ruhe befinden, dann wird die linke Elektrode bezogen auf die rechte Elektrode negativ sein. Befinden sich die linken Zellen in Ruhe, während die rechten Zellen erregt sind, dann wird die rechte Elektrode bezogen auf die linke Elektrode negativ sein - die linke Elektrode wird in bezug zur rechten positiv sein.

ANLEGEN DES EKG's*

Elektrode B

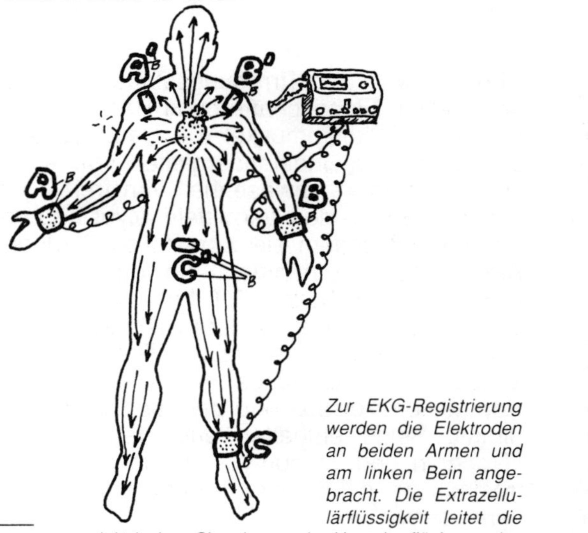

Zur EKG-Registrierung werden die Elektroden an beiden Armen und am linken Bein angebracht. Die Extrazellulärflüssigkeit leitet die elektrischen Signale von der Herzoberfläche zu den Elektroden. Gemessen werden die Unterschiede zwischen jeweils 2 dieser 3 Elektroden, wobei die Beine und Arme als simple Verlängerungen der Elektroden dienen. Dabei entspricht die Messung am Fußgelenk (C) etwa den Potentialänderungen, die man mit einer in der Leiste plazierten Elektrode (C^1) messen würde. Gleiches gilt für A und A^1 sowie für B und B^1.

DAS EKG.

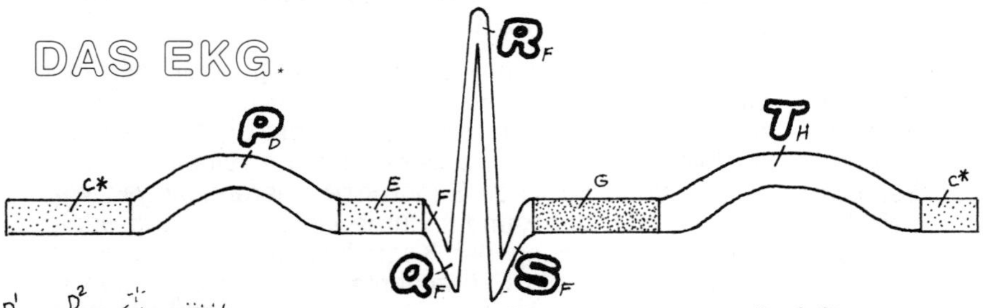

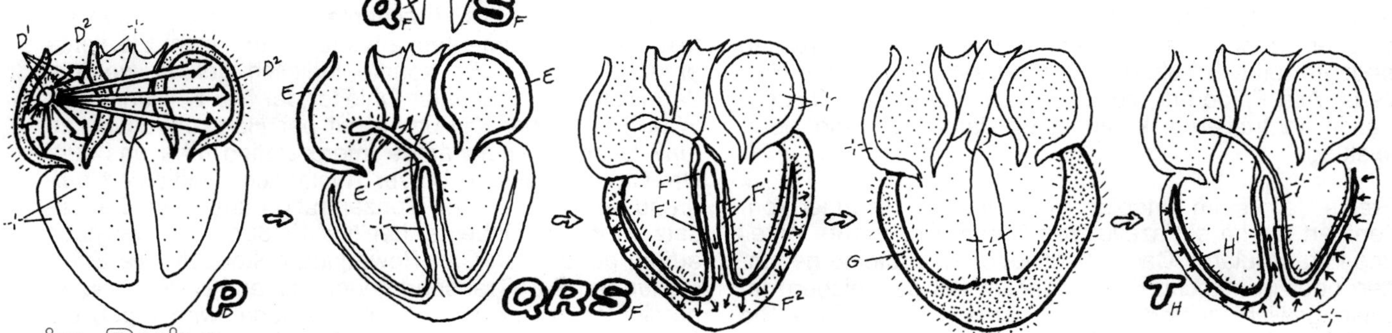

in Ruhe C*

P-WELLE D

Erregung des Sinusknoten D^1

atriale Depolarisation D^2 E

AV-Knoten Purkinje-Erregung E^1

QRS-KOMPLEX F

Purkinje-Erregung F^1 ventrikuläre Depolarisation F^2

totale Depolarisation G

T-WELLE: H

ventrikuläre Repolarisation H^1

Bei einem typischen EKG entspricht die P-Welle der Vorhoferregung. Der QRS-Komplex ist Ausdruck der Erregungsausbreitung in den Ventrikeln, die flache Null-Linie zwischen S und T entspricht der Phase der totalen Kammererregung, die T-Welle entspricht der Phase der Erregungsrückbildung in den Ventrikeln.

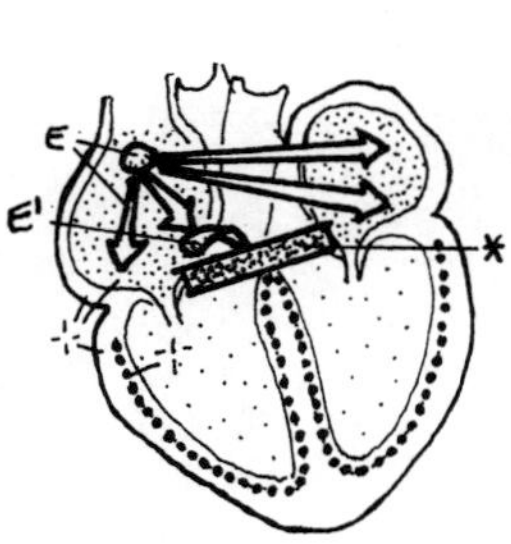

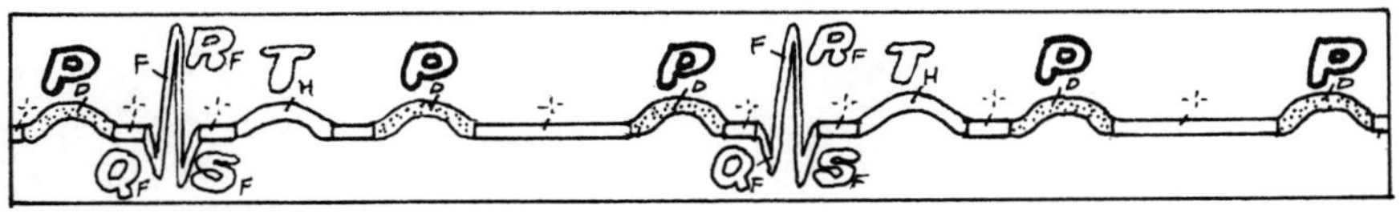

HERZBLOCK.

Vorhofschlag E

ventrikulärer Schlag E^1

Beim AV-Block 2. Grades wird nur jede 2. oder 3. Erregung übergeleitet. In diesem Fall sieht man im EKG 2 oder 3 P-Wellen pro QRS-Komplex.

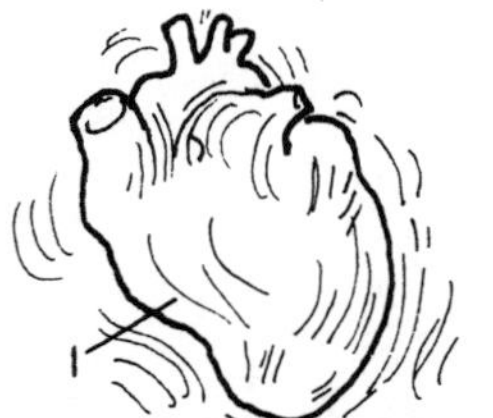

FLIMMERN I

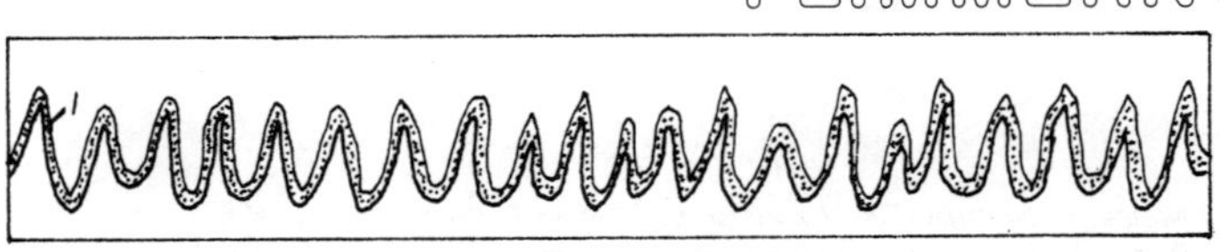

Beim Flimmern schlagen verschiedene Bereiche des Herzens unkoordiniert und unabhängig voneinander. Die Auswurfleistung des Herzens nimmt dramatisch ab, das EKG zeigt hochgradige Veränderungen.

ELEKTROMECHANISCHE KOPPELUNG IM HERZMUSKEL

Ebenso wie der Erregungsablauf gleichen sich die kontraktilen Eigenschaften von Herz- und Skelettmuskel (Tafel 20). Skelettmuskel wie Herzmuskel kontrahieren sich durch das Ineinandergleiten von Aktin- und Myosinfilamenten in Anwesenheit von freiem Ca^{2+} im Zytoplasma. Bei beiden vermitteln Myosinquerbrücken den Gleitprozeß, indem sie Kontakt zu Bindungsstellen am Aktinfilament aufnehmen. Sowohl Skelett- wie auch Herzmuskel enthalten T-Tubuli, die Impulse senkrecht zur Zelloberfläche ins Innere weiterleiten. Beide besitzen mit dem sarkoplasmatischen Retikulum (SR) ein gut ausgebildetes tubuläres Netzwerk, das Ca^{2+} für die Kontraktion freisetzt und bei der Relaxation wieder aufnimmt. Beide enthalten auch regulatorische Proteine (Troponin und Tropomyosin), die bei Abwesenheit von freiem Ca^{2+} die Brückenbildung von Aktin und Myosin verhindern.

Es gibt aber auch wichtige Unterschiede. Bei Erregung eines Skelettmuskels wird genügend Ca^{2+} freigesetzt, um mit dem vorhandenen Troponin zu reagieren. So werden alle reaktiven Stellen am Aktin verfügbar gemacht und die Myosinquerbrücken aktiviert. Dies ist normalerweise bei einem kontrahierenden Herzmuskel nicht der Fall. Troponin wird nicht vollständig von Ca^{2+} besetzt. Das ist wichtig, da eine vermehrte Ca^{2+}-Verfügbarkeit in der Zelle die Anzahl der möglichen Querbrücken erhöht. Die Zunahme der aktiven Querbrücken bedeutet eine Erhöhung der Kontraktionskraft des Herzens. Alle Faktoren, die die intrazelluläre Ca^{2+}-Konzentration kontrollieren, kontrollieren damit auch die Herzleistung.

Freies Ca^{2+} ist im Zytoplasma 20.000fach niedriger konzentriert als im extrazellulären Raum. Der größte Anteil des intrazellulären Ca^{2+} ist entweder an Proteine gebunden oder in Mitochondrien oder im SR gespeichert. Im Gleichgewichtszustand ist Ca^{2+} außerhalb der Zelle und im SR in höheren Konzentrationen vorhanden. Nach seinem Eintritt ins Zytoplasma findet es leicht Zugang zum Troponin und den kontraktilen Elementen. Während der Erregung breiten sich Aktionspotentiale an der Oberfläche der Membran und entlang der T-Tubuli auch in die Tiefe aus. Dort kommt die Erregungswelle in direkten Kontakt zum SR (den Zisternen). Mittels eines noch unbekannten Mechanismus wird jetzt die Freisetzung von Ca^{2+} ausgelöst. Während eines Aktionspotentials strömt zusätzlich etwas Ca^{2+} in die Zelle. Obwohl dies bei weitem nicht zur Aktivierung der Filamente ausreicht, wird damit die Freisetzung von zusätzlichem Ca^{2+} aus den internen Speichern des SR stimuliert. Ca^{2+} löst seine eigene Freisetzung aus. Der Ca^{2+}-Spiegel steigt rasch an, Querbrücken werden aktiviert, und dieser Zustand bleibt während des verlängerten Aktionspotentials bestehen.

Bei Muskelerschlaffung nimmt der Gehalt an internem, freiem Ca^{2+} wieder ab, da es durch eine ATP-abhängige Ca^{2+}-Pumpe (aktiv) zurück ins SR befördert wird. Enthält die Zelle mehr Ca^{2+}, wird mehr Ca^{2+} ins SR zurückgepumpt und beim nächsten Schlag mehr Ca^{2+} freigesetzt, was eine kräftigere Kontraktion bewirkt. Das kontinuierlich (z.B. während des Aktionspotentials) in die Zelle strömende Ca^{2+} verläßt sie über 2 Wege wieder:

1. größtenteils über eine ATP-abhängige Ca^{2+}-Pumpe,
2. durch Na^{+}-Ca^{2+}-Austausch.

Für das Verständnis der Herzleistung spielt der freie Ca^{2+}-Haushalt eine wichtige Rolle, wobei die Details noch unklar sind. Am Herzmedikament Digitalis läßt sich nachvollziehen, wie die bekannten Einzelheiten zur Interpretation klinischer Erfahrungen herangezogen wurden. Dieses Medikament wurde viele Jahre lang erfolgreich zur Erhöhung der Kontraktionskraft des Herzens eingesetzt, obwohl Experimente mißlangen, die den Effekt des Medikamentes auf die kontraktilen Elemente enthüllen sollten. Es konnte lediglich geklärt werden, daß Digitalis ein potenter Inhibitor der Na^{+}-K^{+}-Pumpe ist. Was hat die Na^{+}-K^{+}-Pumpe mit der Herzkontraktion zu tun? Unsere gegenwärtige Interpretation führt uns zum Na^{+}-Ca^{2+}-Austausch. Dieser Austausch funktioniert aufgrund der höheren Na^{+}-Konzentration außen im Gegensatz zu innen. Dabei ist der Na^{+}-Einstrom mit der nach außen gerichteten Ca^{2+}-Bewegung gekoppelt. Die Energie für den Ca^{2+}-Transport gegen seinen Konzentrationsgradienten (innen niedrig, außen hoch) wird durch die frei werdende Energie beim Na^{+}-Fluß entlang seines Konzentrationsgradienten gewonnen (außen hoch, innen niedrig). Unter Einwirkung von Digitalis wird die Na^{+}-K^{+}-Pumpe gehemmt und weniger Natrium aus der Zelle gepumpt. Dadurch steigt die Na^{+}-Konzentration innen und hemmt den Na^{+}-Ca^{2+}-Austausch, der innen niedrige Na^{+}-Spiegel benötigt. Jetzt steht innen mehr Ca^{2+} für die Aktivierung der Querbrücken zur Verfügung, was die Herzkraft steigert.

Hinweise: Verwenden Sie Rot für M und dunkle Farben für A und K.
1. Beginnen Sie mit der anatomischen Zeichnung der Herzmuskelzelle (zweite Abbildung von oben).
2. Malen Sie die dazugehörige schematische Zeichnung darunter an. Kolorieren Sie die Abbildung links.
3. Wenden Sie sich jetzt der unteren Abbildung zu. Die 2 Rechtecke oben veranschaulichen die Arbeitsweise der Na^{+}-K^{+}-Pumpe und des Na^{+}-Ca^{2+}-Austausches. Beginnen Sie links. Rechts wird gezeigt, wie Digitalis durch Hemmung des Ca^{2+}-Auswärtstransportes die Herzkraft steigert.

Aktionspotential A
Plasmamembran B
T-Tubulus C
sarkoplasmatisches Retikulum D
Ca⁺⁺ im Zytoplasma E'
Troponin F Tropomyosin G
Aktin H Z-Linie I
Myosin J Querbrücken J' ⇧

MUSKELKONTRAKTION.

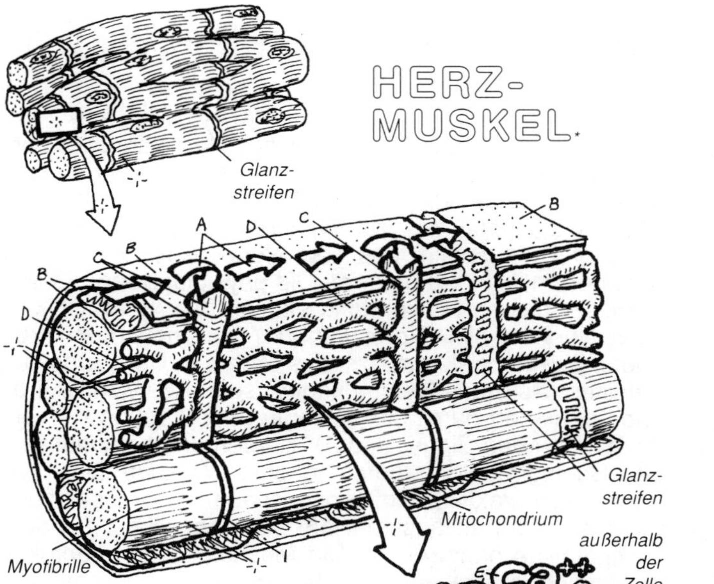

Während der Erregung breiten sich Aktionspotentiale an der Zellmembran und entlang der T-Tubuli auch in die Tiefe aus. Dort kommt die Erregungswelle in direkten Kontakt zum SR (den Zisternen). Mit Hilfe eines noch unbekannten Mechanismus wird die Freisetzung von Ca^{2+} veranlaßt (1). Während eines Aktionspotentials strömt zusätzlich etwas Ca^{2+} in die Zelle. Obwohl dies bei weitem nicht zur Aktivierung der Filamente ausreicht, wird die Freisetzung von zusätzlichem Ca^{2+} aus den internen Speichern des SR stimuliert (2). Im allgemeinen reicht das bei jeder Erregung freigesetzte Ca^{2+} nicht für eine maximale Kontraktion aus. Somit ist die Menge des freigesetzten Ca^{2+} ein wichtiger Parameter, der die Herzleistung bestimmt.

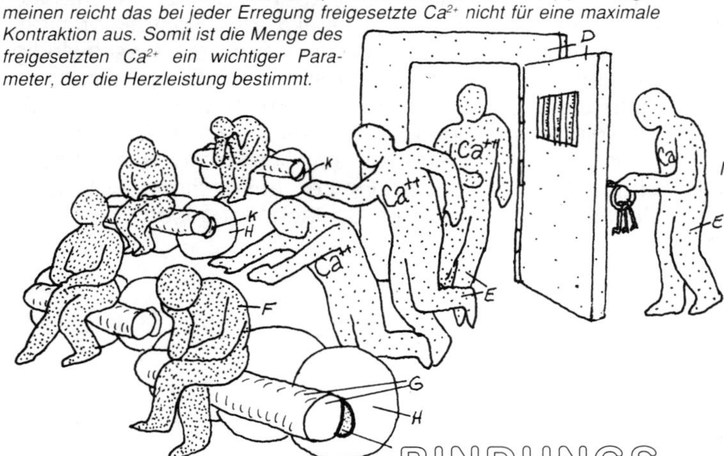

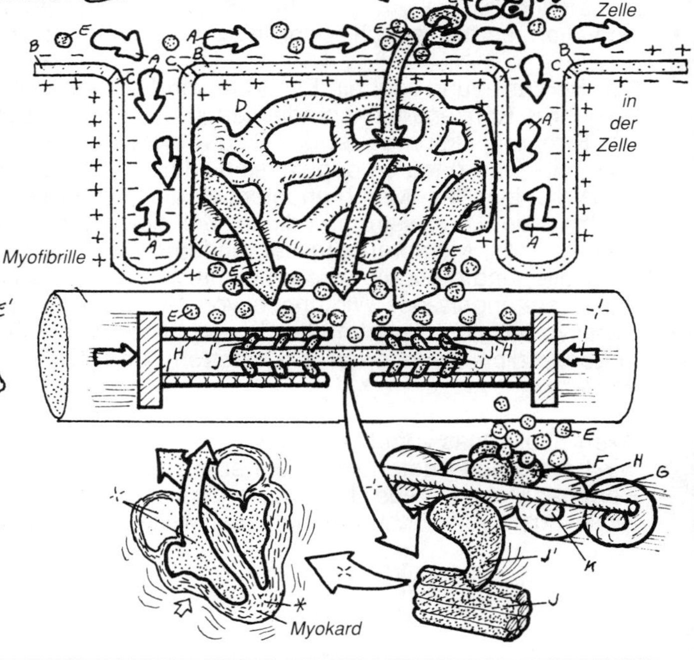

BINDUNGS-STELLE K

Ca^{2+} triggert seine eigene Freisetzung. Die Ca^{2+}-Konzentration steigt an und reagiert mit dem Troponin-Tropomyosin-Komplex. Dadurch werden die Bindungsstellen am Aktin frei und die Myosin-Querbrücken können sich ausbilden.

Na^+_L/K^+-PUMPE L' ATP M
Na^+_L/Ca^{++}_E-AUSTAUSCH E²

Nach dem Aktionspotential erschlafft der Muskel und die intrazelluläre freie Ca^{2+}-Konzentration wird auf 3 Wegen verringert:

1. überwiegend wird Ca^{2+} durch eine ATP-abhängige Ca^{2+}-Pumpe in das SR gepumpt,
2. durch eine ATP-abhängige Ca^{2+}-Pumpe wird Ca^{2+} in den Extrazellulärraum gepumpt,
3. durch Na^+-Ca^{2+}-Austausch wird Ca^{2+} aus der Zelle transportiert. Dabei stammt die Energie für den Bergauf-Transport von Ca^{2+} aus der Zelle vom Na^+-Einstrom entlang seines Konzentrationsgradienten in die Zelle.

Das Medikament Digitalis steigert die Kontraktionskraft des Herzens. Dies scheint auf einer Hemmung der Na^+-K^+-Pumpe zu beruhen, wobei das intrazelluläre Na^+ ansteigt. Dadurch wird der Gradient für den Natriumeinstrom vermindert. Auf diese Weise verliert der Na^+-Ca^{2+}-Austausch an Effektivität und Ca^{2+} kumuliert innerhalb der Zelle. Dort wird es in das SR gepumpt, so daß bei jeder Erregung mehr Ca^{2+} zur Verfügung steht. Erhöhte Ca^{2+}-Freisetzung → Aktivierung einer größeren Zahl Querbrücken → Steigerung der Kontraktionskraft.

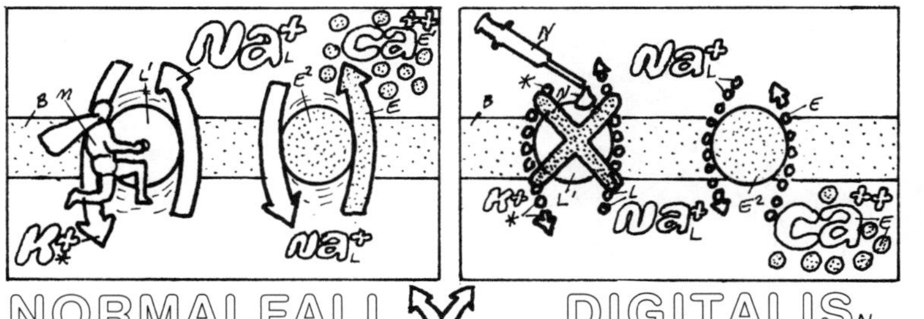

NORMALFALL. DIGITALIS N

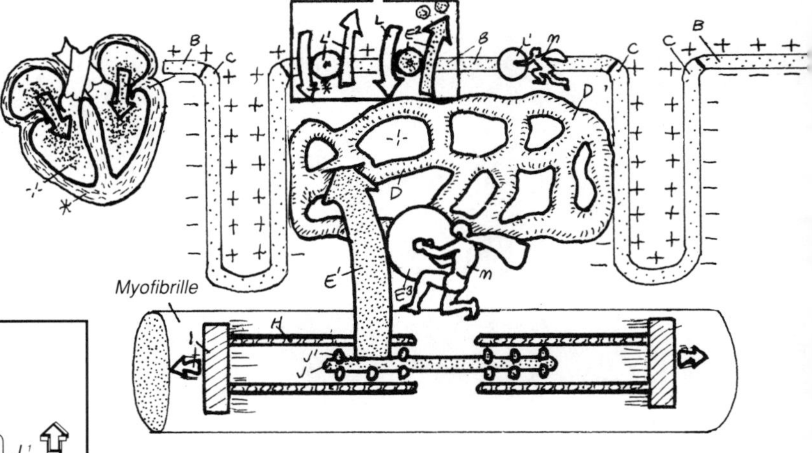

Ca⁺⁺-Pumpe E³ ATP M
Ca⁺⁺ im Zytoplasma ⇧ E'
Aktivität der Querbrücken J' ⇧

MUSKELERSCHLAFFUNG.

NERVALE KONTROLLE DES HERZENS

Bei körperlicher Aktivität schlägt das Herz schneller und kräftiger, in Ruhe langsamer. Diese Veränderungen lassen sich größtenteils auf den Einfluß von Sympathikus und Parasympathikus zurückführen. Katecholaminausschüttung (Adrenalin) aus dem Nebennierenmark ist in geringerem Ausmaß beteiligt. Die physiologischen Effekte dieser beiden Nerven sind einfach: Der Sympathikus setzt Noradrenalin (Norepinephrin) frei und erhöht Frequenz und Kontraktionskraft des Herzens. Der Parasympathikus (Äste des Nervus vagus) setzt Azetylcholin frei und vermindert damit die Schlagfrequenz. Beide Nerven innervieren den Sinus- und AV-Knoten und beeinflussen die Schlagfrequenz durch direkte Wirkung auf die Schrittmacheraktivität im Sinus-Knoten. Eine Beeinflussung der Kontraktionskraft läßt sich jedoch nur für den Sympathikus nachweisen. Die Muskulatur der Ventrikel ist tatsächlich frei von jeglicher parasympathischer Innervation, enthält jedoch reichlich sympathische Fasern.

Der Herzerregung liegt ein Einstrom von Ca^{2+}-Ionen entlang ihres Konzentrationsgradienten in die Zelle zugrunde. Erregungsursprung ist der Sinus-Knoten (Tafel 27). Die Zelle wird dadurch depolarisiert (d.h. innen weniger negativ), bis das Membranpotential die Schwelle erreicht. Jeder K^{+}-Ausstrom in dieser Zeit bewirkt das Gegenteil. Das Membranpotential entfernt sich von der Schwelle, und die Zelle wird repolarisiert. Der Schlüssel zum Verständnis der Wirkungen von Sympathikus und Parasympathikus liegt im Gleichgewicht zwischen dem gegensätzlich orientierten K^{+}-Ausstrom und Ca^{2+}-Einstrom.

Azetylcholin, das vom Nervus vagus freigesetzt wird, bewirkt am Sinus-Knoten vor allem eine Erhöhung der K^{+}-Permeabilität. Daraus folgt ein negativeres Ruhepotential, das vom Schwellenpotential weiter entfernt ist. Das ausströmende K^{+} verlangsamt die Geschwindigkeit der Depolarisation, die durch einströmendes Ca^{2+} verursacht wird. Das Schwellenpotential wird also erst nach einem längeren Intervall erreicht, und die Herzfrequenz nimmt ab. Außer der Verminderung der Impulsfrequenz des Schrittmachers (Sinus-Knoten) vermindert das ausströmende K^{+} auch die Erregbarkeit anderer Zellen. Es kommt zur Verlangsamung der Reizleitung zwischen Vorhof und AV-Knoten.

Noradrenalin hat mehrere Wirkungen. Es erhöht die Schlagfrequenz durch Steigerung der Ca^{2+}-Permeabilität. Im Sinus-Knoten bewirkt dies eine Zunahme der Anstiegssteilheit des Schrittmacherpotentials, so daß die Schwelle früher erreicht wird und eine höhere Frequenz resultiert. Die bei jedem Schlag einströmende, größere Ca^{2+}-Menge löst in der ventrikulären Muskulatur nicht nur eine vermehrte Ca^{2+}-Freisetzung aus, sondern vergrößert auch die internen Ca^{2+}-Speicher. Jetzt steht für jede Kontraktion mehr freisetzbares Ca^{2+} zur Verfügung, nach ein paar Schlägen steigt die Kontraktionskraft. Schließlich erhöht Noradrenalin auch die Geschwindigkeit der Ca^{2+}-Reabsorption durch das sarkoplasmatische Retikulum. Der Erschlaffungsprozeß wird beschleunigt und die Kontraktionsdauer damit verkürzt. Bei einer erhöhten Herzfrequenz ist eine verkürzte Kontraktionsphase wichtig, um dem Herzen ausreichend Zeit für die Blutfüllung zwischen den Schlägen zu geben.

Hinweise: Verwenden Sie Rot für J und dunkle Farben für A, B, H und I.
1. Beginnen Sie mit der Abbildung rechts oben.
2. Malen Sie die 3 Aktivitätsformen der autonomen Nerven an.
3. Beschäftigen Sie sich zuletzt mit dem Einfluß des Ca^{2+} auf den Kontraktionsprozeß.

PARASYMPATHIKUS A
SYMPATHIKUS B
Nebennierenmark C
Katecholamine D
ventrikuläre Muskulatur E
Sinus-Knoten F AV-Knoten G
Membranpotential F'
Schwellenpotential H

Sympathikus und Parasympathikus innervieren den Sinus- und AV-Knoten und beide beeinflussen die Schlagfrequenz. Die ventrikuläre Muskulatur ist frei von parasympathischer Innervation, enthält jedoch reichlich sympathische Fasern. Sympathische Reize erhöhen die Kontraktionskraft der Ventrikelmuskulatur, parasympathische Reize zeigen hier keine Wirkung.

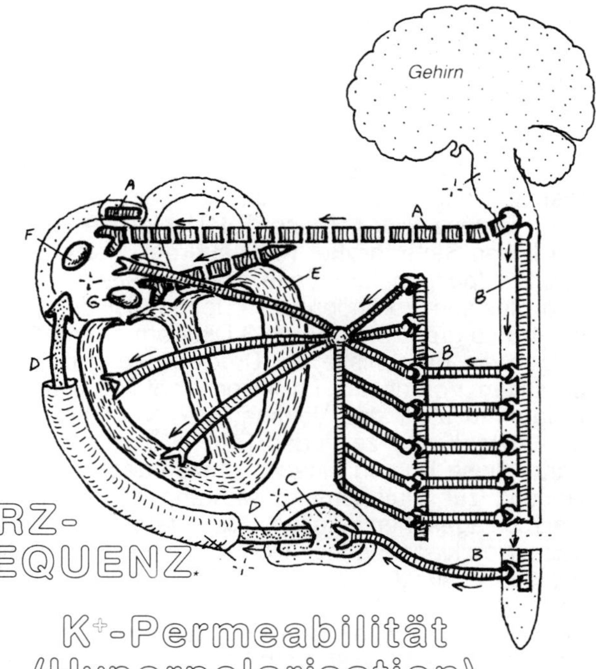

HERZFREQUENZ

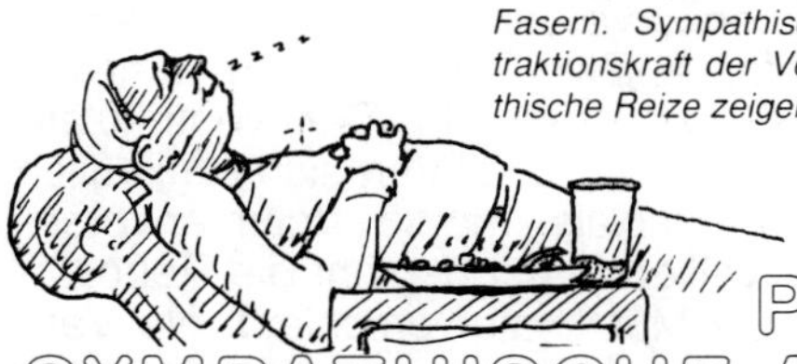

PARASYMPATHISCHE AKTIVITÄT A

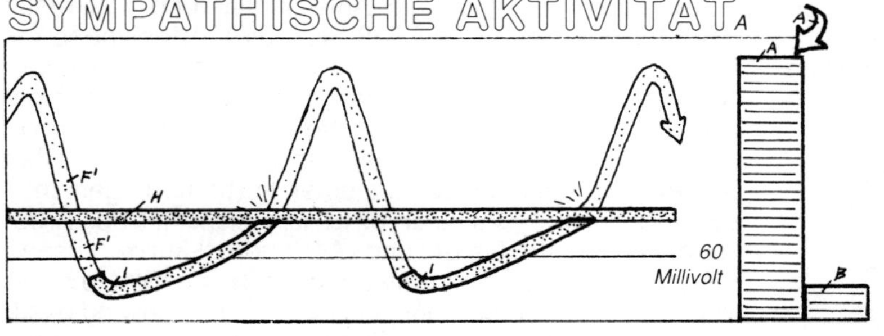

K⁺-Permeabilität (Hyperpolarisation) I

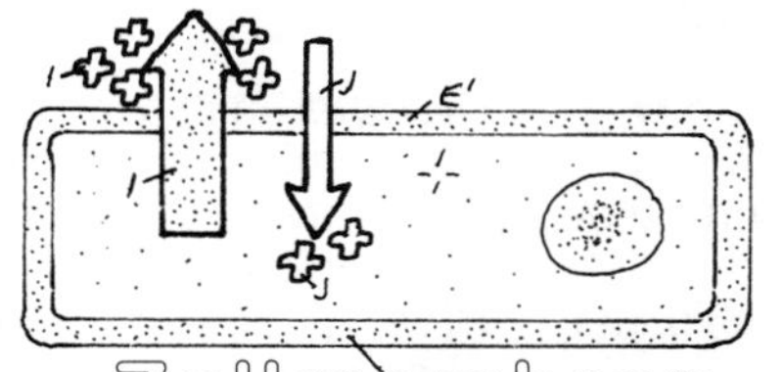

Zellmembran E'

NORMALAKTIVITÄT F'

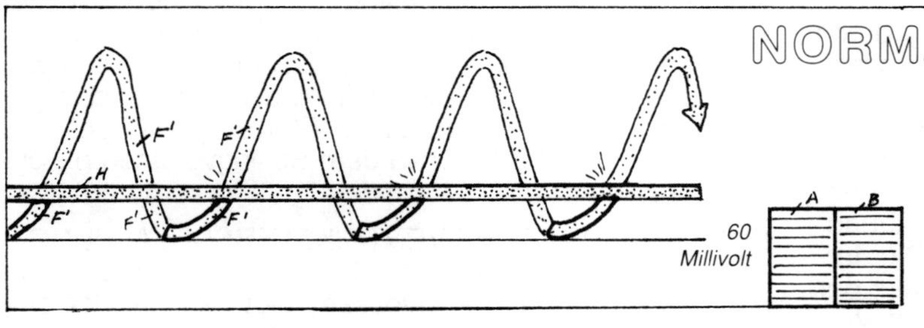

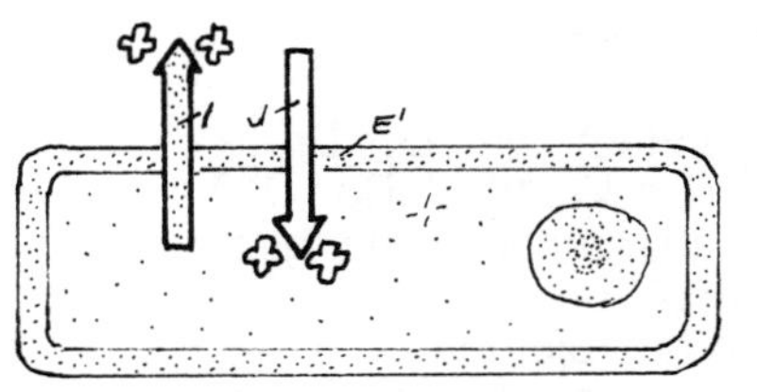

Ca⁺⁺-Permeabilität J

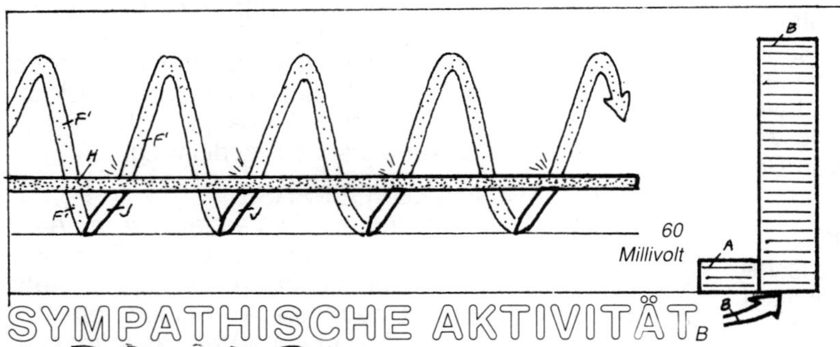

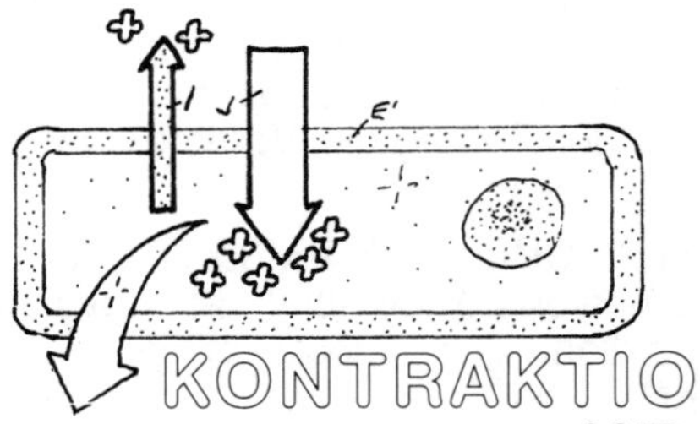

SYMPATHISCHE AKTIVITÄT B

KONTRAKTIONSKRAFT

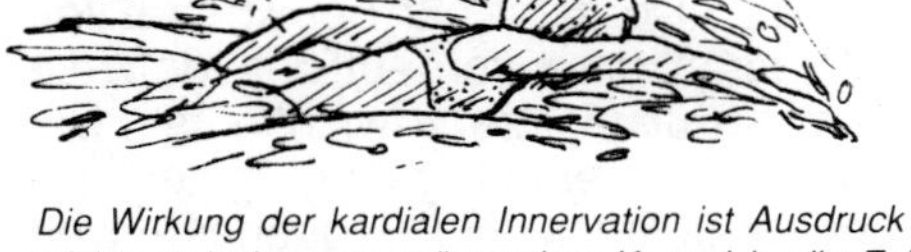

Die Wirkung der kardialen Innervation ist Ausdruck des Gleichgewichts zwischen ausströmendem K^+ und in die Zelle einströmendem Ca^{2+}. Azetylcholin, das vom Nervus vagus freigesetzt wird, bewirkt am Sinus-Knoten eine Erhöhung der K^+-Permeabilität. Es resultiert ein negativeres Ruhepotential, das vom Schwellenpotential weiter entfernt ist. Ausströmendes K^+ verlangsamt das Schrittmacherpotential, das durch einströmendes Ca^{2+} aufrechterhalten wird. Das Schwellenpotential wird also erst nach einem längeren Intervall erreicht, die Herzfrequenz nimmt ab. Noradrenalin erhöht die Schlagfrequenz durch Erhöhung der Ca^{2+}-Permeabilität. Dies bewirkt eine Zunahme der Anstiegssteilheit des Ruhepotentials, wobei die Schwelle früher erreicht wird und eine höhere Frequenz resultiert. In die ventrikuläre Muskulatur strömt bei jedem Schlag vermehrt Ca^{2+} ein, wodurch auch die internen Ca^{2+}-Speicher vergrößert werden. Es steht nun bei jeder Erregung mehr Ca^{2+} zur Verfügung, die Kontraktionskraft steigt. Noradrenalin erhöht auch die Geschwindigkeit der Ca^{2+}-Reabsorption ins sarkoplasmatische Retikulum, wodurch der Entspannungsprozeß beschleunigt wird.

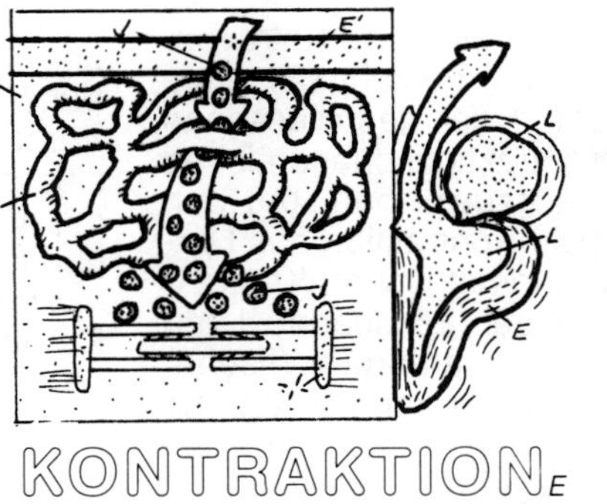

KONTRAKTION E
sarkoplasmatisches Retikulum K
Blut L

Ca⁺⁺-Reabsorption J

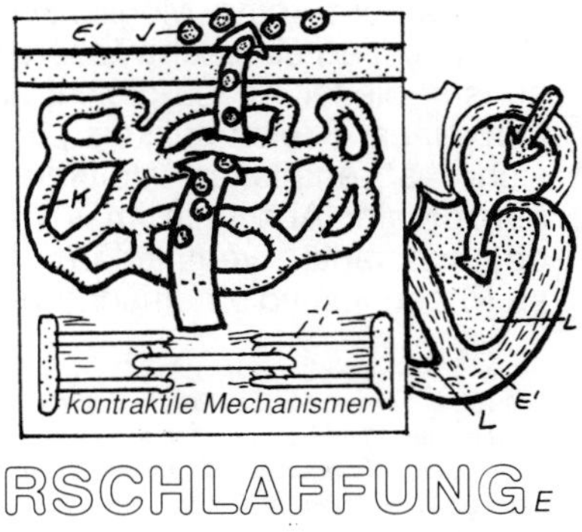

ERSCHLAFFUNG E

AKTIONSPHASEN DES HERZENS: DAS HERZ ALS PUMPE

Die Volumen- und Druckänderungen in jeder Herzkammer und den großen Arterien spiegeln die Pumpaktion des Herzens wider. Diese Tafel zeigt die Änderungen der linken Seite (großer Kreislauf) des Herzens. Auf der rechten (pulmonalen) Seite des Herzens kommt es zu den gleichen Veränderungen, jedoch ist der Druck nur ca. 1/8 so groß. Die oberen 3 Diagramme (rechts unten) zeigen die Ergebnisse der Druckmessung in der Aorta, im linken Vorhof und im linken Ventrikel. Das nächste Diagramm stellt das Volumen des Ventrikels dar, und die letzte Kurve zeigt das EKG. Die Aufgabe besteht darin, diese Kurven einander zuzuordnen und eine Beziehung zur Blutströmung während der Phasen eines Herzschlages herzustellen. Als Interpretationshilfe gilt: Jede Herzklappe öffnet sich in Richtung des Blutstromes. Übersteigt der einen Rückstrom verursachende Druck den Austreibungsdruck, schließt sich die Klappe durch diese Druckdifferenz, so daß ein Rückstrom verhindert wird. Umgekehrt muß sie sich bei höherem Austreibungsdruck öffnen. Diese Erkenntnisse auf das Herz angewendet, ergeben folgende Tabelle:

Klappen	Zustand	Druckverhältnisse
AV	offen	P(Atrium) > P(Ventrikel)
AV	geschlossen	P(Atrium) < P(Ventrikel)
Aorta	offen	P(Ventrikel) > P(Aorta)
Aorta	geschlossen	P(Ventrikel) < P(Aorta) - Ausnahme s.u.

VORHOFKONTRAKTION

Der Zyklus beginnt mit der Vorhofkontraktion, die durch die P-Welle im EKG gekennzeichnet ist. Der Vorhofdruck steigt und treibt das Blut durch die geöffneten AV-Klappen in die Ventrikel. Diese Klappen sind während der Diastole geöffnet, weil der Druck im Vorhof größer ist als im ruhenden Ventrikel. Das Blut strömt in die Ventrikel, kann sie aber aufgrund der geschlossenen Aortenklappe nicht verlassen (P[Aorta] > P[Ventrikel]). Die daraus resultierende Volumenzunahme erscheint auf der Volumenkurve als eine kleine »Ausbuchtung«. Der Vorhof dient als »Zusatzpumpe«, sein Beitrag zur Ventrikelfüllung ist jedoch gering. Der größte Teil der Füllung findet in der Ruhephase von Vorhöfen und Ventrikeln statt. Bei höherer Herzfrequenz, z.B. bei Belastung, steht weniger Zeit zwischen den Schlägen für die Füllung zur Verfügung, und der Beitrag der Vorhöfe gewinnt an Bedeutung.

ISOVOLUMETRISCHE VENTRIKELKONTRAKTION

Nach der Vorhofkontraktion folgt die isovolumetrische Ventrikelkontraktion. Der Impuls erregt die Ventrikel (QRS im EKG), und nach einer kurzen Verzögerung folgt die Kontraktion. Dies ist der Beginn der Systole. Die AV-Klappen schließen sich. Danach steigt der intraventrikuläre Druck weiter steil an. Dabei ensteht der erste Herzton. Der Druck steigt aufgrund der geschlossenen Herzklappen. Während dieser Kontraktionsphase gibt es für das Blut keine Möglichkeit auszuweichen, um den Druckanstieg abzuschwächen. (Die Kontraktion des Herzens in dieser Phase gleicht der isometrischen Kontraktion eines Skelettmuskels.) In dieser Zeitspanne kann sich das ventrikuläre Volumen nicht verändern (flacher horizontaler Abschnitt im Volumendiagramm). Aufgrund des konstanten ventrikulären Volumens nennt man diese Phase »isovolumetrische ventrikuläre Kontraktion«.

VENTRIKELAUSWURF

Sobald der Ventrikeldruck den Aortendruck übersteigt, öffnet sich die Aortenklappe, und das Blut fließt in die Aorta. Der Aortendruck steigt, da das Blut aus dem Ventrikel schneller eintritt, als es die Aorta über kleinere Arterien verlassen kann. Zuvor ist der Druck in der Aorta aufgrund der geschlossenen Aortenklappe kontinuierlich gesunken, weil Blut ständig aus der Aorta in kleinere Arterien ausströmte, der Nachschub aus den Ventrikeln jedoch ausblieb. Das aus dem Ventrikel ausgeworfene Blut wird in der Volumenkurve dargestellt, die bei beginnender Entleerung steil abfällt. Bald darauf nimmt die Kontraktionskraft des Ventrikels ab. Der ventrikuläre Druckanstieg verlangsamt sich und kehrt sich schließlich um, während sich die initiale rapide Volumenveränderung zunehmend nivelliert. Jetzt beginnt die Repolarisation der Ventrikel, die Muskulatur erschlafft, die Ventrikeldruckkurve kreuzt die Aortenkurve und fällt rasch darunter. Kurz darauf schließt sich die Aortenklappe mit einem scharfen Geräusch (2. Herzton); die ventrikuläre Auswurfphase und die Systole sind damit abgeschlossen. (Systole = isovolumetrische ventrikuläre Kontraktionsphase + ventrikuläre Auswurfphase.) Das Schließen der Aortenklappe entspricht einer kerbenförmigen Inzisur in der Aortendruckkurve. Er fällt nicht mit der Kreuzung von ventrikulärer und Aortendruckkurve zusammen, da das durch die Klappen fließende Blut ein beträchtliches Kraftmoment (Masse x Geschwindigkeit) in Fließrichtung aufweist. Mit einer in entgegengesetzter Richtung wirkenden Kraft (Druckdifferenz) benötigt man daher eine kurze Zeit, um die Bewegung zu stoppen oder umzukehren. Bei einem Schlag wird nicht das gesamte im Ventrikel vorhandene Blut ausgeworfen! Das Residualvolumen ist in etwa dem Schlagvolumen gleichzusetzen.

ISOVOLUMETRISCHE VENTRIKELERSCHLAFFUNG

Wie während der isovolumetrischen Kontraktion sind nun beide Klappen geschlossen, Blut kann weder ein- noch ausströmen. Diesmal erschlafft jedoch die ventrikuläre Muskulatur und markiert den Beginn der Diastole. Bei steil abfallenden Drücken bleibt das ventrikuläre Volumen unverändert. Bald fällt der ventrikuläre Druck unter den Vorhofdruck und die AV-Klappen öffnen sich. Damit endet die isovolumetrische Erschlaffung.

VENTRIKULÄRE FÜLLUNGSPHASE

Diese Phase kennzeichnet ein im Vergleich zum ventrikulären Druck höherer Vorhofdruck, da das Blut kontinuierlich aus den pulmonalen Venen in den Vorhof fließt. Das Blut fließt durch die geöffnete AV-Klappe vom Vorhof in den Ventrikel. Die Füllung des Ventrikels findet im Verlauf der Diastole statt, also nicht nur bei Kontraktion des Vorhofes. Die Volumenkurve verdeutlicht, daß die frühe Phase der Kammerfüllung sehr wichtig ist. Die Vorhofsystole zeigt nur noch einen geringfügigen zusätzlichen Effekt. Die ventrikuläre Füllungsphase wird mit Vorhofkontraktion und darauf folgendem AV-Klappenschluß (Ende der Diastole) abgeschlossen (Diastole = isovolumetrische ventrikuläre Erschlaffungsphase + Füllungsphase).

Hinweise: Verwenden Sie Rot für F und dunkle Farben für B und D.

1. Beginnen Sie oben links mit den Titeln A bis E. Kolorieren Sie alle Strukturen in der dazugehörigen Abbildung des linken Herzens. Beachten Sie das Fehlen der Lungenarterien in den letzten 3 Abbildungen. Wenden Sie sich nun den Herzgeräuschen und den die entsprechenden Klappen umgebenden Geräuschzeichen zu.

2. Malen Sie das Druckdiagramm an und beziehen Sie sich auf die oberen entsprechenden Phasen.

3. Verfahren Sie mit der Volumenkurve des linken Ventrikels genauso.

4. Malen Sie die EKG-Kurve grau an.

5. Malen Sie den unteren Abschnitt an, der sich auf die Zeitintervalle bezieht.

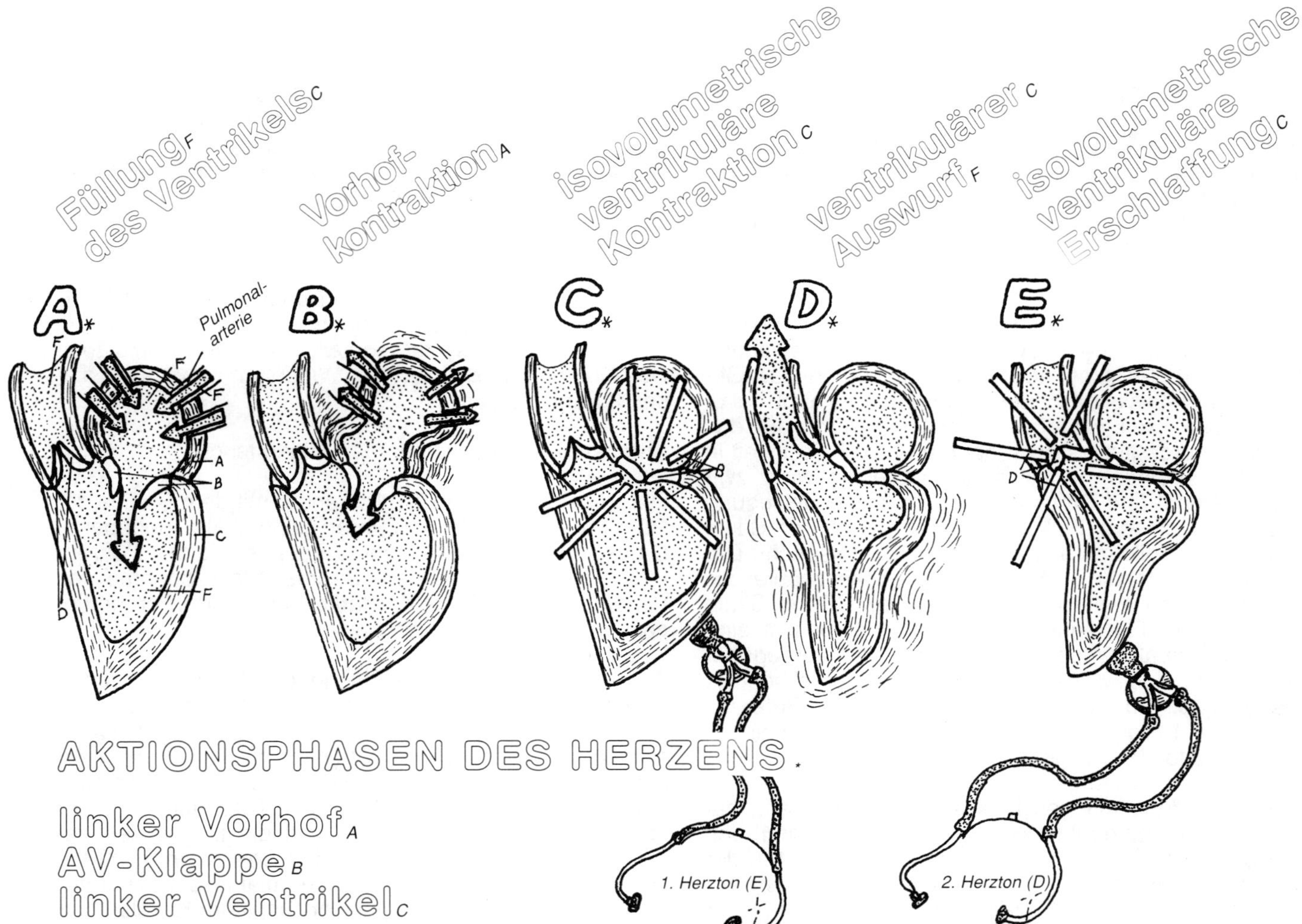

AKTIONSPHASEN DES HERZENS

linker Vorhof A
AV-Klappe B
linker Ventrikel C
Aortenklappe D
Aorta E
Blut F

Der Herzzyklus kann in 4 Phasen unterteilt werden. Sie werden markiert durch Öffnen und Schließen der Klappen und bestimmt durch Druckveränderungen im Bereich von Vorhöfen, Ventrikeln und Aorta. Die Kurven rechts zeigen die Druckveränderungen (y-Achse) pro Zeit (x-Achse).

DRUCK

Die Kurve rechts veranschaulicht die Änderung des Blutvolumens im Ventrikel (y-Achse) pro Zeit (x-Achse). Um den Vergleich zu erleichtern, wird diese Kurve an derselben Zeitachse wie die Druckkurve oberhalb aufgetragen. Die Volumenskala beginnt nicht bei »Null«!

VOLUMEN

Dieses EKG bezieht sich ebenfalls zur besseren Vergleichbarkeit auf die gleiche Zeitachse. Mit dem Text auf der linken Seite als Grundlage lassen sich Druck- und Volumenänderungen sowie das EKG zueinander in Beziehung setzen.

EKG

Sekunden **ZEIT**

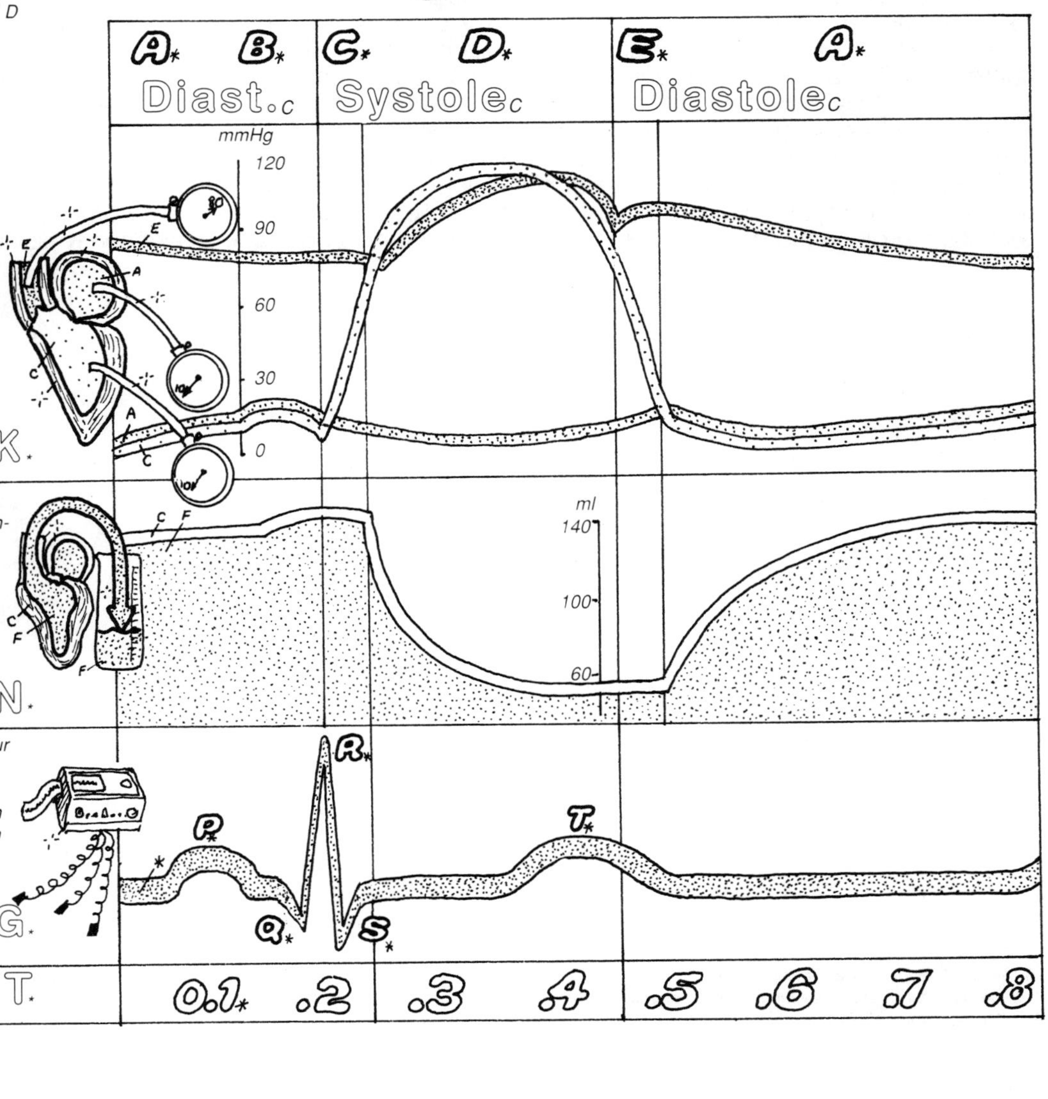

DIE PHYSIK DER BLUTSTRÖMUNG

Aufgrund des Druckunterschiedes zwischen Arterien und Venen fließt das Blut von den Arterien durch die Kapillaren in die Venen. Druck ist die Kraft, die auf jeden cm^2 ausgeübt wird; es ist also ein Maß des »Schubs«. Das Blut fließt von den Arterien zu den Venen, da arterielles Blut stärker »schiebt« als venöses Blut. Der Druckunterschied ist demnach die treibende Kraft für die Fließbewegung.

Wie läßt sich diese Kraft messen? Ein flüssiges Teilchen auf dem Boden einer Röhre, in der keine Bewegung stattfindet ist der Kraft ausgesetzt, die durch das Gewicht der Flüssigkeitssäule darüber ausgeübt wird. Wenn diese Kraft niedriger ist als der Druck auf das Teilchen, würde dieses nach oben und die Flüssigkeit in die Röhre strömen, bis ein exaktes Gleichgewicht zwischen Gewicht und Druck erreicht ist. Keine Bewegung bedeutet in diesem Fall, daß das Gewicht der Säule dem auf das Teilchen ausgeübten Druck entspricht. Dabei eignet sich die Höhe der Flüssigkeitssäule als Parameter zur Druckmessung. (Das Gewicht der Säule hängt von der Flüssigkeit ab. Quecksilber besitzt eine höhere Dichte als Wasser. So entspricht ein vorgegebenes Gewicht einer wesentlich kleineren Quecksilber- als Wassersäule. Aus diesem Grund wird als Referenz Quecksilber bevorzugt. 1 mm Wassersäule multipliziert mit dem Faktor 13,6 ergibt 1 mm Quecksilbersäule.)

In der Abbildung mit geschlossenem Absperrhahn hat der Flüssigkeitsspiegel in allen senkrechten Röhren das gleiche Niveau. Es herrscht also an jedem Punkt in der horizontalen Röhre der gleiche Druck. Wenn der Absperrhahn geöffnet wird, fließt die Flüssigkeit aus der Röhre, und die unterschiedlichen Flüssigkeitsspiegel in den senkrechten Röhren üben jeweils einen unterschiedlichen Druck auf jeden Punkt der horizontalen Röhre aus. Der Druck fällt gleichmäßig von links nach rechts entlang der Horizontalen. In der Abbildung darunter ist ein teilweise geschlossener Absperrhahn weiter links eingezeichnet, wo er die Strömung zwar be-, aber nicht verhindert. Nun wird die Flüssigkeit hinter dem Absperrhahn aufgestaut, bis der Druckunterschied über dem Hahn groß genug ist, den Fluß trotz des Widerstandes aufrechtzuerhalten. Der Druck fällt weiter von links nach rechts, aber nicht mehr gleichmäßig. Der Druck nimmt am stärksten über dem Absperrhahn ab. Im Kreislauf fällt der Druck am stärksten im Bereich der terminalen Arterien, der Arteriolen, die zu den Kapillaren überleiten. Im Blutkreislauf bieten die Arteriolen den größten Strömungswiderstand.

Der Strömungswiderstand kann quantitativ ausgedrückt werden als Druckdifferenz zwischen 2 Punkten in einem Gefäß oder Gefäßsystem, geteilt durch die Stromstärke. Der Quotient ist definiert als Widerstand zwischen diesen 2 Punkten:

Stromstärke = Druckdifferenz : Widerstand.

Der Widerstand ist wesentlich enger mit dem Radius der Röhre verknüpft als mit ihrer Länge. Bei gegebener Druckdifferenz bedeutet eine Verdoppelung des Röhrenradius eine 16fach höhere Stromstärke (Abnahme des Widerstandes). Die Stromstärke hängt direkt proportional von der 4. Potenz des Radius ab.

Druckmessungen an verschiedenen Stellen des Kreislaufes zeigen den größten Druckabfall über den Arteriolen. Da die Stromstärke in jedem beliebigen Querschnitt des Gefäßsystems gleich ist, muß im Bereich der Arteriolen (Bereich des höchsten Druckabfalls) der Strömungswiderstand am größten sein. (Dies folgt aus der obigen Gleichung.) Arteriolen sind die Engpässe oder die geschwindigkeitsbegrenzenden Strukturen im Kreislauf. Engpässe wirken sehr oft regulatorisch. Die Arteriolen gelten so als wichtigster Abschnitt im Kreislauf zur Regulation des Blutdrucks und der Durchblutung einzelner Organe. Die Regulation wird durch glatte Muskelzellen ermöglicht, die zirkulär in der Arteriolenwand angeordnet sind. Diese Muskeln werden von Hormonen und Nerven kontrolliert. Bei Erschlaffung der Muskulatur nimmt der Radius zu, bei Kontraktion ab. Denken Sie an den engen Zusammenhang zwischen Radius und Widerstand einer Röhre. Durch Beeinflussung der Arteriolenradii wird dem Körper die Kontrolle von Durchblutung und Druck im eigenen Kreislauf ermöglicht.

Hinweise: Verwenden Sie Rot für C.
1. Beginnen Sie oben und gehen Sie von links nach rechts vor.
2. Malen Sie die nächste Abbildungsreihe an und beachten Sie die langen Querbalken (B^1), die den Gesamtdruck darstellen.
3. In der großen Abbildung darunter bedeutet die Linie (B^1) den mittleren Blutdruck. Denken Sie an die Farbänderung des Blutes im Bereich der Arteriolen.

Quecksilber$_A$ Kraftpunkt,$_B$ Druckpunkt$_{B'}$ Flüssigkeit,$_C$ Blut$_{C'}$ Widerstand$_D$

DRUCKMESSUNG$_{B'}$

Druck ist das Maß des »Schubes« oder der Kraft pro Flächeneinheit. Druck kann mit einer »U-Röhre« gemessen werden, die zur Hälfte mit Quecksilber (Hg) gefüllt ist. Der Mann drückt auf das Quecksilber. Je kräftiger er schiebt, desto höher steigt das Quecksilber. Seine Höhe (mmHg) ist ein Maß für die Schubkraft (Druck) des Mannes. Der Blutdruck wird gemessen, indem eine Arterie mit einem »U-Rohr« verbunden wird. Der »Schub« entsteht im Herzen.

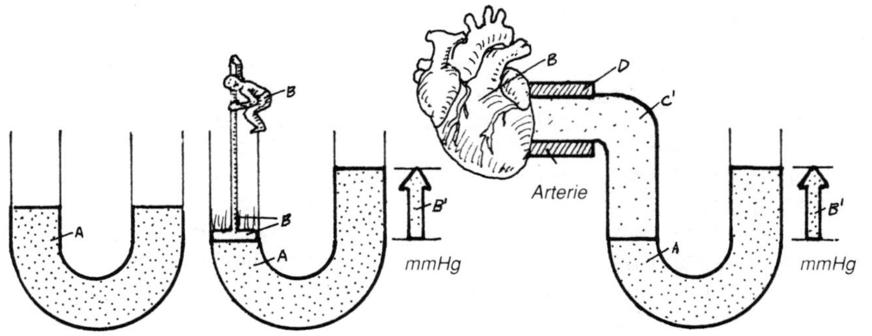

DRUCK$_{B'}$ UND STRÖMUNG$_C$

Findet in einer horizontalen Röhre keine Flüssigkeitsbewegung statt, so herrscht an jedem Punkt entlang der Horizontalen der gleiche Druck. Dies läßt sich durch eine Anordnung von senkrechten Röhren entlang dieser Strecke nachweisen. Der Flüssigkeitsspiegel steigt in jeder senkrechten Röhre auf die gleiche Höhe. (Anstatt mit Quecksilber wird der Druck mit der Flüssigkeit selbst gemessen.) Bei geöffnetem Absperrhahn kommt es zu einem gleichförmigen Druckabfall entlang der Horizontalen. Die Druckdifferenz zwischen 2 Punkten treibt die Flüssigkeit vorwärts. Ein halb geöffneter Absperrhahn in der Mitte der Röhre behindert die Strömung. Die Flüssigkeit staut sich nun hinter dem Absperrhahn auf, bis der Druckunterschied über dem Hahn groß genug ist, die Strömung trotz Widerstands aufrechtzuerhalten. Der Druck fällt weiter von links nach rechts, aber nicht mehr gleichmäßig. Der größte Druckabfall findet über dem Absperrhahn statt. Um eine Strömung aufrechtzuerhalten, muß eine Flüssigkeit kontinuierlich durch eine Röhre getrieben werden. Nur so kann der Reibungswiderstand überwunden werden, der dieser Bewegung entgegengerichtet ist (s. Abb. unten).

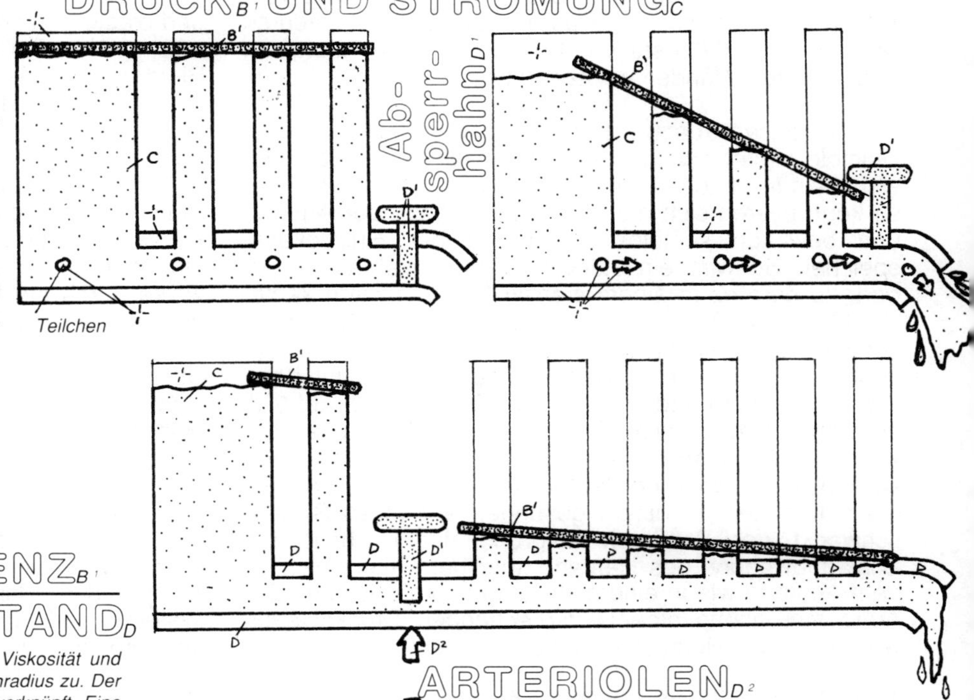

$$\text{STROMSTÄRKE}_C = \frac{\text{DRUCKDIFFERENZ}_{B'}}{\text{WIDERSTAND}_D}$$

Der Strömungswiderstand nimmt bei Erhöhung der Viskosität und der Röhrenlänge sowie bei Verminderung des Röhrenradius zu. Der Widerstand ist sehr eng mit dem Radius der Röhre verknüpft. Eine Halbierung des Radius vermindert die Stromstärke um das 16fache!

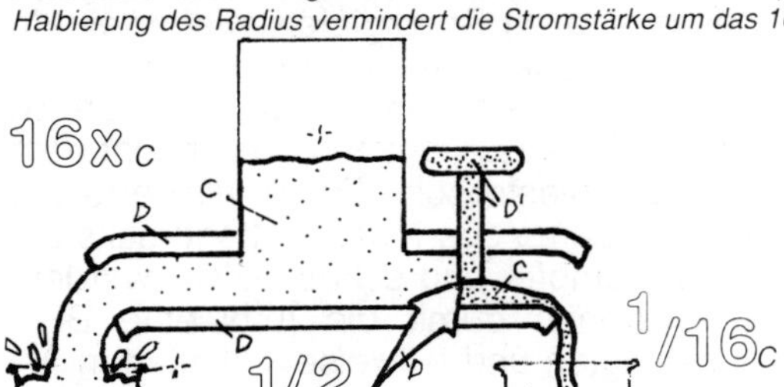

ARTERIOLEN$_{D^2}$

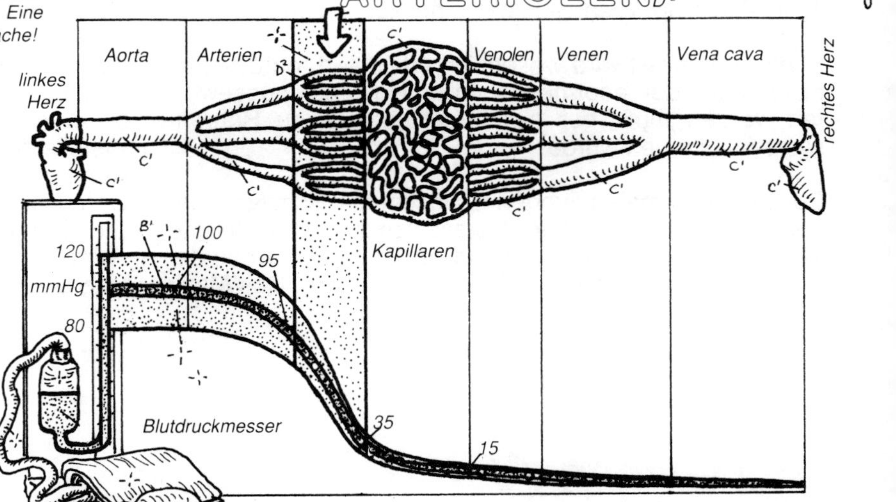

im Kreislauf$_{C'}$

Im Kreislauf ist die Stromstärke in jedem beliebigen Gesamtquerschnitt konstant. Im Bereich der Arteriolen kommt es zum größten Druckabfall. Die Arteriolen sind der Abschnitt mit dem größten Strömungswiderstand und damit ein »Engpaß«. Arteriolen verhalten sich wie Absperrhähne. Die Kontraktion der glatten Muskulatur in der Arteriolenwand ändert den Gefäßradius und damit den Widerstand.

FLÜSSIGKEITSSCHICHTEN IN DER STRÖMUNG$_C$

Der Strömungswiderstand entsteht aufgrund von Reibungskräften, die der Bewegung von 2 aneinandergleitenden Flüssigkeitsschichten entgegengerichtet ist. In einem Blutgefäß wird die der Wand direkt anliegende Schicht zurückgehalten, da sie an der stillstehenden Wand haftet. Diese Schicht verzögert die nächste Schicht, diese wiederum die nächste usw. Die Flüssigkeit im Zentrum der Röhre strömt am schnellsten, die an der Wand bewegt sich dagegen überhaupt nicht. Der gesamte Strömungswiderstand ergibt sich aus dem Reibungsverhalten dieser aneinandergleitenden Schichten. Daraus entsteht ein Energieverlust, der sich in dem bei einer Strömung durch ein Gefäß entstehenden Druckabfall zeigt.

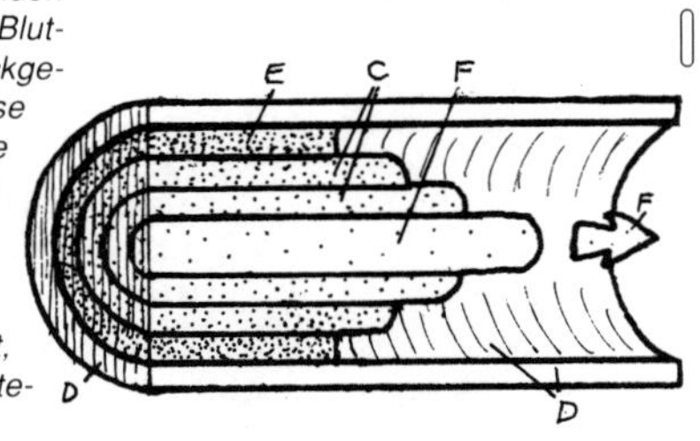

Stillstand$_E$
Bewegung$_C$
am schnellsten$_F$

DER ARTERIELLE DRUCK UND SEINE MESSUNG

Das Herz pumpt das Blut in regelmäßigen Abständen in die Aorta. Während der Systole werden etwa 70 ml Blut in die Aorta ausgeworfen, während der Diastole gelangt kein Blut in die Aorta. Trotz dieser Schwankungen im Bereich der Aortenwurzel liegt im Stromgebiet der terminalen Arterien und Kapillaren eine kontinuierliche Strömung vor. Dies ist möglich, weil Aorta und andere große Arterien keine starren, sondern elastische Wände haben, die sich dehnen und wieder zusammenziehen können. Während der Systole tritt das Blut schneller in die Arterien ein, als es in das Kapillarbett abfließt. Je mehr Flüssigkeit in das arterielle System gepumpt wird, um so mehr steigt der arterielle Druck. Die elastische Arterienwand gibt jetzt dem Druck nach und dehnt sich. Arterien dienen so als Flüssigkeitsspeicher. Dadurch wird ein übermäßig starker Druckanstieg verhindert, wie er bei starren Wänden entstehen würde.

Im Gegensatz dazu strömt das Blut während der Diastole weiter aus den Arterien in die Kapillaren, obwohl kein Nachschub vom Herzen erfolgt. In dieser Phase kontrahieren sich die gedehnten Wände der Arterien und bewirken so eine Entleerung der Flüssigkeitsspeicher. So wird ein stärkerer Blutdruckabfall verhindert, zu dem es in einem starren Röhrensystem käme. Die elastische Aortenwand reduziert also Druckschwankungen auf ein Minimum. In einem starren Röhrensystem würde der Druck während der Systole auf hohe Werte ansteigen und während der Diastole fast auf Null abfallen. Unter diesen Bedingungen würde das Blut während der Systole sehr schnell ins Kapillarbett einschießen und während der Diastole praktisch zum Stillstand kommen. In einem gesunden arteriellen System schwankt der Blutdruck aufgrund der rhythmischen Schlagbewegung des Herzens aber bei weitem nicht in dem Ausmaß wie in einem starren kranken System. Die Aufrechterhaltung eines entsprechenden Druckniveaus während eines Herzschlages hat 2 Vorteile:

1. in den Kapillaren entsteht eine kontinuierliche Strömung,
2. die Herzarbeit wird wesentlich erleichtert, da das Blut nicht gegen den enormen systolischen Druck ausgeworfen werden muß, der sich in einem starren Röhrensystem aufbauen würde.

Bei einem normalen, jungen Erwachsenen schwankt der arterielle Druck bei jedem Herzschlag zwischen 80 und 120 mmHg. Das Druckminimum liegt dabei am Ende der Diastole (diastolischer Druck, z.B. 80 mmHg). Das Maximum wird während der Systole erreicht (systolischer Druck, z.B. 120 mmHg). Die Differenz zwischen systolischem und diastolischem Druck ist der Pulsdruck (120 - 80 = 40 mmHg). Aus den oben genannten Aussagen ergibt sich also, daß Menschen mit steiferen Arterien (z.B. ältere Personen) eine größere Pulsdruckdifferenz aufweisen.

Anstatt Druckschwankungen zu beobachten, ist es gelegentlich zweckmäßig, den durchschnittlichen Druck oder den Antrieb innerhalb des arteriellen Gefäßbaumes zu messen. (Tafel 32 zeigt, daß sich dieser Wert für alle Arterien annähernd gleich verhält.) Dabei ist es nicht ganz korrekt, den Durchschnitt zwischen systolischem und diastolischem Druck zu bestimmen ([120 + 80] / 2 = 100 mmHg). Bei dem Druckdiagramm fällt auf, daß der Blutdruck länger im Bereich des diastolischen als des systolischen Wertes liegt. Dies wird beim Mitteldruck berücksichtigt, der in der horizontalen Linie in der Zeichnung links oben gezeigt wird. Der mittlere Blutdruck läßt sich graphisch darstellen; es wird eine Linie so in die Blutdruckkurve eingezeichnet, daß die obere und untere Fläche zwischen dieser Linie und der Blutdruckkurve einander gleich sind. Er kann aber auch näherungsweise durch die Formel ermittelt werden: Mitteldruck = diastolischer Druck + (1/3) Druckdifferenz.

Um den arteriellen Blutdruck beim Menschen zu messen (Abb. u.), wird eine aufblasbare Gummimanschette mit einer undehnbaren Stoffauflage um den Oberarm angebracht und aufgeblasen, so daß sie die Blutgefäße im Arm komprimiert. Der Manschettendruck wird auf den Arm übertragen und entspricht dem aktuellen Gewebedruck des Armes. Bei Überschreitung des arteriellen Drucks wird die Arterie vollständig komprimiert. Es ist wichtig, den Manschettendruck auf Werte über dem systolischen Druck zu bringen, so daß die Blutströmung unterbrochen wird. Anschließend wird der Druck durch Öffnen des Ventils langsam reduziert. Ist ein bestimmter Manschettendruck erreicht, stellt sich die Strömung für die kurze Zeit des arteriellen Druckgipfels wieder ein. In diesem Augenblick entstehen Geräusche, die mit einem Stethoskop über der Arterie zu hören sind. Der Druck, bei dem erstmals ein Geräusch entsteht, entspricht dem systolischen Wert. Der diastolische Druck wird erreicht, wenn bei weiterer Abnahme des Manschettendrucks die Geräusche plötzlich dumpfer und schnell leiser werden. Die Geräusche entstehen durch die turbulente Blutströmung in der verengten und teilweise kollabierten Arterie unter der Manschette.

Hinweise: Verwenden Sie Rot für A und dunkle Farben für B, C und D.
1. Beginnen Sie mit der Gegenüberstellung von starren und elastischen Röhren in der oberen rechten Ecke.
2. Kolorieren Sie die arterielle Blutdruckkurve links.
3. Malen Sie die Abbildung der Druckmessung von links nach rechts an. Vervollständigen Sie jeden Abschnitt, ehe Sie fortfahren.

ARTERIELLER DRUCK.

Blut A
Röhre B Arterie B¹ Rückstoß B²
Systole C
Diastole D
Druckpuls E
Mitteldruck F

Das Herz pumpt das Blut stoßweise. Während der Systole wird das Blut in die Aorta ausgeworfen, während der Diastole gelangt kein Blut in die Aorta. In einem starren Röhrensystem würde der Druck während der Systole auf hohe Werte ansteigen und während der Diastole fast auf Null abfallen. Entsprechend würde das Blut während der Systole sehr schnell ins Kapillarbett einschießen und während der Diastole praktisch zum Stillstand kommen. Arterien sind nicht starr, sondern elastisch. Während der Systole wird ein Teil des Schlagvolumens in den gedehnten Arterien gespeichert. Während der Diastole wird das gespeicherte Blut durch das elastische Zusammenziehen der Arterienwände in die Kapillaren ausgeworfen. Die durch den rhythmischen Herzschlag entstehenden Druck- und Strömungsschwankungen können auf diese Weise durch die elastischen Wände aufgefangen werden.

STARRE RÖHRE B

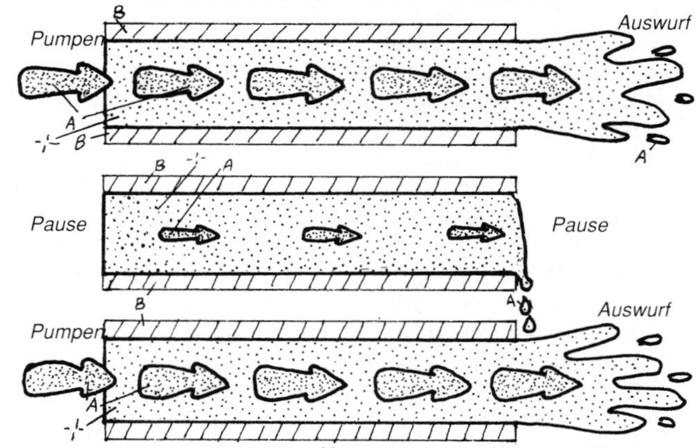

ELASTISCHE RÖHRE (Arterie) B¹

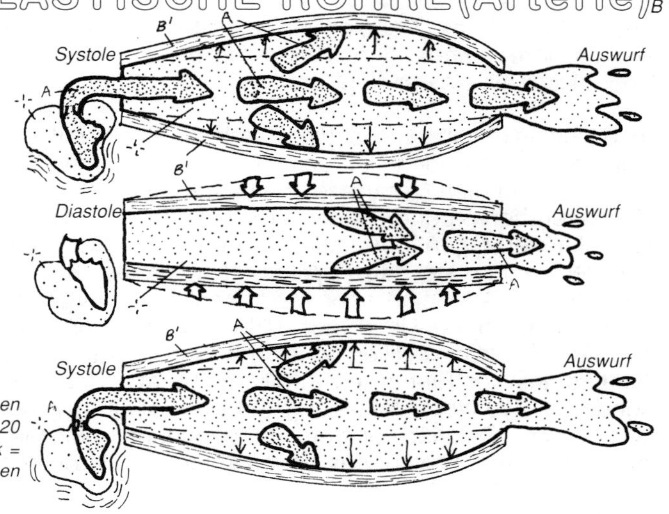

arterieller Druck.

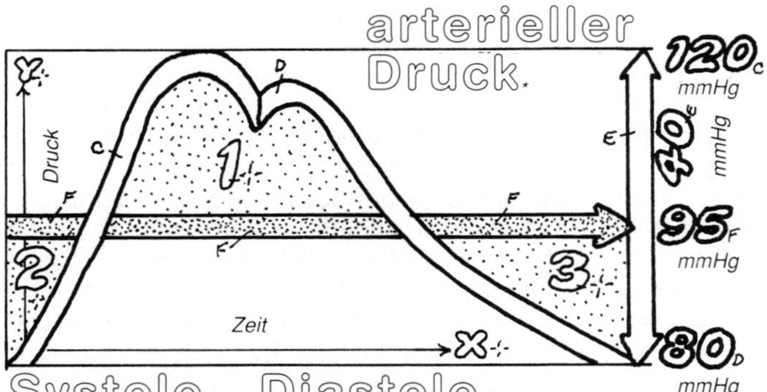

Systole C Diastole D

Der arterielle Druck (y-Achse) pro Zeit (x-Achse). Bei einem jungen Erwachsenen schwankt der arterielle Druck bei jedem Herzschlag zwischen 80 (diastolisch) und 120 (systolisch) mmHg. Die Pulsdruckdifferenz = systolischer minus diastolischer Druck = 120 - 80 = 40 mmHg. Der Mitteldruck (horizontale Linie) ergibt sich aus den Flächen oberhalb und unterhalb dieser Linie und der Blutdruckkurve (Flächen 1 = 2 + 3).

DRUCKMESSUNG.

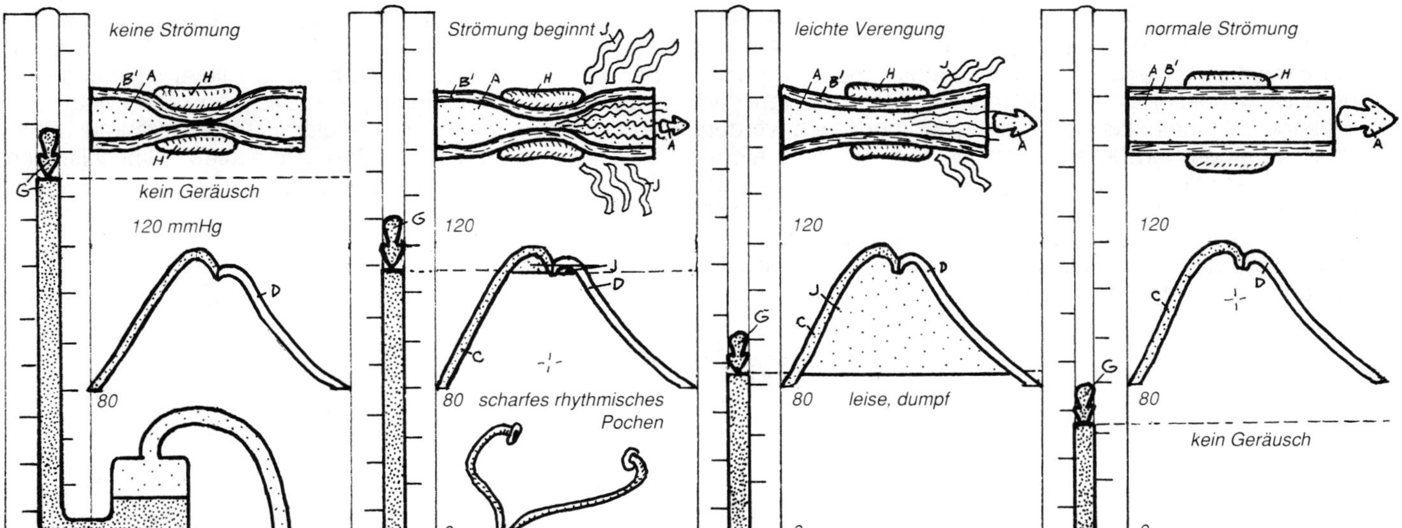

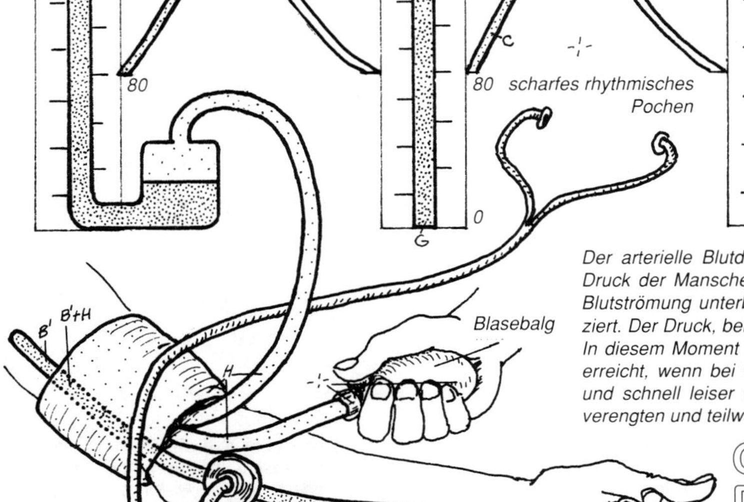

Der arterielle Blutdruck wird mit einer aufblasbaren Manschette am Oberarm gemessen. Der Druck der Manschette wird solange erhöht, bis er die Arterien vollständig komprimiert und die Blutströmung unterbricht. Anschließend wird der Druck durch Öffnen des Ventils langsam reduziert. Der Druck, bei dem die ersten Geräusche zu hören sind, entspricht dem systolischen Druck. In diesem Moment öffnet sich die Arterie für einen kurzen Moment. Der diastolische Druck wird erreicht, wenn bei weiterer Abnahme des Manschettendrucks die Geräusche plötzlich dumpfer und schnell leiser werden. Diese Geräusche entstehen durch die turbulente Strömung in der verengten und teilweise komprimierten Arterie unter der Manschette.

Quecksilber G
Druckmanschette H
Stethoskop I
Geräusch J

KAPILLARSTRUKTUR UND STOFFAUSTAUSCH DURCH DIFFUSION

Die Blutmenge, die sich zu einem bestimmten Zeitpunkt im Kapillarbett befindet, beträgt nur ca. 5 % des gesamten Blutvolumens. Trotzdem finden hier die wichtigsten Stoffwechselvorgänge des Kreislaufes statt: der Austausch von O_2 und Nährstoffen gegen CO_2 und Abfallprodukte. Die Kapillaren haben dünne, poröse Wände aus nur einer Schicht Endothelzellen. Durch diese Wände können gelöste Stoffe, die kleiner als Proteine sind, rasch zwischen dem Kapillarblut und dem interstitiellen Raum diffundieren. (Die Basalmembran um jede Kapillare behindert die Diffusion nicht.) Ehe das Blut in die Kapillaren eintritt, muß es die Widerstandsgefäße (Arteriolen) passieren. Deren Durchmesser beträgt ca. 15-100 µm, und sie sind umgeben von einer dicken Schicht glatter Muskulatur. Der Kontraktionszustand dieser Wandmuskulatur bestimmt den Anteil des Blutstromes durch die Kapillaren. Nach Verlassen des Kapillarbettes tritt das Blut in die Venolen ein, die als Sammelgefäße dienen. Ihre Wände sind dünner als die der Arteriolen aber dicker als die der Kapillaren.

In einigen Geweben sind die Arteriolen direkt mit den Kapillaren verbunden. In anderen Geweben zweigen aus den Arteriolen Metarteriolen ab, aus denen dann die Kapillaren hervorgehen. Metarteriolen können Kapillaren mit Blut versorgen oder leiten das Blut direkt in die Venolen, wobei sie das Kapillarbett umgehen. Kapillaren, die aus Arteriolen oder Metarteriolen hervorgehen, besitzen an ihrem Ursprung glatte Muskelfasern (präkapilläre Sphinkter). Hier findet die Feinregulation des Blutstromes vor Eintritt ins Kapillarbett statt. Einen besonderen Typ von Umgehungsgefäßen stellt der AV-Shunt dar. Es sind direkte Verbindungen zwischen Arteriolen und Venolen, aus denen keine Kapillaren hervorgehen.

Nicht alle Kapillaren sind zu jeder Zeit geöffnet. Die die Mikrozirkulation regulierende glatte Muskulatur wird durch Nerven und lokale Metaboliten (Stoffwechselprodukte) kontrolliert. Die glatte Muskulatur der Arteriolen besitzt eine hohe Innervationsdichte und eine geringere Empfindlichkeit auf Metaboliten. Metarteriolen und präkapilläre Sphinkter sind schwächer innerviert, werden aber in einem größeren Ausmaß durch lokale Metaboliten beeinflußt. Das Zusammenspiel dieser muskulären Kontrollmechanismen bewirkt eine intermittierende Durchblutung jedes individuellen Kapillarbettes. Zunächst öffnet sich ein Bereich, dann schließt er sich wieder und ein anderer öffnet sich.

Die meisten gelösten Stoffe diffundieren frei durch die Kapillarwände. Die Konzentration von O_2 und Nährstoffen, die physikalisch im Blutplasma gelöst sind, ist hier höher als in den Geweben, da sie dort verbraucht werden. Dieser Konzentrationsgradient bewirkt die Diffusion von Nährstoffen aus dem Blutplasma ins Gewebe. Im Gegensatz dazu sammeln sich in den Geweben ständig CO_2 und Abfallprodukte an. Ihr Konzentrationsgradient fördert die Diffusion aus dem Gewebe ins Blutplasma. Wenn sie die Kapillarwände passieren können, ist ein spezielles Transportsystem für den Austausch zwischen Blut und Gewebe nicht notwendig.

Auf welche Weise können gelöste Stoffe die Kapillarwand passieren? Die respiratorischen Gase O_2 und CO_2 sind fettlöslich, so daß die Permeation kein Problem darstellt. Sie sind in der Lage, alle Zellmembranen zu durchdringen (einschließlich der Endothelzellen, die die Kapillarwände auskleiden). Außerdem verhalten sich die meisten Kapillarwände, als ob sie Poren enthielten, die für alle Stoffe (kleiner als Proteine) durchlässig sind. In vielen Geweben (z.B. Skelett-, Herz- und glatte Muskulatur) sind die Verbindungen zwischen den Endothelzellen locker genug, um den Durchtritt der meisten Moleküle außer Proteinen zu ermöglichen. Dies gilt jedoch nicht für das Gehirn. Hier sind die Verbindungen sehr fest ausgebildet und schließen dicht ab. Die Kapillaren im Gehirn sind impermeabel für viele kleine Moleküle und für Proteine. Diese Barriere (»Blut-Hirn-Schranke«) enthält spezielle Transportsysteme in den Endothelzellen, die die notwendigen Nährstoffe über die Kapillarwand transportieren (z.B. Glukose und Aminosäuren). Im Gegensatz dazu sind die Endothelzellen des Intestinaltraktes, der Nieren und der endokrinen Drüsen mit großen »Fenstern« durchsetzt. Durch diese »Fensterung« wird eine große Austauschfläche bereitgestellt. Diese »Fenster« sind von einer dünnen, sehr porösen, hochpermeablen Membran bedeckt, die die Passage von relativ großen Molekülen erlaubt. Betrachtet man die Kapillaren in der Leber, so fällt eine extreme Porösität der Wände auf. Die Endothelzellen liefern hier keineswegs eine kontinuierliche Abdeckung. Die Wand ist durch relativ große interzelluläre Zwischenräume unterbrochen, die auch großen Molekülen, einschließlich Proteinen, die Passage gestattet.

Hinweise: Verwenden Sie Rot für A und eine ähnliche Farbe für rote Blutkörperchen (G), Lila für D und Blau für F und eine dunkle Farbe für C.
1. Beginnen Sie mit der großen Abbildung eines Kapillarbettes. Beachten Sie, daß in der rechten Hälfte das Kapillarbett (D) nicht angemalt werden soll, da die präkapillären Sphinkteren (C) kontrahiert sind. Malen Sie als nächstes das Nebenbild an.
2. Kolorieren Sie die Kapillare darunter. Beachten Sie, daß die Bezeichnungen der verschiedenen Pfeile, die den Ein- und Austritt markieren, oben links aufgelistet sind. Es sollen nur die stark umrandeten Anteile der Pfeile angemalt werden.
3. Malen Sie die Kapillaren im Querschnitt an. Beginnen Sie mit dem kontinuierlichen Typ und vervollständigen Sie die Abbildung, ehe Sie fortfahren.

KAPILLARBETT.
Arteriole A
Metarteriole B
präkapillärer Sphinkter C
Kapillare D
AV-Shunt E
Venole F
rotes Blutkörperchen G

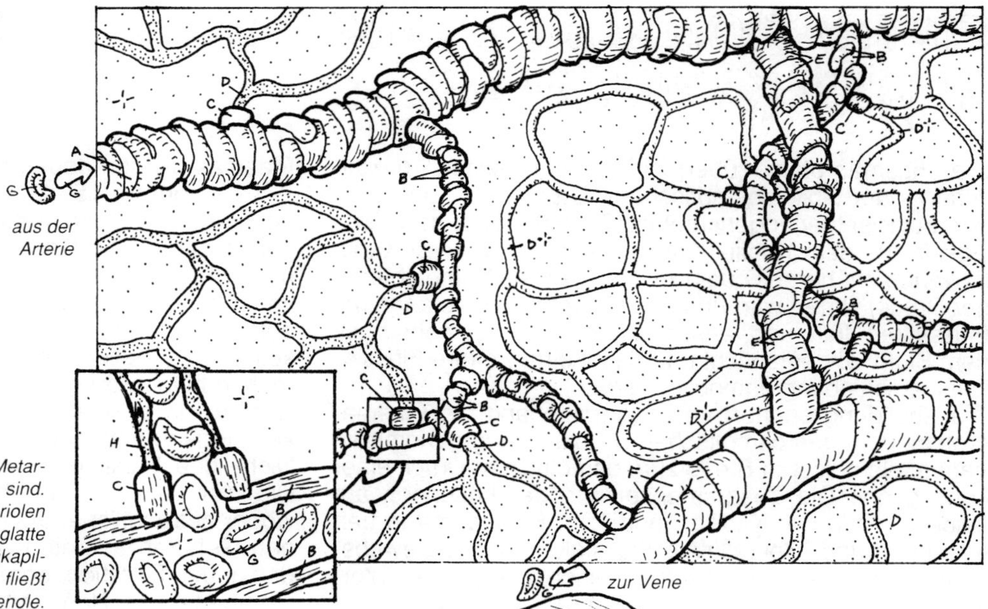

In vielen Geweben fließt das Blut durch Metarteriolen, die den Kapillaren vorgeschaltet sind. Kapillaren, die aus Arteriolen oder Metarteriolen hervorgehen, besitzen an ihrem Ursprung glatte Muskulatur, die den Blutfluß reguliert (präkapillärer Sphinkter). Bei dessen Kontraktion fließt das Blut direkt von der Metarteriole in die Venole. Eine besondere zweite Art von Umgehungsgefäßen stellt der AV-Shunt dar. Er besteht aus direkten Verbindungen zwischen Arteriolen und Venolen, aus denen keine Kapillaren hervorgehen. Beachten Sie das Vorkommen von glatter Muskulatur in den verschiedenen Gefäßen.

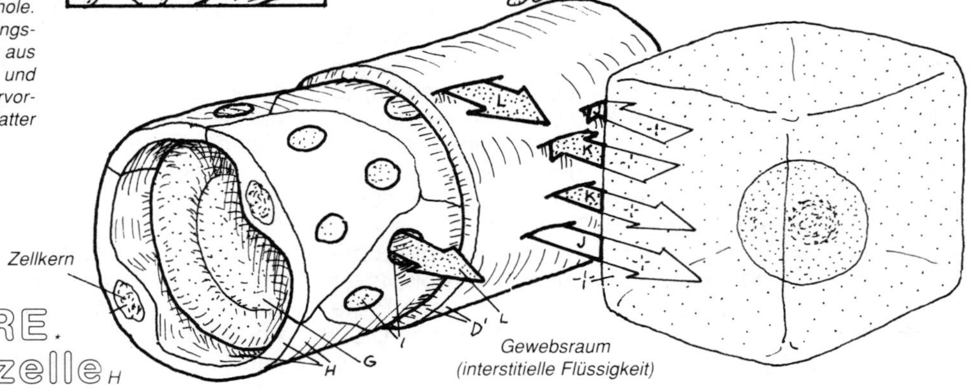

KAPILLARE.
Endothelzelle H
Basalmembran D'
Fensterung I

Die meisten gelösten Stoffe diffundieren frei durch die Kapillarwand. Im Blutplasma ist die Konzentration von gelöstem O_2 und Nährstoffen höher als in den Geweben, da sie dort verbraucht werden. Dieser Konzentrationsgradient bewirkt eine Diffusion von Nährstoffen aus dem Blutplasma zu den Geweben. Im Gegensatz dazu werden in den Geweben kontinuierlich CO_2 und Abfallprodukte gebildet. Ihr Konzentrationsgradient fördert die Diffusion aus dem Gewebe ins Blutplasma.

KAPILLARTYPEN.

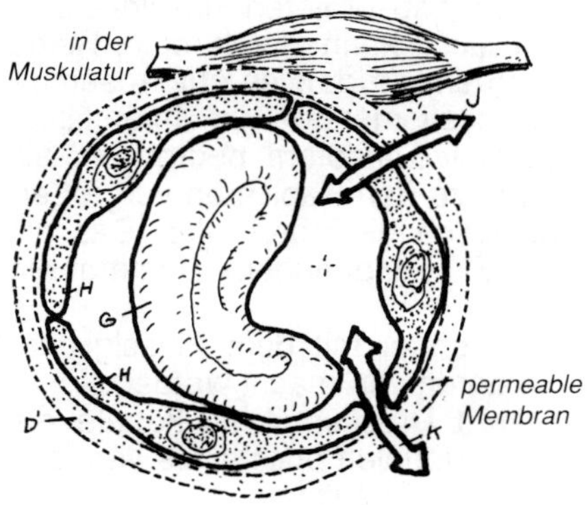

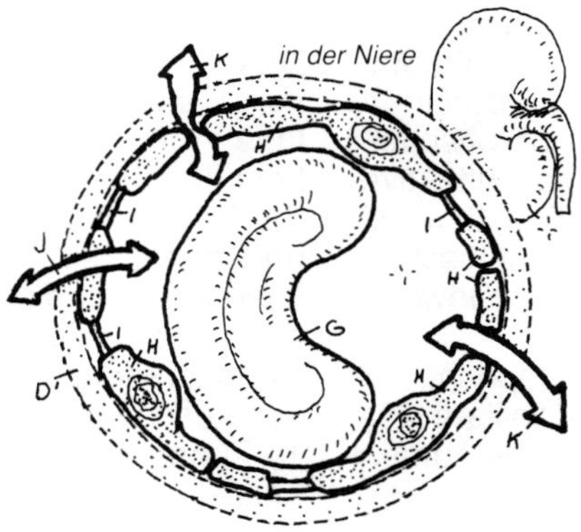

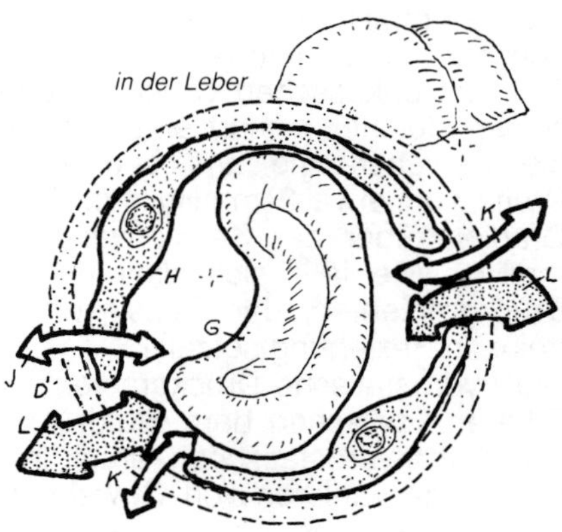

KONTINUIERLICH H

In vielen Geweben wie der Skelett-, Herz- und glatten Muskulatur sind die Verbindungen zwischen den Endothelzellen locker genug, um den Durchtritt der meisten Moleküle (außer Proteinen) zu ermöglichen.

GEFENSTERT I

Kapilläre Endothelzellen in Intestinaltrakt, Niere und endokrinen Drüsen sind mit großen »Fenstern« durchsetzt. Durch die »Fensterung« wird die Austauschfläche vergrößert. Eine dünne, poröse und sehr permeable Membran bedeckt diese »Fenster«.

DISKONTINUIERLICH H

Kapillaren in Knochenmark, Leber und Milz weisen eine extreme Durchlässigkeit auf. Die Endothelzellen sind hier nicht zu einer kontinuierlichen Innenschicht zusammengefügt. Die Wand ist hier durch große interzelluläre Zwischenräume unterbrochen, die den Durchtritt von großen Molekülen (einschließlich Proteinen) ermöglichen.

GELÖSTE STOFFE.
lipidlösliche Moleküle (O_2, CO_2) J
wasserlösliche Moleküle (Glukose, Ionen, H_2O) M
Makromoleküle (Plasmaproteine) L

FILTRATION UND REABSORPTION IN DEN KAPILLAREN

Die Plasmaproteine üben einen osmotischen (onkotischen oder kolloidosmotischen) Druck aus, der dem Blutdruck entgegengerichtet ist. Er verhindert, daß Flüssigkeit aus dem Kapillarlumen durch die porösen Kapillarwände (höherer Druck) in die Gewebsräume (niedriger Druck) filtriert wird und das Gewebe sich solange mit Flüssigkeit füllt und anschwillt, bis der Gewebsdruck dem Blutdruck entspricht und damit eine weitere Flüssigkeitsverschiebung unmöglich wird.

Die Abbildung erinnert im Zusammenhang mit Plasmaproteinen an den osmotischen Druck. Streng genommen tragen alle gelösten Stoffe zum osmotischen Druck einer Lösung bei. Die Zusammensetzung der Lösungen auf beiden Seiten der Kapillarwand (d.h. Blutplasma in den Kapillaren und interzelluläre Flüssigkeit in den Gewebsräumen) ist jedoch praktisch identisch. Der große Unterschied liegt im Proteingehalt, der im Plasma hoch, im interzellulären Raum aber vergleichsweise gering ist. Dafür sorgen die Poren der Kapillaren, die die Passage von kleinen Molekülen erlauben, von großen (Proteinen) jedoch hemmen. Die kleinen Moleküle leisten keinen großen Beitrag zu Wasserverschiebungen, denn sie liegen auf beiden Seiten der Kapillare in gleicher Konzentration vor. Außerdem üben gut diffusible Moleküle bei durchlässigen Membranen kaum Einfluß auf osmotische Wasserverschiebungen aus, selbst wenn sie nicht gleichmäßig verteilt sind. Osmotisch bedingte Flüssigkeitsverschiebungen über Kapillaren hängen daher von Proteinen ab. Der von Proteinen ausgeübte osmotische Druck wird auch als onkotischer oder kolloidosmotischer Druck bezeichnet. Dem osmotischen Druck entgegengesetzt wirkt der hydrostatische Druck (kapillärer Blutdruck).

Die Triebkräfte der Flüssigkeitsverschiebungen über die Kapillarwand sind der hydrostatische Druckgradient $\triangle P_{hydro}$ und der osmotische (onkotische) Druckgradient $\triangle P_{osm}$. Ersterer treibt Flüssigkeit aus dem Kapillarsystem, letzterer zieht sie hinein. (Das Symbol $\triangle$ bedeutet »Gradient«.) Der onkotische Druck im Plasma beträgt etwa 25 mmHg. Dabei ist Albumin, das kleinste und am höchsten konzentrierte Proteinmolekül, für den größten Teil des onkotischen Druckes verantwortlich. Aufgrund seiner Kleinheit sickert eine geringe Menge Albumin in die Gewebsräume und baut hier einen onkotischen Druck von etwa 2 mmHg auf. Der osmotisch effektive Gradient über der Kapillarwand beträgt 25 - 2 = 23 mmHg. Wie läßt sich dies mit dem hydrostatischen Druckgradienten, der Flüssigkeit in Richtung Gewebe treibt, in Beziehung setzen?

Der hydrostatische Druckgradient $\triangle P_{hydro}$ entspricht der Differenz zwischen dem Blutdruck in der Kapillare P_{cap} und dem hydrostatischen Druck in den Gewebsräumen P_{tiss}. Beide variieren von Gewebe zu Gewebe, und P_{cap} variiert sogar an verschiedenen Stellen der gleichen Kapillare. Eine typische Situation mit einem P_{tiss} von 2 mmHg ist in der Abbildung zu sehen. Am arteriellen Ende der Kapillare ergibt sich $\triangle P_{hydro} = P_{cap} - P_{tiss} = 35 - 2 = 33$ mmHg. Der onkotische, flüssigkeitsanziehende Druck beträgt hier aber nur 23 mmHg. Daraus resultiert eine Nettokraft von 33 - 23 = 10 mmHg, die Flüssigkeit am arteriellen Ende der Kapillare in das Gewebe preßt. Am venösen Ende der Kapillare beträgt der Blutdruck nur noch etwa 15 mmHg (dieser Druckabfall entsteht aufgrund von Reibungsverlusten bei der Passage des Blutes durch die engen Kapillaren). Die Eigenschaften der Gewebsräume wie auch die Zusammensetzung des Plasmas bleiben dabei unverändert. Nun ergibt sich ein $\triangle P_{hydro}$ von nur 15 - 2 = 13 mmHg, der Flüssigkeit herauspreßt. Dem entgegen steht der flüssigkeitsanziehende onkotische Druckgradient von 23 mmHg. Am venösen Ende der Kapillare gibt es dennoch einen effektiven Druck von 23 - 13 = 10 mmHg, der eine Flüssigkeitsaufnahme bewirkt! In dieser Kapillare wird also Flüssigkeit am arteriellen Ende filtriert und am venösen Ende reabsorbiert. So verläßt dieselbe Menge Blut die Kapillare, wie in sie eintritt. Das Gewebe hat weder Flüssigkeit aufgenommen noch an die Kapillare abgegeben.

Nicht jede Kapillare befindet sich so im Gleichgewicht. Die hier verwendeten Zahlen sind Durchschnittswerte, wobei beträchtliche Unterschiede zwischen verschiedenen Gefäßen auftreten können. In einer Kapillare kann dabei die Filtration dominieren, während in einer benachbarten die Reabsorption überwiegt. In den meisten Organen herrscht ein annäherndes Flüssigkeitsgleichgewicht. Wenn ein kleines Ungleichgewicht besteht (üblicherweise übersteigt die Filtration in geringem Ausmaß die Reabsorption), so wird es von Lymphgefäßen ausgeglichen (Tafel 37). Das Lymphgefäßsystem dient in erster Linie dem Abtransport von Eiweißen und überschüssiger Flüssigkeit aus dem interstitiellen Raum. Die abtransportierte Flüssigkeit wird dem Kreislauf über die großen Venen wieder zugeführt. Im Endeffekt kommt es zu keinem Nettoflüssigkeitsaustausch.

Das Kapillarbett in der Lunge stellt eine Ausnahme dar. Im Lungenkreislauf herrscht, einschließlich der Lungenkapillaren, ein niedriger Blutdruck, so daß die Reabsorption von Flüssigkeit begünstigt wird. Dies ist vorteilhaft, weil damit die Lunge ständig von sich anstauender Flüssigkeit befreit wird, die die Atmung behindern könnte. In den Nieren findet man einen Kapillartyp (glomeruläre Kapillaren) mit ungewöhnlich hohem Druck. Sie sind in der Lage, entlang ihrer Gesamtlänge große Flüssigkeitsmengen zu filtrieren. Ein anderer Typ (peritubuläre Kapillaren) weist einen ungewöhnlich niedrigen Blutdruck im Zusammenhang mit einem gesteigerten onkotischen Druck auf. Diese Kapillaren reabsorbieren Flüssigkeit.

Das Flüssigkeitsgleichgewicht kann durch eine Reihe von Faktoren gestört werden, so daß es zur Ansammlung von großen Flüssigkeitsmengen im Interstitium kommt (Ödeme). Ödeme sind insofern bedrohlich, als der Diffusionsweg von und zu den Kapillaren vergrößert und damit der Stoffaustausch behindert wird. Das gilt besonders für die Lunge. Ein Lungenödem ist immer ein bedrohlicher Zustand.

Ödeme können durch folgende, mit dem Flüssigkeitsaustausch verknüpfte Faktoren verursacht werden:

1. Zunahme des kapillären Druckes. Dies könnte die Folge einer Dilatation der Arteriolen oder eines venösen Rückstaus bei Rechtsherzinsuffizienz sein.
2. Verminderter onkotischer Druck im Plasma, z.B. bei Hungerzuständen (diätetischer Proteinmangel), gestörter Proteinsynthese, Lebererkrankungen und Proteinverlusten bei Nierenerkrankungen.
3. Erhöhte Permeabilität der Kapillarwand für Proteine. Daraus folgt eine Abnahme des onkotischen Druckgradienten und eine verminderte Reabsorption. Eine erhöhte Kapillarpermeabilität tritt auf bei Allergien, Entzündungen und Verbrennungen.
4. Störungen des Lymphabflusses durch Verschluß von Lymphbahnen, gelegentlich als Folge einer Operation.

Hinweise: Nehmen Sie helle Farben für A und C , dunkle Farben für B und D.
1. Beginnen Sie oben. Kolorieren Sie zuerst den Hintergrund entsprechend dem Blutplasma (A) und der interstitiellen Flüssigkeit (C). Wenden Sie sich dann den Proteinen (D^1) und den Zahlen (B und D) zu und verwenden Sie dunklere Farben. Gehen Sie in gleicher Weise bei den anderen Abbildungen vor. Die Kapillarmembran soll nicht angemalt werden.
2. Malen Sie die große Zeichnung an und beginnen Sie mit den 3 Beispielen über dieser Abbildung.
3. Malen Sie unterhalb die 2 Beispiele für Ödeme an, die durch eine exzessive Filtration verursacht worden sind.

Blut A
hydrostatischer Druckgradient B

interstitielle Flüssigkeit C
(interzelluläre Gewebsflüssigkeit)

osmotischer (onkotischer) Druckgradient D
Plasmaprotein D'

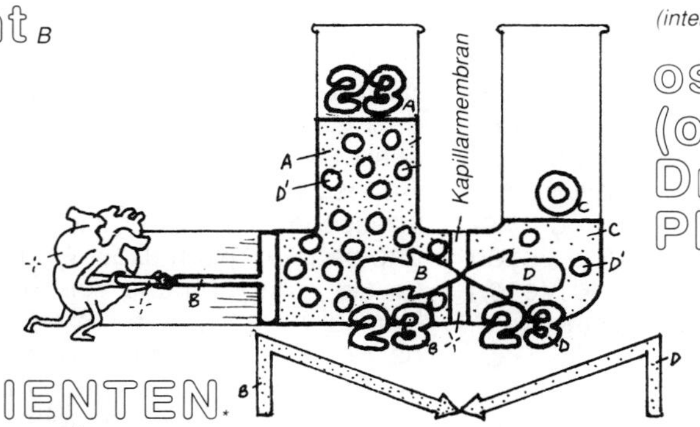

DRUCKGRADIENTEN.

Das Blutplasma und die interstitielle Flüssigkeit weisen beinahe die gleiche Zusammensetzung auf. Der Unterschied liegt in dem hohen Proteingehalt des Plasmas, der im Interstitium wesentlich geringer ist. Die Kapillarwand trennt Plasma und interstitielle Flüssigkeit voneinander, und es findet eine Flüssigkeitsverschiebung vom Interstitium in das Plasma statt. Diese Strömung ist auf das Ungleichgewicht der Plasmaproteine in den beiden Flüssigkeiten zurückzuführen. Um eine Flüssigkeitsverschiebung zu verhindern, muß ein Druck von 23 mmHg auf das Plasma ausgeübt werden. Dies entspricht dem osmotischen Gradienten (onkotischer Gradient), für den die Proteine verantwortlich sind. Im Körper wird dieser Druck vom Herzen ausgeübt (kapillärer Blutdruck).

FILTRATION E UND REABSORPTION F IN DER KAPILLARE G

Der kapilläre Blutdruck ist nicht in allen Abschnitten der Kapillare gleich. Er ist am arteriellen Ende hoch und fällt kontinuierlich entlang der Kapillare, bis er am venösen Ende den niedrigsten Wert erreicht. Für die Flüssigkeitsbilanz am arteriellen Ende in einer durchschnittlichen Kapillare gilt: hydrostatischer Druckgradient = Blutdruck - Gewebsdruck = 35 - 2 = 33 mmHg als Triebkraft der Filtration, onkotischer Druckgradient = onkotischer Druck im Plasma - onkotischer Druck im Gewebe = 25 - 2 = 23 mmHg, als Triebkraft der Reabsorption. Das Nettoergebnis am arteriellen Ende beträgt 33 - 23 = 10 mmHg, d.h. hier wird filtriert. Am venösen Ende hat sich nur der Kapillardruck verändert. Er beträgt nun 15 mmHg. Anwendung der Gleichungen auf das venöse Ende ergibt eine entgegengerichtete Nettokraft von 10 mmHg für die Reabsorption von Flüssigkeit.

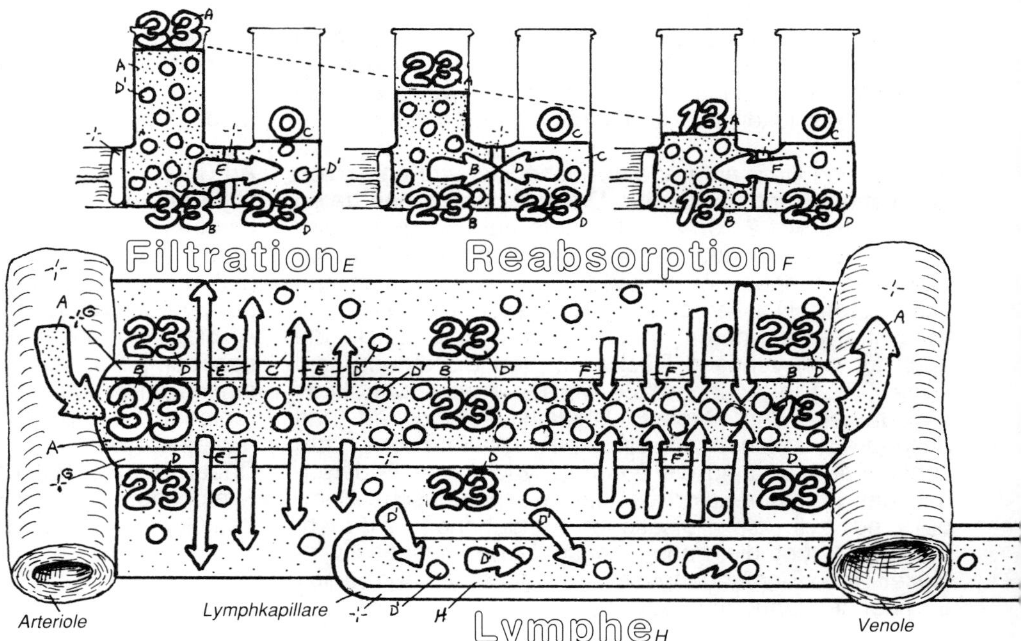

Filtration E

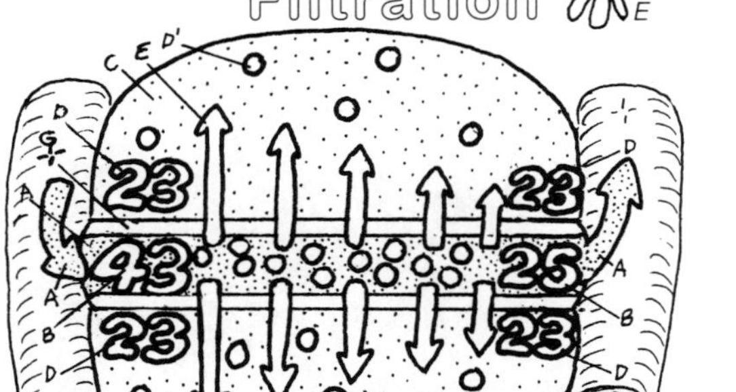

Filtration E

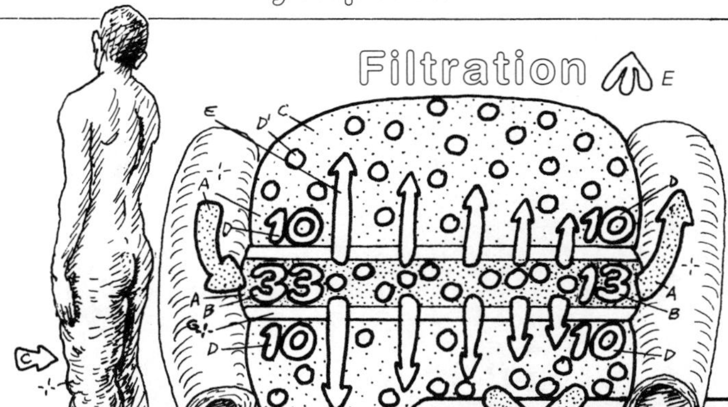

ÖDEME AUFGRUND ERHÖHTEN KAPILLARDRUCKES B

Ödeme entstehen oft aufgrund eines erhöhten kapillären Blutdruckes. Die Filtration begünstigende Kräfte sind erhöht, während der onkotische Druck sich nicht wesentlich verändert hat, so daß entlang der Gesamtlänge der Kapillare die Filtration vorherrscht. Als Grund hierfür wären die Dilatation der Arteriolen oder ein venöser Rückstau bei Rechtsherzinsuffizienz zu nennen.

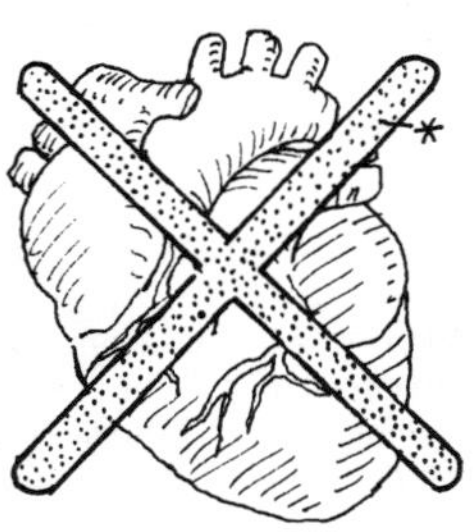

ÖDEME AUFGRUND ERHÖHTEN PROTEINGEHALTES IM GEWEBE D'

Ödeme können auch aufgrund eines gestörten Lymphabflusses entstehen. Lymphbahnen dienen als Überlaufsystem, indem sie dem Kreislauf überschüssige Gewebsflüssigkeit wieder zuführen. Bei geringer Lymphdrainage häufen sich Proteine im Interstitium an und beeinflussen den onkotischen Druckgradienten bei unverändertem hydrostatischem Druckgradienten. Dies ist z.B. bei verengten Lymphbahnen der Fall, wie sie als Folge von Operationen auftreten können. Es kann aber auch ein parasitärer Befall (und Obstruktion) der Lymphgefäße an den Extremitäten zugrunde liegen, ein Krankheitsbild, das als Elefantiasis bekannt ist.

DER LYMPHKREISLAUF

Eine Vielzahl feinster Lymphgefäße (Lymphkapillaren) durchzieht die meisten Gewebe. Das eine Ende der Lymphkapillaren endet blind. Das offene Ende mündet in größere Leitgefäße, die sich zu Transportgefäßen (Lymphbahnen) vereinigen. Die Lymphe aus den großen Lymphbahnen wird dem Kreislauf über die großen Venen wieder zugeführt (z.B. am Einfluß der Jugularvenen in die Venae subclaviae). Die Lymphgefäße und Venen ähneln sich im Aufbau. Beide Wände weisen glatte Muskelfasern auf und enthalten herzwärts gerichtete Klappen. Lymph- und Blutkapillaren sind aus ähnlichen Endothelzellen aufgebaut. Wichtiger Unterschied: Lymphkapillaren besitzen keine Basalmembran, es gibt keine festen interzellulären Verbindungen und zwischen den Endothelzellen gibt es Öffnungen. Daraus ergibt sich eine gute Permeabilität für kleine Moleküle und Wasser, aber auch für Proteine. Füllt sich das Interstitium mit Flüssigkeit, werden die Lymphgefäße auch bei ansteigendem Druck nicht komprimiert oder verschlossen. Die Endothelzellen der Gefäßwand werden durch Filamente im umgebenden Bindegewebe verankert und das Lumen dadurch offengehalten. Durch eine leichte Überlappung der Endothelzellränder entstehen »flache Klappen«, so daß die Flüssigkeit ein-, aber nicht austreten kann.

Die Lymphe fließt aufgrund der periodischen Kontraktion der glatten Wandmuskulatur. Diese Kontraktionen treten im Durchschnitt 2-10mal pro Minute auf. Ein gerichteter Strom (vom Gewebe in Richtung Venen) wird durch zahlreiche Klappen in Abständen von wenigen mm gewährleistet. Neben diesen Kontraktionen wird der Lymphtransport durch Mechanismen unterstützt, die auch für den venösen Rückstrom von Bedeutung sind (Tafel 37). Die Lymphgefäße werden durch Kontraktion der umgebenden Skelettmuskulatur komprimiert und ausgepreßt (Skelettmuskelpumpe). Weitere unterstützende Faktoren sind die atmungssynchronen Änderungen des intrathorakalen Druckes (respiratorische Pumpe) und evtl. die Pulsationen umgebender Arterien. Schließlich übt die hohe venöse Strömungsgeschwindigkeit am Einmündungsort der Lymphbahnen einen Sog auf den Lymphfluß aus.

Das Herz pumpt in 24 Stunden 8400 Liter Blut durch den Körper. Davon werden 20 Liter durch die Kapillaren in das Gewebe abfiltriert. Von diesen 20 Litern werden schließlich 16 - 18 Liter dem Kreislauf über kapilläre Reabsorption zugeführt, 2 - 4 Liter fließen über das lymphatische System zurück. Verglichen mit Blut fließt Lymphe sehr langsam. Das lymphatische System sorgt auch für die Zurückführung von Plasmaproteinen, die aus den Kapillaren in das Gewebe gelangt sind. Während eines ganzen Tages transportiert das Lymphsystem etwa 25 - 50 Prozent der gesamten Plasmaproteinmenge zurück in den Kreislauf. Die Lymphbahnen sind jedoch nicht nur ein einfaches Überlaufsystem, das für eine ausgeglichene Flüssigkeitsbilanz und die Rückführung von aus dem Kapillarsystem verlorengegangenem Albumin zuständig ist. Austritt von Proteinen aus den Kapillaren dient häufig dem Transport von Antikörpern oder Hormonen ins Gewebe. Die Lymphgefäße erfüllen damit eine sehr wichtige Aufgabe als Transportweg für Plasmaproteine aus dem Interstitium. Außerdem transportiert die Lymphe langkettige Fettsäuren und Cholesterin, die im Intestinaltrakt absorbiert wurden. Ebenso werden dem Kreislauf Lymphozyten (eine bestimmte Art weißer Blutkörperchen) über Lymphgefäße zugeführt.

Auf ihrem Weg von den Geweben in Richtung Venen fließt die Lymphe durch vergrößerte Strukturen (Lymphknoten). Lymphknoten enthalten Phagozyten, die Fremdstoffe und Bakterien in der Lymphe zerstören, und gelten als Bildungsorte für Lymphozyten, die in Antikörper-produzierende Plasmazellen transformiert werden können. Lymphknoten sind damit wirkungsvolle Stationen der Körperabwehr. Bei einer lokalen Infektion mit einer Anhäufung von Toxinen oder Bakterien sind die regionalen Lymphknoten oft entzündet. Die Leistungsfähigkeit dieses Systems haben Tierexperimente gezeigt. Dabei wurden Bakterien in ein Lymphgefäß vor dem Lymphknoten injiziert. Die Lymphe aus dem abführenden Gefäß war praktisch bakterienfrei.

Hinweise:
Verwenden Sie Rot für A, Lila für B, Blau für C, dunkle Farben für E, G und I.
1. Beginnen Sie oben mit der vereinfachten Darstellung des Blut- und Lymphkreislaufes, einschließlich der 2 Vergrößerungen des Flüssigkeitsaustauschs.
2. Malen Sie die größere Abbildung des Blutkreislaufes darunter an. Beginnen Sie am linken Herzen und hören Sie beim rechten Herzen auf. Malen Sie dann den lymphatischen Anteil - zuerst die Lymphkapillare (D) - an.
3. Malen Sie an dem Menschen rechts die 3 oberflächlichen Lymphknotenbezirke (H) und anschließend den Ausschnitt mit den tiefer gelegenen lymphatischen Strukturen an. Die oberflächlichen, in feinen Linien gezeichneten Gefäße sollen nicht angemalt werden.

LYMPHKREISLAUF *

Lymphkapillare D
Ankerfilamente E
Lymphflüssigkeit F
Lymphgefäß F'
Klappe G
Lymphknoten H
Flüssigkeitsaustausch I

BLUTKREISLAUF *

linkes Herz A
Arterien A'
Arteriolen A²
Kapillaren B
Venolen C
Venen C'
rechtes Herz C²

Das Herz pumpt in 24 Stunden 8400 l Blut durch den Körper. Davon werden 20 l durch die Kapillaren in das Gewebe abfiltriert, wobei 16 - 18 l dem Kreislauf über die kapilläre Reabsorption wieder zugeführt werden. 2 - 4 l fließen über das lymphatische System zurück.

Füllt sich das Interstitium mit Flüssigkeit, werden die Lymphgefäße auch bei ansteigendem Druck nicht komprimiert. Die Endothelzellen der Gefäßwand werden durch Filamente im umgebenden Bindegewebe verankert, das Lumen bleibt dadurch offen. Die Gewebsflüssigkeit, die kleine Mengen an Plasmaproteinen aus der Blutkapillare enthält, kann leicht durch die Lücken zwischen den Endothelzellen der Lymphgefäße in die Lymphkapillaren eintreten.

Das Netzwerk der Lymphgefäße führt dem Kreislauf Flüssigkeit über Einmündung in die großen Venen zu. Die Lymphe fließt durch periodische Kontraktionen der glatten Wandmuskulatur vorwärts. Zahlreiche Klappen in Abständen von wenigen mm gewährleisten einen gerichteten Fluß (von den Geweben in Richtung Venen). Die Lymphe fließt durch Lymphknoten, die den Körper vor Fremdmaterial und Bakterien schützen.

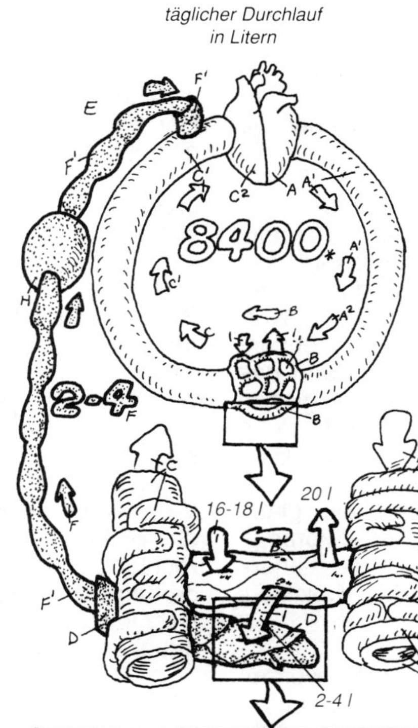

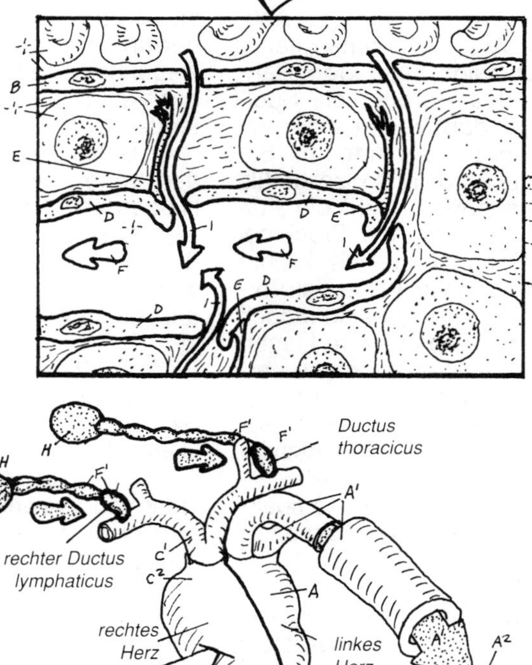

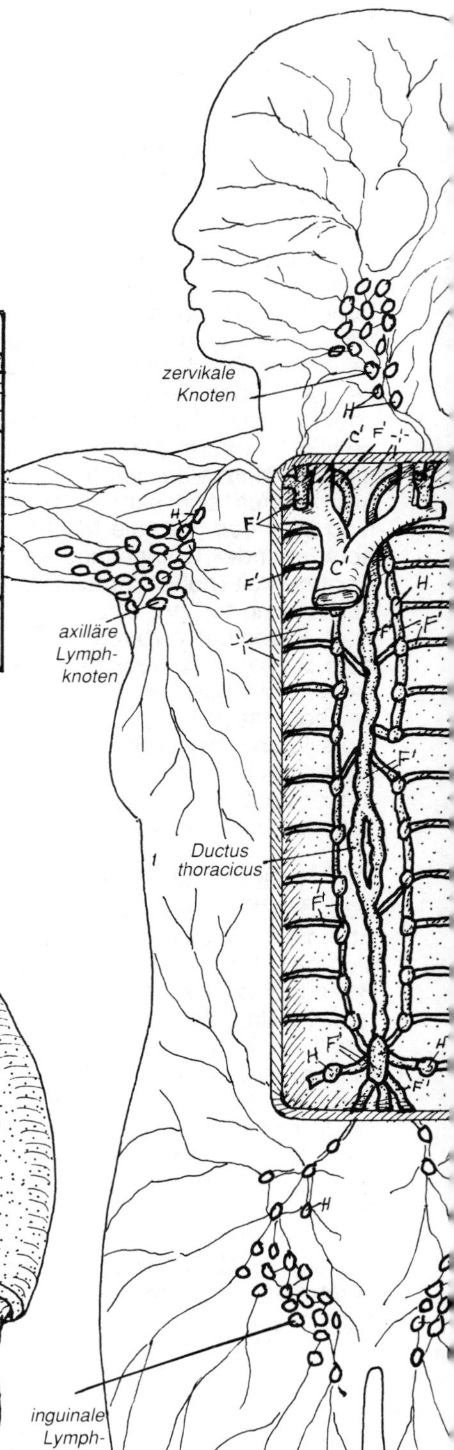

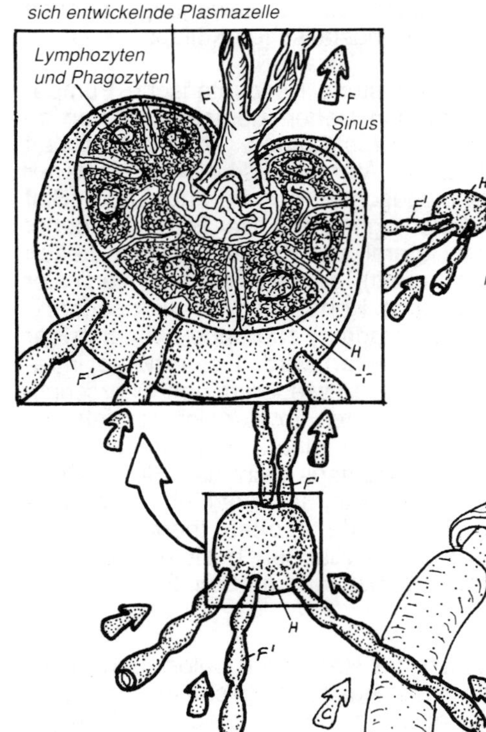

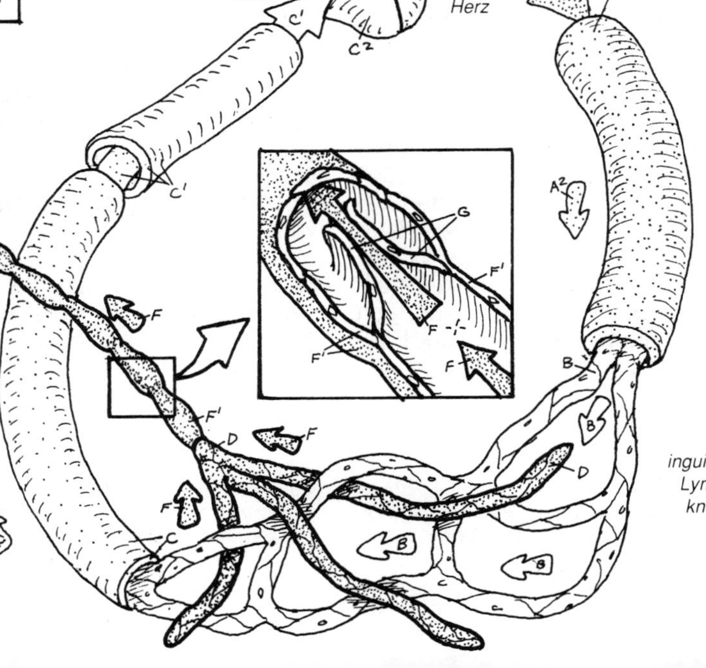

DER VENÖSE SPEICHER UND DER VENÖSE RÜCKSTROM ZUM HERZEN

Venen haben 2 Hauptfunktionen:

1. Sie stellen ein Niederdruck-Speichersystem für Blut dar.
2. Als Gefäßsystem mit geringem Widerstand dienen sie der Rückführung von Blut zum Herzen.

NIEDERDRUCK-SPEICHER
Die Wände der Venen sind dünn und haben nur wenig elastisches Gewebe. Trotzdem ist eine Anpassung des Venensystems an Volumenschwankungen des Blutes durch Ausweitung und Kontraktion nicht schwierig. Normalerweise können sich Venen sehr leicht ausdehnen, da sie z.T. kollabiert vorliegen. Andererseits kann das Volumen in den Venen durch Kontraktion von glatten Muskelzellen in den Wänden reduziert werden. In Ruhe enthält das Venensystem etwa 2/3 des gesamten Blutvolumens, wobei dieser Wert jedoch Schwankungen unterliegt. Sympathische Nerven stimulieren die glatte Muskulatur der Venen, z.B. bei Blutverlust oder körperlicher Belastung. Dadurch kontrahieren sich die Venen, und das Blut wird in andere Abschnitte des Kreislaufs verteilt.

Zur Verdeutlichung der venösen Kapazität werden Venensegmente isoliert, alle Gefäßeinmündungen unterbunden und danach mit Flüssigkeit gefüllt (s. Abb. oben). Das Volumen, das eine Vene aufnehmen kann, bevor der Druck um 1mmHg ansteigt, heißt Compliance. Je größer die Compliance, desto größer die Speicherkapazität. Die Bildtafel zeigt, daß Venen eine wesentlich größere Compliance besitzen als Arterien. Sie sind bei normalem venösem Druck nur teilweise gefüllt und können sich sehr leicht ausdehnen. Geht die Füllung über das normale Maß hinaus, steigt der Druck bei abnehmender Compliance sehr schnell an. Die leichte Dehnbarkeit (hohe Compliance) normaler Venen ist Voraussetzung für ihre Speicherfunktion. Damit sind jedoch auch Probleme verbunden. Beim Übergang vom Liegen zum Stehen z.B. neigt Blut dazu, in den Venen zu versacken (vor allem in Beinen und Füßen). Es stammt dabei hauptsächlich aus dem venösem Anteil des Kreislaufs. Ohne kompensatorische Antwort, z.B die Aktivierung des Sympathikus, wäre dies eine bedrohliche Situation für den Organismus. Die entsprechenden Kompensationsmechanismen werden auf Tafel 41 besprochen.

GEFÄSSE MIT NIEDRIGEM WIDERSTAND
Das Blut fließt aus Bereichen mit hoher mechanischer Energie in solche mit niedriger Energie. Im Liegen stellt sich der Großteil dieser Energie in Form von Druck dar. Bei der Passage des Blutes durch die engen Arteriolen und Kapillaren kommt es zu einem beträchtlichen Druckabfall. In vielen Venolen beträgt der Blutdruck ca. 15 mmHg. In den Vorhöfen liegt der durchschnittliche Druck nahe bei 0 mmHg. Es ist demnach ein kleiner, aber deutlicher Druckgradient vorhanden, der das Blut zurück zum Herzen treibt. Die Tatsache, daß dieser kleine Gradient (etwa 15 mmHg) ausreicht, um ein großes Blutvolumen voranzutreiben, weist auf den niedrigen Widerstand im venösen System hin. Sogar Venen, die vollständig kollabiert erscheinen, besitzen einen niedrigen Widerstand, da immer etwas Raum bleibt, um die Passage des zirkulierenden Blutes zu ermöglichen.

Zusätzlich zum Druckgradienten gibt es andere Mechanismen, die den venösen Rückstrom des Blutes zum Herzen unterstützen. Dazu gehören Pumpaktionen nichtkardialer Muskeln, die Herztätigkeit selbst und zum Herzen gerichtete Venenklappen, die die Strömungsrichtung des Blutes zum Herzen vorgeben.

Durch das zum Herzen (vorwärts) strömende Blut öffnen sich die Klappen, beim Rückstrom werden sie geschlossen. Die 3. Abbildung auf der Bildtafel veranschaulicht dies an einer Vene, die zwischen 2 Skelettmuskeln liegt. Bei entspannter Muskulatur fließt das Blut aufgrund des oben beschriebenen Druckgradienten vorwärts, und die Vene ist mit Blut gefüllt. Bei kontrahierter Muskulatur wird die Vene zusammengepreßt und das Blutvolumen orthograd in Richtung Herz verdrängt, da die Venenklappen eine retrograde Blutströmung verhindern. Bei entspannter Muskulatur entfällt die von außen auf die Venenwände einwirkende Kraft. Der Druckgradient treibt das Blut durch Öffnen der unterhalb liegenden Klappe in Richtung Herz, und der ursprüngliche Zustand wird wiederhergestellt. So wird der venöse Blutstrom in Richtung Herz bei jeder Muskelkontraktion deutlich beschleunigt (Muskelpumpe).

Die Bedeutung der Muskelpumpe bei körperlicher Belastung kann bei einem Läufer veranschaulicht werden, der unmittelbar nach einem anstrengenden Rennen bewegungslos verharren würde. In diesem Stadium hat er noch ein erhöhtes Herzminutenvolumen und eine anhaltende Dilatation der kleinen Blutgefäße infolge körperlicher Belastung. Ohne Muskelpumpe würde das Blut in den Venen versacken und der venöse Rückstrom zum Herzen abnehmen. Dies hätte eine Abnahme der kardialen Auswurfleistung zur Folge, was die Blutversorgung des Gehirns gefährden würde. Schließt der Läufer jedoch für ein paar Minuten lockere Bewegungsübungen an, verhindert er einen orthostatischen Kollaps.

Eine zusätzliche Pumpleistung (respiratorische Pumpe) wirkt während der Atmung. Jeder Atemzug wird von einer Vergrößerung des Brustraumes (Thorax) begleitet (Tafel 44). Durch diese Atemexkursion wird nicht nur Luft in die Lungen eingesogen, es wird dabei auch Blut in die thorakalen Venen »gesaugt«. Der Brustkorb dehnt sich nicht nur nach lateral aus (Skelettmuskeln ziehen den Brustkorb nach oben), sondern auch in vertikaler Richtung. Dem liegt eine Kontraktion des kuppelförmigen Zwerchfelles (Diaphragma) zugrunde, wodurch der abdominelle Raum verkleinert wird. Der erhöhte intraabdominelle Druck verkleinert wiederum den Querschnitt der Abdominalgefäße. Dadurch übt der sich ausdehnende Thorax bei jedem Atemzug eine Sogwirkung aus, und die Kompression des Abdomens treibt das Blut in Richtung Herz. Während der Exspiration verläuft dieser Vorgang umgekehrt. Obwohl die großen thorakalen und abdominalen Venen keine Klappen besitzen, wird der Rückfluß durch die Klappen der großen Extremitätenvenen kontrolliert.

Schließlich unterstützt die Herzaktion selbst den venösen Rückstrom. In jeder Austreibungsphase senkt sich die Klappenebene, dadurch erweitern sich die Vorhöfe und üben eine zusätzliche Sogwirkung aus (Ventilebenenmechanismus).

Hinweise:
Verwenden Sie Blau für A, Rot für C, Lila für D und eine dunkle Farbe für H.
1. Beginnen Sie mit der oberen Abbildung. Malen Sie die beiden Kreislaufsysteme in Ruhe und in Bewegung an. Wenden Sie sich dann nach rechts, wo die Beziehung zwischen Druck und Volumen abgebildet ist.
2. Malen Sie die folgenden Abbildungen an.

VENÖSE SPEICHER.

Venen A
Herz B
Arterien C
Kapillaren D
sympathischer Nerv E

Venen dienen als Niederdruck-Speichersystem für das Blut. In Ruhe enthalten die Venen etwa 63 % des gesamten Blutvolumens, was jedoch beträchtlichen Schwankungen unterliegt. Der Sympathikus wird z.B. nach Blutverlust oder körperlicher Belastung aktiviert. Das hat eine Konstriktion der Venen zur Folge. Das Blut wird daraufhin in Richtung Arterien und andere Bereiche des Kreislaufes verteilt.

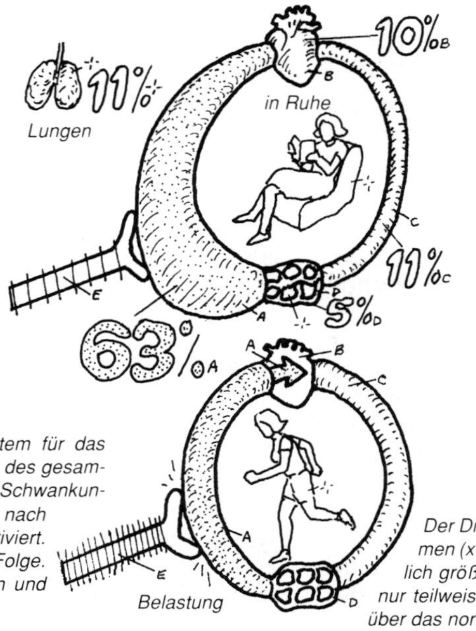

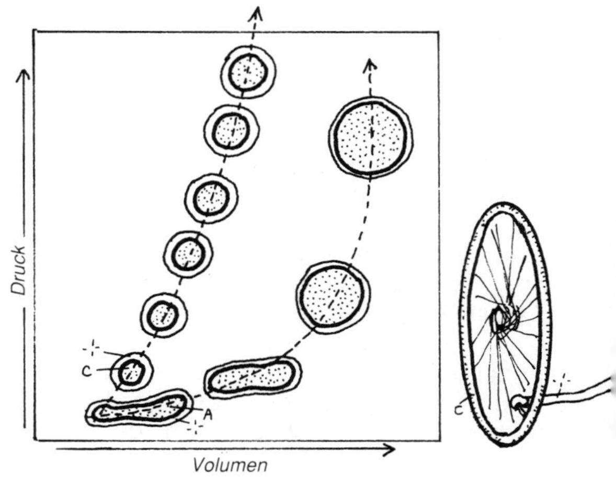

Der Druck in den Arterien und Venen (y-Achse) wird gegen das Volumen (x-Achse) aufgetragen. Die Speicherkapazität von Venen ist deutlich größer als die der Arterien. Bei normalem venösem Druck sind sie nur teilweise gefüllt und können sich sehr leicht ausweiten. Sind sie weit über das normale Maß gefüllt, kommt es zu einer raschen Drucksteigerung.

VENÖSER RÜCKSTROM.

DRUCKGRADIENT A'

Ein kleiner aber deutlicher Druckgradient treibt das Blut in Richtung Herz. Die Tatsche, daß dieser kleine Gradient (z.B. 15 mmHg) ausreicht, um große Blutvolumina zu befördern, weist auf den niedrigen Widerstand im venösen System hin.

arterieller Druck C'
venöser Druck A'

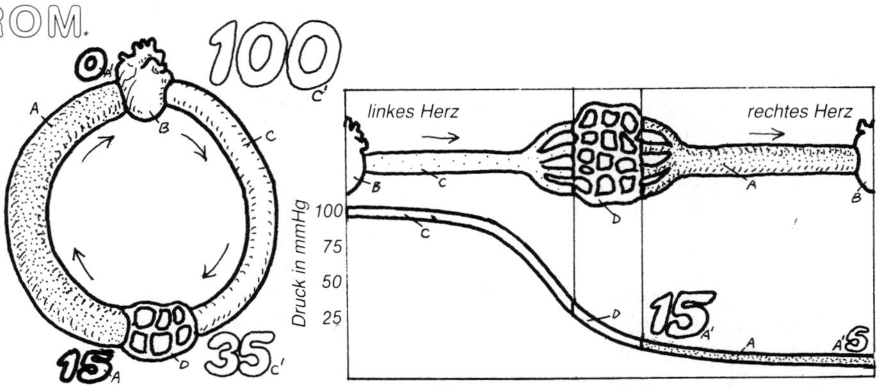

MUSKELPUMPE G

Bei entspannter Muskulatur treibt der venöse Druckgradient das Blut in Richtung Herz. Kontrahiert sich die Muskulatur, so wird das Blutvolumen orthograd in Richtung Herz gepreßt, da die Venenklappen eine retrograde Blutbewegung verhindern. Eine pulsierende Arterie neben der Vene übt die gleiche »ausmelkende« Wirkung wie ein Muskel aus.

Klappe F
Skelettmuskel G

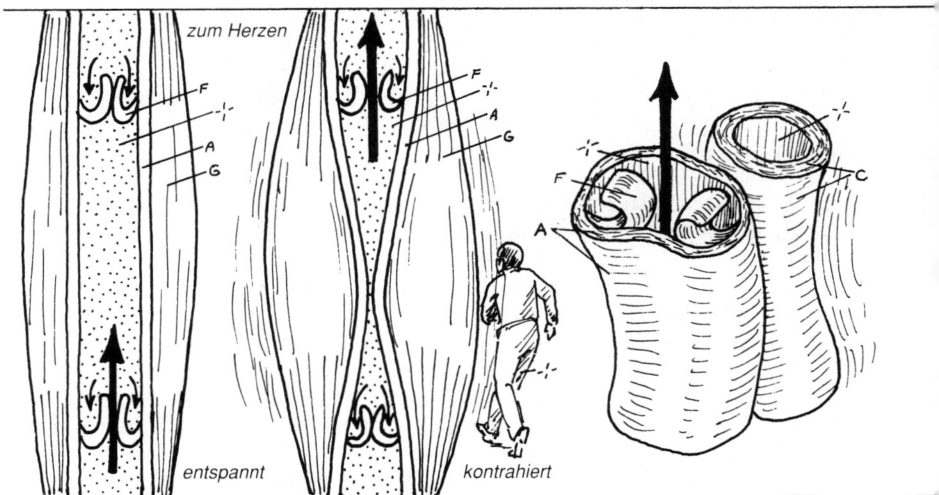

RESPIRATORISCHE PUMPE H

Während der Inspiration wird Luft in die Lungen »gesaugt« und Blut in die thorakalen Venen. Durch Senkung des Zwerchfelles steigt der abdominelle Druck. Dadurch wird der Querschnitt der abdominellen Venen verkleinert und das Blut in die thorakalen Venen gepreßt. Während der Exspiration verläuft dieser Vorgang umgekehrt. Ein Rückstrom wird durch die Klappen in den Extremitätenvenen verhindert.

Diaphragma H
Brustraum
Luftpassage I
abdomineller Raum J

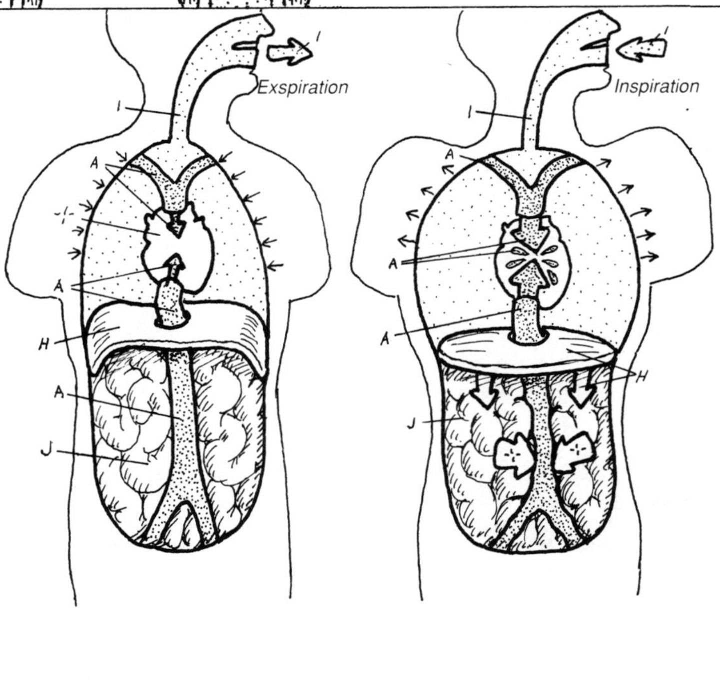

LOKALE UND SYSTEMISCHE DURCHBLUTUNGS-REGULATION VON KLEINEN BLUTGEFÄSSEN

DIE LOKALE REGULATION
DER GEWEBSDURCHBLUTUNG

Wird ein Gewebe aktiv, so dilatieren seine Blutgefäße. Die lokale Durchblutung nimmt zu, um das arbeitende Gewebe mit mehr Nährstoffen zu versorgen und seine Abfallprodukte abzutransportieren: mehr Blut für aktives Gewebe, weniger für ruhendes Gewebe. Ein einfaches Experiment erklärt, wie das Gewebe seinen Blutgefäßen eine Zunahme der Aktivität signalisiert. Die Durchblutung eines Armes wird für einige Minuten mit einem Stauschlauch unterbrochen und dann wieder gelöst. Es kommt zu einer Dilatation der Blutgefäße, und die Durchblutung im Arm liegt für kurze Zeit über der Norm, als ob die Zeit des Staues kompensiert werden müßte. Wird extrazelluläre Flüssigkeit aus dem unmittelbar von der Blockade betroffenen Gewebe in den gegenüberliegenden normalen Arm injiziert, bewirkt dies ebenso eine Dilatation der Gefäße und eine gesteigerte Durchblutung wie nach einer Stauung. Das unterversorgte Gewebe gibt offensichtlich Substanzen in die umgebende Flüssigkeit ab, die zu den lokalen Blutgefäßen diffundieren und eine Dilatation induzieren.

Folgende Substanzen in der Flüssigkeit sind in der Lage, eine Dilatation der Arteriolen und kapillären Sphinkteren zu verursachen: Hohe Konzentrationen von Säuren, CO_2, Kalium, Adenosin und niedrige O_2-Konzentrationen. Diese Substanzen besitzen ein gemeinsames Merkmal: Sie werden von Zellen produziert, die eine ihrer Aktivität nicht entsprechende geringe Durchblutung aufweisen. Die Anpassung der lokalen Durchblutung an die nutritiven Ansprüche des Gewebes läßt sich in einem einfachen Feedbackmechanismus darstellen: Erhöhte Gewebsaktivität (inadäquate Blutversorgung) ➔ Anhäufung von Metaboliten (Säuren, CO_2, niedriges O_2, etc.) ➔ Dilatation der Blutgefäße (Zunahme der Durchblutung).

NERVALE DURCHBLUTUNGSREGULATION

Neben der lokalen chemischen Kontrolle beeinflussen sympathische Nerven den Aktivitätszustand der glatten Gefäßmuskulatur. Der Ruhetonus der Gefäße beruht auf einer ständigen (tonischen) Aktivität dieser Nerven. Dabei wird als Überträgersubstanz Noradrenalin freigesetzt. Der Konzentrationszustand der glatten Gefäßmuskulatur hängt von der Frequenz der sympathischen Impulse ab. Eine Zunahme der Impulsfrequenz löst daher eine vasokonstriktorische, eine Abnahme derselben eine dilatatorische Reaktion aus. Dies gilt als primärer Mechanismus der nervalen Durchblutungsregulation. Darüber hinaus gibt es noch eine Reihe anderer Regulationsvorgänge, die aber von untergeordneter Bedeutung sind.

Parasympathische Fasern versorgen die Blutgefäße des Kopfes und des Verdauungstraktes, nicht jedoch die von Skelettmuskulatur oder Haut. Diese Fasern setzen Azetylcholin frei, was zur Vasodilatation führt. Die vasomotorische Steuerung der Skelettmuskelgefäße wird darüber hinaus durch cholinerge dilatatorische Fasern beeinflußt, die mit den sympathischen Fasern verlaufen. Ihre Bedeutung ist nicht unmittelbar zu erkennen. Dieses System wird bei emotionalen Alarm-, Abwehr-, Angst- oder Wutreaktionen aktiviert und verursacht möglicherweise eine Vasodilatation bei bestimmten »Erwartungssituationen«. Diese Fasern wurden bei Katzen und Hunden nachgewiesen und sind möglicherweise auch beim Menschen vorhanden.

Die Dichte der sympathischen Innervation variiert erheblich in den einzelnen Geweben. Die Arteriolen und Venen des Verdauungssystems und der Haut sind reich innerviert und zeigen eine intensive Vasokonstriktion nach sympathischer Stimulation. Im Gegensatz dazu reagieren die Blutgefäße des Gehirns und Herzens nicht auf generelle sympathische Stimulation. Glücklicherweise wird die Durchblutung dieser beiden Organe nur selten durch Vasokonstriktion beeinträchtigt, denn weder Gehirn noch Herz tolerieren einen längerfristigen O_2-Mangel.

Chemische Kontrolle paßt die Durchblutung der metabolischen Aktivität an und sympathische Vasokontriktion spielt eine Hauptrolle bei der Kontrolle des gesamten vaskulären Widerstandes (und damit des Blutdrukkes). Es können aber auch Situationen entstehen, in denen diese beiden Mechanismen entgegengesetzt arbeiten (in einem Organ herrscht z.B. mangelnde Durchblutung, der Blutdruck fällt). Dadurch kommt es über Reflexe (Tafel 40) zu einer Aktivierung des sympathischen Systems mit anschließender Vasokonstriktion. Zur gleichen Zeit beginnt das unterversorgte Organ vasodilatatorische Substanzen zu produzieren. Obwohl das Nettoergebnis vom jeweiligen Organ abhängt, dominiert oft die vasodilatatorische Reaktion. Vasodilatatorische Substanzen entfalten ihre Wirkung nicht nur an Blutgefäßen, sondern auch direkt an sympathischen Nervenendigungen. Dadurch wird die Freisetzung von Noradrenalin (Norepinephrin) gehemmt.

Hinweise: Verwenden Sie Rot für A, Lila für C und dunkle Farben für B und G.
1. Beginnen Sie mit der oberen Abbildung. Beachten Sie, daß die obere Kapillare (C), deren Sphinkter (B) vollständig geschlossen ist, nicht angemalt wird, um das Fehlen einer Durchblutung in diesem Gefäß zu veranschaulichen. Malen Sie die Abbildung rechts an, in der Arteriole (A) und präkapillärer Sphinkter (B) durch Metaboliten erweitert worden sind (E¹). Kolorieren Sie die Metaboliten innerhalb der Pfeile, aber nicht die Pfeile selbst.
2. Malen Sie die 3 Kontraktionszustände einer Arteriole darunter an. Dann kolorieren Sie die 2 Zeichnungen links davon.

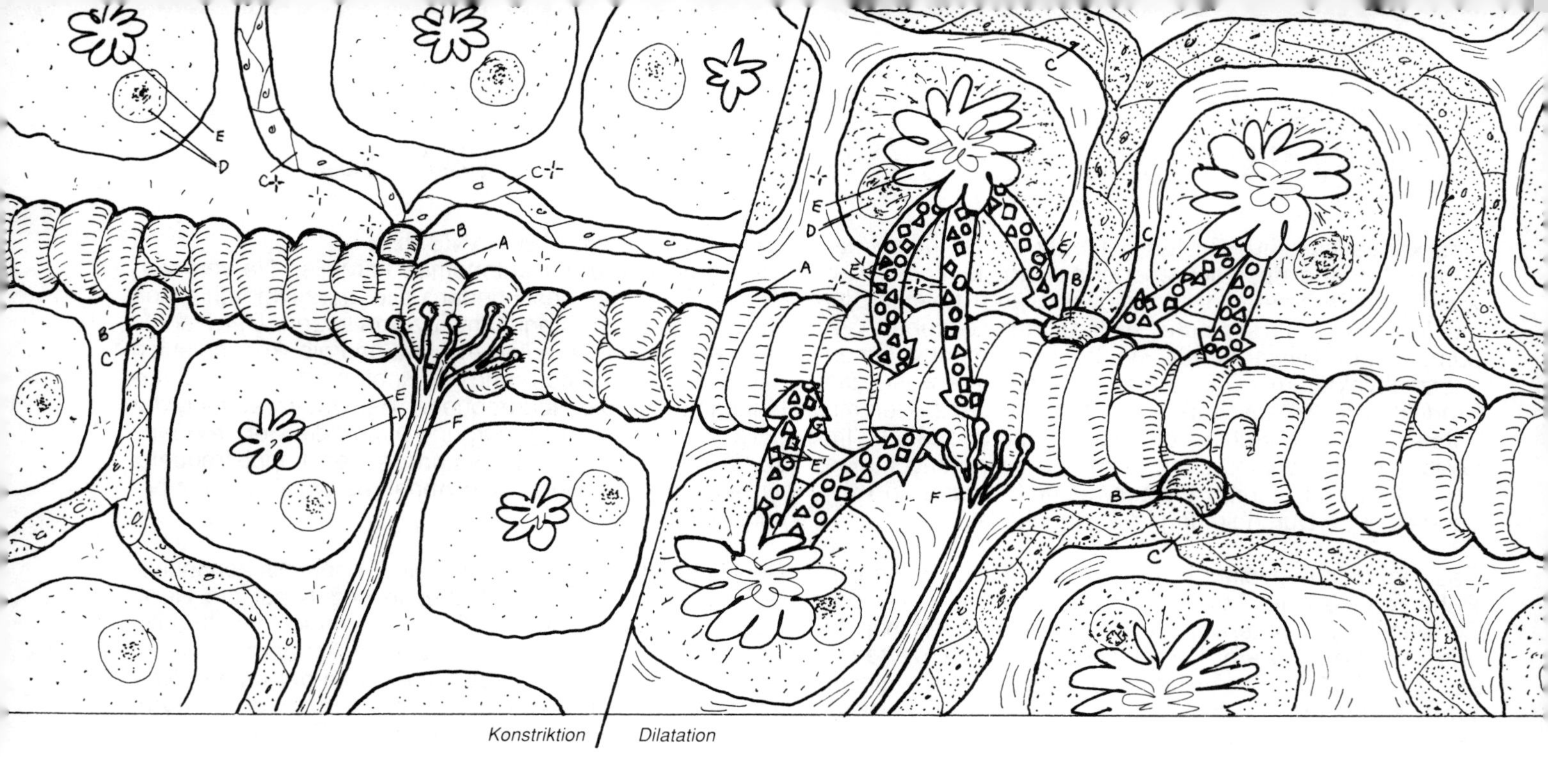

LOKALE (CHEMISCHE) REGULATION $_{E'}$

Arteriole $_A$
präkapillärer Sphinkter $_B$
Kapillare $_C$
Gewebszelle $_D$
Metabolismus $_E$
vasodilatierende Metaboliten $_{E'}$
sympathischer Nerv $_F$
Noradrenalin $_G$ (Norepinephrin)
Rezeptor für Neurotransmitter $_{G'}$

Bei erhöhter Aktivität eines Gewebes werden verschiedene Metaboliten freigesetzt. Lokale Arteriolen und präkapilläre Sphinkteren dilatieren. Die lokale Durchblutung nimmt zu und damit die Versorgung des aktiven Gewebes mit Nährstoffen und der Abtransport von Abfallprodukten. Verhält sich die Blutversorgung inadäquat zur Aktivität des Gewebes, kommt es zu einer Anhäufung von Säuren, CO_2, K^+, Adenosin und zu einer niedrigen O_2-Konzentration. Diese Faktoren können Blutgefäße dilatieren. Die Anpassung der lokalen Durchblutung an zelluläre Aktivität läßt sich mit einem negativen Feedbackmechanismus beschreiben.

Die glatte Muskulatur in den Blutgefäßen wird auch durch sympathische Nerven kontrolliert. Der Ruhetonus der Gefäße beruht auf einer ständigen (tonischen) nervalen Aktivität. Als Überträgerstoff wird dabei Noradrenalin (Norepinephrin) freigesetzt, das vasokonstriktorisch wirkt. Daher löst eine Zunahme der Impulsfrequenz vasokonstriktorische, eine Abnahme derselben hingegen vasodilatatorische Reaktionen aus.

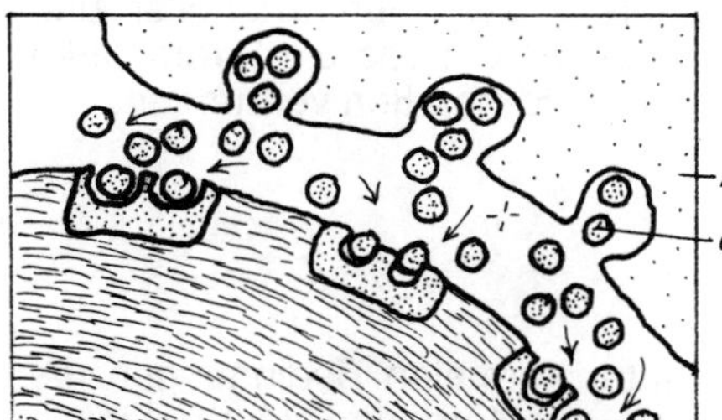

SYSTEMISCHE (NERVALE) REGULATION $_F$

sympathisches Ganglion $_{F'}$
Impulsfrequenz $_{F^2}$

LOKALE ÜBERLAGERUNG $_{E'}$

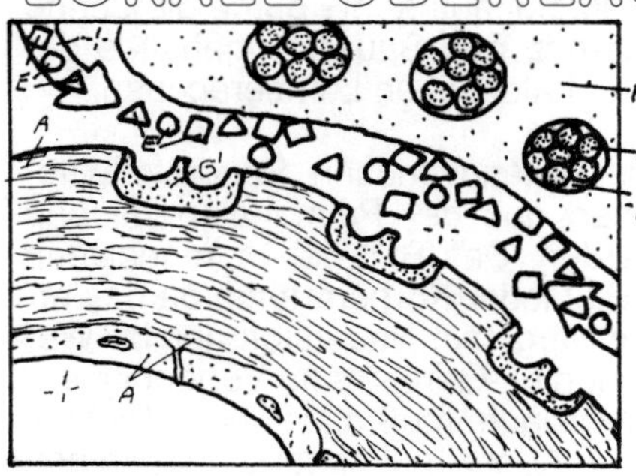

Metabolische vasodilatatorische Substanzen entfalten ihre Wirkung nicht nur an den Muskelzellen der Blutgefäße, sondern auch direkt an sympathischen Nervenendigungen. Dadurch wird die Freisetzung von Noradrenalin durch sympathische Impulse gehemmt.

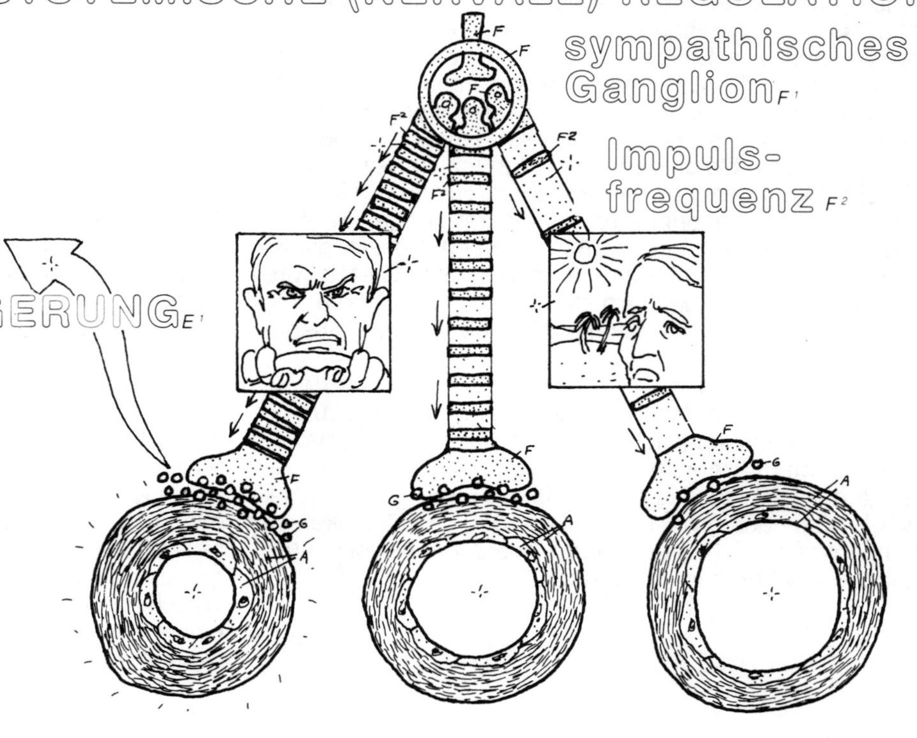

AKTIVIERT $_A$ (verengt) NORMAL $_A$ GEHEMMT $_A$ (erweitert)

REGULATION UND MESSUNG DES HERZMINUTENVOLUMENS (HERZZEITVOLUMEN)

Das kardiovaskuläre System ist trotz seiner umschriebenen Aufgabe des Bluttransportes sehr komplex. Der wichtigste Parameter der kardiovaskulären Leistung ist die Blutmenge pro Minute, die zu den Geweben gepumpt wird. Diese Größe heißt Herzminutenvolumen (Herzzeitvolumen). Das Herzminutenvolumen ist das Produkt von Schlagvolumen und Herzfrequenz (Herzminutenvolumen = Schlagvolumen x Herzfrequenz). Im Gleichgewicht entsprechen sich Herzminutenvolumen des linken und rechten Herzens (Durchblutung im Körperkreislauf = Durchblutung im Lungenkreislauf).

Das Herzminutenvolumen beträgt bei Erwachsenen in Ruhe ca. 5 Liter/Minute. Diese Größe ist jedoch Schwankungen unterworfen. Bei Aktivität steigt sie an und kann bei schwerer körperlicher Belastung Werte bis zu 25 Liter/Minute erreichen. Bei Athleten kann dieser Wert sogar noch überschritten werden. Das Herzminutenvolumen ändert sich bei Veränderungen des Schlagvolumens oder der Herzfrequenz. Während körperlicher Belastung steigt das Schlagvolumen z.B. nur mäßig, die Herzfrequenz hingegen um das 3fache an. Diesen Veränderungen von Schlagvolumen und Herzfrequenz liegen intrakardiale (Antwort des Herzmuskels auf Dehnungsreize) und extrakardiale (neurovegetative Einflüsse) Mechanismen zugrunde.

INTRAKARDIALE MECHANISMEN

Wie bei der Kontraktion des Skelettmuskels hängt auch die Kontraktionskraft des Herzmuskels von seiner Länge ab. Unter Ruhebedingungen setzt eine Herzmuskelfaser nur 20 % ihrer optimalen Länge für eine maximale Kraftentwicklung ein. Eine Vordehnung dieser Faser bedeutet eine zusätzliche Kraftreserve und damit stärkere Kontraktionen. Die Abhängigkeit der Kontraktionskraft von der Vordehnung (Frank-Starling-Mechanismus) hat große Bedeutung. Eine vermehrte Füllung des Herzens infolge einer Zunahme des venösen Rückstroms bewirkt eine Dehnung der Ventrikelwände. Der Frank-Starling-Mechanismus gewährleistet nun die zusätzliche Kraftentwicklung zur Entleerung des Herzens. Bei plötzlichem Anstieg des arteriellen Druckes nimmt das Schlagvolumen ab, da der Ventrikel nicht genügend Kraft entwickelt, um den erhöhten arteriellen Druck zu überwinden. Dadurch bleibt vermehrt Blut im Herzen zurück (Residualvolumen), so daß das Herz vor dem nächsten Schlag stärker gedehnt wird. Infolge der vermehrten Füllung kann das Herz eine größere Kraft entwickeln, die es dem erhöhten Arteriendruck entgegensetzt. Zuletzt wird ein neuer Gleichgewichtszustand erreicht, bei dem nun unter höherem Druck das ursprüngliche Volumen ausgeworfen wird.

Der Frank-Starling-Mechanismus hat große Bedeutung bei der exakten Angleichung der Schlagvolumina beider Herzkammern. Überstiege z.B. das Auswurfvolumen des rechten dasjenige des linken Herzens um genau 1 ml, würde sich nach etwa 15 Minuten 1000 ml Flüssigkeit im Lungenkreislauf (Lungenödem) anstauen. Dieses Lungenödem würde zum Ersticken führen!

EXTRAKARDIALE MECHANISMEN

Die Arbeitsweise der autonomen kardialen Nerven wurde auf Tafel 30 beschrieben. Die parasympathischen Nerven laufen als Vagusanteil zum Herzen. Der Nervus vagus zeigt eine ständige Aktivität und gibt kontinuierlich Impulse an den Sinus- und AV-Knoten ab. Dadurch verlangsamt sich die Herzfrequenz. Bei Unterbrechung der parasympathischen Versorgung nimmt die Herzfrequenz zu. Ein Anstieg der parasympathischen Impulsfrequenz verlangsamt das Herz, eine Abnahme der Frequenz beschleunigt es.

Der Sympathikus versorgt das Herz ebenfalls kontinuierlich mit Impulsen, bewirkt aber in bezug auf die Herzfrequenz das Gegenteil. Eine Zunahme der Impulsfrequenz beschleunigt das Herz, eine Abnahme verlangsamt es. Die entgegengesetzte Aktivität der beiden Nerven wird normalerweise koordiniert. Erregung des Sympathikus geht mit einer Hemmung des Parasympathikus einher und umgekehrt.

Der Sympathikus bewirkt zusätzlich eine Zunahme des Schlagvolumens durch eine Erhöhung der Kontraktionskraft. Auf diese Weise nehmen 2 unabhängige Mechanismen Einfluß auf das Schlagvolumen:

1. Veränderung der Vordehnung der Herzmuskelfasern (d.h. Veränderung des enddiastolischen Volumens) und
2. Zunahme der sympathischen Impulsfrequenz (oder Freisetzung von Katecholaminen aus dem Nebennierenmark).

DAS FICKSCHE PRINZIP - MESSUNG DES HERZMINUTENVOLUMENS (HERZZEITVOLUMEN)

Die Durchblutung eines Organs kann mit Hilfe indirekter Methoden bestimmt werden, die auf dem Fickschen Prinzip beruhen. Dabei sind die O_2-Aufnahme durch die Lunge (V O_2), die Differenz zwischen arterieller und venöser O_2-Konzentration (avD O_2) und die Stromstärke im Lungenkreislauf (Q_L) folgendermaßen verbunden:

$$Q_L = \frac{VO_2}{avD\ O_2}$$

Beim Menschen sind unter normalen Bedingungen die Stromstärken im Lungen- und Körperkreislauf praktisch identisch, so daß die auf diese Weise gewonnenen Werte auch dem Herzminutenvolumen des linken Ventrikels entsprechen. Es gilt also Herzminutenvolumen (HMV = VO_2 : avD O_2). Die Sauerstoffaufnahme durch die Lunge läßt sich aus der Differenz des Sauerstoffgehaltes der inspiratorischen zur exspiratorischen Luft berechnen.

Für eine Messung der arteriovenösen Sauerstoffdifferenz müßten Blutproben aus der Pulmonalarterie und -vene ausgewertet werden. Das Blut der Pulmonalvene entspricht dabei dem Blut jeder Körperarterie, da das arterielle Blut erst im Kapillargebiet Sauerstoff abgibt. Wegen des unterschiedlichen O_2-Gehaltes im Venenblut der verschiedenen Organkreisläufe muß das venöse Blut mit einem Katheter aus der Arteria pulmonalis entnommen werden. Dies ist kein alltäglicher Routineeingriff!

Hinweise: Verwenden Sie Rot für B und Blau für G.
1. Beginnen Sie mit der oberen Abbildung.
2. Kolorieren Sie die Abbildung zur Herzfrequenz.
3. Wenden Sie sich jetzt dem Schlagvolumen zu.
4. Malen Sie die Abbildung zur Messung des Herzminutenvolumens an. Beachten Sie sorgfältig die Buchstabenbezeichnungen.

HERZMINUTENVOLUMEN: $HF_B \times SV_C = HMV$.

Das Herzminutenvolumen ist das Produkt aus Schlagvolumen und Herzfrequenz. In Ruhe beträgt es etwa 5 l/min, bei körperlicher Belastung kann es bis zu 30 l/min ansteigen.

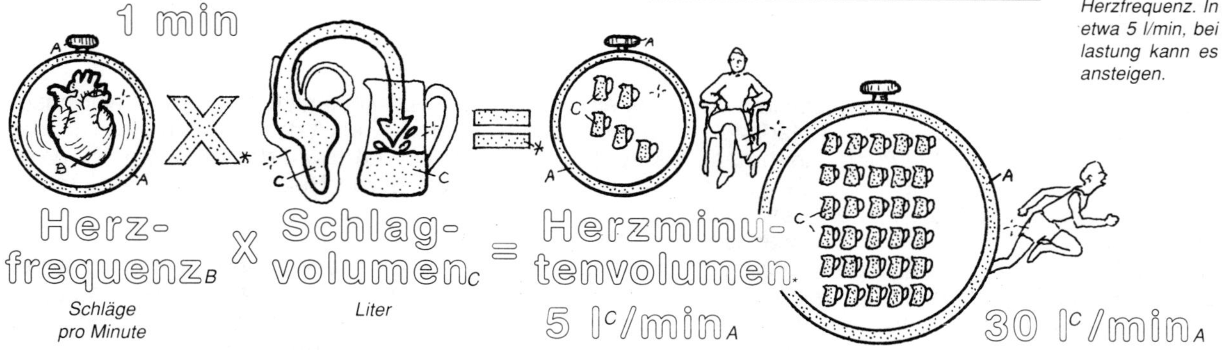

HERZFREQUENZ_B

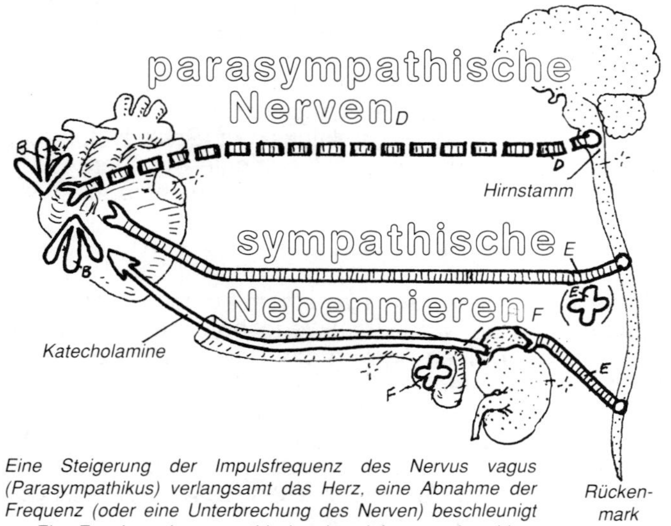

Eine Steigerung der Impulsfrequenz des Nervus vagus (Parasympathikus) verlangsamt das Herz, eine Abnahme der Frequenz (oder eine Unterbrechung des Nerven) beschleunigt es. Eine Zunahme der sympathischen Impulsfrequenz beschleunigt den Herzschlag, eine Abnahme der Frequenz (oder eine Unterbrechung des Nerven) verlangsamt ihn.

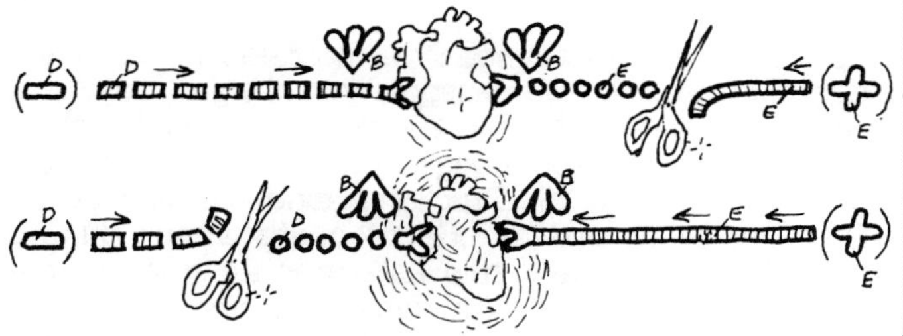

SCHLAGVOLUMEN_C

ventrikulärer Füllungsdruck_G
Sympathikuseinfluß_E

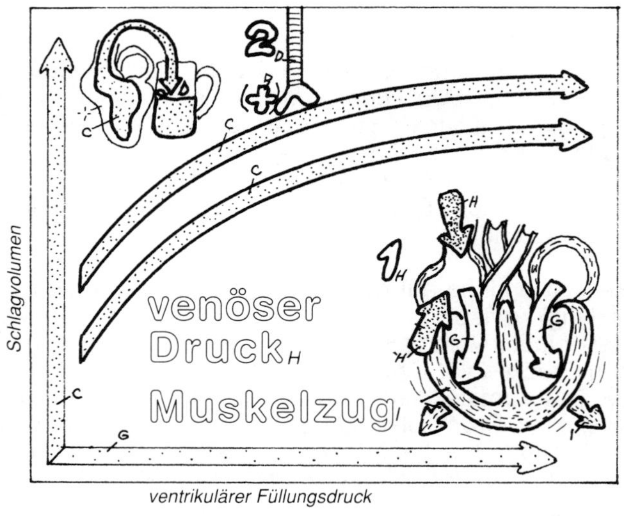

Zwei unabhängige Mechanismen können das Schlagvolumen vergrößern:
1. eine stärkere Vordehnung der Herzmuskelfasern (z.B. ein erhöhter venöser Rückstrom) und
2. eine Zunahme der sympathischen Impulsfrequenz. Die Abbildung zeigt eine Vergrößerung des Schlagvolumens bei steigendem ventrikulärem Füllungsdruck. Die obere Kurve resultiert aus einer vermehrten Sympathikusaktivität und einer damit verbundenen Erhöhung der Kontraktionskraft.

MESSUNG DES HERZMINUTENVOLUMENS. (Ficksches Prinzip).

Liter_C
Sauerstoff_J

Wie läßt sich die Anzahl der Liter errechnen, die pro Minute die gestrichelte Linie passieren? Jeder eintretende Liter enthält 2 Kreise (Sauerstoff), jeder austretende Liter enthält 4 Kreise, so daß sich pro Liter eine Differenz von 2 ergibt. Wieviele Liter müssen also vorbeifließen, um die über die Lunge aufgenommene Menge (10 Kreise) pro Minute zu bewältigen?

$$\frac{10 \text{ (verlassen die Lunge/Minute)}}{2 \text{ (Diskrepanz pro Liter)}} = 5 \text{ Liter/Minute}$$

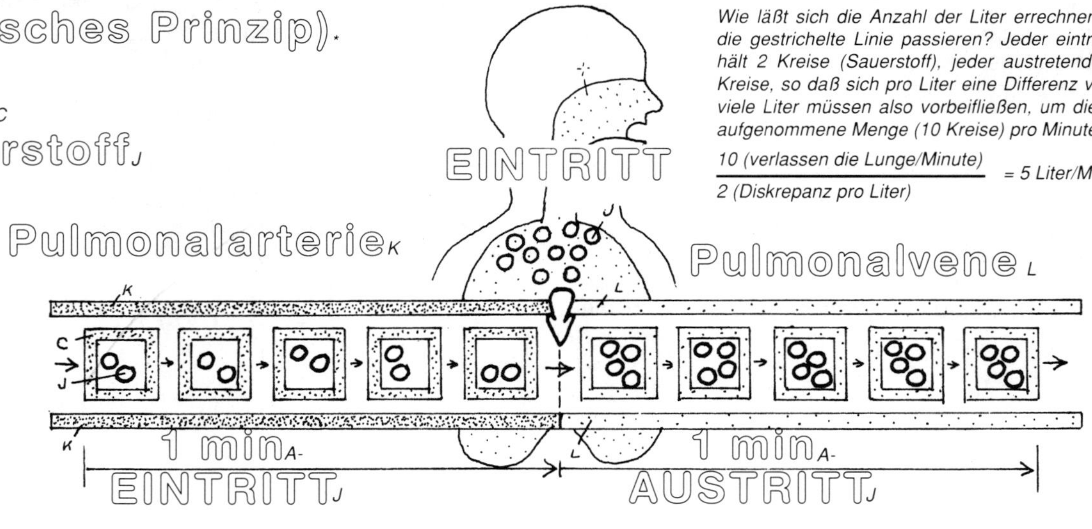

$$\text{HERZMINUTEN-VOLUMEN} = \frac{\{O_2/\text{min}\}}{[O_2]_L - [O_2]_K} = \frac{10}{[4]_L - [2]_K} = 5\ l_C/\text{min}_A$$

BAROREZEPTORENREFLEXE UND BLUTDRUCKREGULATION

Ein Gewebe bezieht seine Nährstoffe ausschließlich über die Blutversorgung. Da bei Aktivität mehr Nährstoffe verbraucht werden, muß die Durchblutung zunehmen. Auf Tafel 38 wurden die Möglichkeiten des Gewebes besprochen, seine eigene Durchblutung den nutritiven Anforderungen anzupassen. Bei erhöhtem Stoffwechsel kommt es zur Anhäufung von dilatatorisch wirkenden Produkten. Daraus folgt eine Erweiterung der lokalen Arteriolen mit einer vermehrten Durchblutung des entsprechenden Gewebes. In Ruhe ist das Gegenteil der Fall. Dieses Prinzip funktioniert jedoch nur bei ausreichend hohem arteriellem Druck. Die Erweiterung eines Gefäßes ohne Druck ist entsprechenderweise praktisch nutzlos. Die vermehrte Durchblutung eines Gewebes kann nur auf Kosten eines anderen Gewebes oder durch Steigerung des Herzminutenvolumens oder durch beides erreicht werden.

Der Tonus der glatten Arteriolenmuskulatur steht in ruhenden Geweben überwiegend unter dem Einfluß des Sympathikus. Wie können Mechanismen aktiviert werden, die zu einer Umverteilung des Blutes in aktive Organe und/oder zu einer Steigerung des Herzminutenvolumens führen? Den Schlüssel zu diesem Problem liefert der arterielle Druck (Druckunterschied = Stromstärke x Widerstand).

Bei Anwendung auf den gesamten Kreislauf (obere Abbildung) entspricht vereinfacht die Stromstärke dem Herzminutenvolumen. Bei Vernachlässigung des geringen Druckes vor Eintritt des Blutes in die Ventrikel kann der Druckunterschied (Arterien - rechter Vorhof) mit dem arteriellen Druck gleichgesetzt werden. Da der Hauptwiderstand des Gefäßbaumes von den Arteriolen erzeugt wird, ergibt sich annähernd die Gleichung:

arterieller Druck = Herzminutenvolumen x Arteriolenwiderstand.

Diese Annahme liegt den folgenden Betrachtungen zugrunde.

Bei Aktivierung eines Gewebes häufen sich Metaboliten an, die lokalen Arteriolen erweitern sich, der Widerstand nimmt ab. Entsprechend der obigen Gleichung sollte es aufgrund des erniedrigten Widerstandes zu einem arteriellen Druckabfall kommen. Dies passiert jedoch nicht (der minimale Druckabfall ist zu vernachlässigen), da der Körper über eine Reihe von Mechanismen verfügt, um einen relativ konstanten Blutdruck aufrechtzuerhalten.

Die Kontrolle über plötzliche Druckänderungen beruht primär auf Reflexen, die von Baro(Presso)rezeptoren in den Wänden des Aortenbogens und den Arteriae carotides internae (Carotissinus) ausgehen. Die Rezeptoren werden durch Dehnung der Gefäßwände erregt. Bei normalem Druck sind die Wände gedehnt, und die Rezeptoren senden kontinuierlich Impulse über sensorische Nerven zu den Kreislaufzentren im Bereich der Medulla oblongata. Von dort wird das autonome Nervensystem zur Versorgung von Herz und Gefäßen kontrolliert und reguliert.

Bei Abfall des arteriellen Druckes läßt die Dehnung der Arterienwände nach, und es kommt zu einer Abnahme der Impulsfrequenz aus den sensorischen Nerven des Karotissinus (Sinusnerv, Ast des Nervus glossopharyngeus) und des Aortenbogens (Nervus depressor sinistra und dextra). Dies beantworten die kardiovaskulären Zentren durch Erregung von sympathischen und Hemmung von parasympathischen Nerven. Daraus resultieren:

1. eine Steigerung der Herzfrequenz,
2. eine Zunahme der Kontraktionskraft (Schlagvolumen), also insgesamt ein erhöhtes Herzminutenvolumen,
3. eine generalisierte Arteriolenkonstriktion (außer Gehirn und Herz) und
4. ein erhöhter Venentonus.

All diese Faktoren tragen zu einem kompensatorischen Blutdruckanstieg auf Normalwerte bei. Die Faktoren 1 und 2 sind für einen Anstieg des Herzminutenvolumens (Stromstärke) verantwortlich, Faktor 3 erhöht den Widerstand und Faktor 4 erhöht den venösen Rückstrom zum Herzen. Das Blut wird umverteilt, indem es aus den venösen Speichern dem arteriellen System zugeführt wird. Bei Anstieg des Blutdruckes laufen entgegengesetzte Reaktionen ab (s. Tafel).

Die kardiovaskulären Zentren erhalten detaillierte Informationen über die arterielle Seite des Kreislaufes.

Sorgfältige Aufzeichnungen der nervalen Impulsmuster des Sinus- und Depressornerven zeigen, daß die Barorezeptoren nicht nur auf den aktuellen Druck im Karotissinus und Aortenbogen reagieren, sondern auch Informationen über die Druckamplitude, die Steilheit des Druckanstieges und die Herzfrequenz vermitteln. Zusätzlich erhalten die kardiovaskulären Zentren Informationen über das Niederdrucksystem. Es finden sich ähnliche Barorezeptoren in den Vorhöfen und Pulmonalarterien, wobei ihre Bedeutung für die schnelle Blutdruckregulation nicht klar ist. (Sie scheinen mehr an der langsameren Langzeitregulation des Blutvolumens und -druckes beteiligt zu sein; Tafel 42.)

Die kardiovaskulären Zentren werden auch durch höhere Gehirnzentren beeinflußt. Impulse aus dem Hypothalamus sind z.B. mit vaskulären Antworten auf Temperaturänderungen, Abwehr und Aufregung verbunden. Eine Ohnmacht beim Anblick von Blut und das Erröten bei Verlegenheit sind Beispiele einer zentral gesteuerten vaskulären Reaktion.

Hinweise: Verwenden Sie Rot für A und dunkle Farben für H und I.
1. Beginnen Sie mit der oberen Abbildung. Malen Sie jedes Beispiel vollständig an, bevor Sie zur nächsten Zeile übergehen.
2. Kolorieren Sie die große Abbildung und beginnen Sie bei 1 im Aortenbogen über dem Herzen. Die sympathischen Nerven (I) sind als Zeichen ihrer Inaktivität durch eine gepunktete Linie gekennzeichnet. Die parasympathischen Nerven (H) sind hier zwar aktiv, wurden aber mit einer unterbrochenen Linie dargestellt, um ihre inhibitorische Wirkung auf das Herz zu unterstreichen.
3. Malen Sie das zusammenfassende Schema unten an.

MITTLERER ARTERIELLER DRUCK$_A$ = HERZMINUTENVOLUMEN$_B$ x WIDERSTAND$_C$

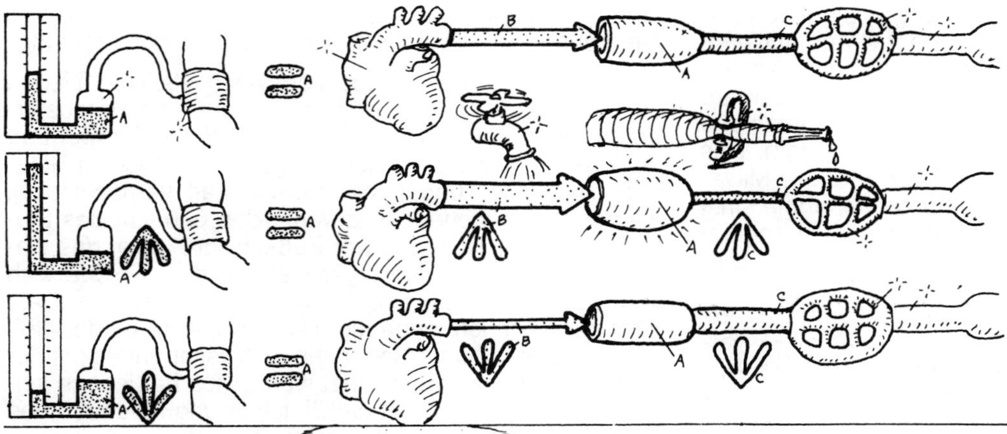

Die Gesamtstromstärke im Kreislauf entspricht dem Herzminutenvolumen. Die treibende Kraft für diese Stromstärke ist der arterielle Druck, und der Widerstand wird den Arteriolen zugeschrieben. Der arterielle Druck ergibt sich aus dem Produkt von Herzminutenvolumen multipliziert mit dem Arteriolenwiderstand. Daraus ist leicht ersichtlich, daß entweder ein Anstieg des Herzminutenvolumens oder des Arteriolenwiderstandes eine Steigerung des arteriellen Druckes bewirkt. Bei Abnahme des Herzminutenvolumens oder des Widerstandes nimmt der Druck ab.

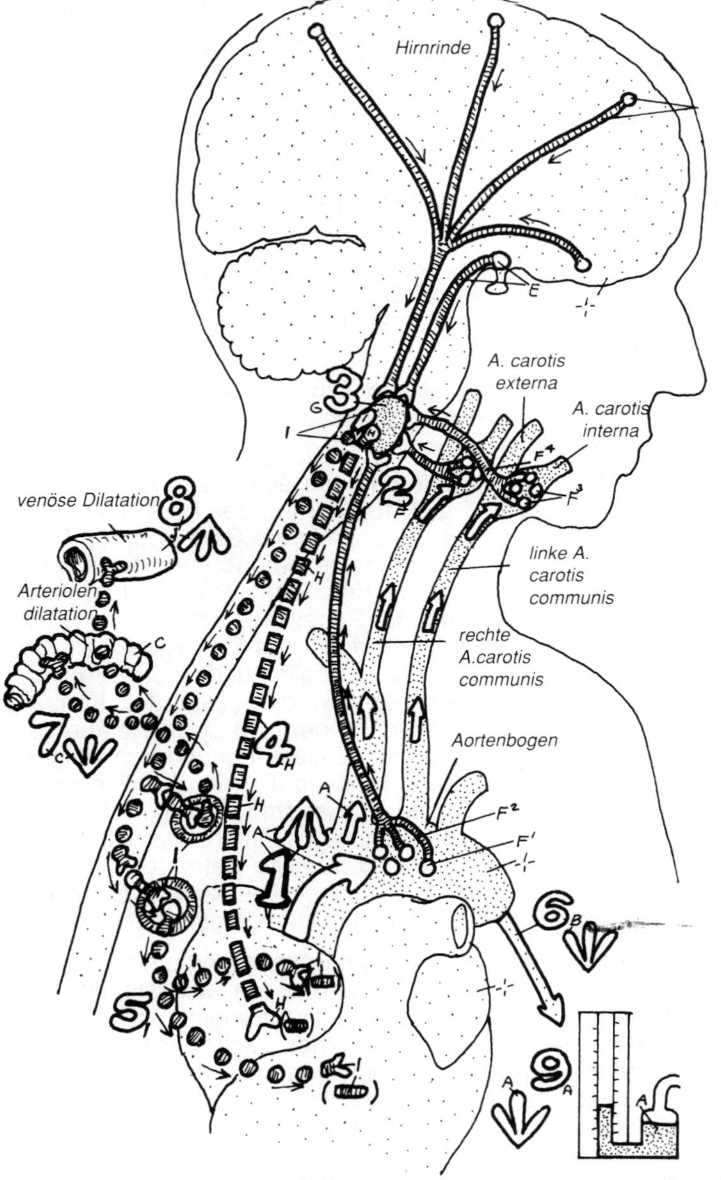

höhere Gehirnzentren$_D$ hypothalamisches Thermoregulationszentrum$_E$

Bei Anstieg des arteriellen Druckes (1) werden die Arterienwände gedehnt, und es kommt zu einer Steigerung der Impulsfrequenz (2) aus den sensorischen Nerven des Carotissinus (Sinusnerv) und des Aortenbogens (Depressornerv). Diese Impulssteigerung beantworten kardiovaskuläre Zentren (3) mit Erregung von parasympathischen (4) und Hemmung von sympathischen (5) Nerven. Daraus resultiert ein vermindertes Herzminutenvolumen (6) (Abnahme der Herzfrequenz und des Schlagvolumens), eine generelle Abnahme der Arteriolenkonstriktion (7) und eine Abnahme des Venentonus (8). All diese Faktoren tragen zu einer kompensatorischen Blutdrucksenkung auf Normalwerte bei.

1 Blutdruckanstieg$_A$
2 BARO(PRESSO) REZEPTOREN$_{F}$-
Aortenbogen$_{F^1}$
Depressornerv$_{F^2}$
Karotissinus$_{F^3}$
Sinusnerv$_{F^4}$
3 kardiovaskuläres Zentrum (Medulla)$_G$
4 parasympathischer Nerv (N. vagus)$_H$
5 sympathischer Nerv$_I$
6 Herzminutenvolumen$_B$
7 peripherer Widerstand$_C$
8 venöser Speicher$_J$
9 Blutdruckabfall$_A$

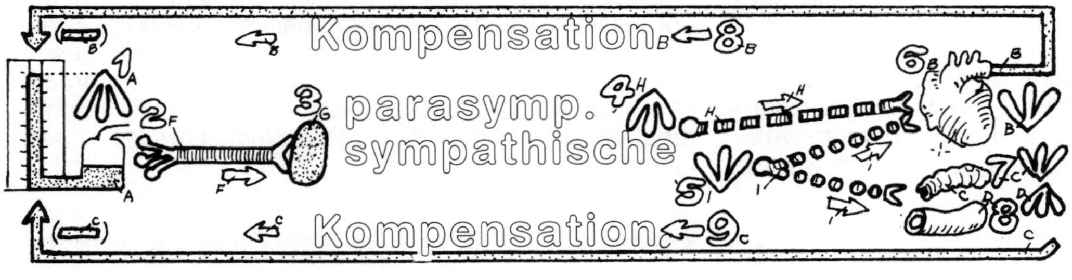

Die Zusammenfassung des Barorezeptorenreflexes (oben beschrieben) zeigt den negativen Feedback-Charakter. Links beginnend ist anhand der Zeichnung die Rückkoppelung zu verfolgen, die die Blutdruckstörung (in diesem Fall nach oben) behebt.

BLUTVERLUST UND ORTHOSTASE

Die Reaktionen des Körpers auf einen plötzlichen Blutverlust bieten ein gutes Beispiel für die Regulationsvorgänge im Kreislaufsystem. Das »Leck« kann im arteriellen oder venösen System auftreten. Wird dem arteriellen System schneller Blut entzogen als durch das Herz zugeführt, kommt es zu einem Abfall des mittleren arteriellen Druckes. Das gilt auch für das venöse System. Wenn ein plötzlicher Volumenmangel das kapilläre Angebot übersteigt, kommt es zu einem Druckabfall und damit zu einem verminderten venösen Rückstrom. Das Herzminutenvolumen nimmt ab, und der arterielle Mitteldruck fällt. Bei beiden Arten der Volumenabnahme sinkt dieser arterielle Mitteldruck solange, bis sich regulatorische Kompensationsmechanismen einschalten. Dieser Druckabfall wird durch die auf Tafel 40 beschriebenen Reaktionen schnell kompensiert. Es kommt zu folgendem Reaktionsablauf: arterieller Druckabfall → verminderter Dehnungsreiz auf die Barorezeptoren im Aortenbogen und Karotissinus → Abnahme der Impulsfrequenz sensorischer Nerven (N. vagus, N. glossopharyngeus) zu den kardiovaskulären Zentren in der Medulla → Hemmung parasympathischer und Aktivierung sympathischer Nerven.

Parasympathische Nerven (hier Nervus vagus) verlangsamen normalerweise die Herzfrequenz. Eine Hemmung führt also zur Frequenzbeschleunigung. Eine Aktivierung sympathischer Strukturen beschleunigt ebenfalls die Herzfrequenz und erhöht die Kontraktionskraft. Sympathische Reize verursachen außerdem eine Konstriktion der Arteriolen (Widerstand steigt) und Venen (Volumenreduktion des Gefäßbaumes). Diese Reaktionen setzen unmittelbar nach dem Blutverlust ein und sorgen für eine Normalisierung des arteriellen Druckes.

Die Konstriktion der Blutgefäße durch sympathische Nerven ist besonders wichtig. Eine Venenkonstriktion reduziert den Anteil des darin befindlichen Blutvolumens, und es kommt zu einer Umverteilung in das arterielle System. Das venöse Gesamtvolumen wird vermindert, so ist weniger Blut für die Füllung des Systems notwendig. Eine Konstriktion der Arteriolen erhöht den peripheren Widerstand und damit den Blutdruck. Die Durchblutung des Kapillarbettes nimmt ab, der Kapillardruck fällt, und es tritt vermehrt Flüssigkeit aus dem interstitiellen Raum in die Kapillaren über (Tafel 35). Nach einigen Minuten gewinnt diese Flüssigkeitsmenge an Bedeutung, wodurch zunächst Blutverluste ersetzt werden können. Natürlich ist interstitielle Flüssigkeit kein Blut. Da sie weder Plasmaproteine noch Blutzellen enthält, wirkt sie verdünnend.

An der Vasokonstriktion sind vor allem die Widerstandsgefäße im Bereich der Haut, der inneren Organe und der Nieren beteiligt. Ausnahmen bilden die Gehirn-, Koronar- und Lungengefäße. Die Versorgung wird in den Organen aufrechterhalten, deren ständige Funktionsfähigkeit für den Körper lebenswichtig ist. Bei anhaltender intensiver Vasokonstriktion oder größerem Blutverlust kann es zum Kreislaufschock kommen. Bei unzureichender Sauerstoffversorgung produziert ein Organ metabolische Säuren, die sich anhäufen und die Organfunktion beeinträchtigen bzw. das Gewebe zerstören. Die Freisetzung von vasoaktiven Substanzen bewirkt eine erhöhte Permeabilität der Kapillarwände, so daß Proteine in das Interstitium austreten können. Vasodilatatorische Substanzen erweitern zudem den Gefäßbaum, was zu einem »Pooling« von Blut in Geweben und Venen führt und dadurch zur weiteren Verminderung des venösen Rückstroms, des Herzminutenvolumens und des arteriellen Druckes. Durch den Verlust von Plasmaproteinen in die Gewebsräume strömt Flüssigkeit aus den Kapillaren in das Interstitium. Dadurch nimmt das intravasale Volumen weiter ab, die Viskosität des Blutes zu, und es kommt zu einer Aggregatbildung von Erythrozyten (»sludging«) und u.U. zur intravasalen Gerinnung mit vollständigem Sistieren der Blutströmung.

Der einfache Vorgang des Lagewechsels vom Liegen zum Stehen ist für den Körper eine ähnliche Herausforderung wie eine Blutung! Hierbei muß die Schwerkraft berücksichtigt werden. Beim liegenden Menschen können die Auswirkungen der Schwerkraft vernachlässigt werden, beim stehenden gewinnt das Gewicht des Blutes an Bedeutung. Auf einer Fußkapillare lastet das Gewicht der venösen Flüssigkeitssäule, deren Höhe sich vom Fuß bis zum Herzen erstreckt. Der Druck auf ein flüssiges Teilchen innerhalb dieser Kapillare ist der gleiche, dem es auf dem Boden eines Wassertankes mit der gleichen Füllhöhe ausgesetzt wäre. Dies hat jedoch keinen direkten Einfluß auf die Blutströmung innerhalb des geschlossenen Kreislaufsystems. Der steigende Druck, der das Teilchen nach oben zu einem niedrigeren Druck bewegen möchte, wird durch das Gewicht der Flüssigkeitssäule ausgeglichen. Daher sind die Kräfte, die bei einem liegenden Menschen für die Blutströmung verantwortlich sind, unverändert. Im Stehen kommt es dagegen unter dem Einfluß der Schwerkraft und der damit verbundenen Druckänderung zu einer Umverteilung des Blutvolumens:

1. Beim Aufstehen »versacken« kurzfristig allein in den Kapazitätsgefäßen der Beine 400-600 ml Blut, die überwiegend aus intrathorakalen Gefäßabschnitten stammen.

2. Der hohe hydrostatische Druck in den Kapillaren führt zu einer Flüssigkeitsverschiebung aus den Kapillaren in das Interstitium.

Die plötzliche Veränderung von einer liegenden in eine stehende Position gleicht aufgrund des venösen »poolings« einer Blutung - in das eigene Gefäßsystem. Dies wird mit den gleichen kompensatorischen Reaktionen beantwortet (Aktivierung des Sympathikus, Hemmung des Parasympathikus). Im Gegensatz zum Blutverlust ist die Flüssigkeitsfiltration jedoch von den Kapillaren ins Gewebe gerichtet. Venöses Pooling und Ödeme können durch Bewegung verhindert werden (Tafel 37). Kontrahierende Muskeln pressen Venen und Lymphgefäße zusammen, führen zu ihrer Entleerung und erniedrigen kurzfristig den lokalen venösen Druck. Geschlossene Klappen verhindern den Rückstrom und tragen das Gewicht des Blutes, bis Blut aus dem Kapillarbett nachfließt. Dies bedeutet eine kurzzeitige Unterbrechung des hohen hydrostatischen kapillären Druckes, wodurch ein Beitrag zur Verhinderung von Ödemen geleistet wird.

Etwa 10 % der menschlichen Bevölkerung empfinden es als belastend, nach längerem Liegen aufzustehen. Sie berichten über Schwindel, Sehstörungen und Ohrensausen. Diese Symptome sind Zeichen einer inadäquaten zerebralen Durchblutung, die auf einen Blutdruckabfall aufgrund des plötzlichen Lagewechsels zurückzuführen ist. In ernsteren Fällen kann sogar ein Bewußtseinsverlust auftreten (Synkope). Dadurch wird zwangsläufig die liegende Position wiederhergestellt und der Auslöser (aufrechte Körperhaltung) beseitigt. Diese Erscheinungen können auch bei organisch völlig gesunden Menschen in warmer Umgebung oder bei körperlicher Belastung auftreten. Hier überwiegen die thermoregulatorischen über die kreislaufregulierenden vaskulären Reaktionen.

Hinweise: Verwenden Sie Rot für A und dunkle Farben für G und H.
1. Beginnen Sie mit der Abbildung rechts oben und der systemischen Reaktion auf einen Blutverlust direkt darunter. Dann malen Sie die Zeichnungen links an.
2. Kolorieren Sie die 4 unteren Beispiele nacheinander von links nach rechts.

1. Blut im Kreislauf$_A$ ⇩
2. BLUTDRUCK$_B$ ⇩
3. Barorezeptoren$_C$ ⇧ und N_C ⇧
4. vasomotorisches Zentrum$_D$ ⇧
5. parasymp. Nerv$_E$ ⇩
6. sympathischer Nerv$_F$ ⇧
7. Herzminutenvolumen$_{A'}$ ⇧
8. peripherer Widerstand$_G$ ⇧
9. venöser Blutspeicher$_H$ ⇩
10. BLUTDRUCK$_B$ ⇧

BLUTUNG.

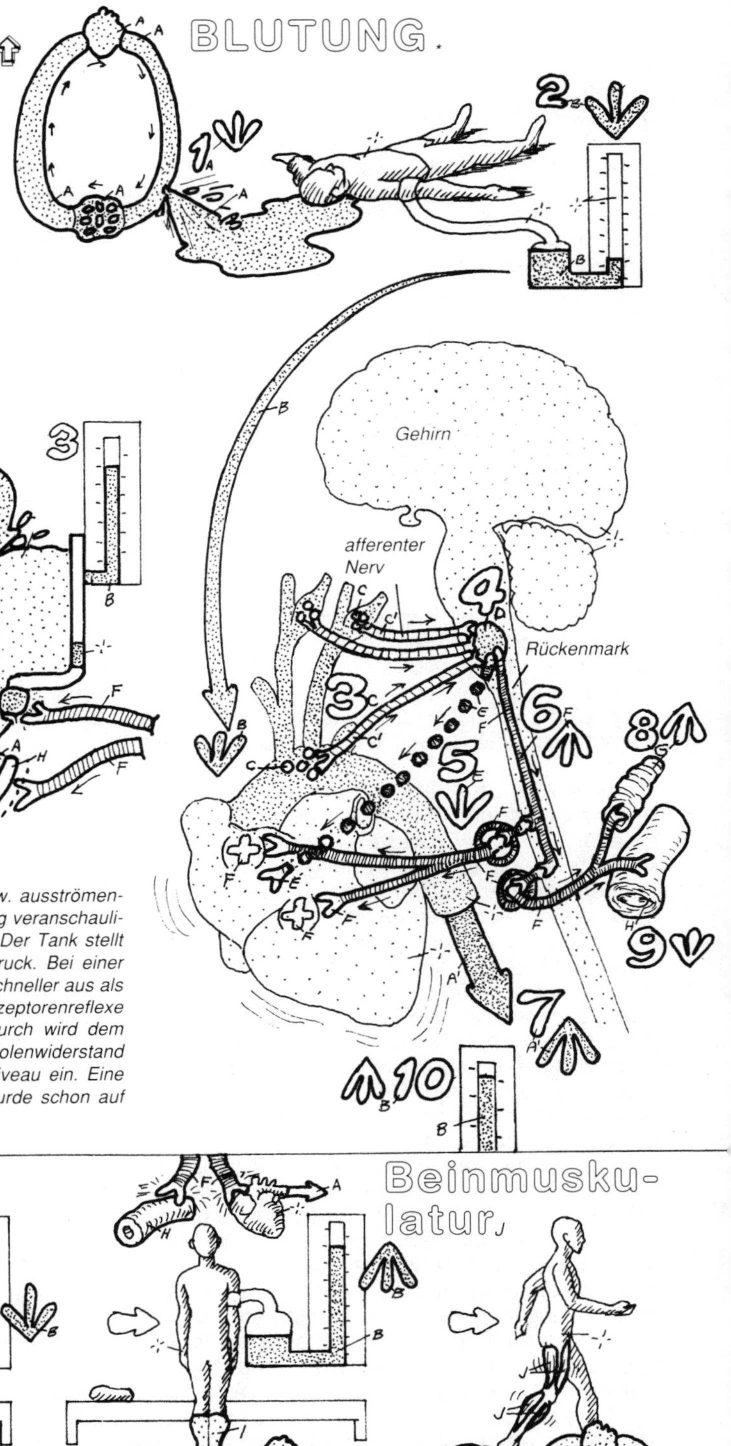

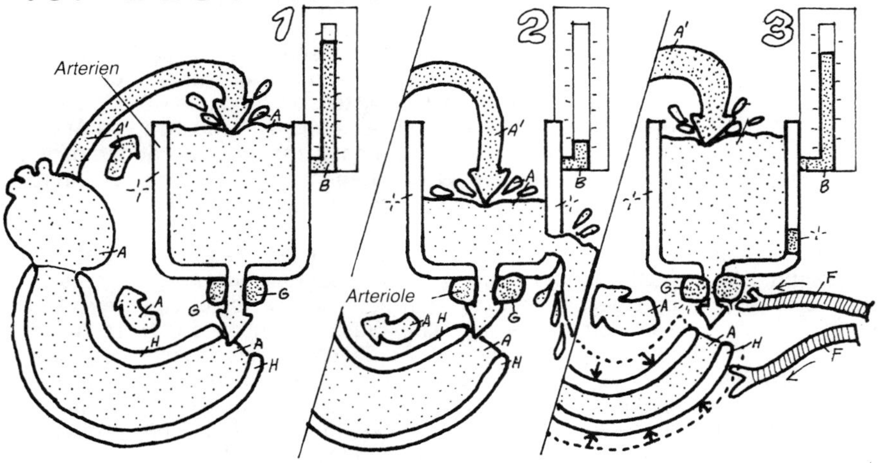

Der arterielle Mitteldruck wird durch das Gleichgewicht des in die Arterien ein- bzw. ausströmenden Blutes bestimmt (Herzminutenvolumen). Den Druckabfall während einer Blutung veranschaulichen die Abbildungen. Abbildung 1 zeigt ein arterielles System im Gleichgewicht. Der Tank stellt die Arterien dar, und die Flüssigkeitssäule im Tank entspricht dem arteriellen Druck. Bei einer arteriellen Blutung (Abb. 2) ist das Gleichgewicht gestört. Flüssigkeit (Blut) strömt schneller aus als ein, und der Flüssigkeitsspiegel (Druck) im Tank (Arterien) fällt. Die über Barorezeptorenreflexe vermittelte Kompensation (Abb. 3) ruft die Konstriktion der Venen hervor. Dadurch wird dem arteriellen System mehr Blut zugeführt und der Abfluß vermindert (HMV und Arteriolenwiderstand steigen). Der Flüssigkeitsspiegel (Druck) pendelt sich wieder auf ein normales Niveau ein. Eine venöse Blutung löst eine ähnliche Reaktionsfolge aus (s. Text). Dieser Reflex wurde schon auf Tafel 40 besprochen und wird rechts zusammengefaßt.

AUFRECHTE POSITION.

Filtration$_I$

Beinmuskulatur$_J$

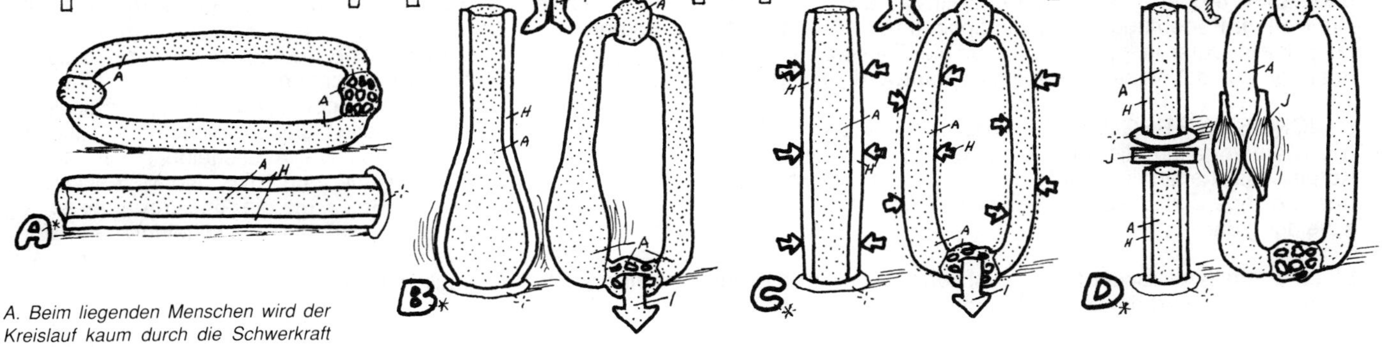

A. Beim liegenden Menschen wird der Kreislauf kaum durch die Schwerkraft beeinflußt.
B. Beim stehenden Menschen gewinnt das Gewicht des Blutes an Bedeutung. Der Druck unterhalb des Herzniveaus steigt an, besonders in den abhängigen Körperpartien. Der ansteigende Druck führt zu einer Flüssigkeitsumverteilung:
1. Es kommt zu einem »pooling« des Blutes im venösen System.
2. Flüssigkeit wird aus den Kapillaren in das Interstitium gepreßt. Ein plötzlicher Lagewechsel vom Liegen zum Stehen gleicht aufgrund des venösen Poolings einer Blutung - in das eigene Gefäßsystem.
C. Das wird mit denselben kompensatorischen Mechanismen beantwortet (Aktivierung des Sympathikus, Hemmung des Parasympathikus). Im Gegensatz zu einer wirklichen Blutung wird nun Flüssigkeit aus den Kapillaren filtriert, was ein Ödem der Extremitäten nach sich zieht.
D. Bewegung vermindert venöses Pooling und Ödem; sich kontrahierende Muskeln pressen Venen und Lymphgefäße zusammen, wodurch die Entleerung gefördert und der venöse Druck kurzzeitig vermindert wird.

REGULATION DES BLUTDRUCKES

Die Regulation des Blutdruckes durch die Pressorezeptoren ist sehr schnell und effektiv (Tafel 40). Bei einer länger andauernden Blutdruckveränderung passen sich die arteriellen Pressorezeptoren diesen neuen Bedingungen an, und die regulierende Wirkung schwächt sich ab. Es gibt jedoch zahlreiche, den Blutdruck stabilisierende Anpassungsvorgänge, die sich in kurzfristige, mittelfristige und langfristige Regulationsmechanismen einteilen lassen. Die arteriellen Pressorezeptorenreflexe gelten als wichtigstes Beispiel der kurzfristigen Regulatoren. Die Wirkung tritt innerhalb weniger Sekunden ein.

MITTELFRISTIGE REGULATIONSMECHANISMEN
Die Wirkungen dieser Mechanismen setzen langsam (im Lauf von Min.) ein und sind erst nach Stunden voll ausgebildet. Mittelfristige Regulationsmechanismen sind:

1. die transkapillären Volumenverschiebungen,
2. die Streßrelaxation der Gefäße und
3. der Renin-Angiotensin-Mechanismus.

Transkapilläre Volumenverschiebungen (Tafel 35) sind Folge eines ansteigenden Kapillardruckes. Bei hohem Kapillardruck wird Flüssigkeit in das Interstitium gepreßt, wodurch das intravasale Volumen und damit der Blutdruck abnimmt. Bei niedrigem Kapillardruck sind die Vorgänge umgekehrt. Die extrazelluläre Flüssigkeit steht dem Gefäßsystem also über diesen Mechanismus als Reservepool zur Verfügung.

Die vaskuläre Streßrelaxation bezieht sich auf eine besondere Eigenschaft der Blutgefäße, insbesondere der Kapazitätsgefäße. Auf eine Drucksteigerung reagieren die Gefäße im Anschluß an die initiale Dehnung mit einer langsamen Zunahme der Dehnbarkeit. Bei Abnahme des intravaskulären Volumens treten entgegengesetzte Reaktionen auf. So werden die Drucke selbst bei größeren Volumenänderungen innerhalb von 10-60 Minuten wieder in den Bereich des Ausgangswertes zurückgeführt. Der Renin-Angiotensin-Mechanismus (Tafel 66) wird bei jeglicher Form einer renalen Minderdurchblutung aktiviert, z.B. bei einem plötzlichen arteriellen Blutdruckabfall. Die Niere reagiert darauf mit einer Freisetzung des Hormones Renin. Renin spaltet ein Plasmaprotein, das Angiotensinogen (stammt aus der Leber) in ein kleines Peptid, das Angiotensin I. Angiotensin I wird mit Hilfe eines im Plasma vorhandenen Converting Enzyms in das kleinere Peptid Angiotensin II übergeführt, aus welchem ein wiederum kleineres Peptid hervorgeht, das Angiotensin III. Angiotensin II und III lösen eine ausgeprägte Konstriktion der Arteriolen aus, wodurch der periphere Widerstand steigt. Im venösen System kommt es ebenfalls durch eine Konstriktion zu einer Reduzierung des vaskulären Volumens, die Wirkung ist jedoch wesentlich schwächer. Erhöhter peripherer Widerstand und Abnahme des venösen Blutvolumens resultieren in einer arteriellen Drucksteigerung. Der Renin-Angiotensin-Mechanismus erreicht seine volle Wirksamkeit nach etwa 20 Minuten und kann sie über einen längeren Zeitraum aufrechterhalten. Die weitere Bedeutung von Angiotensin II und III besteht darin, daß sie Durst induzieren und für die Freisetzung von Aldosteron aus der Nebennierenrinde verantwortlich sind (s.u.).

LANGFRISTIGE REGULATIONSMECHANISMEN
Hier steht vor allem die Niere mit ihrer Volumenregulation der Körperflüssigkeiten im Vordergrund. Dieses Volumen stellt das Gleichgewicht zwischen Flüssigkeitsaufnahme und -ausscheidung dar.

Einen arteriellen Druckanstieg beantwortet die Niere mit einer vermehrten Urinproduktion. Dadurch wird das Gesamtvolumen der Körperflüssigkeiten reduziert (intra- und extravasales Volumen). Das reduzierte Blutvolumen bewirkt eine Abnahme des venösen Rückstromes und damit ein vermindertes Herzminutenvolumen, und der erhöhte Blutdruck wird auf den Ausgangswert zurückgeführt. Bei einigen Formen des Bluthochdruckes wird dieser Mechanismus therapeutisch durch die Gabe von Diuretika ausgenutzt. Sie bewirken eine Zunahme der Urinexkretion. Eine Blutdruckabnahme löst entgegengesetzte Reaktionen aus, die Urinausscheidung nimmt ab. Diese langfristigen Mechanismen werden durch 2 Hormone, Aldosteron und antidiuretisches Hormon (ADH, Vasopressin), vermittelt.

Aldosteron (Tafel 65/66) wird als Reaktion auf die Stimulation mit Angiotensin II und III von der Nebennierenrinde abgegeben. Aldosteron steigert die tubuläre Resorption von Natrium. Zur Aufrechterhaltung des osmotischen Gleichgewichtes muß Wasser dem Natrium folgen. Dadurch erhöht sich der Natrium- und extrazelluläre Flüssigkeitsbestand des Körpers. Arterieller Druckabfall ➔ Reninsekretion ➔ Produktion von Angiotensin II und III ➔ Aldosteronsekretion ➔ Natriumretention durch die Niere ➔ Wasserretention ➔ Zunahme des intravasalen Volumens ➔ kompensatorischer Blutdruckanstieg.

ADH wird im Hypothalamus produziert (Tafel 62/65) und wird über Nervenfasern zum Hypophysenhinterlappen geleitet, dort gespeichert und von dort dem Kreislauf zugeführt. Dieses Hormon bewirkt eine Wasserretention der Niere (unabhängig von Aldosteron). Bei Zunahme des Blutvolumens werden die Vorhöfe durch den gesteigerten venösen Rückstrom gedehnt. Die Stimulation der Vorhofrezeptoren hemmt im Hypothalamus Bildung und Sekretion von ADH. Eine verminderte ADH-Freisetzung führt zu einer vermehrten renalen Flüssigkeitsausscheidung (geringere Wasserretention). Das Flüssigkeitsvolumen des Körpers nimmt ab, so daß der initiale Anstieg des intravasalen Volumens kompensiert werden kann. Im Gegensatz dazu bedeutet eine geringere Dehnung der Vorhofwände die Aufhebung der inhibitorischen Wirkung der Dehnungsrezeptoren und damit eine Förderung der ADH-Freisetzung. Aufgrund des engen Zusammenhangs zwischen Blutvolumen und Blutdruck kann die Volumenregulation den Blutdruck steuern. In hohen Konzentrationen löst ADH ausgeprägte vasokonstriktorische Reaktionen aus, weshalb es auch Vasopressin genannt wird. Neuere Untersuchungen zeigen, daß bei stärkerer Abnahme des Blutdrucks größere Mengen ADH freigesetzt werden. ADH kann neben seinen renalen Effekten auch über direkte Gefäßeffekte wirken.

Seit vielen Jahren spekulierten Physiologen über ein unbekanntes Natrium-regulierendes Hormon. Bei Tieren mit extremer Flüssigkeitsausscheidung läßt sich im Urin eine Substanz (natriuretisches Hormon) nachweisen, die den Natriumtransport in epithelialen Geweben ähnlich der Niere hemmt. Auch mit Hilfe von Extrakten unterschiedlicher Gewebe, wie der Zirbeldrüse, konnte diese Substanz nicht identifiziert werden. Schließlich wurde es in den letzten Jahre als Peptid erkannt, das von den Vorhöfen des Herzens sezerniert wird (das sog. atriale natriuretische Peptid). Das Herz arbeitet also nicht nur als Blutpumpe, sondern auch als endokrine Drüse. Bei jeglicher Zunahme der extrazellulären Flüssigkeit steigt die Plasmakonzentration dieses Hormons an und bewirkt eine vermehrte renale Na^+-Ausscheidung. Es hemmt auch die Sekretion von Renin und ADH und desensibilisiert die Nebennierenrinde für Reize, die die Aldosteronfreisetzung fördern. Es resultiert eine vermehrte Ausscheidung von Wasser, wodurch das ursprünglich erhöhte extrazelluläre Flüssigkeitsvolumen ausgeglichen wird.

Hinweise:
Verwenden Sie Rot für A, Lila für E, Blau für G und dunkle Farben für K und N.
1. Beginnen Sie mit der kurzfristigen Regulation. Aus Gründen der Übereinstimmung liegt allen Beispielen auf dieser Tafel (mit Ausnahme des letzten) eine Blutdruckabnahme zugrunde. Bei der Abbildung unten rechts (natriuretisches Hormon) handelt es sich um einen Blutdruckanstieg.
2. Wenden Sie sich den mittelfristigen Regulatoren zu. Am Ende dieser Spalte ist die Freisetzung von Aldosteron aus der Nebennierenrinde zu sehen (K). Malen Sie den Pfeil an, der zu den Reaktionen in der dritten Spalte überleitet. Malen Sie die Überschrift Aldosteron an (K), bearbeiten Sie dann die Spalte von oben nach unten.
3. Bei den langfristigen Regulatoren (Reaktion 1) werden die Vorhofrezeptoren beschrieben, die auf einen Blutdruckabfall mit einer verminderten Erregung reagieren. Dadurch wird der inhibitorische Effekt auf die neurosekretorischen Zellen des Hypothalamus aufgehoben, es kommt zur vermehrten ADH-Freisetzung.

KURZFRISTIGE REGULATION.

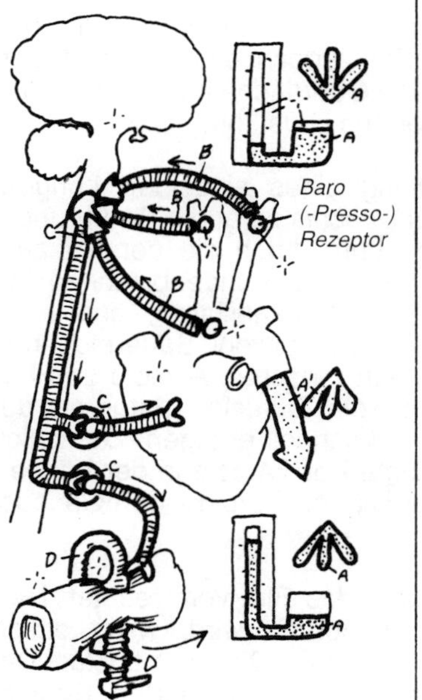

Blutdruck A
sensorischer Nerv B
autonomer Nerv C
Stromstärke A
Vasokonstriktion D

MITTELFRISTIGE REGULATION.

1. transkapillare Volumenverschiebung E

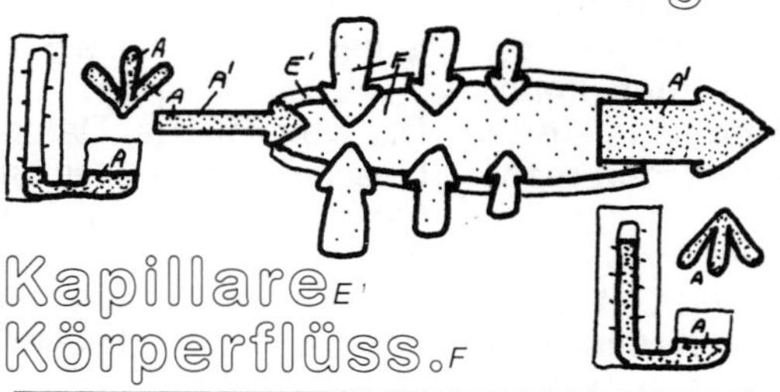

Kapillare E'
Körperflüss. F

2. vaskuläre Streßrelaxation G

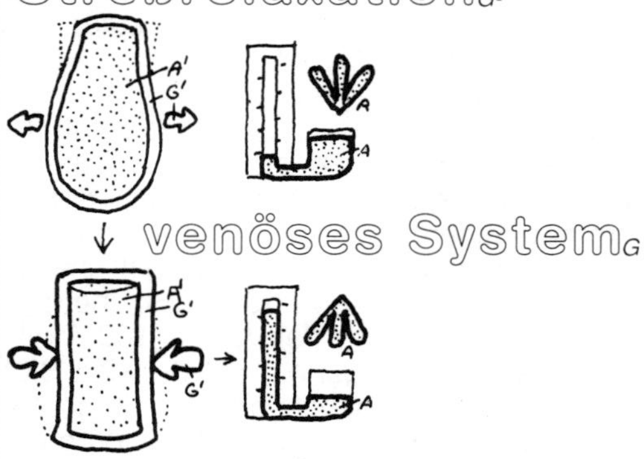

venöses System G

3. Renin- H Angiotensin- I System I- Angiotensinogen J

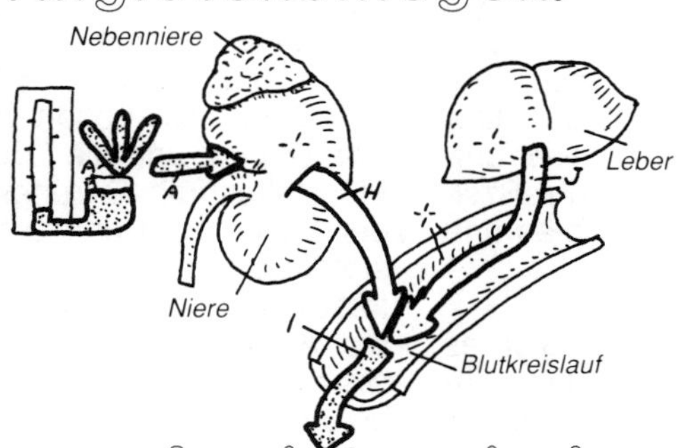

Angiotensin I I
Angiotensin II, III I'

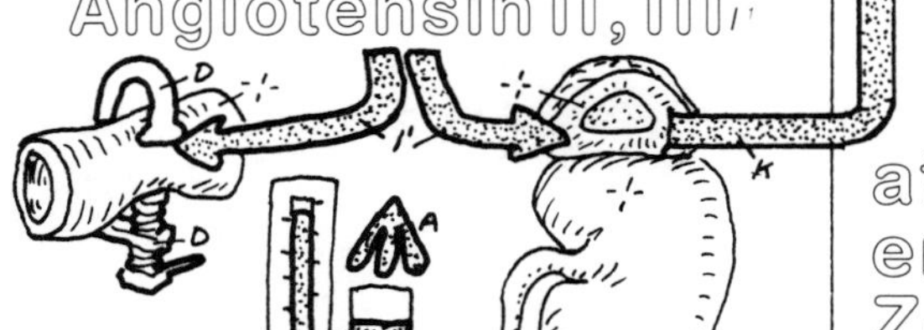

LANGFRISTIGE REGULATION.

Wirkung des Flüssigkeitsvolumen F

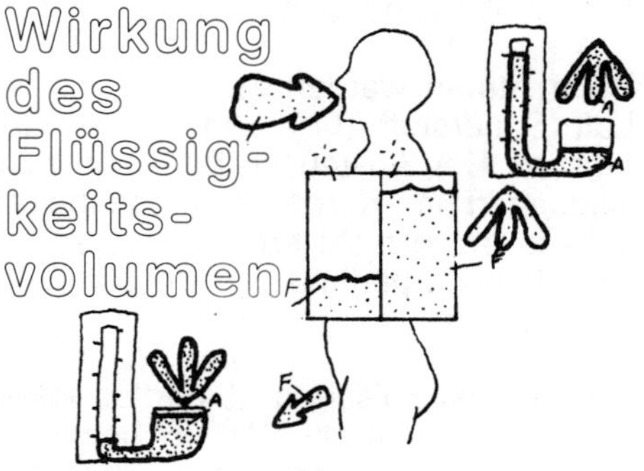

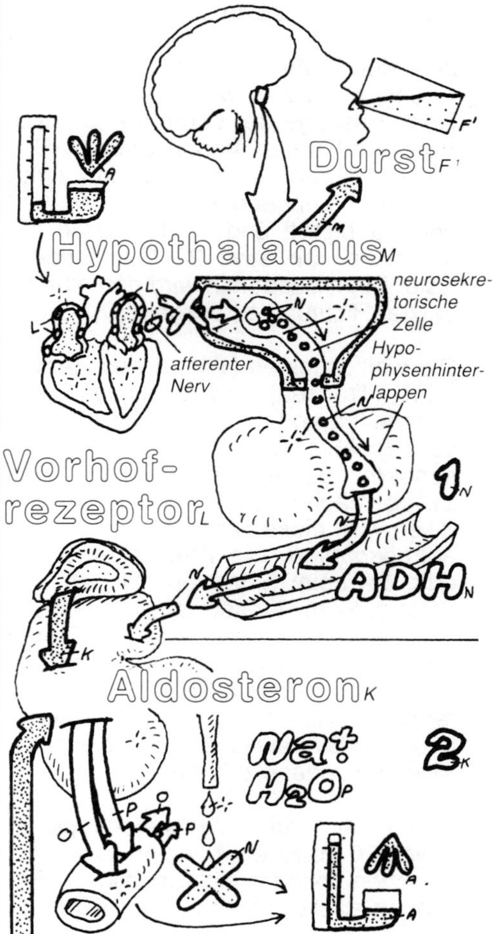

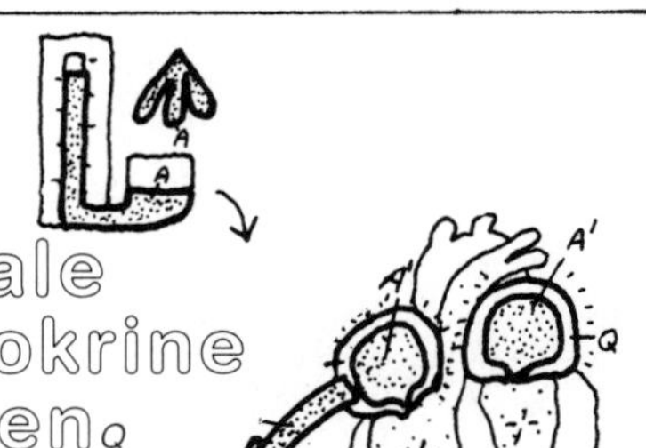

NATRIURETISCHES HORMON Q'

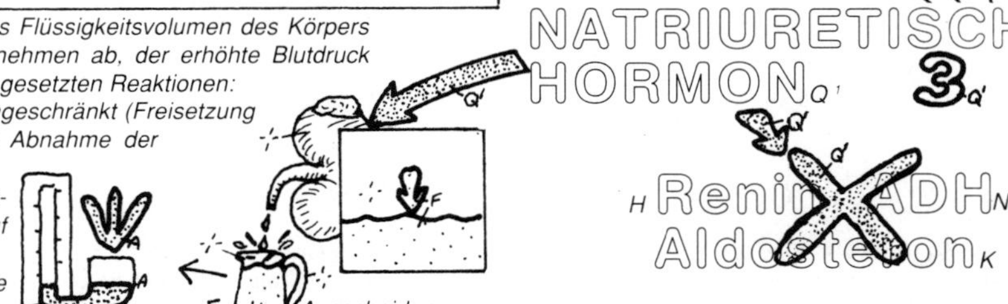

Kurzfristige Blutdruckänderungen werden durch arterielle Pressorezeptorenreflexe abgepuffert. Der Wirkungseintritt erfolgt innerhalb von Sekunden, hält jedoch nicht an und ist chronischen Veränderungen gegenüber ineffektiv.

Die Wirkungen von mittelfristigen Regulatoren setzen langsam im Verlauf von Minuten ein und sind erst nach Stunden voll ausgebildet. Dazu gehören

1. transkapilläre Volumenverschiebungen als Antwort auf Veränderungen des kapillären Blutdruckes,

2. vaskuläre Streßrelaxation, eine langsame Konstriktion (Dilatation) von Blutgefäßen als Antwort auf eine verminderte (erhöhte) Dehnung, und

3. Sekretion von Renin als Antwort auf eine verminderte renale Durchblutung. Renin produziert aus Plasmaproteinen Angiotensine, die eine starke Vasokonstriktion auslösen. Es resultiert ein Anstieg des peripheren Widerstandes und des Blutdruckes.

Die langfristige Regulation erfolgt durch die Niere. Sie sorgt für ein Gleichgewicht zwischen Flüssigkeitsaufnahme und -ausscheidung. Steigt der arterielle Druck, wird die renale Urinproduktion erhöht und damit das Flüssigkeitsvolumen des Körpers reduziert. Venöser Rückstrom und Herzminutenvolumen nehmen ab, der erhöhte Blutdruck normalisiert sich. Eine Blutdruckabnahme führt zu entgegengesetzten Reaktionen:

1. Durch ADH wird die renale Flüssigkeitsausscheidung eingeschränkt (Freisetzung aus dem Hypophysenhinterlappen als Reaktion auf eine Abnahme der Impulsfrequenz atrialer Dehnungsrezeptoren).

2. Aldosteron steigert die tubuläre Na^+- und Wasserresorption (Freisetzung aus der Nebennierenrinde als Reaktion auf Angiotensine).

3. Das neu entdeckte natriuretische Hormon fördert die Na^+- und Wasserausscheidung und hemmt die Renin-, ADH- und Aldosteronfreisetzung. Es wird von den Vorhöfen als Reaktion auf einen erhöhten Füllungsdruck sezerniert. Bei Druck- und Volumenabnahme wird die Hormonsekretion und damit die Wasserausscheidung eingeschränkt.

AUFBAU DES RESPIRATIONSTRAKTES

Wir leben in einem Meer von Luft - zusammengesetzt aus Sauerstoff und Stickstoff. Der Sauerstoffgehalt der Luft ist 50mal höher als der von Wasser.

Beim Atmen werden zwischen Körperflüssigkeiten und Luft Sauerstoff (O_2) und Kohlendioxyd (CO_2) ausgetauscht. Der Austausch muß kontinuierlich erfolgen, da Sauerstoff im Körper nicht gespeichert werden kann. Dies ist auch nicht erforderlich, solange der Austausch zwischen Körperflüssigkeiten und Luft ungehindert möglich ist.

Der Kontakt zwischen Körperflüssigkeiten und Luft findet im Respirationstrakt statt. Er beginnt in der Nasen- und Mundhöhle und endet in einer großen Anzahl kleiner Säckchen (Alveolen) am Ende der kleinsten Bronchialäste. Beim Einatmen gelangt Luft durch die Nase (oder den Mund) über den Rachen (Pharynx) in die Luftröhre (Trachea). Dabei wird sie erwärmt und angefeuchtet. Nach Passage der Luftröhre strömt sie durch die Bronchien und deren Verästelungen (Bronchiolen) und die Alveolargänge bis hin zu den mikroskopisch kleinen Alveolen (Lungenbläschen). Dort findet der Austausch von Sauerstoff und Kohlendioxyd statt. Die Atemwege teilen sich an etwa 23 Gabelungen in immer feinere Äste. Beim Ausatmen wird derselbe Weg in entgegengesetzter Richtung zurückgelegt.

Die weitlumigsten Röhren des Respirationstraktes, Luftröhre (Trachea) und Bronchien, bestehen aus starren Knorpelringen und glatter Muskulatur. Sie werden innen von Epithelzellen mit Zilien ausgekleidet. Diese Zellen sondern Schleim ab, der sich wie ein Film über die Zelloberfläche legt. Durch koordinierte Bewegungen der Zilien wird diese Schleimschicht laufend aus der Lunge abtransportiert. Die Zilien filtern die Staubteilchen heraus, die beim Einatmen mit der Luft in die Atemwege gelangen. Im Rachen wird der Schleim unwillkürlich verschluckt. Die kleinen Äste der Bronchien (Bronchiolen) bestehen auch aus glatter Muskulatur, enthalten aber weder Knorpel noch Schleimdrüsen oder Zilien. Hier entfernen wandernde alveoläre Makrophagen (»Freßzellen«) die Staubteilchen, die sich in den Bronchiolen und Alveolen abgesetzt haben.

Durch die starke Verästelung der Atemwege gibt es etwa 300 Millionen Alveolen. Die winzig kleinen Lungenbläschen befinden sich am blinden Ende der englumigen Bronchialäste in einem komplexen, sich stark verästelnden Röhrengeflecht. Beim Atmen werden die Lungenbläschen laufend mit Luft von außen versorgt. Zwar hat jedes dieser Bläschen nur einen Durchmesser von ungefähr 0,3 mm, zusammengezählt ergibt sich für den Gasaustausch mit dem Blut jedoch eine Gesamtoberfläche von ca. 85 qm. Diese Oberfläche hat in einem Volumen von nur 5 bis 6 Litern im Brustkorb Platz!

Die vergrößerte Darstellung eines einzelnen Lungenbläschens in der Zeichnung rechts zeigt die Berührungsfläche zwischen Blut und Luft, durch die der Gasaustausch stattfindet. Die Wände der Lungenbläschen bestehen, genau wie die der Blutkapillaren, aus einer Schicht extrem flacher Zellen. Obwohl Sauerstoff und Kohlendioxyd 2 Zellschichten zwischen Alveole und Kapillare durchdringen, kann die Diffusion aufgrund der dünnen Wände ausreichend schnell erfolgen. Zusätzlich verbessert das extrem dichte Kapillarnetz in der Lunge - eines der dichtesten im gesamten Körper - den Gasaustausch.

Der Lungenkreislauf, in dem das Blut vom rechten Herzen zu den Alveolen transportiert wird, weist einige funktionelle Besonderheiten auf. Die wichtigste: Der Druck in den Blutgefäßen der Lunge ist niedrig. So liegt der durchschnittliche Druck in der Pulmonalarterie bei etwa 15 mmHg, beträgt also nur etwa 1/7 des Druckes in der Aorta (100 mmHg). Deshalb ist die Kraft relativ gering, mit der das Blut durch den Lungenkreislauf bewegt wird. Da durch die Lunge dieselbe Blutmenge gepumpt wird wie durch den übrigen Körper, muß der Widerstand im Lungenkreislauf entsprechend niedrig sein. Wenn Blutdruck und Gefäßwiderstand in der Lunge niedrig gehalten werden, verringert das natürlich die Arbeit des rechten Herzens. Außerdem ist der Druck in den Lungenkapillaren, mit dem Flüssigkeit in die Alveolen gepreßt wird, niedriger als der kolloidosmotische Druck der Plasmaeiweiße (s. Tafel 35), der die Flüssigkeit an sich zieht. Die Druckverhältnisse sorgen dafür, daß die Reabsorption von Flüssigkeit aus den Alveolen Vorrang hat und die Lunge sich normalerweise nicht mit Flüssigkeit füllt. Darüber hinaus zeigen die Blutgefäße in der Lunge eine atypische Reaktion auf niedrige Sauerstoffkonzentrationen im Blut. Bei fallender O_2-Konzentration verengen sich die Lungenarteriolen, während sich die Arteriolen im übrigen Körper erweitern. Der Blutstrom umgeht so die Teile der Lunge, die schlecht belüftet sind, weil diese keine ausreichende Sauerstoffanreicherung im Blut gewährleisten.

Hinweise:
Verwenden Sie Rot für A, Blau für B, Purpur für N und eine Pastellfarbe für L.
1. Fangen Sie mit der großen Zeichnung an. Der Rand der rechten und die gesamte linke Lunge werden grau angemalt. Im rechten Lungenflügel sind außerdem die Bronchien (I) anzumalen.
2. Malen Sie nun die vergrößerte Abbildung links unten an, die den Hin- und Rücktransport des Blutes zu den Alveolen zeigt.
3. Malen Sie anschließend die Vergrößerung vom Gasaustausch zwischen Lungenbläschen und Lungenkapillare unten rechts an.
4. Malen Sie zum Schluß die schematisierte Zeichnung (links oben neben der großen Darstellung) über die äußere und innere Atmung an.

Sauerstoff A (O_2)/sauerstoffreiches Blut A'
Kohlendioxyd B (CO_2)/sauerstoffarmes Blut B'

RESPIRATIONSTRAKT.
Nasenhöhle C
Mundhöhle D
Rachen E
Kehldeckel F
Kehlkopf G
Luftröhre H
Bronchien I
Bronchiolen J
Alveolarsäckchen.
Alveolargang K
Alveole L
Epithel M
Lungenkapillare N
Zwerchfell O

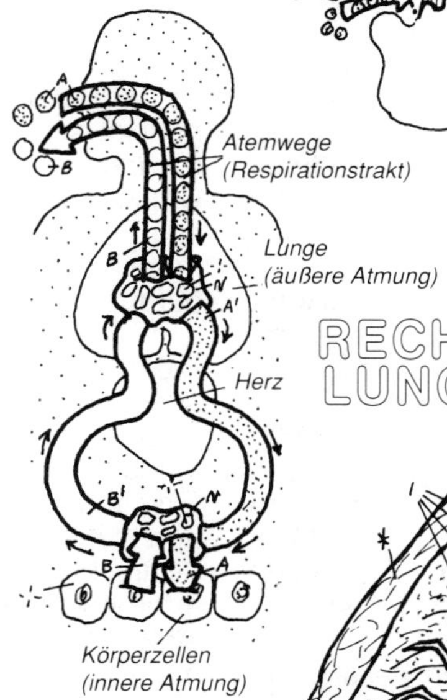

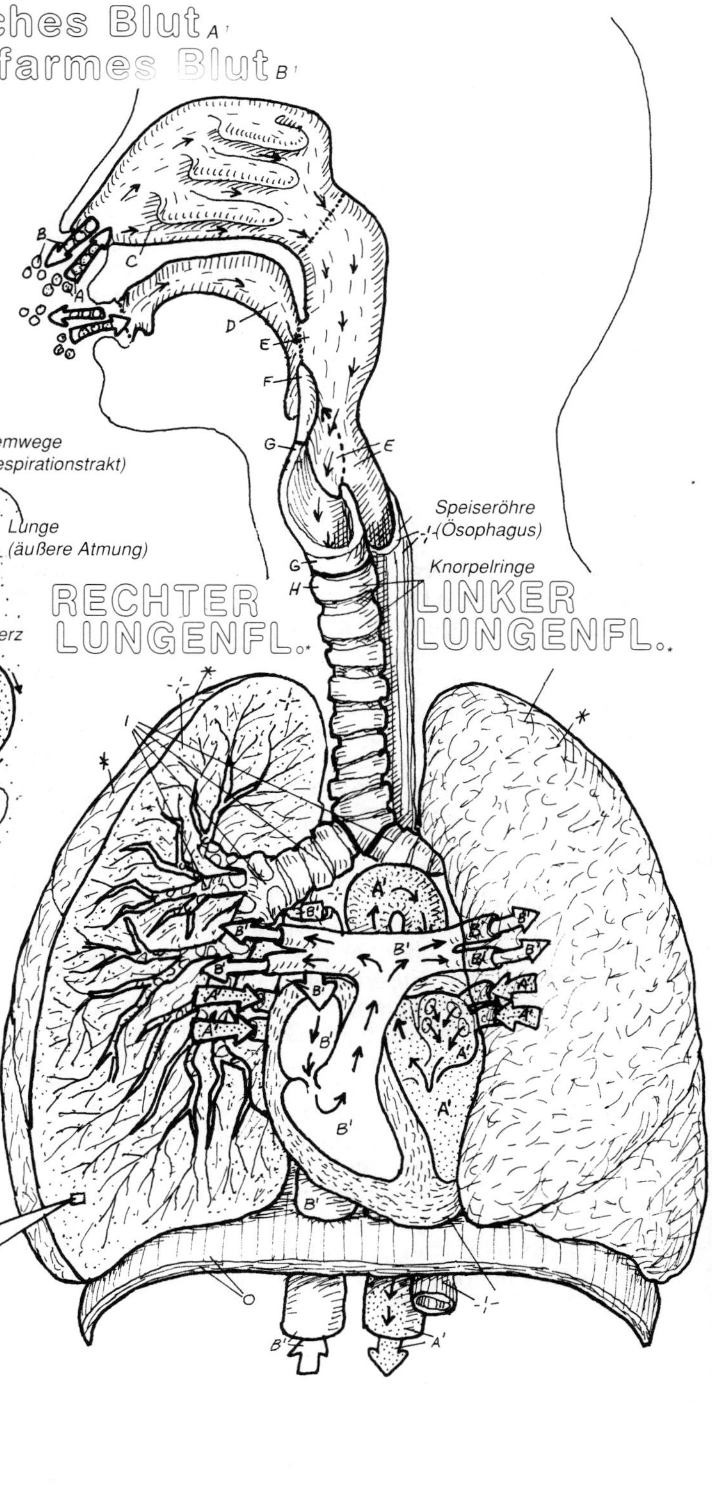

Beim Einatmen gelangt die Luft durch Nase (oder Mund) über den Rachen (Pharynx) in die Luftröhre (Trachea). Dabei wird sie erwärmt und angefeuchtet. Nach Passage der Luftröhre strömt sie durch die Bronchien und deren Verästelungen (Bronchiolen) in die Alveolengänge bis zu den mikroskopisch kleinen Alveolen (Lungenbläschen), durch deren Wand der Austausch von Sauerstoff und Kohlendioxyd erfolgt. Die Atemwege teilen sich an etwa 23 Gabelungen in immer feinere Äste. Beim Ausatmen wird derselbe Weg in entgegengesetzter Richtung zurückgelegt. Die weitlumigsten Röhren des Respirationstraktes, Luftröhre (Trachea) und Bronchien, bestehen aus starren Knorpelringen und glatter Muskulatur. Die kleineren Bronchialäste (Bronchiolen) haben auch glatte Muskulatur, enthalten aber keinen Knorpel.

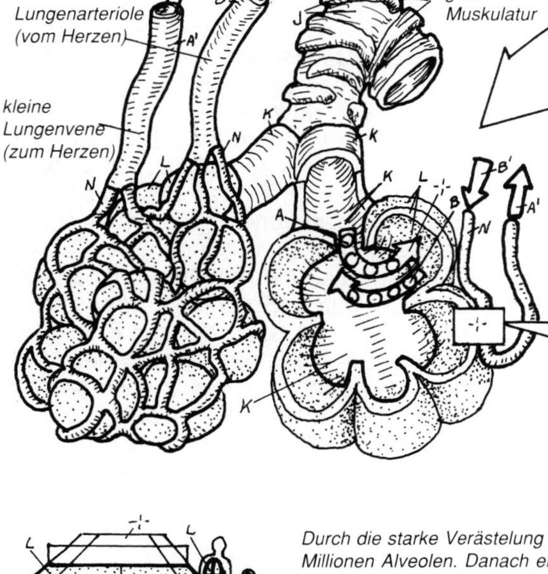

GASAUSTAUSCH.

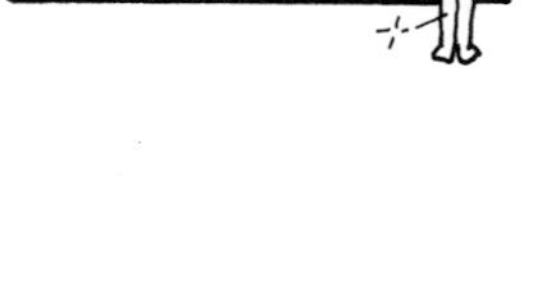

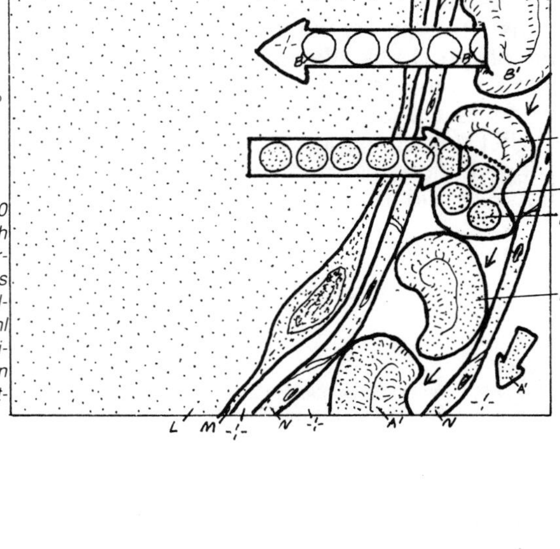

Durch die starke Verästelung der Atemwege gibt es etwa 300 Millionen Alveolen. Danach ergibt sich für den Gasaustausch mit dem Blut eine Gesamtoberfläche von ca. 85 qm. Die vergrößerte Darstellung eines einzelnen Lungenbläschens (rechts) zeigt, daß die Wand - ähnlich wie bei den Blutkapillaren - aus einer extrem dünnen Zellschicht besteht. Obwohl Sauerstoff (O_2) und Kohlendioxyd (CO_2) auf dem Weg zwischen Alveole und Kapillare 2 Zellschichten durchdringen müssen, ist der Weg sehr kurz, und die Diffusion kann entsprechend schnell erfolgen.

MECHANISMUS DES ATEMZUGES

Ein wirkungsvoller Gasaustausch ist nur dann möglich, wenn die Lungenbläschen gleichmäßig mit frischer Luft versorgt werden. Dies geschieht bei jedem Atemzug, bei dem Luft in die Lunge strömt und anschließend wieder ausgeatmet wird. Die Lunge verhält sich hierbei passiv. Da sie nur durch einen dünnen Flüssigkeitsfilm (Pleuraflüssigkeit) mit der Brustwand in Verbindung steht, kann sie leicht an ihr hin- und hergleiten. Daß die Lunge nicht von der Thoraxwand weggezogen wird, wird über den gleichen Mechanismus bewirkt, der eine Trennung von 2 angefeuchteten Glasplatten verhindert, aber ihr aneinander Vorbeigleiten ermöglicht. Der Druck im Pleuraspalt (interpleuraler Druck) liegt unter dem Atmosphärendruck und beträgt in Atemruhelage 3-6 mmHg weniger als der Atmosphärendruck.

Während der Inspiration vergrößert sich der Brustkorb, die Lunge dehnt sich aus und Luft wird über die Atemwege in die Lunge gesaugt. Vor allem durch die Kontraktion des kuppelförmigen Zwerchfells, das sich abflacht, wird der vertikale Durchmesser des Brustkorbs vergrößert. Beim Atmen in Ruhe bewegt sich das Zwerchfell nur etwa 1 cm, bei forcierter Atmung bis zu 10 cm. Auch die Kontraktion der Mm. intercostales externi erweitert den Brustkorb, indem sie die Rippen nach oben in eine mehr horizontale Stellung ziehen.

Beim Atmen in Ruhe erfolgt die Exspiration passiv. Die an der Inspiration beteiligten Muskeln entspannen sich, das Zwerchfell nimmt seine kuppelförmige Ruhestellung ein und ist nach oben in den Brustkorb gewölbt. Die Entspannung der äußeren Interkostalmuskeln läßt die Rippen unter ihrem eigenen Gewicht nach unten sinken. Da sowohl Lunge als auch Brustwand elastisch sind, kehren sie in ihre ursprüngliche Position zurück und drücken dabei die Luft aus der Lunge. Bei forcierter Exspiration werden noch zusätzliche Muskelgruppen aktiviert. Die Muskeln der Bauchwand kontrahieren sich und drücken das Zwerchfell nach oben, während gleichzeitig durch die Kontraktion der Mm. intercostales interni, die in genau entgegengesetzter Richtung verlaufen wie die Mm. intercostales externi, der Rippenbogen nach unten gezogen wird. Beides beschleunigt den Luftausstoß aus der Lunge.

Die Veränderungen der Druckverhältnisse im Pleuraspalt und in den Alveolarräumen im Verlauf eines einzelnen Atemzyklus führen zu den im Bild unten rechts aufgeführten Werten. In Ruhestellung beträgt der Druck in der dünnen, mit Pleuraflüssigkeit gefüllten Schicht etwa -3 mmHg (d.h. er liegt um 3 mmHg unter dem Druck in der Atmosphäre), da die Lunge aufgrund ihrer Elastizität die Tendenz hat, sich zusammenzuziehen. Der negative intrapleurale Druck (-3 mmHg) hält den elastischen Kontraktionstendenzen das Gleichgewicht. Schon die geringste Bewegung von der Brustwand weg erzeugt einen negativen Druck (Vakuum). Die Sogwirkung des negativen Druckes von -3 mmHg hält die Lunge an der Brustwand fest und bildet das Gegengewicht zur Eigenelastizität des Lungengewebes. Falls Luft in den Spalt zwischen Lunge und Brustwand eindringt - z.B. beim Öffnen der Brusthöhle - steigt der intrapleurale Druck und gleicht sich dem atmosphärischen Druck an: die Lunge kollabiert. Der alveoläre Druck entspricht im Ruhezustand dem äußeren Luftdruck, so daß kein Druckgefälle mehr zwischen dem äußeren (atmosphärischen) Druck und dem Druck in der Lunge besteht und keine Luft einoder ausströmt. Beim Einatmen dehnt sich der Brustkorb aus und zieht die Lunge durch den abnehmenden intrapleuralen Druck mit. Dabei fällt der intrapleurale Druck auf -5 mmHg und der intrapulmonale Druck auf -1 mmHg ab. Die Luft strömt dann entsprechend dem Druckgradienten von außen (Atmosphärendruck = 0 mmHg) so lange in die Lunge (-1 mmHg), bis am Ende der Inspiration (wenn 1/2 Liter Luft eingeströmt ist) keine Druckdifferenz mehr besteht. Nun beginnt die Exspiration. Die Lunge zieht sich zusammen, der intrapulmonale Druck steigt an und drückt die Luft (1/2 Liter) heraus. Damit ist das Ausgangsstadium erreicht.

Dieser Ablauf einer normalen, ruhigen Atmung kann stark variieren. So kann z.B. der intrapleurale Druck am Ende einer tiefen Inspiration auf -14 mmHg abfallen oder umgekehrt im Verlauf einer ungewöhnlich kräftigen Exspiration auf Werte von +50 mmHg ansteigen. Dennoch ist bemerkenswert, daß ein Druckgradient von nur 1 mmHg ausreicht, um den bei normaler Ruheatmung erforderlichen 1/2 Liter Luft in die Lunge ein- bzw. ausströmen zu lassen - ein Zeichen für die große Dehnungsfähigkeit (Compliance) der Lunge. Im Gegensatz dazu benötigt ein Luftballon für die gleiche Volumenzunahme einen Druck von bis zu 200 mmHg.

Der Alveolarraum steht über die Atemwege, also Nase und Mund, Luftröhre, Bronchien und Bronchiolen, in ständigem Kontakt mit der Außenluft. Der Druck in den Alveolen entspricht in den verschiedenen Phasen des Atemzyklus (z.B. am Anfang der In- oder Exspiration) nicht dem des äußeren Luftdrucks. Dies deutet darauf hin, daß die Atemwege dem Ein- und Ausströmen der Luft Widerstand entgegensetzen. Der Hauptwiderstand geht von den mittelgroßen Bronchien aus. Die kleinen Bronchiolen haben zwar einen viel engeren Durchmesser, sind dafür aber so zahlreich, daß dies den geringen Durchmesser kompensiert.

Der Widerstand in den Atemwegen verändert sich im Verlauf eines normalen Atemzyklus ständig. Während der Inspiration dehnen sich sowohl die beiden Lungenflügel als auch die Atemwege aufgrund des erniedrigten intrapleuralen Drucks aus, die erweiterten Atemwege bieten weniger Widerstand. Während der Exspiration nimmt der Widerstand zu. Dies erklärt, warum Patienten mit verengten Atemwegen (Asthmatiker) mehr Schwierigkeiten beim Ausatmen als beim Einatmen haben. Der Widerstand kann auch durch Kontraktion der glatten Bronchialmuskulatur verändert sein, die zur Einengung der Luftwege und so zur Erhöhung des Widerstands führt. Diese Muskeln werden über das autonome Nervensystem gesteuert. Bei einer Stimulation des Sympathikus (Noradrenalin) erweitern sie sich, bei einer Stimulation des Parasympathikus (Azetylcholin) ziehen sie sich zusammen.

Hinweise: Verwenden Sie dunkle Farben für C und D.
1. Beginnen Sie mit dem Zwerchfell im Bild oben links.
2. Malen Sie die Darstellung der Einatmung auf der rechten Seite einschließlich der Schemazeichnung darunter an, auf der die Mm. intercostales dargestellt sind. Gehen Sie bei der Abbildung der Ausatmung entsprechend vor.
3. Malen Sie dann die unteren Zeichnungen an. Beginnen Sie links. Malen Sie jedes Bild ganz fertig, ehe Sie zum nächsten übergehen.

ATEMWEGSSTRUKTUREN.

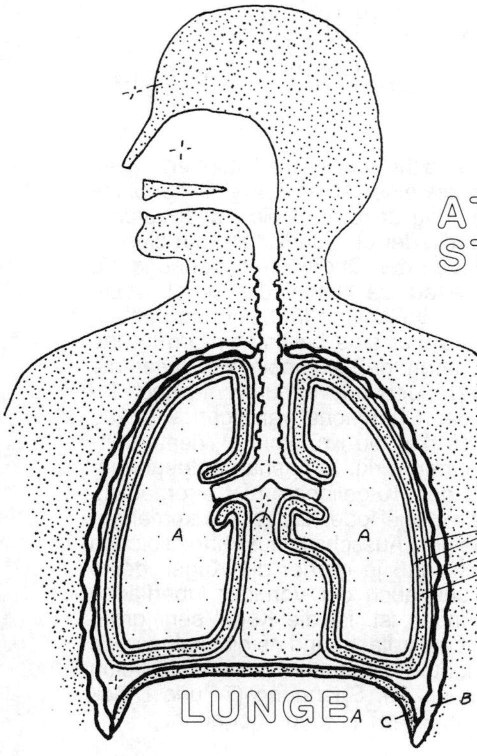

Rippenbogen B Zwerchfell C
Pleura D Pleuraflüssigkeit E

Während der Inspiration dehnt sich der Brustkorb aus, und die Luft wird über die Atemwege in die Lunge eingesaugt. Einerseits erweitert die Kontraktion des kuppelförmigen Zwerchfells, das sich abflacht, den vertikalen Durchmesser des Brustkorbs. Andererseits vergrößert auch die Kontraktion der Mm. intercostales externi, die die Rippen nach oben in eine horizontale Stellung ziehen, den Durchmesser des Brustkorbs.

Bei der Exspiration entspannen sich diese Muskeln. Das Zwerchfell geht wieder in seine kuppelförmige Ausgangsposition zurück und wölbt sich nach oben in den Brustraum. Gleichzeitig entspannen sich die Mm. intercostales externi, so daß sich die Rippen unter ihrem eigenen Gewicht nach unten senken. Dabei wird die Luft aus der Lunge herausgedrückt. Bei forcierter Exspiration werden zusätzlich die Mm. intercostales interni aktiv. Sie verlaufen entgegengesetzt zu den Mm. intercostales externi. Wenn sie sich kontrahieren, ziehen sie den Brustkorb nach unten und beschleunigen so die Entleerung der Lunge.

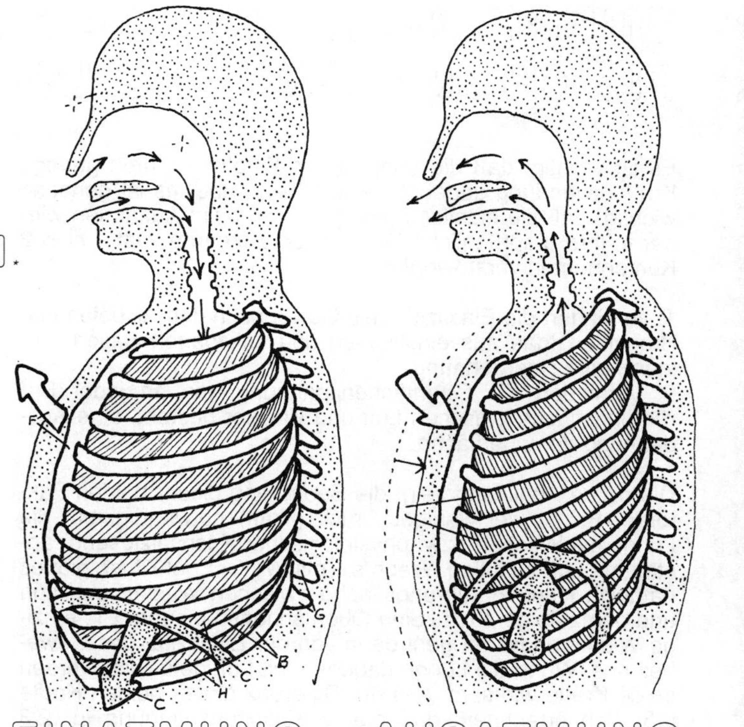

EINATMUNG H AUSATMUNG I

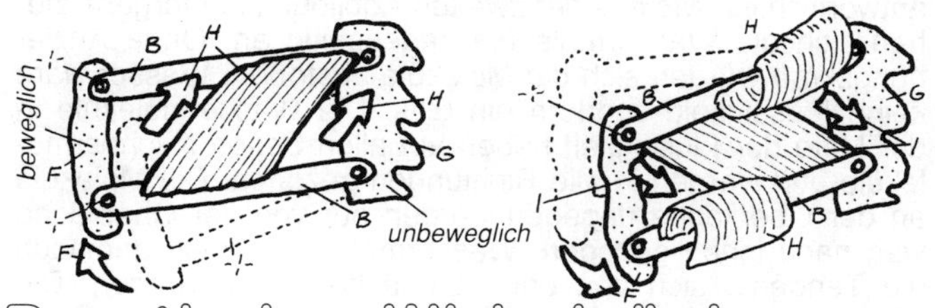

Brustbein F Wirbelsäule G
äußere Zwischenrippenmusk. H
(Mm. intercostales externi)
innere Zwischenrippenmusk. I
(Mm. intercostales interni)

DRUCKVERHÄLTNISSE BEI DER ATMUNG.

intrapleuraler Spalt E'
intrapleuraler Druck A'
normaler Atmosphärendruck J
Lungenvolumen im Ruhezustand K

EINATMUNG J **AUSATMUNG A'**

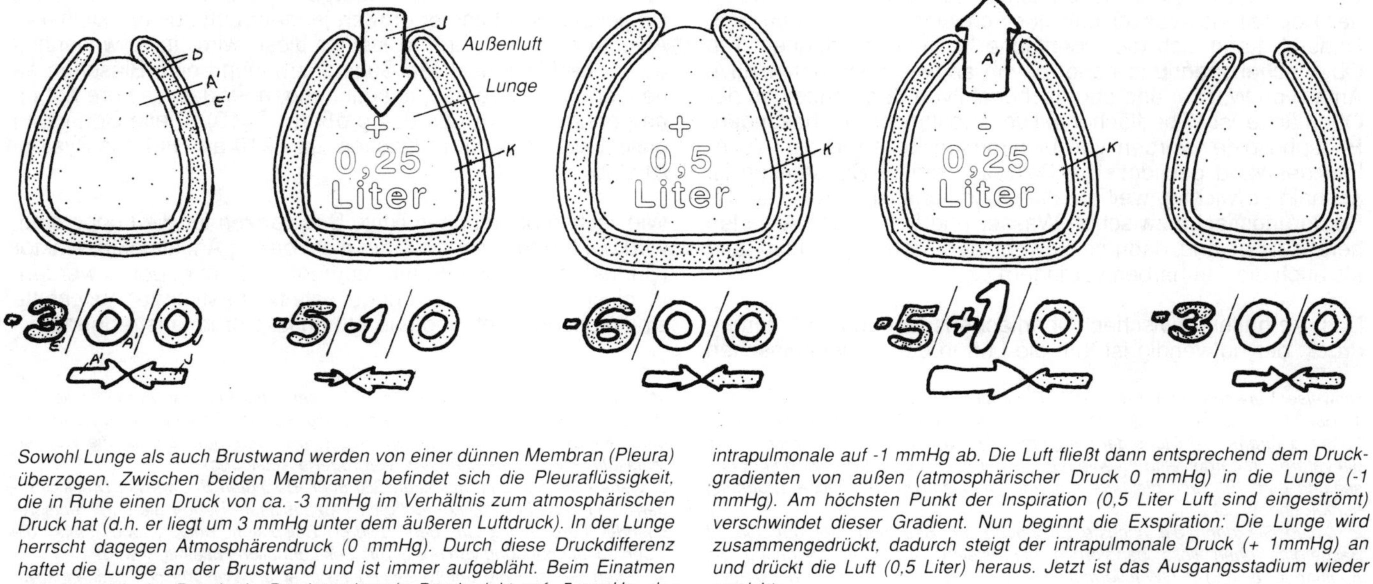

Sowohl Lunge als auch Brustwand werden von einer dünnen Membran (Pleura) überzogen. Zwischen beiden Membranen befindet sich die Pleuraflüssigkeit, die in Ruhe einen Druck von ca. -3 mmHg im Verhältnis zum atmosphärischen Druck hat (d.h. er liegt um 3 mmHg unter dem äußeren Luftdruck). In der Lunge herrscht dagegen Atmosphärendruck (0 mmHg). Durch diese Druckdifferenz haftet die Lunge an der Brustwand und ist immer aufgebläht. Beim Einatmen erweitert sich der Brustkorb. Der intrapleurale Druck sinkt auf -5 mmHg, der intrapulmonale auf -1 mmHg ab. Die Luft fließt dann entsprechend dem Druckgradienten von außen (atmosphärischer Druck 0 mmHg) in die Lunge (-1 mmHg). Am höchsten Punkt der Inspiration (0,5 Liter Luft sind eingeströmt) verschwindet dieser Gradient. Nun beginnt die Exspiration: Die Lunge wird zusammengedrückt, dadurch steigt der intrapulmonale Druck (+ 1mmHg) an und drückt die Luft (0,5 Liter) heraus. Jetzt ist das Ausgangsstadium wieder erreicht.

OBERFLÄCHENAKTIVE SUBSTANZEN, OBERFLÄCHENSPANNUNG UND LUNGEN-COMPLIANCE

Es ist wichtig, daß die Lunge beim Einatmen durch geringe Kraftaufwendung gedehnt werden kann, aber es ist genauso wichtig, daß sie elastisch genug ist, um beim Ausatmen wieder in ihre ursprüngliche Form zurückzukehren. Dafür sind 2 Komponenten verantwortlich:

1. verhindert die Elastizität des Gewebes in den Alveolen und Bronchien (das aus elastischen und kollagenen Fasern besteht) eine Überdehnung.
2. verhindert die Oberflächenspannung, die an jeder Berührungsfläche zwischen Luft und Wasser besteht, eine Ausdehnung der Oberfläche.

Die obere Abbildung zeigt die Bedeutung dieser beiden Faktoren. Es ist viel weniger Druck (Kraft) notwendig, um die Lunge mit Wasser (bzw. physiologischer Kochsalzlösung) anstatt mit Luft zu füllen. Wenn sie mit Wasser gefüllt ist, gibt es natürlich keine Berührungsfläche zwischen Wasser und Luft und demzufolge auch keine Oberflächenspannung. Die einzige Widerstandskraft geht dann von der Elastizität des Gewebes aus. Wenn die Lunge dagegen mit Luft gefüllt ist, werden beide Kräfte wirksam. Aus der Differenz dieser beiden Kräfte läßt sich errechnen, daß die Oberflächenspannung für 2/3 und die Gewebeelastizität für 1/3 der Lungenelastizität verantwortlich ist. Wie aus der zweiten Abbildung hervorgeht, ziehen sich die Wassermoleküle gegenseitig an. Ohne Anziehungskraft würden sich die Moleküle abstoßen, Wasser wäre keine Flüssigkeit, sondern ein Gas. Die Wassermoleküle in der Mitte der Flüssigkeit haben auf allen Seiten Nachbarmoleküle und werden in alle Richtungen gezogen. Die Moleküle an der Oberfläche dagegen werden nur von der Oberfläche weg nach innen gezogen. Wassermoleküle haben demnach die Tendenz, sich von der Oberfläche fortzubewegen. Die Wasseroberfläche verhält sich ähnlich wie eine dünne Gummihaut, die sich jeder Dehnung widersetzt. Diese Eigenschaft wird als Oberflächenspannung bezeichnet. Es handelt sich dabei um eine Kraft, die tangential zur Oberfläche gerichtet ist und jeder Vergrößerung dieser Oberfläche entgegenwirkt.

Die Oberflächenspannung kann durch oberflächenaktive Substanzen herabgesetzt werden. Im Gegensatz zu Wassermolekülen werden diese Moleküle von der Oberfläche angezogen. Sie verdrängen dort die Wassermoleküle und die Oberfläche kann sich ausdehnen. Zu den bekanntesten Substanzen dieser Gruppe zählen die Phospholipide. Sie bestehen aus einem polaren, hydrophilen Kopfteil, der vom Wasser angezogen wird, und einem hydrophoben Schwanzteil, der aus der wässrigen Phase verdrängt wird (Tafel 7). Sofern sie nicht in Gruppen oder Doppelschichten gelagert sind, kommen Phospholipide nur an Stellen vor, die sowohl ihren hydrophilen als auch hydrophoben Eigenschaften gerecht werden, z.B. an der Kontaktstelle zwischen Luft und Wasser, wobei der Kopfteil ins Wasser und der Schwanzteil in die Luft ragt. Dadurch kann sich die Oberfläche bequem ausdehnen. Die Oberflächenspannung hängt davon ab, wie hoch der relative Anteil von Wasser und oberflächenaktiven Substanzen an der Oberfläche ist. Oberflächenaktive Substanzen, insbesondere Phospholipide, werden von bestimmten Zellen in der Alveoleninnenwand gebildet. Die Sekretion dieser Substanzen ist deshalb so wichtig, weil sie die Oberflächenspannung an der Berührungsfläche zwischen Wasser und Luft in den Alveolen herabsetzen und dadurch sowohl den Dehnungswiderstand als auch die Atemarbeit verringern.

Das Verhältnis zwischen Oberflächenspannung und Innendruck, der notwendig ist, um die Luft in den Lungenbläschen zu halten, ist manchmal Ursache von Komplikationen. In einem kugelförmigen Organ wie einer Alveole oder Seifenblase führt die Oberflächenspannung dazu, daß die Kugel zusammengedrückt wird. Der Druck, der erforderlich ist, um dies zu verhindern, hängt sowohl von der Oberflächenspannung als auch der Größe der Kugel ab. Je kleiner die Kugel, desto größer muß der Druck sein. Am Anfang läßt sich ein Luftballon schwer aufblasen - sobald er eine bestimmte Größe hat, geht es leichter. Das liegt daran, daß sich beim Aufblasen die Krümmung des Ballons verändert und dadurch die nach innen gerichtete Kraft an der Oberfläche verringert wird. Je kleiner die Kugel (und je stärker die Krümmung), desto stärker ist die Kraft, die nach innen wirkt. Ein genau entgegengesetzt wirkender Druck aus dem Kugelinneren ist erforderlich, um zu verhindern, daß die Kugel oder Blase zusammengedrückt wird. Bei einem kleinen Ausschnitt aus einer solchen Kugel (s. Tafel), zeigt sich, daß je größer die Kugel, desto geringer die Krümmung und auch der von der Oberfläche ausgehende Druck nach innen ist. Ist die Kugel sehr groß, erscheint dieser Ausschnitt ganz flach, und es gibt keine nach innen gerichtete Komponente. Die mathematische Relation zwischen Kugelgröße (Radius R), Spannung (T) und Druck (P) wird durch die Gleichung $P = 2T/R$ wiedergegeben.

Die Lunge besteht aus 300 Millionen kleinster, miteinander verbundener Bläschen. Gäbe es keine oberflächenaktiven Substanzen, wäre die Oberflächenspannung in jedem Bläschen gleich groß und das System instabil. Wie im unteren Bild dargestellt, hätten die kleineren Bläschen einen höheren Druck und würden ihre Luft in die größeren Bläschen abgeben und dabei kollabieren. In Anwesenheit einer oberflächenaktiven Substanz (untere Darstellung) geschieht dies aber nicht, weil bei den kleineren Bläschen ein höherer Anteil dieser Substanzen auf der Oberfläche sitzt und demzufolge eine geringere Oberflächenspannung herrscht im Vergleich zu den größeren Bläschen. Die Erklärung ist einfach: Die Bläschen werden kleiner, dadurch verringert sich ihre Oberfläche, und zwar größtenteils durch das Abwandern der Wassermoleküle (nicht jedoch der Moleküle oberflächenaktiver Substanzen) von der Oberfläche aus ins Innere. Der relative Anteil oberflächenaktiver Substanzen an der Oberfläche verringert sich, so daß die Verkleinerung des Lungenbläschens mit einer Abnahme der Oberflächenspannung verbunden ist. Aufgrund dieses Mechanismus ist die Oberflächenspannung der kleinen Alveolen geringer, und der innere Druck, der ein Kollabieren verhindert, muß nicht verstärkt werden. Bei dem Beispiel ohne oberflächenaktive Substanz beträgt die Oberflächenspannung T in beiden Alveolen 20 Einheiten. Der Druck in jeder Alveole ist durch die Gleichung $P = 2T/R$ festgelegt, so daß er in der größeren Alveole ($R=2$) 20 Einheiten und in der kleineren ($R=1$) 40 Einheiten beträgt. Die Luft wird also von der kleineren in die größere Alveole übergehen. Außerdem wird dieses Ungleichgewicht immer größer, je mehr Luft aus der kleineren Alveole entweicht und je kleiner diese wird. In Anwesenheit einer oberflächenaktiven Substanz haben beide Bläschen eine niedrigere Oberflächenspannung, aber das kleinere hat eine geringere ($T=5$) als das größere ($T=10$). Diese Spannung gleicht sich in beiden Bläschen auf $T=10$ an, und das System ist stabil.

Wie wichtig oberflächenaktive Substanzen für die Lunge sind, wird bei Kindern deutlich, die nicht genug Antiatelektasefaktor (Surfaktant) bilden und mit Atemnotsyndrom geboren werden. In diesem Fall ist die Lunge »steif«, bestimmte Abschnitte sind nicht entfaltet, und das Atmen ist extrem anstrengend.

Hinweise: Verwenden Sie Hellblau für E und dunkle Farben für A und H.
1. Beginnen Sie mit der Abbildung links oben. Malen Sie dann die beiden Lungendiagramme (Füllung der Lunge mit Wasser bzw. Luft) an. Beachten Sie die vergrößert dargestellte Alveole (G), bei der die Kontaktstelle zwischen Wasser und Luft (F) durch die (streifenförmig dargestellte) Oberflächenspannung hervorgehoben ist.
2. Malen Sie dann die nächste Zeichnung an. Beachten Sie, daß die im Becherglas oben links bandförmig dargestellte Oberflächenspannung die Aneinanderreihung der Wassermoleküle (E) an der Oberfläche in der vergrößerten Abbildung darunter wiedergibt. Vergessen Sie nicht, daß nur die obere Molekülreihe und das einzelne Molekül in der Mitte angemalt werden sollen. Im Beispiel rechts daneben ist die bandförmig dargestellte Oberflächenspannung durch Moleküle oberflächenaktiver Substanzen unterbrochen, die die Wassermoleküle teilweise ersetzen (vgl. vergrößerte Abbildung).
3. Gehen Sie nun zum nächsten Bild über. Beachten Sie, wieviel Druck erforderlich ist, um einen kleinen Luftballon aufzublasen. Heben Sie durch entsprechende Farbgebung in den beiden Beispielen hervor, wie stark die Oberflächenspannung von der Größe des Luftballons beeinflußt wird.
4. Malen Sie nun die untere Zeichnung über die Wirkung oberflächenaktiver Substanzen an.

WIRKUNG DER OBERFLÄCHENSPANNUNG A

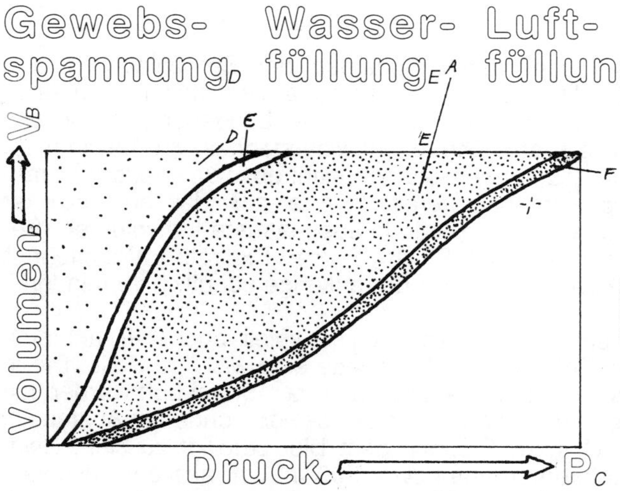

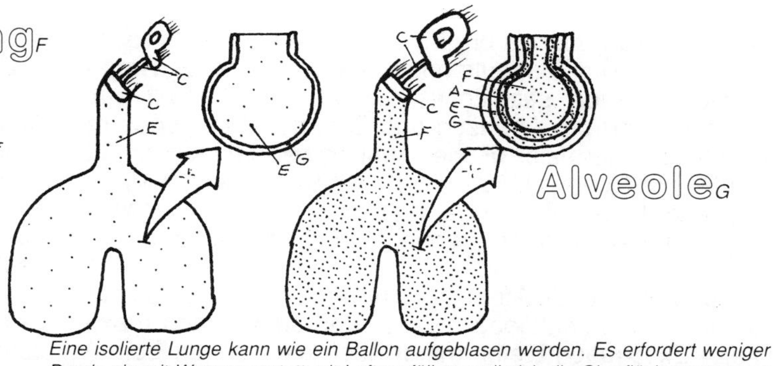

Eine isolierte Lunge kann wie ein Ballon aufgeblasen werden. Es erfordert weniger Druck, sie mit Wasser anstatt mit Luft zu füllen, weil sich die Oberflächenspannung an der Kontaktstelle Luft/Wasser (die bei Wasserfüllung fehlt) in den einzelnen Alveolen einer Ausdehnung widersetzt. Diese Oberflächenspannung macht 2/3 der gesamten Lungenelastizität aus. Das restliche Drittel tragen die elastischen Fasern bei, die in das Lungengewebe eingebettet sind (Gewebsspannung).

Wodurch entsteht Oberflächenspannung? A

Wodurch wird sie herabgesetzt? A

OBERFLÄCHENAKTIVE SUBSTANZ H

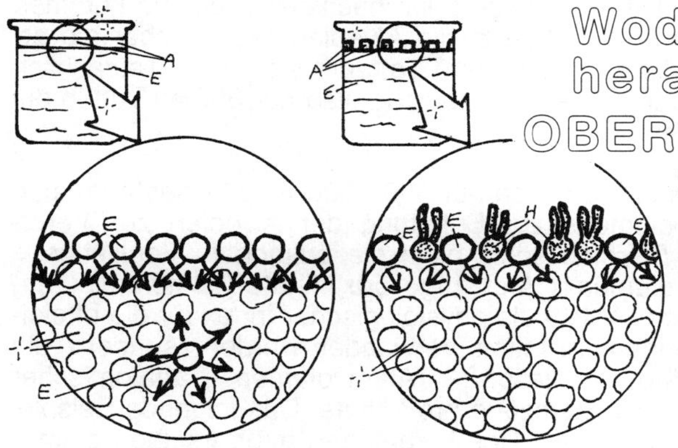

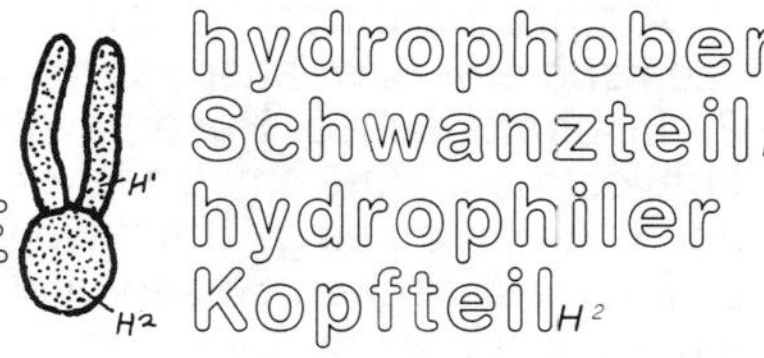

Die Wassermoleküle ziehen sich gegenseitig an. Die Moleküle in der Mitte werden gleichmäßig in alle Richtungen gezogen, während die Moleküle an der Oberfläche nur nach innen gezogen werden. Wassermoleküle tendieren also von der Oberfläche fort. Die Wasseroberfläche verhält sich wie eine dünne Gummihaut und widersetzt sich jeder Ausdehnung. Diese Eigenschaft wird als Oberflächenspannung bezeichnet. Die Oberflächenspannung kann durch oberflächenaktive Substanzen herabgesetzt werden. Im Gegensatz zu den Wassermolekülen streben die Moleküle dieser Substanzen an die Oberfläche, so daß sich diese ausdehnen kann. Die Oberflächenspannung richtet sich danach, wie hoch der relative Anteil von Wasser und oberflächenaktiven Substanzen an der Oberfläche ist.

ALVEOLE G: WIRKUNG VON VOLUMEN B AUF SPANNUNG A UND DRUCK C

Bei einer Luftblase (oder Alveole) hat die Oberflächenspannung die Tendenz, die Blase zusammenzudrücken. Dies verhindert aber der Innendruck in der Alveole. Der Druck, der zum Ausgleich der Oberflächenspannung erforderlich ist, hängt sowohl von der Größe der Blase als auch der Oberflächenspannung ab. Kleine Bläschen haben eine stark gekrümmte Oberfläche, so daß die Oberflächenspannung, die von jedem kleinsten Punkt der Oberfläche aus nach innen wirkt, größer ist und einen stärkeren Gegendruck von innen her erforderlich macht. Die Darstellung zeigt, wie stark der Druck abnimmt, wenn die Größe, d.h. das Volumen der Blase, zunimmt.

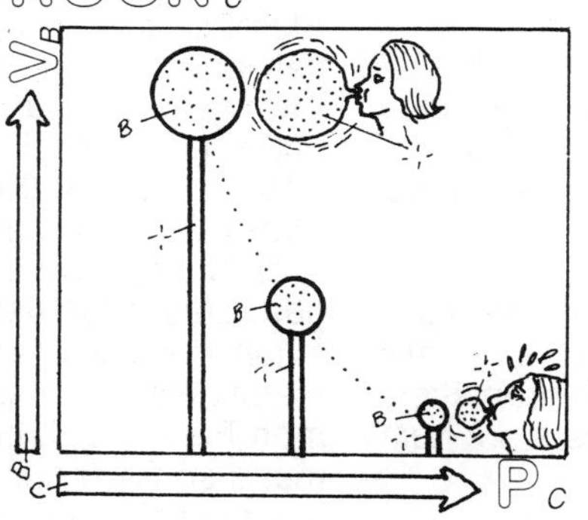

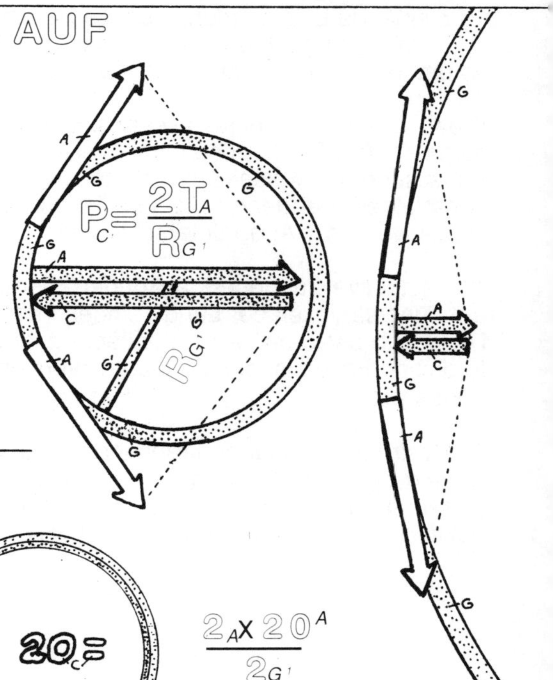

SURFAKTANT H und Alveolen G
1. ohne oberflächenaktive Substanz

Wenn 2 Alveolen dieselbe Oberflächenspannung haben, wird die kleinere von beiden mit dem höheren (Innen-) Druck die Luft an die größere abgeben und kollabieren. Die oberflächenaktiven Substanzen können aber die Oberflächenspannung verändern und damit diesen Prozeß verhindern. Im Beispiel ohne oberflächenaktive Substanz beträgt die Oberflächenspannung in beiden Alveolen T = 20 Einheiten. Der Druck P in jeder Alveole mit dem Radius R ist durch die Gleichung P = 2 T/R vorgegeben. Er beträgt in der großen Alveole (R=2) 20 und in der kleinen (R=1) 40 Einheiten. Die Luft wird deshalb von der kleinen Alveole mit dem größeren Innendruck in die größere Alveole mit dem geringeren Druck übergehen. Dies setzt sich solange fort, bis die stetig kleiner werdende Alveole schließlich kollabiert. In Anwesenheit oberflächenaktiver Substanzen haben beide Alveolen eine geringere Oberflächenspannung, die bei der kleinen niedriger ist (T=5) als bei der größeren (T=10). Der Druck in den Alveolen pendelt sich auf einen Wert von 10 ein, und das System bleibt stabil.

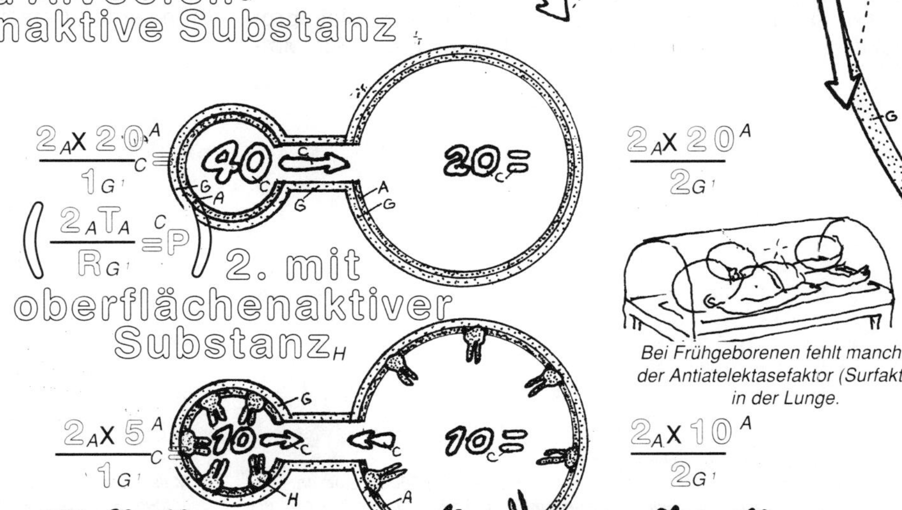

Bei Frühgeborenen fehlt manchmal der Antiatelektasefaktor (Surfaktant) in der Lunge.

LUNGENVOLUMEN UND VENTILATION

Das Luftvolumen, das pro Minute in die Lunge ein- bzw. ausströmt, wird als pulmonale Ventilation oder Atemminutenvolumen bezeichnet. Es ist das Produkt aus Atemvolumen pro Atemzug und Zahl der Atemzüge pro Minute. Bei normaler (Ruhe-)Atmung beträgt es etwa 6 l pro Minute (Atemvolumen 0,5 l x 12 Atemzüge pro Minute). Allerdings können je nach Körperbedarf sowohl Atemvolumen als auch -frequenz erheblich variieren.

In Ruhe macht das Atemzugvolumen einen Bruchteil der gesamten Lungenkapazität aus. Und selbst nach maximaler Exspiration bleibt immer noch ein Teil der Luft in den Alveolen und den Atemwegen zurück. Um die Veränderungen des Luftvolumens in der Lunge in den verschiedenen Atmungsstadien sowohl im gesunden als auch im kranken Zustand zu bestimmen, werden folgende Begriffe verwendet:

1. Atemzugvolumen ist die Luftmenge, die mit jedem Atemzug ein- bzw. ausgeatmet wird.
2. Inspiratorisches Reservevolumen ist das maximale Luftvolumen, das am Ende einer normalen Inspiration noch zusätzlich eingeatmet werden kann.
3. Exspiratorisches Reservevolumen ist die Luftmenge, die am Ende einer normalen Exspiration noch zusätzlich ausgeatmet werden kann.
4. Vitalkapazität ist das größte Luftvolumen, das nach maximaler Exspiration eingeatmet werden kann, also die Summe aus 1, 2 und 3.
5. Residualvolumen ist das Luftvolumen, das auch nach maximaler Exspiration noch in der Lunge zurückbleibt.
6. Funktionelle Residualkapazität (sogenanntes Restvolumen) ist das nach normaler Exspiration in der Lunge verbleibende Luftvolumen, also die Summe aus 3 und 5.
7. Totale Lungenkapazität ist das maximale Lungenvolumen, d.h. die Summe aus 4 und 5.

Diese Lungenvolumina lassen sich relativ einfach bestimmen (s. Tafel rechts) und liefern oft wichtige diagnostische Hinweise auf Erkrankungen des Respirationstraktes, bei denen die Ventilation beeinträchtigt ist. Dabei werden 2 Arten unterschieden:

1. Restriktive Lungenerkrankungen, bei denen die Ausdehnungsfähigkeit der Lunge eingeschränkt ist, z.B. eine Lungenfibrose oder eine Verklebung der Pleurablätter. In diesen Fällen ist die Vitalkapazität meistens stark herabgesetzt.

2. Obstruktive Lungenerkrankungen, bedingt durch eine Einengung der Luftwege (erhöhter Strömungswiderstand). Diese kann durch eine vermehrte Schleimproduktion in den Atemwegen, eine Schwellung der Schleimhäute oder durch Spasmen der Bronchialmuskulatur (z.B. Asthma oder spastische Bronchitis) verursacht sein. Um bei einer obstruktiven Lungenerkrankung das Ausmaß des Strömungswiderstandes zu bestimmen, sollte das Lungenvolumen nicht absolut, sondern zeitabhängig ermittelt werden. So ist z.B. das bei forcierter Exspiration pro Sekunde ausgeatmete Luftvolumen (Sekundenkapazität, FEV_1 = Forced Expiratory Volume in 1 sec) bei obstruktiven Erkrankungen deutlich vermindert.

Neben den Lungenvolumina spielt auch der anatomische Totraum der Atemwege eine wichtige Rolle. Die in diesem Totraum enthaltenen ca. 150 ml Luft werden mit jedem Atemzug hin und her bewegt, ohne am Austausch von O_2 bzw. CO_2 mit dem Blut beteiligt zu sein. Beim Ausatmen strömen zwar 500 ml Luft aus den Alveolen, aber nur 500 - 150 = 350 ml gelangen tatsächlich nach außen. Die restlichen 150 ml verbleiben im anatomischen Totraum. Auch beim nächsten Atemzug kommen wieder 500 ml Luft in die Alveolen, wovon aber die ersten 150 ml aus diesem Totraum stammen. Tatsächlich gelangen mit jedem Atemzug also nur 350 ml Luft in die Alveolen.

Es stehen demnach nur 350 : 500 = 70 % des normalen Atemvolumens zur Belüftung der Alveolen zur Verfügung. Deshalb sollte nicht die pulmonale Ventilation = Atemvolumen x Atemzüge pro Minute [= Atemminutenvolumen (AMV)] als physiologischer Index für die effektive Lungenventilation verwendet werden, sondern die alveoläre Ventilation = (Atemvolumen - anatomischer Totraum) x Atemzüge pro Minute. Das folgende Beispiel verdeutlicht dies. Bei 2 Personen mit derselben pulmonalen Ventilation hat A ein geringes Atemvolumen (z.B. 250 ml), aber eine hohe Atemfrequenz (24 pro Minute); B hat dagegen ein Atemvolumen von 500 ml und eine Atemfrequenz von 12 pro Minute, atmet also doppelt so tief, aber nur halb so oft. In beiden Fällen beträgt das Atemminutenvolumen 6000 ml pro Minute (250 x 24 und 500 x 12). Aber B hat eine alveoläre Ventilation von (500 - 150) x 12 = 4200 ml pro Minute, A dagegen nur (250 - 150) x 24 = 2400 ml pro Minute. A verwendet die meiste Kraft darauf, die Luft im Totraum hin und her zu bewegen. Das bedeutet, daß bei gleicher pulmonaler Ventilation die alveoläre Ventilation durch tiefere Atemzüge (selbst wenn sie seltener sind) verbessert wird. In extremen Fällen, z.B. bei einem Kreislaufschock, wird die Atmung so flach und schnell, daß ein Gasaustausch kaum noch stattfinden kann und sich der Betreffende in akuter Gefahr befindet. Hunde dagegen können auf kontrollierte Weise schnell und flach atmen und dadurch über die Atemwege überschüssige Körperwärme abgeben.

Hinweise: Verwenden Sie Schwarz für I.
1. Malen Sie im oberen Bild alle Vierecke (jedes entspricht 500 ml Luft) an.
2. Malen Sie danach das Diagramm einschließlich der beiden vertikalen Überschriften an.
3. Malen Sie nun das Spirometer rechts an.
4. Malen Sie abschließend die Darstellung des anatomischen Totraumes an. Beachten Sie, daß es sich bei den Zeichnungen rechts um schematisierte Darstellungen der Zeichnungen links handelt, die mehr anatomische Details enthalten.

LUFTVOLUMINA WÄHREND DER ATMUNG.

normale Ruheatmung:.
ATEMVOLUMEN (500 ml)A

tiefe Inspiration:.
INSPIRATORISCHES RESERVEVOLUMEN (2500-3000 ml)B

tiefe Exspiration:.
EXSPIRATORISCHES RESERVEVOLUMEN (1000 ml)C

Restluft:.
RESIDUALVOLUMEN (1000 ml)D

Als Atemzugvolumen wird das Luftvolumen (500 ml) bezeichnet, das bei ruhiger Atmung mit jeder In- bzw. Exspiration in die bzw. aus der Lunge strömt. Bei forcierter Atmung wird pro Atemzug mehr Luft ein- bzw. ausgeatmet. Als inspiratorisches Reservevolumen ist das Luftvolumen definiert, das am Ende einer normalen Inspiration noch zusätzlich eingeatmet werden kann. Entsprechend wird als exspiratorisches Reservevolumen das Lungenvolumen bezeichnet, das nach einer normalen Exspiration noch zusätzlich ausgeatmet werden kann. Die Vitalkapazität, d.h. die maximale Luftmenge pro Atemzug, ist die Summe aus Atemzugvolumen, inspiratorischem und exspiratorischem Reservevolumen. Die Lunge entleert sich allerdings nie vollständig. Die Luft, die nach maximaler Exspiration in der Lunge verbleibt, heißt Residualvolumen. Die totale Lungenkapazität ist als Summe aller genannten Volumina zu verstehen.

Die verschiedenen Atemvolumina können mit Hilfe eines Spirometersgemessen werden: In einen Wasserbehälter wird ein glockenförmiger Behälter mit der Öffnung nach unten gesetzt. In dieses (geschlossene) System atmet die Versuchsperson über einen Schlauch aus und ein. Die durch Volumenverschiebungen ausgelösten Bewegungen der Glocke werden fortlaufend über einen angeschlossenen Schreiber registriert.

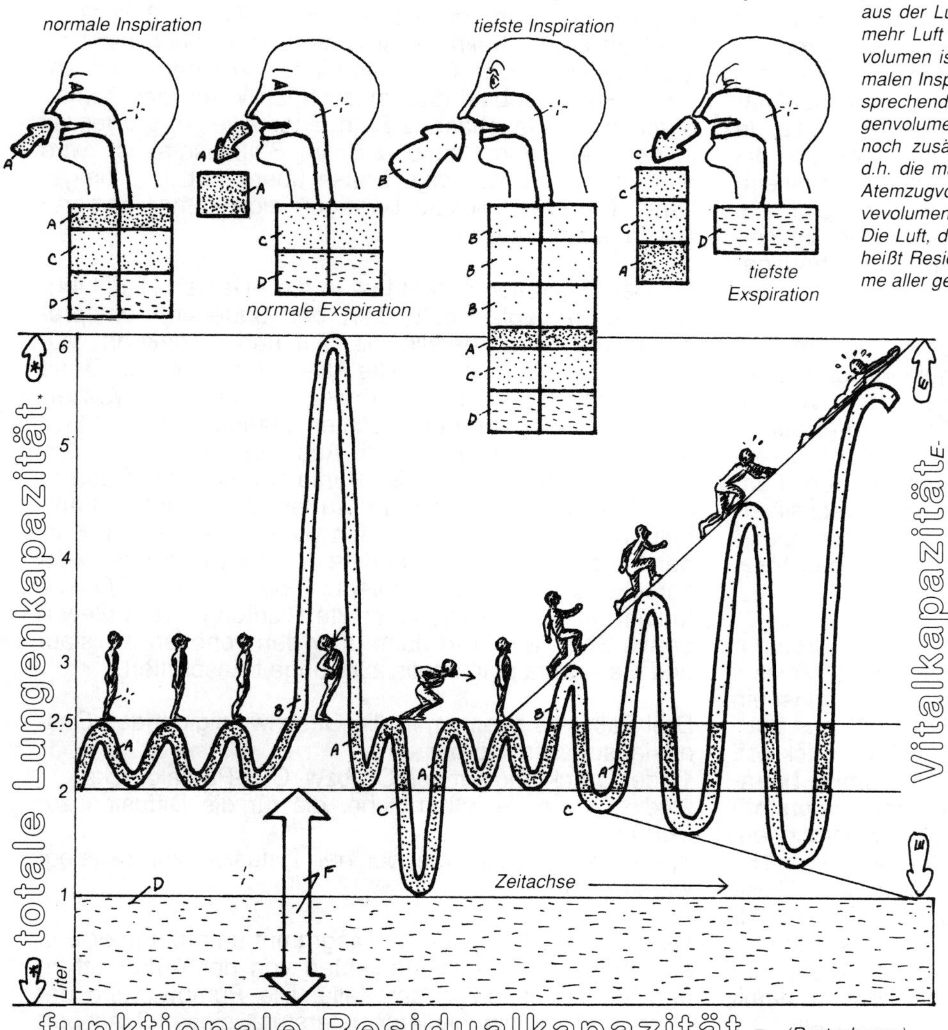

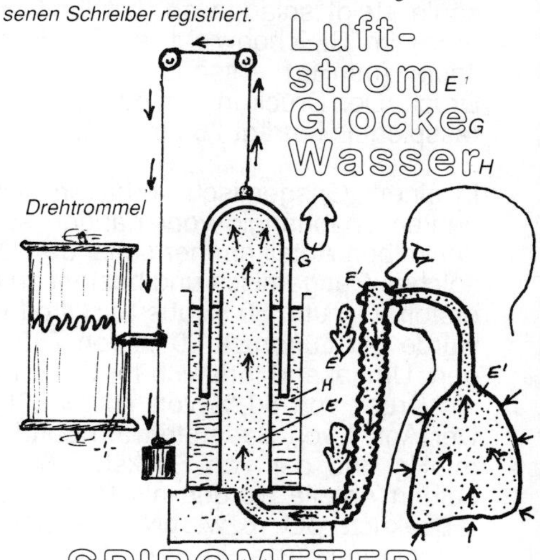

SPIROMETER.

funktionale Residualkapazität F *(Restvolumen)*

ALVEOLARRAUM NACH DER ATMUNG A.

anatomischer Totraum I	150 ml I
frische Luft J	350 ml J
Atemvolumen A	500 ml A

Bei der Inspiration gelangt auch Luft aus dem anatomischen Totraum in die Aveolen. Er umfaßt die Atemwege im Kopf-, Hals- und Bronchialbereich und macht etwa 150 ml und damit fast 1/3 des gesamten Atemvolumens aus. Von den 500 ml Luft, die mit jedem Atemzug in die Lunge kommen, stammen die ersten 150 ml aus diesem Totraum. Erst die nachfolgenden 350 ml sind Luft von außen. Bei einem Atemvolumen von nur 150 ml würde immer nur dieses Luftvolumen zwischen Totraum und Alveolen hin und her bewegt.

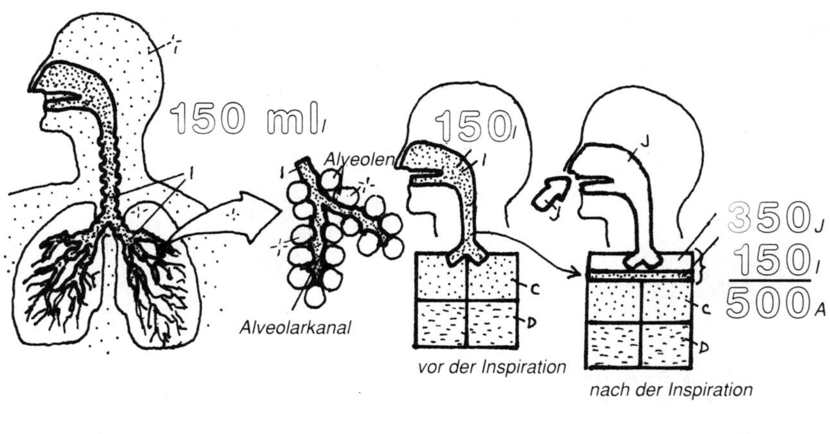

DIFFUSION VON O_2 UND CO_2 IN DER LUNGE

Die Diffusion von O_2 und CO_2 in den Lungenalveolen ist ein komplizierter Vorgang, weil er an der Grenzfläche zwischen Luft und Flüssigkeit stattfindet. Er läßt sich deshalb nur mit Begriffen beschreiben, die sowohl für Flüssigkeiten als auch für Luft bzw. Gase gelten. Zunächst ein kurzer Rückblick auf die Eigenschaften von Gasen.

Der Druck (Kraft/Fläche) in einem Gas entsteht durch die Kollision der einzelnen Gasmoleküle mit der Wand des Behälters und hängt sowohl von der Häufigkeit als auch Stärke dieser Kollisionen ab. Jedes einzelne Gasmolekül verhält sich so, als ob es allein in dem Behälter wäre. Bei steigender Temperatur nimmt der Druck zu. Je höher die Temperatur, desto schneller bewegen sich die Gasmoleküle, sie kollidieren häufiger und stärker miteinander. Auch eine Verminderung des Fassungsvolumens führt zu einer Druckerhöhung, weil die Moleküle auf kleinerem Raum zusammengedrängt werden und häufiger mit der Wand des Behälters kollidieren.

Der Luft-(oder Gas-)Druck wird gemessen, indem Gas bzw. Luft mit einer Quecksilber(Hg)-Säule in Kontakt gebracht wird, die mit einem blind endenden Rohr verbunden ist. Dieses Rohr enthält ein Vakuum, so daß der zu messende Druck nicht beeinflußt wird. Die Quecksilbersäule steigt solange an, bis ihr Gewicht mit dem Luftdruck im Gleichgewicht ist. Die Höhe der Quecksilbersäule (mmHg) entspricht jetzt dem Luft-(bzw. Gas-) Druck. Der Druck in der Atmosphäre in Höhe des Meeresspiegels beträgt 760 mmHg.

In einem Gasgemisch verhalten sich die Einzelkomponenten unabhängig voneinander, so daß jedes Molekül denselben Anteil am herrschenden Druck hat. Luft ist ein solches Gasgemisch und besteht zu etwa 20 % aus Sauerstoff (O_2) und 80 % aus Stickstoff (N_2). Ohne Stickstoff würde der Luftdruck 20 % von 760 = 152 mmHg betragen. Umgekehrt läßt sich für Stickstoff (ohne Sauerstoff) ein Druck von 80 % von 760 = 608 mmHg berechnen. Der Anteil von Sauerstoff am Luftdruck macht also 152 mmHg und der von Stickstoff 608 mmHg aus. Diese beiden Anteile werden als Partialdruck von O_2 bzw. N_2 (abgekürzt pO_2 bzw. pN_2) bezeichnet. Bei konstanter Temperatur (wie in den Lungenalveolen) dient der Partialdruck als Maß für die Gaskonzentration und damit für die Löslichkeit dieses Gases in einer Flüssigkeit.

Wenn Luft mit einer gasfreien Flüssigkeit (z.B. Wasser) in Kontakt kommt, dann treffen die O_2-Moleküle desto häufiger auf die Wasseroberfläche und lösen sich in der Flüssigkeit, je höher der O_2-Partialdruck (pO_2) ist. Die gelösten O_2-Moleküle stoßen auch von unten her an die Wasseroberfläche und treten teilweise in die Gasphase über. Mit steigender O_2-Konzentration in der Flüssigkeit wechseln immer mehr Moleküle in die Gasphase, bis sich schließlich ein Gleichgewicht zwischen den in die Flüssigkeit ein- bzw. aus ihr austretenden Molekülen eingestellt hat. Die O_2-Konzentration in der Flüssigkeit ist dann zum O_2-Partialdruck direkt proportional. Er kann also als Maß für die Sauerstoffkonzentration in der Flüssigkeit dienen. Bei einem pO_2 in der Luft von 152 mmHg würde der pO_2 in der Lösung 152 mmHg betragen.

Was für O_2 gilt, ist auf alle anderen Gase (speziell CO_2) übertragbar. Wenn der Partialdruck zwischen 2 Punkten nicht gleich ist, befinden sich die beiden auch nicht im Gleichgewicht. Das Gas diffundiert von einem zum anderen Punkt, sobald dies möglich ist. Wenn der Partialdruck in der Gasphase (z.B. in einer Alveole) größer als in der wässrigen Phase (z.B. im Blutplasma) ist, wird das Gas in die wässrige Phase übergehen und umgekehrt. Die Gasmoleküle bewegen sich immer entsprechend dem Druckgefälle.

Bei der Inspiration strömt Luft in die Alveolen (Tafel 44). Aus den Alveolen diffundiert der Sauerstoff entsprechend dem Druckgefälle ins Blut und umgekehrt CO_2 vom Blut in die Alveolen. Die Alveolarluft gibt also O_2 ab und nimmt CO_2 und in geringer Menge auch Wasserdampf auf, der von den feuchten Wänden des Respirationstraktes abgegeben wird. Aus diesem Grund unterscheidet sich (s. Abb.) der Partialdruck dieser Gase in den Alveolen von dem in der Außenluft. Das im Blut enthaltene O_2 wird dann über den Blutkreislauf in den Körper transportiert und diffundiert aus den Kapillaren entsprechend dem Druckgradienten ins Gewebe. CO_2 diffundiert in die entgegengesetzte Richtung - vom Gewebe ins Blut - und wird dann über den venösen Kreislauf und die Arteria pulmonalis zur Lunge transportiert.

Drei Faktoren bestimmen die Geschwindigkeit des Gasaustausches im Körper:
1. der Druckgradient des O_2- bzw. CO_2-Partialdrucks,
2. die Größe der Oberfläche, die für die Diffusion zur Verfügung steht,
3. die Wegstrecke, die bei der Diffusion zurückgelegt werden muß.

Der Sauerstoff wandert (s. Diagramm unten) immer entsprechend dem Druckgradienten von der Außenluft zu den Mitochondrien in der Zelle. Die Pumpwirkung der Herz- und Atemmuskulatur unterstützt diesen Transport über längere Strecken (zwischen Außenluft und Alveolen bzw. Lungen- und Körpergewebe). In diesem Fall erfolgt der Transport mit dem Blutstrom, während eine Diffusion immer nur über kurze Strecken möglich ist, z.B. zwischen Alveolen und Blut bzw. Blut und Gewebe. Entsprechendes gilt für CO_2. Der Gastransport kann gefährdet sein, wenn die Diffusionsstrecke verlängert (z.B. bei einem Lungenödem) oder die Diffusionsoberfläche vermindert ist (z.B. bei einem Lungenemphysem).

Hinweise: Verwenden Sie Rot für B und Schwarz für I.
1. Beginnen Sie mit der oberen Reihe im oberen Bild. B und C entsprechen O_2 bzw. N_2 in der Gleichung rechts.
2. Gehen Sie dann zum mittleren Bild über.
3. Malen Sie anschließend das untere Bild der Numerierung folgend an.
4. Malen Sie die Zahlen für pO_2 im Diagramm für die verschiedenen Stadien bis zur Nutzbarmachung in den Mitochondrien und dann für pCO_2 an.

WODURCH ENTSTEHT DRUCK?

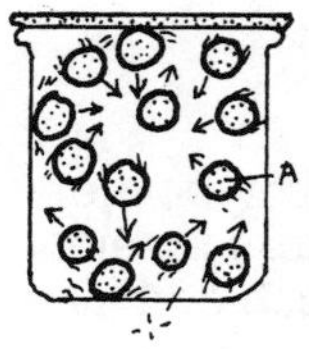

Gasmoleküle$_A$

Der Druck (Kraft/Fläche) in einem Gas entsteht durch die Kollision der einzelnen Gasmoleküle mit der Wand des Behälters und hängt sowohl von der Häufigkeit als auch Stärke dieser Kollisionen ab.

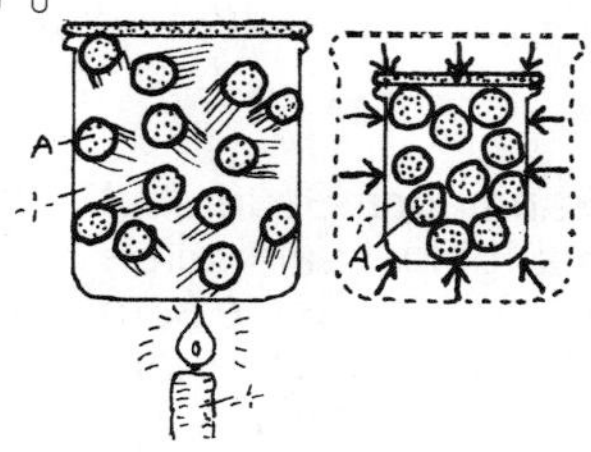

WODURCH VERÄNDERT SICH DER DRUCK?

Bei steigender Temperatur nimmt der Druck zu, weil sich die Moleküle dann schneller bewegen und häufiger und stärker miteinander kollidieren. Auch eine Verminderung des Fassungsvolumens erhöht den Druck, und die Moleküle kollidieren häufiger mit der Wand des Behälters.

GAS-PARTIALDRUCK (p).

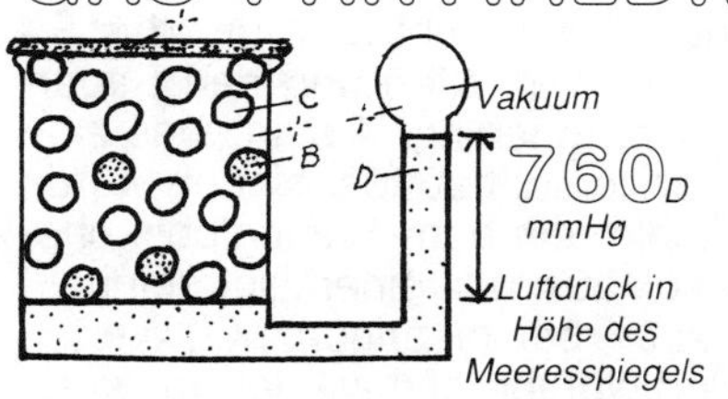

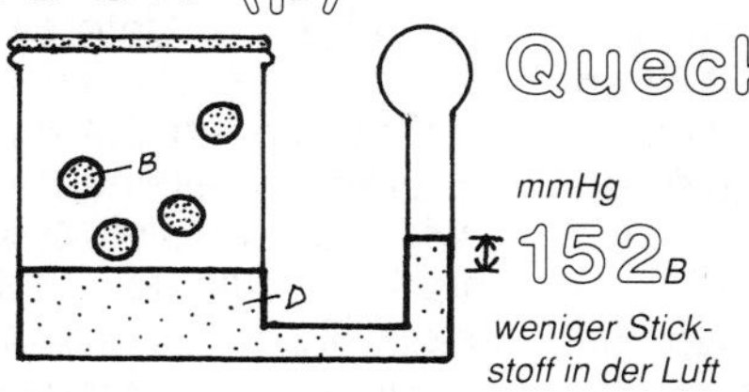

Quecksilber$_D$

$$pO_{2\,B} = 1/5_B \times 760_D = 152_B$$
$$pN_{2\,C} = 4/5_C \times 760_D = 608_C$$
$$\text{Gesamtdruck}_A = 760_D$$

Der Luftdruck wird aufgrund des Vakuums im Rohr nicht beeinflußt. Deshalb steigt die Quecksilbersäule solange an, bis sie sich mit dem Luftdruck im Gleichgewicht befindet. Die Höhe der Säule (mmHg) entspricht dann dem Luftdruck, der in Höhe des Meeresspiegels 760 mmHg beträgt.

Der Druck in einem Gas errechnet sich aus der Summe der Kollisionen aller Gasmoleküle. Bei einem Anteil von 20 % O_2 in der Luft beträgt der Sauerstoffpartialdruck 0,2 x 760 = 152 mmHg. Dieser Partialdruck verhält sich proportional zur Konzentration des Gases.

LÖSLICHKEIT VON GAS: LUFTDRUCK VERSUS GASDRUCK.

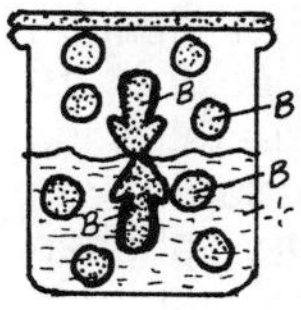

Wenn sauerstoffreies Wasser das erste Mal mit Luft in Kontakt kommt, löst sich soviel O_2 im Wasser, bis ein Gleichgewicht erreicht ist, d.h. bis genausoviel O_2 aus dem Wasser aus- wie eintritt. Die Konzentration eines in Flüssigkeit gelösten Gases wird anhand des Partialdrucks gemessen. Wenn der Sauerstoffpartialdruck (pO_2) in der Luft 152 mmHg beträgt, dann herrscht in der Flüssigkeit auch ein Druck von 152 mmHg. Definitionsgemäß ist der Partialdruck eines Gases in der wässrigen Phase und in der Gasphase identisch, sofern sich zwischen beiden Phasen ein Gleichgewicht eingestellt hat.

Alveole$_E$ Blutkapillare$_F$

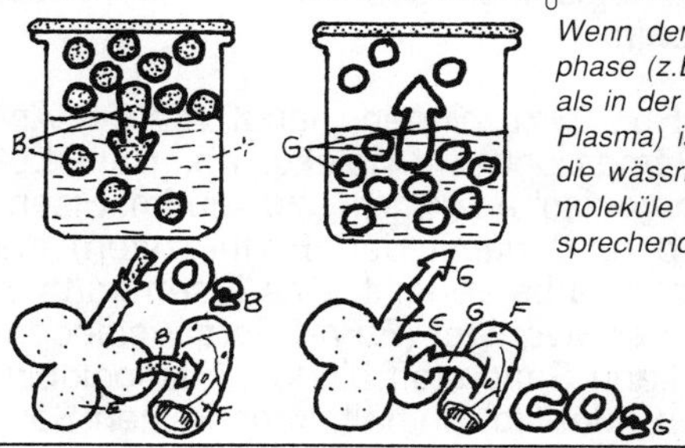

Wenn der Partialdruck in der Gasphase (z.B. in einer Alveole) größer als in der wässrigen Phase (z.B. im Plasma) ist, dann geht das Gas in die wässrige Phase über. Die Gasmoleküle bewegen sich immer entsprechend dem Druckgefälle.

FAKTOREN, DIE DEN GASAUSTAUSCH IN LUNGE UND GEWEBE BEEINFLUSSEN:

1. DRUCKGRADIENTEN.

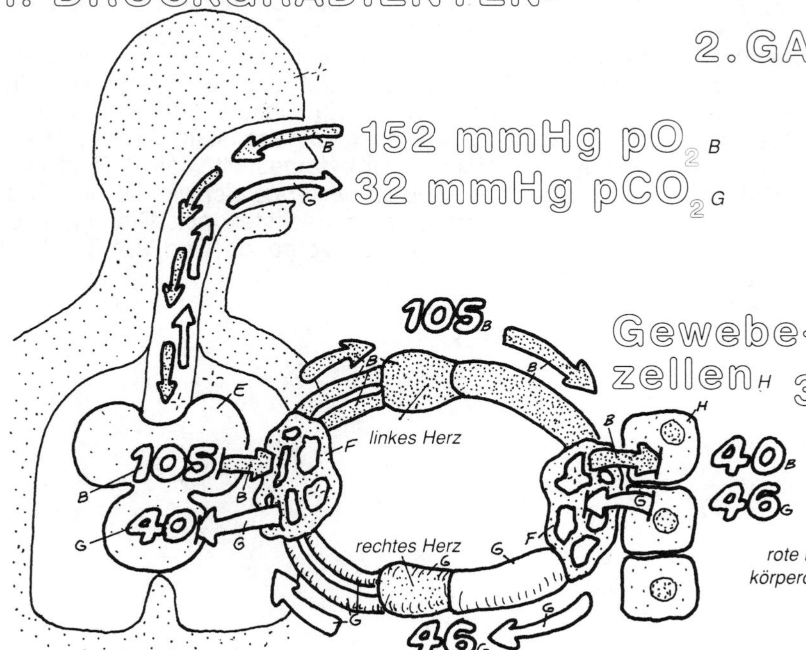

2. GASAUSTAUSCHFLÄCHE.

Das Druckgefälle ist zwar die treibende Kraft für den Gastransport, eine wesentliche Rolle spielt aber auch die Diffusionsstrecke. Der Gastransport kann gefährdet sein, wenn die diffusionswirksame Oberfläche vermindert (z.B. beim Emphysem) oder wenn die Diffusionsstrecke (durch interstitielle Flüssigkeit, z.B. beim Lungenödem) verlängert ist.

3. DIFFUSIONSTRECKE.

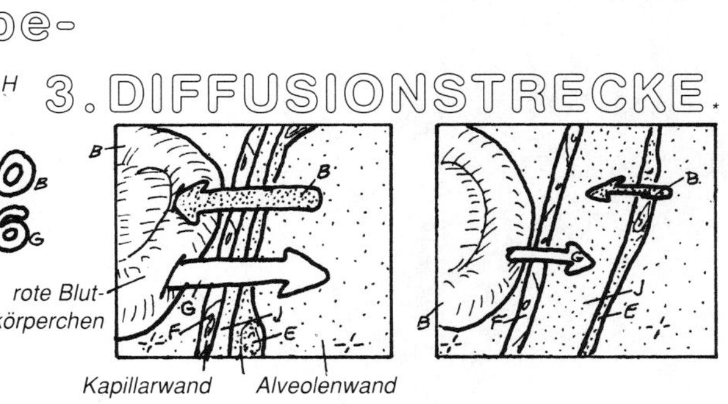

Der O_2-Partialdruck läßt sich von der Außenluft bis zu den Mitochondrien in den Zellen verfolgen, wo O_2 gebraucht wird. Der Transport über größere Entfernungen, also zwischen Außenluft und Alveolen und zwischen Lunge und Körpergewebe erfolgt über den Luft- bzw. Blutstrom. Die Diffusion ist ein wirkungsvoller Transportmechanismus für kurze Strecken, z.B. zwischen Alveolen und Blut oder Blut und Gewebe. Dasselbe gilt in entgegengesetzter Richtung auch für den CO_2-Transport. Der pCO_2 ist in den Zellen (wo pO_2 produziert wird) am höchsten und in der Außenluft am niedrigsten.

interstitielle Flüssigkeit$_J$

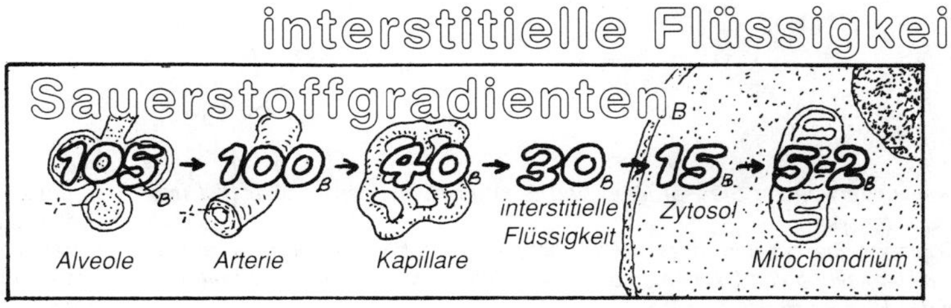

DIE FUNKTION VON HÄMOGLOBIN

Wie jede andere lösliche Substanz kann auch Sauerstoff im wässrigen Teil des Blutes (Plasma) gelöst sein, allerdings nur zu einem sehr geringen Anteil. Bei einem Sauerstoffpartialdruck (pO_2) von 100 mmHg im arteriellen Blut und normaler Herzleistung würde dieser Anteil nur etwa 6 % des Körperbedarfs in Ruhe ausmachen - bei körperlicher Aktivität sogar deutlich weniger. Es muß demnach noch weitere Möglichkeiten eines O_2-Transportes geben. Der Hauptanteil des Sauerstoffs im Blut ist an Hämoglobin (Hb) gebunden, ein eisenhaltiges Protein in den Erythrozyten, das etwa das 70fache des gelösten O_2-Anteils transportieren kann.

Obwohl CO_2 besser löslich ist als O_2, wird es sowohl in gelöster als auch (an Erythrozyten) gebundener Form transportiert. Ein Großteil des CO_2 reagiert mit Wasser und bildet dabei Kohlensäure (H_2CO_3), die in H^+ und HCO_3^- dissoziiert:

$$H_2O + CO_2 \rightarrow H_2CO_3 \rightarrow H^+ + HCO_3^-$$

Ein anderer Teil des CO_2 wird an bestimmte Proteingruppen des Hämoglobins gebunden und bildet Carbaminohämoglobin.

Die Fähigkeit des Hb, O_2 zu binden, hängt von der Anwesenheit einer Hämgruppe im Molekül ab. Häm besteht aus einem organischen Anteil und einem Eisenatom, das dem Hb (und damit den Erythrozyten) die charakteristische rote Farbe verleiht. Das Eisen kann in 2wertiger (Ferro-) oder 3wertiger (Ferri-) Form vorliegen. Nur die Ferroform kann Sauerstoff binden. Hämoglobin, das 3wertiges Eisen (Met-Hb) enthält, kann keinen Sauerstoff binden und ist dunkel gefärbt.

Jede Hämgruppe ist in eine lange Polypeptidkette eingebettet und bildet mit ihr zusammen eine Untereinheit. Ein Hb-Molekül (Molekulargewicht 64.450) setzt sich aus 4 Untereinheiten zusammen. Ein Sauerstoffmolekül ist aber nur ein Zehntausendstel so groß wie eine Untereinheit. Es stellt sich die Frage, welchen Vorteil die Kombination von 4 Untereinheiten zu einem Riesenmolekül hat und ob nicht auch ein Eisen- oder Hämmolekül allein denselben Zweck erfüllen würde.

Wenn eine isolierte Hämgruppe in Wasser gelöst ist, bindet sie den Sauerstoff nur kurzzeitig, weil sie sehr schnell vom 2wertigen Ferro- in das 3wertige Ferri-Stadium übergeht. Diese Reaktion erfolgt nicht mit der Hämgruppe im Hb-Molekül oder einer der Untereinheiten, weil das Häm dort durch die - nicht polare - Polypeptidkette vor Wasser geschützt und in seiner 2wertigen Form erhalten wird. Zwar findet auch dort eine langsame Umwandlung in Met-Hb statt, die jedoch von einem Enzym aus den Erythrozyten (Met-Hb Reduktase) wieder rückgängig gemacht werden kann.

Eine einzelne Untereinheit reicht nicht aus, um das Eisen in der 2wertigen Form zu erhalten und den Sauerstoff zu binden. Es müssen unbedingt 4 sein, weil eine Untereinheit alleine den Sauerstoff zu fest binden würde - wie das Beispiel Myoglobin (ein dem Hämoglobin chemisch verwandtes Molekül aus nur einer Untereinheit) zeigt. Myoglobin kann auch bei niedrigen pO_2-Werten Sauerstoff aufnehmen und gibt ihn erst wieder ab, wenn der pO_2 noch weiter abgesunken ist. Myoglobin ist ein idealer O_2-Speicher im Muskel: Es setzt O_2 erst frei, wenn der pO_2 bei Muskelarbeit stark abnimmt. Als Sauerstoffträger im Blut ist es dagegen völlig ungeeignet. Aber selbst wenn es einzelne Untereinheiten mit geringerer O_2-Affinität gäbe, führte dies sofort zu einem neuen Problem: Sie würden in der Lunge nämlich nicht genug O_2 aufnehmen. Also: die eine Molekülart bindet den Sauerstoff zu stark, was in der Lunge, aber nicht im Gewebe von Vorteil ist. Die andere bindet ihn zu schwach, d.h. sie gibt zwar den gesamten Sauerstoff ins Gewebe ab, kann in der Lunge aber nicht genug davon aufnehmen. Das Hb-Molekül mit seinen 4 Untereinheiten weist jedoch geeignete Reaktionsmöglichkeiten auf.

Das Hb-Molekül kann seine Struktur verändern. Wenn keine der Bindungsstellen für Eisen besetzt ist, kann es keinen Sauerstoff aufnehmen. Sobald eine Bindungsstelle mit einem Sauerstoffmolekül besetzt ist, rücken das Eisenmolekül und Teile der angrenzenden Polypeptidkette zur Seite. Dabei lockert die Hb-Struktur auf und ein weiteres Sauerstoffmolekül kann sich leichter an eine der freien Stellen binden. Dieser Vorgang wiederholt sich solange, bis (in der Lunge) alle 4 Bindungsstellen mit O_2 besetzt sind. Im Gewebe läuft dieser Vorgang in umgekehrter Richtung: Sobald sich das erste O_2-Molekül löst, verändert sich die Hb-Struktur, und die nächstfolgenden Sauerstoffmoleküle können leichter freigesetzt werden. Dieser Vorgang ist im Bild rechts am Beispiel des Bootes (Hb) dargestellt, das 4 Personen (O_2) Platz bietet. Sobald der erste Schwimmer ins Boot geklettert ist, hilft er dem nächsten etc. Die physiologische Bedeutung dieses Vorgangs wird auf Tafel 49 erläutert.

Hinweise: Verwenden Sie Rot für B und Blau für C (für das venöse Blut und den O_2-Transport).
1. Beginnen Sie mit dem oberen Bild. Achten Sie dabei auf die stark vereinfachte Darstellung von Oxyhämoglobin im Vergleich zu dem Bild ganz unten, in dem das Hb-Modell dargestellt ist.
2. Malen Sie nun vom unteren Bild zuerst die große Darstellung rechts an. Die Alpha-Kette (E) unten links zeigt eine der Polypeptidketten, aus der alle 4 Untereinheiten bestehen. Malen Sie dann die 3 unteren Beispiele an. Das Boot ganz rechts, das die 4 O_2-Moleküle trägt, muß in hellem (Oxyhämoglobin-)Rot angemalt werden.

O_2-SÄTTIGUNG IM BLUT A

Wie jede andere lösliche Substanz kann auch Sauerstoff im wässrigen Teil des Blutes (Plasma) gelöst sein - allerdings nur zu einem sehr geringen Teil, der den Bedarf des Körpers bei weitem nicht abdeckt. Der Hauptanteil von O_2 im Blut liegt nicht in gelöster Form vor, sondern ist an Hämoglobin (Hb) gebunden, ein eisenhaltiges Protein in den Erythrozyten. Hb ist in dem Glas als Quadrat dargestellt.

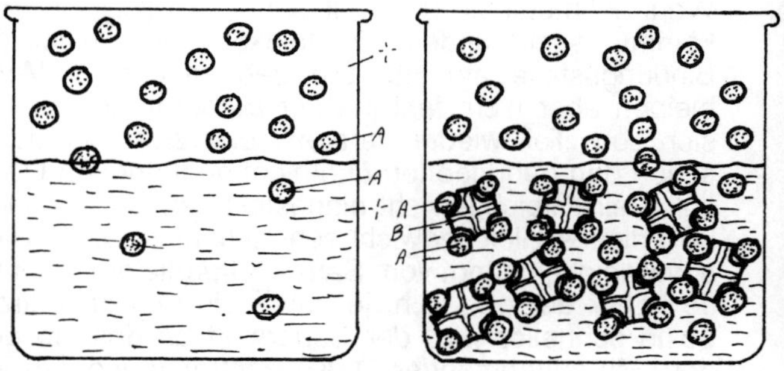

100 ml PLASMA
0,3 ml O_2 A
(gelöst)

100 ml BLUT
20 ml O_2 A
(gebunden) B
+ 0,3 ml O_2 A
(gelöst)

TRANSPORT VON O_2 A

97% in Form von Oxyhämoglobin
3% gelöst im Plasma

Desoxyhämoglobin (HHb)

$HHb + O_2 \rightleftharpoons HbO_2 + H^+$

Oxyhämoglobin B (HbO_2 B)

TRANSPORT VON CO_2 C

67% als Bikarbonat C[1]
24% als Carbaminohämoglobin C[2]
9% gelöst im Plasma C

Auch CO_2 wird sowohl im Plasma gelöst als auch an Erythrozyten gebunden transportiert. Der Hauptteil des CO_2 reagiert mit Wasser und bildet dabei Kohlensäure (H_2CO_3), die in H^+ und HCO_3^- dissoziiert. Ein Teil des verbleibenden CO_2 wird an bestimmte Proteingruppen des Hämoglobins gebunden und bildet Carbaminohämoglobin.

MITOCHONDRIUM D

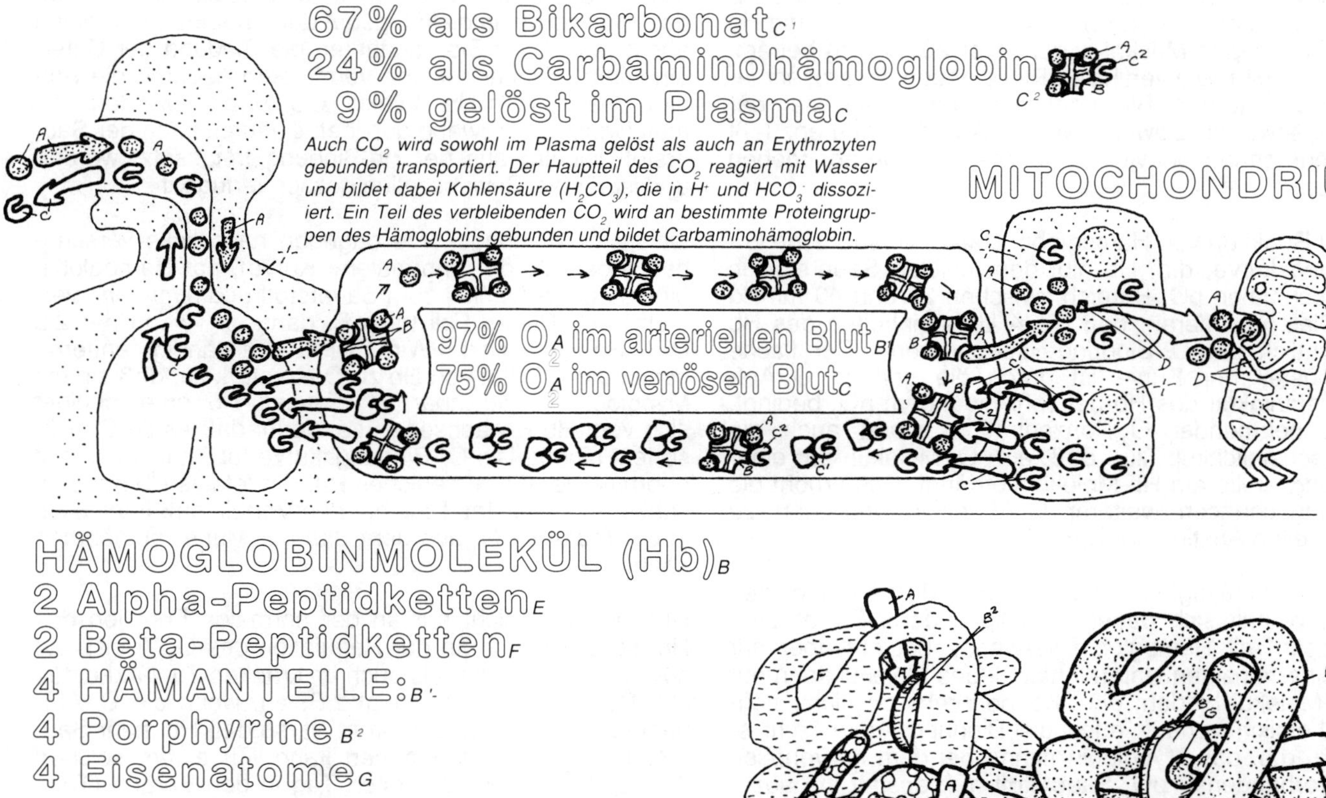

HÄMOGLOBINMOLEKÜL (Hb) B

2 Alpha-Peptidketten E
2 Beta-Peptidketten F
4 HÄMANTEILE: B[1]
4 Porphyrine B[2]
4 Eisenatome G

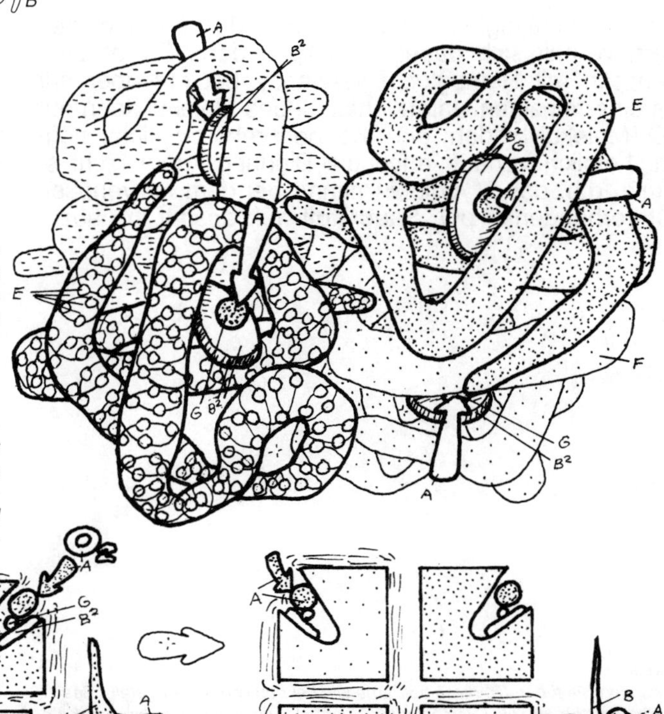

Hämoglobin (Hb) besteht aus 4 Polypeptidketten, die als Untereinheiten bezeichnet werden. In jede dieser Ketten ist jeweils ein Häm eingebettet. Jedes Häm enthält 1 Eisenatom, das den Sauerstoff bindet. Solange dieses Eisenatom nicht mit Wasser in Berührung kommt, wird verhindert, daß Hb in Met-Hb (das keinen Sauerstoff binden kann) umgewandelt wird.

so wird O_2 gebunden A

Bei Desoxy-Hb werden die Untereinheiten durch elektrische Kräfte (Salzbrücken) fest zusammengehalten, somit ist es für den Sauerstoff äußerst schwierig, an die Bindungsstellen vom Eisen zu gelangen. Sobald allerdings ein Sauerstoffmolekül seine Bindungsstelle erreicht hat, rücken das Eisenmolekül und Teile der dazugehörenden Polypeptidkette beiseite. Dadurch wird ein Teil der Salzbrücken zerstört, die Struktur lockert auf und die nächsten O_2-Moleküle kommen leichter an eine der freien Bindungsstellen heran.

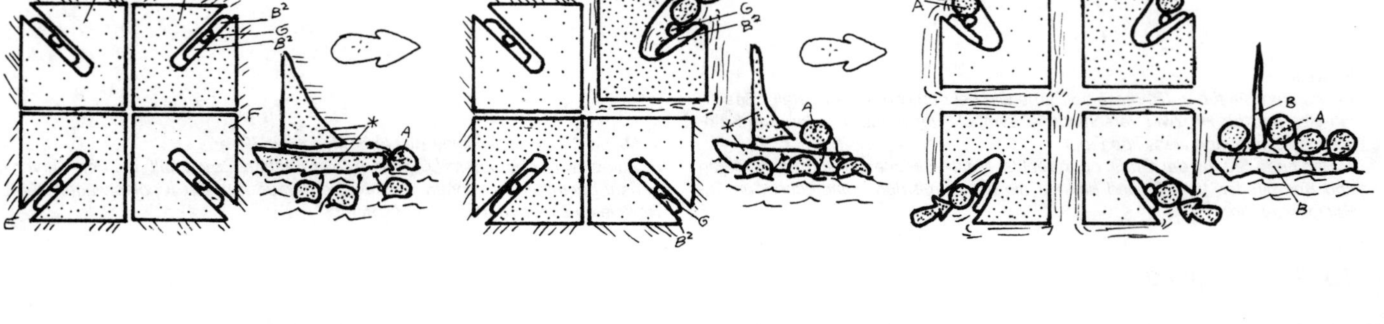

DER SAUERSTOFFTRANSPORT IM BLUT

Wenn Hämoglobin (Hb) mit Sauerstoff (O_2) zusammenkommt, sucht jedes O_2-Molekül nach einer freien Bindungsstelle am Hb. Die gebundenen O_2-Moleküle bleiben aber nicht fest in ihrer Bindung, sondern lösen sich zum Teil wieder daraus - und zwar bis sich zwischen den gebundenen und nicht gebundenen O_2-Molekülen ein Gleichgewicht eingestellt hat. Bei Hämoglobin wird dieses Gleichgewicht sehr schnell erreicht. Die Geschwindigkeit hängt vom Sauerstoffpartialdruck (pO_2) ab. Je höher der pO_2 (d.h. je höher die O_2-Konzentration), desto schneller wird der Sauerstoff an das Hb gebunden. Mit zunehmender O_2-Konzentration werden immer mehr Bindungsstellen besetzt, bis jedes Hb-Molekül 4 O_2-Moleküle gebunden hat, d.h. es besteht eine 100%ige Sättigung (eine 50%ige Hb-Sättigung liegt vor, wenn die Hälfte der Bindungsstellen besetzt ist).

In der Abbildung rechts ist die O_2-Bindung des Hb in Abhängigkeit vom pO_2 in Lunge und Gewebe dargestellt. Bei einem pO_2 von 105 mmHg in der Lunge beträgt die Hb-Sättigung 97 %. Außerdem zeigt die Kurve, daß Hb den Sauerstoff im Gewebe, wo der pO_2 etwa 40 mmHg (im aktiv tätigen Muskel sogar unter 20 mmHg) beträgt, wieder abgibt. Die vertikalen Pfeile geben die prozentuale Hb-Sättigung im Blut unmittelbar nach Verlassen der Lunge sowie im Gewebe wieder. Aus der Differenz läßt sich berechnen, wieviel O_2 an das Gewebe abgegeben wurde.

Diese Reaktion von Hämoglobin erklärt die s-förmige O_2-Bindungskurve, d.h. Hb gibt den meisten Sauerstoff in dem schmalen pO_2-Bereich zwischen 20 und 40 mmHg ab. Dies liegt daran, daß die 4 Untereinheiten des Hb hinsichtlich der O_2-Bindung »kooperieren«. Der flache Anfangsteil der Kurve ist durch die geringe O_2-Aufnahmefähigkeit des Hb bei sehr niedrigem pO_2 bedingt. Mit zunehmender O_2-Konzentration nimmt auch die Wahrscheinlichkeit zu, daß ein O_2-Molekül zu einer Bindungsstelle am Hb-Molekül vordringt. Das erhöht die Bindungschancen weiterer O_2-Moleküle und führt zu dem steilen Anstieg der Kurve.

Das Protein Myoglobin, das O_2 in den Muskelzellen speichert, verhält sich dagegen völlig anders. Es ist zwar chemisch mit Hämoglobin verwandt, besteht aber nur aus einer einzigen Untereinheit. Jedes Molekül kann nur 1 O_2-Molekül binden; ein »Kooperieren« ist nicht möglich. Folglich verläuft auch die Bindungskurve nicht s-förmig, d.h. das Myoglobin nimmt bei dem im venösen Blut vorhandenen pO_2 Sauerstoff auf, anstatt ihn abzugeben. Seine Funktion besteht darin, Sauerstoff zu speichern und erst dann an das Gewebe abzugeben, wenn der pO_2 auf sehr niedrige Werte abgesunken ist.

Die Bindung von O_2 an Hb hängt aber nicht nur vom pO_2 ab. Das Diagramm unten rechts zeigt O_2-Bindungskurven unter sehr unterschiedlichen Bedingungen. Bei einer dieser Kurven ist die CO_2-Konzentration erhöht, so daß die O_2-Bindungskurve für Hb nach rechts verschoben ist (unterhalb der »normalen« Kurve). In diesem Fall ist ein höherer pO_2-Wert erforderlich, um dieselbe Hb-Sättigung zu erreichen, d.h. das Hb hat eine geringere Affinität zum Sauerstoff. Wenn Hb einem konstanten pO_2 ausgesetzt ist, und die CO_2-Konzentration plötzlich ansteigt, gibt das Hb einen Teil seines Sauerstoffs ab. Und zwar dann, wenn das Blut durch eine Kapillare fließt und CO_2 vom Gewebe ins Blut diffundiert. Außer CO_2 bewirken noch 2 wichtige Substanzen eine Rechtsverschiebung der Hb-Sättigungskurve, nämlich H^+ und ein phosphorhaltiger Metabolit, das 2,3 DPG (Diphosphoglyzerat). Beide werden zwar an unterschiedlicher Stelle an das Hämoglobinmolekül gebunden, haben aber einen ähnlichen Effekt: Sie verstärken die Bindung der Untereinheiten miteinander und vermindern dadurch die Affinität des O_2 zum Hb-Molekül. CO_2 und H^+ werden normalerweise im Gewebe gebildet. Dadurch kann der Sauerstoff leichter aus der Hb-Bindung freigesetzt werden und ist für die Gewebszellen besser verfügbar.

Ist die O_2-Bindungskurve dagegen nach links verschoben (oberhalb der »normalen« Kurve), hat Hämoglobin eine stärkere Affinität zum Sauerstoff und nimmt ihn vermehrt auf. Dieser Fall tritt z.B. dann ein, wenn der 2,3 DPG-Spiegel sinkt. Wird DPG vollständig entfernt, nimmt die Affinität von Hb zu O_2 so stark zu, daß sie mit Myoglobin vergleichbar ist. Fetales Hb unterscheidet sich vom Hb Erwachsener u.a. darin, daß es DPG nicht so fest bindet. Die O_2-Bindungskurve für fetales Hb liegt oberhalb der für mütterliches Hb, d.h fetales Hb hat eine stärkere O_2-Affinität. Dies hat den Vorteil, daß fetales Hb in der Plazenta O_2 aus dem Blut der Mutter aufnehmen kann.

DPG ist aber nicht nur an der normalen Funktion des Hb, sondern auch an der Regulation des O_2-Transports sowohl im gesunden als auch im kranken Zustand beteiligt. Der DPG-Spiegel steigt z.B. an, wenn die O_2-Aufnahme in der Lunge gefährdet ist, so daß Hb mehr Sauerstoff ins Gewebe abgeben kann. Zu einem solchen Anstieg kommt es am ersten Tag in den Bergen (Tafel 53) oder bei obstruktiven Lungenerkrankungen.

Hinweise:
Verwenden Sie für O_2 (B) dieselbe Farbe wie bei den vorherigen Tafeln. Beachten Sie, daß für Hb zwei verschiedene Symbole verwendet werden: ein Kipplastwagen und eine vierteilige Figur.
1. Beginnen Sie mit der Grafik oben rechts. Malen Sie zuerst die Prozentzahlen und Koordinaten für pO_2 und danach die Kurve mit den entsprechenden O_2-Sättigungen an.
2. Malen Sie nun das kleine Bild über Myoglobin (F) an.
3. Zuletzt wird das untere Diagramm über Faktoren angemalt, die den Kurvenverlauf beeinflussen können. Achten Sie darauf, daß der Kipplastwagen bei 2 Beispielen eine andere Farbe bekommt.

HÄMOGLOBIN-$_A$ / SAUERSTOFF-$_B$ DISSOZIATIONSKURVE

Je höher die Sauerstoffkonzentration (je höher der pO_2) desto mehr freie Hb-Bindungsstellen werden von O_2 besetzt. Sind alle in Frage kommenden Bindungsstellen besetzt, liegt eine 100%ige, ist nur die Hälfte besetzt, eine 50%ige Sauerstoffsättigung vor. Die Kurve rechts zeigt die O_2-Aufnahme von Hb in der Lunge: Bei einem pO_2 von 105 mmHg beträgt die O_2-Sättigung von Hämoglobin 97%. Hb gibt bei pO_2-Werten um 40 mmHg (oder 20 mmHg im aktiven Muskelgewebe) O_2 ab. Den meisten Sauerstoff gibt Hb in einem sehr begrenzten pO_2-Bereich (zwischen 40 und 20 mmHg) ab, wie der s-förmige Verlauf der Bindungskurve zeigt. Es hängt auch mit der »kooperativen« Bindungsart des O_2 zusammen. Der flache Anfangsteil der Kurve erklärt sich durch die geringe O_2-Aufnahmefähigkeit von Hb bei niedrigem pO_2. Mit steigender O_2-Konzentration nimmt auch die Wahrscheinlichkeit zu, daß ein O_2-Molekül an eine Bindungsstelle des Hb vordringt, was die Bindungschancen von weiteren O_2-Molekülen erhöht und zu einem steilen Kurvenanstieg führt.

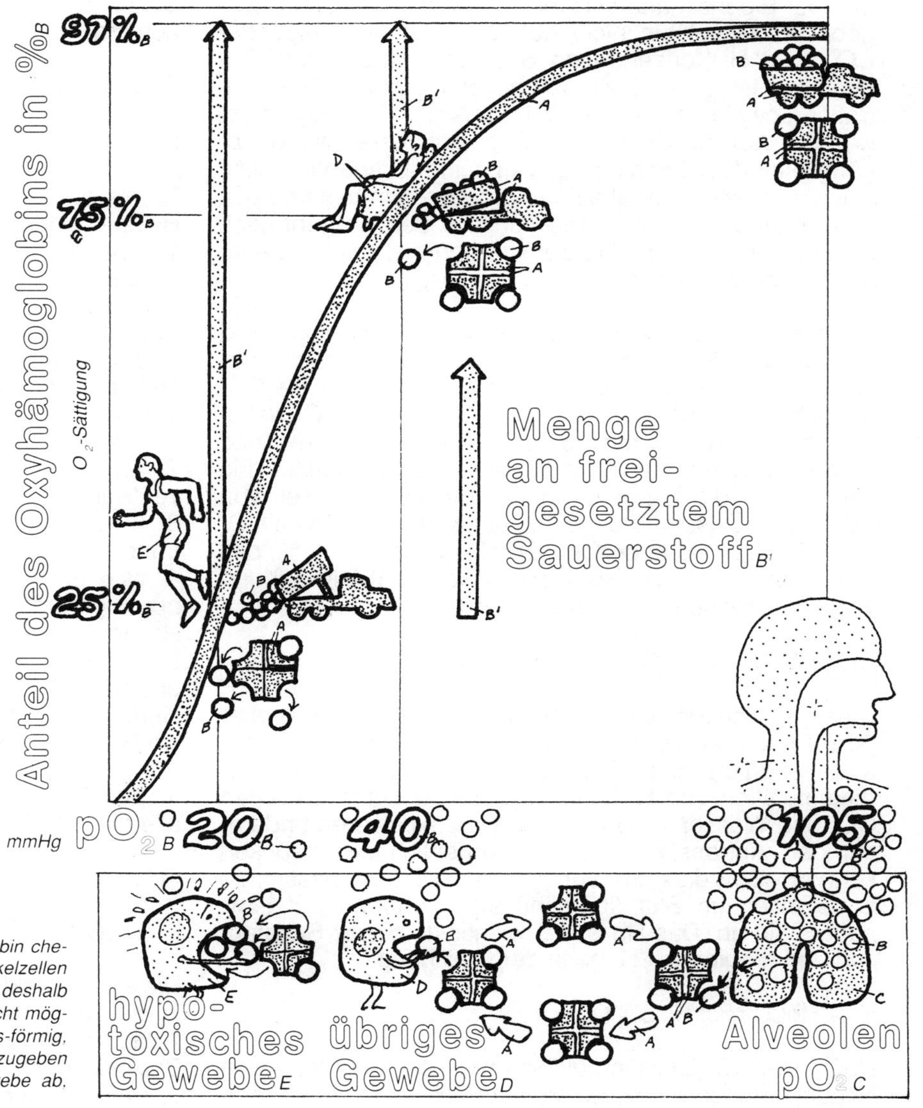

MYOGLOBIN$_F$

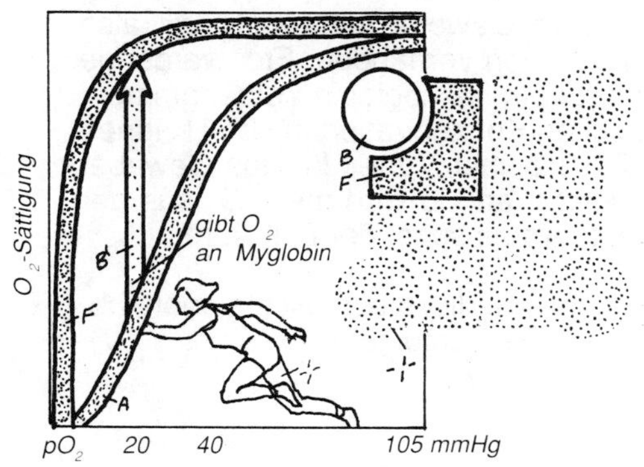

Ganz anders verhält sich Myoglobin. Das dem Hämoglobin chemisch ähnliche Protein Myoglobin, das O_2 in den Muskelzellen speichert, hat nur eine Untereinheit. Jedes Molekül kann deshalb auch nur 1 O_2-Molekül binden, ein »Kooperieren« ist nicht möglich. Folglich verläuft auch die Bindungskurve nicht s-förmig, denn Myoglobin nimmt eher Sauerstoff auf, statt ihn abzugeben (O_2-Speicher). Es gibt nämlich erst dann O_2 ins Gewebe ab, wenn der pO_2 auf sehr niedrige Werte abgesunken ist.

FAKTOREN, DIE DEN KURVENVERLAUF BEEINFLUSSEN.

normaler Kurvenverlauf:$_A$
mütterliches Hb$_{A'}$

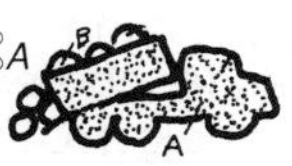

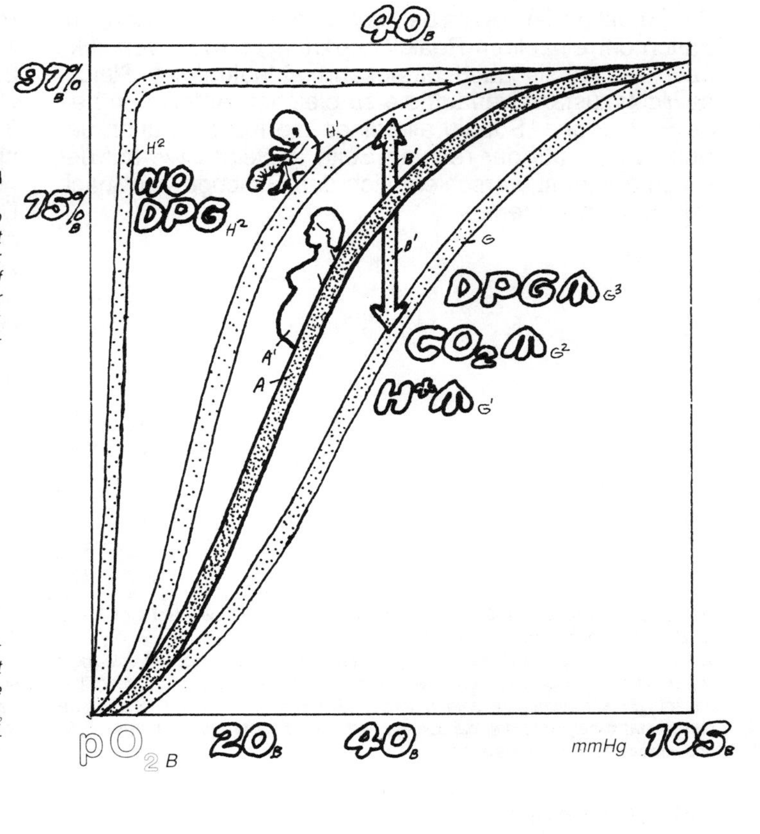

Verschiebung nach rechts$_G$
$pH^+_{G^1}$ $CO_2^{G^2}$ u. DPG_{G^3}

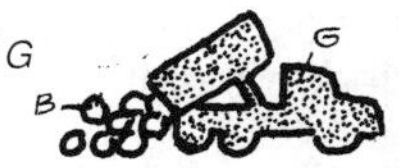

Wenn die O_2-Bindungskurve für Hb nach rechts verschoben ist (unterhalb der »normalen« Kurve), hat Hb eine geringere Affinität zu Sauerstoff und gibt ihn ab. 3 wichtige Substanzen führen zu einer solchen Rechtsverschiebung: H^+, CO_2 und ein phosphorhaltiger Metabolit, das 2,3 DPG. Alle wirken auf ähnliche Weise: Sie verstärken die Bindung der Untereinheiten miteinander und schwächen damit die Affinität des O_2 zum Hb-Molekül ab. CO_2 und H^+ werden normalerweise im Gewebe produziert. Dadurch wird Sauerstoff leichter vom Hb freigesetzt und für die Gewebszellen verfügbar gemacht.

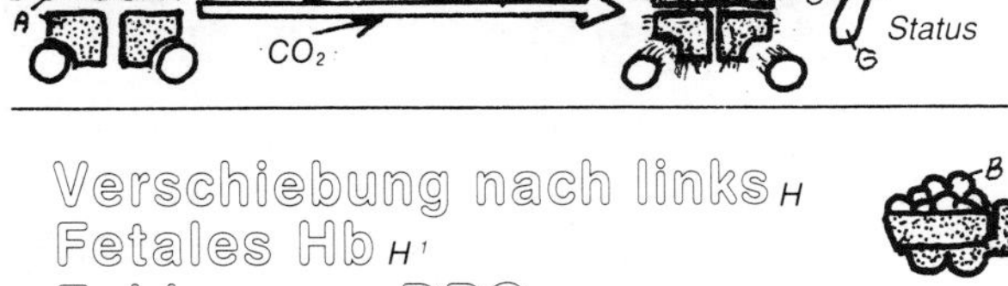

Verschiebung nach links$_H$
Fetales Hb$_{H^1}$
Fehlen von DPG$_{H^2}$

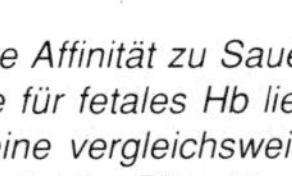

Ist die Kurve nach links verschoben, hat Hb eine stärkere Affinität zu Sauerstoff und nimmt ihn vermehrt auf. Die O_2-Bindungskurve für fetales Hb liegt oberhalb der für mütterliches Hb, d.h. fetales Hb hat eine vergleichsweise stärkere O_2-Affinität. Dies hat den Vorteil, daß fetales Hb in der Plazenta O_2 aus dem Blut der Mutter aufnehmen kann. Fetales Hb besitzt diese Fähigkeit, weil es auf DPG nicht so stark reagiert wie das Hb Erwachsener.

TRANSPORT VON CO_2, H^+ UND O_2

Hämoglobin verfügt aufgrund seiner besonderen Struktur über Eigenschaften (Tafel 49), die das (einfacher aufgebaute) Myoglobin nicht hat: Es setzt bei steigender CO_2- und H^+-Konzentration Sauerstoff aus seiner Bindung frei. Umgekehrt gilt, daß bei steigender O_2-Konzentration sowohl CO_2 als auch H^+ aus der Bindung gelöst werden. Auf den ersten Blick scheint diese starke Abhängigkeit des Hämoglobins von seiner Umgebung nicht wünschenswert, zumal seine Aufgabe darin besteht, pO_2 im Blut stabil zu halten. Die Funktion des Hb geht noch darüber hinaus, denn Hb transportiert nicht nur O_2, sondern auch CO_2 und H^+.

Nicht nur der O_2-, sondern auch der CO_2-Transport sind passive Vorgänge. Im Gewebe ist der pCO_2 hoch, weil dort CO_2 entsteht, in den Lungenalveolen (über die CO_2 abgeatmet wird) und im arteriellen Blut der Gewebskapillaren dagegen niedrig. CO_2 wandert entsprechend dem Druckgradienten vom Gewebe ins Kapillarblut und von dort in die Lungenalveolen. Ein geringer Teil von CO_2 (ca. 9%) ist im Blut gelöst, ein weiterer Teil von CO_2 (ca. 27 %) an Hb gebunden. Der Hauptanteil (64 %) des CO_2 reagiert mit Wasser, wobei Bikarbonat (HCO_3^-) und Wasserstoffionen (H^+) gebildet werden:

$$CO_2 + H_2O \rightleftharpoons H_2CO_3 \rightleftharpoons HCO_3^- + H^+$$

Diese Gleichung verschiebt sich im Gewebe (hoher pCO_2) nach rechts, so daß CO_2 in Form von Bikarbonat abtransportiert wird. Dies führt aber gleichzeitig zur Akkumulation von H^+-Ionen, die die Reaktion zwischen CO_2 und Wasser verlangsamen bzw. blockieren und damit den Abtransport von CO_2 erheblich einschränken können. Um dies zu verhindern, nehmen bestimmte Substanzen im Blut überschüssige H^+-Ionen auf bzw. puffern sie ab. Das Hb ist die wichtigste dieser Substanzen und reagiert mit H^+ nach der Gleichung:

$$H^+ + HbO_2 \rightleftharpoons HHb + O_2$$

HbO_2^- steht für Oxyhämoglobin und (-) für eine der vielen Negativladungen am Hb-Molekül. HHb bedeutet entsprechend, daß das Hb ein zusätzliches H^+-Atom besitzt.

Die Reaktion ist reversibel, kann also (je nach Konzentration der einzelnen Reaktionspartner) sowohl von links nach rechts als auch umgekehrt ablaufen! Im Gleichgewichtszustand verläuft sie zu gleichen Anteilen in beide Richtungen. Sobald allerdings die Konzentration der Substanzen auf der rechten Seite ansteigt bzw. auf der linken abnimmt, verschiebt sich das Gleichgewicht nach links bzw. nach rechts.

Im Gewebe sind die Reaktionen von Hämoglobin und Bikarbonat immer gekoppelt, weil in beiden Fällen H^+-Ionen maßgeblich daran beteiligt sind:

$$CO_2 + H_2O \rightarrow H_2CO_3 \rightarrow HCO_3^- + H^+$$

$$H^+ + HbO_2 \rightarrow HHb + O_2$$

Die erste Reaktion verläuft immer in der angegebenen Richtung, denn
1. wird CO_2 im Gewebe produziert, ist dort also in hoher Konzentration vorhanden, und
2. werden die überzähligen H^+-Ionen sofort für die zweite Reaktion gebraucht.

Auch die untere Reaktion verläuft nur in der angegebenen Richtung, denn:
1. entsteht bei der ersten Reaktion laufend ein Vorrat an H^+-Ionen,
2. liefert die Lunge ständig HbO_2^--Ionen in hoher Konzentration,
3. wird HHb kontinuierlich mit dem venösen Blut abtransportiert und
4. wird der Sauerstoff im Gewebe verbraucht, ist also nur in geringer Konzentration vorhanden. Frei werdende H^+-Ionen werden sofort vom Hämoglobin aufgenommen, so daß keine gefährlichen Konzentrationen von H^+-Ionen entstehen können. Zusätzlicher Vorteil für das Gewebe: Durch die Bindung von H^+ an Hb wird mehr O_2 aus der Hb-Bindung freigesetzt, als es sonst der Fall wäre.

In der Lunge laufen genau dieselben Reaktionen ab, allerdings in umgekehrter Reihenfolge:

$$O_2 + HHb \rightarrow HbO_2^- + H^+$$

$$H^+ + HCO_3^- \rightarrow H_2CO_3 \rightarrow H_2O + CO_2$$

Die erste Reaktion verläuft in Pfeilrichtung, weil
1. der pO_2 in der Lunge hoch ist,
2. laufend HHb in hoher Konzentration (über das venöse Blut) aus dem Gewebe kommt und
3. das überschüssige H^+ in der zweiten Reaktion verbraucht wird.

Auch die zweite Reaktion läuft in der angegebenen Richtung ab, denn
1. wird bei der oberen Reaktion laufend H^+ freigesetzt,
2. wird ständig HCO_3^- in hoher Konzentration aus dem Gewebe in die Lunge transportiert und
3. sorgt die Atmung dafür, daß die CO_2-Konzentration niedrig bleibt.

Die H^+-Ionen, die zunächst ein Problem zu sein schienen, erweisen sich also als höchst sinnvoll: In den Geweben vertreiben sie den Sauerstoff aus der Hb-Bindung, und in der Lunge tragen sie dazu bei, daß CO_2 aus HCO_3^- freigesetzt wird. Freie H^+-Ionen können nie kumulieren, da sie ständig zwischen Hb und HCO_3^- hin und her wandern.

Hinweise: Verwenden Sie Gelb für O_2 (I) wie auf Tafel 49 sowie Rot für C, Blau für D, Hellblau für F und Schwarz für H.

1. Malen Sie zuerst die Gewebszelle ganz oben sowie die Lungenalveole ganz unten mit den entsprechenden Überschriften an. Malen Sie im Abschnitt über das rote Blutkörperchen die beiden horizontalen Streifen (in denen der Gasaustausch stattfindet) grau und danach die vertikalen Streifen über arteriellem (C) und venösem (D) Blutkreislauf an.

2. Beginnen Sie nun oben mit Nr. 1 (unter »gebildetes CO_2«) und gehen dann entsprechend der Numerierung vor. Malen Sie alle Symbole auf der rechten Seite an, anschließend den Gasaustausch in der Lunge. Beginnen Sie mit der Nr. 5 unten rechts.

3. Malen Sie zuletzt das Übersichtsdiagramm im Rechteck an.

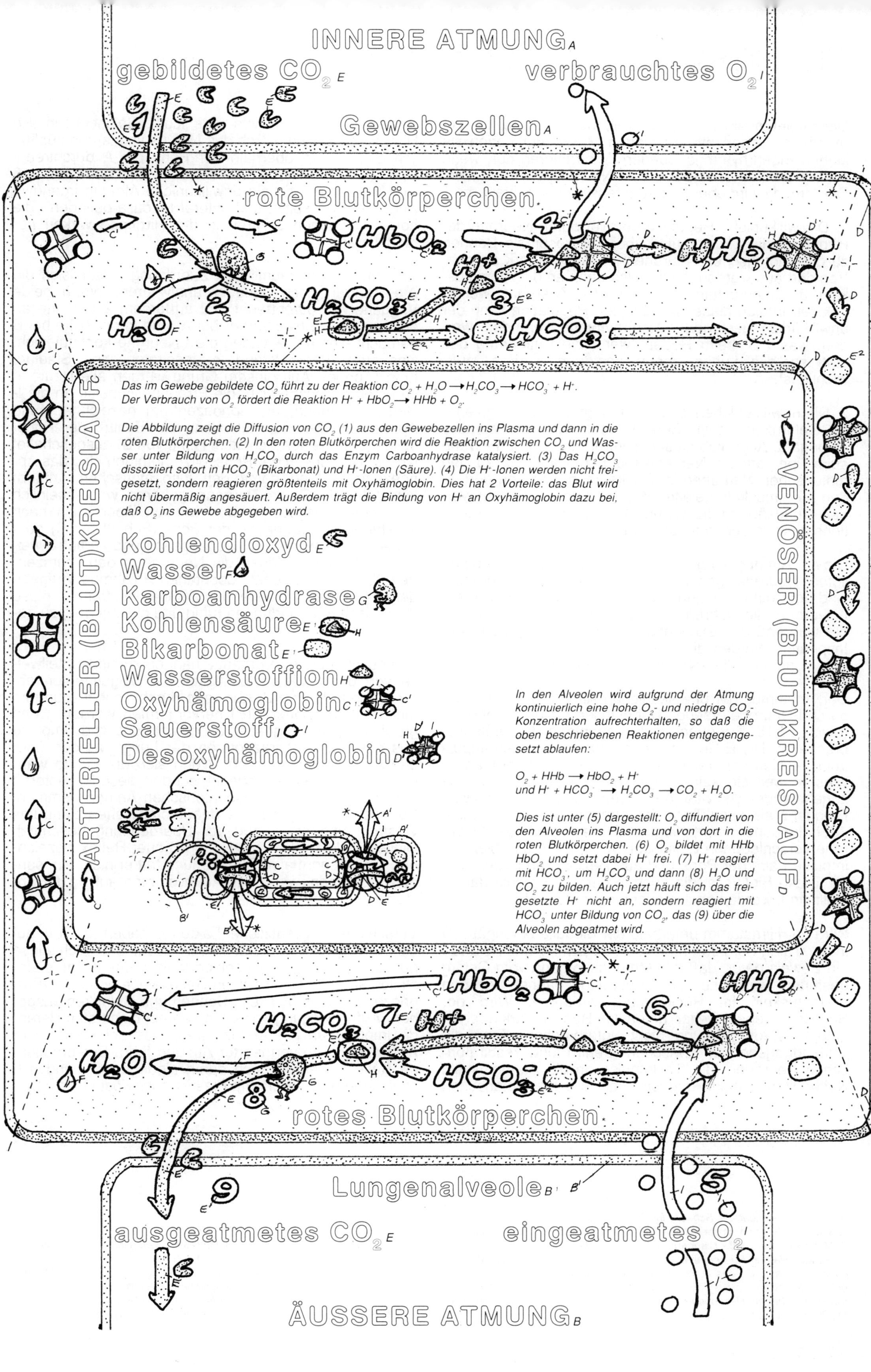

Das im Gewebe gebildete CO_2 führt zu der Reaktion $CO_2 + H_2O \rightarrow H_2CO_3 \rightarrow HCO_3^- + H^+$. Der Verbrauch von O_2 fördert die Reaktion $H^+ + HbO_2 \rightarrow HHb + O_2$.

Die Abbildung zeigt die Diffusion von CO_2 (1) aus den Gewebezellen ins Plasma und dann in die roten Blutkörperchen. (2) In den roten Blutkörperchen wird die Reaktion zwischen CO_2 und Wasser unter Bildung von H_2CO_3 durch das Enzym Carboanhydrase katalysiert. (3) Das H_2CO_3 dissoziiert sofort in HCO_3^- (Bikarbonat) und H^+-Ionen (Säure). (4) Die H^+-Ionen werden nicht freigesetzt, sondern reagieren größtenteils mit Oxyhämoglobin. Dies hat 2 Vorteile: das Blut wird nicht übermäßig angesäuert. Außerdem trägt die Bindung von H^+ an Oxyhämoglobin dazu bei, daß O_2 ins Gewebe abgegeben wird.

In den Alveolen wird aufgrund der Atmung kontinuierlich eine hohe O_2- und niedrige CO_2-Konzentration aufrechterhalten, so daß die oben beschriebenen Reaktionen entgegengesetzt ablaufen:

$O_2 + HHb \rightarrow HbO_2 + H^+$
und $H^+ + HCO_3^- \rightarrow H_2CO_3 \rightarrow CO_2 + H_2O$.

Dies ist unter (5) dargestellt: O_2 diffundiert von den Alveolen ins Plasma und von dort in die roten Blutkörperchen. (6) O_2 bildet mit HHb HbO_2 und setzt dabei H^+ frei. (7) H^+ reagiert mit HCO_3^-, um H_2CO_3 und dann (8) H_2O und CO_2 zu bilden. Auch jetzt häuft sich das freigesetzte H^+ nicht an, sondern reagiert mit HCO_3^- unter Bildung von CO_2, das (9) über die Alveolen abgeatmet wird.

DIE NERVALE REGULATION DER ATMUNG

Die Skelettmuskeln sind die treibende Kraft bei der Atmung. Im Gegensatz zur glatten Muskulatur haben sie keinen Eigenrhythmus, sondern kontrahieren nur, wenn sie entsprechende Impulse vom Nervensystem erhalten. Die Atmung wird über 2 getrennte Systeme gesteuert:

1. Die willkürliche Regulation erfolgt durch Neurone der Hirnrinde, die ihre Impulse über kortikospinale Bahnen zu den motorischen Neuronen im Rückenmark senden. Von dort aus werden die Impulse dann an die Atemmuskeln, die Interkostalmuskeln und das Zwerchfell weitergeleitet. Infolge dieser willkürlichen Regulation kann der unwillkürlich gesteuerte Atemrhythmus verändert werden, was z.B. beim Reden (wenn die Entleerung des Luftreservoirs Lunge genau gesteuert werden muß) wichtig ist.

2. Die unwillkürliche Regelung erfolgt über tiefer gelegene Gehirnzentren im Bereich von Pons und Medulla oblongata. Auch von diesen Zentren aus werden - wenn auch über andere Nervenleitbahnen - Impulse zu den motorischen Neuronen im Rückenmark und von dort zu den Atemmuskeln geleitet. Während der Inspiration werden grundsätzlich die motorischen Neurone der Exspirationsmuskeln gehemmt und umgekehrt.

Die am Atmungsvorgang in der Medulla oblongata beteiligten Neurone gehören zwar zum Atem-»Zentrum«, sind aber diffus verstreut. Es gibt 2 verschiedene Arten: I-Neurone, die während der Inspiration, und E-Neurone, die während der Exspiration erregt sind. Während der Inspiration werden die E-Neurone, während der Exspiration dagegen die I-Neurone aktiv gehemmt.

Der Rhythmus der unwillkürlichen Atmung wird offenbar durch I-Neurone erzeugt. Dabei lösen ruhigere Perioden (etwa 12-15 Erregungen/min) spontane Aktivitätsausbrüche ab. Die E-Neurone sind dagegen auf den Impuls anderer Neurone (einschließlich der I-Neurone) angewiesen, weil sie keine Eigenerregbarkeit besitzen. Mit zunehmender Aktivität der I-Neurone nehmen sowohl Frequenz als auch Tiefe der Atmung zu. Wie bei allen »Schrittmachern« unterliegt auch die Aktivität der I-Neurone verschiedenen Einflüssen von außen, u.a. Nervenimpulsen aus der Pons und aus Rezeptoren in der Lunge. Diese Einflüsse, die auch in der Tafel rechts dargestellt sind, werden nach Verletzungen deutlich.

Wird der Hirnstamm unterhalb der Medulla oblongata (D in der Tafel) durchtrennt, kommt es zum Atemstillstand - ein Beweis dafür, daß der Atmungsvorgang vom Gehirn gesteuert wird und die Verbindungsbahnen zu den Atemmuskeln im Rückenmark verlaufen. Wird der Schnitt dagegen weiter unten im Rückenmark (bei E) gelegt, ist die Atmung nicht unterbrochen, denn die Verbindungsbahnen zwischen Gehirn und respiratorischen Neuronen (die die Impulse an die Atemmuskeln weiterleiten) bleiben ebenso intakt wie die motorischen Nerven (z.B. der Nervus phrenicus). Selbst wenn alle Hirnnerven einschließlich des Nervus vagus und zusätzlich das Gehirn oberhalb der Pons bei A durchtrennt sind, geht die Atmung normal weiter. Das bedeutet, daß sich die Zentren für die unwillkürliche Atmung irgendwo zwischen Ponsspitze und unterer Medulla befinden - die höher gelegenen Zentren in der Hirnrinde wirken nur modulierend.

Aufgrund dieser räumlichen Zuordnung lassen sich die Atemzentren noch genauer analysieren. Wenn beide Vagusnerven durchtrennt und außerdem 2 Schnitte an der Ponsspitze (wie vorher bei A) und in der Mitte bei B gemacht werden, entladen die I-Neurone kontinuierlich, was zum Atemstillstand im inspiratorischen Stadium führt (Apnoe). Aus diesem Grund werden alle Neurone im unteren Ponsbereich, die Erregungsimpulse an die I-Neurone senden, als Apnoezentrum bezeichnet. Eine Apnoe tritt aber nur auf, wenn der Einfluß der Ponsspitze (durch einen Schnitt in Höhe von B) ausgeschaltet ist. Die Neurone in der Ponsspitze hemmen also das Apnoezentrum (und damit den inspiratorischen Antrieb) kontinuierlich. Diese Neurone gehören wahrscheinlich dem pneumotaktischen Zentrum an. Aber auch nach vollständiger Abtrennung der Pons (Schnitt bei C) geht die Atmung - wenn auch verlangsamt und vertieft - weiter. Vermutlich verfügen die Neurone in den Atemzentren über einen eigenen, spontanen Rhythmus. Aufgabe der im Ponsbereich liegenden Zentren ist offenbar, diese rhythmischen Entladungen ruhig und gleichmäßig zu gestalten.

Alle beschriebenen Vorgänge hängen zumindest teilweise von der Funktionstüchtigkeit der Vagusnerven ab. Eine Apnoe kann z.B. nur dann durch Schnittlegung im mittleren Ponsbereich (B) hervorgerufen werden, wenn gleichzeitig die Vagusnerven durchtrennt sind (Impulse aus den Dehnungsrezeptoren der Lunge werden über die Vagusnerven geleitet). Wenn sich die Lunge während der Inspiration ausdehnt, senden diese Rezeptoren Impulse aus, die den inspiratorischen Antrieb hemmen. So wird die Tätigkeit des pneumotaktischen Zentrums verstärkt und die Lunge vor Überdehnung geschützt. Diese Reaktion wird als Hering-Breuer-Reflex bezeichnet. Bei der normalen Ruheatmung tritt er nicht ein, sondern erst dann, wenn das Atemvolumen auf 1 Liter ansteigt.

Verschiedene zusätzliche Faktoren haben Einfluß auf die Atmungszentren und führen dazu, daß sich diese genau auf die Stoffwechselbedürfnisse des Körpers einstellen können. Dazu zählen Reflexe, die von den »Propriozeptoren« in Muskeln, Sehnen und Gelenken ausgehen. Auf Bewegungsreize hin senden diese stimulierende Impulse an die Atemzentren, was bei körperlicher Anstrengung zu vermehrter Atmung führt. Entsprechende Reflexe werden auch durch niedrige pO_2- und pH- bzw. hohe pCO_2-Werte im Plasma ausgelöst (Tafel 52).

Hinweise: Verwenden Sie Schwarz für E, G und S.
1. Beginnen Sie oben mit der willkürlichen Atemregulation über die Hirnrinde (A).
2. Malen Sie das große Diagramm über die unwillkürliche Atemregulation mit Pons, Medulla und Rückenmark an, lassen aber zunächst noch den Abschnitt ganz rechts aus. Da das Diagramm den Atmungsvorgang bei der Inspiration behandelt, sollten Sie aus Gründen der Übersichtlichkeit die Überschriften und Strukturen über die Hemmung exspiratorischer Neurone (I) in der rechten Hälfte (O^1) nicht anmalen.
3. Um einen Überblick über die anatomischen Verhältnisse zu bekommen, malen Sie danach das Diagramm rechts an.
4. Heben Sie nun die Auswirkungen eines querverlaufenden Schnittes (gestrichelte Linien A bis E) auf die Atmung hervor (rechte Seite).
5. Malen Sie dann Überschriften und Pfeile über die chemische Regulation (T) im kleinen Bild links an, auf die auf Tafel 52 ausführlich eingegangen wird.

WILLKÜRLICHE REGULATIONSMECHANISMEN

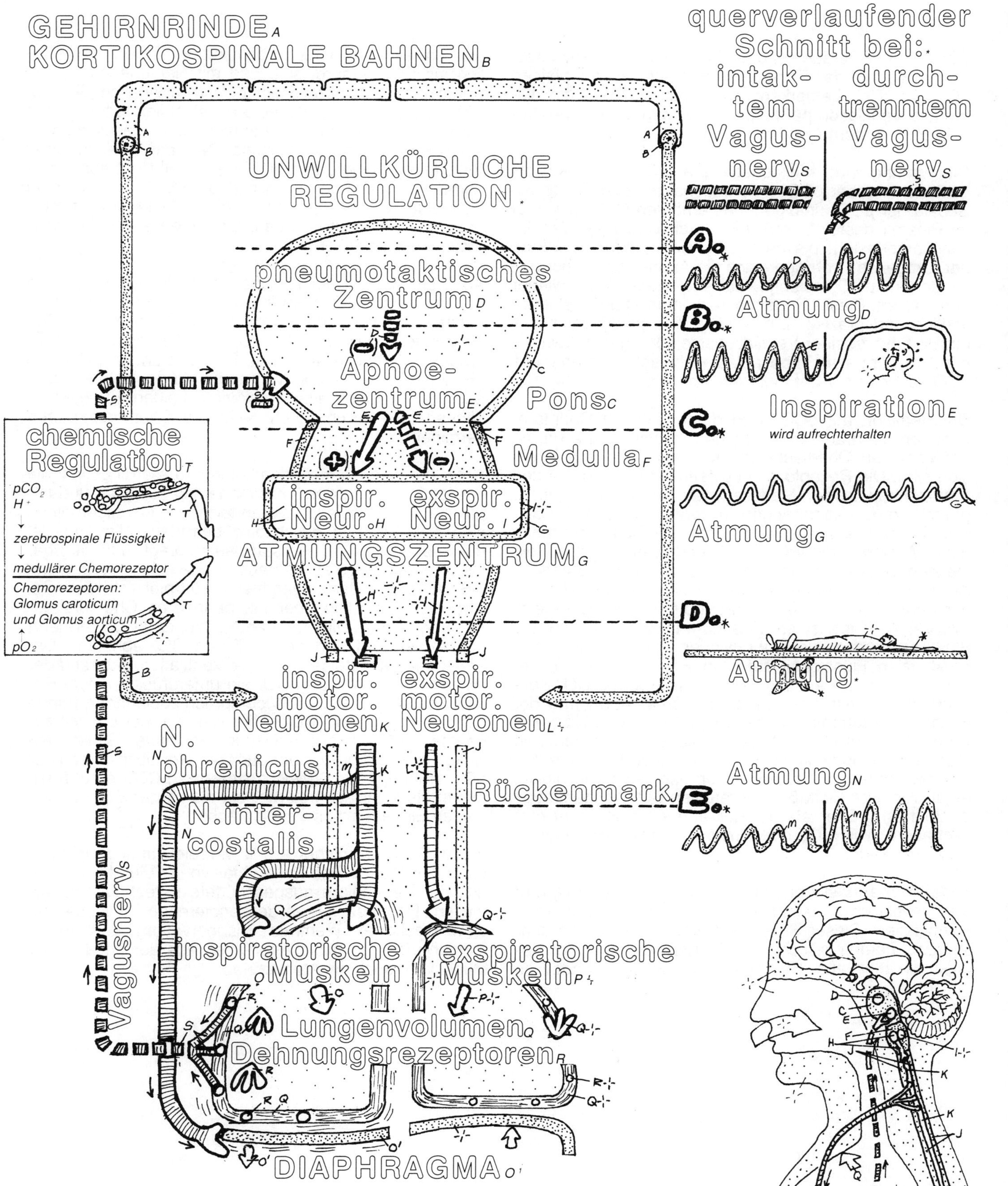

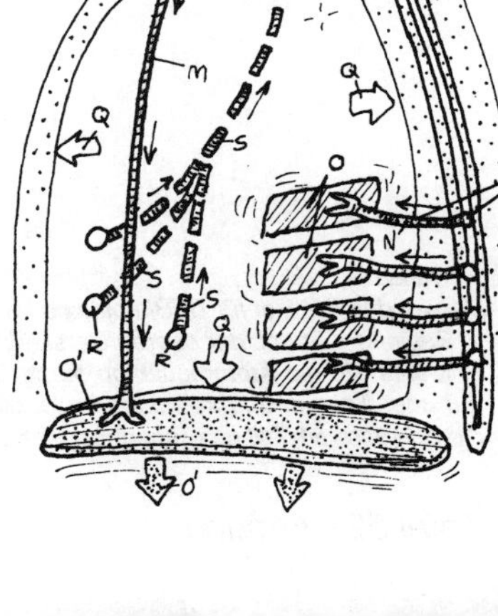

Die Skelettmuskeln sind die treibende Kraft bei der Atmung. Im Gegensatz zur glatten Muskulatur verfügen sie über keinen »Eigenrhythmus«, sondern werden über das Nervensystem stimuliert. Die willkürliche Atemregulation unterliegt Neuronen in der Hirnrinde, die über kortikospinale Bahnen ihre Impulse zu den motorischen Neuronen im Rückenmark senden, von dort werden die Interkostalmuskeln und das Zwerchfell stimuliert. Auch inspiratorische Neurone im Atemzentrum der Medulla (die für den natürlichen Rhythmus der unwillkürlichen Atmung sorgen) senden Impulse an tiefergelegene motorische Neurone im Rückenmark. Das Atemzentrum wird von dem - vorgeschalteten - Apnoezentrum beeinflußt, das die Inspiration auslöst und ohne hemmende Einflüsse zu einer vertieften und verlängerten Inspiration führen würde. Das Apnoezentrum ist dem pneumotaktischen Zentrum (im oberen Bereich der Pons) unterstellt, von dem es hemmende Impulse empfängt. Auch Dehnungsreflexe aus der Lunge verhindern eine zu starke Inspiration. Wenn sich die Lunge mit Luft füllt, senden diese Rezeptoren über den Nervus vagus hemmende Impulse an das Atemzentrum bzw. an übergeordnete Zentren. Dieser Reflex stellt also eine Verbindung zwischen der zentralen Regulation und dem direkten (mechanischen) Geschehen in der Lunge her. Die Erkenntnisse über die nervale Atemregulation gehen auf Experimente zurück, bei denen eine systematische Durchtrennung des Hirnstamms in verschiedener Höhe durchgeführt und ihre Auswirkung auf die Atmung genau beobachtet wurden.

CHEMISCHE REGULATION DER ATMUNG

Obwohl O_2-Verbrauch und CO_2-Produktion in den Geweben im Verlauf des Tages erheblich schwanken, bleiben pO_2 und pCO_2 bemerkenswert konstant. Denn die pulmonale Ventilation paßt sich immer genau den metabolischen Anforderungen an.

Die Atmung wird reflektorisch über pCO_2, pO_2 und pH gesteuert, wobei pCO_2 von besonderer Bedeutung ist. Sobald der pCO_2 (infolge eines erhöhten Metabolismus) im Plasma ansteigt, wird dies durch verstärkte Ventilation kompensiert, bis der pCO_2 wieder normale Werte hat. Umgekehrt verringert sich die Atemfrequenz bei vermindertem pCO_2 solange, bis sich dieser Wert wieder normalisiert. Dieser Regelmechanismus ist äußerst empfindlich und präzise. Ein Anstieg des pCO_2 um nur 1 mmHg führt zu einer Ventilationssteigerung von etwa 3 l/min. Im normalen Tagesablauf schwankt der arterielle pCO_2 jedoch um nicht mehr als 3 mmHg.

Die Reaktion auf pCO_2 wird durch zentrale Chemorezeptoren übertragen, die in einem bestimmten Areal an der ventralen Oberfläche der Medulla oblongata lokalisiert sind. Die Rezeptoren in diesem Areal, das von den Atemzentren in der Medulla anatomisch genau abgegrenzt werden kann, liegen in zerebrospinaler Flüssigkeit. Diese Flüssigkeit wird durch die Bluthirnschranke (eine Membran, die für CO_2, O_2 und Wasser gut, für die meisten anderen Substanzen dagegen kaum durchlässig ist) vom Blut getrennt. Sobald die Chemorezeptoren in direkten Kontakt mit H^+-Ionen treten, nimmt die Atemtätigkeit zu. Dies ist so zu erklären, daß CO_2 (das die Bluthirnschranke leicht überwinden kann) in der zerebrospinalen Flüssigkeit sofort in HCO_3^- und H^+ umgewandelt wird. Ein Anstieg (bzw. Absinken) der CO_2-Konzentration ist mit einer Erhöhung (bzw. Abnahme) der H^+-Ionenkonzentration in der zerebrospinalen Flüssigkeit verbunden. Der CO_2-Spiegel im Blut kann demnach die Atemtätigkeit indirekt über seinen Einfluß auf die H^+-Ionenkonzentration in der zerebrospinalen Flüssigkeit regulieren. Der Einfluß der arteriellen CO_2-Konzentration ist deutlich größer als der der arteriellen H^+-Ionenkonzentration, weil CO_2 die Bluthirnschranke viel leichter passieren kann.

Sobald der arterielle pO_2 auf niedrige Werte absinkt, wird dies reflektorisch durch eine vermehrte Atemtätigkeit kompensiert. Dieser Reflex geht von O_2-sensitiven peripheren Chemorezeptoren im Aortenbogen und der Karotisbifurkation aus. Bei diesen Rezeptoren handelt es sich um eine Anhäufung epithelartiger Zellen, die reichlich mit Blut versorgt sind und mit Nervenendungen in Kontakt stehen. Sobald der pO_2 im arteriellen Blut absinkt, werden diese Rezeptoren stimuliert und senden vermehrt Impulse an das Atemzentrum. Dieses reagiert mit einer Reizung motorischer Nerven, was zu einer Ventilationssteigerung führt. Dieser Reflex ist aber unter normalen Bedingungen unbedeutend. Er erhält seine Bedeutung erst bei einem arteriellen pO_2 unter 60 mmHg (z.B. bei Höhenaufenthalten, Lungenerkrankungen oder einer Hypoventilation).

Auch ein Anstieg der H^+-Ionenkonzentration im Plasma führt zu verstärkter Atemtätigkeit. In der Praxis ist es allerdings schwierig, die Wirkung von H^+-Ionen und pCO_2 zu trennen, weil H^+ mit HCO_3^- unter Bildung von CO_2 reagiert. Versuche, in denen bei konstantem pCO_2 die pH^+-Ionenkonzentration verändert wurde, zeigten, daß auch die H^+-Ionen eine Ventilationssteigerung bewirken können (vermutlich durch periphere Chemorezeptoren vermittelt).

Unter normalen Umständen kommt es allerdings fast nie vor, daß nur eine der 3 Komponenten (CO_2, O_2 und H^+) für die Atemregulation verändert ist - im allgemeinen sind alle Faktoren gleichzeitig betroffen. Allerdings ist die Reaktion auf pO_2 so stark ausgeprägt, daß sie über die anderen Regulationsmechanismen dominiert. Wenn z.B. der pO_2 in der eingeatmeten Luft plötzlich abnimmt, wird die Ventilation über die peripheren Chemorezeptoren gesteigert. Dies führt aber dazu, daß CO_2 vermehrt abgeatmet wird und der pCO_2 im Blut abnimmt. Der erniedrigte pO_2 steigert also die Ventilation, während der dadurch abnehmende pCO_2 sie unterdrückt - beide Reaktionen stehen also im Widerspruch zueinander. Bliebe der pCO_2 konstant, würde die Atmung viel stärker zunehmen als es so der Fall ist. In bestimmten Situationen wirken pO_2 und pCO_2 aber auch synergistisch. Wenn der pO_2 erniedrigt und gleichzeitig der pCO_2 erhöht ist, nimmt die Ventilation stärker zu, als es der Summe aus beiden Einzelreaktionen entspräche.

Bei starker körperlicher Arbeit wird die Atmung nicht nur durch chemische Reize wie Abfall von pO_2 und pH sowie aus der Nebenniere ausgeschüttete Katecholamine stimuliert. Daneben wirken deszendierende Einflüsse aus dem Neokortex (zentrale Mitinnervation) und Rückmeldung über sensible Afferenzen aus der arbeitenden Muskulatur auch als Atemantrieb.

Hinweise:
Verwenden Sie Rot für D (Blutplasma im zweiten Bild links).
1. Beginnen Sie mit der oberen Darstellung.
2. Malen Sie die Atemregulation durch CO_2 an. Beginnen Sie mit dem Blutgefäß oben links und fahren dann im Uhrzeigersinn fort. Die bogenförmige Linie, die den unteren Teil des Rippenbogens überlagert, stellt das Diaphragma dar.
3. Malen Sie nun das unterste Bild an. Beginnen Sie links oben und gehen dann im Uhrzeigersinn vor, wobei die Darstellung ganz rechts zunächst ausgespart bleibt. Malen Sie die Zahlen 1 und 2 (aber nicht die dazugehörigen Überschriften) grau an.
4. Malen Sie nun das Übersichtsdiagramm ganz rechts an.

ATMUNG. ATEMVOLUMEN A x ATEMFREQUENZ B

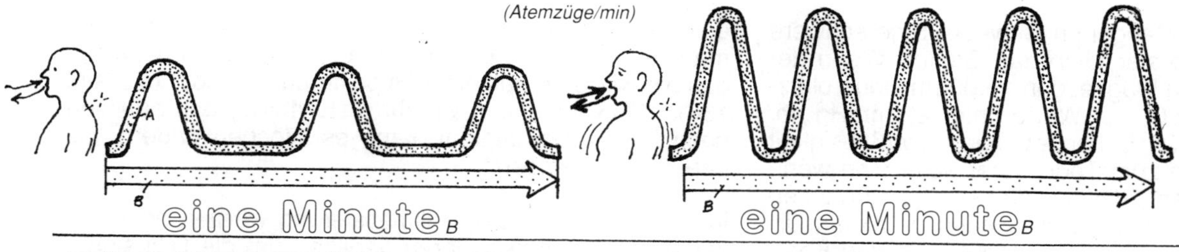

Die Luftmenge, die pro Minute über die Lunge ein- bzw. ausgeatmet wird, heißt pulmonale Ventilation bzw. Atemminutenvolumen. Sie kann dadurch gesteigert werden, daß pro Atemzug mehr Luft eingeatmet bzw. pro Minute häufiger geatmet wird oder beides.

REGULATION DER ATMUNG DURCH CO_2 C und H^+ C'

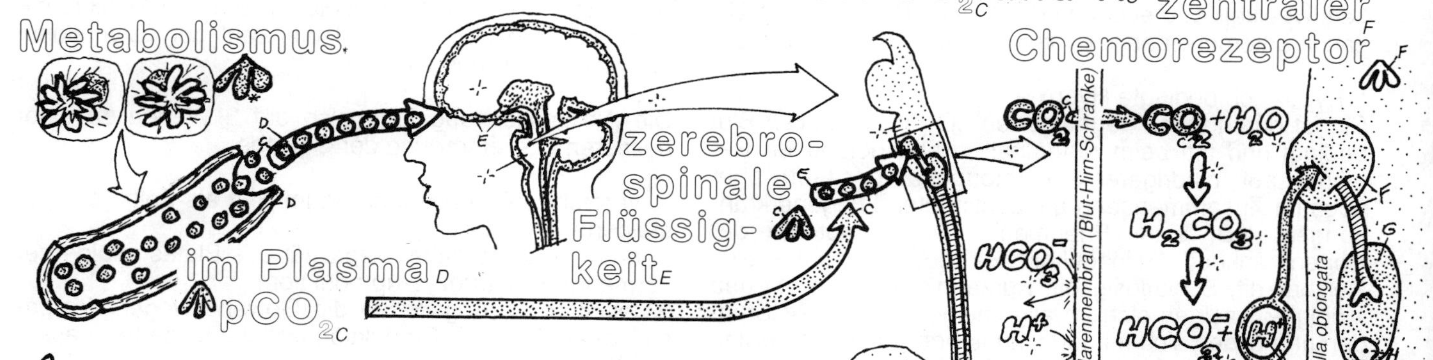

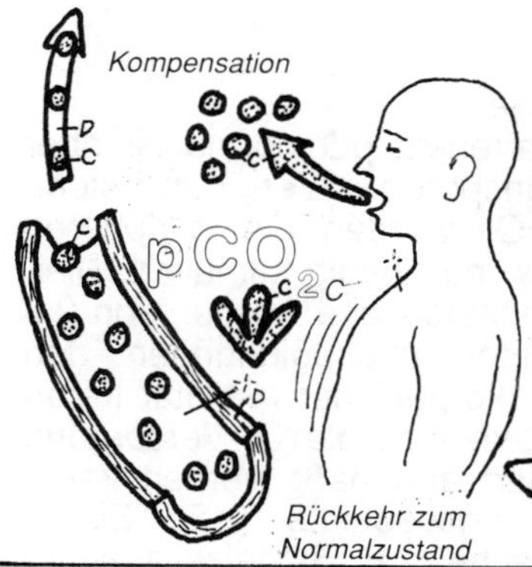

Ein erhöhter Metabolismus ist mit einer vermehrten Ventilation verbunden. Dafür ist der pCO_2 im Plasma verantwortlich. Den Anstieg des pCO_2 (infolge eines erhöhten Metabolismus) im Plasma kompensiert eine verstärkte Ventilation, bis sich die Werte wieder normalisiert haben. CO_2, das die Bluthirnschranke leicht überwinden kann, wird in der zerebrospinalen Flüssigkeit sofort in HCO_3^- und H^+ umgewandelt. Die Rezeptoren an der ventralen Oberfläche in der Medulla oblongata reagieren auf einen Anstieg der H^+-Ionen, indem sie das Atemzentrum stimulieren, was zu einer Erhöhung der Atemfrequenz und -tiefe führt.

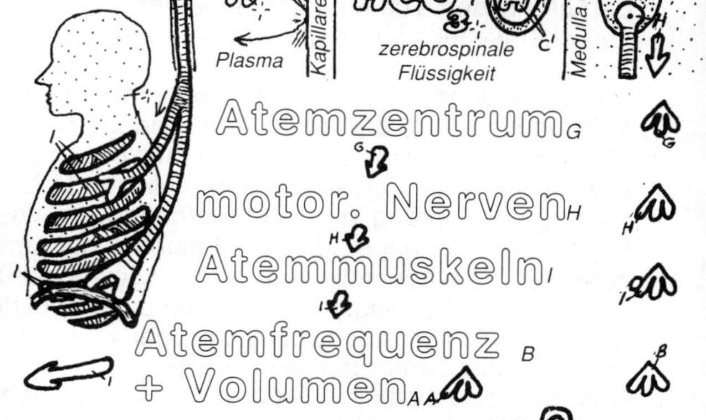

REGULATION DER ATMUNG DURCH O_2 J

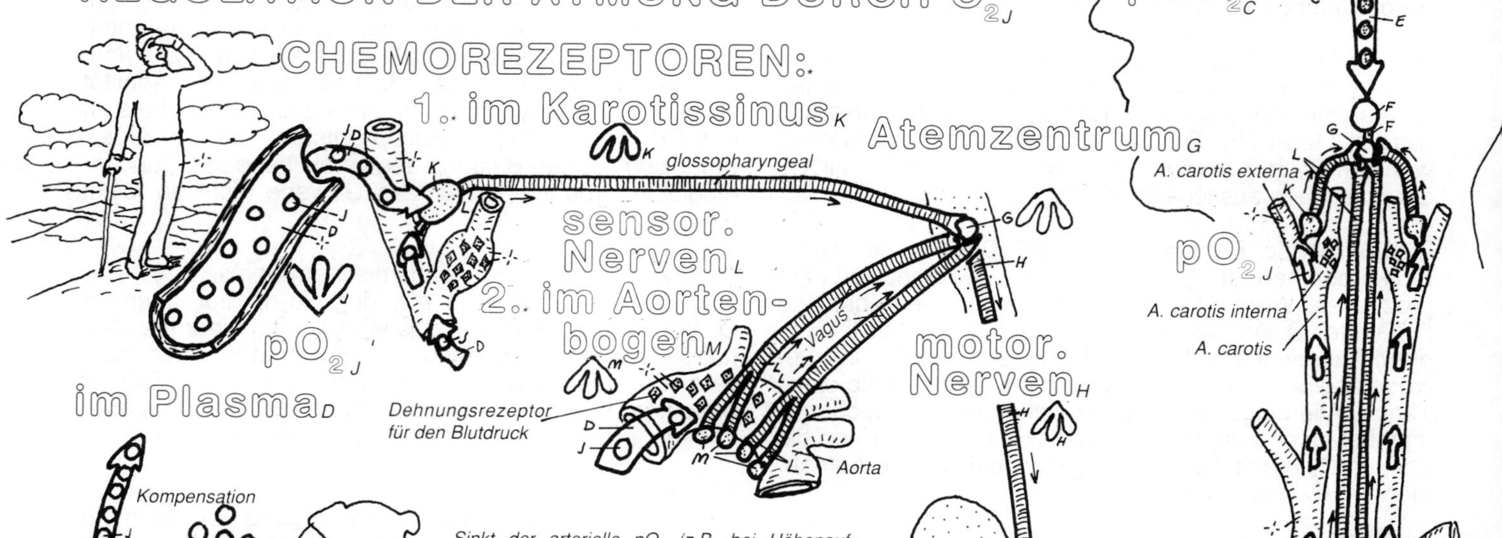

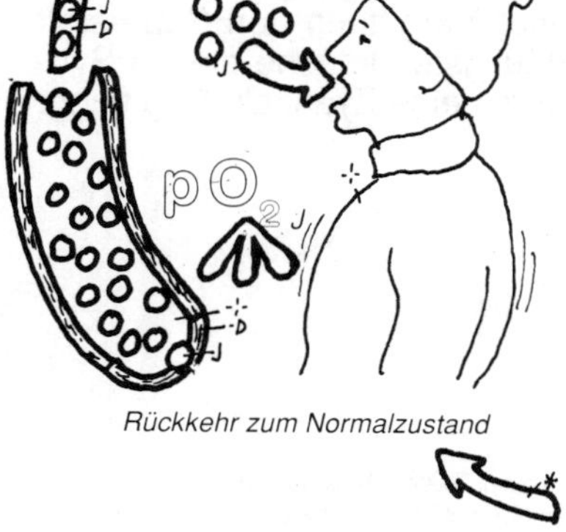

Sinkt der arterielle pO_2 (z.B. bei Höhenaufenthalten) auf sehr niedrige Werte ab, wird dies reflektorisch durch eine vermehrte Atemtätigkeit kompensiert. Dieser Reflex geht von O_2-sensitiven Rezeptoren aus, die im Aortenbogen und in der Karotisbifurkation lokalisiert sind. Sobald der pO_2 absinkt, werden diese Rezeptoren stimuliert und senden vermehrt Impulse an das Atemzentrum, das über eine Reizung bestimmter motorischer Nerven eine Zunahme der Ventilation auslöst. Im Diagramm rechts ist die Beeinflussung dieser Reaktion durch den pCO_2 und pO_2 im Plasma dargestellt.

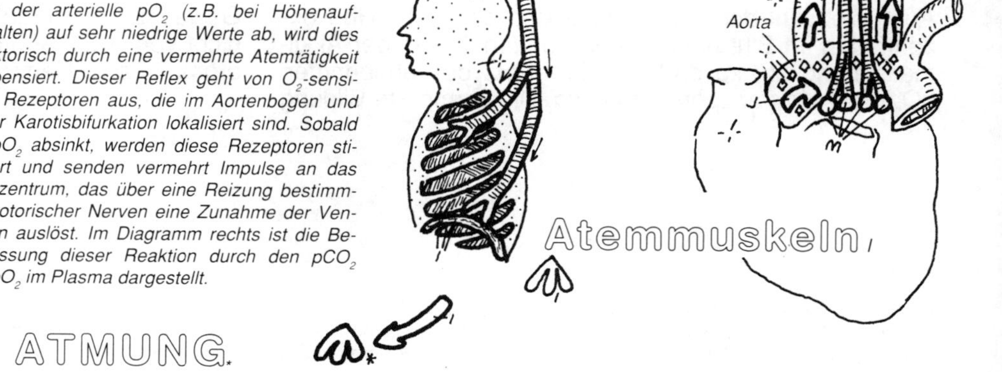

HYPOXIE

Hypoxie bedeutet O_2-Mangel im Gewebe. Eine schwere Hypoxie schädigt in erster Linie das Gehirn. Wenn der Kabinendruck in einem Flugzeug in 15.000m Höhe plötzlich abfällt, sinkt der pO_2 auf Werte unter 20 mmHg ab. Dies führt nach ca. 20 Sekunden zur Bewußtlosigkeit und nach 4-5 Minuten zum Tode. Aber auch eine weniger schwere Hypoxie schädigt das Gehirn und führt zu einem rauschähnlichen Zustand mit eingeschränktem Urteilsvermögen, Schläfrigkeit, Desorientiertheit und Kopfschmerzen. Weitere Hypoxiesymptome sind Appetitlosigkeit, Übelkeit, Erbrechen und schneller Puls. Je nach Ursache unterscheiden wir 4 verschiedene Hypoxieformen:

I. Hypoxisch bedingte Hypoxie
Sie ist durch einen verminderten pO_2 im arteriellen Blut bedingt und tritt beim Aufenthalt in hochgelegenen Regionen auf (niedrigerer Sauerstoffgehalt der Luft), aber auch im Zusammenhang mit bestimmten Lungenerkrankungen, z.B. einer Pneumonie. Die Symptome der Höhenkrankheit (»Höhenkoller«), z.B. Kopfschmerzen, Reizbarkeit, Schlaflosigkeit, Kurzatmigkeit, Übelkeit und Müdigkeit, zeigen sich im allgemeinen nach 8-24 Stunden und bilden sich mit fortschreitender Akklimatisierung zurück (meistens innerhalb von 4-8 Tagen).

Dieser Akklimatisierungsprozeß beginnt mit einer Ventilationssteigerung, die durch den niedrigeren arteriellen pO_2 ausgelöst wird. Die Ventilationszunahme ist nicht ausreichend, da CO_2 ausgeatmet wird und sich die stimulierende Wirkung von pCO_2 verringert. Im Verlauf der folgenden Tage nimmt die Ventilation wieder zu, weil die zentralen Chemorezeptoren immer schwächer auf den niedrigen pCO_2 reagieren. Die Atmungsregulation von CO_2 läuft über eine Beeinflussung der H^+-Ionenkonzentration in der zerebrospinalen Flüssigkeit (Tafel 52) ab. Offenbar stellt sich der Körper auf den chronisch erniedrigten pCO_2 ein, indem er die H^+-Ionenkonzentration in der zerebrospinalen Flüssigkeit trotz des niedrigen pO_2 wieder auf normale Werte anhebt.

Der niedrige pO_2 führt aber zu einem weiteren Problem: Er verschiebt die Bikarbonatreaktion so, daß H^+-Ionen verbraucht und bestimmte Körperflüssigkeiten alkalisch werden (Tafel 59). Der Körper stellt sich innerhalb von wenigen Tagen darauf ein, indem er vermehrt HCO_3^- über die Niere ausscheidet (Tafel 60).

Die vermehrte Produktion von 2,3 DPG in den roten Blutkörperchen ist ebenfalls Teil des Akklimatisierungsprozesses. Wie in Tafel 49 beschrieben, verringert 2,3 DPG die O_2-Affinität des Hb (verschiebt die O_2-Bindungskurve nach rechts), so daß dieses mehr O_2 ins Gewebe abgibt. Diese Verschiebung erfolgt innerhalb eines Tages. Allerdings ist die Wirksamkeit dieses Mechanismus bei einer ausgeprägten Hypoxie begrenzt, denn die geringe O_2-Affinität erschwert gleichzeitig die O_2-Aufnahme von Hb in der Lunge.

Auch die Zahl der Erythrozyten und damit die Hb-Konzentration im Blut nimmt in den ersten Tagen der Akklimatisierung zu, so daß das Blut trotz des erniedrigten pO_2 mehr Hb transportieren kann. Die vermehrte Bildung und Freisetzung von Erythrozyten aus dem Knochenmark wird durch das Hormon Erythropoetin ausgelöst, das die Niere im Fall einer Hypoxie ausscheidet (s. Tafel 136). Obwohl die vermehrte Erythrozytenproduktion nach 2-3 Tagen beginnt, kann es Wochen dauern, bis ihre Wirkung einsetzt.

Im Fall einer Langzeitakklimatisierung werden noch zusätzlich neue Blutkapillaren gebildet, um die Diffusionsstrecke von O_2 zwischen Blut und Gewebe zu verkürzen. Außerdem nehmen der Myoglobingehalt im Muskel, die Zahl der Mitochondrien und die Zahl der Oxydationsenzyme im Gewebe zu.

Die Akklimatisierung führt also auf 3 Wegen zu einer besseren O_2-Versorgung der Gewebe:

1. vermehrte O_2-Anreicherung im Blut als Folge der gesteigerten Ventilation,
2. erhöhte O_2-Aufnahmekapazität des Blutes infolge der vermehrten Erythrozytenproduktion,
3. leichtere O_2-Abgabe an die Gewebe wegen der gesteigerten 2,3 DPG-Produktion und verbesserten Vaskularisierung.

II. Anämisch bedingte Hypoxie
Sie tritt dann auf, wenn der arterielle pO_2 normal ist, aber zuwenig Hb für den O_2-Transport zur Verfügung steht. Aufgrund des normalen pO_2 werden die peripheren Chemorezeptoren nicht bzw. nur wenig stimuliert. Meistens reicht aber der kompensatorische Anstieg von 2,3 DPG aus, um - zumindest unter Ruhebedingungen - den O_2-Mangel zu beheben. Bei körperlicher Aktivität treten allerdings Schwierigkeiten auf, weil die O_2-Versorgung nicht dem vermehrten Bedarf angepaßt werden kann. Die Anämie kann ernährungsbedingte (z.B. Eisenmangelanämie) oder genetische (z.B. Sichelzellanämie) Ursachen haben. Die Symptome einer anämischen Hypoxie treten auch bei einer Kohlenmonoxydvergiftung auf. Kohlenmonoxyd konkurriert mit O_2 um die Bindungsstellen am Hb-Molekül, so daß sich die für den O_2-Transport verfügbare Menge an Hb verringert. (Die Affinität von Kohlenmonoxyd zu Hb ist etwa 200mal höher als zu O_2!) Ein zusätzliches Handicap entsteht aus der außerordentlich starken Bindung des verbleibenden O_2 an Hämoglobin, wodurch er für das Gewebe nicht so leicht verfügbar ist.

III. Zirkulatorische (oder ischämische) Hypoxie
In diesem Fall sind zwar pO_2 und Hb normal, aber die O_2-Versorgung des Gewebes ist aufgrund einer mangelhaften Durchblutung reduziert. Dies kann besonders beim Kreislaufschock für Herz und Nieren eine Gefahr bedeuten, bei Herzinsuffizienz, aber auch für die Leber und möglicherweise das Gehirn zu Problemen führen.

IV. Histotoxische Hypoxie
Sie tritt trotz ausreichender O_2-Versorgung auf, wenn die Gewebszellen aufgrund einer Vergiftung den Sauerstoff nicht verwerten können. Häufigste Ursache dieses Syndroms ist eine Hemmung durch eine Zyankali-Vergiftung.

Hinweise: Verwenden Sie für O_2 (D) dieselbe Farbe wie auf Tafel 52.
1. Beginnen Sie mit der O_2-Beladung des Hb im oberen Bild rechts.
2. Malen Sie dann die Darstellung links über die hypoxische Hypoxie an und danach die Zeichnungen im Rechteck zum Thema Akklimatisierung.
3. Malen Sie zum Schluß die verbleibenden Bilder auf der Seite unten an.

NORMALER SAUERSTOFF-TRANSPORT D

Gewebszellen A Hämoglobin B
Herzminutenvolumen C Sauerstoff D

Der Sauerstoff wird in der Lunge (Anlegestelle) auf Hb-Moleküle (Boote) übertragen, die auf dem Blutweg (Strom) in die Gewebe (Anlegestelle) transportiert und dort entladen werden.

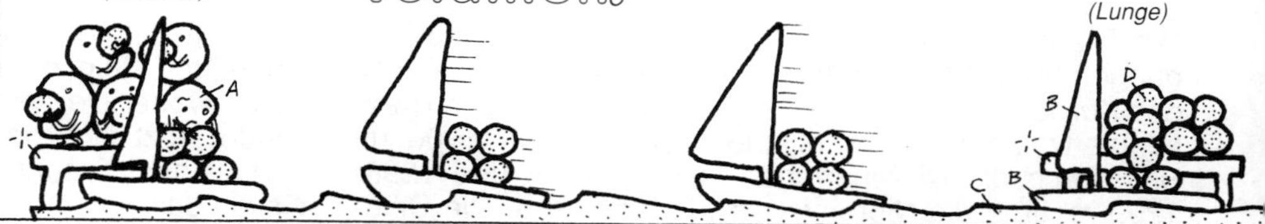
(Gewebe)
(Lunge)

hypoxische Hypoxie D

O_2-Mangel oder verminderte Nutzbarmachung von O_2 im Gewebe nennt man Hypoxie. Es gibt verschiedene Hypoxie-Formen. Eine besonders häufige Form tritt bei niedrigem pO_2 (z.B. bei einem Höhenaufenthalt) auf (hypoxische Hypoxie).

Symptome der Höhenkrankheit.

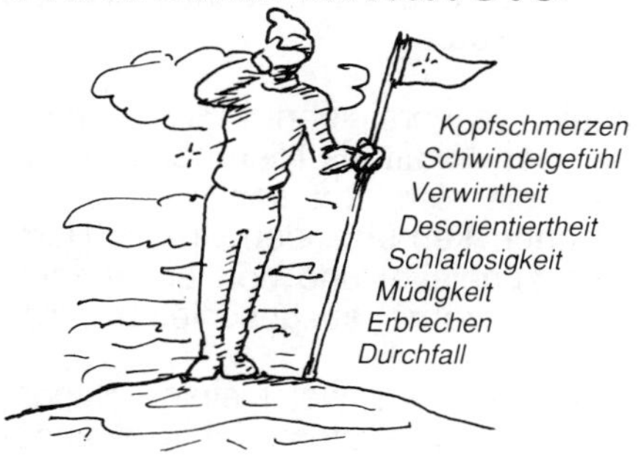
Kopfschmerzen
Schwindelgefühl
Verwirrtheit
Desorientiertheit
Schlaflosigkeit
Müdigkeit
Erbrechen
Durchfall

andere Ursachen:

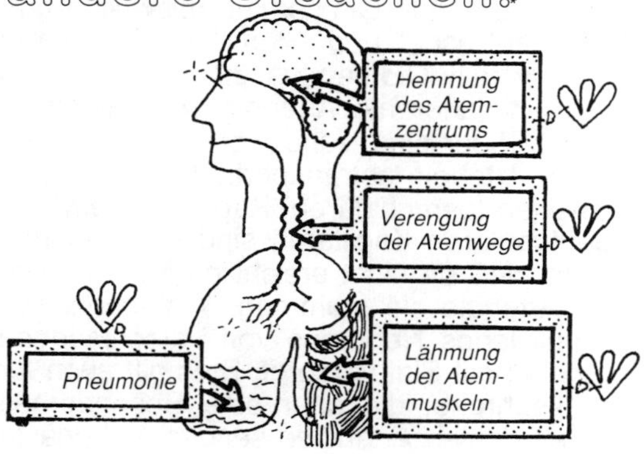

Akklimatisierung bei Höhenaufenthalten.

KURZFRISTIG (Minuten oder Tage)

Ventilation D′
Herzminutenvolumen C
Blutumverteilung C′
Freisetzung von O_2 D aus Hämoglobin B

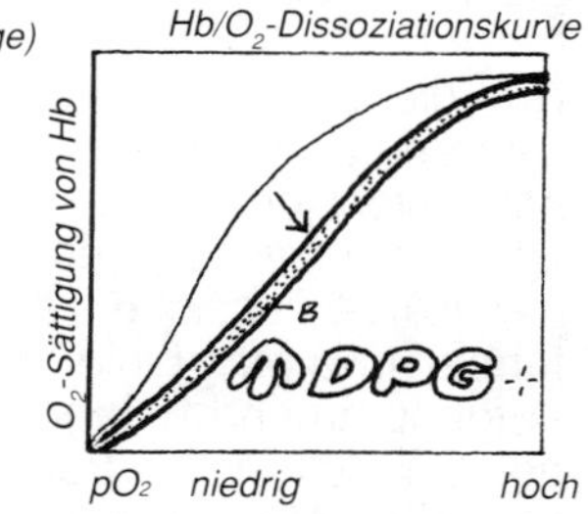

Kompensationsmechanismen unseres Körpers bei einer Hypoxie sind vermehrte Ventilation, erhöhte Zulieferungsrate von Hb an das Gewebe, Blutumverteilung zugunsten von Herz und Gehirn, erhöhter Hb- und Erythrozytengehalt im Blut, Rechtsverschiebung der O_2-Sättigungskurve von Hb (so daß es mehr O_2 an das Gewebe abgibt) sowie Veränderungen im Gewebe, die die O_2-Diffusion ins Gewebe erleichtern.

LANGFRISTIG (Tage oder Monate)

Erythrozyten B′ Hämoglobin B
Neubildung von Kapillaren E

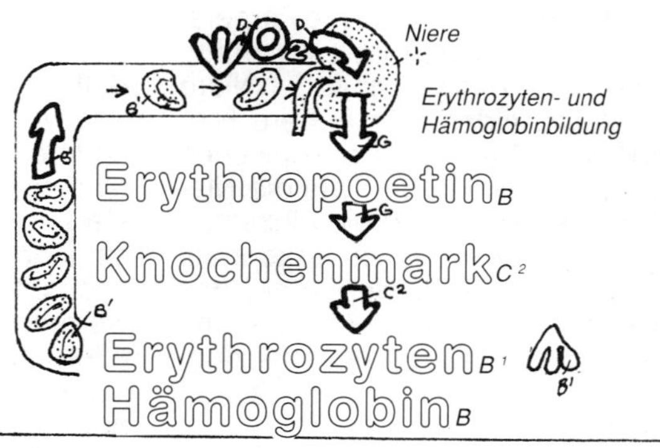

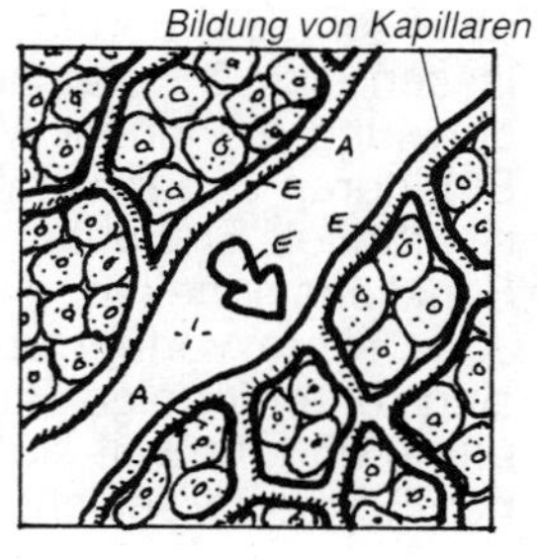

hypoxische D Hypoxie D

Bei der hypoxischen Hypoxie sind zwar Blutzirkulation und Hb-Gehalt des Blutes normal, aber es fehlt Sauerstoff - jedes Boot hat nur 3 (statt 4) O_2-Moleküle an Bord.

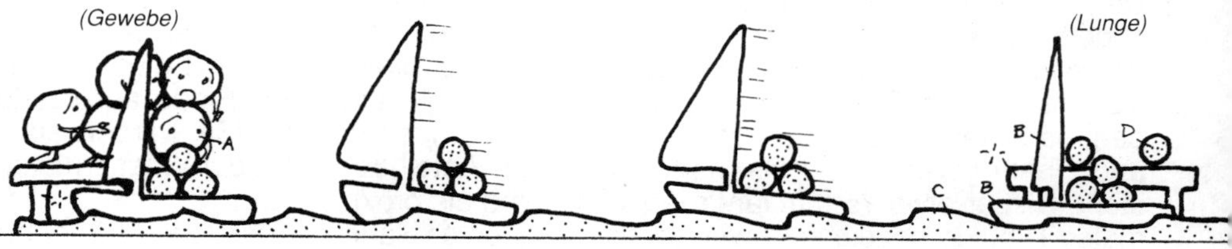

anämische B Hypoxie D

Bei der anämischen Hypoxie besteht ein Hb-Defizit - es gibt nicht genug Boote.

Eisenmangel

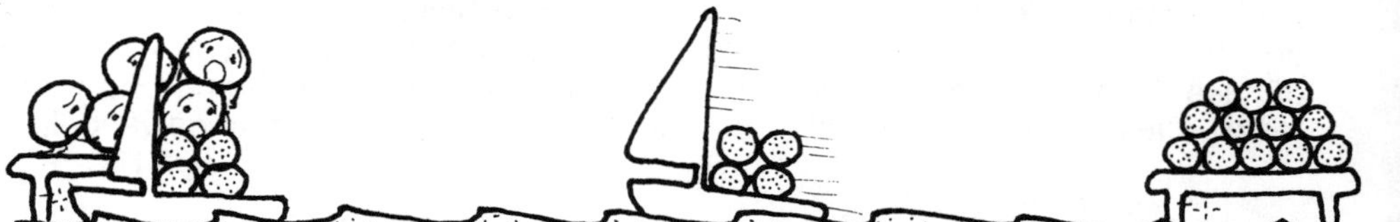

ischämische C Hypoxie D

Bei der zirkulatorischen (oder ischämischen) Hypoxie ist die Blutzirkulation gestört - der Fluß hat keine Strömung.

Schock

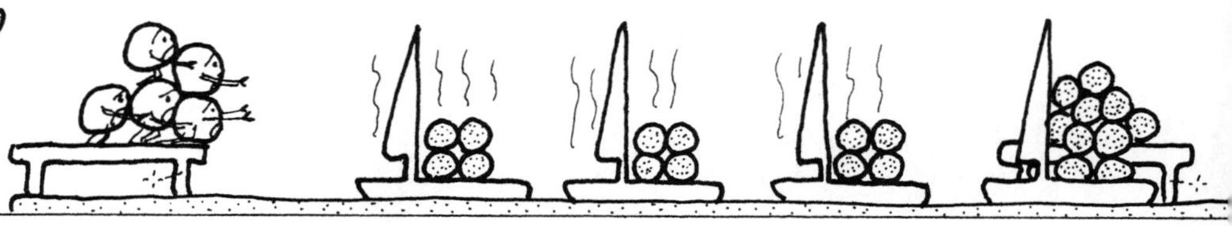

histotoxische A Hypoxie D

Bei der histotoxischen Hypoxie ist zwar der O_2-Transport normal, aber die Zellen können den Sauerstoff nicht verwerten, z.B. bei einer Zyankali-Vergiftung.

Vergiftung

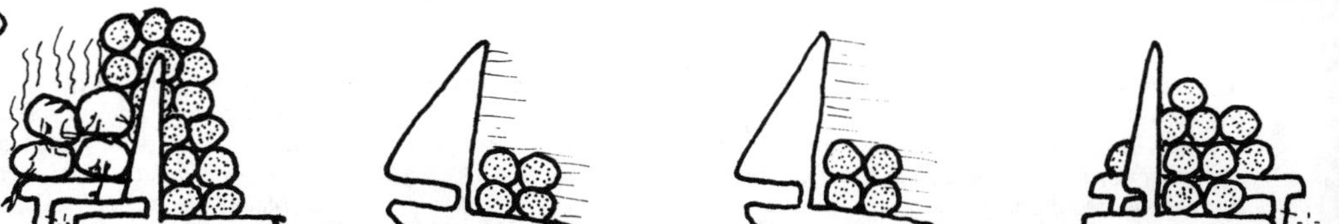

AUFBAU DER NIERE

Die Niere bildet den Urin. Unter normalen Ruhebedingungen beanspruchen die Nieren (die weniger als 0,5 % des Körpergewichts umfassen) immerhin 25 % des Herzminutenvolumens. Pro Minute strömen etwa 1300 ml Blut durch die Nierenarterien in die Nieren und 1298-1299 ml über die Nierenvenen wieder hinaus. Die Differenz von 1-2 ml wird in Form von Urin über die Ureteren (Harnleiter) in die Harnblase ausgeschieden. Was rechtfertigt die starke Durchblutung der Nieren, bei vergleichsweise niedrigem Urinvolumen?

Nur die Urinzusammensetzung (Wasser, Salze, einige Säuren und verschiedene Abfallprodukte, z.B. Harnstoff) kann nicht der Grund sein. Vielmehr passen sich Urinzusammensetzung und -volumen den Veränderungen der Körperflüssigkeit an, deren Zusammensetzung offenbar in erster Linie von der Niere (und nicht von der aufgenommenen Nahrung) bestimmt wird. Dagegen ist der Gastrointestinaltrakt auf maximale, also nicht selektive Absorption ausgerichtet. Die Nieren sorgen für die Aufrechterhaltung des »inneren Milieus«: Sie bereiten die Körperflüssigkeiten 15mal pro Tag auf. Wenn der Körper Wasser verloren hat, scheidet die Niere weniger Wasser aus; wenn die Körperflüssigkeiten zuviel Säure oder Kalium enthalten, scheidet die Niere entsprechend mehr von diesen Substanzen aus.

Die Nieren, die etwa so groß sind wie eine geballte Faust, liegen retroperitoneal beiderseits der Wirbelsäule etwa in Höhe des 12. Brust- bis 3. Lendenwirbelkörpers. Die Umhüllung der Niere (Nierenkapsel) ist zwar dünn, aber sehr fest und faserreich. Im Längsschnitt der Niere lassen sich 2 Bereiche unterscheiden: Die äußere Rinden- und die innere Markzone. Diese makroskopischen Strukturen geben wenig Aufschluß darüber, wie die Niere arbeitet. Erst unter dem Mikroskop sind die einzelnen Funktionseinheiten (Nephron) der Niere zu erkennen. Jede Niere verfügt über etwa 1 Million Nephrone, das sind röhrenförmige Strukturen, die etwa 45-65 mm lang und 0,05 mm weit sind und deren Wand aus einer dünnen Epithelzellschicht besteht.

Der Anfang des Nephrons besteht aus einer trichterförmigen Struktur von etwa 0,2 mm Durchmesser, der Bowman-Kapsel, die ausschließlich in der Rinde lokalisiert ist. Von der Bowman-Kapsel fließt die Flüssigkeit in den nächsten Abschnitt, der aus einem gewundenen und einem geraden, bis ins Mark reichenden Anteil besteht. Dieser etwa 15 mm lange Abschnitt wird als proximaler Tubulus bezeichnet, weil er sich in direkter Nähe zum Anfangsteil des Nephrons (Bowman-Kapsel) befindet. Von dort aus gelangt die Flüssigkeit in ein langes dünnes Rohr, das bis in die Tiefe des Nierenmarks reicht. Dies ist der absteigende Teil der Henle-Schleife. An ihrem tiefsten Punkt macht sie eine haarnadelförmige Kurve und steigt dann vom Mark aus wieder in die Rinde hoch, wobei sie im Verlauf deutlich dicker wird. In der Rinde setzt sich der aufsteigende Teil der Schleife in den distalen Tubulus fort. Dieser distale Tubulus entleert sich in das Sammelrohr, in dem die Flüssigkeit aus mehreren Nephronen gesammelt wird.

Es gibt 2 Arten von Nephronen. Am häufigsten sind die kortikalen Nephrone, die in der distalen Nierenrinde sitzen und durch besonders kurze, nur bis zum äußeren Rand des Nierenmarks reichende Henle-Schleifen charakterisiert sind. Die übrigen Nephrone (juxtamedulläre Nephrone), die nur einen Anteil von 15 % ausmachen, reichen weiter in das Nierenmark hinein. Sie haben eine sehr lange Henle-Schleife und sind wichtig für die Wasserrückgewinnung im Körper.

Die einzelnen Sammelrohre vereinigen sich zu immer größeren Rohren, die ihren Inhalt ins Nierenbecken abgeben. Die Flüssigkeit, die sich dort sammelt, ist der Urin. Er wird vom Nierenbecken über den Ureter (Harnleiter) in die Harnblase abgeleitet und dort gesammelt, bis er über die Urethra (Harnröhre) ausgeschieden wird.

Die Blutversorgung der Nephrone weist einige Besonderheiten auf, weil hier 2 Kapillarsysteme hintereinander geschaltet sind. Jede Bowman-Kapsel verfügt über ein eigenes Kapillarsystem, den Glomerulus (bisweilen faßt man auch Bowman-Kaspel und Glomerulus in seiner strukturellen Einheit als Glomerulus zusammen). Das Blut fließt durch eine afferente Arteriole zum Glomerulus, wird aber nicht über eine Vene, sondern über eine andere (efferente) Arteriole abtransportiert, die die Verbindung zum zweiten (peritubulären) Kapillarsystem herstellt. Diese peritubulären Kapillaren sind so stark miteinander vernetzt, daß oft nicht ersichtlich ist, von welcher efferenten Arteriole sie stammen. Wahrscheinlich werden die Tubuli jedes Nephrons von verschiedenen efferenten Arteriolen mit Blut versorgt. Dies gilt auch für juxtamedulläre Nephrone, die aber eine Besonderheit aufweisen: Ihre efferenten Arteriolen senden Nebenäste aus, die in Form gerader Röhrchen dem absteigenden Schenkel der Henle-Schleife ins Mark folgen, gemeinsam mit dieser die Richtung wechseln, um dann wieder zur Rinde aufzusteigen. Diese haarnadelförmigen Blutgefäße werden als Vasa recta bezeichnet und spielen bei der Wasserrückgewinnung eine wichtige Rolle.

Aus Tafel 55 geht hervor, wie Flüssigkeit aus den glomerulären Kapillaren in die Bowman-Kapsel filtriert wird. Von dort fließt sie durch das Röhrensystem des Nephrons und wird von den Epithelzellen der Tubuli in Urin umgewandelt.

Hinweise: Verwenden Sie Rot für A, Blau für B, Violett für R und Gelb für H. Nehmen Sie dunkle Farben für J und T.
1. Malen Sie zuerst das Nierensegment in der Zeichnung oben rechts an. Im Abschnitt darunter ist die Lokalisation der beiden Nephronarten (stark vergrößert) wiedergegeben.
2. Malen Sie das (stark vergrößerte) Nierensegment rechts unten an. Beginnen Sie mit dem Bluteinstrom (A^1) rechts unten. Malen Sie dann die Arterien und Arteriolen, wobei afferente und efferente Arteriolen (P und Q) verschieden angemalt werden müssen, damit sie von den anderen Blutgefäßen zu unterscheiden sind. Malen Sie als erstes die Blutversorgung und danach die einzelnen Strukturen des Nephrons (K - O) farbig an.
3. Malen Sie das linke Diagramm vom Glomerulus und den Weg des Filtrats durch das Röhrensystem im Nephron an. Beginnen Sie mit der Bowman-Kapsel (K) und den von ihr ausgehenden Strukturen.

Nierenarterie A
Nierenvene B
DIE NIERE C
Kapsel C
Rinde D
Mark E
Nierenbecken F
Ureter G
Urin H
Harnblase I

DAS NEPHRON J
Bowman-Kapsel K
proximaler Tubulus L
Henle-Schleife M
distaler Tubulus N
Sammelrohr O

Arterie A'
Arteriole A²
AFFERENTE ARTERIOLE P
EFFERENTE ARTERIOLE Q
peritubuläre Kapillare R
Vasa recta R'

Die Niere bildet Urin aus dem Blut, das sie durchfließt. Pro Minute strömen 1300 ml Blut über die Nierenarterien ein und 1299 ml über die Nierenvenen wieder heraus. Die Differenz (1 ml) wird in Form von Urin ausgeschieden.

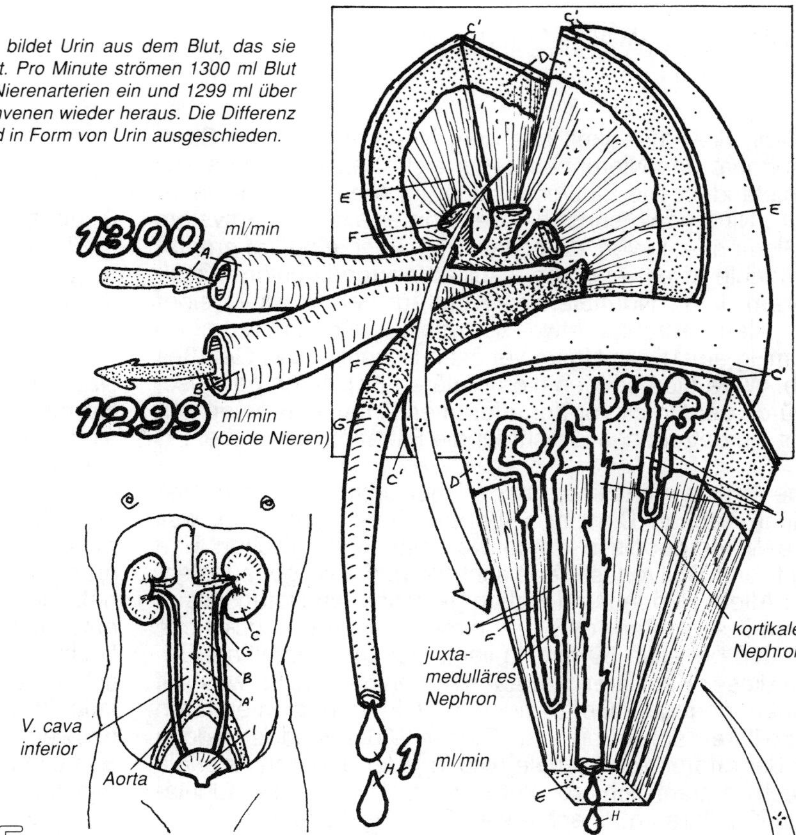

Jede Niere verfügt über etwa 1 Million Nephrone, ihren funktionellen Einheiten, die aus einem Blutfiltrat Urin herstellen. Jedes Nephron besteht aus einem filtrierenden Anteil (Glomerulus) und einem langen tubulären Anteil mit proximalem Tubulus, Henle-Schleife, distalem Tubulus und Sammelrohr. In der Bowman-Kapsel entsteht ein eiweißfreies Filtrat aus Plasma. Die Flüssigkeit am Ende des Sammelrohres ist Urin.

Die Blutversorgung der Nephrone erfolgt über 2 hintereinander geschaltete Kapillarsysteme. Die afferente Arteriole leitet das Blut zum Glomerulus (s.u.). Von dort aus fließt es dann über eine efferente Arteriole in die peritubulären Kapillaren, die die proximalen und distalen Tubuli in der Rinde mit Blut versorgen. Das Nierenmark wird über Äste der efferenten Arteriolen aus den juxtamedullären Nephronen versorgt. Diese Äste, die Vasa recta, reichen bis ins Mark und laufen - parallel zur Henle-Schleife - nach einer haarnadelförmigen Kurve zurück in die Rinde.

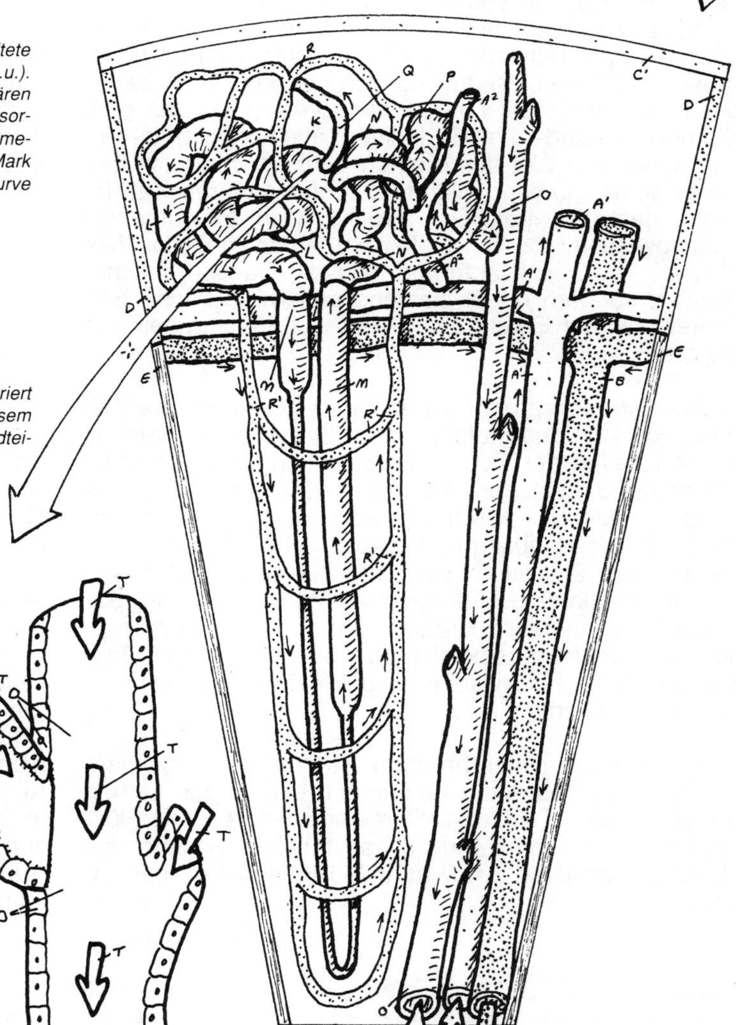

GLOMERULUS S
Filtrat T
Bowman-Kapsel K

Vom Glomerulus wird Flüssigkeit in die Bowman-Kapsel des Nephrons filtriert und fließt von dort aus durch die Tubuli zu den Sammelrohren. Auf diesem Weg werden Nährstoffe, ein großer Teil der Flüssigkeit und weitere Bestandteile rückresorbiert, bis am Ende des Sammelrohres Urin entstanden ist.

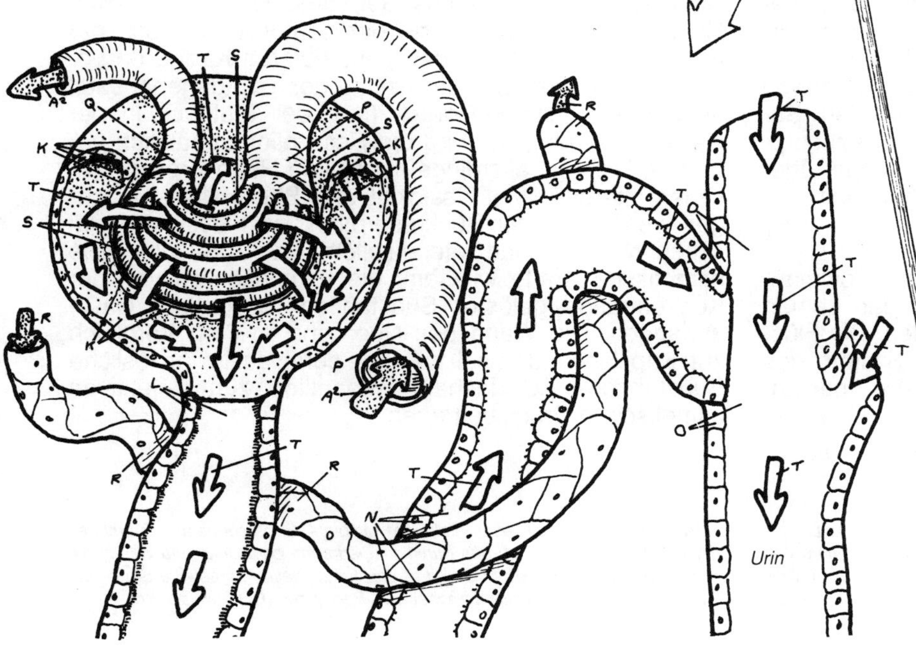

Filtration, Reabsorption und Sekretion

Wenn die Flüssigkeit aus dem Nephron über die Sammelrohre das Nierenbecken erreicht hat, ist Urin daraus entstanden. Die Blutversorgung der Niere ist ungewöhnlich: Nirgendwo sonst hat der Körper ein Kapillarsystem (Glomerulus), von dem das Blut über eine (efferente) Arteriole in ein anderes Kapillarbett (peritubuläre Kapillaren) fließt. Normalerweise beträgt der Druck in einer Kapillare anfangs etwa 35 mmHg und sinkt um 20 mmHg auf 15 mmHg im venösen Schenkel des Gefäßes ab. Wäre dies bei den glomerulären Kapillaren genauso, würde der Druck vor der efferenten Arteriole nur noch 15 mmHg betragen und nicht für die Filtration ausreichen.

Die Druckverhältnisse in der menschlichen Niere sind nicht meßbar. Dies ist selbst bei Tieren schwierig, weil die Meßergebnisse durch Narkose, chirurgischen Eingriff und Blutverlust verfälscht werden. Die genauesten, an Affen, Hunden und Ratten gewonnenen Daten lassen darauf schließen, daß der intraglomeruläre Druck hoch ist und bei etwa 50 mmHg liegt. Der Druckabfall am Ende dieser Kapillaren beträgt nur wenige mmHg, was auf einen geringen Gefäßwiderstand in den glomerulären Kapillaren schließen läßt. Dieser Widerstand ist jedoch in der efferenten Arteriole (wie in jeder anderen Arteriole auch) beträchtlich, so daß der Druck in den peritubulären Kapillaren nur noch etwa 15 mmHg beträgt.

Welche physiologische Bedeutung kommt diesen ungewöhnlichen Druckverhältnissen zu - also dem stark erhöhten glomerulären und erniedrigten peritubulären Druck? Der Flüssigkeitstransport durch die Kapillarwand wird durch das Gleichgewicht von kapillärem und onkotischem Druck bestimmt. Der hohe Druck in den glomerulären Kapillaren läßt auf einen einfachen Filtrationsprozeß schließen, so daß es sich bei der Flüssigkeit in der Bowman-Kapsel um ein einfaches Filtrat aus dem Blutplasma handeln muß (das man auch dadurch gewinnen kann, daß Blut durch einen porösen Filter - in diesem Fall die porösen Wände der glomerulären Kapillaren - gepreßt wird). Dies wurde auch experimentell nachgewiesen. Die Flüssigkeit im Anfangsteil des Nephrons wird nicht aufgrund aktiver Transportmechanismen, sondern durch einfache passive Filtration hergestellt, bei der Eiweiß und Zellen vom Plasma getrennt werden.

Dieser Filtrationsprozeß ist der erste Schritt bei der Bildung von Urin aus Blutplasma. Während die Flüssigkeit an den Zellen der Tubuluswand entlang fließt, werden bestimmte Substanzen rückresorbiert und dem Blut über die peritubulären Kapillaren wieder zugeführt - ein Vorgang, der als Reabsorption bezeichnet wird. Umgekehrt können dem Blut auch bestimmte Substanzen entzogen und an die tubuläre Flüssigkeit abgegeben werden (Sekretion). Glomeruläre Filtration und tubuläre Reabsorption bzw. Sekretion sind die wichtigsten Vorgänge, über die die Niere Flüssigkeits- und Elektrolythaushalt des Körpers reguliert.

Aufgrund der trichterähnlichen Struktur der Bowman-Kapsel kann das Filtrat gesammelt und in das Lumen des proximalen Tubulus weitergeleitet werden. Die Flüssigkeit, die aus dem Blut in das tubuläre System des Nephrons abfiltriert wird, muß 3 Hindernisse überwinden:

1. die dünne Zellschicht der Kapillarwand (Kapillarendothel),
2. die an die Endothelzellen angrenzende Basalmembran und
3. die Epithelzellschicht, aus der die Bowman-Kapsel besteht.

Das Kapillarendothel enthält Poren (Fensterung), die für die meisten Moleküle, nicht jedoch für Zellen passierbar sind. Basalmembran und äußere Oberfläche der beiden Epithelzellschichten sind in Glukoproteine eingebettet, die stark negativ geladen sind. Das letzte Hindernis bilden die Epithelzellen der Bowman-Kapsel. Sie stehen mit den Kapillaren in direktem Kontakt und werden aufgrund ihrer besonderen Struktur als Podozyten bezeichnet. Sie besitzen nämlich fußähnliche Fortsätze, die mit entsprechenden Fortsätzen der anderen Zellen so verflochten sind, daß nur ein kleiner schlitzförmiger Zwischenraum freibleibt. Für den Durchtritt kleinerer Moleküle (z.B. Salz, Glukose, Aminosäuren) ist der Filtrationsweg durch die Fensterung in den Kapillaren, die Basalmembran und die kleinen Zellspalten unproblematisch. Größere Moleküle müssen allerdings auf dem Filtrationsweg je nach Größe, Form und elektrischer Ladung einen Widerstand überwinden. Elektrisch neutrale Moleküle von der Größe des Plasmaproteins Albumin können diese Barriere in beschränktem Umfang überwinden. Albumin selbst wird aber aufgrund seiner negativen Ladung durch die Negativladung der Basalmembran und der Zelloberfläche zurückgehalten.

Die glomerulären Kapillaren haben nicht nur einen höheren Druck, sondern sind auch wasserdurchlässiger als andere Kapillaren, was der Filtration zugute kommt. So wird in den glomerulären Kapillaren 20mal mehr Flüssigkeit gefiltert als in normalen Kapillaren. Gut 1/5 der kapillären Flüssigkeit wird auf dem Filtrationsweg an das Nephron weitergegeben, wodurch sich die Konzentration der im Blut verbleibenden Proteine erhöht. In den efferenten Arteriolen und den peritubulären Kapillaren herrscht deshalb ein onkotischer (d.h. von den Plasmaproteinen ausgeübter) Druck im Blut von 30 (statt normalerweise 25) mmHg.

Während der hohe Druck im Glomerulus die Filtration ermöglicht, fördert der niedrige Druck in den peritubulären Kapillaren die Rückresorption von Flüssigkeit. Für die Rückresorption von Flüssigkeit aus dem interstitiellen Raum sorgt in erster Linie der osmotische Druck der Plasmaproteine, der in den peritubulären Kapillaren besonders hoch ist. Da gleichzeitig der - entgegengesetzt gerichtete - Filtrationsdruck (d.h. der Blutduck in der Kapillare) niedrig ist, wird die Resorption zusätzlich gefördert. Dies gilt allerdings nur für die Reabsorption zwischen interstitieller Flüssigkeit und Blutkapillare. Dagegen werden bei der Rückresorption von Flüssigkeit zwischen Nephron und interstitiellem Raum verschiedene osmotische Kräfte wirksam, die hauptsächlich von der Konzentration gelöster Substanzen (besonders NaCl) abhängen. Die Wand des Nephrons ist - im Vergleich zur Kapillarwand - viel weniger durchlässig für lösliche Substanzen, die deshalb wesentlich zum effektiven osmotischen Druck beitragen.

Hinweise:
Verwenden Sie Rot für A, Hellblau für G und dunkle Farben für H, J und L.
1. Beginnen Sie mit dem Diagramm über Filtration, Reabsorption und Sekretion. Malen Sie zuerst die waagerechten Blutgefäße, das Blut und die Plasmaproteine an, ehe sie die oberen Zeichnungen anmalen.
2. Malen Sie nun die einzelnen Teile des Malpighi-Körperchens an, zuerst das kleine äußere Bild, danach das Funktionsdiagramm ganz links und zuletzt die Ansicht von innen. Beachten Sie, daß der durch Pfeile dargestellte Spaltraum (I') auf den schmalen Schlitz zwischen den Podozyten (B) hinweisen soll.

FILTRATIONS-DRUCK $_H$

$_H$(glomerulärer Kapillardruck vs. kapsulärer Gewebedruck + onkotischer Druck im Plasma)$_H$

REABSORPTIONS-DRUCK $_J$

$_J$(peritubulärer Kapillardruck vs. interstitieller Gewebedruck + onkotischer Druck im Plasma)$_J$

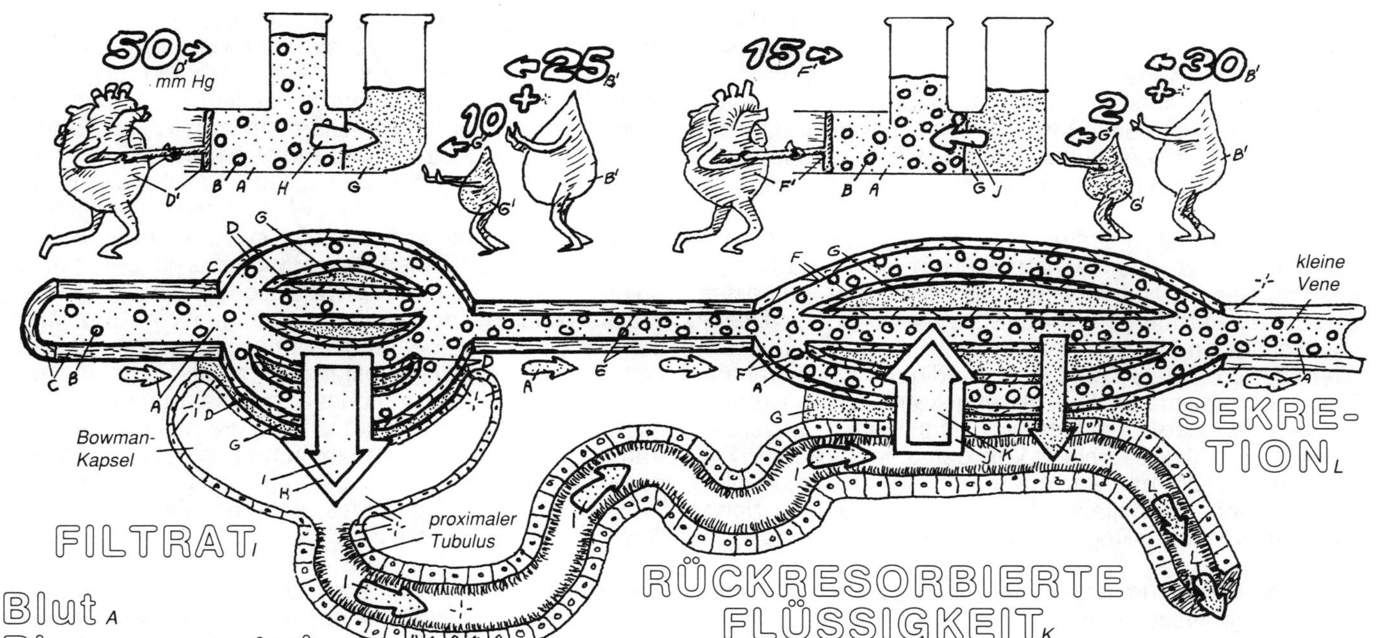

Blut $_A$
Plasmaprotein $_B$
afferente Arteriole $_C$
glomeruläre Kapillaren $_D$
Druck $_{D'}$
efferente Arteriole $_E$
peritubuläre Kapillare $_F$
Druck $_{F'}$
interstitielle Flüssigkeit $_G$
onkotischer (osmotischer) Gradient $_{B'}$

Die Filtration findet in den glomerulären Kapillaren statt, in denen der Blutdruck relativ hoch ist, die Reabsorption ins Blut dagegen in den peritubulären Kapillaren, in denen der Druck niedrig ist. Infolge des Filtrationsprozesses in den glomerulären Kapillaren nimmt die Konzentration der Plasmaproteine und damit der onkotische Druck in den peritubulären Kapillaren um einige mmHg zu. In den glomerulären Kapillaren beträgt der Blutdruck 50, der Gewebedruck 10 und der onkotische Druck etwa 25 mmHg. Der Filtrationsdruck ist demnach [50-(10+25)] =15 mmHg. In den peritubulären Kapillaren beträgt der Blutdruck 15 mmHg, der Gewebedruck ist niedrig (etwa 2 mmHg) und der onkotische Druck liegt bei durchschnittlich 30 mmHg. Der Reabsorptionsdruck beträgt demnach [(2+30)-15] =17 mmHg. Das im Glomerulus gewonnene Filtrat entspricht der Blutflüssigkeit, enthält aber weder Zellen noch Proteine. Während dieses Filtrat durch das tubuläre System des Nephrons fließt, können Substanzen zurückgewonnen und über die peritubulären Kapillaren dem Blut wieder zugeführt (Reabsorption) bzw. aus dem Blut in die tubuläre Flüssigkeit abgegeben (Sekretion) werden.

DAS MALPIGHI-KÖRPERCHEN $_*$

Glomerulus $_D$
Fensterung in den Kapillaren $_M$
Basalmembran $_N$
Bowman-Kapsel $_O$
Podozyt $_P$
Spaltpore $_{I'}$

Jede Substanz, die aus dem Blut abfiltriert wird, muß 2 Zellschichten sowie die Basalmembran, die zwischen beiden Schichten liegt, passieren. Blutzellen und Proteine sind dafür zu groß, kleinere Substanzen dagegen nicht. Die Kapillarwände sind gefenstert und deshalb gut durchlässig. Auch die Basalmembran ist durchlässig. Aufgrund ihrer negativen Ladung kann sie aber die Plasmaproteine (die ebenfalls negativ geladen sind) besser zurückhalten. Zwischen den Zellen der letzten Zellschicht (Podozyten) befinden sich schlitzähnliche Poren. Die Podozyten sind Epithelzellen und Teil der Bowman-Kapsel.

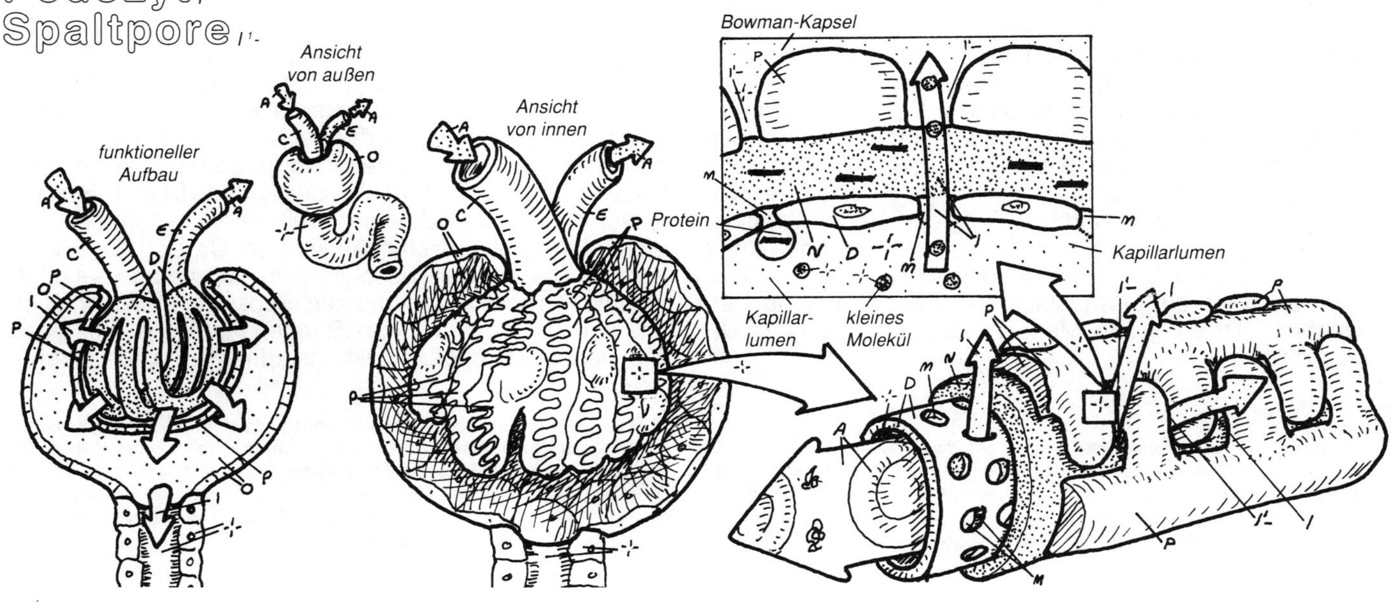

FUNKTION DES PROXIMALEN TUBULUS

Pro Minute werden etwa 120 ml eiweißfreies Plasma in den Nephronen gebildet. Würde diese Flüssigkeit in Form von Urin ausgeschieden, wäre das gesamte Plasmavolumen innerhalb von nur 25 Minuten aufgebraucht (3000 ml Plasma : 120). In dieser Flüssigkeit wären außerdem alle im Plasma gelösten Bestandteile (Glukose, Aminosäuren, Mineralstoffe, Vitamine etc.) enthalten. Dies geschieht aber ganz offensichtlich nicht. In den Tubuli wird nämlich der größte Teil der Flüssigkeit mit fast allen Nähr- und zahlreichen Mineralstoffen reabsorbiert, ehe das Filtrat am Ende der Sammelrohre ankommt.

Das Nephron ist in erster Linie ein Regulationsorgan. Konfrontiert mit einer wahren Flut an filtrierter Flüssigkeit, muß es das Filtrationsvolumen innerhalb kürzester Zeit auf ein vernünftiges Maß reduzieren und gleichzeitig die wichtigsten Nährstoffe zurückgewinnen. Dafür ist vor allem der proximale Tubulus zuständig. Ist das Filtrat am Ende des proximalen Tubulus angekommen, so wurden 2/3 des Wassers und fast alle Nährstoffe in unveränderter Form rückresorbiert. Von der ursprünglichen Filtratmenge (120 ml) erreichen nur 40 ml die Henle-Schleife und die distalen Tubulusabschnitte, wo dann die komplizierteren Regulationsprozesse stattfinden.

Aufgrund dieser umfangreichen Transportprozesse haben die Tubuluszellen eine besondere Form. Wie im unteren Diagramm dargestellt, ist die dem Lumen zugewandte Zellmembran mit fingerähnlichen Vorsprüngen (Mikrovilli) ausgestattet. Da diese den Borsten einer Bürste ähnlich sind, wird diese Membran auch Bürstensaum genannt. Die übrigen 3 Zellwände, die keine Mikrovilli tragen, werden als basolaterale Membran (Tafel 2) bezeichnet. Beide Membranarten müssen ganz unterschiedliche Funktionen erfüllen und enthalten deshalb unterschiedliche Proteine, Enzyme und Transportsysteme. Außerdem sind sie so gut voneinander getrennt, daß Proteine nicht von einer Membranart zur anderen wechseln können. Die basolaterale Membran ist ähnlich aufgebaut wie die meisten Zellmembranen. Sie enthält sowohl eine Vielzahl von Natrium-Kalium-Pumpen als auch Diffusionssysteme für Glukose und Aminosäuren (Tafel 9, 10). Der Bürstensaum (die apikale Zellmembran) enthält ganz andere Transportsysteme.

Die Hauptantriebskraft für die tubulären Transportmechanismen ist der primär aktive Natriumtransport, der dazu führt, daß die intrazelluläre Natriumkonzentration um mehr als das 10fache unter der extrazellulären liegt. Da die Natriumkonzentration im Lumen höher ist als in der Tubuluszelle, strömt Natrium entsprechend dem Konzentrationsgradienten in die Zelle. Von dort aus kann es dann aber nicht zurück ins Lumen befördert werden, weil die apikale Membran keine Natriumpumpe hat (nur die basolaterale Membran ist in der Lage, Natrium aus der Zelle in den interstitiellen Raum zu pumpen). Infolgedessen strömt Natrium vom Lumen in die Zelle ein, wird in den interstitiellen Raum gepumpt und kann von dort in die peritubulären Kapillaren diffundieren. Natrium wird also rückresorbiert. Aufgrund seiner positiven Ladung zieht Na^+ negativ geladene Ionen an und nimmt sie mit sich. Da Cl^- nicht nur reichlich vorhanden, sondern auch ein gut permeables negativgeladenes Ion ist, werden letztlich große Mengen von Na^+ und Cl^- rückresorbiert.

Zwar sind die Tubuluswände für Na^+ und Cl^- durchgängig, aber die Transportwege sind begrenzt. Deshalb haben Na^+ und Cl^- wesentlichen Anteil an einem kleinen osmotischen Druckgradienten über die Tubuluszelle hinweg. Jedesmal, wenn Na^+ und Cl^- aus dem Lumen in den interstitiellen Raum transportiert werden, verliert das Lumen 2 osmotisch aktive Teile, während das Interstitium 2 dazugewinnt. Dadurch entsteht ein osmotischer Druckgradient, der die Reabsorption von Wasser fördert. Denn jedem Na^+- bzw. Cl^--Ion folgen etwa 370 Wassermoleküle nach, um das osmotische Gleichgewicht aufrechtzuerhalten. Sobald das Wasser den interstitiellen Raum erreicht hat, wird es aufgrund des hohen onkotischen Drucks und niedrigen Blutdrucks in den peritubulären Kapillaren ins Blut rückresorbiert. Aufgrund des Wasserverlustes im Tubuluslumen nimmt die Konzentration der dort verbliebenen gelösten Substanzen zu. Deshalb diffundieren alle Substanzen, die die Tubulusmembranen leicht passieren können, aus dem Lumen in den interstitiellen Raum. Demnach ist der aktive Natriumtransport nicht nur für die Natriumreabsorption, sondern auch für die Rückresorption von Cl^-, großer Mengen Wasser sowie eines Teiles anderer diffusionsfähiger Substanzen verantwortlich.

Der Natriumtransport ist aber auch an die Rückresorption von Glukose und Aminsosäuren gekoppelt. Die apikale Zellmembran (Bürstensaum) enthält ein gemeinsames Transportsystem für Natrium und Glukose und ein weiteres für Natrium und Aminosäuren (Tafel 9). Da beide Systeme ähnlich funktionieren, wird hier nur der Natrium-Glukose-Transport beschrieben. Bei diesem Transportsystem werden immer 2 Substanzen gemeinsam und gleichzeitig, z.B. Natrium und Glukose, (nie eine Substanz allein) befördert, ohne ATP als Energiequelle zu benötigen. Der Symport (Ko-Transport) verläuft für beide fast ausschließlich in eine Richtung - in die Zelle hinein. Das liegt daran, daß die Konzentration des intrazellulären Na^+ aufgrund der Natrium-Kalium-Pumpe niedrig gehalten wird, so daß Glukose nur schwer ihren Partner für den Symport in die Gegenrichtung (d.h. aus der Zelle heraus) findet. Die Glukosekonzentration ist dadurch in der Zelle höher als im Tubuluslumen bzw. im Plasma - als ob die Glukose aktiv in die Zelle transportiert worden wäre (sekundär aktiver Transport). Allerdings stammt die Energie für den Transport aus dem Na^+-Gradienten (und nur indirekt aus der ATP-Spaltung). Sobald die Glukosekonzentration in der Zelle angestiegen ist, fließt Glukose durch die basolaterale Membran in Richtung Blut über ein einfaches Transportsystem (unabhängig vom Na^+-Gradienten). Der Transport von Aminosäuren verläuft ähnlich.

Der proximale Tubulus spielt auch für das Säure-Basen-Gleichgewicht und die Regulation der Calcium-, Magnesium- und Phosphatkonzentrationen eine wesentliche Rolle. Darüber hinaus verfügt er über ein aktives Transportsystem für die Sekretion organischer Säuren und Basen aus dem Blut ins Tubuluslumen. Dieses System ist von klinischer Bedeutung, weil viele Medikamente auf diesem Weg ausgeschieden werden. Da sich die Sekretionspumpe in der basolateralen Membran befindet, sammeln sich die sezernierten Substanzen in der Zelle an, um von dort aus den Bürstensaum (der für diese Substanzen durchgängig ist) ins Lumen zu diffundieren.

Hinweise:
Verwenden Sie für den proximalen Tubulus (A), die Filtration (B), Sekretion (E) und Kapillare (C) jeweils dieselbe Farbe wie bei den vorherigen Tafeln.
1. Malen Sie zuerst im oberen Diagramm den Eintritt des Filtrates (B^1) in den proximalen Tubulus (A) ganz links an.
*2. Malen Sie im unteren Diagramm zuerst den großen Pfeil für das Filtrat, die Tubuluszellen (A^2) mit ihrem Bürstensaum (F) und die Kapillarwand rechts an. Malen Sie dann die verschiedenen Transportmechanismen in der Reihenfolge der Überschriften an. Beachten Sie, daß die einzelnen Substanzen immer in derselben Farbe angemalt werden wie ihr Transportweg. Bei Na^+ sind 4 verschiedene Farben möglich. Den Anfang bildet die ATP-getriebene Natriumpumpe (beim * in der mittleren Zelle unten rechts).*

PROXIMALER TUBULUS A

Im proximalen Tubulus werden konstant 2/3 des Wassers und im wesentlichen alle Nährstoffe aus dem Filtrat reabsorbiert und organische Säuren bzw. Basen in das Lumen abgegeben. Von der ursprünglichen Filtratmenge (120 ml) erreichen nur 40 ml die Henle-Schleife und das distale Nephron, wo die komplizierteren Regulationsprozesse stattfinden.

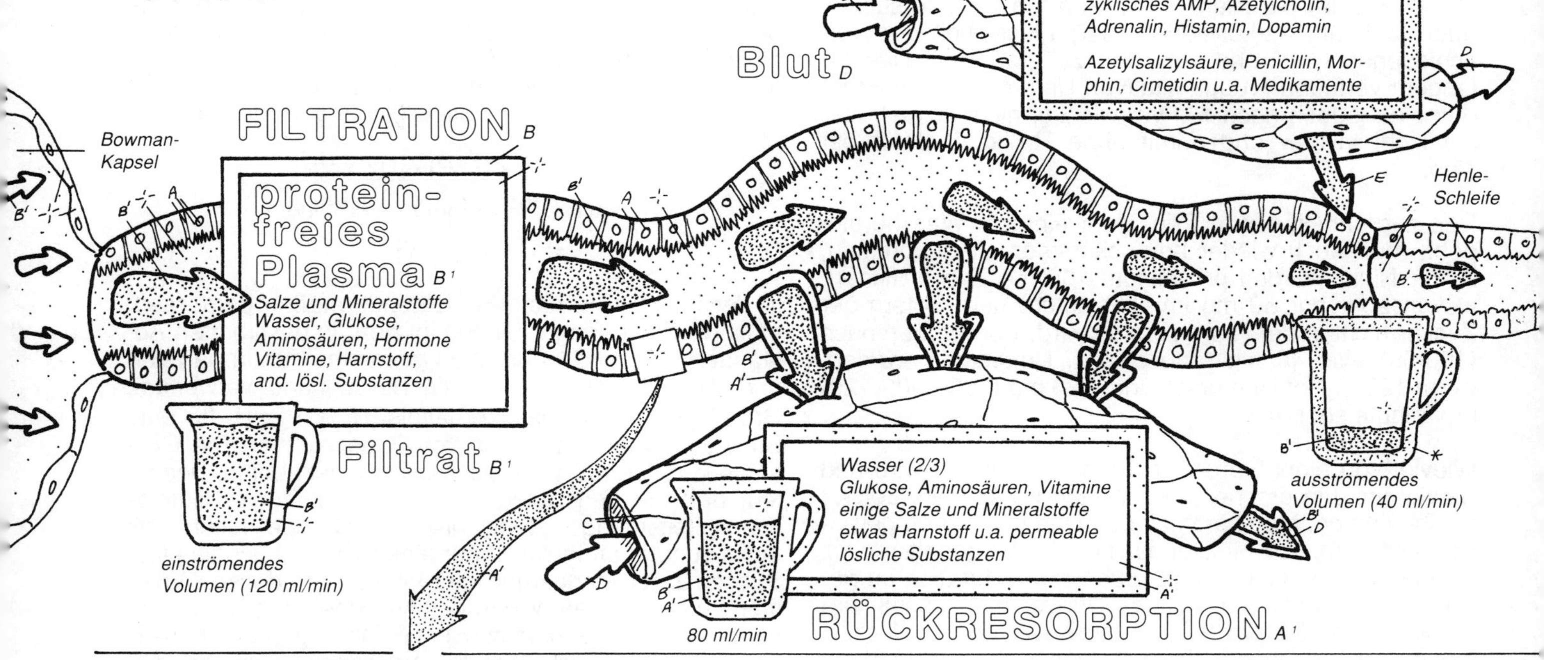

TUBULUSZELLE A¹-
basolaterale Membran A²
Bürstensaum (Mikrovilli) F
aktiver Transport G
Symport H
Diffusion I
erleichterte Diffusion J
Antiport K
Osmose L

Die meisten Vorgänge bei der Reabsorption sind an den Natriumtransport gekoppelt. Na^+ wird durch die Natrium-Kalium-Pumpe (die in der basolateralen Membran, nicht aber im Bürstensaum vorhanden ist) aus der Tubuluszelle gepumpt, so daß ein einseitiger Bewegungsablauf vom Lumen ins Blut vorgegeben ist. Aufgrund der elektrischen Anziehungskräfte zieht Na^+ Cl^- mit sich. Dies führt zu einem osmotischen Druckgradienten, der auch Wasser nachzieht. Infolge der Abwärtsbewegung von Natrium in die Zelle hinein werden andere Substanzen aufwärts gepumpt (Symport). Glukose und Aminosäuren werden gemeinsam mit Natrium in die Zelle (Symport), H^+ (im Austausch gegen Na^+) dagegen aus der Zelle transportiert (Antiport).

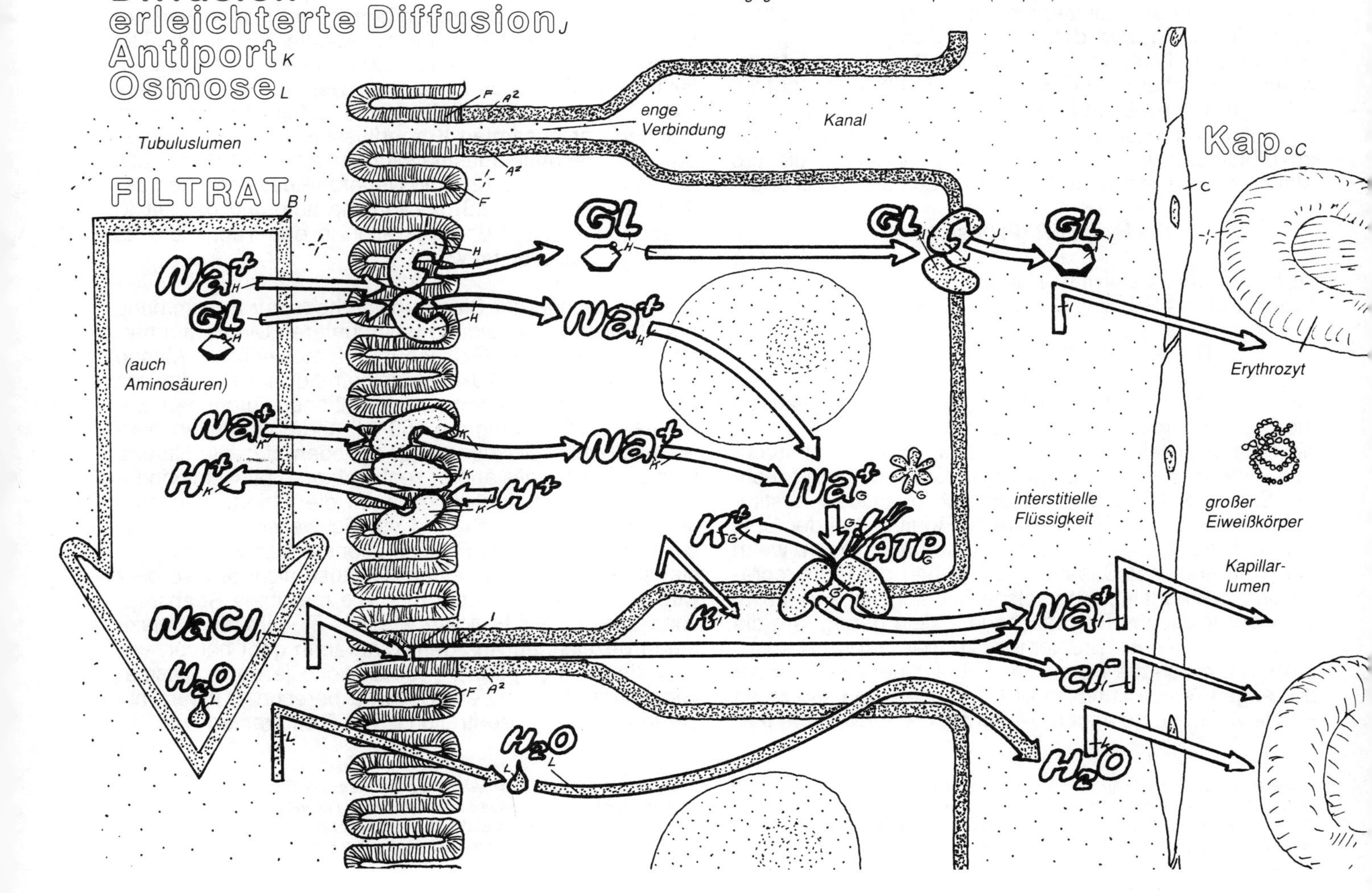

BESTIMMUNG DER FILTRATION, REABSORPTION UND SEKRETION

Es ist heute möglich, mittels invasiver Techniken (z.B. Nierenbiopsie) die Niere mikroskopisch zu untersuchen oder (z.B. am narkotisierten Tier) Flüssigkeit aus verschiedenen Nephronabschnitten zu gewinnen. Die seit langem verfügbaren quantitativen Untersuchungsmethoden sind jedoch nach wie vor wichtig, nicht zuletzt, weil sie nicht invasiv und damit ohne Risiko durchführbar sind.

Das zugrundeliegende Prinzip ist einfach: Was hereingeht, muß auch wieder herauskommen. Angenommen, in der Niere würden pro Minute 100 mg Zucker filtriert, wovon aber nur 60 mg im Urin erscheinen. Sofern der Zucker nicht in der Niere zerstört wird, würden demnach (100-60) also 40 mg reabsorbiert. Umgekehrt würden, wenn 120 mg im Urin erscheinen, 20 mg (100-120 = -20) pro Minute sezerniert.

Wieviel von einer Substanz pro Minute filtriert wird und wieviel im Urin erscheint, kann man berechnen. Letzteres ist einfach: Man sammelt den Urin über einen gewissen Zeitraum, z.B. 1 Stunde. Der Zuckergehalt pro ml Urin berechnet sich aus der Zuckerkonzentration im gesamten Urin bezogen auf das Urinvolumen (in ml) pro Stunde. Um die pro Minute ausgeschiedene Zuckermenge zu berechnen, dividiert man diesen Wert dann durch 60. Wenn E die Menge der pro Minute ausgeschiedenen löslichen Substanz, U_s die Konzentration dieser Substanz im Urin und V die pro Minute ausgeschiedene Urinmenge ist, gilt

$$E = U_s \times V \ (1).$$

Schwieriger ist dagegen die Bestimmung der Filtrationsmenge, also der Substanzmenge, die pro Minute filtriert wird. Ein Bezugswert dafür ist die Flüssigkeitsmenge (in ml), die pro Minute in der Niere filtriert wird - die glomeruläre Filtrationsrate (GFR). Sofern die GFR bekannt ist, läßt sich das Problem leichter lösen. Wenn P_s die Konzentration irgendeiner gelösten Substanz (z.B. Zucker) im Blutplasma ist, läßt sich die Zuckermenge, die pro Minute in der Niere filtriert wird (F), nach der Gleichung

$$F = P_s \times GFR \ (2) \text{ bestimmen.}$$

Je nach Tubulusaktivität (Reabsorption oder Sekretion), bezeichnet als RS_s, ergibt sich für die Endberechnung

$$RS_s = F - E = [P \times GFR] - [U_s \times V] \ (3).$$

Ist RS_s positiv, wird die betreffende Substanz reabsorbiert, ist es negativ, wird sie sezerniert.
Mit Hilfe der Gleichung (3) läßt sich also die RS_s berechnen - vorausgesetzt, die jeweiligen Größen auf der rechten Seite der Gleichung lassen sich quantitativ bestimmen. Bei S, U_s und V ist das reine Routine, bei der GFR dagegen nicht. Das Problem läßt sich aber lösen, wenn die R_s irgendeiner Substanz, die genau die GFR repräsentiert, bekannt ist. Eine solche Substanz ist z.B. Inulin: ein nicht toxisches Polysaccharid - klein genug, um die Filter in der Niere problemlos zu passieren, aber zu groß, um durch die Poren der Tubulusmembranen oder die engen Verbindungsstellen zwischen den tubulären Epithelzellen zu gelangen. Außerdem ist Inulin nicht fettlöslich, kann also die doppelte Lipidschicht der Zellmembran nicht durchdringen. Inulin wird nicht im Körper gebildet und auch nicht metabolisiert, so daß es kein spezielles Transportsystem dafür gibt. Da die Nierentubuli Inulin weder sezernieren noch reabsorbieren, ist R_s von Inulin = 0. Für Inulin lautet die Gleichung (3) demnach

$$0 = [P_{IN} \times GFR] - [U_{IN} \times V].$$

Nach GFR aufgelöst heißt sie:

$$GFR = [U_{IN} \times V] : P_{IN}.$$

In der Praxis wird die GFR folgendermaßen gemessen: Inulin wird in geringer Menge injiziert, in bestimmten Abständen Blut- und Urinproben gesammelt und analysiert und diese Ergebnisse für die Berechnung verwendet. Grundsätzlich wird das Verhältnis $[U_{IN} \times V] : P_s$ für eine Substanz S als Clearance von S bezeichnet. Die GFR entspricht der Inulin-Clearance. Dabei ist aber zu beachten, daß die GFR lediglich für die pro Minute filtrierte Flüssigkeitsmenge steht, also im Grunde nichts mit Inulin zu tun hat. Inulin ist nur eine willkürlich eingesetzte Substanz zur Markierung des Filtrats, um dessen Volumen zu bestimmen. Wenn der Ausscheidungsmodus einer bestimmten Substanz (S) in Erfahrung gebracht werden soll, bietet sich dieselbe Vorgehensweise an, nur müssen nun Blut- und Urinproben sowohl für Inulin als auch für S ausgewertet werden. Aufgrund der Inulinmeßwerte läßt sich die GFR wieder nach Gleichung (3) berechnen. Mit diesem Ergebnis sowie den Blut- und Urinwerten von S kann dann auch RS_s nach Gleichung (3) bestimmt werden. Dieses Vorgehen ist klinisch zur Bestimmung der Nierenfunktion von großer Bedeutung.

Anhand der Inulin-Clearance beträgt der Normalwert der GFR beider Nieren 120 ml pro Minute, d.h. jeden Tag werden 120 x 60 x 24 = 172800 ml Flüssigkeit glomerulär filtriert und in das Lumen der Nephrone abgegeben. Diese enorme Flüssigkeitsmenge entspricht etwa dem 3fachen der gesamten Körperflüssigkeit. Das bedeutet, daß das gesamte Plasmavolumen (etwa 3000 ml) alle 25 Minuten (3000 : 120) die Nephrone passiert oder, anders ausgedrückt, daß das Plasma aufgrund der selektiven Reabsorption und Sekretion in den Tubuli alle 25 Minuten aufgearbeitet wird.

Die Anwendung der Clearancemethode zur Bestimmung der Glukoseausscheidung ist im unteren Diagramm dargestellt. Dabei wird Glukose in unterschiedlicher Menge appliziert, um die Glukosekonzentration im Plasma von normalen auf sehr hohe Konzentrationen zu bringen. Bei normalen (70-110 mg pro 100 ml) und erniedrigten Werten wird keine Glukose ausgeschieden, d.h. die filtrierte Menge wird vollständig reabsorbiert. Mit steigender Plasmakonzentration nimmt auch die filtrierte Glukosemenge zu. Schließlich wird ein Schwellenwert erreicht, bei dem beinahe alle Reabsorptionsstellen voll ausgelastet sind, so daß ein Teil der Glukose nicht reabsorbiert wird und in den Urin übergeht. Die maximale Reabsorptionskapazität für Glukose wird als T_M (tubuläres Maximum) bezeichnet. Aus dem Diagramm geht hervor, wie sich die Reabsorption R_s für Glukose je nach Plasmakonzentration verändert. Sie wird berechnet, indem bei der jeweiligen Konzentration E von F subtrahiert wird.

Hinweise: Verwenden Sie für Filtration (C), Reabsorption (E) und Exkretion (D) dieselben Farben wie auf Tafel 56. Nehmen Sie Hellblau für A und eine dunkle Farbe für B. Bei den beiden oberen Abbildungen handelt es sich um die Bowman-Kapsel (Filtration) und einen Urintropfen (Exkretion).
1. Beginnen Sie mit der oberen Gleichung.
2. Malen Sie dann die 3 mittleren Bilder an. Beginnen Sie mit dem linken. Aus Gründen der Übersichtlichkeit ist die Zahl der zu filtrierenden Wasserbehälter in den ersten beiden Bildern absichtlich gering gehalten.
3. Malen Sie nun das Vorgehen bei der Messung der Glukosereabsorption im Blut an.

Wasser (ml)$_A$ Konzentration der gelösten Substanz (mg/ml)$_B$

Die Nierenleistung kann einfach gemessen werden, indem das Nettogleichgewicht zwischen einströmender Flüssigkeit (Filtration) und - als Urin - ausströmender Flüssigkeit (Exkretion) bestimmt wird. Für jede Substanz (S) gilt: Einstrom = filtriertes Plasmavolumen (ml) pro Minute (GFR) x Konzentration der Substanz S pro ml. Ausstrom = pro Minute ausgeschiedene Urinmenge (ml) x Konzentration der Substanz S pro ml Urin.

FILTRATION$_C$ EXKRETION$_D$ (Urin)$_D$

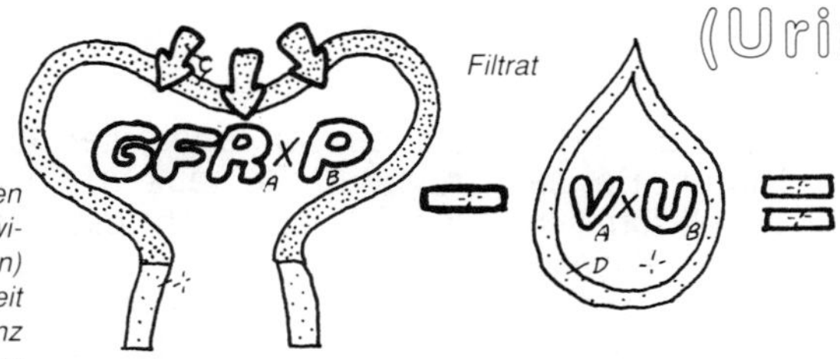

$$GFR_A \times P_B - V_A \times U_B =$$

das Maß für

REABSORPTION$_E$ oder SEKRETION$_F$

Wenn die Differenz (RS) zwischen Filtration und Exkretion positiv ist, dann steht RS für Reabsorption, ist sie negativ, für Sekretion.

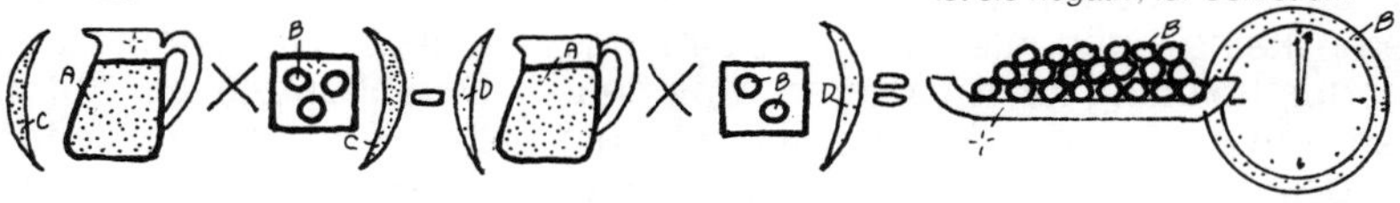

FILTRATION$_C$ und REABSORPTION$_E$

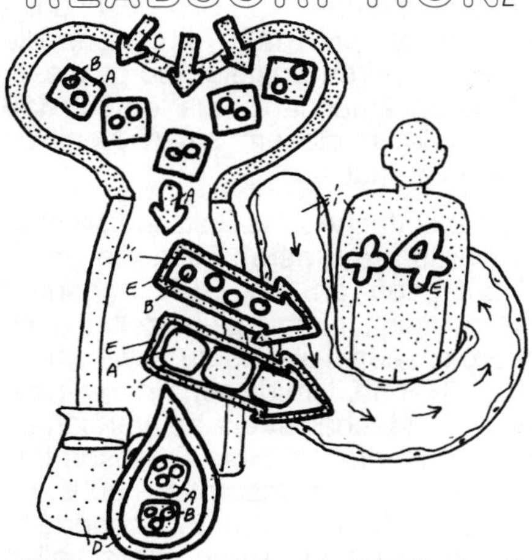

$$(5_A \times 2_B)_C - (2_A \times 3_B)_D = 4_E$$

Reabsorption$_E$

Zählen Sie die Zahl der gelösten Teilchen (kleine Kreise), die pro Min. filtriert werden: In jedem Wasserbehälter sind 2 enthalten; 5 Behälter werden pro Minute filtriert (GFR), d.h. 5 x 2 = 10 Teilchen pro Minute. Entsprechend werden 2 x 3 = 6 Teilchen pro Min. ausgeschieden. Die Differenz (RS=10-6=4 Teilchen pro Minute) wird reabsorbiert.

FILTRATION$_C$ und SEKRETION$_F$

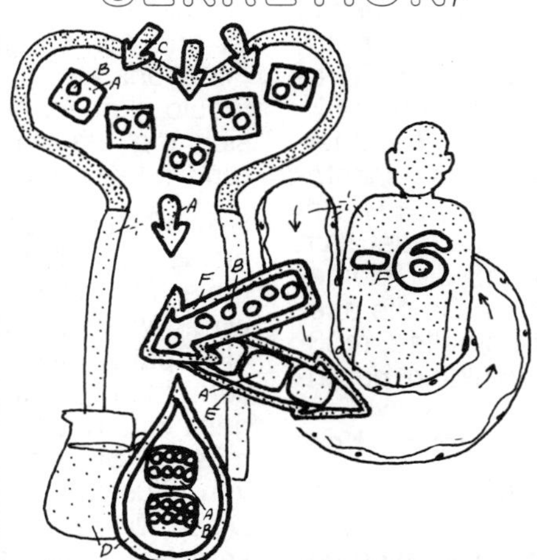

$$(5_A \times 2_B)_C - (2_A \times 8_B)_D = -6_F$$

Sekretion$_F$

Zählen Sie die pro Minute filtrierten Teilchen (5 x 2 = 10). Gleichzeitig werden 2 x 8 = 16 Teilchen pro Minute ausgeschieden. Die Differenz (RS = -6) ist negativ, d.h. 6 Teilchen werden pro Minute ausgeschieden.

NUR FILTRATION$_C$ INULIN$_{B'}$

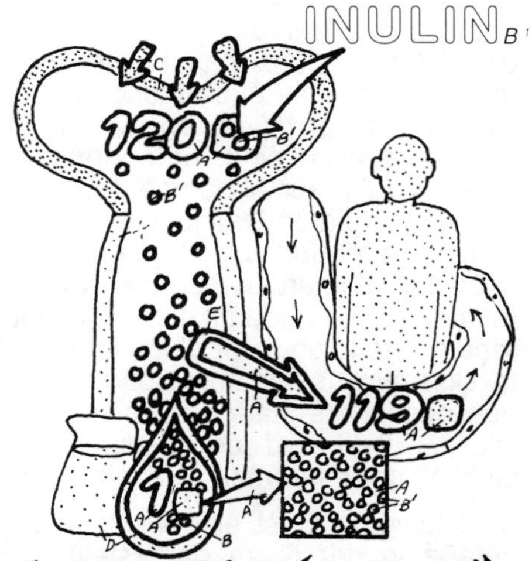

$$(120_A \times 2_B)_C - (1_A \times 240_B)_D =$$

Reabsorption = 0$_E$ Sekretion = 0$_F$

Inulin ist eine besondere Substanz, die weder reabsorbiert noch sezerniert wird ($RS_{IN} = 0$; Filtration = Exkretion). Diese Eigenschaft läßt sich für die Bestimmung der GFR nutzen. Inulin wird ins Blut injiziert, und anschließend werden Plasma- und Urinproben entnommen und analysiert. Wenn 240 Inulin-Teilchen pro Minute ausgeschieden werden und in jedem ml Plasma nur 2 Teilchen davon enthalten sind, sind 120 ml Plasma pro Minute erforderlich, um die 240 Teilchen auszuscheiden, d.h. die GFR beträgt 120 ml pro Minute (s. Berechnung unten).

$$(GFR_A \times P_{B'})_C - (V_A \times U_{B'})_D = 0_E$$

$$GFR_A = \frac{V_A \times U_{B'}}{P_{B'}}$$

$$GFR_A = C_{IN\,B'}$$

(Clearance von Inulin$_{B'}$)

BESTIMMUNG DER GLUKOSE-$_{B^2}$ REABSORPTION$_E$ (RS_{GL})$_E$

1.$^{B^2}$ Injektion:$_{\div}$ Glukose$_{B^2}$ + Inulin$_{B'}$

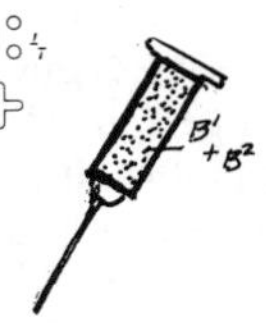

2.$^{B^2}$ Proben werden entnommen und gemessen$_{\div}$

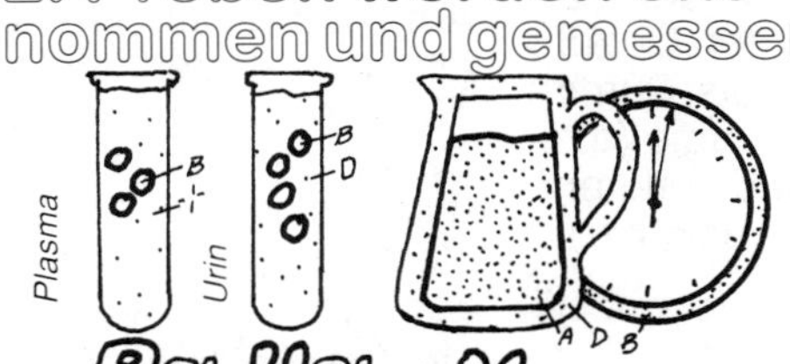

P_{GL_B}, U_{GL_B}, V_A

P_{IN_B}, U_{IN_B}

3.$^{B^2}$ $$GFR_A = \frac{V_A \times U_{IN\,B'}}{P_{IN}}$$

Die GFR kann aus den Meßdaten von P_{IN}, U_{IN} und V berechnet werden. Mit Hilfe dieses GFR-Wertes und den Werten für P_{GL}, U_{GL} und V läßt sich dann RS_{GL} bestimmen.

4.$^{B^2}$ $$(GFR_A \times P_{GL}^{B})_C - (V_A \times U_{GL}^{B^2})_D = RS_{GL\,E}$$

Die Ergebnisse dieser Berechnung bei verschiedenen Plasmaglukosekonzentrationen (P_{GL}) sind im Diagramm rechts dargestellt. RS_{GL} wird bestimmt, indem bei jeder Konzentration die ausgeschiedene Glukosemenge von der filtrierten Menge subtrahiert wird. Bei normalen (A) oder erniedrigten Konzentrationen wird keine Glukose ausgeschieden, sondern die gesamte Menge (F) reabsorbiert. Mit zunehmender P_{GL} steigen auch F und RS_{GL} an. Schließlich wird eine P_{GL} erreicht, bei der praktisch alle Reabsorptionsstellen maximal ausgelastet sind (B) und Glukose in geringer Menge in den Urin übertritt (C). Auch bei einer weiteren Zunahme von F steigt RS_{GL} nicht weiter an.

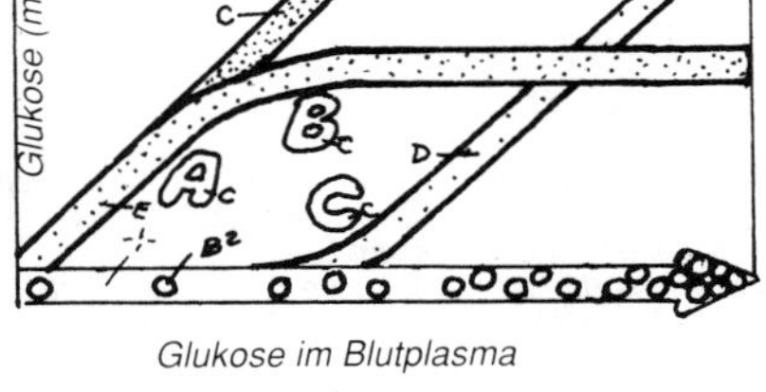

Glukose im Blutplasma

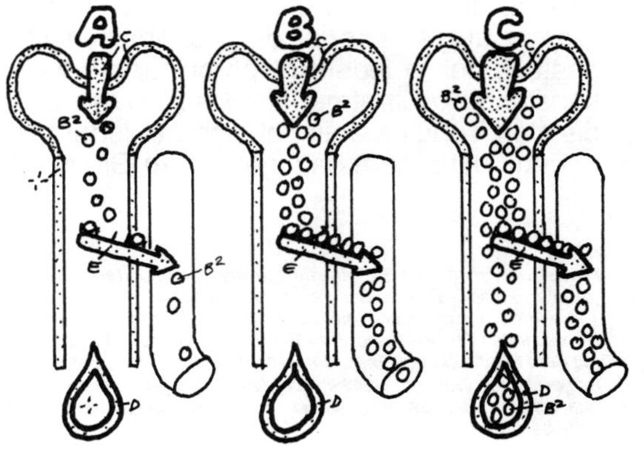

REGULATION DER GLOMERULÄREN FILTRATIONSRATE

Die Regulation der glomerulären Filtrationsrate (GFR) gehört zu den wichtigsten Aufgaben der Nieren. Bei einer zu hohen Filtrationsrate würden die Tubuli förmlich überschwemmt und hätten nicht genug Zeit, die Zusammensetzung der vorbeiströmenden Flüssigkeit zu verändern. Bei einer zu niedrigen Filtrationsrate dagegen könnten die Nieren keine adäquate Flüssigkeitsmenge bilden. Die Nierendurchblutung kann variieren, was häufig auf Vorgängen außerhalb der Niere beruht, z.B. ein plötzlicher Abfall des arteriellen Blutdrucks (Tafel 40). Aber trotz unterschiedlicher Nierendurchblutung können sowohl die GFR als auch die Nierenfunktion aufrechterhalten werden. Wie die Zeichnung A zeigt, führen starke Impulse des Nervus sympathicus zu einer Konstriktion der Arteriolen und damit einer Abnahme der Nierendurchblutung. Die Auswirkung auf die glomeruläre Filtrationsrate hängt davon ab, welche Arteriolen am stärksten kontrahiert sind. Eine Konstriktion der afferenten Arteriole führt zur Abnahme des (stromabwärts gerichteten) glomerulären Drucks und demzufolge der GFR. Bei einer Konstriktion der efferenten Arteriole befindet sich aber der Glomerulus stromaufwärts, so daß der glomeruläre Druck und damit die GFR zunehmen. Da die afferenten Arteriolen mehr glatte Muskulatur enthalten, müßte sich eine (sympathikusbedingte) Konstriktion bei ihnen besonders stark - auch auf die GFR - auswirken. Dieser Effekt wird jedoch durch die gleichzeitige Konstriktion der efferenten Arteriole abgeschwächt.

In Zeichnung B ist eine wichtige Eigenschaft der Blutgefäße in der Niere dargestellt: Sowohl Nierendurchblutung als auch GFR reagieren in einem bestimmten Bereich (zwischen 80-180 mmHg) auf Veränderungen des arteriellen Blutdrucks nur ganz wenig (vgl. den flachen Kurvenverlauf mit der punktierten diagonalen Linie, die zu erwarten wäre, wenn die Blutgefäße nur passiv reagieren würden). Dieses Phänomen gilt zwar für fast alle arteriellen Blutgefäße, ist aber bei der Niere am stärksten ausgeprägt. Es bleibt selbst dann bestehen, wenn alle Nervenleitungen durchtrennt sind, und verschwindet, sobald die glatte Muskulatur medikamentös ruhiggestellt ist. Offensichtlich reagiert die glatte Muskulatur in den Arteriolen. Normalerweise würde mit steigendem Blutdruck auch das Durchflußvolumen ansteigen. Dies wird aber verhindert, indem sich die glatte Muskulatur in der Arteriolenwand kontrahiert, wodurch der Gefäßdurchmesser verringert und gleichzeitig der Gefäßwiderstand erhöht wird. Infolgedessen steigt die Durchflußrate nicht so stark an, denn ein Teil der Energie (d.h. des Drucks) geht durch den hohen Widerstand verloren. Insofern nehmen Kapillardruck und GFR nur wenig zu.

Ob die Niere das »innere Milieu« im Körper (extrazelluläre Flüssigkeit) aufrechterhalten kann, hängt vor allem davon ab, wie schnell das glomeruläre Filtrat das distale Nephron passiert (Salz-, Wasser- und Säureaustausch). Wenn die Durchflußgeschwindigkeit zu groß oder zu gering ist, sind Reabsorption und Sekretion gestört. Im Diagramm unten links ist der Feedbackmechanismus dargestellt, der in jedem Nephron für die Herstellung einer konstanten Filtratmenge sorgt. Der Anfangsteil des distalen Tubulus befindet sich bei jedem Nephron direkt neben (juxta) dem dazugehörigen Glomerulus und bildet mit dessen afferenter Arteriole den juxtaglomerulären Apparat. Bei einem Anstieg der Durchflußrate nimmt gleichzeitig auch die Zufuhr bestimmter Substanzen (z.B. Cl^-) zum juxtaglomerulären Apparat zu. Dies führt (auf bisher ungeklärte Weise) zur Konstriktion der afferenten Arteriole, so daß die GFR in diesem Nephron abnimmt. Umgekehrt steigt die GFR bei abnehmender Durchflußrate an. Auf diese Weise ist die GFR auch mit der Reabsorptionsleitung des proximalen Tubulus verknüpft. Der zugrunde liegende Mechanismus ist besonders interessant, weil es sich hier um eine ganz lokale Regulation handelt, bei der jedes Nephron über ein eigenes, unabhängiges Kontrollsystem verfügt. Wenn z.B. der Glomerulus eines bestimmten Nephrons geschädigt ist und mehr Flüssigkeit passieren läßt, d.h. wenn die Filtrationsrate in diesem Nephron ansteigt, sorgt dieser tubulo-glomeruläre Feedbackmechanismus dafür, daß sich die afferente Arteriole in diesem einen Nephron (und in keinem anderen) verengt.

Schließlich sollen noch 2 einfache physikalische Mechanismen beschrieben werden, mit deren Hilfe die proximale Flüssigkeitsreabsorption an die GFR angepaßt wird. Wenn die GFR ansteigt, nimmt gleichzeitig auch die Reabsorption im proximalen Tubulus zu bzw. umgekehrt mit abnehmender GFR ab. Um diesen (in der Tafel ganz unten dargestellten) Mechanismus zu verstehen, müssen Sie sich zurückerinnern, daß die Reabsorption von Flüssigkeit von der Na^+-Rückresorption abhängt. Diese wiederum wird durch die Differenz zwischen aktivem Natriumtransport vom Lumen in den interstitiellen Raum und den Rückstrom von Na^+ in die umgekehrte Richtung bestimmt. Wenn die GFR abnimmt, wird kompensatorisch auch im proximalen Tubulus weniger Flüssigkeit reabsorbiert. Denn bei niedriger GFR geben die glomerulären Kapillaren weniger Flüssigkeit ab, so daß die Konzentration der Plasmaeiweiße im Glomerulus nicht so stark ansteigt. Demzufolge ist auch der onkotische Druck in den peritubulären Kapillaren verringert, so daß weniger Flüssigkeit aus dem Interstitium reabsorbiert wird. Dadurch erhöht sich der Gewebsdruck, so daß sowohl Wasser als auch Na^+ neben den Zellen ins Tubuluslumen zurückströmen können. Dieser Vorgang läuft umgekehrt ab, wenn die GFR und damit kompensatorisch auch die Reabsorption zunimmt.

Aufgrund dieses zweiten Mechanismus können die Veränderungen der tubulären Reabsorption zum proximalen Tubulus den Veränderungen der GFR angepaßt werden. Dabei spielt Na^+ eine wesentliche Rolle, das mit Glukose und Aminosäuren über ein gemeinsames Transportsystem verfügt. Bei normaler GFR werden diese Substanzen bereits im oberen Teil des proximalen Tubulus vollständig reabsorbiert. Bei steigender GFR werden dagegen mehr gelöste Substanzen filtriert, so daß auch der untere Teil des Tubulus am Reabsorptionsprozeß beteiligt ist. Wenn mehr gelöste Substanzen reabsorbiert werden, wird gleichzeitig auch mehr Flüssigkeit reabsorbiert. Der untere Abschnitt des proximalen Tubulus, der bei normaler GFR kaum für den Transport von Glukose und Aminosäuren gebraucht wird, steht bei erhöhter GFR als Reserve für die Reabsorption zur Verfügung.

Hinweise: Verwenden Sie Rot für die mit D markierten Flächen einschließlich RBF (renaler Blutfluß- D^3) und Schwarz für A und B.
1. Lesen Sie sich zuerst die oben stehende Frage durch und malen danach die Überschriften (1. oben und 2. unten) zu den beiden Hauptthemen an. Beginnen Sie mit dem Nephron oben links, dem Thema dieser Tafel. Beachten Sie dabei den oben eingerahmten Bereich, nämlich die Zellen des juxtaglomerulären Apparates (I), der aus distalen Tubuluszellen (G) einerseits und der afferenten Arteriole (C) andererseits besteht.
2. Malen Sie die Regulation der GFR durch starke Aktivität des Nervus sympathicus (J) an.
3. Malen Sie nun das Beispiel B an und beachten Sie dabei den steilen Anstieg sowohl des RBF als auch der GFR, sobald der arterielle Blutdruck 180 mmHg übersteigt.
4. Malen Sie nun die Reaktion des distalen Tubulus auf eine Erhöhung der GFR an. Beginnen Sie mit der GFR.
5. Malen Sie abschließend die beiden unteren Graphiken an. Beginnen Sie links.

WIE WIRD DER DURCHSTROM DURCH DEN DISTALEN TUBULUS REGULIERT? ₁

1. REGULATION DER GLOMERULÄREN FILTRATIONSRATE (GFR) A

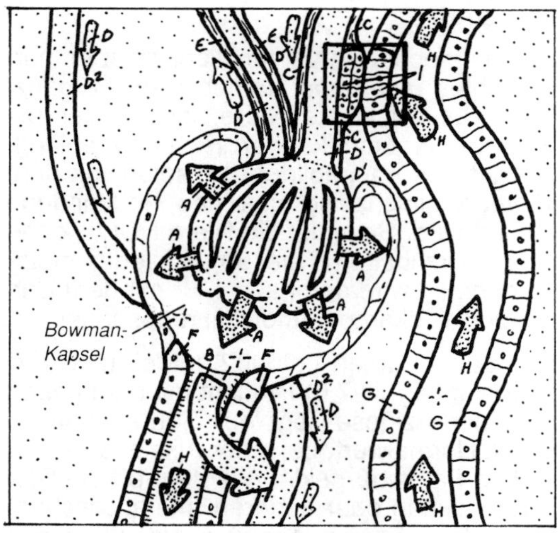

afferente Arteriole C
Blut D Glomerulus D¹
efferente Arteriole E
peritubuläre Kapillare D²
proximaler Tubulus F
distaler Tubulus G
gelöste Substanzen H
juxtaglomerulärer Apparat (JG) I

A. Regulation über den N. sympathicus J

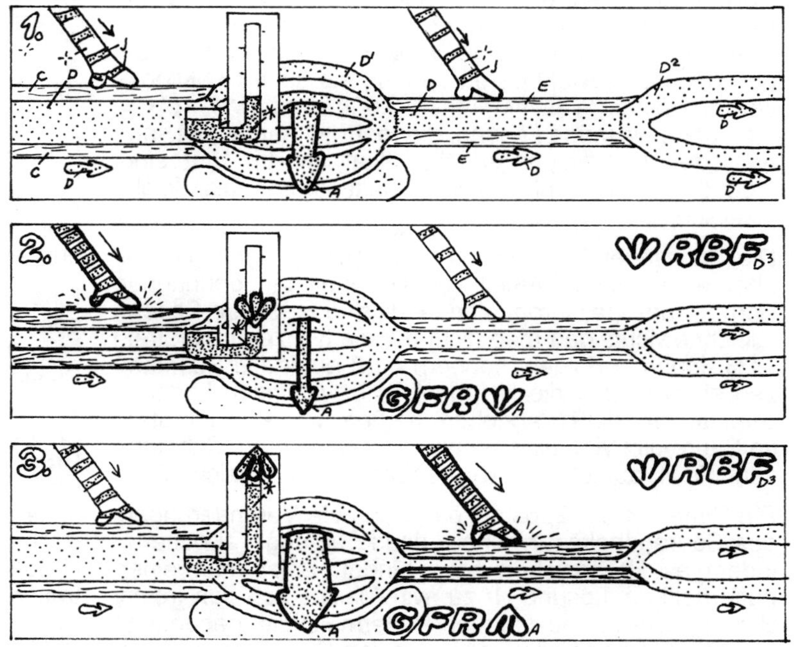

Die Nierendurchblutung (RBF) wird über starke Impulse des Nervus sympathicus gesteuert, die eine Konstriktion der Arteriolen hervorrufen können. Ihr Einfluß auf die GFR hängt davon ab, welche Arteriolen am stärksten verengt werden. Bei einer Konstriktion der afferenten Arteriole wird die Nierendurchblutung vermindert, was zu einer Abnahme des nach unten gerichteten (glomerulären) Drucks und demzufolge der GFR führt (2). Eine Konstriktion der efferenten Arteriole hat ebenfalls eine verminderte Nierendurchblutung zur Folge. Dabei befindet sich der Glomerulus aber stromaufwärts, so daß der Druck im Glomerulus und demzufolge auch die GFR ansteigt.

C. Feedbackmechanismus am distalen Tubulus G

Ein negativer Feedbackmechanismus sorgt dafür, daß durch die GFR jedes einzelnen Nephrons eine konstante Flüssigkeitsmenge in den Tubulus filtriert wird. Mit steigender Durchflußrate nimmt auch die Zufuhr bestimmter Substanzen (z.B. Cl⁻) zum juxtaglomerulären Apparat zu und führt zur Konstriktion der afferenten Arteriole, so daß die GFR in diesem Nephron abnimmt.

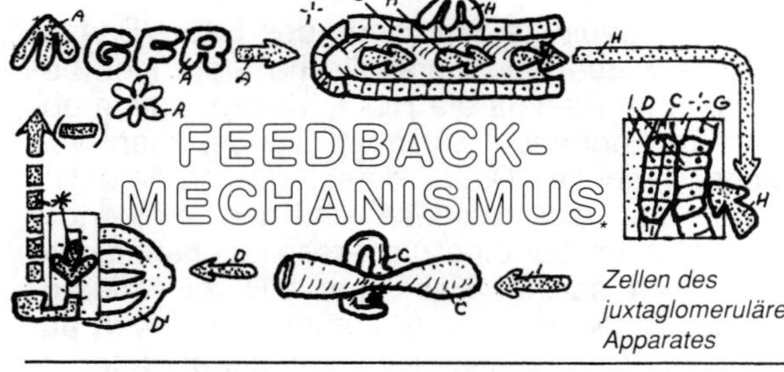

B. lokale Reaktion auf Veränderungen des arteriellen Blutdrucks

RBF und GFR reagieren auf Veränderungen des systemischen arteriellen Blutdrucks relativ gering (vgl. mit der punktierten Linie, in der die Kurve verlaufen würde, wenn die Blutgefäße passive Strukturen wären). Die Blutgefäße regulieren die Durchblutung, indem sie sich kontrahieren, sobald der intravasale Druck ansteigt. Dadurch bieten sie einen höheren Widerstand und verhindern, daß der erhöhte Druck zu einem entsprechenden Anstieg der Durchblutung führt.

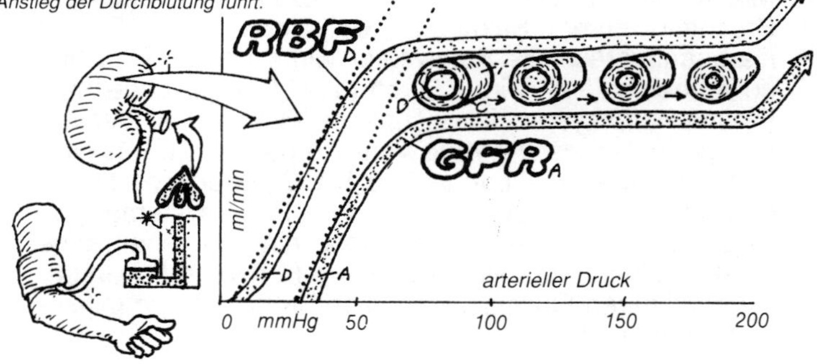

2. REGULATION DER REABSORPTION AM PROXIMALEN TUBULUS B

Die Reabsorption von Flüssigkeit hängt von der Na⁺-Rückresorption ab. Diese ergibt sich aus der Differenz zwischen aktivem Na⁺-Transport (vom Lumen in den interstitiellen Raum, ISF) und Natriumrückstrom in umgekehrter Richtung durch den interzellulären Spalt. Eine Abnahme der GFR kompensiert der proximale Tubulus mit einer verminderten Flüssigkeitsreabsorption, denn: weniger Filtrat → geringere Konzentration der Plasmaproteine (onkotischer Druck) im ISF, die an die peritubulären Kapillaren weitergeleitet werden → geringere Reabsorption von Flüssigkeit aus dem ISF in die Kapillaren → erhöhter Druck im ISF → vermehrter Rückstrom von Na⁺ durch den engen interzellulären Spalt → geringere Na⁺-Rückresorption → geringere Flüssigkeitsrückresorption. Umgekehrt führt ein Anstieg der GFR zu einer kompensatorischen Zunahme der Reabsorption.

normale GFR A

↓ GFR A

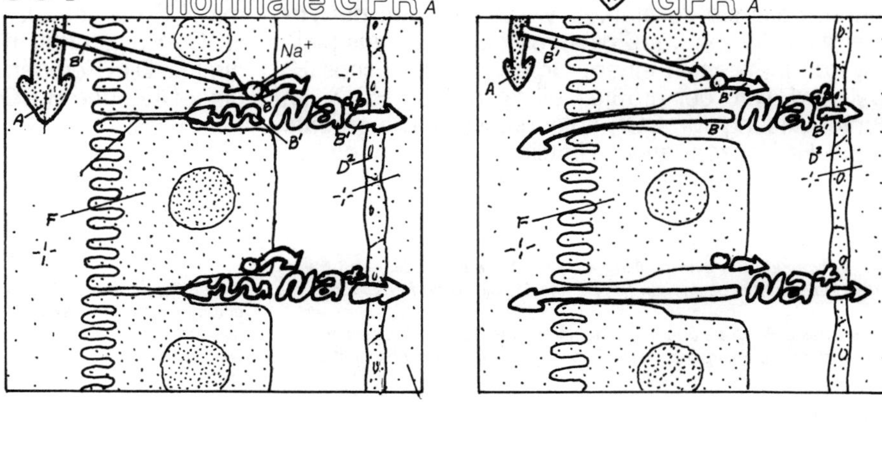

DAS SÄURE-BASEN-GLEICHGEWICHT

Das Säure-Basen-Gleichgewicht wird durch verschiedene Mechanismen aufrechterhalten, die die H^+-Ionen-Konzentration in der extrazellulären Flüssigkeit regulieren. Trotz seiner im Vergleich zu Na^+ etwa 4000mal geringeren Plasmakonzentration spielt H^+ eine wichtige Rolle, weil es sehr reaktionsfreudig ist. Als (einfach positiv geladenes) Proton geht es leicht mit Molekülen, insbesondere Proteinen, eine Verbindung ein und verändert dadurch sowohl deren Ladung als auch Reaktionsweise. Reines Wasser enthält 0,0001 mmol H^+ (pH = 7,0). Jede wässrige Lösung, die mehr H^+ enthält, ist sauer, jede die weniger enthält, alkalisch. Im Blut sind 0,00004 mmol H^+ (pH = 7,4) enthalten, es ist also leicht alkalisch.

Die Zahl freier H^+-Ionen ist zwar gering, dafür gibt es aber einen hohen Anteil von H^+-Ionen in gebundener Form. Zum besseren Verständnis des Säure-Basen-Gleichgewichts darf man nicht nur die Konzentration freier H^+-Ionen verfolgen, sondern muß auch alle Substanzen einbeziehen, die H^+ abgeben bzw. binden können. Substanzen, die H^+ abgeben, heißen Säuren. Eine starke Säure gibt viel, eine schwache wenig H^+ ab. Substanzen, die H^+ aufnehmen, werden als Basen bezeichnet.

Ein Puffer ist ein Substanzpaar, das die Veränderungen des Säuregehaltes in einer Lösung abfängt (abpuffert), indem es H^+ speichert bzw. bindet. Setzt man einer pufferhaltigen Lösung H^+ zu, wird dieses von den freien Bindungsstellen bestimmter Puffermoleküle gebunden. Im umgekehrten Fall wird H^+ aus den Speichern anderer Puffermoleküle in die Lösung abgegeben. Ein Puffer braucht sowohl mit H^+ besetzte als auch freie Bindungsstellen, die H^+ abgeben (Säuren) bzw. aufnehmen (Basen) können.

Ein wichtiges Puffersystem des Körpers sind die beiden Substanzen Bikarbonat und Kohlensäure:

$$H^+ + HCO_3^- \rightleftharpoons H_2CO_3 \rightleftharpoons H_2O + CO_2.$$

H_2CO_3 (Kohlensäure) ist der Säureanteil, der H^+ freisetzen kann, und HCO_3^- (Bikarbonat) die H^+ bindende Base. In Wasser läuft diese Reaktion etwa innerhalb 1 Minute ab, in Niere und Erythrozyten hingegen im Bruchteil einer Sekunde, weil dort das Enzym Carboanhydrase als Katalysator wirkt. Da die Reaktion so schnell abläuft, wird CO_2 oft mit H_2CO_3 gleichgesetzt. Dieses Puffersystem ist deshalb so wichtig, weil 2 seiner Komponenten ganz streng vom Körper kontrolliert werden: CO_2 über die Lunge und H_2CO_3 über die Nieren. Obwohl es im Körper noch andere Puffersysteme gibt, sind Lunge und Niere durch diese einfache chemische Reaktion (mit deren Hilfe sie die H^+-Konzentration in der extrazellulären Flüssigkeit konstant erhalten) eng miteinander verknüpft.

Bei normaler Ernährung produziert der Mensch jeden Tag 60 mM H^+-Ionen in Form von Schwefel-, Phosphor- und organischen Säuren. Diese Säuren werden metabolische Säuren genannt, weil sie nicht aus CO_2 entstehen. Falls sie zu starken Veränderungen der H^+-Konzentration führen, muß dies von der Niere ausgeglichen werden. Wenn in einem Organ metabolisches H^+ gebildet wird, wird der größte Teil davon von HCO_3^- im Blut (unter Bildung von CO_2) aufgenommen. Die erhöhte CO_2- und H^+-Konzentration stimulieren die Atmung, so daß CO_2 leichter eliminiert (abgeatmet) werden kann. In diesem Fall ist die Bikarbonatgleichung nach rechts verschoben, weil der eine Reaktionspartner (H^+) kontinuierlich gebildet und gleichzeitig eines der Produkte (CO_2) laufend abgegeben wird.

Dieser Regulationsmechanismus funktioniert aber nur, solange verbrauchtes Bikarbonat immer wieder ergänzt wird. Diese Aufgabe erfüllt die Niere, indem hier die Bikarbonat-Reaktion in umgekehrter Richtung abläuft. Die Niere scheidet das neugebildete H^+ sofort mit dem Urin aus, während gleichzeitig das neu entstandene HCO_3^- reabsorbiert wird. So bildet die Niere HCO_3^-, ohne gleichzeitig H^+ zurückzuhalten (Tafel 60). Für jedes metabolisch entstandene H^+ wird demnach 1 H^+ mit dem Urin ausgeschieden und 1 Bikarbonatmolekül reabsorbiert.

Eine H^+-Konzentration unter 0,00002 mMol (pH 7,7) oder über 0,0001 mMol (pH 7,0) ist nicht mit dem Leben vereinbar. Bei einer Azidose liegt der Säuregehalt im Plasma über dem Normalwert, bei einer Alkalose liegt er darunter. In jedem Fall muß geklärt werden, ob die Störung auf respiratorischen oder anderen (metabolischen) Ursachen beruht. Den besten Anhaltspunkt bietet das HCO_3^-/H_2CO_3-Puffersystem: Ein Anstieg der H_2CO_3-Konzentration führt zu einer Erhöhung der H^+-Ionen-Konzentration, während bei einem Anstieg von HCO_3^- die freien H^+-Ionen gebunden werden und dadurch die H^+-Konzentration abnimmt.

Atmungsbedingte Störungen des Säure-Basen-Gleichgewichts führen zu Veränderungen des CO_2- bzw. H_2CO_3-Plasmaspiegels. Ist dieser - z.B. bei beschleunigter Atmung - erniedrigt, ist auch der Nachschub an H^+-Ionen geringer, und die H^+-Ionenkonzentration nimmt ab - ein Zustand, der als respiratorische Alkalose bezeichnet wird. Die Niere muß dann kompensatorisch HCO_3^- ausscheiden, damit das Plasma wenigstens einen Teil der vielen Substanzen ausschalten kann, die die wenigen H^+-Ionen binden. Umgekehrt werden CO_2 (und H_2CO_3) bei bestimmten Krankheiten, z.B. Pneumonie und Poliomyelitis, nicht in ausreichendem Maße ausgeschieden, was zu einem Säureanstieg im Plasma (respiratorische Azidose) führt. Dies kann die Niere kompensieren, indem sie den HCO_3^--Plasmaspiegel dem (erhöhten) H_2CO_3-Spiegel angleicht.

Nicht-respirationsbedingte Störungen des Säure-Basen-Gleichgewichts werden als metabolische Störungen bezeichnet. Wenn im Plasma die HCO_3^--Konzentration abund die H^+-Konzentration zunimmt, spricht man von metabolischer Azidose. Dabei deutet die erhöhte H^+-Konzentration auf eine Azidose und die erniedrigte HCO_3^--Konzentration auf eine nicht-respirationsbedingte Ursache hin. Ein solcher Fall kann z.B. bei Nierenversagen oder Diabetes mellitus auftreten und wird auf respiratorischem Weg kompensiert, weil die erhöhte H^+-Konzentration zur Stimulation der Atmung und demzufolge zur Abnahme der CO_2- und H_2CO_3-Konzentration führt. Eine metabolische Alkalose kann bei Erbrechen mit HCl-Verlust aus dem Magen auftreten, wodurch die HCO_3^--Konzentration zu- und die H^+-Konzentration abnimmt. Die Kompensation über die Atmung beruht auf einer CO_2- und H_2CO_3-Retention.

Hinweise: Verwenden Sie eine dunkle Farbe für A. Beachten Sie, daß 3 verschiedene Kohlenstoffverbindungen (B^1, B^2 und B^3) die gelbe Farbe von B erhalten.
1. Malen Sie beide Beispiele über Veränderungen des Blut-pH-Spiegels an.
2. Malen Sie dann die Bikarbonatreaktion über dem unteren Bildabschnitt an.
*3. Verfolgen Sie den Weg des Wasserstoffs vom * in der Leber über die (nach unten gerichtete) Reaktion mit der Abgabe von CO_2 in die Niere. Verfolgen Sie diesen Prozeß weiter bis zur Abgabe von Säure in den Urin und den Übertritt von Bikarbonat ins Plasma.*

STARKE SÄURE A-
Wasserstoffion, H^+ A' A'

PUFFERSYSTEM B-
Bikarbonat, HCO_3^- B' B'
Kohlensäure, H_2CO_3 B² A B²

Was ist ein Puffer? B

Als Puffer wird ein Substanzpaar bezeichnet, das die Änderung des Säuregrades einer Lösung abfängt (abpuffert).

NORMALER pH-WERT IM PLASMA 7,4 A'

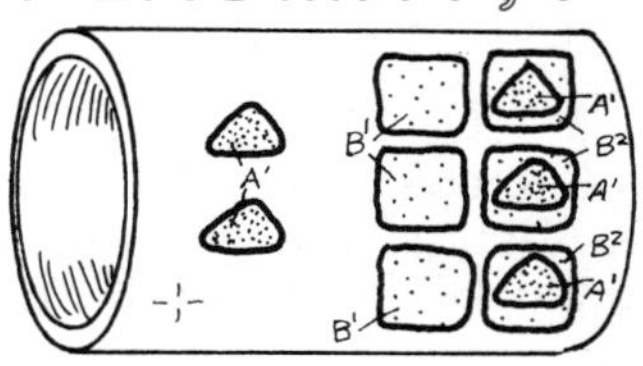

pH-WERT IM PLASMA A'

PUFFER-WIRKUNG B-

Wenn dem Blut Säure (H^+) zugesetzt wird, nimmt der pH-Wert ab. Diese erhöhte Azidität läßt sich durch einen Puffer verringern, der einen Teil der H^+-Ionen bindet.

Hypoventilation

Säure
pH 7.4-7.1 A'

Hyperventilation

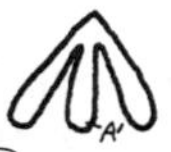

Base
pH 7.4-7.7 A'

Wird dagegen Säure aus dem Blut entfernt, wird es alkalischer (der pH-Wert steigt an). Diese Reaktion läßt sich durch einen Puffer verringern, der H^+ freisetzt und einen Teil der verlorenen Säure ersetzt.

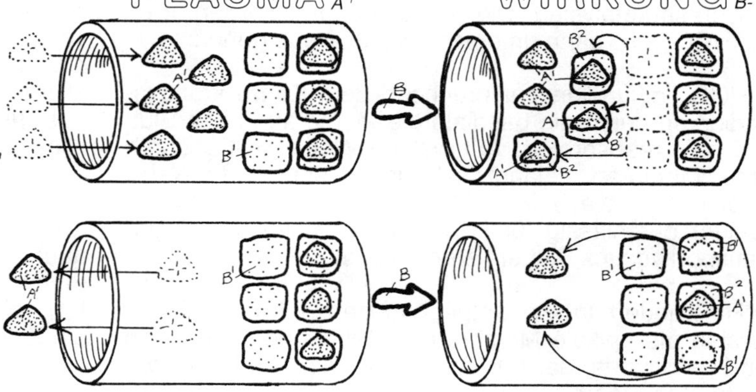

$$H^+_{A'} + HCO_3^-{}_{B'} \underset{B^2}{\overset{B'}{\rightleftharpoons}} H_2CO_3{}_{B^3} \underset{C}{\overset{B^2}{\rightleftharpoons}} H_2O_C + CO_2{}_{B^3}$$

Die Substanzen Bikarbonat und Kohlensäure bilden ein wichtiges Puffersystem. H_2CO_3 (Kohlensäure) ist der Säureanteil, weil sie H^+ freisetzen kann, HCO_3^- die H^+ bindende Base. Dieses System ist besonders wichtig, weil es über CO_2 an die Atmung gekoppelt ist und dadurch auch mit dem CO_2-Reservoir in der Atmosphäre Verbindung hat.

REGULATION ÜBER DIE ATMUNG (schnell) D-

Lunge D
Atemzentrum E
Nerv E'

Bei normaler Ernährung produziert jeder Mensch pro Tag 60 mM H^+ in Form von Schwefel-, Phosphor- und organischen Säuren. Diese Säuren werden als metabolische Säuren bezeichnet, weil sie nicht aus CO_2 entstehen. Im Bild rechts ist metabolisches H^+ dargestellt, das in der Leber gebildet wurde. Die meisten dieser H^+-Ionen werden vom HCO_3^- im Blut aufgenommen, wobei CO_2 entsteht. Die Erhöhung der CO_2- und H^+-Konzentrationen stimuliert die Atmung. Dadurch kann CO_2 leichter eliminiert werden. Infolgedessen wird die Bikarbonatgleichung nach rechts verschoben, weil H^+ kontinuierlich gebildet und CO_2 entfernt wird.

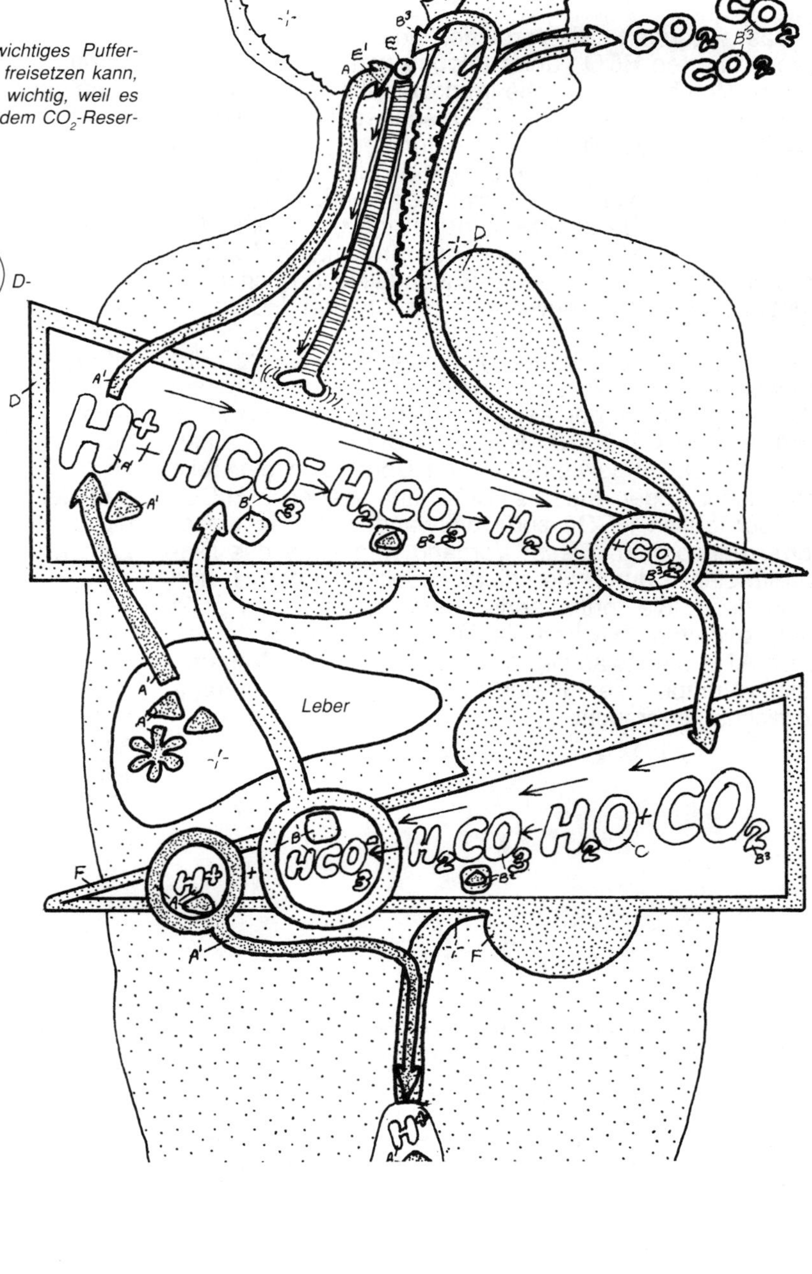

REGULATION ÜBER DIE NIERE (langsam) F-

Niere F

Die oben dargestellte Regulation über die Atmung funktioniert aber nur, solange das verbrauchte Bikarbonat immer wieder ergänzt wird. Dieser Aufgabe kommt die Niere nach, da hier die Bikarbonatreaktion in genau umgekehrter Richtung abläuft - was dadurch bedingt ist, daß die Niere das neugebildete H^+ sofort mit dem Urin ausscheidet. Dabei wird gleichzeitig das neu entstandene HCO_3^- reabsorbiert. Auf diese Weise bildet die Niere HCO_3^-, ohne gleichzeitig H^+ zurückzuhalten.

REGULATION DES SÄURE-BASEN-GLEICHGEWICHTS IN DER NIERE

Die Regulation des Säuregehalts im Plasma beginnt im proximalen Tubulus (Diagramm oben). Dort werden ca. 80-90 % des filtrierten HCO_3^- reabsorbiert. Dabei geschieht folgendes:

1. In der Zelle wird aus CO_2 und Wasser Kohlensäure gebildet. Diese Reaktion wird durch das Enzym Carboanhydrase katalysiert. Die Kohlensäure dissoziiert in H^+ und HCO_3^-, die dann unterschiedliche Wege gehen.

2. HCO_3^- diffundiert entsprechend dem Konzentrationsgradienten durch die basolaterale Membran in das Blut, wird also reabsorbiert. Auf welche Weise HCO_3^- durch diese Membran gelangt, ist bisher ungeklärt. Wahrscheinlich ist die apikale Membran (Bürstensaum) viel weniger durchlässig für HCO_3^-, was diesen einseitigen Transportweg ins Blut erklären könnte.

3. H^+ wandert in die entgegengesetzte Richtung und passiert die apikale Membran mit Hilfe eines speziellen Na^+-H^+-Antiports, der nur dort (nicht dagegen in der basolateralen Membran) vorhanden ist. Dabei wird das intrazelluläre H^+ gegen Na^+ aus dem Lumen ausgetauscht und in das Lumen des Nephrons abgegeben. Dieser Antiport verläuft aufgrund des hohen Konzentrationsgradienten nur in einer Richtung.

4. Das sezernierte H^+ verbindet sich mit dem im Nephron filtrierten HCO_3^- unter Bildung von H_2CO_3. Da die äußere Membranoberfläche im proximalen Tubulus Carboanhydrase enthält, wird H_2CO_3 sehr schnell in Wasser und CO_2 aufgespalten. CO_2 diffundiert entsprechend dem Konzentrationsgradienten in die Zelle, wo es wieder bei 1 in die Reaktionskette eintreten kann. Das in diesem Reaktionsablauf sezernierte H^+ tritt nie in den Urin über. Die wichtigste Funktion des proximalen Tubulus bei der Erhaltung des Säure-Basen-Gleichgewichts besteht also in der Rückgewinnung des filtrierten HCO_3^-.

Wenn Sie sich ein klares Bild über die HCO_3^--Reabsorption machen wollen, verfolgen Sie den Weg von CO_2, angefangen bei seinem Übergang ins Filtrat in Form von HCO_3^-. HCO_3^- wird in H_2CO_3 und im Lumen dann in CO_2 umgewandelt. Beim Übertritt in die Zelle wird dieses (oder anderes) CO_2 dann wieder in H_2CO_3 und schließlich HCO_3^- zurückverwandelt und in dieser Form reabsorbiert. Dieser Vorgang wird - wie das Diagramm zeigt - durch die ständige Sekretion von H^+ und diese durch die fortlaufende Reabsorption von Na^+ in Gang gehalten. Die Energie für den gesamten Prozeß liefert ATP, und zwar wird diese Energie für die Natrium-Kalium-Pumpe (die für den Natriumgradienten verantwortlich ist) gebraucht.

Ähnliche Prozesse laufen auch innerhalb der distalen Tubuluszellen ab. Allerdings enthält das Filtrat kaum noch HCO_3^- (das meiste wurde bereits im proximalen Tubulus reabsorbiert). H^+ wird weiterhin sezerniert (vor allem im Sammelrohr), jedoch nicht mehr im Antiport mit Na^+, sondern direkt gekoppelt an die ATP-Spaltung (aktiver Transport). Allerdings können die Nierenzellen nur in begrenztem Umfang H^+ sezernieren. Sobald die Konzentration freier H^+-Ionen im Lumen zu hoch ist (pH < 4,5), wird die H^+-Sekretion eingestellt. Die Puffersysteme allerdings, insbesondere Phosphatpuffer aus dem Filtrat (die freies H^+ binden), verhindern einen zu starken Anstieg der H^+-Ionenkonzentration im Lumen.

$$H^+ + HPO_4^{2-} \longrightarrow H_2PO_4^-$$

Die Niere bildet außerdem Ammoniak (NH_3). Wie CO_2 ist auch NH_3 fettlöslich und kann die Zellmembran leicht durchdringen. Es diffundiert ins Lumen und bindet dort H^+, wobei NH_4^+ (Ammonium) entsteht. Ammonium kann die Zellmembran aufgrund seiner positiven Ladung allerdings nicht so leicht überwinden. Es wird im Lumen festgehalten und gemeinsam mit H^+ ausgeschieden.

$$H^+ + NH_3 \longrightarrow NH_4^+$$

Das an Ammoniak und Phosphat gebundene und im Urin ausgeschiedene H^+ dient als Ausgleich für die Produktion metabolischer Säuren. Für jedes ausgeschiedene H^+ wird ein HCO_3^- reabsorbiert, das nicht aus dem Filtrat stammt und deshalb durch die Bezeichnung »neu« abgegrenzt wird!

Bei einer Azidose steigt die H^+-Konzentration im Plasma an, was die Niere durch Ausscheidung von Säure im Urin kompensiert. Bei einer respiratorischen Azidose ist die CO_2-Konzentration erhöht, was die Nierenzellen zur Bildung und Sekretion von H^+ anregt. Bei einer metabolischen Azidose wird dagegen weniger HCO_3^- filtriert, so daß auch weniger H^+-Ionen im Lumen festgehalten und über den Urin ausgeschieden werden können. HCO_3^- wird vollständig reabsorbiert, und der größte Teil von HPO_4^{2-} in $H_2PO_4^-$ überführt. Bei einer chronischen Azidose bildet die Niere vermehrt NH_3. Dies führt zu einer höheren Pufferkapazität des Filtrats, wodurch mehr H^+ (in Form von NH_4^+) transportiert werden kann, ohne daß der pH-Wert des Filtrats wesentlich abnimmt. Auf diese Weise steigt der H^+-Gradient zwischen Zelle und Lumen trotz erhöhter H^+-Sekretion nicht so stark an.

Bei einer Alkalose nimmt die H^+-Konzentration sowohl im Plasma als auch in der Zelle ab. Da dies auch die Nierenzellen betrifft, steht weniger intrazelluläres H^+ für die Sekretion zur Verfügung. Infolgedessen wird HCO_3^- nur unvollständig reabsorbiert und z.T. mit dem Urin ausgeschieden. Der Urin wird alkalisch. Das Blut hat beim Verlassen der Niere einen höheren Säuregehalt als das einströmende Blut.

Hinweise: Verwenden Sie Rot für B und dieselbe Farbe wie auf Tafel 59 für Wasser (D), Wasserstoffion (F), Kohlendioxyd (C), Kohlensäure (C^1) und Bikarbonat (C^2).
1. Beginnen Sie mit dem proximalen Tubulus. Malen Sie zuerst die Zellmembran (A^2, A^3) und die Kapillare (B) an. Die Rolle, die Na^+ (G) in diesem Prozeß spielt, wird am besten verdeutlicht, indem der Weg vom Filtrat im Tubuluslumen durch die Zellmembran (mit Hilfe eines gegenläufigen Transportmechanismus, G^1) und aus der Zelle heraus (über die Natrium-Kalium-Pumpe, G^3) verfolgt wird. Beginnen Sie im oberen Teil der Zelle entsprechend der Numerierung.
2. Verfahren Sie beim distalen Tubulus genauso. Malen Sie zuerst den Weg von Na^+ an. Aus Platzgründen ist in der unteren Zelle der Schritt, der der Bildung von Kohlensäure (C^1) vorausgeht (die Verbindung von Kohlendioxyd und Wasser unter Enzymeinwirkung) weggelassen worden.
3. Malen Sie nun das mittlere Bild an, in dem alle Prozesse zusammengefaßt sind.

PROXIMALER TUBULUS A
Kapillare B
Zellmembran A¹
Bürstensaum A²
basolaterale Membran A³
Kohlendioxyd C
Wasser D
Karboanhydrase E
Kohlensäure C¹
Bikarbonat C²
Wasserstoff-Ion F
Na^+_G / H^+_F - Antiport G¹
Na^+_G - $K^+_{G^2}$-Pumpe G³

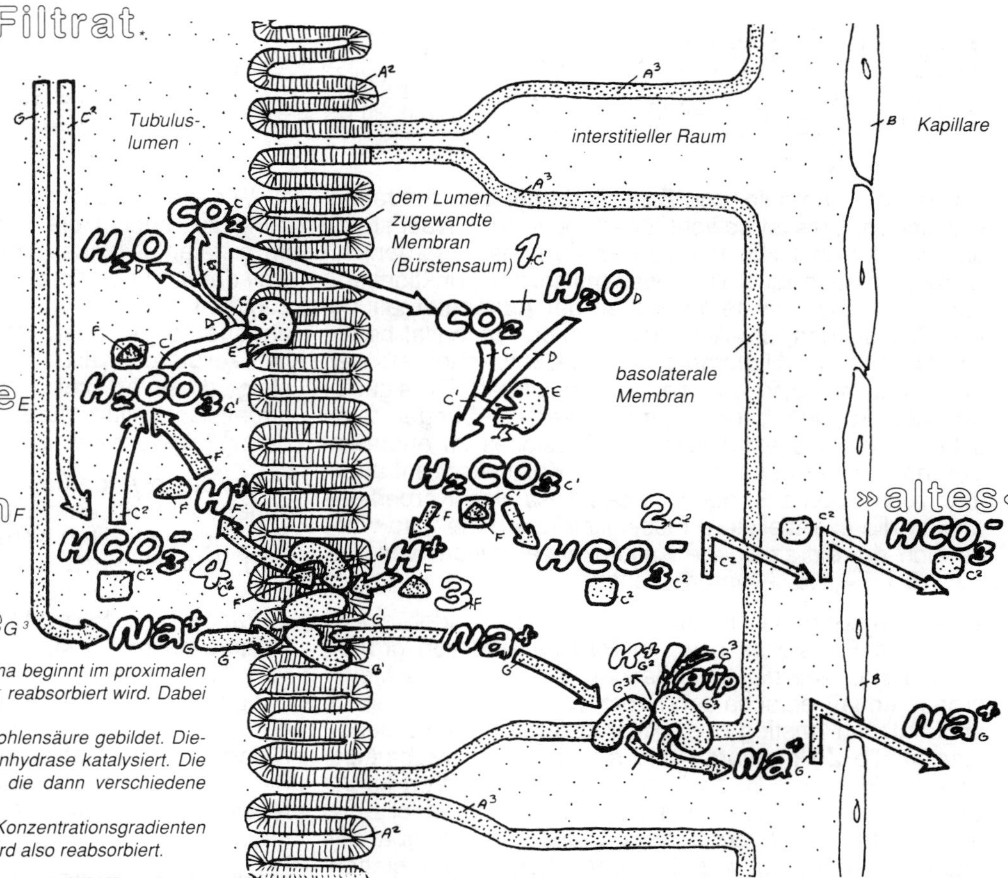

Die Regulation des Säuregehaltes im Plasma beginnt im proximalen Tubulus, wo das meiste des filtrierten HCO_3^- reabsorbiert wird. Dabei geschieht folgendes:

1. In der Zelle wird aus CO_2 und Wasser Kohlensäure gebildet. Diese Reaktion wird durch das Enzym Karboanhydrase katalysiert. Die Kohlensäure dissoziiert in H^+ und HCO_3^-, die dann verschiedene Wege gehen.

2. HCO_3^- diffundiert entsprechend dem Konzentrationsgradienten durch die basolaterale Membran ins Blut, wird also reabsorbiert.

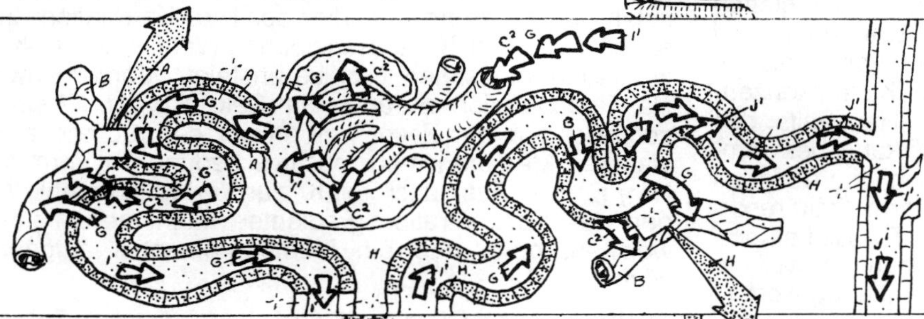

3. H^+ wird gegen Na^+ ausgetauscht und in das Lumen abgegeben.

4. Dieses H^+ verbindet sich mit dem im Nephron filtrierten HCO_3^-. Dabei bildet sich Wasser und CO_2. CO_2 diffundiert entsprechend dem Konzentrationsgradienten in die Zelle, wo es wieder bei 1 in die Reaktionskette eintreten kann. Die Reaktion läuft immer in der angegebenen Richtung ab. Das liegt daran, daß H^+ kontinuierlich aus der Zelle in das Lumen transportiert wird. Die Energie für den H^+-Transport liefert der Na^+-Gradient.

DISTALER TUBULUS H
Bürstensaum H¹
basolaterale Membran H²
PUFFER: I
Monohydrogenphosphat I¹
Dihydrogenphosphat I²
Ammoniak J
Ammonium-Ion J¹

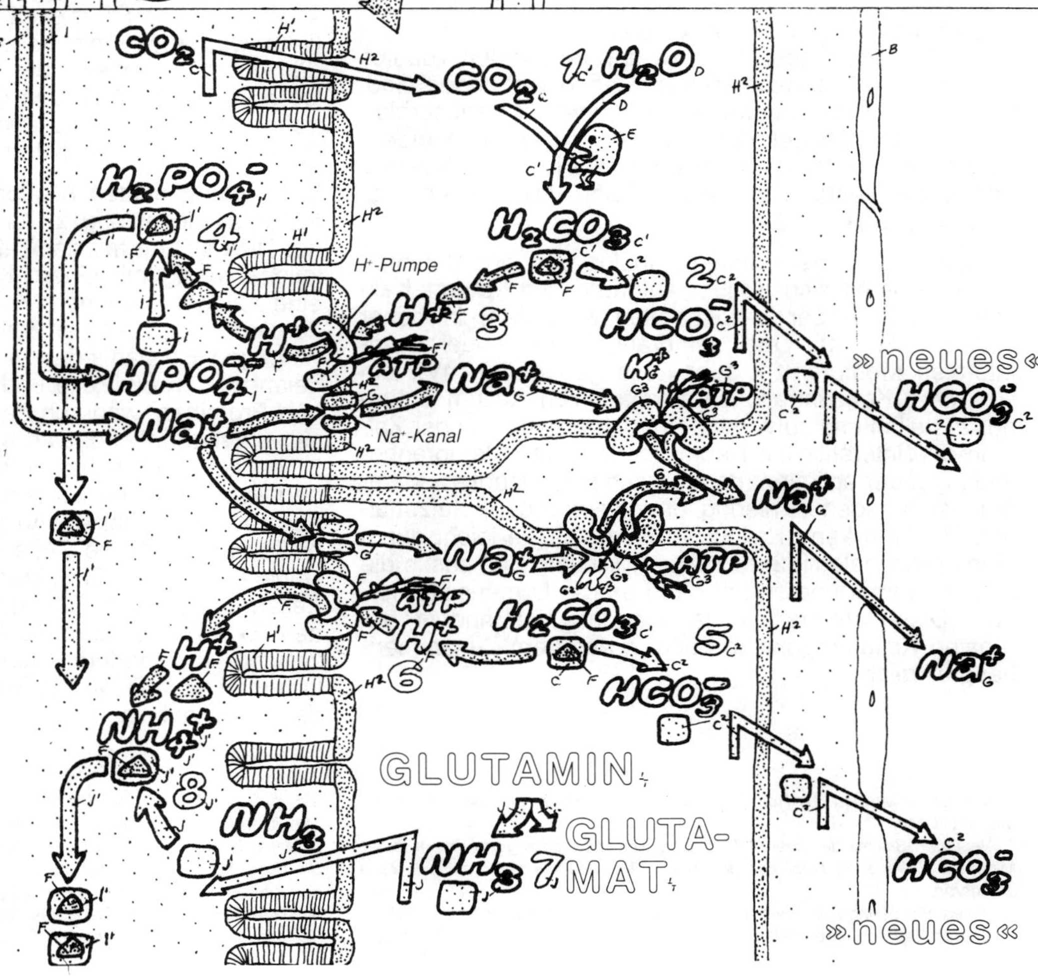

Ähnliche Prozesse laufen auch innerhalb der distalen Tubuluszellen ab; allerdings ist im Lumen kaum HCO_3^- enthalten (weil das meiste im proximalen Tubulus reabsorbiert wurde). H^+ wird zwar weiterhin sezerniert, aber nicht gegen Na^+ ausgetauscht, sondern ist direkt an die ATP-Aufspaltung gekoppelt. Sobald die Konzentration freier H^+-Ionen im Lumen zu sehr ansteigt, wird die H^+-Sekretion eingestellt. Auch die Puffersysteme, z.B. die Phosphatpuffer aus dem Filtrat (die freies H^+ binden), verhindern einen zu starken Anstieg der H^+-Ionenkonzentration im Lumen (4). Falls diese Puffer aufgebraucht sind, beginnt die Niere mit der Bildung von Ammoniak (7), das ins Lumen diffundiert und dort H^+ bindet, wobei Ammonium entsteht (8). Ammonium wird im Lumen festgehalten und zusammen mit H^+ ausgeschieden. Dieses ausgeschiedene H^+ gleicht die Produktion metabolischer Säuren aus. Für jedes ausgeschiedene H^+ wird ein HCO_3^- reabsorbiert, das nicht aus dem Filtrat stammt und deshalb als »neues« HCO_3^- bezeichnet wird.

REGULATION DER KALIUM-KONZENTRATION IM DISTALEN NEPHRON

Kalium ist innerhalb der Zelle in hoher Konzentration vorhanden. Dies ist sowohl für ein optimales Wachstum, als auch für die DNS- und Protein-Synthese erforderlich. Darüber hinaus ist Kalium wesentlich am Funktionsablauf vieler Enzymsysteme und an der Aufrechterhaltung von Zellvolumen, pH-Wert und Membranpotential beteiligt. Da sich der Hauptanteil des Kaliums innerhalb der Zelle (und nur 2,5 % in der extrazellulären Flüssigkeit) befindet, können bereits geringe Verschiebungen zwischen intra- und extrazellulärer Flüssigkeit zu enormen Veränderungen der extrazellulären Kaliumkonzentration führen. Würden z.B. nur 5 % des gesamten Körperkaliums in die extrazelluläre Flüssigkeit übergehen, so würde sich die extrazelluläre Kaliumkonzentration (von 2,5 auf 2,5 + 5 = 7,5 %) verdreifachen.

Veränderungen der Kaliumkonzentration in der extrazellulären Flüssigkeit bzw. im Plasma sind von großer Bedeutung, weil die Erregbarkeit der Zelle (das Membranpotential) entscheidend vom extrazellulären Kalium abhängt. Ein Anstieg des extrazellulären Kaliums depolarisiert die Zellmembran und steigert die Erregbarkeit, was am Herzen z.B. zu Kammerflimmern führen kann. Umgekehrt wird die Zellmembran bei abnehmender Kaliumkonzentration hyperpolarisiert und die Erregbarkeit dadurch verringert, was bei der Skelett- und glatten Muskulatur zu schlaffen Lähmungen, Blähungen und Diarrhoe führen kann. Mögliche Ursachen von Verschiebungen der intra- und extrazellulären Kaliumkonzentration sind Störungen des Säure-Basen-Haushalts, des hormonellen Gleichgewichts und die Wirkung bestimmter Medikamente. Bei normaler Ernährung wird übrigens pro Tag mehr Kalium aus dem Magen-Darm-Trakt resorbiert als in der gesamten extrazellulären Flüssigkeit enthalten ist - was aber keine negativen Folgen hat, weil die Niere das extrazelluläre Kalium kontinuierlich reguliert.

Das meiste K^+ wird im proximalen Tubulus und in der Henle-Schleife reabsorbiert, so daß im distalen Tubulus nur noch 5-10 % der filtrierten Menge vorhanden sind. Dort kann Kalium dann entweder weiter reabsorbiert oder - was häufiger der Fall ist - sezerniert werden. Regulatorische Veränderungen der Kaliumausscheidung finden größtenteils in den distalen Abschnitten des Nephrons statt.

In den Zellen des distalen Tubulus und der Sammelrohre sammelt sich Kalium aufgrund der Natrium-Kalium-Pumpe (in der basolateralen Membran) in hoher Konzentration an. Das Membranpotential in der basolateralen Membran ist aber hoch genug (70 mV), um sich dem Konzentrationsgradienten von Kalium entgegenzustellen und zu verhindern, daß Kalium von der Zelle in den interstitiellen Raum übertritt. Das Membranpotential an der apikalen (dem Lumen zugewandten) Membran ist dagegen zu niedrig, um diesen Prozeß aufzuhalten. Dadurch kann Kalium an dieser Stelle leicht durch Membrankanäle fließen. Kalium wird vom Blut aus in die Zelle gepumpt und strömt dann an der Lumenseite heraus. Diese Vorstellung ist für das Verständnis der renalen Kaliumregulation auch in anderem Zusammenhang hilfreich.

1. Wie oben beschrieben, nimmt die Kaliumausscheidung zu, sobald die intrazelluläre Kaliumkonzentration im distalen Tubulus (bzw. den Sammelrohren) ansteigt, weil dadurch der Konzentrationsgradient zum Lumen hin zunimmt. Da aber der Kaliumgehalt aller Körperzellen annähernd gleich ist, kann auf diese Weise die gesamte intrazelluläre Kaliumkonzentration reguliert werden: steigt diese an, kommt es zu einem vermehrten Ausstrom von Kalium durch apikale Kanäle ins Lumen und demzufolge zur vermehrten Kaliumausscheidung.

2. Da durch Änderungen der intrazellulären Kaliumkonzentration (und demzufolge der Kaliumsekretion) auch die Plasma-Kalium-Konzentration zu- bzw. abnimmt, wird dadurch auch das Plasma-Kalium zumindest teilweise reguliert. Darüber hinaus gibt es einen weiteren wirkungsvollen Feedbackmechanismus: Ein Anstieg des Plasma-Kaliums regt die Nebennierenrinde zur Bildung von Aldosteron an, welches Sekretion und Ausscheidung von K^+ (und Reabsorption von Na^+) fördert. Im Gegensatz zu anderen Feedbackmechanismen, an denen Aldosteron beteiligt ist, wird die Nebennierenrinde von K^+ direkt (ohne Zwischenschaltung des Renin-Angiotensin-Systems) stimuliert.

3. Der K^+-Ausstrom aus der Tubuluszelle bietet eine zusätzliche Erklärung für die positive Korrelation zwischen Na^+- und K^+-Ausscheidung. Wenn die Na^+-Konzentration im distalen Tubulus ansteigt, nehmen sowohl Na^+-Reabsorption als auch Na^+-Sekretion zu. K^+ strömt schneller aus der Zelle, weil an der dem Lumen zugewandten Membran mehr positive Ladung (in Form von Na^+) für den Austausch mit K^+ zur Verfügung steht. Wegen des Konzentrationsgradienten kann mehr K^+ entweichen, ohne daß ein Membranpotential aufgebaut würde.

4. Wenn mehr Flüssigkeit durch den distalen Tubulus fließt, wird auch mehr K^+ ausgeschieden. Dies ist durch den »Auswascheffekt« der stärkeren Strömung im Tubulus zu erklären: Aufgrund der verminderten K^+-Konzentration im Lumen wird immer wieder Kalium aus den Tubuluszellen nachgeliefert.

5. Bei einer akuten Alkalose nimmt normalerweise die Kaliumausscheidung zu und bei einer akuten Azidose ab. Dies stimmt mit der Tatsache überein, daß eine Alkalose häufig mit einem K^+-Einstrom in die Zelle und eine Azidose mit einem K^+-Ausstrom aus der Zelle einhergeht - als ob an der Zellmembran ein Austausch von K^+ gegen H^+ stattfinden würde. Bei einer Azidose z.B. gelangt H^+ in die Zelle und reagiert mit negativ geladenen Proteinen, wodurch deren negative Ladung teilweise aufgehoben wird. Das Kation (positiv geladenes Ion) K^+ befindet sich plötzlich im Überschuß, weil zu wenig negative Ladungen vorhanden sind, um alle K^+-Ionen in der Zelle festzuhalten. Aufgrund seiner hohen Permeabilität verläßt K^+ die Zelle - die Nierenzellen bilden da keine Ausnahme. Bei einer Azidose geben deshalb die Zellen des distalen Tubulus und der Sammelrohre K^+ in den Extrazellulärraum ab, so daß nicht nur das intrazelluläre K^+, sondern auch der K^+-Ausstrom ins Tubuluslumen vermindert ist. Bei einer Alkalose tritt genau das Gegenteil ein.

Hinweise: Verwenden Sie Rot für alle Blutgefäße (E) einschließlich Arteriolen und Kapillaren.

1. Beginnen Sie mit der oberen Abbildung. Der mit K^+ markierte Bezirk in der Mitte der Zelle oben links soll den hohen Kaliumanteil innerhalb der Zelle markieren.

2. Malen Sie danach das Bild in der Mitte an, auf dem der Weg des Filtrats durch das Nephron dargestellt ist. Beginnen Sie oben links und achten Sie darauf, daß K^+ (A) aus dem Filtrat (F) verschwindet, sobald es im proximalen Tubulus (nicht anmalen) reabsorbiert wurde.

3. Malen Sie nun die Vergrößerung des Vorgangs bei der Sekretion an. Achten Sie dabei auf die beiden Symbole für die Konzentrationsgradienten von K^+ in der unteren Tubuluszelle im Vergleich z. d. beiden elektrischen Potentialen (C).

4. Malen Sie zuletzt die Zusammenfassung ganz unten an. Beginnen Sie mit dem als Kreis dargestellten erhöhten Kaliumspiegel im Blut.

DIE ROLLE VON K⁺ FÜR DIE ERREGBARKEIT VON NERVEN UND MUSKELN A

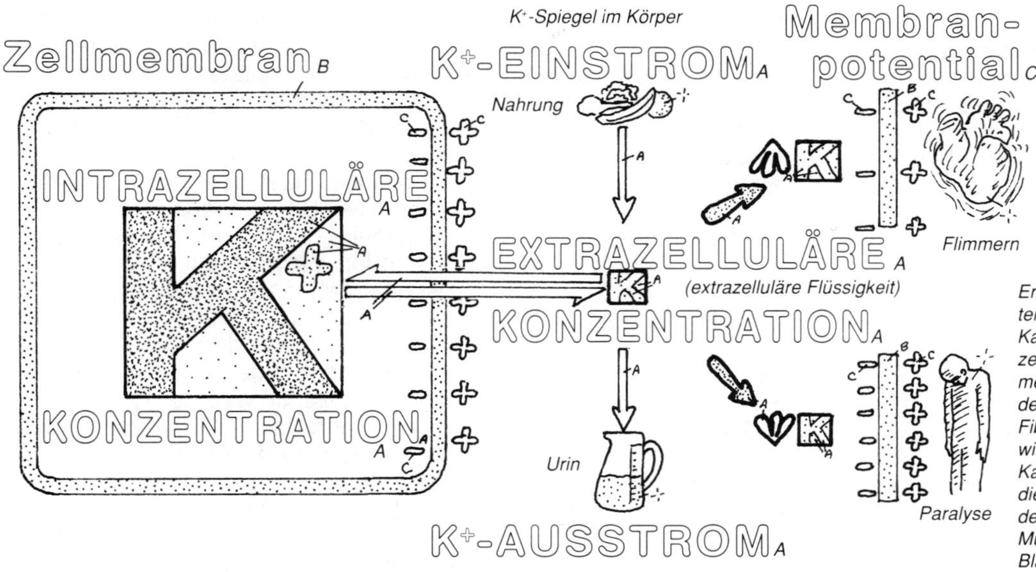

Der Hauptanteil des Kaliums in unserem Körper (ca. 90 %) befindet sich innerhalb der Zellen und nur etwa 2,5 % in der extrazellulären Flüssigkeit (der Rest ist im Knochen enthalten). Bereits eine geringe Abnahme der intrazellulären Kaliumkonzentration von z.B. 5%, könnte zu einem erheblichen Anstieg der extrazellulären Kaliumkonzentration (z.B. von 2,5 auf 7,5 %, also zu einer Verdreifachung) führen - wenn nicht die Niere die Kaliumkonzentration im Plasma regulieren würde.

Veränderungen der Kaliumkonzentration im Plasma sind deshalb von so großer Bedeutung, weil die Erregbarkeit der Zelle (das Membranpotential) sehr stark vom extrazellulären Kalium abhängt. Ein Anstieg des extrazellulären Kaliums depolarisiert die Zellmembran und steigert die Erregbarkeit der Herzmuskulatur, was zu muskulären Fibrillationen führen kann. Umgekehrt wird die Zellmembran bei abnehmender Kaliumkonzentration hyperpolarisiert und die Erregbarkeit infolgedessen vermindert, was bei der Skelett- und glatten Muskulatur zu schlaffen Lähmungen, Blähungen und Diarrhoe führen kann.

REGULATION DES K⁺-SPIEGELS ÜBER DIE SEKRETION A IM DISTALEN TUBULUS D

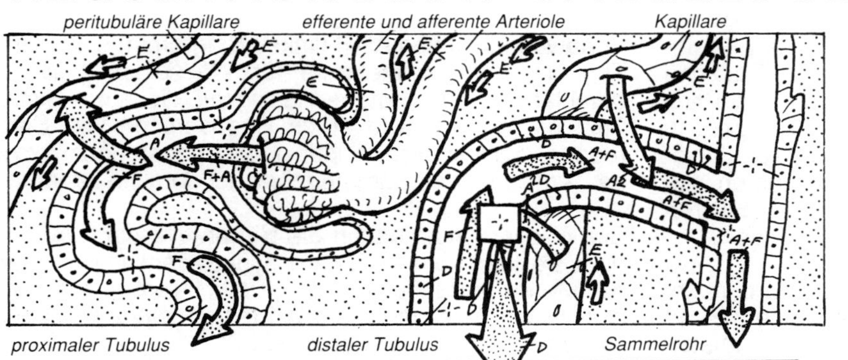

K⁺ wird im proximalen Tubulus und in der Henle-Schleife reabsorbiert, so daß im distalen Tubulus nur noch 5-10 % der filtrierten Menge vorhanden ist. Dort kann Kalium dann entweder weiter reabsorbiert oder - was häufiger der Fall ist - sezerniert werden. Regulatorische Veränderungen der Kaliumausscheidung finden meist in diesen distalen Abschnitten des Nephrons statt.

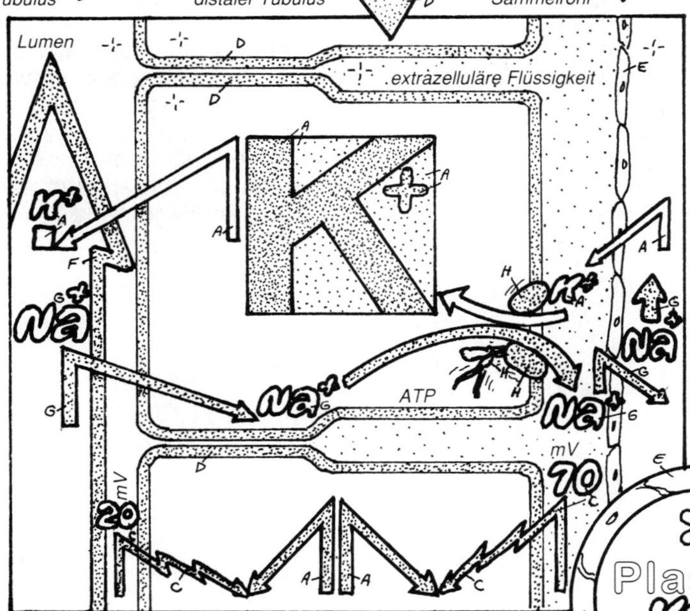

In den Zellen des distalen Tubulus und der Sammelrohre liegt K⁺ wegen der Natrium-Kalium-Pumpe in der basolateralen Membran hochkonzentriert vor. Das Membranpotential der basolateralen Membran ist aber hoch genug (70 mV), um sich dem Konzentrationsgradienten von K⁺ entgegenzustellen und zu verhindern, daß K⁺ von der Zelle in den interstitiellen Raum übertritt. Das Membranpotential an der apikalen (dem Lumen zugewandten) Membran ist dagegen zu gering, um diesen Prozeß aufzuhalten. Dadurch kann K⁺ an dieser Stelle leicht diffundieren. Es wird also vom Blut aus in die Zelle gepumpt und strömt dann durch die Kanäle an der Lumenseite heraus. Die intrazelluläre Kaliumkonzentration wird dadurch reguliert, daß der Kaliumstrom aus der bzw. in die Zelle zu- oder abnimmt. Die extrazelluläre Kaliumkonzentration wird dagegen über einen negativen Feedbackmechanismus gesteuert. Ein Anstieg des Plasma-Kalium-Spiegels stimuliert die Freisetzung von Aldosteron aus der Nebennierenrinde. Aldosteron fördert die Sekretion von K⁺ aus den distalen Tubuluszellen und führt dadurch die Plasma-Kalium-Konzentration wieder auf normale Werte zurück.

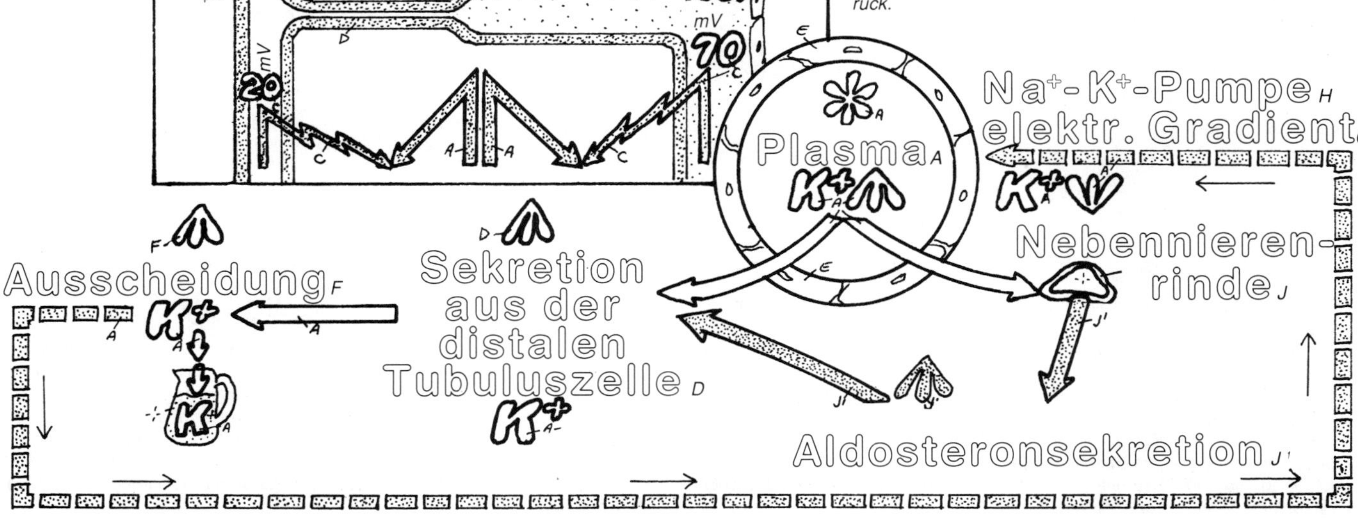

FLÜSSIGKEITSGLEICHGEWICHT IM KÖRPER UND ANTIDIURETISCHES HORMON

Tiere, die im Süßwasser leben, sind ständig mit dem Problem des Flüssigkeitsgleichgewichts konfrontiert. Ihr Blutplasma hat aufgrund seiner hohen Osmolarität die Tendenz, Wasser aus der Umgebung aufzunehmen. Sie scheiden deshalb laufend große Mengen Wasser aus, um nicht von Flüssigkeit »überschwemmt« zu werden. Bei Landlebewesen (auch Menschen) besteht dagegen die Gefahr auszutrocknen. Vögel und Säuger scheiden nur geringe Mengen an konzentriertem Urin aus, um den Wassergehalt ihres Körpers zu erhalten.

Nur Vögel und Säuger können hypertonen Urin (stärker konzentriert als ihr Plasma) bilden - vorausgesetzt, sie verfügen über eine lange, hochentwickelte Henle-Schleife. Man ging deshalb ursprünglich davon aus, daß der hypertone Urin in der Henle-Schleife gebildet wird. Diese Vorstellung mußte allerdings nach den ersten Untersuchungsergebnissen mit der Mikropunktionstechnik am distalen Tubulus (also direkt am Ausgang aus der Henle-Schleife) korrigiert werden: Die entnommenen Proben waren nämlich immer hypo- oder zumindest iso-, aber nie hyperton. Der Urin wird demnach erst im Sammelrohr hyperton - ein Prozeß, an dem auch die Henle-Schleife beteiligt ist. Diese sorgt mit ihrer primär aktiven NaCl-Pumpe dafür, daß die interstitielle Flüssigkeit im Nierenmark hyperton ist. Von dieser Tatsache profitieren wiederum die Sammelrohre, wenn sie auf dem Weg zum Ureter mit der hypertonen Flüssigkeit in Kontakt kommen: Aufgrund der osmotischen Verhältnisse tritt dort nämlich Wasser aus dem Lumen ins Interstitium über. Der Mechanismus dieses medullären Gegenstromsystems ist bis heute nicht völlig geklärt.

Die Henle-Schleife des juxtamedullären Nephrons reicht tief in das Nierenmark hinein. Der absteigende Teil ist für Na^+ und Wasser gut durchgängig. Im dicken aufsteigenden Teil werden die Tubuli aber wasserundurchlässig - eine Eigenschaft, die sich bis in den distalen Tubulus fortsetzt. Außerdem findet in diesem dicken aufsteigenden Teil der Henle-Schleife ein hoher aktiver Transport von NaCl aus dem Lumen in die interstitielle Flüssigkeit statt. Dabei werden Na^+, Cl^- und K^+ in einem apikalen Symport in die Zelle und Na^+ im aktiven Transport der Na^+-K^+-Pumpe basolateral aus dem Interstitium transportiert.

Da im dicken aufsteigenden Teil der Schleife eine aktive NaCl-Reabsorption ohne gleichzeitigen Wassertransport stattfindet, ist die Flüssigkeit im distalen Tubulus - unabhängig von der Endzusammensetzung des Urins - hypoton (d.h. osmotisch verdünnt). Dieser Teil der Henle-Schleife heißt daher Verdünnungssegment. Dies hat zur Folge, daß die interstitielle Flüssigkeit im Nierenmark auf dem Weg durch die Sammelrohre zum Ureter hyperton ist. In Anwesenheit des Hormons ADH (Antidiuretisches Hormon oder Vasopressin; Diagramm r.) werden der Endabschnitt des distalen Tubulus und das gesamte Sammelrohr wasserdurchlässig. Wenn die Flüssigkeit durch diese Abschnitte des Nephrons fließt, tritt das Wasser mit der umgebenden interstitiellen Flüssigkeit ins Gleichgewicht. Deshalb wird der Urin auf dem Weg durch die Sammelrohre zum Nierenmark immer stärker konzentriert (also hyperton). Am Ende des Sammelrohres ist er schließlich genauso hyperton wie die interstitielle Flüssigkeit im Nierenmark. ADH (Vasopressin) macht zusätzlich die unteren Abschnitte des Sammelrohres für Harnstoff durchgängig, der dann in der interstitiellen Flüssigkeit festgehalten wird und wesentlich zur Osmolarität beiträgt.

In Abwesenheit von ADH (linkes Diagramm) sind distaler Tubulus und Sammelrohre für Wasser praktisch undurchlässig. Die hypotone Flüssigkeit, die in den distalen Tubulus gelangt, wird durch Reabsorption von Salzen (denen Wasser nicht folgen kann) sogar noch hypotoner. Am Ende des Sammelrohres ist der Urin hypoton.

Bei Wasserverlust halten die Nieren Wasser zurück, indem sie hochkonzentrierten (hypertonen) Urin in geringer Menge ausscheiden. Umgekehrt werden bei reichlicher Flüssigkeitszufuhr große Mengen eines verdünnten (hypotonen) Urins ausgeschieden.

Bei einem Anstieg der Osmolarität in der extrazellulären Flüssigkeit (und dadurch im Blutplasma) werden die Zellen im Hypothalamus angeregt, vermehrt Vasopressin zu produzieren und aus dem Hypophysenhinterlappen freizusetzen. ADH gelangt auf dem Blutweg in die Niere, wo es die Wasserretention fördert und dadurch einem Anstieg der Osmolarität entgegenwirkt.

Hinweise: Verwenden Sie Hellblau für D, Schwarz für G, Gelb für H, Rot für I und Purpur für J.

1. Malen Sie zuerst die rechteckigen Einfassungen (A) und (B) der beiden großen Diagramme an, die jeweils ein Nephron darstellen. So wird deutlich, welche Teile des Nephrons in der Rinde (A) bzw. im Nierenmark (B) liegen.

2. Malen Sie erst die Zeichnung über dem linken Diagramm (Stadium niederer Osmolarität) an, ehe Sie die Wand des eigentlichen Nephrons (D^1 + E) anmalen. Danach folgen die Beschriftungen mit Ausnahme des Wortes »isoton« und alle Kreise und Pfeile einschließlich des großen Tropfens, der als Symbol für hypotonen Urin in großer Menge dient.

3. Gehen Sie beim rechten Diagramm entsprechend vor und beachten Sie dabei die Wirkung (G^1) von ADH (das die Membran für Wasser durchgängig macht) auf das Sammelrohr und einen Teil des distalen Tubulus.

4. Beginnen Sie bei 1 und malen das Bild rechts unten aus, das zeigt, wie ein Anstieg der Osmolarität zur ADH-Freisetzung und Wasser-Reabsorption führt. Malen Sie zum Schluß die Zusammenfassung links an. Achten Sie darauf, daß sich die Zahlen auf die entsprechenden Schritte in der Zeichnung rechts daneben beziehen.

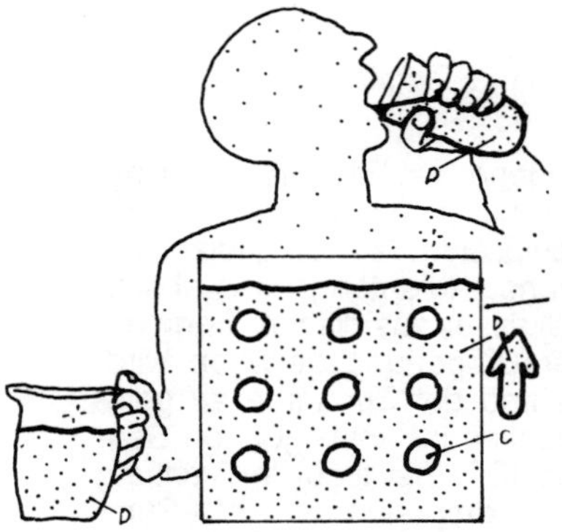

niedrige Osmolarität C
ADH G

Bei Wasserverlust (Diagramm r.) halten die Nieren Wasser zurück und scheiden hochkonzentrierten (hypertonen) Urin in geringer Menge aus. Umgekehrt werden bei Aufnahme von viel Wasser (Diagramm l.) große Mengen eines verdünnten (hypotonen) Urins ausgeschieden. Um diese Aufgabe erfüllen zu können, reichen die Henle-Schleifen des juxtamedullären Nephrons bis tief ins Nierenmark hinein. Da im dicken aufsteigenden Teil der Schleife eine aktive NaCl-Reabsorption ohne gleichzeitigen Wassertransport stattfindet (wie bei einer impermeablen Membran), ist die Flüssigkeit im distalen Tubulus - unabhängig von der Endzusammensetzung des Urins - hypoton. Der alleinige NaCl-Transport aus dem wasserundurchlässigen aufsteigenden Teil führt dazu, daß die interstitielle Flüssigkeit im Nierenmark, mit der die Sammelrohre auf dem Weg zum Ureter in Kontakt treten, hyperton ist. In Anwesenheit von ADH (antidiuretisches Hormon, Diagramm r.) werden der Endabschnitt des distalen Tubulus und das gesamte Sammelrohr wasserdurchlässig. Da in diesen Abschnitten des Nephrons zwischen Wasser und interstitieller Flüssigkeit ein osmotisches Gleichgewicht herrscht, ist die Flüssigkeit am Ende des distalen Tubulus isoton, am Ende des Sammelrohres dagegen genauso hyperton wie die interstitielle Flüssigkeit im Nierenmark. In Abwesenheit von ADH (Diagramm l.) sind distaler Tubulus und Sammelrohre für Wasser praktisch undurchlässig. Die hypotone Flüssigkeit, die in den distalen Tubulus gelangt, wird infolge der Reabsorption von Salzen (denen das Wasser nicht nachfolgen kann) sogar noch hypotoner. Am Ende des Sammelrohres ist der Urin hypoton. ADH macht außerdem die unteren Abschnitte des Sammelrohres für Harnstoff durchgängig, der dann in der interstitiellen Flüssigkeit festgehalten wird und wesentlich zu deren Osmolarität beiträgt.

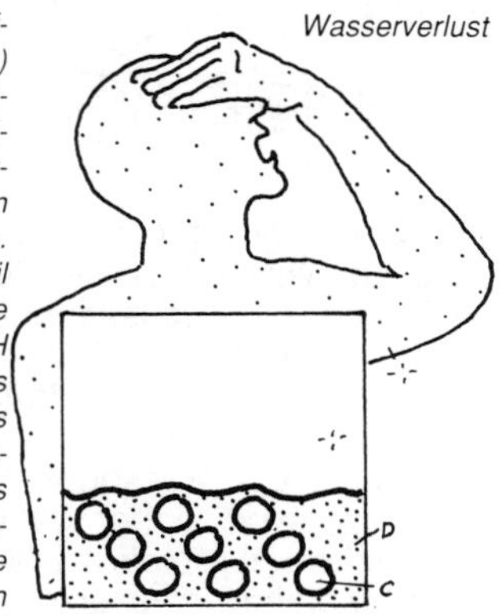

hohe Osmolarität C
ADH G

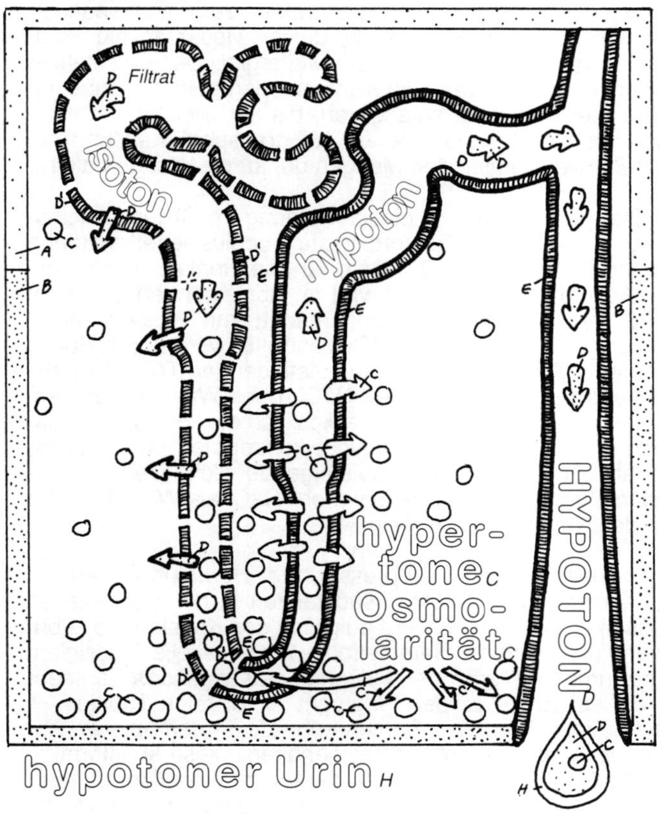

hypotoner Urin H

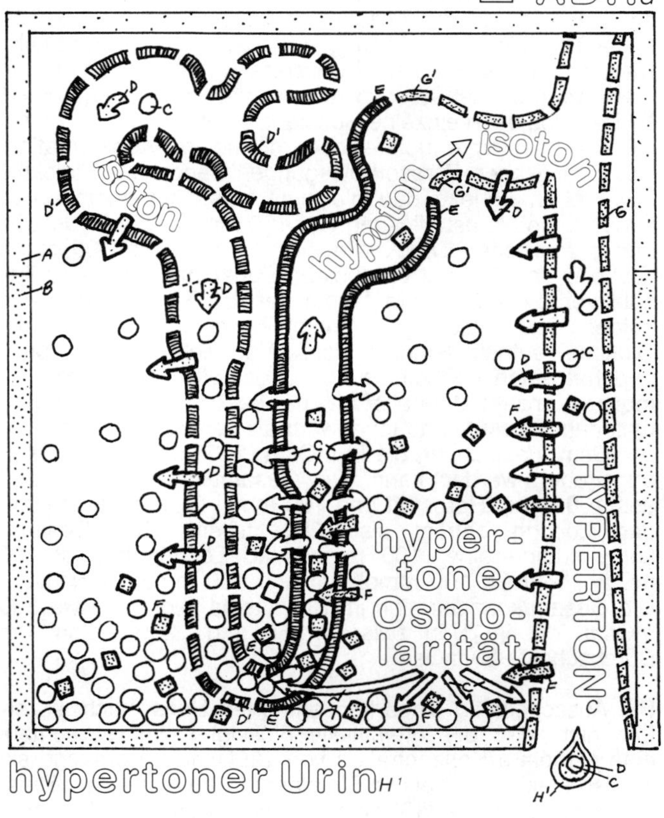

hypertoner Urin H'

Nierenrinde A
Nierenmark B
Natriumchlorid (NaCl) C
Wasser D
wasserdurchlässige Membran D'
undurchlässige Membran E
Harnstoff F
ANTIDIURETISCHES HORMON (ADH) G
Einfluß auf die Membran G'

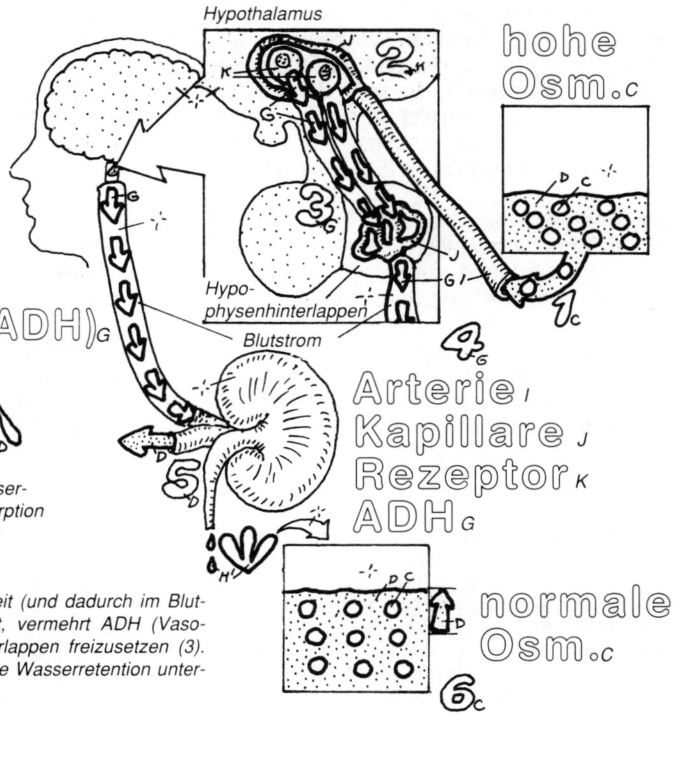

Arterie I
Kapillare J
Rezeptor K
ADH G

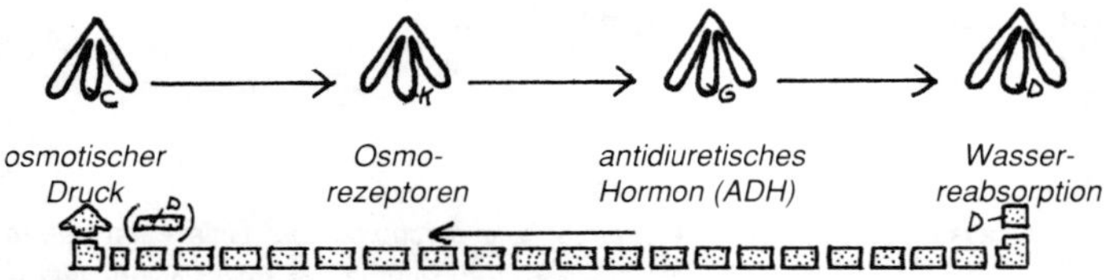

(6) Bei einem Anstieg der Osmolarität in der extrazellulären Flüssigkeit (und dadurch im Blutplasma) (1) werden die Zellen im Hypothalamus dazu angeregt, vermehrt ADH (Vasopressin) zu produzieren (2) und ADH aus dem Hypophysenhinterlappen freizusetzen (3). Vasopressin gelangt auf dem Blutweg (4) in die Niere (5), wo es die Wasserretention unterstützt und dadurch einem Anstieg der Osmolarität entgegenwirkt (6).

DIE GEGENSTROM-MULTIPLIKATION IN DER HENLE-SCHLEIFE

Die Niere reguliert das innere Milieu des Körpers, indem sie nicht nur wasserlösliche Plasmaanteile und Wasser, sondern auch Stoffwechselprodukte ausscheidet, z.B. Harnstoff. Harnstoff wird in der Leber gebildet und enthält Stickstoff aus Aminosäuren bzw. Proteinen. Wenn diese Substanzen metabolisiert werden, entsteht Ammoniak. In freier Form ist Ammoniak gut wasserlöslich, aber stark toxisch. Glücklicherweise wird in der Leber sehr schnell der relativ unschädliche Harnstoff daraus gebildet. Aufgrund dieses Proteinmetabolismus entstehen pro Tag etwa 30 g Harnstoff, der mit dem Urin ausgeschieden wird. Da Harnstoff in Wasser gelöst ist, wird gleichzeitig auch Wasser ausgeschieden. Bei unzureichender Wasserzufuhr muß die Niere Wasser einsparen, indem sie hochkonzentrierten Urin bildet. Die Konzentration einer gelösten Substanz, z.B. von Harnstoff, wird durch die Anzahl der Mole (1 Mol = 6×10^{23} Moleküle), die in 1 l Lösung enthalten sind, ausgedrückt. Dies ist dann die molare Konzentration von Harnstoff, die man, wenn sie sehr niedrig ist, in mmol (mM; 1000 mM = 1 Mol) angibt. Jede einzelne Substanz besitzt, wenn sie gelöst ist, eine bestimmte molare (oder millimolare) Konzentration. Bei osmotischen Wasserbewegungen tragen alle Moleküle bzw. Ionen nahezu den gleichen Anteil am osmotischen Druck. Eine Harnstofflösung von 100 mmol hat z.B. denselben osmotischen Druck wie eine Lösung, die 100 mmol Glukose enthält, weil von beiden Substanzen dieselbe Anzahl von Molekülen pro l enthalten ist. Eine Lösung aus beiden Substanzen (100 mmol Harnstoff + 100 mmol Glukose) enthält demnach doppelt so viele Moleküle pro l und hat einen doppelt so hohen osmotischen Druck. Die molare Konzentration aller in einer bestimmten Lösung enthaltenen Moleküle und Ionen wird als osmolare Konzentration (Osm) bezeichnet, die in mOsm (1000 mOsm = 1 Osm) angegeben werden kann. Die Gesamtkonzentration einer aus 100 mmol Harnstoff und 100 mmol Glukose bestehenden Lösung beträgt also 200 mOsm. (Die Gesamtkonzentration einer 100 mmol NaCl-Lösung beträgt 200 mOsm, weil sie 100 mmol Na^+ und 100 mmol Cl^- enthält!) Die Gesamtkonzentration im Blutplasma liegt bei etwa 300 mOsm, die im Urin zwischen 50 und 1200 mOsm (im Durchschnitt 950 mOsm).

Die Ausscheidung eines konzentrierten Urins macht es erforderlich, daß die interstitielle Flüssigkeit im Nierenmark eine osmolare Konzentration von 1200 mOsm erreicht, sie ist also 4fach höher als im Blutplasma. Um diese Verhältnisse herzustellen, verläßt sich die Niere ganz auf die hochaktive Natrium-Pumpe im dicken aufsteigenden Teil der Henle-Schleife, die einen Konzentrationsgradienten von 200 mOsm herstellen kann. Da die Flüssigkeit, die im proximalen Tubulus zur Henle-Schleife fließt, isoton ist (300 mOsm), sollte die maximal erreichbare Konzentration in der interstitiellen Flüssigkeit bei maximal 500 mOsm sein. Wie kommt die Niere aber dann auf 1200 mOsm?

Die Fähigkeit der Natrium-Pumpe, einen Gradienten von 200 mOsm herzustellen, ist ein »Einzeleffekt«. Er läßt sich um das Mehrfache steigern, wenn man diese Pumpen in das aufsteigende Segment von 2 Strömungen einbaut, die sich - wie bei der Henle-Schleife - in entgegengesetzter Richtung bewegen (Gegenstrom-Prinzip). Das dicke aufsteigende Segment ist wasserundurchlässig. NaCl wird nach außen in die interstitielle Flüssigkeit (ISF) gepumpt, ohne daß Wasser nachfolgen kann. Dadurch entsteht ein (geringer) Gradient von 200 mOsm, denn die ISF wird leicht hyperton. Das absteigende Segment ist dagegen sowohl für NaCl als auch für Wasser durchlässig. NaCl diffundiert nun entsprechend dem Konzentrationsgradienten in das absteigende Segment, während das Wasser aus diesem Segment in das hypertone Milieu seiner Umgebung gezogen wird. Aufgrund des Wasserverlustes und der Zunahme an gelösten Substanzen wird die Flüssigkeit im absteigenden Segment genauso hyperton wie die ISF. Sie fließt in Richtung des aufsteigenden Segmentes, in dem sich die NaCl-Pumpen befinden. Diese müssen nun wieder einen Gradienten von 200 mOsm aufbauen. Allerdings fangen sie jetzt bei einer höheren Konzentration an und können deshalb auch eine entsprechend höhere Konzentration in der ISF herstellen. Nun beginnt der Kreislauf wieder von vorn, wobei allerdings Flüssigkeit mit höherer Konzentration zum absteigenden Segment transportiert wird, die dieser wieder an die Pumpen im aufsteigenden Segment weitergibt: Der Einzeleffekt ist vervielfacht worden. Die Konzentration gelöster Substanzen in der ISF steigt solange an, bis ein Gleichgewicht erreicht ist, d.h. bis sich die zur ISF transportierten und auf dem Blutweg eliminierten Mengen genau die Waage halten.

Im Diagramm rechts ist dieser Vorgang im Gleichgewichtszustand dargestellt. Der proximale Tubulus leitet weiterhin isotone Flüssigkeit (300 mOsm) an die Henle-Schleife weiter. Aber diese Flüssigkeit wird im absteigenden Segment durch den NaCl-Einstrom und Austritt von Wasser immer konzentrierter. Die höchste Konzentration wird in der Spitze der Henle-Schleife erreicht. Im aufsteigenden Teil nimmt die Konzentration wieder ab, weil NaCl (ohne Wasser) aus dem Lumen gepumpt wird. Schließlich ist die Flüssigkeit am Ende der Henle-Schleife weniger konzentriert (100 mOsm) als am Anfang. Da der aufsteigende Schenkel wasserundurchlässig ist, bleibt relativ mehr NaCl als Wasser in der ISF des Nierenmarks zurück.

In Anwesenheit von Vasopressin trägt Harnstoff wesentlich zur Konzentration gelöster Substanzen in der interstitiellen Flüssigkeit bei. Denn er wird aufgrund des Kreislaufs (s. Abb. unten links): unteres Sammelrohr ➔ interstitielle Flüssigkeit in der unteren Markzone ➔ dünnes aufsteigendes Segment ➔ dickes aufsteigendes Segment ➔ distaler Tubulus ➔ Sammelrohr ➔ unteres Sammelrohr etc. in den unteren Abschnitten des Nierenmarks festgehalten. Diese kreisförmige Bewegung (Rezirkulation) ist darauf zurückzuführen, daß die oberen Abschnitte des Sammelrohres für Harnstoff impermeabel sind, so daß die Harnstoffkonzentration durch die Wasserreabsorption ansteigt. Da aber die unteren Abschnitte für Harnstoff durchgängig sind, kann dieser aus dem Sammelrohr in die interstitielle Flüssigkeit und von dort aus teilweise in den - ebenfalls für Harnstoff durchlässigen - dünnen aufsteigenden Schenkel diffundieren. Der dicke aufsteigende Schenkel und der distale Tubulus sind allerdings harnstoffundurchlässig, so daß im letzteren die Harnstoffkonzentration infolge der Wasserreabsorption weiter ansteigt und dieser in konzentrierter Form an das Sammelrohr weitergeleitet wird, wo der Kreislauf dann wieder von vorne beginnt. Auf diese Weise nimmt die Harnstoffkonzentration im Verlauf seines Transportweges (einschließlich der interstitiellen Flüssigkeit) immer mehr zu, bis sich ein Gleichgewicht zwischen »neuem« und auf dem Blutweg abtransportiertem Harnstoff eingestellt hat.

Hinweise: Verwenden Sie Hellblau für E und dunkle Farben für B, C und D.
1. Malen Sie zuerst die Überschrift links oben an, wobei die NaCl-Pumpe (B) durch eine andere Farbe hervorgehoben wird. Malen Sie danach die anatomische Darstellung der Henle-Schleife an.
2. Malen Sie die Gegenstrom-Multiplikation aus. Beginnen Sie oben links mit dem Einstrom der NaCl-Lösung (A) in das absteigende Segment. Malen Sie nun die Zahlen und Lösungen in der interstitiellen Flüssigkeit sowie das Symbol für den Diffusionsgradienten (A) an, der die Bewegung vom Interstitium in das absteigende Segment wiedergibt. Die durchbrochene Linie weist darauf hin, daß die Zellmembran des absteigenden Segmentes wasserpermeabel (E) ist (Pfeile in Richtung ISF). Malen Sie das aufsteigende Segment entsprechend an.
3. Malen Sie nun im Bild unten aus, wie der Harnstoff in der ISF festgehalten wird. Die Darstellung von aufsteigendem Segment der Henle-Schleife, distalem Tubulus und Sammelrohr ist stark vereinfacht. Die wasserpermeablen Membranen (durchbrochene Linie) sollen nicht angemalt werden.

PROBLEM:* Wie kann im Nierenmark mit einer 200 mOsm A NaCl-Pumpe B ein Konzentrationsgradient von 300-1200 mOsm erreicht werden?

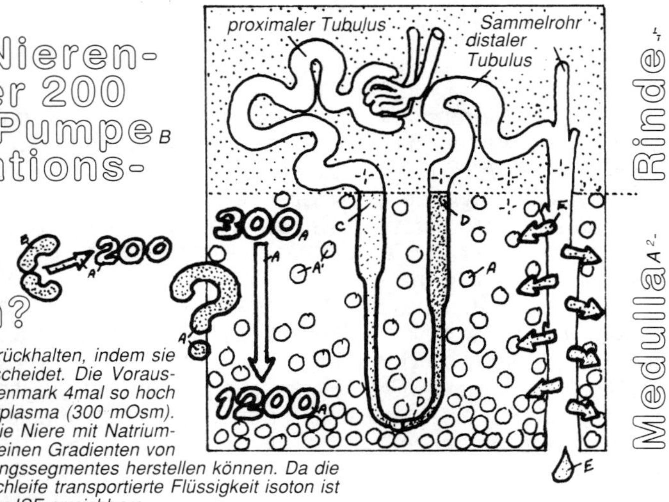

Die Niere kann Wasser im Körper zurückhalten, indem sie Urin in hochkonzentrierter Form ausscheidet. Die Voraussetzung dafür ist, daß die ISF im Nierenmark 4mal so hoch konzentriert ist (1200 mOsm) wie Blutplasma (300 mOsm). Diese Konzentrationsdifferenz kann die Niere mit Natrium-Pumpen erreichen, die allerdings nur einen Gradienten von 200 mOsm in der Zelle des Verdünnungssegmentes herstellen können. Da die vom proximalen Tubulus zur Henle-Schleife transportierte Flüssigkeit isoton ist (300 mOsm), würde die maximal in der ISF erreichbare Konzentration bei 500 mOsm liegen. Wie aber schafft es die Niere, auf 1200 mOsm zu kommen?

HENLE-SCHLEIFE*

absteigender Schenkel C
aufsteigender Schenkel D
NaCl-Lösung A
Wasser E

LÖSUNG:* Gegenstrom-Multiplikation A

Die Fähigkeit der Natrium-Pumpe, einen Gradienten von 200 mOsm herzustellen, läßt sich um ein Mehrfaches steigern, wenn man diese Pumpen in das dicke aufsteigende Segment von 2 Strömungen einbaut, die sich - wie bei der Henle-Schleife - in entgegengesetzter Richtung bewegen (Gegenstrom-Prinzip). Das aufsteigende Segment ist wasserimpermeabel. NaCl wird nach außen in die ISF gepumpt, wobei ein relativ geringer Gradient (200 mOsm) entsteht und die ISF hyperton wird. Das absteigende Segment ist dagegen sowohl für NaCl als auch für Wasser durchgängig. Zwischen beiden Phänomenen stellt sich ein Gleichgewicht ein, so daß sich die Flüssigkeit im absteigenden Segment der ISF anpaßt. Die leicht hypertone Flüssigkeit im absteigenden Segment bewegt sich nun auf das aufsteigende Segment zu, in dem sich die NaCl-Pumpen befinden. Diese müssen nun wieder einen Gradienten von 200 mOsm aufbauen - nur, daß sie jetzt von einer höheren Konzentration ausgehen und dadurch in der ISF eine entsprechend höhere Konzentration herstellen können. Nun beginnt der Kreislauf wieder von vorn. Jetzt wird Flüssigkeit höherer Konzentration zum absteigenden Segment transportiert, das diese an die Pumpen im aufsteigenden Segment weitergibt: Der Einzeleffekt vervielfacht sich. Das Diagramm zeigt diesen Vorgang im Gleichgewichtszustand. Weiterhin tritt isotone Flüssigkeit (300 mOsm) in die Henle-Schleife ein, die im absteigenden Segment durch den NaCl-Einstrom und Austritt von Wasser immer konzentrierter wird! Die höchste Konzentration wird in der Spitze der Henle-Schleife erreicht. Im dicken aufsteigenden Segment nimmt die Konzentration wieder ab, weil NaCl (ohne Wasser) aus dem Lumen gepumpt wird. Schließlich ist die Flüssigkeit am Ende der Henle-Schleife weniger konzentriert (100 mOsm) als am Anfang. Da das aufsteigende Segment wasserundurchlässig ist, bleibt relativ mehr NaCl als Wasser in der ISF des Nierenmarks zurück. (Achtung: Die Pumpen befinden sich nur im dicken Abschnitt des aufsteigenden Schenkels, im Verdünnungssegment!)

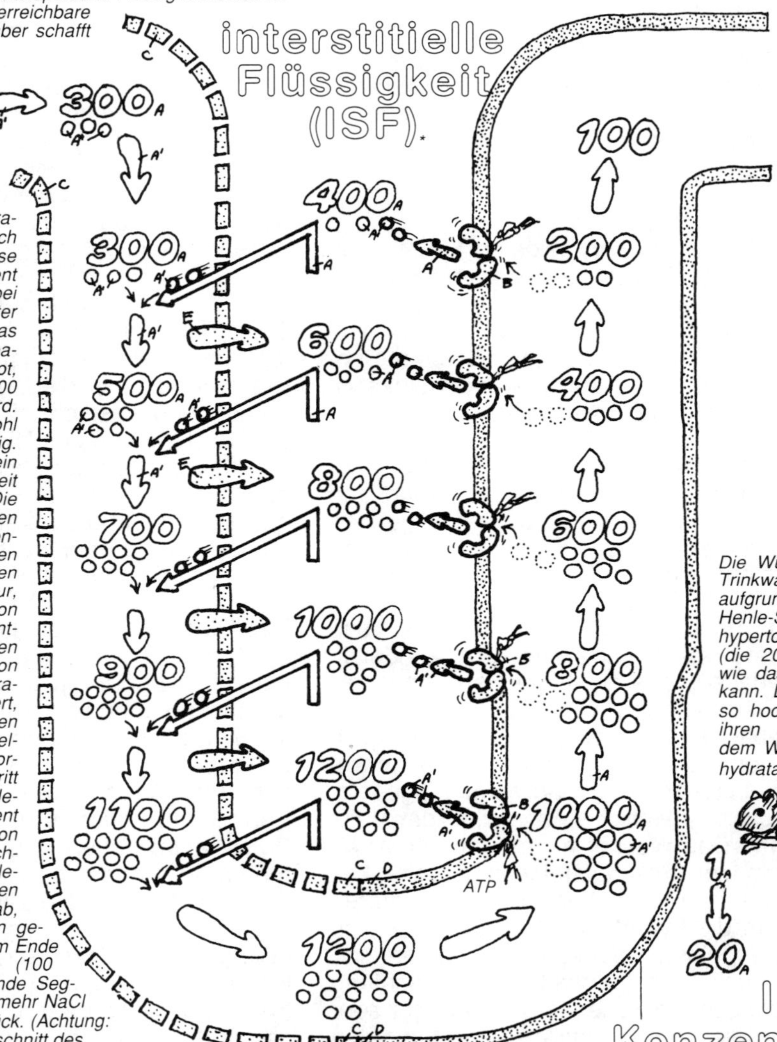

Die Wüstenmaus braucht kein Trinkwasser, weil ihre Niere aufgrund sehr vieler langer Henle-Schleifen eine extrem hypertone ISF im Nierenmark (die 20mal so konzentriert ist wie das Blutplasma) herstellen kann. Der Urin dieser Tiere ist so hoch konzentriert, daß sie ihren Flüssigkeitsbedarf mit dem Wasser aus dem Kohlenhydratabbau decken können.

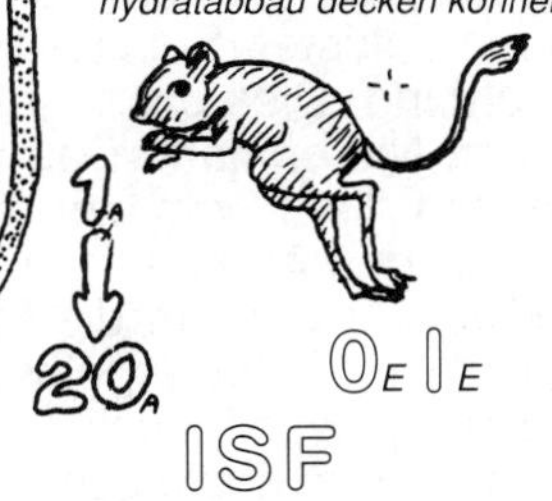

0 E l E

ISF Konzentrationsvariationen A

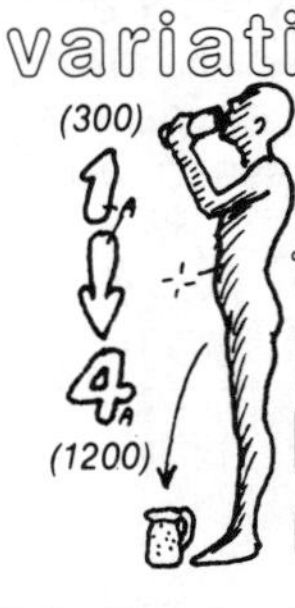

1 E l E

tägliche Flüssigkeitsaufnahme E

Beim Menschen kann die Konzentration gelöster Substanzen in der ISF des Nierenmarks maximal 4mal so hoch sein wie die im Blutplasma. Deshalb kann sie auch im Urin maximal das 4fache der Blutplasmakonzentration erreichen.

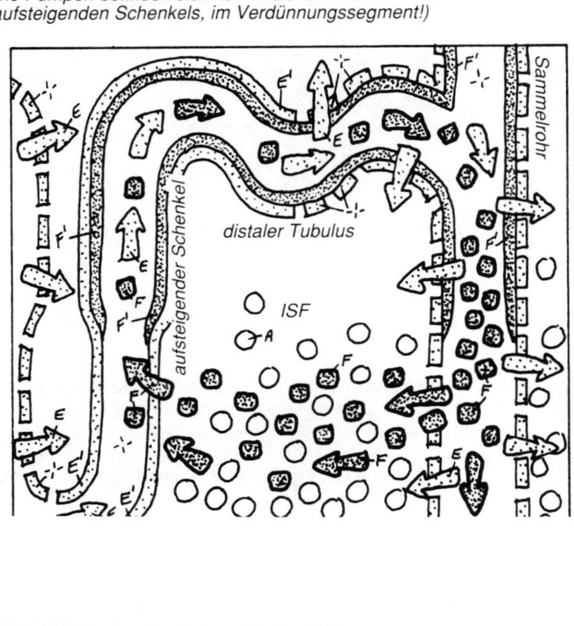

HARNSTOFF-»FALLE« F

H_2O-SCHRANKE E'
HARNSTOFF-SCHRANKE F'

In Anwesenheit von ADH wird der Harnstoff in der ISF festgehalten und steigert dort die Konzentration gelöster Substanzen. Verfolgen Sie den Weg des Harnstoffs vom Sammelrohr durch die ISF zum dicken aufsteigenden Segment des distalen Nephrons und weiter zum Sammelrohr. Die Stellen, die für Harnstoff undurchlässig sind und an denen Wasser reabsorbiert wird, sind für den Anstieg der Harnstoffkonzentration verantwortlich.

DIE GEGENSTROMDIFFUSION IM NIERENMARK

Wie jedes andere Gewebe muß auch das Nierenmark mit Blut versorgt werden. Man könnte nun erwarten, daß Substanzen, die in hoher Konzentration in der ISF vorliegen, nach und nach vom Blut »ausgewaschen« werden, weil sich immer wieder zwischen Kapillarblut und interstitieller Flüssigkeit ein Gleichgewicht einstellt. Ein kapilläres Austauschgefäß, das im oberen Teil des Nierenmarks in eine (impermeable) Vene einmündet, würde dann eine hochkonzentrierte Lösung von 1200 mOsm transportieren. Daß dies nicht der Fall ist, liegt an der besonderen Form der Austauschgefäße (Vasa recta). Es handelt sich um lange, hochpermeable Gefäße, die - wie Kapillaren - auf ihrer gesamten Länge Substanzen mit der Umgebung austauschen. Sie ziehen von der Rinde ins Nierenmark, bilden dort eine Schleife und kehren zur Rinde zurück. Die Besonderheit dieser Gefäße ist, daß sie in Höhe der Rinde aus dem Nierenmark austreten. Nur sehr wenige dieser Austauschgefäße münden bereits im unteren Teil des Nierenmarks in eine (impermeable) Sammelvene ein, so daß nur wenige Sammelvenen hochkonzentrierte Flüssigkeit (1200 mOsm) enthalten.

Verfolgen Sie den Austausch von gelösten Substanzen und Wasser in einem der Vasa recta (Diagramm o.r.) auf ihrem Weg von der Rinde zur Biegung in der Tiefe des Nierenmarks und zurück zur Rinde, wo sie in eine (impermeable) Sammelvene einmünden. Gelöste Substanzen wie NaCl und/oder Harnstoff wandern passiv, entsprechend dem Konzentrationsgradienten von Orten höherer zu denen niedrigerer Konzentration (von hohen zu niedrigen Zahlen im Diagramm). Das Wasser bewegt sich passiv in genau entgegengesetzter Richtung und Wasser wandert vom absteigenden zum aufsteigenden Segment, die gelösten Substanzen dagegen genau umgekehrt (von rechts nach links im Diagramm).

Die Flüssigkeit im absteigenden Schenkel der Vasa recta ist isoton, denn sie stammt aus dem arteriellen Kreislauf. Beim Verlassen des aufsteigenden Schenkels ist sie dagegen leicht hyperton, weil sie mit der hypertonen ISF im Nierenmark in Kontakt getreten ist. Folglich fließt das Wasser vom auf- zum absteigenden Schenkel und die gelösten Substanzen in genau entgegengesetzte Richtung. Dies gilt für sämtliche Abschnitte der Vasa recta im Nierenmark: Das Wasser nimmt den kürzesten Weg und fließt vom ab- zum aufsteigenden Schenkel. Dadurch dringt nur sehr wenig Wasser in den unteren Markbereich vor, um die hypertone Flüssigkeit (ISF) zu verdünnen. Auch die gelösten Substanzen nehmen eine Abkürzung, wenn auch in entgegengesetzter Richtung (vom auf- zum absteigenden Schenkel), so daß nur sehr wenig davon über die Venen abtransportiert werden kann. Obwohl Wasser und gelöste Substanzen immer in der angegebenen Richtung fließen, sind im oberen Teil der Vasa recta einige Pfeile für den Substanztransport bewußt weggelassen worden. Dadurch soll hervorgehoben werden, daß ein Teil des von oben einströmenden Wassers nie am unteren Ende des Gefäßes ankommt. Entsprechend sind auch beim Wassertransport einige Pfeile weggelassen worden, als Zeichen dafür, daß ein Teil der gelösten Substanzen in der Tiefe des Nierenmarks zurückbleibt.

Die Flüssigkeit ist, wenn sie am Ende des aufsteigenden Schenkels der Vasa recta aus dem Nierenmark austritt, etwas hypertoner als am Anfang des absteigenden Schenkels (350 mOsm gegenüber 300 mOsm)! Das System der Gegenstromdiffusion ist nicht 100%ig wirksam, d.h. die Vasa recta transportieren mehr gelöste Substanzen vom Nierenmark fort als vorher dorthin. Außerdem sorgen sie für den Abtransport von Wasser, das aus dem Sammelrohr resorbiert wurde. Da ständig mehr gelöste Substanzen als Wasser zur medullären ISF transportiert werden, kann nur dann ein Gleichgewichtszustand erreicht werden, wenn dieser Überschuß an gelösten Substanzen genauso schnell auf dem Blutweg wieder abtransportiert wird, wie er entsteht. Deshalb muß die Flüssigkeit, die über den aufsteigenden Schenkel der Vasa recta aus dem Nierenmark abtransportiert wird, hyperton sein.

Auf den ersten Blick sieht es so aus, als würde diese Schlußfolgerung die vorherige Behauptung in Frage stellen, daß Gegenstrommultiplikation und -diffusion der Wassererhaltung dienen. Dieser vermeintliche Widerspruch wird aber durch die Tatsache aufgehoben, daß die Durchblutung des Nierenmarks nur einen sehr geringen Prozentsatz der gesamten Nierendurchblutung ausmacht und daß die Wasserreabsorption im wesentlichen im distalen Tubulus stattfindet (Tafel 63). Die geringe Menge an hypertonem Blut aus dem Nierenmark wird mehr als kompensiert.

Das Diagramm ganz unten zeigt, auf welche Weise das Nephron (r.) und seine Blutgefäße (l.) dazu beitragen, die ISF hyperton zu machen, was für die Wasserrückgewinnung unabdingbar ist. Das Nephron (Henle-Schleife) wirkt dabei als Gegenstrommultiplikator und sorgt für ein hypertones Milieu. Dies ist ein aktiver Prozeß, bei dem - wie durch den aktiven NaCl-Transport ersichtlich - Energie verbraucht wird. Die Blutgefäße im Nierenmark (Vasa recta) wirken im Sinne einer Gegenstromdiffusion. Sie erhalten das hypertone Milieu, indem sie verhindern, daß gelöste Substanzen vom Blut »ausgewaschen« werden. Dies ist ein rein passiver Vorgang, bei dem ein Großteil des Wassers oberhalb der Diffusionsstrecke festgehalten wird, also nicht bis in die Tiefe des Nierenmarks vordringen kann. Die gelösten Substanzen werden andererseits im Nierenmark festgehalten, indem sie immer wieder vom aufsteigenden Schenkel der Vasa recta in die ISF, von dort aus in den absteigenden Schenkel und über die Biegung wieder in den aufsteigenden Schenkel zirkulieren.

Hinweise: Verwenden Sie dieselben Farben für Wasser (B) und die konzentrierten NaCl-Lösungen (C) wie auf Tafel 63. Nehmen Sie Violett für A, Rot für D und Blau für F.

1. Beginnen Sie oben links. Vergessen Sie nicht, für jede Zeile des Titels eine andere Farbe zu verwenden. Malen Sie dann das lange gerade Blutgefäß (Kapillare) an, das die Problemstellung veranschaulicht.

2. Malen Sie nun die Überschrift »Lösung« und die Zeichnung ganz rechts über die Gegenstromdiffusion an. Achtung: Zahlen, die die Osmolarität innerhalb der Vasa recta und innerhalb der ISF angeben, sollen nicht angemalt werden.

3. Malen Sie in der anatomischen Darstellung links nur die Vasa recta (A) und die Henle-Schleife (F) an.

4. Malen Sie zum Schluß das untere Diagramm an, in dem das Thema der Tafeln 63 und 64 zusammengefaßt ist.

PROBLEM:

Wie wird der Konzentrationsgradient trotz Blutzirkulation erhalten?

Alle Teile des Nierenmarks brauchen den Blutkreislauf für ihre Versorgung. Eine Blutkapillare aus dem unteren Teil des Nierenmarks würde aber normalerweise mit der ISF ins Gleichgewicht treten und dabei Wasser zurücklassen und NaCl bzw. Harnstoff in konzentrierter Form abtransportieren. Die Wirkung der Gegenstrommultiplikation wäre dadurch aufgehoben.

LÖSUNG:

Klappen Sie die Schenkel des Blutgefäßes (VASA RECTA) übereinander.

Die Niere löst dieses Problem, indem sie die Blutgefäße nicht aus dem inneren (tiefen) Markanteil, sondern erst in Höhe der Rinde (wo die gelösten Substanzen fast isoton sind) austreten läßt. Die Blutversorgung erfolgt über gerade verlaufende Gefäße, die - parallel zur Henle-Schleife - ins Nierenmark und dann wieder zurück zur Rinde verlaufen. Diese haarnadelförmigen Blutgefäße werden Vasa recta genannt und verhalten sich wie Kapillaren, weil auch sie gelöste Substanzen und Wasser mit der interstitiellen Flüssigkeit in ihrer Umgebung austauschen.

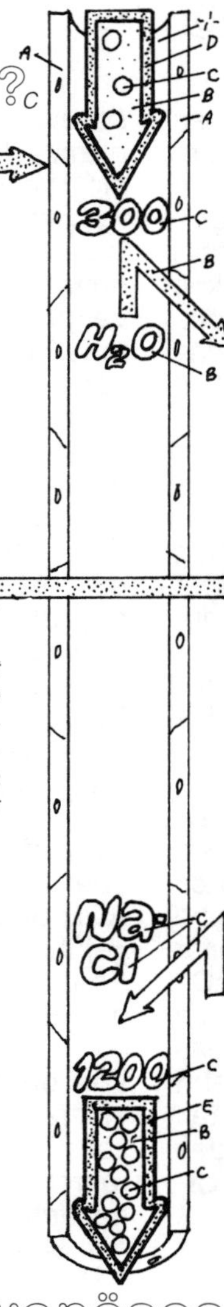

DIE GEGENSTROM-DIFFUSION

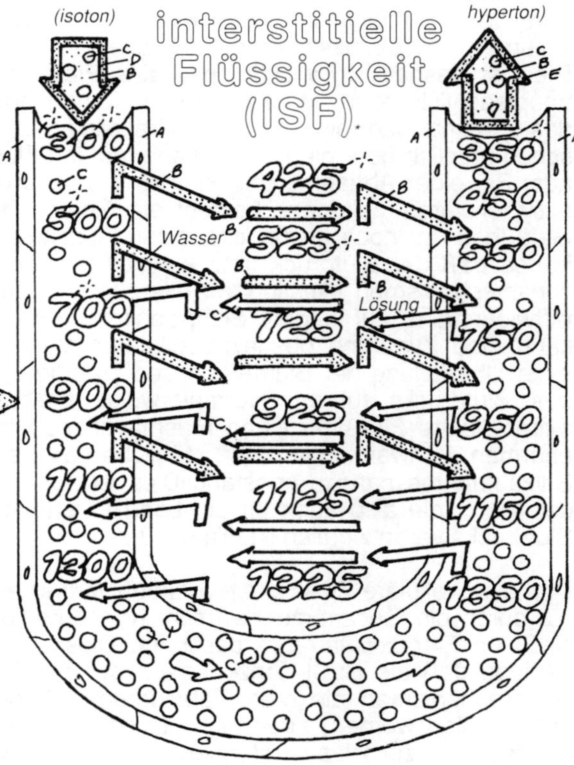

Die Vasa recta tauschen in ihrem gesamten Verlauf gelöste Substanzen und Wasser mit der Umgebung aus. Das Blut im Anfangsteil der Vasa recta, d.h. im absteigenden Schenkel, kommt aus dem großen Kreislauf und ist isoton. Das aus dem aufsteigenden Schenkel mündende Blut ist dagegen leicht hyperton, denn es stammt aus dem (hypertonen) Schleifenanteil im Nierenmark. Das Wasser fließt nun vom absteigenden zum aufsteigenden Schenkel, die gelösten Substanzen dagegen in die umgekehrte Richtung. Dies gilt für den gesamten Markbereich, in dem das Wasser vom ab- zum aufsteigenden Gefäßanteil festgehalten und nicht ins Nierenmark weitergeleitet wird, wo es die hypertone ISF verdünnen würde. Entsprechend strömen nun die gelösten Substanzen vom auf- zum absteigenden Schenkel, so daß nur wenig davon in die abfließenden Venen weitergeleitet wird.

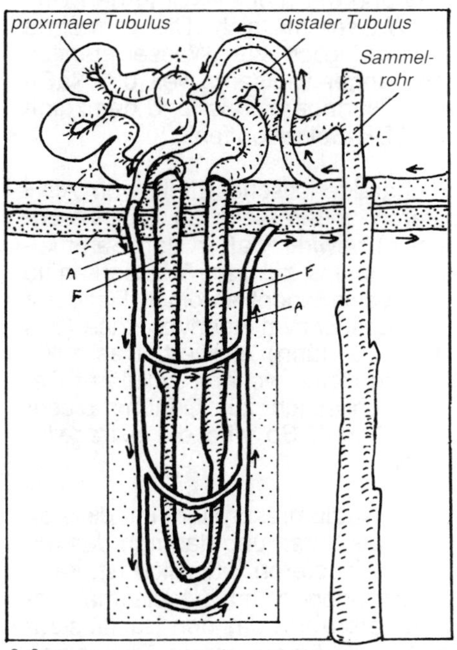

Vasa recta
Henle-Schleife

DIE BEIDEN GEGENSTROM-MECHANISMEN IM NIERENMARK

Dieses Diagramm faßt die Gegenstrombewegung von gelösten Substanzen und Wasser zusammen, die für die Entstehung und Aufrechterhaltung einer hypertonen ISF - der Voraussetzung für die Wasserrückgewinnung - erforderlich ist. Die Gegenstrommultiplikation (2) zeigt, daß NaCl im Kurventeil der Henle-Schleife festgehalten wird, so daß die NaCl-Pumpen im aufsteigenden Schenkel den gesamten Prozeß wirkungsvoll verstärken können. Die Gegenstromdiffusion (1) zeigt, daß eine Durchblutung des Nierenmarks auch ohne Verdünnung der in der ISF gelösten Substanzen möglich ist. Indem ein Teil des Wassers im oberen Markanteil festgehalten wird, kann es nicht in die Tiefe des Nierenmarks vordringen. Und umgekehrt: Indem ein Teil der gelösten Substanzen im Nierenmark festgehalten wird, kann er nicht abtransportiert werden.

DIFFUSION: passiv aufrechterhaltener Gradient

MULTIPLIKATION: aktiv aufgebauter Gradient

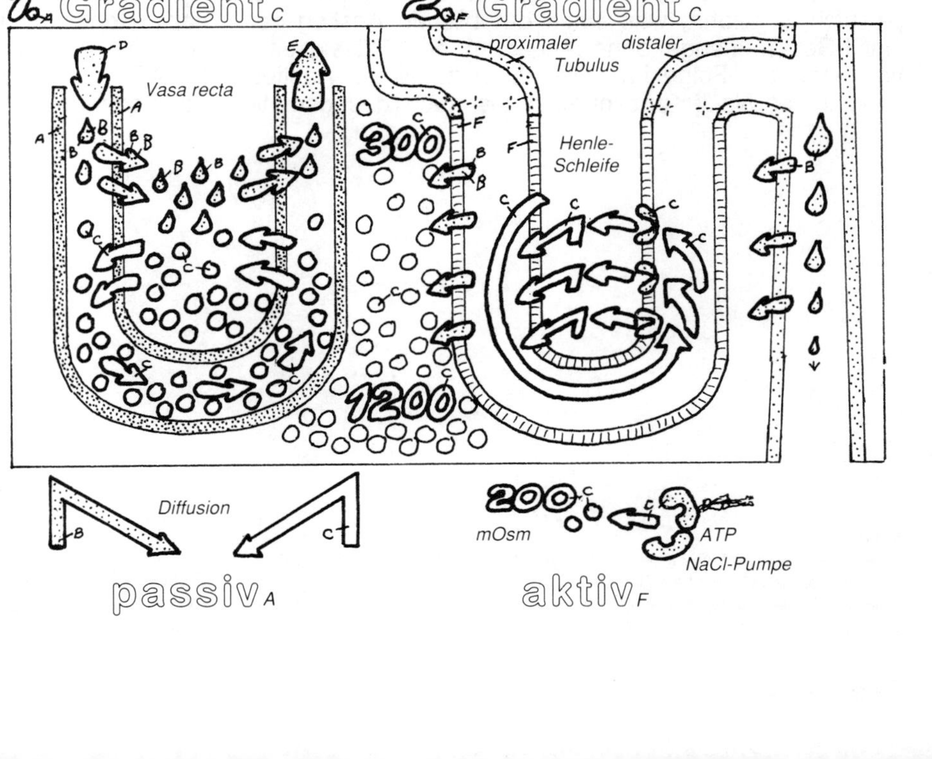

REGULATION DER EXTRAZELLULÄREN FLÜSSIGKEIT: ADH UND ALDOSTERON

Eine der Hauptfunktionen der Niere besteht darin, das Volumen der extrazellulären Flüssigkeit zu regulieren. Dies ist deshalb so wichtig, weil das Plasmavolumen hauptsächlich vom extrazellulären Volumen abhängt - das Plasma und die übrigen Extrazellulärräume tauschen nämlich über die Kapillarwand laufend Flüssigkeit aus. Bei einer Abnahme des Plasmavolumens und des extrazellulären Volumens besteht die Gefahr, daß das Gefäßbett nur noch unzureichend mit Flüssigkeit gefüllt ist, so daß der Blutdruck trotz kurzzeitiger Kompensationsmechanismen (Anstieg von Herzfrequenz und Gefäßwiderstand) auf längere Sicht abnimmt. Andererseits kann eine Zunahme des extrazellulären Volumens zu einer Überfüllung der Blutgefäße und zu einem Anstieg des Blutdrucks führen. Normalerweise bleiben aber extrazelluläre Flüssigkeit und Plasmavolumen trotz der enormen Schwankungen der täglichen Wasser- und Salzaufnahme nahezu konstant. Dies ist das Verdienst der Niere, die also auch für die Langzeitregulation des Blutdrucks verantwortlich ist (Tafel 42).

Das extrazelluläre Flüssigkeitsvolumen wird in erster Linie durch die Gesamtmenge (nicht Konzentration!) des NaCl im Extrazellulärraum bestimmt. Dies ist dadurch bedingt, daß die NaCl-Konzentration durch eine Reihe von Mechanismen (die in der Tafel dargestellt und weiter unten erklärt werden) streng kontrolliert wird. Ein NaCl-Anstieg führt zur Wasserretention in der Niere, wodurch zwar das NaCl verdünnt wird, gleichzeitig aber auch das extrazelluläre Flüssigkeitsvolumen zunimmt. Umgekehrt geht eine Abnahme des NaCl mit einer vermehrten Wasserausscheidung und einer Verminderung des extrazellulären Volumens einher. Dies hat folgende Ursachen:

1. NaCl ist in der extrazellulären Flüssigkeit die am meisten vorhandene lösliche Substanz und bestimmt auch größtenteils den osmotischen Druck im Extrazellulärraum und

2. der osmotische Druck wird von dem Hormon ADH genau kontrolliert.

Auf der Tafel ist die schnelle osmotische Reaktion des ADH-Regulationssystems auf einen NaCl-Anstieg dargestellt (sie wurde aus Gründen der Anschaulichkeit künstlich in 2 Schritte aufgeteilt). Im Stadium B wird NaCl plötzlich zugeführt, was einen erheblichen Anstieg der NaCl-Gesamtmenge ohne Änderung des Flüssigkeitsvolumens zur Folge hat. Dies führt zu einem Anstieg sowohl der NaCl-Konzentration als auch des osmotischen Drucks. Im Stadium C reagiert der ADH-Mechanismus (Tafel 62) mit einer Freisetzung von ADH, das die Wasserreabsorption solange fördert, bis die NaCl-Konzentration wieder in den Normbereich zurückgekehrt ist. Dadurch wird das überschüssige NaCl zwar nicht entfernt, aber das extrazelluläre Flüssigkeitsvolumen vergrößert. Derartige Regulationsprozesse finden laufend in unserem Körper statt. Da der ADH-Kompensationsmechanismus sehr schnell und präzise funktioniert, nehmen NaCl und Flüssigkeitsvolumen immer gleichzeitig zu oder ab, wobei sich die NaCl-Konzentration nur geringfügig verändert.

Zwar kann die osmotische Verknüpfung zwischen NaCl und extrazellulärem Volumen, nicht aber die Volumenregulation durch die ADH-Wirkung erklärt werden. Letztere geht auf die langsame Volumenreaktion zurück. Bei einer Zunahme des extrazellulären Volumens wird eine Reihe von Schritten in Gang gesetzt, die wiederum zu einer Hemmung der Aldosteronfreisetzung aus der Nebennierenrinde führen. In Abwesenheit von Aldosteron wird weniger NaCl aus dem distalen Tubulus reabsorbiert. Aus diesem Grund tritt mehr NaCl in den Urin über und zieht dabei Wasser mit sich. Die vermehrte ADH-Sekretion (die ursprünglich zur Wasserretention geführt hatte) ist nicht länger wirksam, weil die NaCl-Konzentration wieder im Normbereich ist und demzufolge der Stimulus für die ADH-Sekretion fehlt.

Wie erklärt sich der charakteristische Effekt von ADH einerseits und Aldosteron andererseits an der Nierenzelle? ADH (Vasopressin) bewirkt, daß in den Sammelrohren und im distalen Tubulus zelluläre Wasserkanäle geöffnet werden. Vasopressin bindet an einen Rezeptor der Basalmembran, der das Enzym Adenylzyklase (das ATP in zyklisches AMP überführt) aktiviert. Das zyklische AMP setzt dann eine Reihe weiterer zellulärer Reaktionen in Gang, die schließlich zur Öffnung dieser apikalen Wasserkanäle führen. So wird die extrazelluläre Osmolarität reguliert.

Aldosteron reguliert die Natriumresorption im distalen Tubulus und in den Sammelrohren und dadurch das extrazelluläre Volumen. Da Aldosteron fettlöslich ist, kann es die Zellmembran durchdringen. Im Zytoplasma reagiert es mit einem Rezeptorprotein, das den Nukleus zur Synthese eines neuen Eiweißkörpers anregt. Dieses neu gebildete Protein kann an der Bereitstellung von (1) weiteren Natrium-Kalium-Pumpen für die Basalmembran, (2) ATP für den Antrieb dieser Pumpen und (3) neuen Kanälen für Na^+ in der apikalen Membran beteiligt sein.

Hinweise:
Verwenden Sie dieselben Farben für Wasser (A) und NaCl wie auf Tafel 64.
1. Malen Sie zuerst das obere Bild an.
2. Malen Sie dann die schnelle osmotische Reaktion auf einen Konzentrationsanstieg gelöster Substanzen im Plasma an.
3. Malen Sie nun die langsame Volumenreaktion an, die sich mit der (in Abb. C und C' dargestellten) Zunahme des Flüssigkeitsvolumens im Körper befaßt.
4. Malen Sie zuletzt unten die Wirkung von ADH (E) und Aldosteron (F) an.

WASSERGEHALT DES KÖRPERS A

Der Wasseranteil des Körpers beträgt 60% des Körpergewichts. Davon befinden sich 25 l im intrazellulären und 17 l im extrazellulären Raum. Bei fast allen Zellmembranen ist ein freier Wasseraustausch zwischen intra- und extrazellulärem Raum möglich.

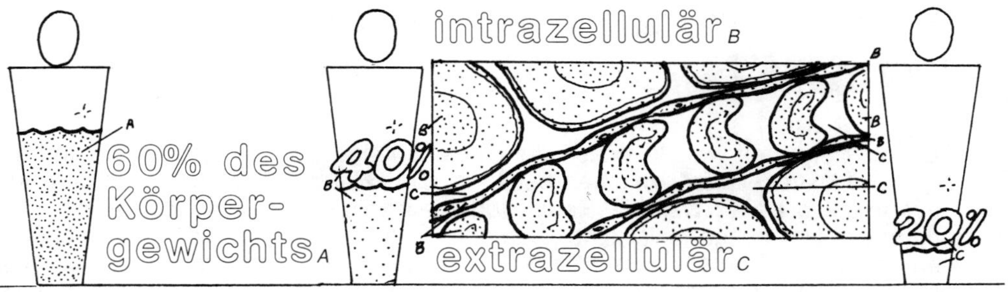

EXPANSION UND KONTROLLE DES EXTRAZELLULÄREN VOLUMENS C

Konzentration der gelösten Substanzen D
Urin C'
ADH E
Aldosteron F

Vasopressin reagiert sehr schnell auf Änderungen der Konzentration (Osmolarität) gelöster Substanzen im Plasma und sorgt auf diese Weise dafür, daß die Körperflüssigkeiten isoton bleiben. Sobald - bei Durst - die Substanzkonzentration zunimmt, d.h. in demselben Wasservolumen mehr Substanz gelöst ist (s. mittleres Bild), wird ADH freigesetzt und demzufolge weniger Wasser mit dem Urin ausgeschieden, so daß der isotone Zustand wieder angestrebt wird, weil das Flüssigkeitsvolumen im Körper wieder zunimmt. Aufgrund dieses ADH-Mechanismus wird ein proportionaler Wasseranteil zurückgehalten (oder ausgeschieden), sobald die Konzentration aller gelösten Substanzen zu- oder abnimmt. Das extrazelluläre Volumen im Körper paßt sich immer den Veränderungen gelöster Substanzen im Körper an.

Bei einer Zunahme des extrazellulären Volumens wird eine Reihe von Schritten in Gang gesetzt, die wiederum zu einer Hemmung der Aldosteronfreisetzung aus der Nebennierenrinde führen. In Abwesenheit von Aldosteron wird weniger NaCl aus dem distalen Tubulus reabsorbiert. Aus diesem Grund tritt mehr NaCl in den Urin über und zieht dabei osmotisch Wasser mit sich.

1. SCHNELLE OSMOTISCHE REAKTION: E (E) ADH E

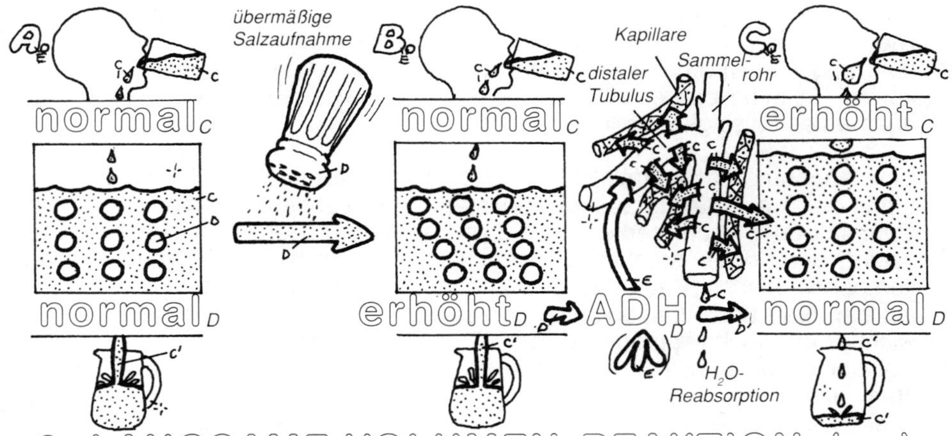

2. LANGSAME VOLUMEN-REAKTION: F (F) ALDOSTERON F

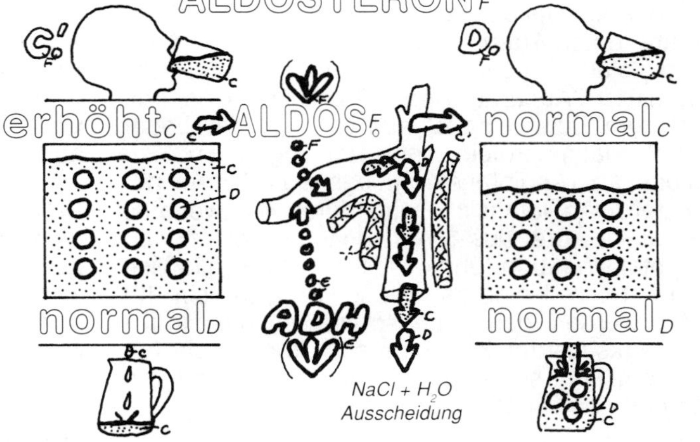

ANTIDIURETISCHES HORMON E »WASSERREABSORPTION« C

ADH-Rezeptor E'
ATP G ⇨ cAMP G'

Vasopressin führt dazu, daß in den Sammelrohren und im distalen Tubulus Wasserkanäle geöffnet werden. Es bindet an einen Rezeptor der Basalmembran, der das Enzym Adenylzyklase (überführt ATP in cAMP) aktiviert. cAMP setzt dann eine Reihe weiterer Reaktionen in Gang, die zur Öffnung der apikalen Wasserkanäle führen.

ALDOSTERON F »NaCl-REABSORPTION« D

Rezeptorprotein H
Nukleus I
neugebildetes Protein J

Aldosteron fördert die Na^+-Reabsorption. Es diffundiert zu einem Rezeptorprotein im Zytoplasma, das den Nukleus zur Synthese eines neuen Proteins anregt, welches an der Bereitstellung von (1) weiteren Na^+-K^+-Pumpen für die Basalmembran, (2) ATP für den Antrieb der Pumpen und (3) neuer Kanäle für Natrium in der apikalen Membran beteiligt sein kann.

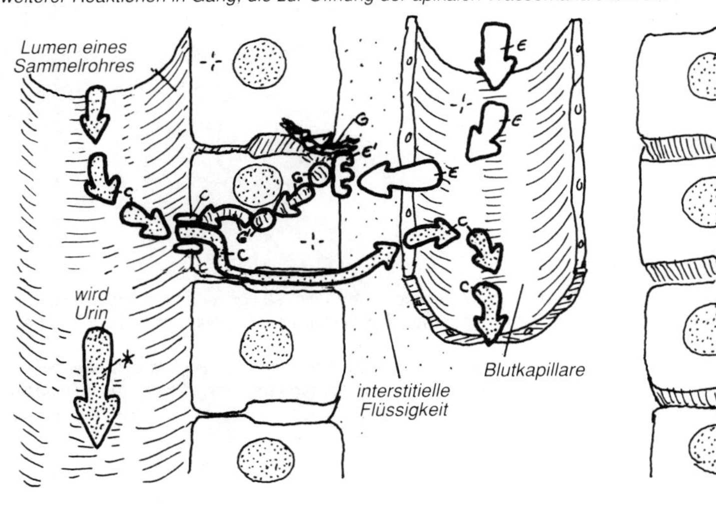

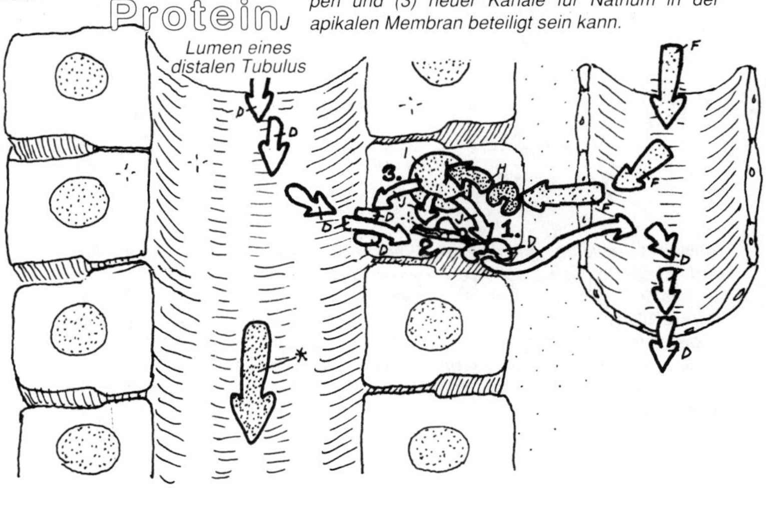

REGULATION DES EXTRAZELLULÄREN VOLUMENS: RENIN-ANGIOTENSIN-SYSTEM

Tafel 65 zeigt, auf welche Weise die Gesamtmenge an NaCl das extrazelluläre Volumen bestimmt. Das Hauptaugenmerk gilt Na^+, weil die Regulationsmechanismen primär auf Na^+ ausgerichtet sind, während Veränderungen von Cl^- größtenteils sekundär (im Gefolge von Na^+) erfolgen. Wie das vorherige Beispiel gezeigt hat, nimmt bei einem Anstieg von Na^+ (bzw. NaCl) auch das Flüssigkeitsvolumen im Körper zu, wird aber mit Hilfe entsprechender Kompensationsmechanismen wieder auf den Normalwert zurückgebracht. In dieser Tafel wird das Thema nun fortgesetzt und untersucht, auf welche Weise das extrazelluläre Flüssigkeitsvolumen von der Niere über eine hormonale Steuerung der Na^+-Ausscheidung reguliert wird. In diesem Beispiel ist nun die umgekehrte Situation dargestellt: Die Reaktion auf eine Abnahme des Flüssigkeitsvolumens im Körper.

Eine Abnahme des extrazellulären Flüssigkeitsvolumens tritt in der Praxis häufig auf, z.B. bei starkem Erbrechen, Durchfall oder nach starkem Schwitzen. In allen Fällen verliert der Körper erhebliche Mengen an Na^+, so daß kompensatorische Prozesse in Gang gesetzt werden, um den Na^+- und Wasserverlust aufzufangen. Einer der wichtigsten Mechanismen in diesem Zusammenhang ist die Renin-Angiotensin-Aldosteron-Reaktion. Dieses System wird durch verschiedene Stimuli aktiviert, die alle - direkt oder indirekt - auf Veränderungen des extrazellulären Flüssigkeitsvolumens beruhen.

Renin wird aus speziellen (sekretorischen) Zellen in der Wand der afferenten Arteriolen dort freigesetzt, wo diese mit dem distalen Tubulus in Kontakt tritt und den juxtaglomerulären Apparat bildet (Tafel 58). Das freigesetzte Enzym Renin spaltet aus dem (in der Leber produzierten) Plasmaprotein Angiotensinogen ein kleines Teilstück ab (Angiotensin I), das aus 10 Aminosäuren besteht. Angiotensin I wird durch ein weiteres Enzym in das kleinere, aus 8 Aminosäuren bestehende Peptid Angiotensin II überführt. Angiotensin II schließlich kann in ein noch kleineres Peptid (Angiotensin III) aufgespalten werden, das - ebenso wie Angiotensin II - eine aktive Wirksubstanz ist. Beide stimulieren nicht nur die Vasokonstriktion, sondern auch die Freisetzung von Aldosteron und den Durst.

Aldosteron gelangt auf dem Blutweg in die Niere und fördert die Reabsorption von Na^+ aus dem distalen Tubulus und den Sammelrohren. Cl^- folgt Na^+ passiv nach, um die elektrische Neutralität aufrechtzuerhalten. Dabei wird auch Wasser mitgezogen, damit das osmotische Gleichgewicht gewahrt bleibt. Letztlich werden NaCl und Wasser reabsorbiert. Außerdem regen Angiotensin II und III das Durstgefühl an. Deshalb kehren sowohl das Volumen der Körperflüssigkeit als auch der NaCl-Gehalt auf den normalen Wert zurück. Das Verhältnis zwischen NaCl- und Wasseraufnahme wird durch die Osmoregulation (ADH) genau aufeinander abgestimmt: Sie reguliert die Wasserreabsorption, damit die Konzentration gelöster Substanzen in den Körperflüssigkeiten konstant bleibt.

Auch auf die Verknüpfung zwischen Veränderung des extrazellulären Volumens und Reninsekretion muß hier eingegangen werden. Zwar sind die Stimuli bekannt, die zum Anstieg der Reninsekretion führen, die einzelnen Schritte zwischen Stimulation und endgültiger Reaktion jedoch teilweise noch ungeklärt. Im Beispiel sind arterieller und venöser Druck durch die Volumenabnahme herabgesetzt. Diese Druckabnahme kann die diastolische Füllung des Herzens und so das Herzminutenvolumen herabsetzen, so daß der arterielle Blutdruck weiter abnimmt. Die Pressorezeptoren in der arteriellen Gefäßwand senden normalerweise Impulse an den Hirnstamm, um von dort aus das sympathische System zu hemmen. Nimmt der Blutdruck allerdings ab, verringert sich auch die Aktivität dieser Pressorezeptoren, und die Blockade der zur Niere ziehenden sympathischen Nerven wird aufgehoben. Dadurch wird die Reninfreisetzung stimuliert.

Ein zweites, wichtiges Regulationssystem für die Reninsekretion geht direkt vom Druck in den afferenten Arteriolen der Niere aus. Wenn dieser Druck ansteigt, wird die Reninsekretion gehemmt, wenn er abnimmt, wird sie gesteigert. Dieser Regulationsmechanismus wird nicht durch Nerven übertragen und besteht deshalb auch dann weiter, wenn alle Nerven durchtrennt sind.

Das dritte Regulationssystem befindet sich im juxtaglomerulären Apparat. Es besteht aus sezernierenden Zellen in der afferenten Arteriole und aus spezifischen Zellen im distalen Tubulus (Macula densa) die mit den erstgenannten in engem Kontakt stehen. Wenn innerhalb des Nephrons weniger Flüssigkeit (mit NaCl) zur Macula densa transportiert wird, werden die sekretorischen Zellen stimuliert und demzufolge mehr Renin in den Blutkreislauf abgegeben. Eine solche Situation tritt ein, wenn das glomeruläre Filtrat vermindert ist, z.B. als Reaktion auf eine Abnahme des arteriellen Blutdrucks - insbesondere, wenn die afferenten Arteriolen auf einen Reiz des Nervus sympathicus verengt sind. Im Rahmen dieses Regulationsmechanismus wird Renin in die Blutbahn abgegeben, wo es die Bildung von Angiotensin II einleitet.

Hinweise: Verwenden Sie dieselben Farben für Wasser (A), NaCl (B), ADH (H) und Aldosteron (G) wie auf Tafel 65 sowie Rot für die Blutgefäße.

1. Beginnen Sie mit dem Bild oben links, auf dem die Abnahme des extrazellulären Flüssigkeitsvolumens dargestellt ist. Beachten Sie, daß in der Reaktionskette (die zur Freisetzung von Renin (D) aus dem juxtaglomerulären Apparat führt) die Pfeile für Zu- bzw. Abnahme grau dargestellt sind. (Malen Sie diese Zellen auf dem vergrößerten Ausschnitt in Bildmitte in derselben Farbe an wie die Blutgefäße.)

2. Malen Sie danach die Funktion von Renin (D) bei der hormonalen Regulation (im Bild unter dem vergößerten Ausschnitt) an, und zwar von der Leber (l.) aus in Richtung Niere (r.).

3. Malen Sie zuletzt die Wirkung von Aldosteron (G) im Bild rechts unten an. Gehen Sie dabei entsprechend der Numerierung vor, die zu den Wirkungen von ADH (l.) hinführt.

ABNAHME UND REGULATION DES EXTRAZELLULÄREN FLÜSSIGKEITSVOLUMENS A-

ABNAHME ⇩ ·
ZUNAHME ⇧ ·
Wasser A
NaCl-Lösung B
Blutgefäß C

Eine Abnahme des extrazellulären Flüssigkeitsvolumens (z.B. bei Erbrechen oder Durchfall) setzt eine Reihe von Prozessen in Gang, die zur Reninfreisetzung aus den juxtaglomerulären Zellen in der afferenten Arteriole führen. Als Folge des verminderten Flüssigkeitsvolumens nimmt der Druck in den Arterien, Venen und im Herzvorhof ab. Die Pressorezeptoren senden daraufhin weniger Nervenimpulse zum Hirnstamm, was wiederum Teile des sympathischen Nervensystems aktiviert. Sympathische Nervenimpulse regen daraufhin in der Niere die Freisetzung von Renin an. Die Reninsekretion wird außerdem durch die Abnahme von Blutdruck und Durchblutung der Niere stimuliert.

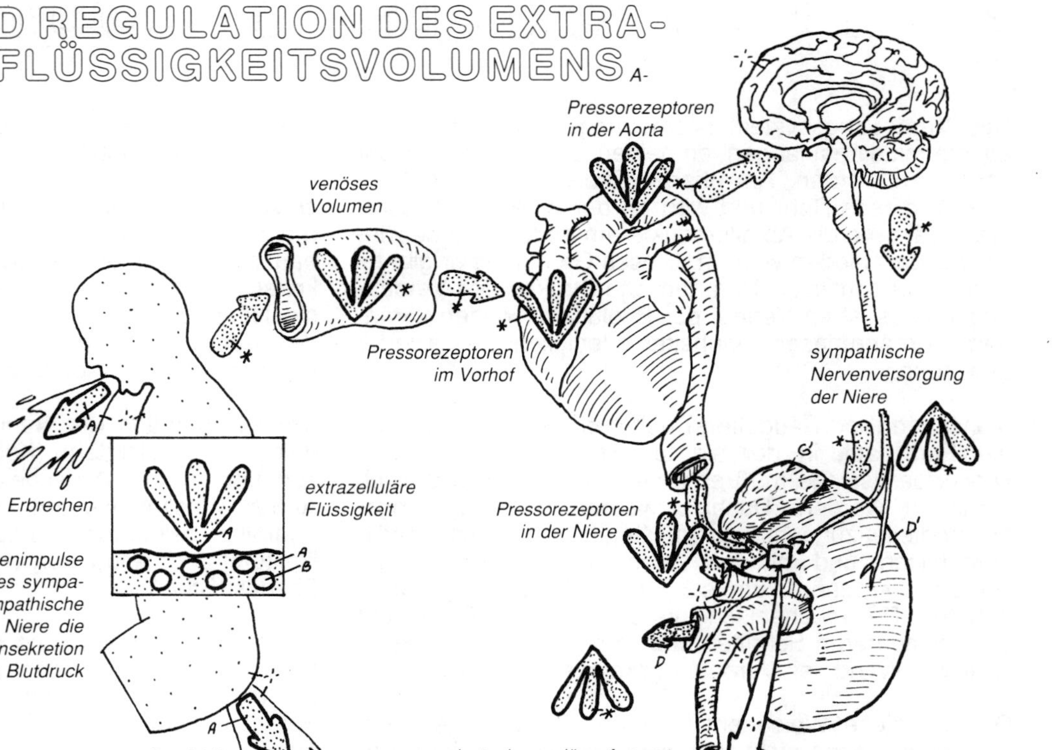

HORMONE / SEKRETIONSORT
Renin D / Niere D'
Angiotensinogen E / Leber E'
Angiotensin I F II F' III F²
Aldosteron G / Nebenniere G'
ADH H / Hypothalamus H'

Das freigesetzte Renin spaltet aus dem (in der Leber produzierten) Plasmaprotein Angiotensinogen, ein kleines, aus 10 Aminosäuren bestehendes Fragment, das Angiotensin I, ab. Angiotensin I wird in das kleinere Peptid Angiotensin II überführt, aus dem schließlich ein noch kleineres Peptid, Angiotensin III, abgespalten wird. Angiotensin III ist - wie Angiotensin II - eine aktive Wirksubstanz. Beide stimulieren nicht nur die Vasokonstriktion, sondern auch die Freisetzung von Aldosteron und den Durst.

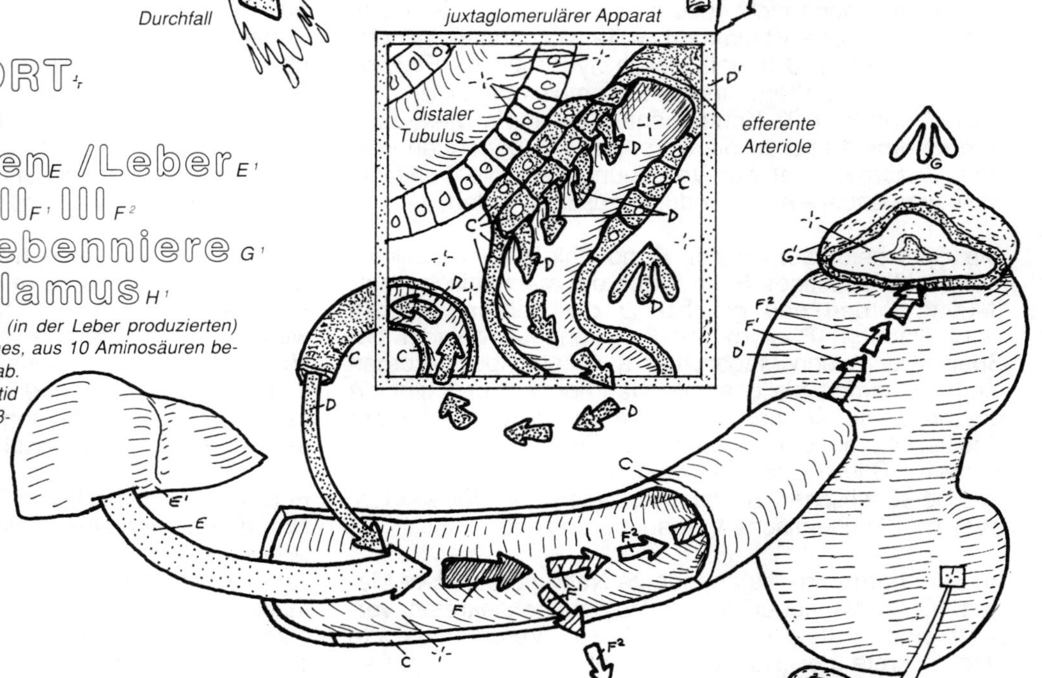

WIRKUNGEN VON ALDOSTERON G UND ADH H

Aldosteron gelangt auf dem Blutweg (1) in die Niere und fördert die Reabsorption von Na^+ aus dem distalen Tubulus und den Sammelrohren (2). Cl^- folgt Na^+ passiv nach, um die elektrische Neutralität aufrechtzuerhalten. Dabei wird auch Wasser mitgezogen, damit das osmotische Gleichgewicht gewahrt bleibt. Letztlich werden NaCl und Wasser reabsorbiert (3). Zudem regen Angiotensin II und III den Durst an (4). Das Volumen der Körperflüssigkeit sowie der NaCl-Gehalt kehren in den Normalbereich zurück (5). Das Verhältnis zwischen NaCl- und Wasseraufnahme wird durch ADH (6) genau aufeinander abgestimmt. Es reguliert die Wasserreabsorption, damit die Konzentration gelöster Substanzen in den Körperflüssigkeiten konstant bleibt.

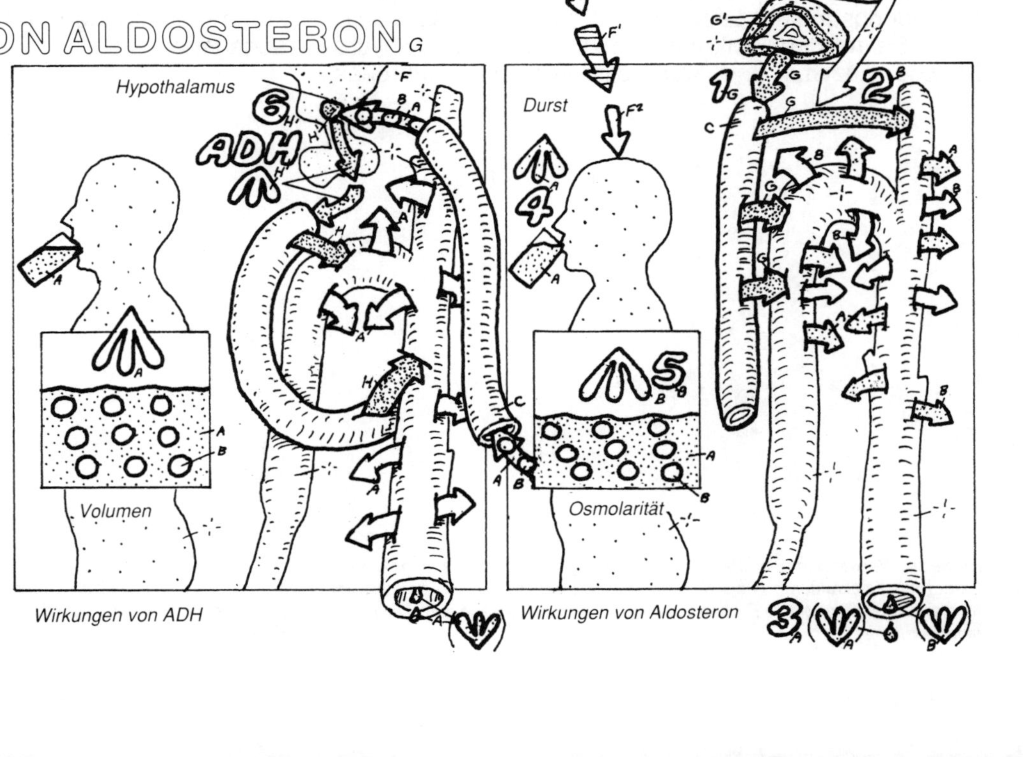

BAU UND FUNKTION DES VERDAUUNGSSYSTEMS

Das Verdauungssystem (Verdauungstrakt oder -kanal) könnte mit einem langen, an beiden Enden offenen Rohr verglichen werden. Am oberen Ende gelangt die Nahrung in dieses Rohr und wird an der Innenwand resorbiert, während die Abfallprodukte am anderen Ende wieder ausgeschieden werden. Dieses Grundmuster gibt es bereits bei primitiven Tierarten. Die Struktur des Verdauungstraktes ist im Verlauf der Evolution - wegen veränderter Ernährungsgewohnheiten - lediglich komplizierter geworden.

Menschen (und Säugetiere) nehmen die Nahrung in einer Form auf, in der sie für die Körperzellen nicht verwertbar ist. Sie muß erst mechanisch und chemisch verändert werden. Deshalb werden feste Nahrungsbestandteile zunächst durch Kauen zerkleinert, kräftig durchmischt und mit den verschiedenen Verdauungssekreten vermengt, um sie für die Verdauung aufzubereiten. Der mechanische Verdauungsprozeß vollzieht sich in mehreren Schritten und wird durch die Muskulatur in der Wand des Verdauungskanals unterstützt.

Der auf diese Weise entstandene Nahrungsbrei kann aber immer noch nicht resorbiert werden, sondern wird durch chemische Verdauung weiter aufbereitet. An diesem Vorgang sind hauptsächlich hydrolytische Enzyme beteiligt, die größere und/oder komplexere Nahrungsmoleküle in kleinste Komponenten zerlegen. Diese können resorbiert und an die Körperzellen abgegeben werden. Zusätzlich hat der Verdauungstrakt die Funktion, nicht verwertbare Abfallprodukte auszuscheiden.

Die Speicheldrüsen in der Mundhöhle bilden Speichel - ein schleimhaltiges Sekret, das die mechanische Verdauung fördert und gleichzeitig die Nahrung auflöst. Über Rachen (Pharynx) und Ösophagus gelangt der Speisebrei in den Magen, der auch als Speicherorgan dient: Er nimmt die gesamte Nahrung auf und gibt sie portionsweise an den Darm ab. Im Magen wird der Speisebrei mit dem Magensaft durchmischt, der aus Schleim, Säure und Enzymen, die von Magendrüsen und oberflächlichen Schleimhautzellen gebildet werden, besteht: Die chemische Verdauung beginnt.

Im Dünndarm wird die angedaute Nahrung aus dem Magen (Chymus) neuerlich mit Verdauungssekreten versetzt und weitertransportiert. Diese Verdauungssäfte sind Sekrete der Dünndarmdrüsen sowie der großen Verdauungsdrüsen Leber und Pankreas. Das (alkalische) Sekret des Pankreas enthält hauptsächlich hydrolytische Enzyme und kann alle wichtigen Nahrungsbestandteile chemisch aufspalten. Die in der Leber gebildete Galle fördert die Fettverdauung. Der Dünndarm ist die einzige Stelle des Körpers, an der die chemisch zersetzte Nahrung resorbiert werden kann! Die Nahrungsbestandteile werden von der Dünndarmschleimhaut aufgenommen und größtenteils über den Pfortaderkreislauf zur Leber transportiert. Von dort aus gelangen die Nährstoffe über den Blutstrom in den übrigen Teil des Körpers. Die resorbierten Fettstoffe werden dem Blut über die Lymphgefäße direkt zugeleitet.

Nach Resorption der Nährstoffe werden die Abfallprodukte in den Dickdarm (Kolon) geleitet, um dort entwässert und für die Ausscheidung vorbereitet zu werden. Außer Wasser werden Salze (Natrium) und einige Vitamine bakteriellen Ursprungs im Kolon resorbiert. Rektum und Anus sorgen für die Ausscheidung der Faeces (Stuhl).

Die menschliche Nahrung setzt sich aus verschiedenen tierischen und pflanzlichen Bestandteilen zusammen, in der die 3 Hauptnährstoffe Eiweiß, Kohlenhydrate und Fett enthalten sind. Ein Apfel z.B. besteht hauptsächlich aus Kohlenhydraten, wenig Eiweiß und einem geringen Fettanteil, während Fleisch sehr viel Eiweiß, wenig Fett und kaum Kohlenhydrate enthält. Bei der chemischen Verdauung werden die Proteine zunächst in Oligopeptide, dann in Peptide und schließlich in Aminosäuren aufgespalten. In dieser Form können sie von der Darmschleimhaut resorbiert und an die Leber bzw. die übrigen Körperzellen weitergegeben werden.

Die wichtigsten Kohlenhydrate aus der Nahrung sind Stärke (Polysaccharide) und Disaccharide (z.B. Zucker: Saccharose und Milchzucker: Laktose). Polysaccharide werden in Oligosaccharide und schließlich in Di- und Monosaccharide aufgespalten, Disaccharide dagegen direkt in Monosaccharide überführt. In Form dieser Monosaccharide bzw. einfachen Zucker (z.B. Glukose, Fruktose, Galaktose) können Kohlenhydrate resorbiert werden.

Fett wird hauptsächlich in Form von Triglyzeriden mit der Nahrung aufgenommen und im Darm in seine Bestandteile (Glyzerin und Fettsäuren) aufgespalten. Gelegentlich werden Mono- oder Diglyzeride gebildet. Diese einfachen Fette können von der Darmschleimhaut resorbiert werden. Vor ihrem Übertritt ins Blut werden die Triglyzeride resynthetisiert, in Lipoproteinpartikel (Chylomykronen) inkorporiert und über die Lymphgefäße ins Blut abgegeben.

Hinweise: Verwenden Sie Blau für L und Hellgrau (oder eine andere helle Farbe) für die Strukturen H bis K. Beachten Sie, daß sich in der Bauchregion (mittlere Abbildung) einige Farben überlappen, weil die Organe zum Teil hintereinander liegen.

1. Malen Sie von einer bestimmten Struktur immer sowohl die anatomische als auch die funktionelle Darstellung an, ehe Sie zur nächsten übergehen. Malen Sie die Überschriften am rechten Bildrand an.

Verdauungssystem

VERDAUUNGSTRAKT
Mundhöhle A
Pharynx B
Ösophagus C
Magen D
Dünndarm E
Dickdarm F
Rektum G

VERDAUUNGSDRÜSEN
Speicheldrüsen H*
Leber I*
Gallenblase J*
Pankreas K*

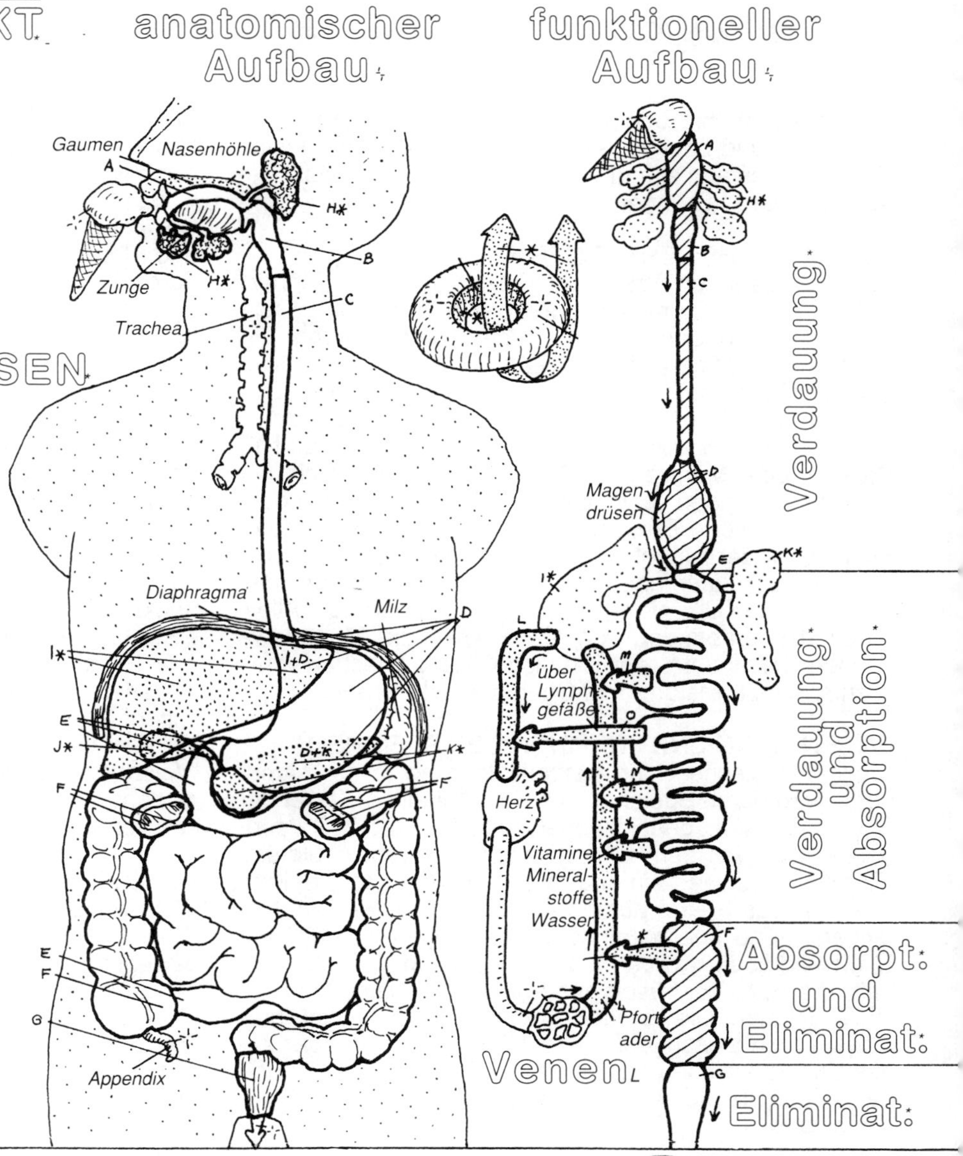

Die Funktion des Verdauungstraktes besteht darin, Nahrung aufzunehmen, zu verdauen, ihre Bestandteile ins Blut aufzunehmen und die Abfallprodukte auszuscheiden. Der obere Teil des Verdauungstraktes (Mund und Magen) dient in erster Linie der mechanischen und chemischen Verdauung. Im Dünndarm findet sowohl die enzymatische Verdauung als auch die Resorption der Nahrungsbestandteile statt. Im Dickdarm (Kolon) wird dem Darminhalt Wasser entzogen, während die Endabschnitte (Rektum und Anus) für die Ausscheidung der Abfallprodukte zuständig sind. Um die Verdauung zu fördern, geben verschiedene Verdauungsdrüsen ihr Sekret (besteht aus Enzymen, Wasser, Schleim) ins Darmlumen ab. Einige davon, z.B. einige Drüsen im Magen und in der Darmwand, zählen zu den endokrinen Drüsen; Leber, Pankreas und Speicheldrüsen sind dagegen exokrine Drüsen. Bei der Resorption werden die Spaltprodukte von Proteinen und Kohlenhydraten sowie Wasser, Mineralstoffe und wasserlösliche Vitamine über die Dünndarmschleimhaut direkt an die Pfortader weitergeleitet. Fette und fettlösliche Vitamine werden über die Lymphgefäße abtransportiert.

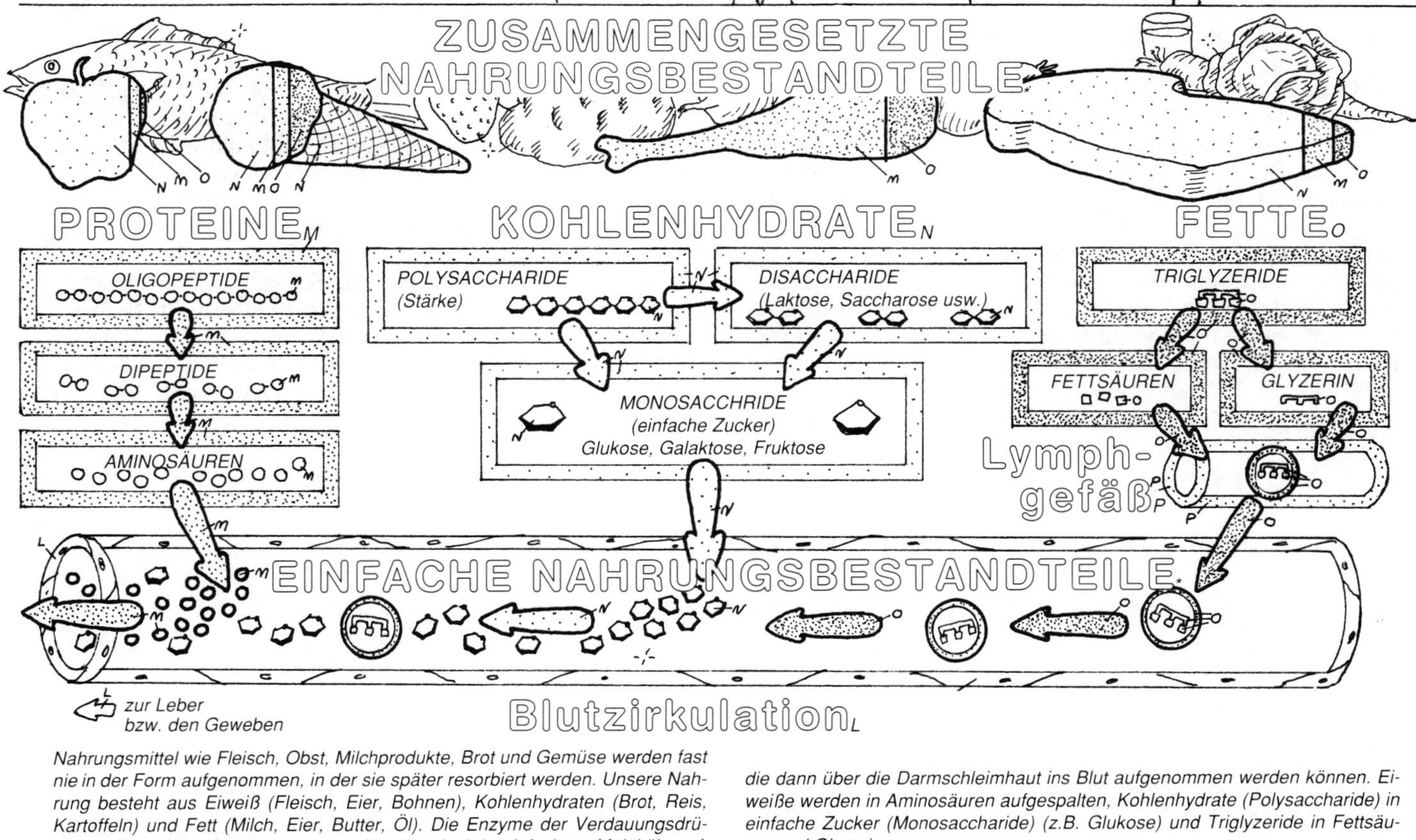

Nahrungsmittel wie Fleisch, Obst, Milchprodukte, Brot und Gemüse werden fast nie in der Form aufgenommen, in der sie später resorbiert werden. Unsere Nahrung besteht aus Eiweiß (Fleisch, Eier, Bohnen), Kohlenhydraten (Brot, Reis, Kartoffeln) und Fett (Milch, Eier, Butter, Öl). Die Enzyme der Verdauungsdrüsen spalten diese Substanzen zunächst chemisch in einfachere Moleküle auf, die dann über die Darmschleimhaut ins Blut aufgenommen werden können. Eiweiße werden in Aminosäuren aufgespalten, Kohlenhydrate (Polysaccharide) in einfache Zucker (Monosaccharide) (z.B. Glukose) und Triglyzeride in Fettsäuren und Glyzerin.

VERDAUUNG IN DER MUNDHÖHLE: KAUEN, EINSPEICHELN DER NAHRUNG UND SCHLUCKEN

In der Mundhöhle beginnt der Verdauungsprozeß. Mechanische und chemische Vorgänge bringen die festen Nahrungsbestandteile in eine Form, in der sie leicht geschluckt werden können.

MECHANISCHE ZERKLEINERUNG
Die verschiedenen Strukturen in der Mundhöhle (Lippen, Zähne, Zunge, Kaumuskulatur) sorgen für die Nahrungsaufnahme und deren mechanische Zerkleinerung. Erwachsene verfügen über 32 Zähne, die mit ihren Wurzeln im Ober- bzw. Unterkiefer fest verankert sind. Das menschliche Gebiß besteht aus 8 Schneidezähnen, 4 Eckzähnen, 8 Prämolaren (kleine Backenzähne) und 12 Backen- oder Mahlzähnen. Der Kauakt umfaßt nicht nur Kieferbewegungen und Einsatz der Zähne, sondern auch koordinierte Bewegungen der Zunge und anderer Muskeln in der Mundhöhle. Die Tätigkeit von Kau- und Zungenmuskulatur unterliegt sowohl einer willkürlichen als auch unwillkürlichen nervösen Steuerung. Allein durch das Einbringen von Nahrung in die Mundhöhle können bestimmte unwillkürliche Reflexmechanismen (Zentrum im Hirnstamm) in Gang gesetzt werden.

ENTSTEHUNG UND FUNKTION DES SPEICHELS
Die mechanische Nahrungszerkleinerung in der Mundhöhle wird durch Speichel, das schleimhaltige Sekret der Speicheldrüsen, deutlich erleichert. Es gibt 3 Drüsenpaare: die (vor dem Ohr gelegene) Ohrspeicheldrüse (Parotis) produziert ein eher wässriges (seröses) Sekret, während das Sekret der submandibular (unter dem Unterkiefer) und sublingual (unter der Zunge) gelegenen Speicheldrüsen sowohl Wasser als auch Schleim enthält. Die Speicheldrüsen gehören zu den azinösen exokrinen Drüsen. Die serösen Drüsenbläschen (Acini) produzieren ein wässriges, die mukösen Acini ein eher zähes Sekret, welches das Glykoprotein Muzin enthält und dem Speichel seine charakteristische klebrige Konsistenz verleiht.

Alle Speicheldrüsen zusammen bilden pro Tag 1-2 Liter Sekret: anteilig entstammen 25 % davon der Parotis, 70 % den submandibulären und 5 % den sublingualen Drüsen. Der seröse Anteil des Speichels besteht zu mehr als 90 % aus Wasser. Er hält den Mund feucht, ermöglicht das Sprechen, trägt zur Auflösung der Nahrungsbestandteile bei und befeuchtet die zerkleinerte Nahrung, aus der dann der Bolus geformt wird. Das Auflösen der Nahrungsbestandteile ist Voraussetzung für die Geschmacksempfindung, weil die Geschmacksrezeptoren nur auf gelöste Substanzen reagieren. Seröser Speichel enthält das Verdauungsenzym Ptyalin, eine stärkespaltende Amylase. Ein anderes Enzym aus dem Speichel ist das antibakteriell wirksame Lysozym. Es kann Bakterien in der Nahrung und in der Mundhöhle angreifen, indem es ihre Zellwand auflöst. Dies ist einer der Gründe, warum Tiere instinktiv ihre Wunden lecken. Auch Natrium und andere Mineralstoffe sind Bestandteile des Speichels. Muzin, das im schleimigen Anteil des Speichels enthalten ist, dient in erster Linie als Gleit- und Klebemittel für den Bolus, der im Mund gebildet und durch Schlund und Speiseröhre transportiert wird. Ohne Speichel wären Kauen und Schlucken kaum möglich.

Die Speichelbildung unterliegt der Regulation des autonomen Nervensystems (Tafel 25). Die parasympathischen Nerven stimulieren sowohl die Sekretion serösen als auch mukösen Speichels, während die sympathischen Nerven die Sekretion von serösem Speichel hemmen. Dies erklärt auch, warum der Mund in (vom Sympathikus gesteuerten) Situationen der Angst bzw. Aufregung trocken wird, während Speichel, z.B. bei Entspannung oder vor einem guten Essen, reichlich fließt. Wenn trockene oder saure Nahrung im Mund ist, kommt es zu einer starken Stimulation der sensorischen Nerven, die ihre Impulse an entsprechende Zentren im Hirnstamm weiterleiten. Von dort aus werden die parasympathischen Nerven, die zu den Speicheldrüsen ziehen, zu vermehrter Speichelsekretion angeregt. Auf ähnliche Weise können auch bestimmte Gerüche (über die Geruchsnerven) oder auch nur der Gedanke an Essen einen vermehrten Speichelfluß auslösen.

SCHLUCKAKT UND
BOLUSTRANSPORT IM ÖSOPHAGUS
Wenn der Bolus geformt ist, wird er durch die Zungenbewegungen allmählich nach hinten geschoben. Die Berührung des Zungengrundes löst den Schluckreflex aus (Zentrum in der Medulla oblongata). Die Zunge drückt den Bolus in den Rachen (Pharynx), während der weiche Gaumen den Zugang zur Nase versperrt und die Epiglottis über die Glottis geschoben wird, um Larynx und Trachea (Luftröhre) zu verschließen. Diese Schutzreflexe verhindern das Eindringen von Nahrung in die oberen und unteren Luftwege.

Vom Pharynx aus wird der Bolus durch weitere Reflexe in den Ösophagus, der Rachen und Magen miteinander verbindet, weitertransportiert. Die muskuläre Wand dieses röhrenförmigen Organs besteht aus glatter Muskulatur, die sowohl ringförmig als auch in Längsrichtung angeordnet ist. Koordinierte wellenförmige Muskelbewegungen (Peristaltik) befördern den Bolus in den Magen. Dieser Transport wird durch die Schwerkraft unterstützt, die allerdings keine notwendige Voraussetzung ist. Menschen können auch im Liegen schlucken, Trainierte schaffen dies sogar beim Kopfstand, und bei Wiederkäuern wird die Nahrung ständig im Ösophagus auf und ab transportiert.

Hinweise: Verwenden Sie Rot für C, dunkle Farben für Q und Grau für F.
1. Malen Sie die Mundhöhle einschließlich der 3 Speicheldrüsen an. Die Pfeile (geben die Menge der Speichelproduktion an) und die darunter dargestellten Zellen werden nicht angemalt. Malen Sie dann das Diagramm über die Funktion der Zähne an.
2. Malen Sie danach die Zeichnung auf der Seite rechts über die Zusammensetzung des Speichels an.
3. Malen Sie zuletzt die Darstellung des Schluckakts an. Beginnen Sie mit der linken Darstellung über die einzelnen Strukturen von Mund und Rachen.

MECHANISCHER VERDAUUNGSPROZESS.

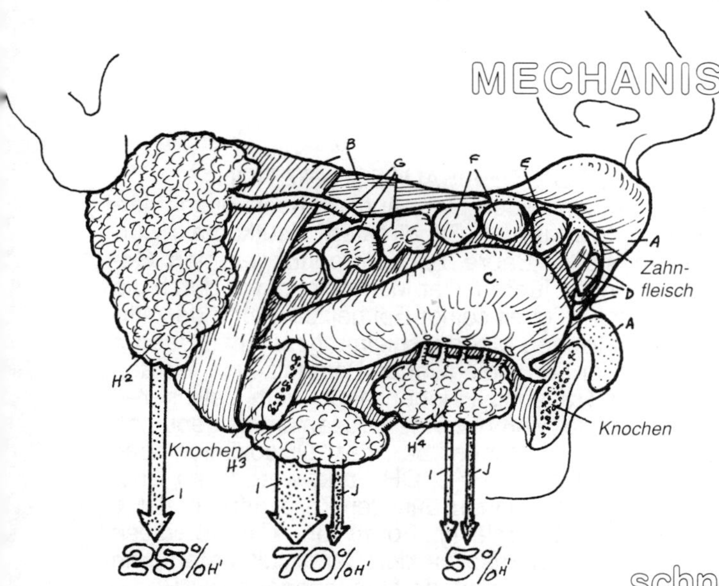

Lippen A
Wangenmuskeln B
Zunge C
Zähne.
Schneidezähne 8 D
Eckzähne 4 E
kleine Backenzähne 8 F
Mahlzähne 12 G

1. Durch den Kauakt, an dem Lippen, Zunge, Wangen, Zähne und Kiefer beteiligt sind, wird die Nahrung zerkleinert und - durch Formung eines Bolus - für den Schluckakt aufbereitet.

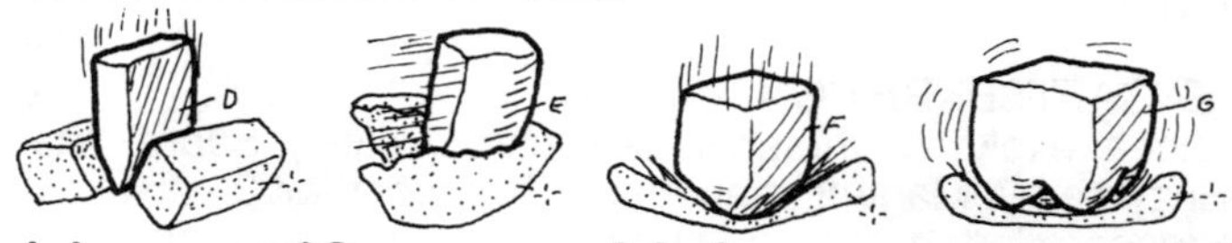

schneiden D reißen E zerkleinern F zermahlen G

SPEICHEL H'

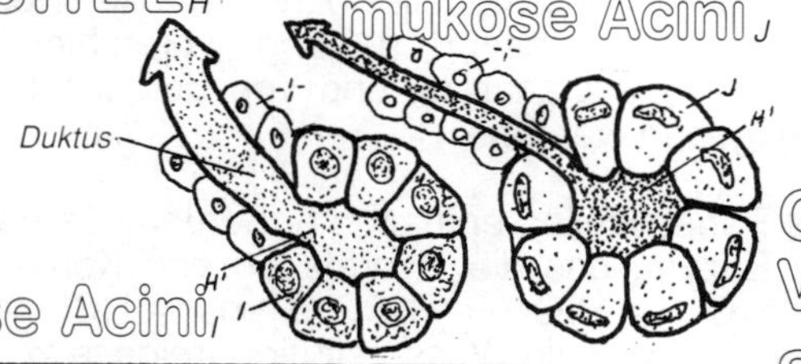

muköse Acini J

seröse Acini I

2. Ein Erwachsener verfügt über 32 Zähne, die die Nahrung zerkleinern. Ein Neugeborenes hat noch keine Zähne. Erst zwischen dem 6. und dem 24. Lebensmonat, entwickelt sich das Milchgebiß mit 20 Zähnen. Die (bis ins höhere Alter) bleibenden Zähne wachsen zwischen dem 6. und 21. Lebensjahr nach.

SCHLUCKAKT UND PERISTALTIK.

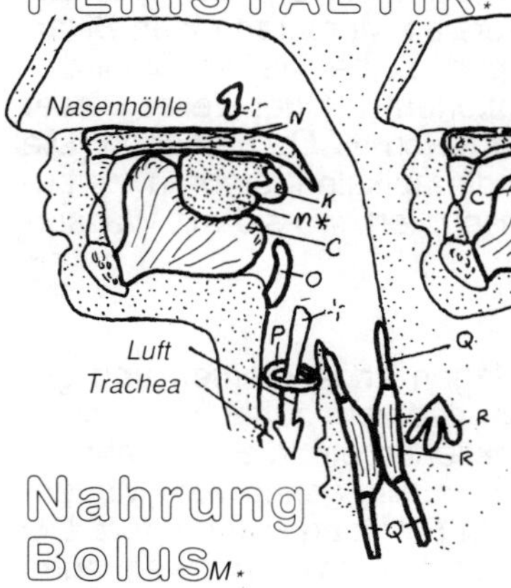

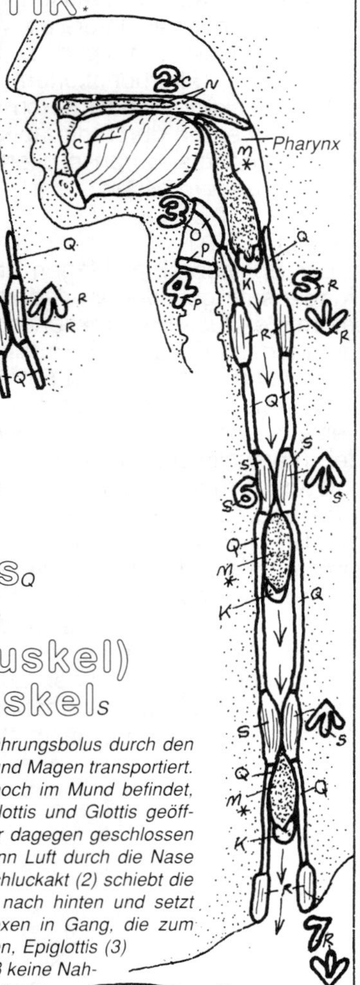

Nahrung
Bolus M*
Gaumen N
Epiglottis O
Glottis P
Ösophagus Q
Sphinkter R
(Schließmuskel)
glatter Muskel S

Beim Schlucken wird der Nahrungsbolus durch den Pharynx in den Ösophagus und Magen transportiert. Solange sich die Nahrung noch im Mund befindet, sind weicher Gaumen, Epiglottis und Glottis geöffnet, der Ösophagussphinkter dagegen geschlossen (1). Zu diesem Zeitpunkt kann Luft durch die Nase eingeatmet werden. Beim Schluckakt (2) schiebt die Zunge zunächst den Bolus nach hinten und setzt damit eine Reihe von Reflexen in Gang, die zum Schluß von weichem Gaumen, Epiglottis (3) und Glottis (4) führen, so daß keine Nahrung in die oberen bzw. unteren Luftwege eindringen kann. Auch der Ösophagussphinkter (5) wird reflektorisch entspannt, so daß der Bolus in den Ösophagus eintreten kann. Koordinierte Kontraktionen der glatten Muskulatur in der Ösophaguswand (Peristaltik) transportieren ihn weiter nach unten in den Magen (7).

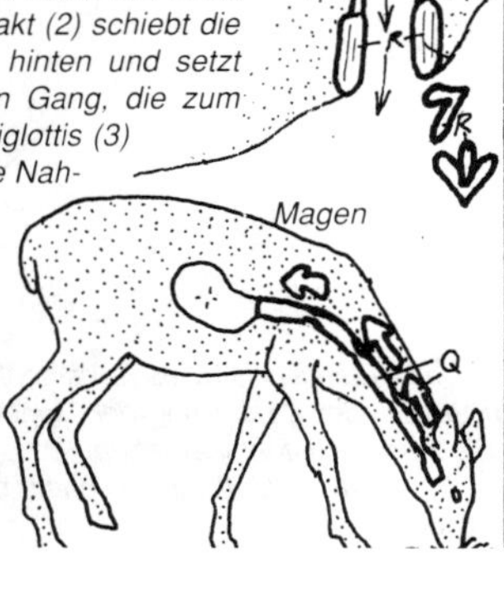

CHEMISCHER VERDAUUNGSPROZESS.

SPEICHELDRÜSEN H' ⇒ SPEICHEL H'

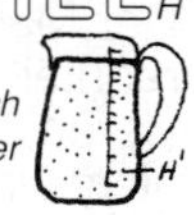

PAROTID H²
seröser Speichel I
SUBMANDIBULAR: H³
seröser Sp., I muköser Sp. J
SUBLINGUAL: H⁴
muköser Sp., J seröser Sp. I

3. Pro Tag werden von den 3 Speicheldrüsenpaaren (Glandula parotis, Glandula sublingualis und Glandula submandibularis bzw. submaxillaris) ca. 1,5 Liter Speichel gebildet. Der Speichel besteht aus Wasser, Schleim (Muzin, ein Glykoproteid), Mineralstoffen (Natrium) und Enzymen (Ptyalin bzw. α-Amylase) zur Stärkeverdauung sowie Lysozym (antibakterielles Enzym). Die Zellen in den Speicheldrüsen sind in Form von Drüsenbläschen angeordnet, die wässriges oder schleimiges Sekret absondern. Die Speichelsekretion wird durch parasympathische Nerven (Zentrum im Hirnstamm) stimuliert.

ZUSAMMENSETZUNG UND FUNKTION DES SPEICHELS.

99 1/2 % Wasser: löst die Nahrung auf und ermöglicht die Geschmacksempfindung H⁵

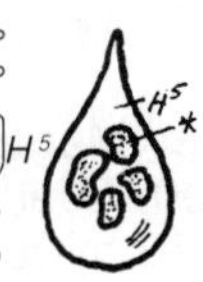

4. Der Wasseranteil des Speichels trägt zur Auflösung der Nahrungsbestandteile bei und ermöglicht die Geschmacksempfindung. Trockene Nahrungsmittel und saure Säfte führen zu vermehrter Speichelsekretion.

Schleim: macht die Nahrung gleitfähig J

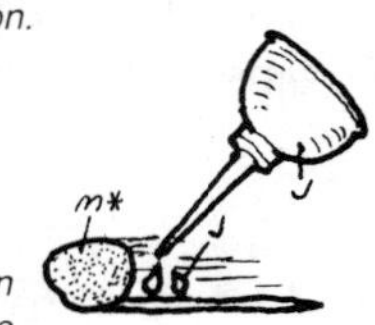

Das Glykoprotein Muzin, das von den mukösen Drüsenbläschen sezerniert wird, verleiht dem Speichel seine klebrige Konsistenz. Ohne Speichel wäre der Schluckakt schwierig und schmerzhaft.

Enzyme: K Amylase beginnt mit der Stärkeverdauung K

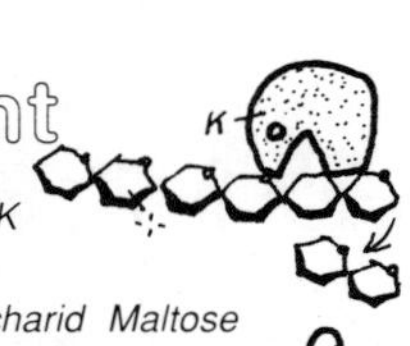

Die Amylase im Speichel leitet die chemische Zersetzung der Stärke ein, wobei Oligo- und Trisaccharide sowie das Disaccharid Maltose entstehen. Die Amylaseaktivität ist wichtig für süße Geschmacksempfindungen.

Mineralstoffe und Lysozym: L antibakterielle Wirksamkeit L

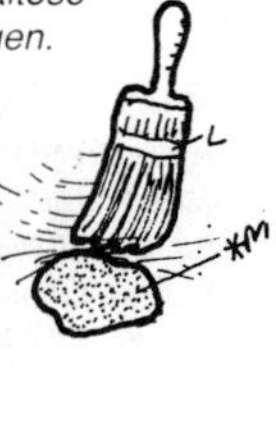

Natrium und das Enzym Lysozym im Speichel wirken antibakteriell, indem sie die Bakterien und Mikroorganismen in der Nahrung angreifen.

PHYSIOLOGIE DES MAGENS

Der Magen ist ein großes, muskuläres Hohlorgan, das zwischen Ösophagus und Duodenum liegt. Zwei Schließmuskeln (Musculus sphincter cardiaci und pylori) sorgen dafür, daß der Speisebrei nur in eine Richtung fließt. Der Magen dient als Reservoir für die aufgenommene Nahrung. Er macht sie keimfrei, vermischt sie mit Magensaft, daut die aufgenommenen Eiweißstoffe an und gibt den gut durchmischten Speisebrei in regelmäßigen Abständen und kleinen Portionen zur weiteren Aufbereitung an den Dünndarm ab.

MAGENSAFTSEKRETION

Zahlreiche, exokrine Drüsen sezernieren Schleim, Säure und Enzyme ins Magenlumen. Jede Drüse enthält 3 verschiedene Zellarten, die den Hauptanteil des Magensaftes bilden. Die Zellen im oberen Drüsenteil (Schleimzellen) produzieren Schleim. In den tiefer gelegenen Drüsenabschnitten befinden sich 2 weitere Zelltypen: Die Hauptzellen, die das Proenzym Pepsinogen bilden (wird im Magenlumen in Pepsin umgewandelt) und die Belegzellen, die Salzsäure (H^+Cl^-) in konzentrierter Form sezernieren. Nur vereinzelt in den Drüsen vorkommende endokrine Zellen geben Hormone in Blut und Gewebe ab.

WIRKUNG DES MAGENSAFTES

Der Magensaft hat verschiedene Funktionen: Sein Säureanteil dient vor allem dazu, das Enzym Pepsin zu aktivieren (s.u.). Die Säure ist außerdem erforderlich, um nicht wasserlösliche Nahrungsteile aufzulösen, und kann nun Bakterien und andere Mikrorganismen im Mageninhalt abtöten. Schließlich hat die Säure auch eine regulatorische Funktion: Sie stimuliert im Duodenum die Sekretion von Hormonen, die zur Sekretion von Galle und Pankreassaft führen (Tafel 70).

Pepsin, das wichtigste Verdauungsenzym des Magensaftes, spaltet Eiweiße in kleinere Peptide auf. Dies ist zwar für die eigentliche Eiweißverdauung nicht so entscheidend (weil die Proteasen des Pankreassaftes - Chymotrypsin - im Dünndarm dieselbe Wirkung haben), hat aber einen regulatorischen Effekt: Die dabei gebildeten Peptide stimulieren Rezeptoren in der Magenschleimhaut, die auf hormonellem und nervösem Wege Motilität und Magensaftsekretion anregen (s. Tafel 70 und 71). Pepsin wird zunächst in inaktiver Form (Pepsinogen) sezerniert und im Magenlumen unter Säureeinwirkung in Pepsin überführt, das dann seinerseits diesen Umwandlungsprozeß katalysiert (Autokatalyse).

Der Magenschleim dient nicht nur als Gleitmittel, sondern überzieht die Magenwand mit einer dicken Schutzschicht vor mechanischen Verletzungen und der ätzenden Magensäure. Die Störung dieser Schutzschicht ist eine der Veränderungen beim Magenulkus.

ZELLPHYSIOLOGIE DER SÄURESEKRETION

Die Magendrüsen bilden Salzsäure in hochkonzentrierter Form (ph-Wert um 1). Bei direktem Hautkontakt würde eine so starke Säure zu Verbrennungen und Gewebsverletzungen führen. Der Magen ist davor durch die Säureundurchlässigkeit seiner Epithelzellen und der Wirkung des alkalischen Magenschleims geschützt. Bei der Säurebildung in den Beleg- oder Parietalzellen werden durch aktiven Transport H-Ionen direkt vom Zellinneren durch die apikale Membran ins Drüsenlumen gepumpt. Diese H-Ionen entstehen bei der Dissoziation des Zellwassers ($H_2O \longrightarrow H^+ + OH^-$) und werden im Austausch gegen Kaliumionen aus der Zelle gepumpt (H^+/K^+-Antiport). Die Energie (in Form von ATP) für diese Pumpe, die eine ATPase an der Canaliculus-Membran in der Zelle ist, entsteht in den Mitochondrien der Parietalzellen. Ein hormoneller bzw. nervöser Reiz setzt diesen aktiven Transport in Gang, woraufhin Wasserstoffionen in die Canaliculi und von dort ins Drüsenlumen abgegeben werden.

Die Parietalzellen enthalten außerdem Carboanhydrase, ein Enzym, das die Hydratation von Kohlendioxyd fördert: ($CO_2 + H_2O \longrightarrow (H_2CO_3) \longrightarrow H^+ + HCO_3^-$). Bei dieser Reaktion wird ein Wasserstoffion freigesetzt, das mit der Hydroxylgruppe aus der Dissoziation des Zellwassers (s.o.) ein neues Wassermolekül bildet (ersetzt das von der Pumpe verbrauchte Wassermolekül). Die Parietalzellen haben in der basolateralen Membran einen Bikarbonat- (HCO_3^-) Chlorid-Antiport. Dabei fließen Chloridionen in die Zelle, Bikarbonationen aus der Zelle. Dieser Antiport wird sekundär aktiv durch HCO_3^- getrieben. Die Chloridionen werden durch die apikale Membran ins Lumen der Magendrüsen transportiert, wo sie mit Wasserstoffionen Salzsäure bilden.

MAGENMOTILITÄT

Wenn der Speisebrei im Magen angekommen und genug Magensaft gebildet ist, setzen zunächst leichte, wellenförmige Muskelkontraktionen ein, die die Nahrung mit dem Magensaft vermischen. Sie gehen vom Magenfundus aus und setzen sich in Richtung Pylorus fort. Die später auftretenden peristaltischen Wellenbewegungen sind seltener und heftiger. Dabei wird der Speisebrei gegen den (verschlossenen) Sphincter pylori gedrückt und von dort aus zurückgestaut, was die Durchmischung und Zerkleinerung des Mageninhalts fördert. So entsteht ein flüssiger Brei (Chymus), der von den Darmenzymen weiter aufbereitet werden kann. Wenn sich der Sphincter pylori öffnet, gelangt mit jeder peristaltischen Welle ein kleiner Teil des Chymus ins Duodenum. Die Entleerungsrate wird über Hormone und Nerven gesteuert (Tafel 70, 71) und hängt von der Zusammensetzung der Nahrung ab: Kohlenhydrate haben eine kurze, Fette eine lange und Eiweiße eine mittlere Verweildauer im Magen.

Hinweise: Verwenden Sie dunkle Farben für A, E, L, S und U.
1. Malen Sie zuerst den Magen rechts oben an. Achten Sie auf die unterschiedlichen Drüsenzellen im Korpus- und Antrumbereich. Malen Sie danach die Ausschnittsvergrößerung der Magenwand auf der Seite oben an.
2. Ehe Sie zur Magendrüse in der Mitte übergehen, malen Sie die 4 verschiedenen, seitlich der Drüse dargestellten Zelltypen an und dann die Stelle, die Sie im Verlauf des Drüsenschlauches (L^1) einnehmen.
3. Malen Sie bei der Darstellung der Magenmotilität immer erst ein Bild fertig an, ehe Sie zum nächsten übergehen.
4. Malen Sie zum Schluß die 4 ganz unten dargestellten Stationen der Magenentleerung an.

MAGEN.

M. sphincter cardiaci$_A$
Fundus$_B$
Korpus$_C$
Antrum$_D$
M. sphincter pylori$_E$
Längsmuskulatur$_F$
Ringmuskulatur$_G$
Quermuskulatur$_H$
Falten$_I$

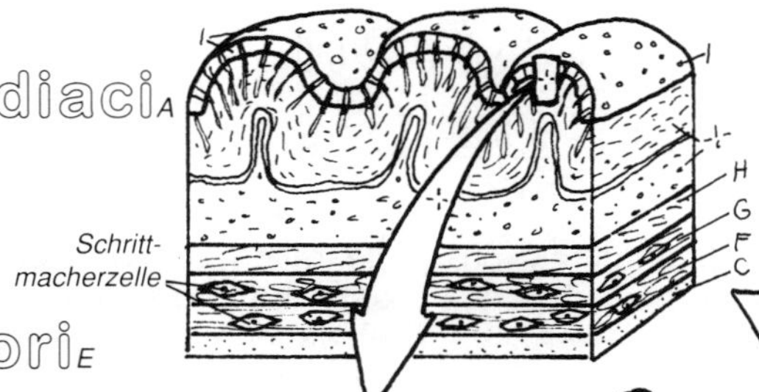

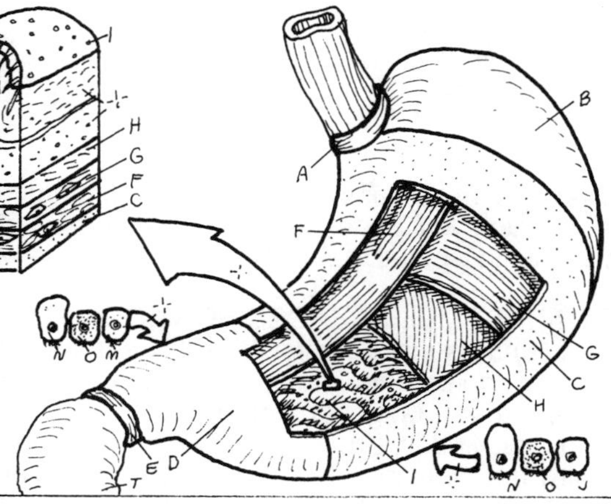

MAGENSEKRETION.

PARIETALZELLE$_J$ → $H^+Cl^-_{J'}$
Blut$_K$
Magengrüb.

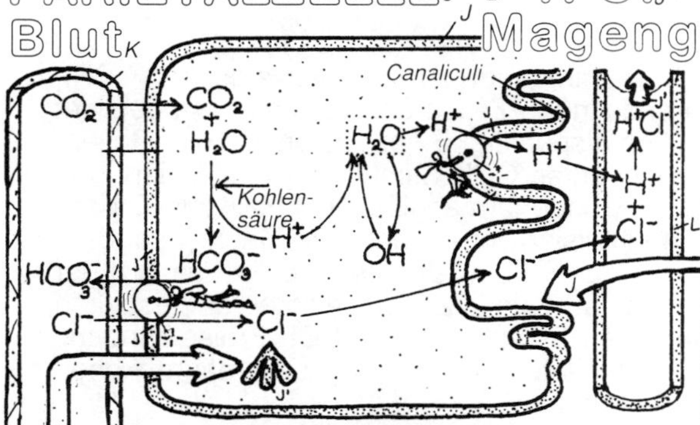

Die Parietalzellen in den Magendrüsen sezernieren Salzsäure (H^+Cl^-). Die Protonen (H^+) werden mit Hilfe ATP-betriebener Pumpen durch die apikale Membran (Canaliculi) ins Drüsenlumen transportiert. Diese H^+-Ionen entstehen durch Dissoziation von H_2O-Molekülen. Die Cl^--Ionen werden vom Blut über die Zellen ins Lumen transportiert, wo sie mit Wasserstoffionen H^+Cl^- bilden.

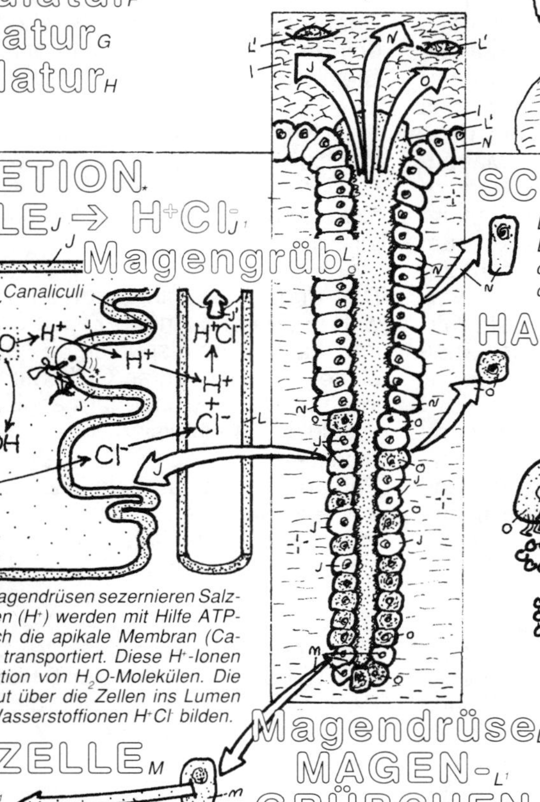

Magendrüse$_L$
MAGEN-$_{L'}$
GRÜBCHEN

ENDOKRINE ZELLE$_M$
Gastrin$_{M'}$

Die endokrinen Zellen sezernieren das Hormon Gastrin, das aber nicht ins Lumen, sondern in den Blutkreislauf abgegeben wird, um die Sekretion der exokrinen Drüsenzellen zu regulieren.

SCHLEIMZELLE$_N$ → Schleim$_{N'}$

Die schleimbildenden Zellen im oberen Drüsenanteil bzw. an der Drüsenoberfläche geben ein zähes, neutrales, glykoproteidreiches Sekret ab, das die Mageninnenwand überzieht und vor mechanischen oder säurebedingten Verletzungen schützt.

HAUPTZELLE (ZYMOGEN)$_O$
Pepsinogen$_{O'}$
Pepsin$_{O^2}$
$H^+Cl^-_{J'}$
großes Protein-molekül$_{O^3}$
kleinere Peptide$_{O^4}$

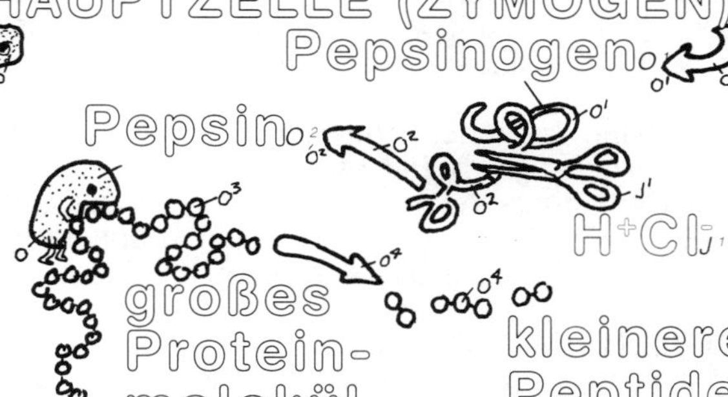

Die Hauptzellen sezernieren Granula, in denen das Proenzym Pepsinogen enthalten ist. Pepsinogen wird in saurem Milieu unter Abspaltung eines Molekülanteils in das aktive Enzym Pepsin überführt. In Anwesenheit von Säure spaltet Pepsin große Eiweißmoleküle in kleinere Peptide auf. Außerdem ist es an der Umwandlung von Pepsinogen in Pepsin beteiligt.
Der Magensaft wird von den Schleim-, Haupt- und Parietalzellen in den Magendrüsen gebildet. Diese Zellen geben ihr Sekret in das Drüsenlumen ab. Mehrere dieser Drüsen münden in ein Magengrübchen, das sich zum Magenlumen hin öffnet.

MAGENMOTILITÄT: PERISTALTIK$_P$

Nahrung$_{Q^*}$
Chymus$_R$
Magensaft$_S$
3 l/Tag$_S$

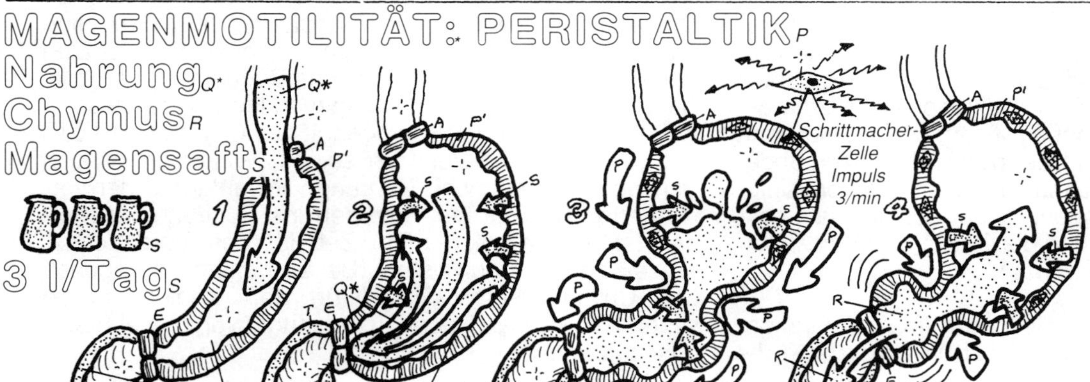

Magenwand$_{P'}$ Duodenum$_T$

Sobald Nahrung im Magen ist, wird reichlich Magensaft gebildet, der sich mit der Nahrung mischt und sie andaut. Dieser Prozeß wird durch gleichmäßige Kontraktionen der Magenwand unterstützt. Die Kontraktionen werden durch elektrische Entladungen der Schrittmacherzellen in der Magenwandmuskulatur erzeugt und wandern vom Magenfundus zum Antrum (wo sie am heftigsten sind). Die Stärke dieser Kontraktionen wird durch das Hormon Gastrin sowie den (parasympathischen) Nervus vagus reguliert.

MAGENENTLEERUNG.

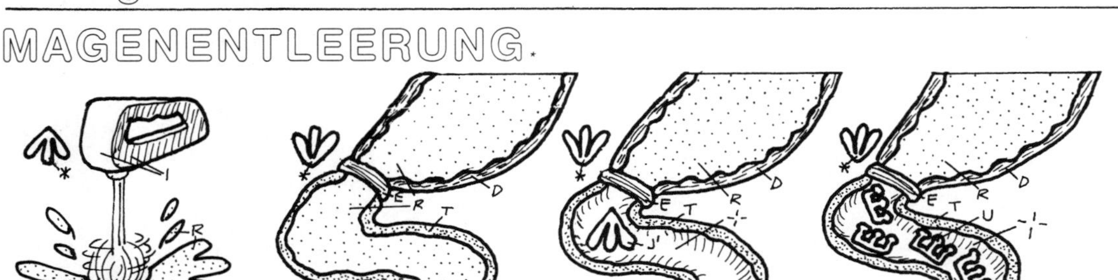

Flüssigkeitsgehalt des Chymus$_R$ — Chymus$_R$ im Duodenum$_T$ — hoher Salzsäuregehalt$_{J'}$ im Duodenum$_T$ — Fette$_U$ im Duodenum$_T$

Die Magenperistaltik hat außerdem die Aufgabe, den durchmischten und teilweise angedauten Speisebrei in regelmäßigen Abständen an den Dünndarm abzugeben (Magenentleerung). Bei sehr flüssigem (kohlenhydratreichem) Chymus ist die Entleerungsrate erhöht, bei saurem (eiweißreichem) oder sehr fetthaltigem Chymus dagegen erniedrigt, so daß im Darm mehr Zeit für den Verdauungsprozeß zur Verfügung steht.

HORMONELLE REGULATION DES VERDAUUNGSPROZESSES

Motilität und Sekretionsleistung im Verdauungstrakt unterliegen nicht nur einer nervalen, sondern auch einer hormonellen Regulation, die Thema dieser Tafel ist.

GASTRIN: STIMULIERENDES HORMON IM MAGEN
Gastrin, ein aus einer einzigen Peptidkette bestehendes Hormon, wird von endokrinen Drüsenzellen gebildet, die vereinzelt in den Magendrüsen, besonders des Antrumbereichs, zu finden sind. Die Sekretion von Gastrin ins Blut wird durch kleine Nahrungspeptide stimuliert. Chemorezeptoren und Dehnungsrezeptoren in der Magenschleimhaut geben Impulse an die Gastrin-bildenden Drüsenzellen ab und stimulieren dadurch die Gastrinfreisetzung. Gastrin wird dann auf dem Blutweg zum Magenfundus transportiert, um die Magendrüsen zur Sekretion von Magensaft und die Muskulatur zu vermehrter Motilität anzuregen. Aufgrund der Gastrinwirkung bleiben Sekretion und Motilität selbst dann erhalten, wenn alle Magennerven durchtrennt sind.

Da Gastrin in hoher Konzentration an der Ulkusentstehung beteiligt ist, hat es auch eine erhebliche klinische Bedeutung. Auch Tumoren der Langerhansschen Inseln im Pankreas können Gastrin bilden und stimulieren eine exzessive Säuresekretion im Magen.

HORMONE IM DUODENUM
Nicht nur das Magenantrum, sondern auch das Duodenum ist zum Teil ein endokrines Organ. Die verstreut in der Darmwand liegenden endokrinen Zellen bilden 3 verschiedene Hormone: Cholezystokinin, Sekretin und GIP (gastrisches inhibitorisches Polypeptid). Da Sekretin das zuerst entdeckte Hormon ist, spielt es in der Geschichte der Endokrinologie eine wichtige Rolle. Im Jahr 1902 stellten die englischen Physiologen Bayliss und Starling fest, daß die Pankreassekretion bei Hunden (denen man alle zum Pankreas führenden Nerven durchtrennt hatte) merklich zunahm, nachdem ihnen Extrakte aus dem Duodenum ins Blut injiziert worden waren. Aus dieser Beobachtung schlossen die beiden Forscher folgerichtig, daß das Duodenum eine Substanz (Sekretin) ins Blut abgibt, die die Sekretion von Pankreassaft stimuliert. Die Bezeichnung »Hormon« wurde dann auch bei diesen humoralen Überträgersubstanzen angewandt. Bis zu diesem Zeitpunkt waren alle physiologischen Regulationsvorgänge, auch der Verdauungsprozeß, allein auf die Wirkung der Nerven bzw. des Nervensystems zurückgeführt worden.

Zielorgan von Sekretin sind die Zellen im Ausführungsgang des Pankreas. Sekretin steigert in erster Linie die Sekretion von Bikarbonat, das von diesen Zellen gebildet wird. Den Reiz für die Sekretinsekretion bildet die Anwesenheit von Säure im duodenalen Lumen: Sie stimuliert luminale Chemorezeptoren, die die Sekretin-produzierenden Zellen zur Hormonfreisetzung anregen. Der alkalische, bikarbonatreiche Pankreassaft trägt dazu bei, den säurehaltigen Duodenalinhalt zu neutralisieren. Dies ist aus 2 Gründen wichtig:

1. ist die Dünndarmwand nicht vor Säureeinwirkung geschützt wie die Magenwand und
2. sind die Darm- und Pankreasenzyme im neutralen bzw. leicht alkalischen Milieu am besten wirksam (s. Tafel 72).

Das dritte Verdauungshormon, Cholezystokinin (CCK), wird in den endokrinen Zellen der Darmmukosa gebildet und hat 2 Angriffspunkte: Einer davon ist die Gallenblase, die sich unter CCK-Stimulation kontrahiert und ihren Inhalt ins Duodenum abgibt. Die alkalische Gallenflüssigkeit neutralisiert nicht nur die Säure, sondern emulgiert auch das Fett im Chymus, so daß es von der Pankreaslipase (s. Tafel 72, 73) leichter aufgespalten werden kann. Den Stimulus für die CCK-Freisetzung ins Blut bildet der Eintritt eines fett- und säurereichen Chymus ins Duodenum.

Das zweite Zielorgan von CCK ist das Pankreas: CCK (Pankreomycin) stimuliert die Acinus-Zellen im exokrinen Teil des Pankreas zur Bildung und Freisetzung von Pankreasenzymen, die für die chemische Verdauung verschiedener Nahrungsmittel (s. Tafel 72) äußerst wichtig sind.

Alle bisher beschriebenen gastrointestinalen Hormone regen die Verdauung an. Es gibt aber auch ein Hormon, das GIP (gastrisches inhibitorisches Peptid) aus der Duodenalschleimhaut, das eine hemmende Wirkung auf Drüsen und Muskulatur des Magens hat, also Sekretion und Motilität herabsetzt. Die physiologische Bedeutung dieses Hormons besteht darin, das Duodenum vor zuviel Säure zu schützen und die Magenentleerung zu steuern. Bei hohem Fett- oder Säuregehalt des Chymus wird GIP ins Blut abgegeben und zu seinem Wirkort im Magen transportiert. Fettreiche Nahrung wird aufgrund der verminderten Motilität nur verzögert ins Duodenum weitergeleitet, so daß dort mehr Zeit für den Verdauungsprozeß zur Verfügung steht. Bei zu hohem Säuregehalt des Chymus sorgt GIP dafür, daß weniger Säure sezerniert und das Duodenum dadurch vor zu viel Säure geschützt wird.

Hinweise: Verwenden Sie Rot für E und dunkle Farben für C, D, I, K, M und Q. Beginnen Sie mit der Darstellung über Gastrin. Gehen Sie entsprechend der Numerierung vor. Malen Sie danach das Bild oben rechts, dann unten links und zuletzt das Bild unten rechts an.

Nahrung A*
Chymus A'*
Magenwand B
glatter Muskel C
Dehnungs- C' und
Chemorezeptor D

Herz E
Blutkreislauf E'
Protein (Peptid) F
Gallenblase G
Galle G'
Pankreas H

GASTRIN I sezernierende Zelle I'

Sowohl das Volumen (1) der aufgenommenen Nahrung als auch die darin befindlichen Peptide (2) stimulieren die Dehnungs- und Chemorezeptoren des Magens (3). Diese Rezeptoren wiederum stimulieren über lokale Hormone bzw. Nerven die endokrinen Zellen (4) in der Magenwand, das Hormon Gastrin ins Blut abzugeben. Auf dem Blutweg gelangt Gastrin dann zum Magen, wo es einerseits die Drüsenzellen zur Sekretion von Säure und Enzymen (5) und andererseits die glatte Muskulatur (6) zu vermehrter Motilität anregt.

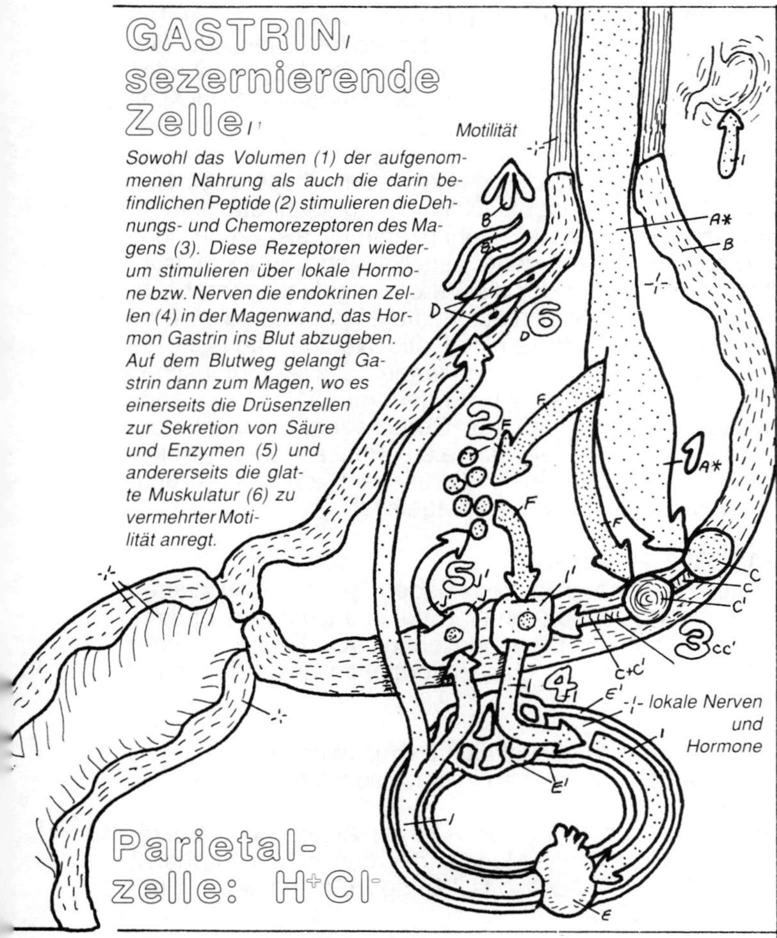

MAGENSAFTHEMMENDES PEPTID K sezernierende Zelle K'

Sobald saurer Chymus (1) ins Duodenum übertritt, werden die Chemorezeptoren in der Darmwand (2) stimuliert und regen ihrerseits die endokrinen Zellen zur Sekretion von GIP ins Blut an. GIP hemmt die Aktivität der glatten Muskelzellen (4) und der Magendrüsen (5). Dadurch wird der Weitertransport des Chymus aus dem Magen verzögert, so daß dem Duodenum mehr Zeit für den Verdauungsprozeß zur Verfügung steht.

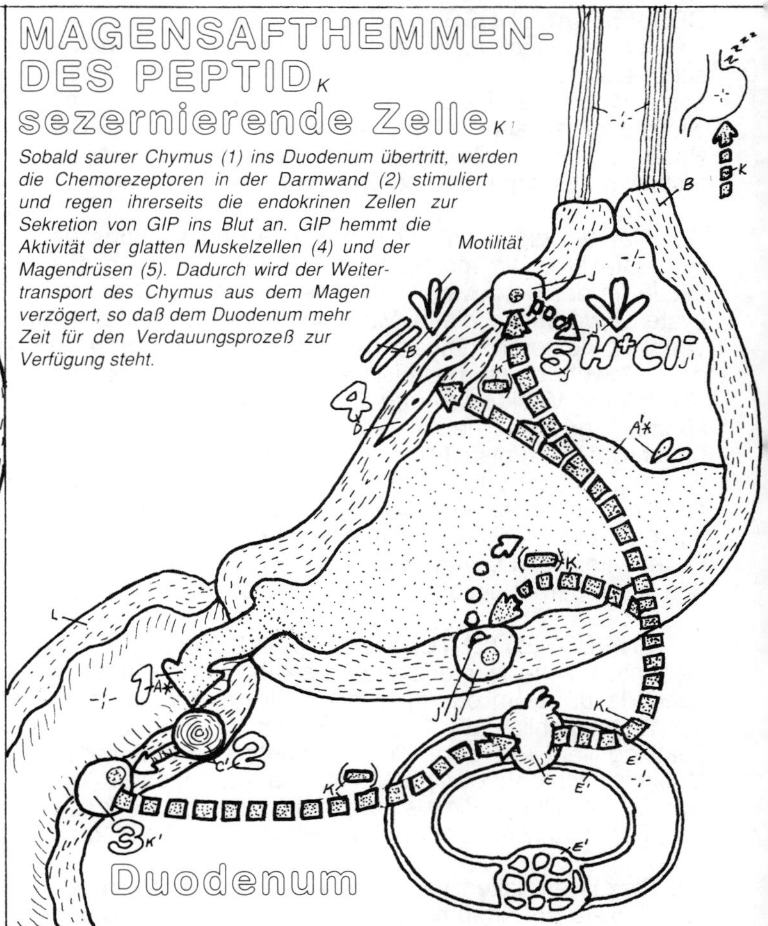

CHOLEZYSTOKININ M sezernierende Zelle M'

Beim Übertritt von säure- und fettreichem Chymus (1) ins Duodenum werden spezielle Chemorezeptoren (2) in der Darmwand stimuliert und regen ihrerseits die endokrinen Zellen (3) zur Sekretion des Hormons Cholezystokinin (CCK) an. CCK führt zur Kontraktion der Gallenblase, die daraufhin ihren Inhalt ins Duodenum (5) abgibt und so die Fettverdauung erleichtert. Außerdem regt CCK die Acinuszellen im Pankreas (6) zur Sekretion von Verdauungsenzymen ins Duodenum an.

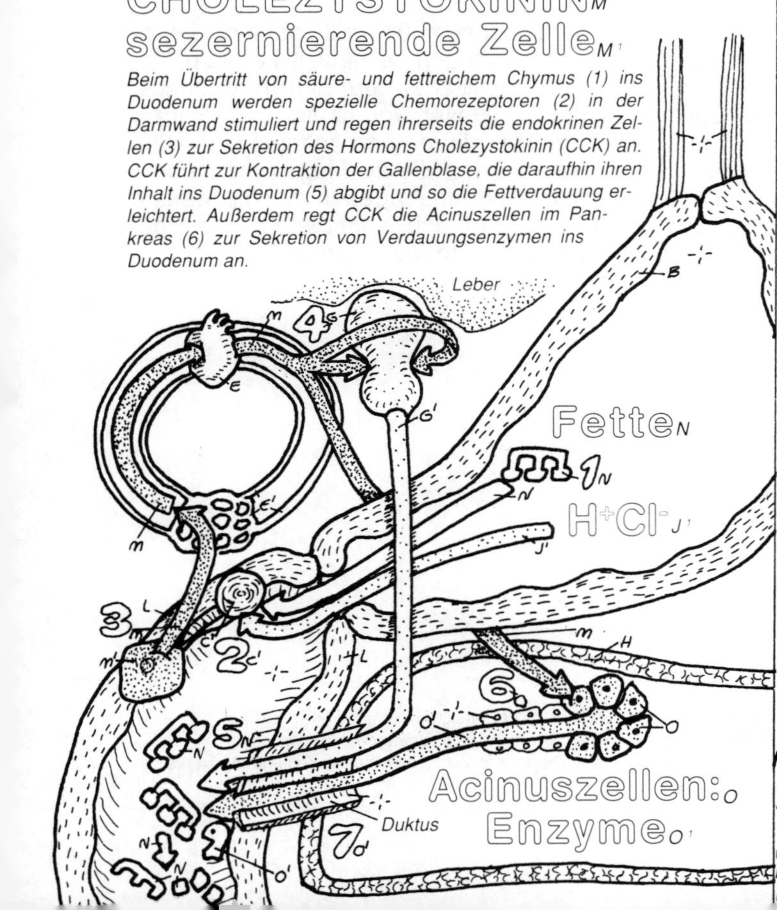

SEKRETIN Q sezernierende Zelle Q'

Wenn saurer Chymus (1) ins Duodenum übertritt, werden die Chemorezeptoren in der Darmwand (2) stimuliert und regen ihrerseits die dort befindlichen endokrinen Zellen (3) zur Bildung des Hormons Sekretin an. Sekretin stimuliert die Gangzellen (4) des Pankreas, ein alkalisches, sehr bikarbonatreiches Sekret zu bilden. Dieses Sekret kann einerseits den säurehaltigen Darminhalt neutralisieren und fördert andererseits die Aktivität der Pankreasenzyme im Duodenum.

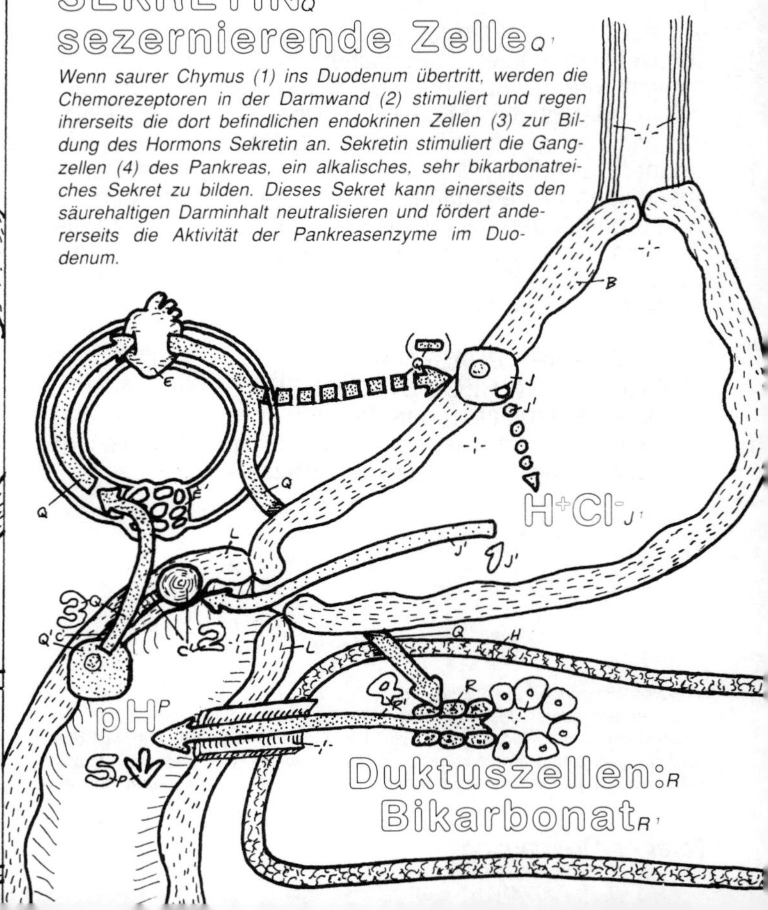

NERVALE REGULATION DER VERDAUUNG

Die Kenntnisse über die nervale Regulation des Verdauungsprozesses sind älter als die über die hormonelle Steuerung. Der russische Physiologe und Nobelpreisträger Pawlow machte auf diesem Gebiet wichtige Entdeckungen.

AUTONOME REGULATION
DES VERDAUUNGSSYSTEMS
Der Verdauungstrakt wird sowohl über das sympathische als auch parasympathische Nervensystem versorgt, wobei der Parasympathikus (Nervus vagus) am wichtigsten zu sein scheint. Grundsätzlich gilt, daß der Parasympathikus Sekretion und Motilität im Gastrointestinaltrakt steigert und der Sympathikus diese hemmt.

Der Nervus vagus enthält motorische und sensorische Nervenfasern. Die motorischen Fasern stimulieren das lokale (in der Darmwand gelegene) intrinsische Nervensystem, woraufhin glatte Muskulatur und Drüsenzellen von den kleineren intrinsischen Neuronen aktiviert werden. Obwohl die sympathischen Nervenfasern auch direkt glatte Muskulatur und Drüsenzellen beeinflussen können, findet ihre hemmende Wirkung auf den Verdauungsprozeß hauptsächlich indirekt (über eine Konstriktion der Blutgefäße) statt. Diese Minderdurchblutung führt zur Abnahme der Sekretionsleistung und gleichzeitig auch der Motilität. Zahlreiche afferente sensorische Fasern im Nervus vagus informieren das Gehirn über den jeweiligen Funktionszustand des Darms.

INTRINSISCHES (ENTERALES) NERVENSYSTEM
Das intrinsische Nervensystem besteht aus 2 Ganglien oder Plexus: Dem oberflächlichen Plexus submucosus, der hauptsächlich die Drüsentätigkeit im Verdauungstrakt reguliert, und dem Plexus myentericus (tief in den Muskelschichten), der primär für die Darmmotilität zuständig ist. Diese Plexus fungieren teilweise auch als periphere Ganglien für den Parasympathikus (Tafel 25).

Die Plexus enthalten sensorische und motorische Neurone sowie Interneurone. Die sensorischen Neurone sind mit Chemorezeptoren (reagieren auf chemische Reize im Darmlumen) und Dehnungsrezeptoren (reagieren auf füllungsbedingte Dehnung der Darmwand) verschaltet. Die kurzen motorischen Neurone steigern die Aktivität der Verdauungsdrüsen bzw. führen zur Kontraktion der glatten Muskulatur. Über Interneurone stehen Plexus myentericus und submucosus nicht nur miteinander, sondern auch mit Plexus in den tieferen Darmabschnitten in Verbindung. Zahlreiche Neurone und Interneurone in den Plexus bilden zusammen das enterale Nervensystem, das sowohl eigenständige Reflexe als auch zentrale Kontrollmechanismen auf die Verdauungsorgane überträgt.

DIE EINZELNEN PHASEN BEI
DER NERVALEN REGULATION DER VERDAUUNG
Die nervale Regulation des Verdauungsvorgangs wird in 3 Phasen unterteilt: kephale (nervöse oder psychische) Phase, gastrische und intestinale Phase.

KEPHALE PHASE
Bei Hunger führen bereits Gerüche oder der Gedanke an Essen zur Bildung von Speichel und einer geringen Menge Magensaft. Sobald das Essen im Mund ist, nehmen Magensaft und Speichelsekretion deutlich zu. Zudem wird - wenn auch nur wenig - Pankreassaft gebildet. Durch diese Sekretbildung wird der Darm auf die bevorstehende Nahrungsaufnahme vorbereitet. Außerdem hat sie noch einen regulatorischen Effekt: Bei Anwesenheit von Säure und Pepsin im Magen werden Peptide gebildet, die ihrerseits die Magensaftproduktion anregen, sobald Speisebrei in den Magen gelangt.

Diese Vorgänge werden der kephalen Phase zugerechnet (obwohl sie hauptsächlich im Magen stattfinden), weil sowohl höhere Gehirnzentren als auch das Verdauungszentrum dabei beteiligt sind. Die wichtigsten Regulationszentren für die Verdauungsfunktionen befinden sich in der Medulla oblongata, in der auch die Kerne der Geschmacksnerven und des Nervus vagus sowie der Speicheldrüsennerven liegen. Diese motorischen Zentren in der Medulla werden durch höherliegende kortikale Zentren und das Geruchszentrum gesteuert. Alle Reaktionen der kephalen Phase (einschließlich Nervus vagus und Speicheldrüsennerven) werden über parasympathische Nerven fortgeleitet.

GASTRISCHE PHASE
Sobald Speisebrei in den Magen gelangt, registrieren die Dehnungsrezeptoren eine Volumenzunahme und die Chemorezeptoren die Anwesenheit von Peptiden in der Nahrung und geben diese Information an 2 Zielorgane weiter:

1. die Neurone in den lokalen Darmplexus und
2. die Verdauungszentren in der Medulla oblongata.

Beide bewirken reflektorisch einen Anstieg von Sekretion und Motilität im Magen, der den in der kephalen Phase übertrifft. Auch das Hormon Gastrin wird in der gastrischen Phase aktiv.

INTESTINALE PHASE
Wenn Chymus ins Duodenum übertritt, beginnt die intestinale Phase der Verdauung. Zunächst nehmen Magensaftsekretion und -motilität zu, um den Verdauungs- und Entleerungsprozeß weiter voranzutreiben. Sobald sich der Dünndarm mit säure- und fetthaltigem Nahrungsbrei gefüllt hat, werden die im Magen stattfindenden Aktivitäten (meist hormonell) gehemmt. Die weitere Magenentleerung verzögert sich, somit ist im Darm genug Zeit für den weiteren Verdauungsprozeß.

Hinweise: Verwenden Sie dunkle Farben für F und J.
1. Malen Sie zuerst das Diagramm oben rechts zum sympathischen und parasympathischen Nervensystem an, um sich mit ihrer Wirkung auf den Verdauungsprozeß vertraut zu machen. Beachten Sie, daß auch die Organe selbst parasympathische Ganglien enthalten (fehlen auf den anderen Darstellungen aus Gründen der Übersichtlichkeit).
2. Malen Sie die 3 Phasen der Verdauung (umrandete Felder) an.
3. Malen Sie zuletzt das Diagramm zum intrinsischen (enteralen) Nervensystem (links unten) an.

SYMPATHIKUS, PARASYMPATHIKUS_F

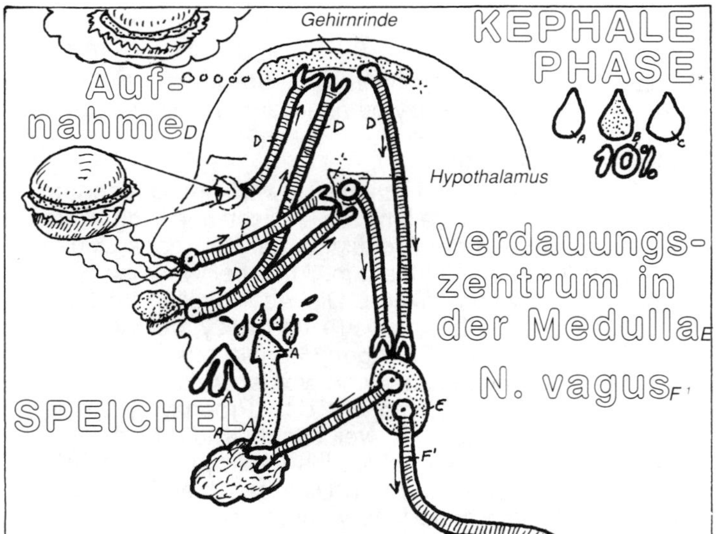

In der kephalen Phase wird beim Anblick, Geruch oder Geschmack von Speisen eine Nervenerregung ausgelöst. Diese aktiviert die Verdauungszentren in der Medulla oblongata sowie bestimmte parasympathische Nervenfasern (hauptsächlich Nervus vagus) und regt so die Bildung von Speichel und Magensaft an. Der Vagusreiz führt außerdem zur Bildung von geringen Mengen Pankreassaft.

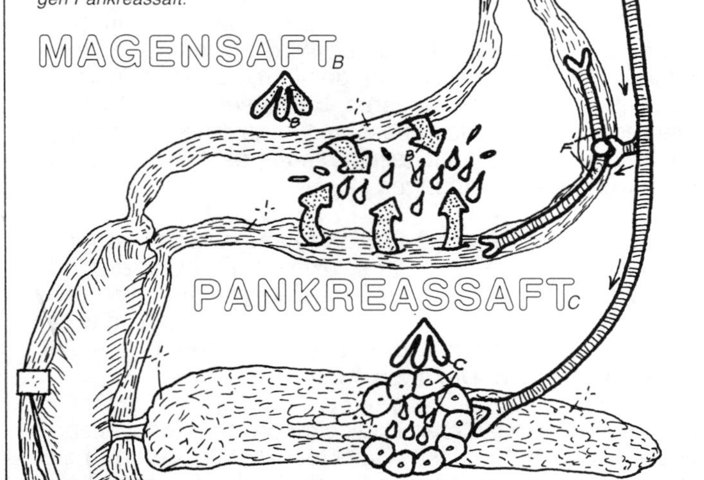

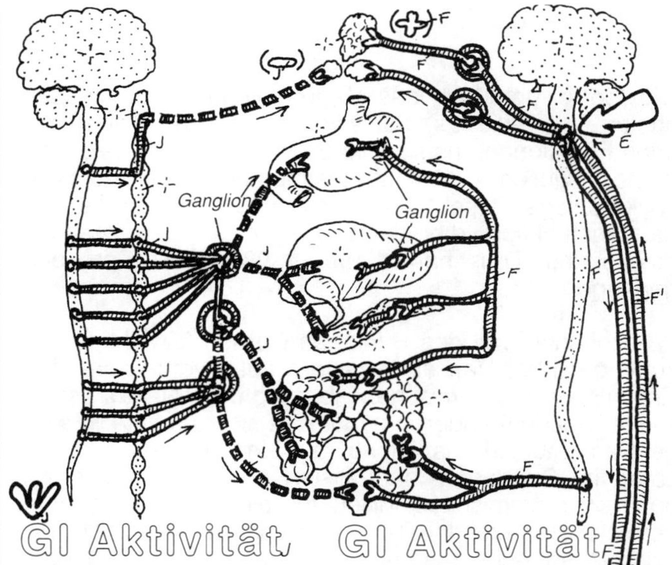

Die Funktion der Verdauungsorgane wird über das sympathische (S) und parasympathische (PS) Nervensystem gesteuert. Grundsätzlich gilt, daß der Parasympathikus die Sekretion und Motilität steigert und der Sympathikus diese herabsetzt.

GASTRISCHE PHASE.

80%_B

Mit dem Eintritt von Speise in den Magen beginnt die zweite (gastrische) Phase der Magensekretion: Durch die Stimulation der Dehnungs- und Chemorezeptoren in der Magenwand werden (über afferente Fasern des Nervus vagus) die medullären Zentren aktiviert. Diese stimulieren ihrerseits die motorischen Äste im Nervus vagus und regen Magendrüsen und -muskulatur zu vermehrter Tätigkeit an. Außerdem führt der Vagusreiz zur Freisetzung von Gastrin. Mehr als 2/3 der gesamten Magensekretion pro Mahlzeit erfolgt in der gastrischen Phase.

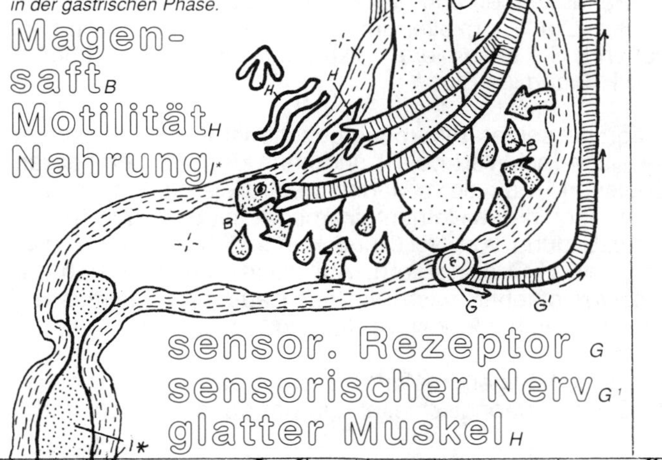

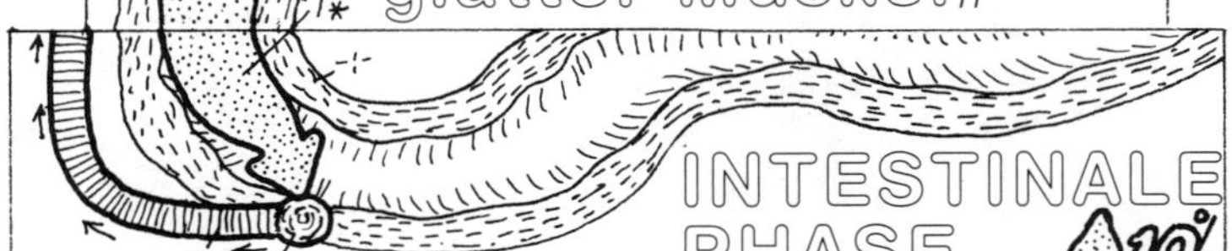

Beim Übertritt des Speisebreis ins Duodenum beginnt die intestinale Phase der Magensekretion. Zunächst wird auf einen Vagusreiz hin Gastrin freigesetzt, so daß Magensekretion und -motilität zunehmen. Dieser Prozeß wird allerdings später durch Sekretion von GIP gehemmt.

ENDOGENES (enterales) NERVENSYSTEM IN DER DARMWAND.

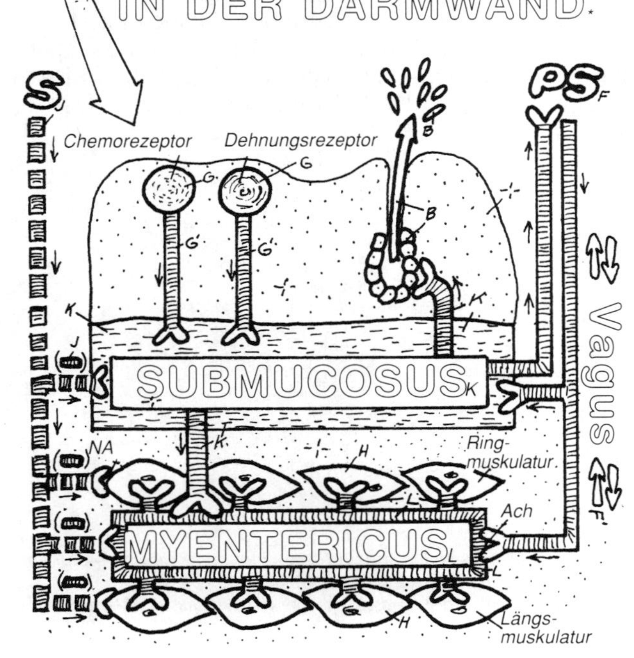

In der Darmwand befinden sich 2 Nervenplexus (des intrinsischen Nervensystems). Der Plexus submucosus verfügt über sensorische (stellen die Verbindung zu den Dehnungs- und Chemorezeptoren her) und motorische Neurone (regen die Drüsensekretion an). Der Plexus myentericus (zwischen Ring- und Längsmuskulatur) enthält hauptsächlich motorische Neurone, die die Kontraktion der glatten Muskulatur im Darm stimulieren. Beide Plexus enthalten außerdem sympathische und parasympathische Nervenfasern. Die parasympathischen Nervenfasern sezernieren Azcetylcholin.

DIE FUNKTION DES PANKREAS BEI DER VERDAUUNG

Die große, unterhalb des Magens liegende Bauchspeicheldrüse (Pankreas) hat sowohl endo- als auch exokrine Funktionen. Insulin und Glukagon, die Inselzellhormone, regulieren Kohlenhydratmetabolismus und Blutzuckerspiegel (Tafel 116). Im folgenden wird auf die Verdauungsfunktion, d.h. die Bildung des Pankreassaftes im exokrinen Drüsenanteil (umfaßt 98 % der Drüse), eingegangen.

Im exokrinen Teil des Pankreas werden 2 wichtige Sekrete gebildet: Das eine besteht aus hydrolysierenden Enzymen zum chemischen Abbau großer Nahrungsmoleküle. Bei dem anderen handelt es sich um eine wässrige Natriumbikarbonatlösung, die einerseits die Magensäure im Duodenum neutralisiert und andererseits ein optimales chemisches Milieu für die Pankreasenzyme herstellt. Der exokrine Teil des Pankreas setzt sich aus zahlreichen Acini zusammen, die aus einer einfachen, um ein Lumen gruppierten Epithelzellschicht bestehen. Diese Acinuszellen geben ihr Sekret (hydrolysierende Verdauungsenzyme) ins Lumen ab, von wo es über einen Ausführungsgang (Duktus) abtransportiert wird. Entlang dieser Ausführungsgänge sitzen die Gangzellen, die das andere (bikarbonatreiche) Pankreassekret bilden. Die kleinen Drüsengänge vereinigen sich zu immer größeren und bilden schließlich den Hauptausführungsgang (Ductus pancreaticus), der ins Duodenallumen einmündet.

BILDUNG UND FUNKTION
DER BIKARBONATLÖSUNG
Der aktive Transportmechanismus, der unter Beteiligung des Enzyms Carboanhydrase der Bikarbonatsekretion aus den Gangzellen zugrunde liegt, ist weitgehend geklärt. Vermutlich läuft in den Gangzellen ähnliches ab wie in den Parietalzellen des Magens (s. Tafel 69), die Säure ins Lumen und gleichzeitig Bikarbonat ins Blut abgeben. Die Gangzellen im Pankreas transportieren umgekehrt: Sie sezernieren Bikarbonat und Na^+ ins Lumen und H-Ionen ins Blut.

Aufgrund seines Bikarbonatgehalts ist der Pankreassaft alkalisch (pH-Wert bei 8) und kann deshalb den sauren Speisebrei aus dem Magen neutralisieren. Im Duodenum reagiert das Natriumbikarbonat mit Salzsäure(H^+Cl^-) unter Bildung von NaCl und Kohlensäure (die sofort in CO_2 und H_2O dissoziiert). Auf diese Weise werden die Wasserstoffionen nach und nach aus dem Chymus eliminiert. Das hat 2 positive Konsequenzen:

1. Die schädigende Wirkung der Säure auf die ungeschützte Duodenalschleimhaut wird abgeschwächt und

2. das alkalische Milieu im Duodenum fördert die Wirkung der Verdauungsenzyme aus Darm und Pankreas.

PANKREASENZYME
Die Anwesenheit von Fett und Eiweiß im Duodenum stimuliert die Acinuszellen zur Freisetzung von Pankreasenzymen und die Produktion des Hormons Cholezystokinin (CCK) im Duodenum. Auch der Nervus vagus erhöht die Enzymproduktion. Die Acinuszellen im Pankreas bilden ein zähes, eiweiß- und enzymreiches Sekret, das in Form von Zymogen-Granula ausgeschieden wird. Fast alle Pankreasenzyme werden zunächst in dieser inaktiven Form (Zymogen, d.h. Proenzym) sezerniert, was unabdingbar ist, weil sie sonst auf ihrem kurzen Transportweg vom Acinus ins Darmlumen das Drüsengewebe andauen würden. Dies geschieht bei einer akuten, manchmal innerhalb weniger Tage tödlich verlaufenden Pankreatitis, bei der die Enzyme noch im Pankreas selbst (nicht erst im Duodenum) aktiviert werden.

Das wichtigste Proenzym des Pankreas ist Trypsinogen. Es wird im Darmlumen durch das in der Duodenalschleimhaut gebildete Enzym Enterokinase aktiviert. Dabei entsteht Trypsin, eine sehr wirksame Protease, die verschiedene Eiweißarten (u.a. inaktive Proenzyme aus dem Pankreas, z.B. Proteasen und Lipasen) aktivieren kann. Bei manchen Menschen wird zuwenig Enterokinase in der Darmschleimhaut gebildet, so daß kein Trypsin entsteht und die anderen Proteasen nicht aktiviert werden können. Infolgedessen werden die Nahrungseiweiße unverdaut ausgeschieden - es kommt zu Eiweiß-Mangelerscheinungen.

Einige Pankreasenzyme (z.B. Amylase) werden von den Acinuszellen bereits in ihrer aktiven Form sezerniert. Diese Enzyme greifen das Pankreasgewebe nicht an. Die Pankreasamylase spaltet große Polysaccharidmoleküle aus der Nahrung (z.B. Stärke) in kleinere Oligo- und Disaccharide (z.B. Dextrose, Maltose).

Der weitere Abbau der Disaccharide zu Monosacchariden (Glukose, Fruktose, Galaktose) erfolgt durch Enzyme wie Maltase und Laktase, die in der Darmschleimhaut gebildet werden. Die Pankreaslipase zerlegt Triglyzeride in Glyzerin und Fettsäuren bzw. Monoglyzeride und Fettsäuren - je nachdem, um welche Lipase es sich handelt. Die Pankreasprotease greift die Peptidbindungen zwischen den verschiedenen Aminosäuren an, wobei die Nahrungseiweiße in Dipeptide aufgespalten werden. Die endgültige Hydrolyse der Dipeptide in freie Aminosäuren erfolgt durch Proteasen aus der Darmschleimhaut.

Hinweise: Verwenden Sie Rot für A und dunkle Farben für I und N.
1. Beginnen Sie mit den endokrinen Pankreaszellen oben rechts.
2. Malen Sie danach den exokrinen Teil des Pankreas an und beginnen damit auf der Seite oben. Beachten Sie, daß das Ergebnis der H^+Cl^--Neutralisation durch Bikarbonat (s. Formel links) durch das Symbol für den pH-Wert (Stufe 4 im mittleren Bild) wiedergegeben wird.
3. Malen Sie erst alle Überschriften und Pfeile unter den Acinuszellen (J) an, ehe Sie zu der Abbildung unten rechts übergehen.
4. Malen Sie zum Schluß die Darstellung über die Wirkung der Verdauungsenzyme (ganz unten) an.

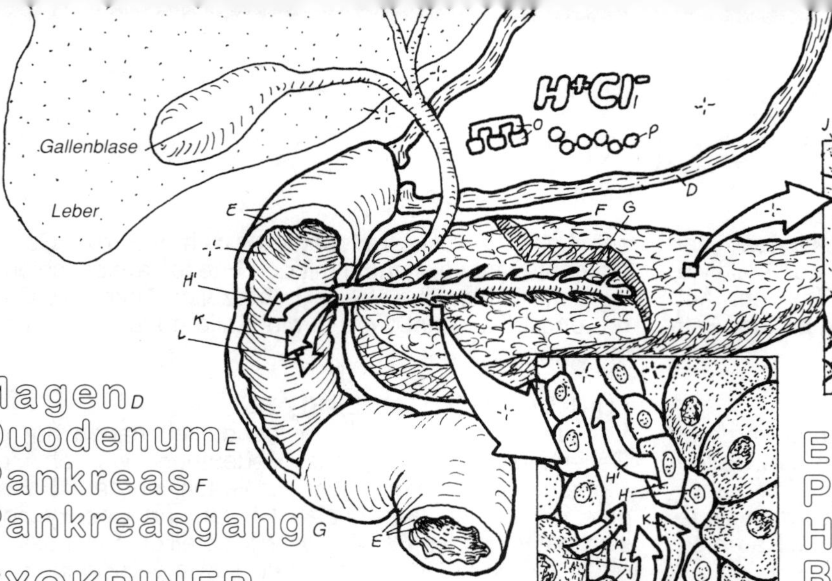

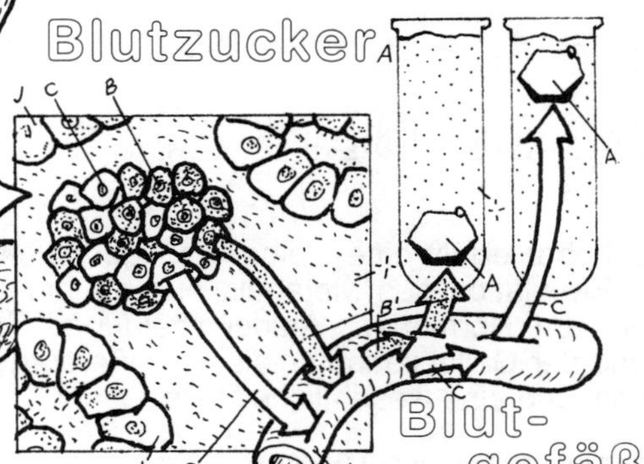

Blutzucker A

Blut-gefäß A'

Magen D
Duodenum E
Pankreas F
Pankreasgang G

ENDOKRINER PANKREASANTEIL

Hormone

B (Insulin B')-Zellen B

A (Glukagon C')-Zellen C

Im endokrinen Teil des Pankreas (nur 2 % der Drüse), den Langerhansschen Inseln, werden die Hormone Insulin und Glukagon zur Regulation des Blutzuckerspiegels und des Kohlenhydratstoffwechsels gebildet.

EXOKRINER PANKREASANTEIL

Pankreassaft

1,5 l / Tag

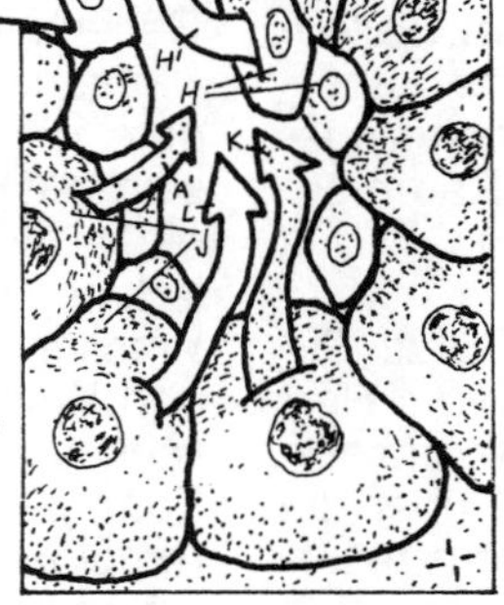

1. GANGZELLEN H

Bikarbonat H'
($NaHCO_3$ H')
+
H^+Cl^- I
↓
$NaCl + [H_2CO_3]$
↓
H_2O I3 CO_2 I4

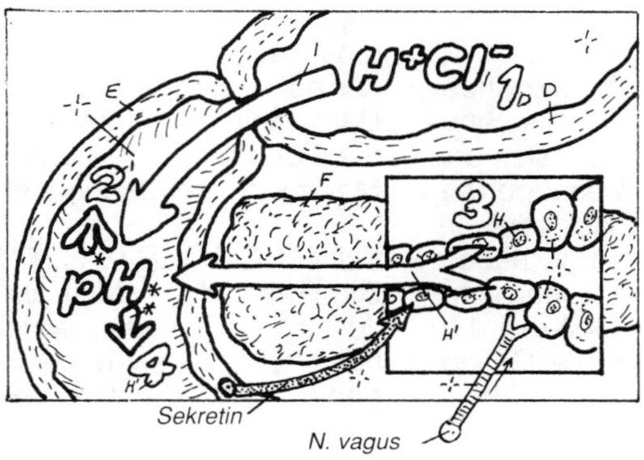

Der übrige Teil, also mehr als 98 % des Pankreas, dient der exokrinen Funktion, d.h. der Bildung von Pankreassaft in den Acini und ihren Gangzellen. Die Bestandteile dieses Sekrets (Enzyme und Bikarbonat) fördern den Verdauungsprozeß im Dünndarm. Das von den Gangzellen sezernierte Bikarbonat neutralisiert die Magensäure im Duodenum und bildet damit gleichzeitig einen Schutz für die Dünndarmschleimhaut. Außerdem aktiviert es Enzyme aus Darm und Pankreas. Der Vorgang, bei dem Bikarbonat in den Gangzellen gebildet und über einen aktiven Transportmechanismus ins Lumen abgegeben wird, ist hier nicht dargestellt. Im Darmlumen reagiert Natriumbikarbonat mit Salzsäure unter Bildung von Salz und Kohlensäure, die in Kohlendioxyd und Wasser dissoziiert. So wird die Magensäure neutralisiert und der pH-Wert im Duodenum steigt an.

---

2. ACINUSZELLEN J

Trypsinogen K und inaktive Proenzyme L

Enterokinase M

Trypsin N

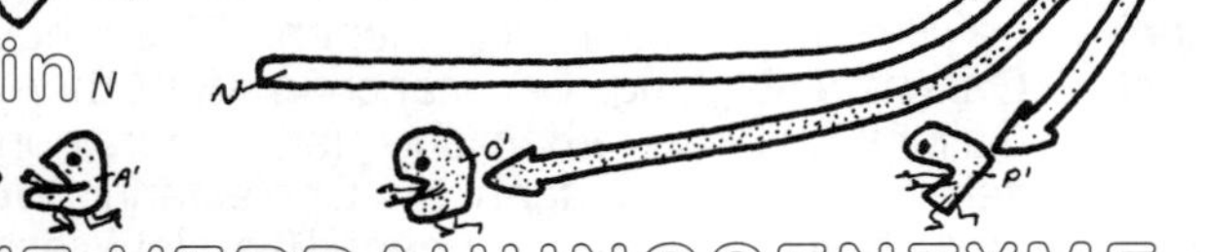

Fette O
Protein P

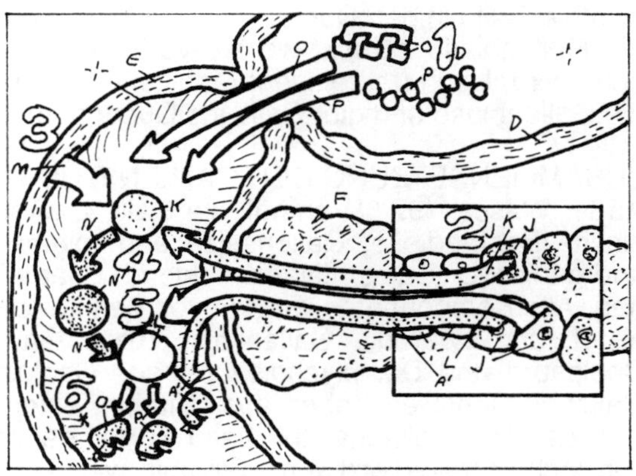

AKTIVE VERDAUUNGSENZYME

Die Acinuszellen im Pankreas sezernieren verschiedene Verdauungsenzyme, die die Substanzen aus der Nahrung in kleinere, resorbierbare Moleküle aufspalten. Einige davon (z.B. Amylase) werden in aktiver Form ausgeschieden. Proteasen und Lipasen werden dagegen als inaktive Proenzyme freigesetzt und erst im Darmlumen in ihre aktive Form überführt. Trypsin, eine sehr wirksame Protease, hat eine Schlüsselfunktion. Sie wird in inaktiver Form (Trypsinogen) ausgeschieden und durch eine andere, im Darm gebildete Protease (Enterokinase) in Trypsin überführt. Trypsin aktiviert neben anderen inaktiven Proteasen auch die Pankreaslipase. Der Nervus vagus sowie das Hormon Cholezystokinin (CCK) stimulieren die Sekretion der Pankreasenzyme.

PANKREAS-AMYLASE A'

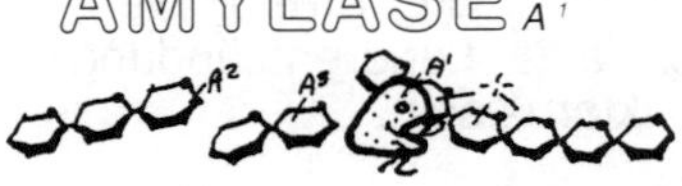

Oligo- A2 und Disaccharide A3

Die Pankreasamylase spaltet große Polysaccharide (Stärke) in kleinere Oligo- und Disaccharide.

PANKREASLIPASE O'

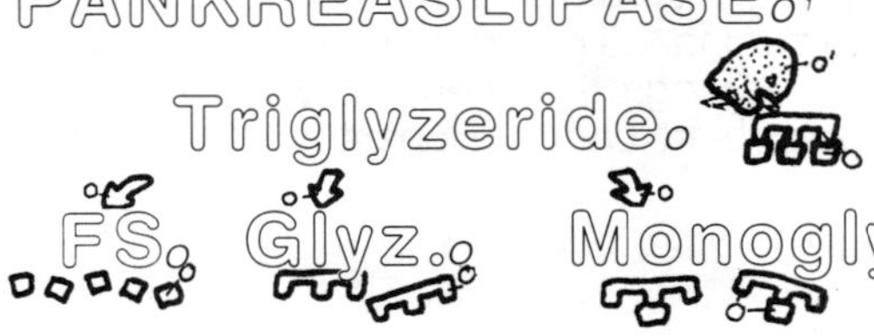

Triglyzeride O

FS O Glyz. O Monoglyz. O

Die Pankreaslipase spaltet Triglyzeride auf, wobei hauptsächlich Fettsäuren und Monoglyzeride sowie geringe Mengen an Glyzerin entstehen.

PANKREAS-PROTEASE P'

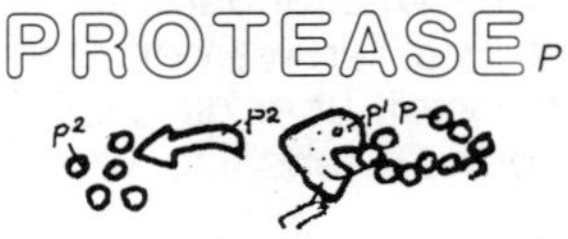

Peptide und Aminosäuren P2

Die Pankreasproteasen (Trypsin, Chymotrypsin, Elastase, Carboxypeptidase) können verschiedene Proteine durch Zerstörung der Peptidbindungen zwischen den Aminosäuren aufspalten, so daß kleinere Peptide sowie Aminosäuren entstehen.

DIE FUNKTION VON LEBER UND GALLE BEI DER VERDAUUNG

Die Leber erfüllt eine Reihe wichtiger Funktionen - von der Regulation des Metabolismus bis hin zur Inaktivierung von Hormonen, Arzneimitteln und Toxinen. Aufgrund der Gallebildung spielt sie außerdem bei der Fettverdauung eine wesentliche Rolle.

LEBERSTRUKTUR UND GALLEBILDUNG
Die Leber ist die größte Drüse unseres Körpers, deren wichtigste exokrine Funktion in der Bildung von Gallenflüssigkeit (fast 0,5 Liter pro Tag) besteht. Die Leberzellen sind in Form sechseckiger Leberläppchen angeordnet, die durch peripher verlaufende Blutkapillaren sowie eine Zentralvene miteinander verbunden sind.

Zwei große Gefäße versorgen die Leber mit Blut: Die Arteria hepatica und die Vena portae, die Blut vom Herzen bzw. vom Darm zur Leber leiten. Der Abtransport des Blutes aus der Leber zum Herzen erfolgt über die Vena hepatica. Die Leber kann daher vom Darm resorbierte Substanzen aufnehmen, ehe sie in den großen Kreislauf gelangen.

Die Leberzellen (Hepatozyten) sind balkenförmig angeordnet. Zwischen diesen Zellbalken verlaufen die Sinusoide (hochpermeable Blutkapillaren), in denen sich das arterielle Blut (aus Arteria hepatica und Vena portae) vermischt. Sobald sich die Hepatozyten aus diesem Pool mit Sauerstoff und Nährstoffen versorgt haben, fließt das Blut über die Zentralvene (Ast der Vena hepatica) ab. Die in den Leberzellen gebildete Galle wird in kleine Canaliculi sezerniert und von dort in die Gallengänge weitergeleitet.

Die einzelnen Gallengänge vereinigen sich zum Ductus hepaticus, der die Galle aus der Leber abtransportiert. Dieser teilt sich in 2 Äste: Ductus cysticus (führt zur Gallenblase) und Ductus choledochus, der gemeinsam mit dem Ductus pancreaticus ins Duodenum mündet. Die Abgabe von Galle ins Duodenum wird durch den Sphincter Oddi reguliert. Ist dieser verschlossen, staut sich die Galle in den Ductus choledochus und cysticus in die Gallenblase zurück, wo sie vorübergehend gespeichert wird. Nach (fettreichen) Mahlzeiten kontrahiert sich die Gallenblase und gibt Galle ins Duodenum ab.

ZUSAMMENSETZUNG DER GALLENFLÜSSIGKEIT
Außer Wasser (97 %) enthält die Galle 2 wichtige organische Bestandteile: Gallensalze und -pigmente sowie anorganische Salze (Natriumchlorid, Natriumbikarbonat). Alle Komponenten werden von den Leberzellen gebildet, und zwar die Gallensalze (bzw. -säuren), z.B. Cholsäure und Desoxycholsäure, aus Cholesterin. Die Gallenpigmente entstehen aus Bilirubin, einem Metaboliten des Hämoglobins, der beim Zerfall der roten Blutkörperchen freigesetzt wird. Bilirubin wird aus dem Blut aufgenommen und an Glukuronsäure gekoppelt, wobei der gelbe, wasserlösliche Farbstoff Bilirubinglukuronid entsteht. Pro Tag werden etwa 4 g Gallensalze und 1,5 g Gallenfarbstoff über die Galle ausgeschieden. Der größte Teil der Gallensalze wird im Darm reabsorbiert und zur Leber zurück transportiert, während die Gallenpigmente fast vollständig mit den Faeces ausgeschieden werden. Auf welche Weise Leberzellen Natrium-, Chlorid- und Bikarbonationen in die Galle abgeben, ist noch nicht ganz geklärt.

FUNKTION DER GALLENBLASE
Von den einzelnen Gallenbestandteilen haben nur die Gallensalze physiologische Bedeutung, während die Pigmente größtenteils ausgeschieden werden. Besonders die beiden Gallensalze Cholat und Desoxycholat sind aktiv an der Fettverdauung beteiligt: Sie besitzen einen löslichen Hydrokarbonring sowie verschieden geladene Gruppen und können sich deshalb mit Fett und Wasser vermischen. Fügt man einer Mischung von Fett und Wasser Gallensalze zu, so erhöht sich die Fettlöslichkeit. In Anwesenheit von Gallensalzen werden große Fettropfen aus dem Chymus in kleinere Partikel zerteilt (emulgiert). In emulgierter Form können sie besser und wirkungsvoller vom wasserlöslichen Enzym Lipase (Pankreas) aufgespalten werden (Tafel 72). Die Produkte dieser Lipasespaltung (Glyzerin und Fettsäuren) bilden spezielle Fettaggregate (Mizellen) (Tafel 7), die die Darmschleimhaut leicht resorbieren kann. Ohne Galle ist die Fettresorption, auch wenn Lipase in ausreichender Menge zur Verfügung steht, wesentlich eingeschränkt.

FUNKTION DER GALLENBLASE
Die Gallenblase dient als Speicherorgan für die Gallenflüssigkeit, die zwar laufend in der Leber gebildet, aber nur nach (fettreichen) Mahlzeiten ins Duodenum abgegeben wird. Vor den Mahlzeiten ist der Sphincter Oddi an der Einmündungsstelle des Ductus choledochus ins Duodenum verschlossen. Die Galle fließt deshalb in die Gallenblase zurück, wo sie gesammelt und durch Wasserentzug eingedickt wird. Sobald fettreiche Nahrung ins Duodenum gelangt, wird das Hormon CCK (Tafel 70) freigesetzt und bewirkt eine Kontraktion der Gallenblase. Dabei tritt Galle ins Duodenum über.

Funktionsstörungen der Gallenblase können gravierende Probleme nach sich ziehen. Eines davon ist die Gallensteinbildung. Bei manchen Menschen enthält die Gallenflüssigkeit erhebliche (statt der normalerweise sehr geringen) Mengen an Cholesterin. Wenn dieses ausfällt und gleichzeitig übermäßig viel Wasser aus der Gallenflüssigkeit rückresorbiert wird, bilden sich Steine. Gallensteine, die im Gallengang festsitzen, können starke Beschwerden verursachen und müssen operativ entfernt werden. Wird einer der großen Gallengänge durch einen Stein verschlossen, staut sich die Galle in die Leber zurück und kann von dort aus ins Blut übertreten. Dies führt zum Ikterus, einer gelblichen Verfärbung von Haut und Schleimhäuten, die durch Ablagerung von Bilirubin und anderen Gallenpigmenten in Blutkapillaren und Gewebsspalten verursacht wird. Ein Ikterus kann aber auch bei Erkrankungen auftreten, die zu einer ausgeprägten Hämolyse und zur Freisetzung großer Mengen an Bilirubin führen. Auch eine Leberentzündung (Hepatitis) kann Ursache eines Ikterus sein.

Hinweise: Verwenden Sie Rot für M, Blau für L, Goldgelb für F und eine sehr helle Farbe für B.
1. Beginnen Sie mit dem oberen Bild, auf dem die verschiedenen, an der Verdauung beteiligten Organe dargestellt sind.
2. Malen Sie dann den vergrößerten Leberabschnitt an. Beginnen Sie bei dem über die Vena portae (L) eintretenden Blut. Vergessen Sie nicht, die vergrößerte Darstellung der Leberzellen (hier wird ein Teil des Cholesterins für die Gallensalze gebildet) anzumalen. Das Diagramm ganz rechts gibt einen Überblick über Blut und Gallenfluß.
3. Gehen Sie zu der im Kasten links dargestellten Funktion der Galle über.
4. Malen Sie anschließend - der Numerierung folgend - die Abbildungen über die Gallenblasenfunktion (Nr. 8 finden Sie im Bild darunter) an.
5. Malen Sie zuletzt die Darstellung ganz unten an.

Magen A LEBER B
Ductus hepaticus C
Gallenblase D
Ductus cysticus E
Galle F Ductus choledochus F'
Ductus pancreaticus G
Pankreaslipase G'
Duodenum H
Sphincter Oddi I
H^+Cl^- J Fette K

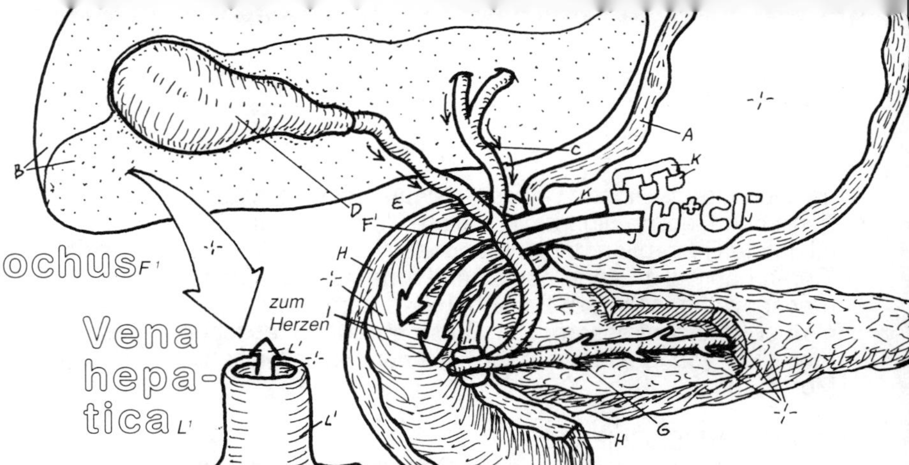

Zu den Leberfunktionen zählt auch die Mitwirkung am Verdauungsprozeß. Über die Vena portae werden der Leber die im Darm resorbierten Nahrungsbestandteile (mit Ausnahme der Fette) zugeführt. In den Sinusoiden (Kapillaren), die an die Leberzellen angrenzen, mischt sich das portale Blut (aus dem Darm) mit dem arteriellen Blut (aus dem Herzen). Die Gallenflüssigkeit wird in den Leberzellen gebildet und in die Canaliculi sezerniert, die sich zu Gallengängen und schließlich zum Ductus hepaticus vereinigen. Dieser übernimmt den Weitertransport zur Gallenblase und zum Dünndarm.

Bluttransport in die bzw. aus der Leber

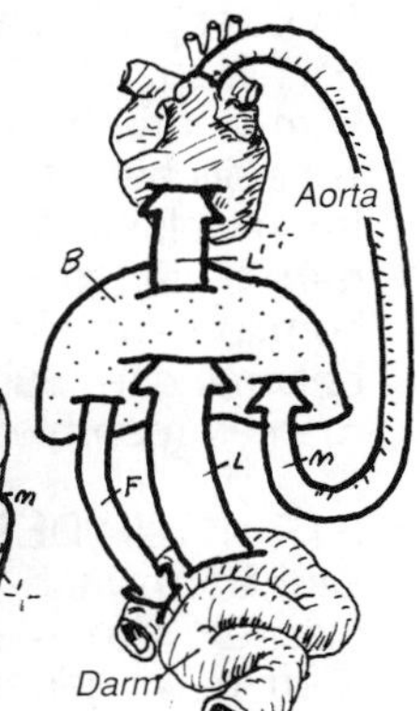

GALLENAKTIVITÄT (0,5 l/Tag) F

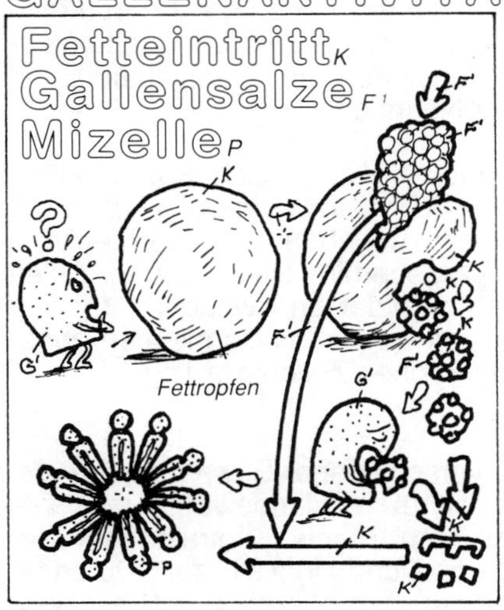

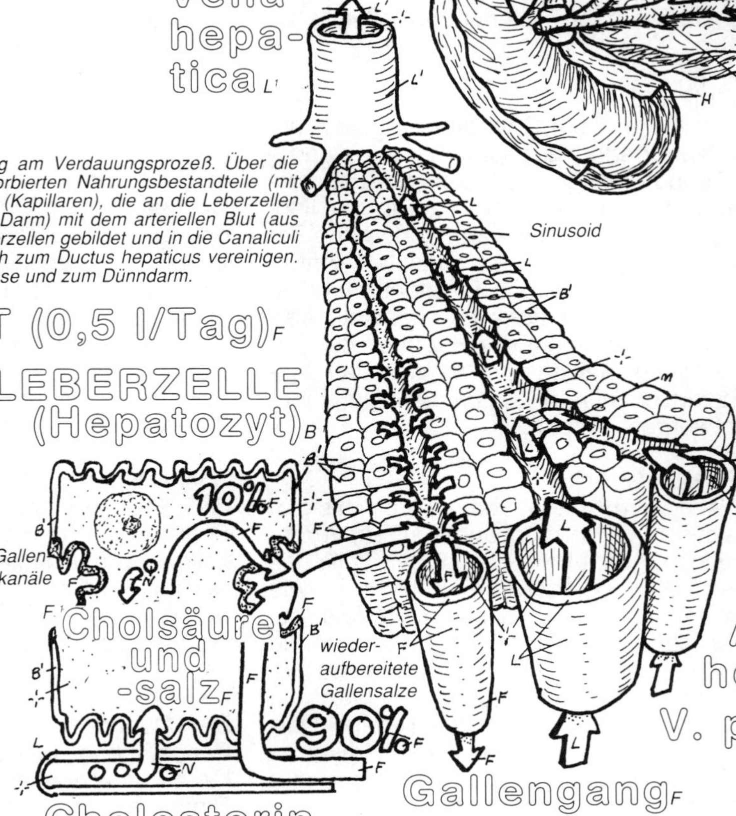

Mit Hilfe der Gallensalze werden große Fettröpfchen emulgiert, so daß die Pankreaslipase sie leichter aufspalten kann. Außerdem bilden Gallensalze mit Monoglyzeriden und Fettsäuren (Produkte der Lipaseverdauung) Mizellen, die für die Darmschleimhaut gut resorbierbar sind.

Die Galle besteht aus Gallensalzen und Pigmenten. Die Gallensalze (Derivate der Cholsäure), die in der Leber aus Cholesterin gebildet und in die Galle abgegeben werden, fördern die Fettverdauung. 90 % der Gallensalze werden ins Blut rückresorbiert und über den enterohepatischen Kreislauf zurück in die Leber transportiert.

FUNKTION DER GALLENBLASE D

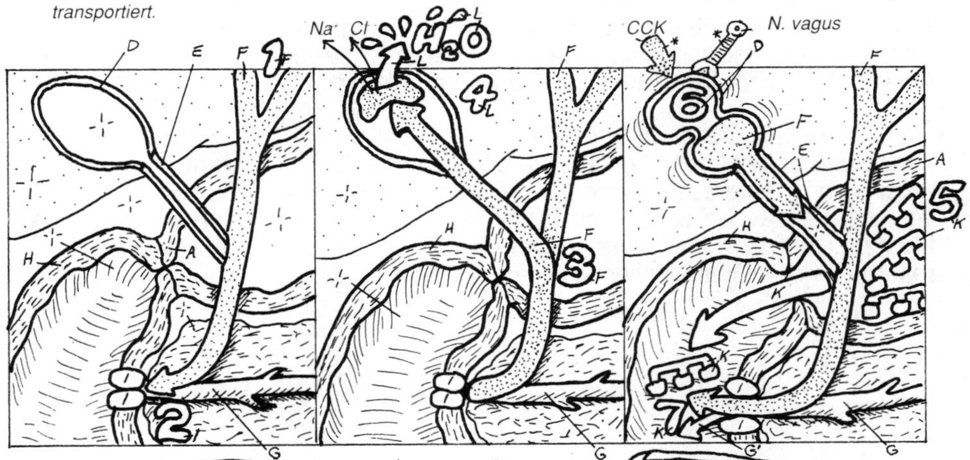

Die Leber (1) bildet laufend Gallenflüssigkeit. Vor den Mahlzeiten ist der Sphincter Oddi (2) geschlossen, so daß die Galle in der Gallenblase gespeichert wird (3). Die Schleimhautzellen in der Gallenblase reabsorbieren Natrium, Chlorid und Wasser, wodurch die Galle eingedickt wird (4). Nach den Mahlzeiten bewirkt das im Chymus enthaltene Fett (5) eine Erweiterung des Sphincter Oddi und außerdem eine Freisetzung des Hormons CCK. CCK führt zur Kontraktion der Gallenblase (6), so daß Galle ins Duodenum übertritt (7). Ein erhöhter Cholesterin- und/oder verminderter Wasseranteil in der Galle kann zur Bildung von Gallensteinen führen. Wenn diese den Gallenabfluß behindern, resultiert ein Ikterus (8).

GALLENPIGMENTE (BILIRUBIN) F²
rote Blutkörperchen M

Die Leberzellen sondern außerdem das gelbe Pigment Bilirubin ab (Metabolit vom Hämoglobin). Dieses wird teils ins Blut rückresorbiert, teils über die Niere bzw. über die Faeces ausgeschieden. Wenn der Galleabfluß blokkiert ist (z.B. Gallenstein), steigt der Bilirubinspiegel im Blut und Gewebe an: Es kommt zum Ikterus. Auch eine Leberschädigung oder eine starke Hämolyse der roten Blutkörperchen können zum Ikterus führen.

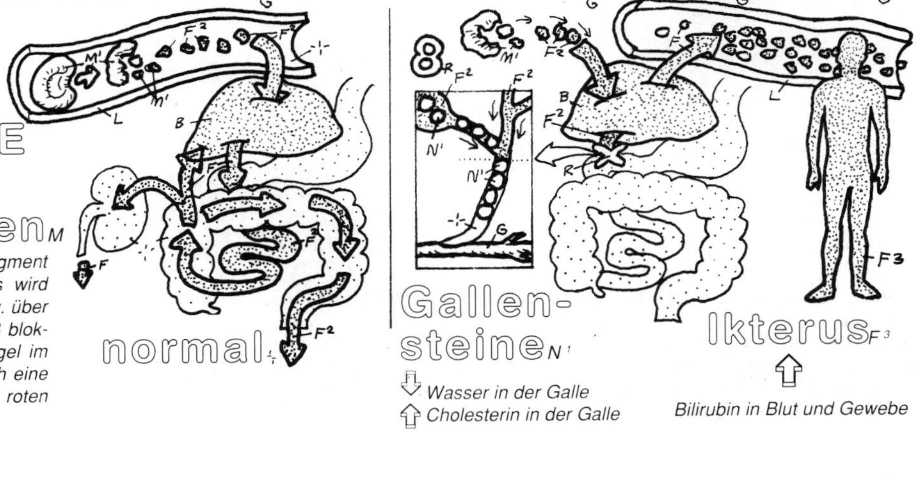

STRUKTUR UND MOTILITÄT DES DÜNNDARMS

Im Dünndarm, einem vielfach gewundenen, schlauchähnlichen Gebilde, findet die weitere Verdauung und vor allem die Resorption der Nahrungsbestandteile statt. Bei Tieren hängt die Länge des Dünndarms von den Ernährungsgewohnheiten ab: Er ist bei Fleischfressern kürzer als bei Pflanzenfressern. Der Dünndarm des Menschen (der sich von beidem ernährt) ist durchschnittlich 3-4 Meter lang.

DÜNNDARMSEGMENTE
Am Übergang vom Magen zum Dünndarm reguliert der Sphincter pylori den Übertritt des Chymus ins Duodenum, das erste Dünndarmsegment. Es folgen Jejunum (zweites) und Ileum (drittes Segment), das an der Ileozökalklappe in das bereits zum Dickdarm gehörende Zäkum übergeht. Alle Segmente haben quantitativ unterschiedliche Funktionen. Während im Duodenum vor allem Schleim, Enzyme und Hormone bereitgestellt werden, findet im Jejunum und Ileum der Hauptteil der Resorption von Nährstoffen, Salzen und Wasser statt, wobei manche Substanzen nur in bestimmten Darmsegmenten resorbiert werden (Tafel 75).

STRUKTUR DER DARMWAND
Die Darmwand ist - abgesehen von einigen histologischen, der spezifischen Funktion angepaßten Veränderungen - genauso aufgebaut wie die übrigen Teile des Verdauungstraktes. Die oberflächliche Schicht ist die aus Epithelzellen bestehende Schleimhaut. Es folgt die Submukosa mit Drüsen und kleinen Blutgefäßen, an die sich je eine Schicht (glatter) Ring- bzw. Längsmuskulatur anschließt. Zwischen beiden Muskelschichten, die die Darmmotilität ermöglichen, sind verschiedene Nervenstränge (Plexus submucosus und Plexus myentericus, Tafel 71) lokalisiert. Außen ist der Darm von einer Bindegewebsschicht (Serosa) überzogen.

Durch starke Faltenbildung der Dünndarmschleimhaut (Plicae circulares) wird die innere Oberfläche verdreifacht. Zudem enthält jede Falte zahlreiche mikroskopisch kleine, fingerähnliche Strukturen, die Zotten oder Villi (30/mm^3, also insgesamt ca. 30 Millionen), die die Oberfläche noch einmal um das 10fache vergrößern.

HISTOPHYSIOLOGIE DER VILLI
Jede Zotte besteht aus kleinen Blut- und Lymphgefäßen, autonomen Nervenfasern und glatten Muskelzellen, die von einer einfachen Epithelzellschicht bedeckt sind. Die Mehrzahl dieser Zellen sind resorbierende Zellen. Die resorbierenden Epithelzellen auf den Zotten sind durch Desmosomen und Zellbrücken (s. Tafel 2) so fest miteinander verbunden, daß die Nährstoffe immer nur die Zelle selbst, nicht aber den Zwischenraum passieren können. Außerdem bildet die apikale Zellmembran Mikrovilli (Bürstensaum), die die Resorptionsfläche jeder Zelle um das 20fache vergrößern. Insgesamt wird aufgrund der Plicae circulares, Villi und Mikrovilli eine Oberflächenvergrößerung um das 600fache erreicht. Ihr Aktingehalt ermöglicht den Mikrovilli ihre Beweglichkeit.

Bei der Resorption werden die Nährstoffe zunächst über den Bürstensaum in die Dünndarmzelle und dann weiter in das Zotteninnere transportiert. Dann gelangen die wasserlöslichen Bestandteile in die Blutkapillaren, von dort aus über kleine Venen und die Vena portae in die Leber. Die fetthaltigen Nährstoffe werden dagegen von kleinen Lymphkapillaren aufgenommen. Diese münden in größere Lymphgefäße und schließlich in den Truncus lymphaticus, der mit den großen Venen des Körperkreislaufs in Verbindung steht. Nervenfasern und glatte Muskulatur in den Zotten regulieren die Durchblutung und den Weitertransport der Nährstoffe.

Auch in den Darmkrypten befinden sich Epithelzellen, die Salze resorbieren oder sezernieren, aber auch Schleim ins Kryptenlumen abgeben. Alle Darmepithelzellen werden laufend regeneriert. Diese neuen Zellen werden in den Krypten gebildet und wandern dann in Richtung Zottenspitze, von wo sie ins Darmlumen abgestoßen werden (ca. 20 Millionen Zellen pro Tag).

DARMMOTILITÄT
Der Dünndarm führt verschiedene Bewegungen aus: Pendel- und (peristaltische) Wellenbewegungen. Die Pendelbewegungen werden durch Kontraktionen der Ringmuskulatur ausgelöst und führen zur Durchmischung des Darminhalts in dem betreffenden Darmsegment. Zusätzliche Pendelbewegungen vermengen den Chymus mit den Darmsekreten und verbessern dadurch die anschließende Resorption. Die (peristaltischen) Wellenbewegungen entstehen durch koordinierte Kontraktionen von Ring- und Längsmuskulatur und bewirken den Weitertransport des Darminhaltes in Richtung Dickdarm. Die Gesamtdauer der Passage vom Duodenum bis zum Ende des Ileums beträgt mehrere Stunden. Die Darmbewegungen werden von den Nervenplexus in der Darmwand (Tafel 71) erzeugt, während das autonome Nervensystem lediglich die Intensität der Kontraktionen bestimmt.

Hinweise: Verwenden Sie Rot für I, Violett für J, Blau für K und eine sehr helle Farbe für G.

1. Malen Sie zuerst das Übersichtsdiagramm mit den daraus abgeleiteten Vergrößerungen an. Beachten Sie, daß das Innere der 3 Zotten aus Gründen der Übersichtlichkeit klar unterteilt ist (links Lymphgefäße, in der Mitte Blutgefäße, rechts Nerven und Muskeln).

2. Malen Sie den links unten dargestellten Tennisplatz an, der die gesamte Resorptionsfläche im Dünndarm demonstrieren soll.

3. Im unteren Diagramm über die Darmmotilität sollen immer nur die kontrahierten Teile der Darmwand angemalt werden.

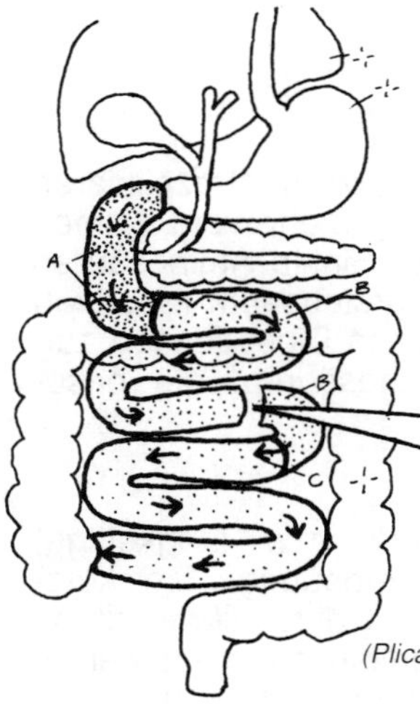

DÜNNDARM.

Duodenum A 25 cm A
Jejunum B 2,00 m B
Ileum C 1,75 m C

Im Dünndarm, der zwischen Magen und Dickdarm liegt, finden die wesentlichen Verdauungsvorgänge sowie die Resorption der Nahrungsbestandteile statt. Der Dünndarm besteht aus 3 Segmenten: Duodenum, Jejunum und Ileum.

DARMWAND.

Serosa B'
Längsmuskulatur D
Ringmuskulatur E
Submukosa F
Mukosa G

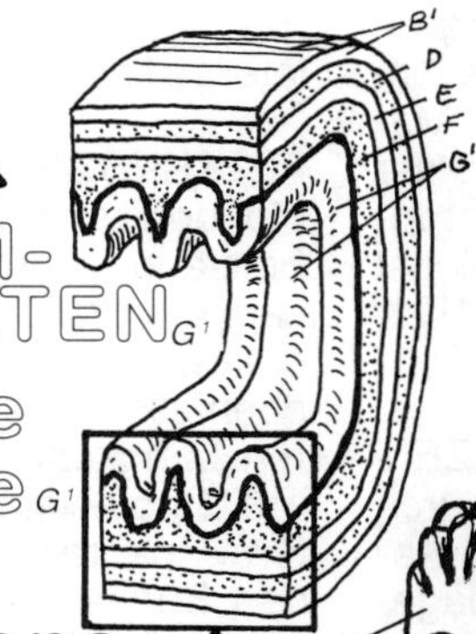

DARM-FALTEN G'
(Plicae circulares)

3fache Oberfläche G'

Die Dünndarmschleimhaut ist stark gefaltet, um die resorbierende Oberfläche zu vergrößern. Aufgrund dieser Faltenbildung entstehen die (makroskopisch sichtbaren) Plicae circulares und die (nur mikroskopisch sichtbaren) Zotten, an deren Oberfläche sich kleine Ausstülpungen der apikalen Zellmembran, die Mikrovilli, befinden. All diese Strukturen vergrößern die Resorptionsoberfläche um das 600fache.

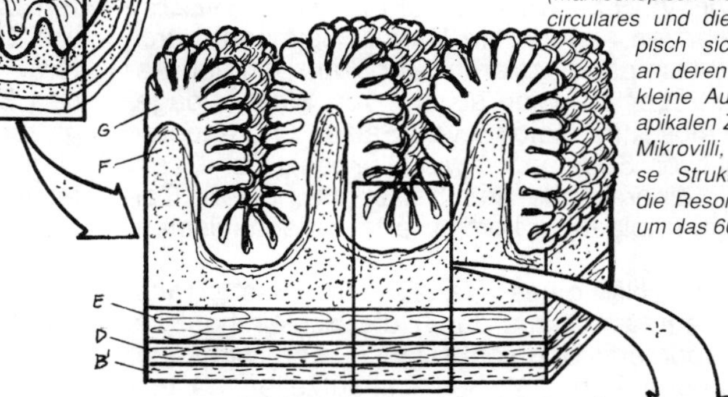

Lymphgefäß H
Arterie I Kapillare J Vene K
glatter Muskel L
autonome Nerven M
Pl. submucosus N
Pl. myentericus O
Zellbildung P
resorbierende Zellen G
sezernierende Zellen Q

ZOTTEN (10x) G²

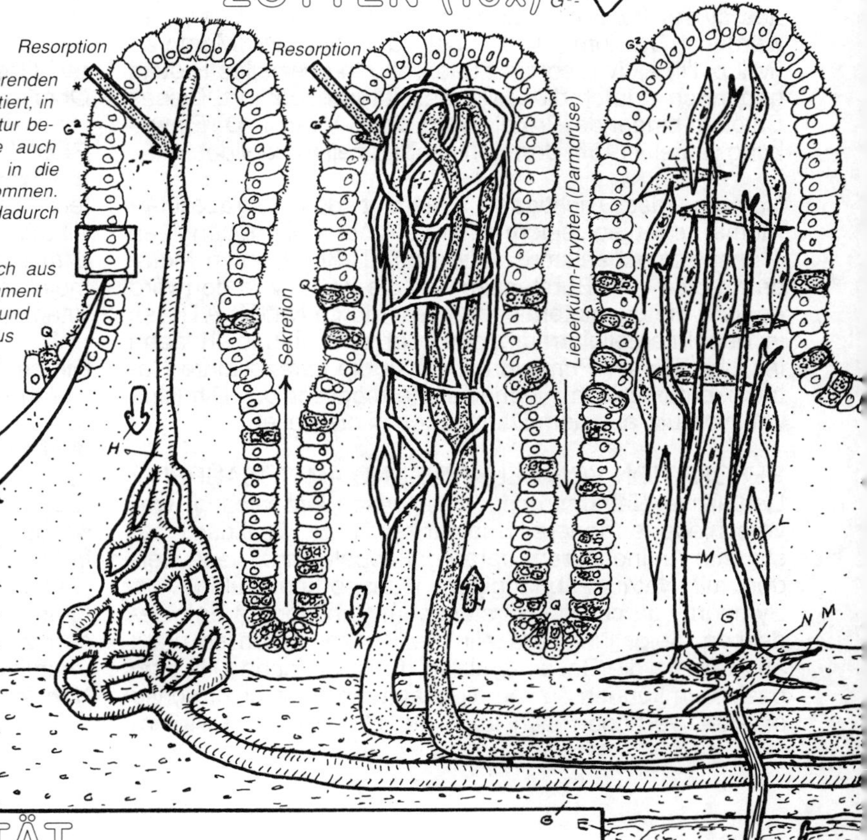

Jede einzelne Zotte bildet eine Resorptionseinheit. Die zu resorbierenden Substanzen werden von den Epithelzellen ins Zotteninnere transportiert, in dem sich Blutkapillaren, Lymphgefäße, Nerven und glatte Muskulatur befinden. Zwischen den einzelnen Zotten liegen die Krypten, die auch Epithelzellen enthalten. Fette und fettlösliche Vitamine werden in die Lymphgefäße, alle anderen Substanzen in die Kapillaren aufgenommen. Muskeln und Nerven sorgen für die Beweglichkeit der Zotten und dadurch für eine Verbesserung der Resorption und des Weitertransports.

Die im unteren Diagramm dargestellten Kontraktionen setzen sich aus Pendelbewegungen (die den Chymus in einem bestimmten Segment durchmischen und genügend Zeit für die Resorption lassen) und peristaltischen Wellenbewegungen zusammen, durch die der Chymus in Richtung Dickdarm weiterbefördert wird. Diese Bewegungen werden über Nerven und Muskeln in der Darmwand reguliert.

MIKROVILLI (20x) R
Resorption.

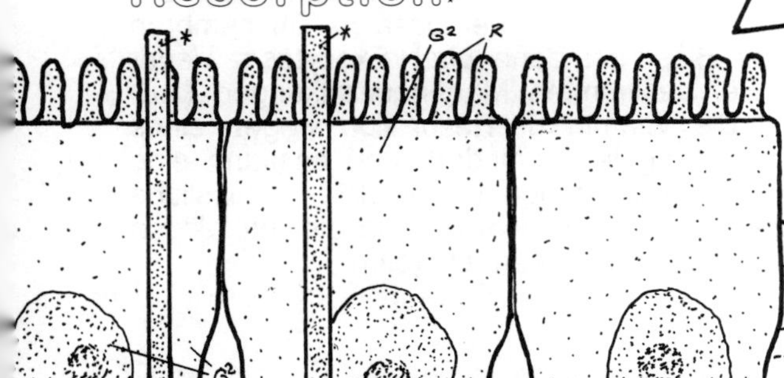

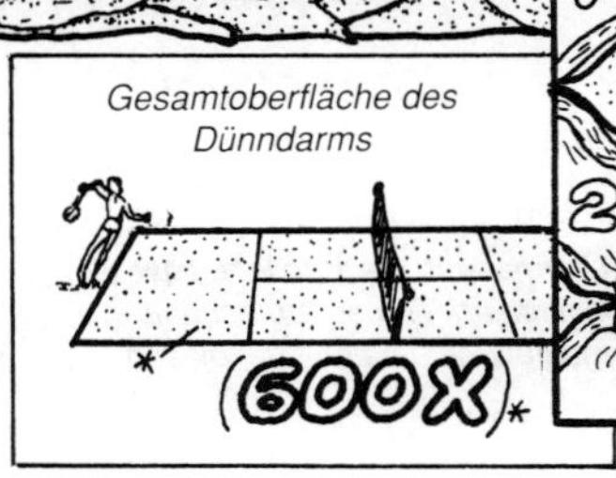

DARMMOTILITÄT.

Chymus S
segmentbezogene Kontraktionen E'
Peristaltik E²

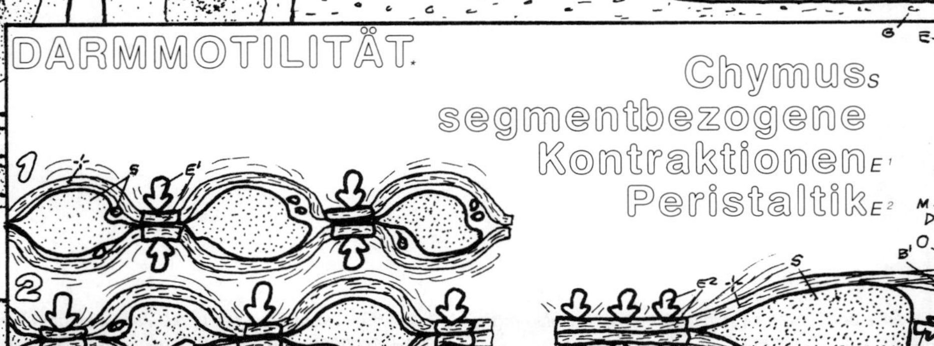

DIE RESORPTION IM DÜNNDARM

Wenn der Verdauungsprozeß abgeschlossen ist, werden die Nährstoffe vom resorbierenden Darmepithel aufgenommen und ins Blut abgegeben, um für die Körperzellen verfügbar zu sein. Dieser Resorptionsvorgang läuft über dieselben physikalischen (z.B. Diffusion) und physiologischen (z.B. aktiver Transport, Tafel 8, 9) Transportmechanismen ab wie in den übrigen Epithelzellen. Zusätzlich verfügt das Darmepithel über spezielle Mechanismen: Während wasserlösliche Nährstoffe von der Zelle aus direkt in die Blutkapillaren der Zotten übergehen, werden Fette und fettlösliche Substanzen zunächst von Lymphgefäßen aufgenommen, ehe sie in den Blutkreislauf abgegeben werden.

RESORPTION VON MINERALSTOFFEN UND SALZEN
Einige Substanzen können die Darmschleimhaut durch Diffusion und Osmose passieren. Der Transport von Kalium z.B. läuft über Diffusion ab, der von Wasser dagegen über Osmose (im Gefolge von Salzen und anderen osmotisch aktiven Substanzen wie Glukose). Der Transport anderer Mineralstoffe und Salze (z.B. Eisen, Calcium, Natrium) erfolgt über kompliziertere Mechanismen.

Eisen wird mit Hilfe eines Transporteiweißes (Transferrin) vom Darmlumen aus durch die Schleimhaut ins Plasma transportiert. Überschüssiges Eisen wird - an Ferritin gebunden - in den Schleimhautzellen gespeichert und kann bei ernährungsbedingtem Eisenmangel aus dieser Bindung freigesetzt und ins Blut abgegeben werden. Calcium wird über die apikale Membran (Mikrovilli) aktiv resorbiert und - an ein spezielles Protein gebunden - durch die Zelle ins Blut transportiert. Dieses Calcium-bindende Protein wird unter Vitamin D_3-Einwirkung (Tafel 114) in den Schleimhautzellen gebildet.

Natrium, das wichtigste Elektrolyt des Extrazellulärraums, unterliegt einem Energie-(und ATP-)abhängigen Transportmechanismus. Zunächst fließt es durch Membranproteine im Bürstensaum in die Zelle. Von dort wird es über die basolaterale Membran durch Na^+-K^+-ATPase in den Interzellularraum gepumpt und diffundiert dann ins Blut. Dieser Pumpvorgang hält die intrazelluläre Natriumkonzentration niedrig und ermöglicht die Diffusion von Natrium aus dem Darmlumen in die Zelle.

RESORPTION VON GLUKOSE UND AMINOSÄUREN
Der aktive Natriumtransport ist besonders wichtig, weil verschiedene andere Substanzen (z.B. Glukose, bestimmte Aminosäuren) daran gekoppelt sind. Diese werden mit Natrium-abhängigen Transportmolekülen - im Symport - durch den Bürstensaum transportiert. Infolgedessen steigt ihre intrazelluläre Konzentration so stark an, daß sie die Basalmembran durch einfache Diffusion passieren können. Wenn die Natriumpumpe nicht richtig arbeitet, verringert sich auch der Glukose- und Aminosäurentransport, weil aufgrund der hohen intrazellulären Natriumkonzentration kein Natrium mehr vom Lumen aus in die Zelle diffundieren kann. Einige Aminosäuren werden als Dipeptide über den Bürstensaum resorbiert und anschließend von verschiedenen Dipeptidasen aufgespalten. Dabei entstehen Aminosäuren, die basolateral diffundieren.

FETTRESORPTION
Monoglyzeride, Glyzerin und (kurz- bzw. langkettige) Fettsäuren unterliegen der Fettverdauung. Die kurzkettigen wasserlöslichen Fettsäuren diffundieren durch die Epithelzellen und gelangen gemeinsam mit anderen, ebenfalls wasserlöslichen Nährstoffen in die Blutkapillaren. Langkettige Fettsäuren und andere Fette einschließlich Cholesterin müssen dagegen in eine »Transportform« gebracht werden. Sie diffundieren zunächst durch den Bürstensaum. In den Epithelzellen werden die Triglyzeride vom endoplasmatischen Retikulum resynthetisiert und gemeinsam mit Cholesterin und anderen Fetten in bestimmte Lipoproteinpartikel (Chylomikronen) gepackt. Dieser Vorgang findet im Golgi-Apparat (Tafel 1) statt.

Die Chylomikronen bestehen aus einem inneren Fettkern, der von einem Eiweißmantel umhüllt wird (Tafel 129). Auf diese Weise können größere Mengen an Fetten im Blut transportiert werden, ohne zu verklumpen. Die Chylomikronen werden von den Epithelzellen in kleine Lymphgefäße abgegeben, die sich zu immer größeren Gefäßen vereinigen und schließlich in die großen Oberkörpervenen einmünden.

RESORPTION VON VITAMINEN
Vitamine werden in wasserlösliche und fettlösliche unterteilt. Wasserlösliche Vitamine wie die der B-Gruppe und Vitamin C passieren die Darmschleimhaut sowohl per diffusionem als auch mit Hilfe besonderer Transportmoleküle. Für Vitamin B_{12} (Cyanocobalamin), das größte Vitamin, existiert ein spezieller Transportmechanismus:

Die sekretorischen Zellen der Magenschleimhaut produzieren ein besonderes, aus Polysacchariden bestehendes Transport-Mukoprotein, den Intrinsic factor. Dieser bindet das Vitamin B_{12} aus dem Chymus und wird in dieser Form von den Resorptionszellen im Darm über Endozytose aufgenommen. An der basalen Zellmembran werden diese Bläschen dann über Exozytose wieder freigesetzt. Bei bestimmten Magenerkrankungen (z.B. Gastritis) ist die Vitamin B_{12}-Resorption wegen eines Intrinsic factor-Mangels vermindert, und es kann eine perniziöse Anämie entstehen (Tafel 136). Fettlösliche Vitamine (z.B. A, D, E, K) werden wie die fetthaltigen Nährstoffe über Chylomikronen resorbiert.

Hinweise: Verwenden Sie dieselbe Farbe für Lymphgefäße (A), Kapillaren (B), Resorptionszellen (C) und Mikrovilli (D) wie auf Tafel 74.
1. Malen Sie zuerst die 4 Bildüberschriften mit den dazugehörigen Strukturen an. Danach werden die aus dem Darmlumen resorbierten Substanzen (zuerst Eisen, Fe^{++}) vom Eintreten in die Zelle bis zum Übergang in die Kapillare bzw. das Lymphgefäß angemalt. Sobald Sie dabei auf einen Transportmechanismus stoßen, der auf der Seite ganz oben dargestellt ist, malen Sie diesen zusätzlich an.

Transportmechanismen.

Nährstoffe, Vitamine, Mineralstoffe und Wasser werden von den resorbierenden Epithelzellen des Darms aus dem Lumen in das Blut bzw. in die Lymphe transportiert. Die entsprechenden zellulären Transportmechanismen sind im vorderen Teil des Buches beschrieben.

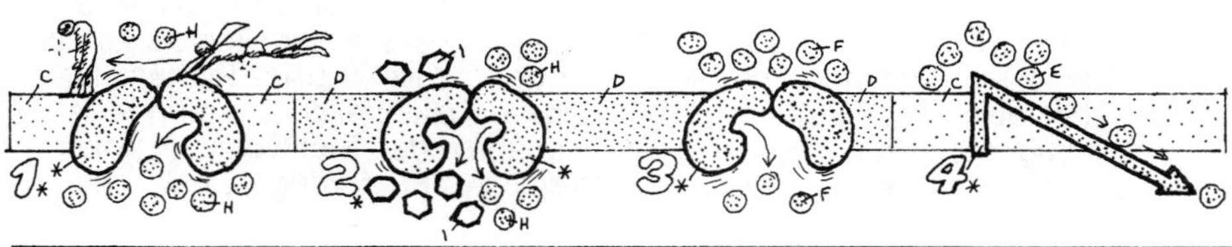

LYMPHGEFÄSS$_A$ KAPILL.$_B$ RESORPTIONSZELLEN$_C$ MIKROVILLI$_D$

Darmlumen

Das Nahrungs**eisen** wird mit Hilfe eines Trägereiweißes (Transferrin) transportiert und kann, gebunden an Ferritin, in den Epithelzellen gespeichert werden. Speicherung, Freisetzung aus der Ferritinbindung und Abgabe von Eisen ins Blut hängen von den jeweiligen Bedürfnissen des Körpers ab. **Calcium** wird von einem speziellen Trägerprotein durch den Bürstensaum und die Zellen transportiert. Die Bildung dieses Trägerproteins wird durch das Hormon Cholecalciferol (Vitamin D_3) stimuliert. **Natrium** gelangt mit Hilfe eines Membranproteins durch den Bürstensaum und wird dann mittels aktivem Transport durch die basolaterale Membran transportiert. **Glukose und Galaktose** benutzen dieselben Trägermoleküle wie Natrium für den Durchtritt durch den Bürstensaum (Symport), während der **Fruktose**-Transport durch erleichterte Diffusion erfolgt. Auch die **Aminosäuren** sind an das Symportsystem von Natrium gekoppelt; allerdings benutzen verschiedene Aminosäuren unterschiedliche Trägermoleküle. **Fettlösliche Vitamine** (A, E, K, D) werden zusammen mit Fetten transportiert, während wasserlösliche Vitamine durch die Schleimhautzellen diffundieren. Für den Transport von Vitamin B_{12} wird im Magen ein Intrinsic factor gebildet, der das Vitamin im Darmlumen an sich bindet. Dieser Komplex stimuliert sowohl die Endozytose als auch den Transport durch die Mukosa. **Glyzerin, Monoglyzeride und langkettige Fettsäuren** wandern in die Schleimhautzellen, wo sie in **Triglyzeride** zurückverwandelt und zusammen mit **Cholesterin** in große Lipoprotein-Partikel **(Chylomikronen)** umgewandelt werden. Diese Partikel werden dann aus der Zelle in die Lymphgefäße weitertransportiert. **Kurzkettige Fettsäuren** gelangen direkt von der Zelle ins Blut.

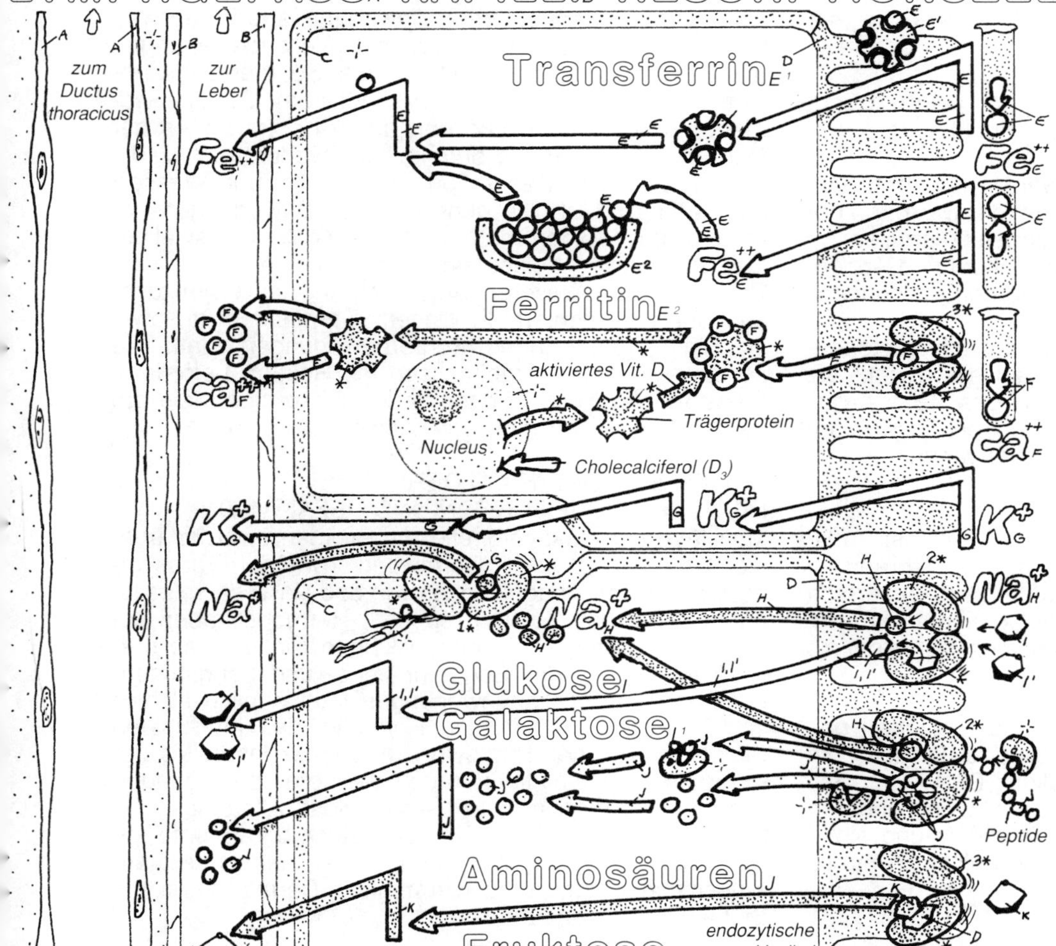

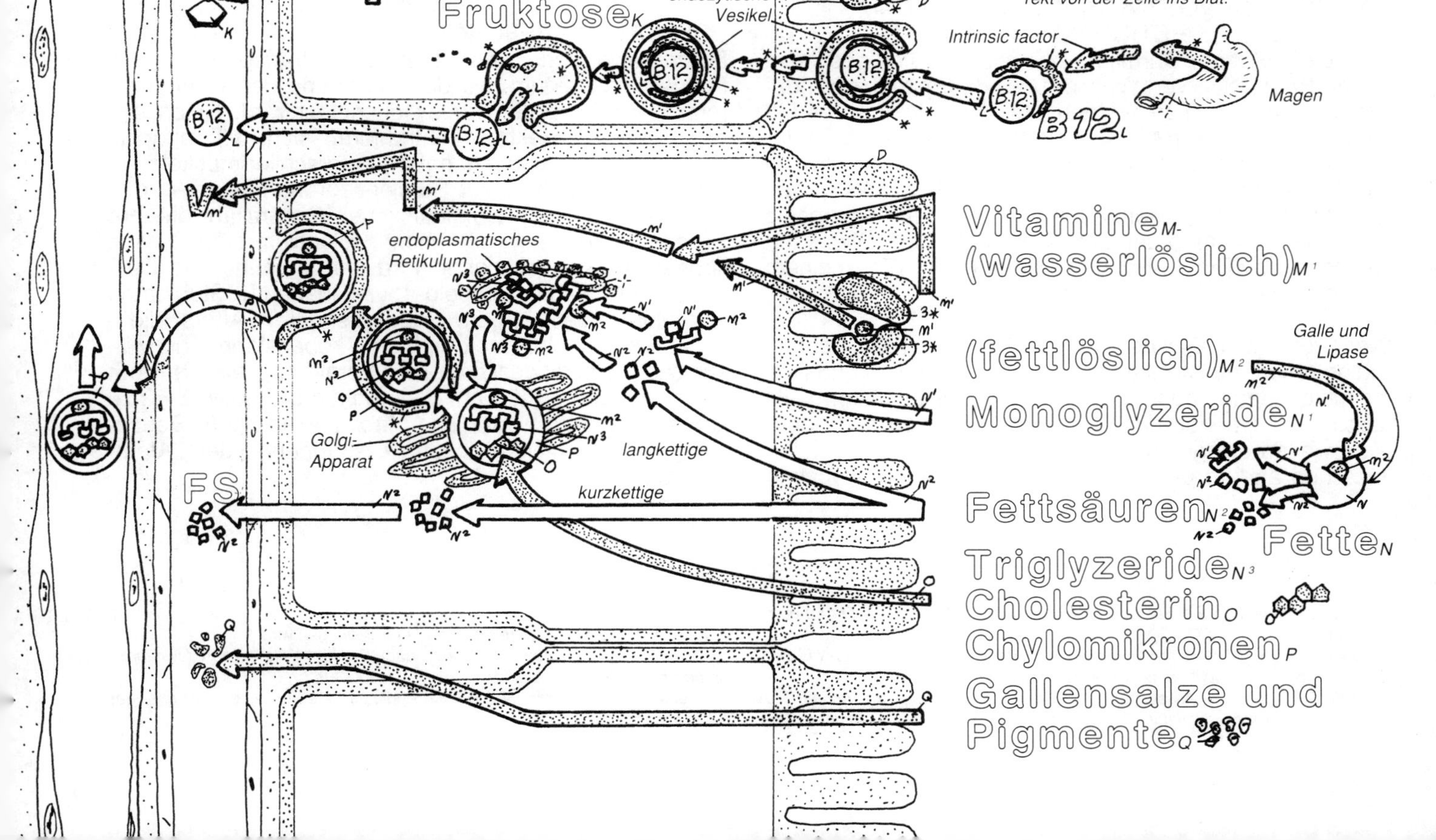

FUNKTION DES DICKDARMS

ANATOMIE
Der Dickdarm (Kolon), ein kurzer (120 cm) und weiter (6 cm) Darmabschnitt, befindet sich zwischen Dünndarm und Rektum. Eine seiner Aufgaben besteht darin, den unverdauten Rest des Chymus durch Wasserentzug zu Faeces (Stuhl) umzuformen. Diese relativ feste Masse wird in bestimmten Zeitintervallen durch entsprechende Darmbewegungen ausgeschieden. Schleimproduzierende exokrine Drüsen in der Kolonschleimhaut tragen dazu bei, den Stuhl zu formen und die Darmwand vor mechanischen Verletzungen zu schützen.

Die Ileozökalklappe am Übergang vom Ileum (Dünndarm) zum Zökum (Dickdarm) erfüllt 2 Funktionen:

1. Sie sorgt für einen portionsweisen Übertritt von Chymus in den Dickdarm. Dadurch hat der Dickdarm genug Zeit, seine verschiedenen Funktionen zu erfüllen.
2. Sie verhindert, daß Bakterien aus Zökum und Appendix (Wurmfortsatz) in den Dünndarm vordringen können.

Das Öffnen dieser Klappe wird reflektorisch gesteuert: Bei erhöhter Darmmotilität (nach Mahlzeiten) geht sie auf, während sie bei einer Dehnung des Kolons verschlossen wird. Die periodischen Öffnungen dieser Klappe werden durch peristaltische Wellenbewegungen ausgelöst.

An das Zökum schließen sich Colon ascendens, transversum, descendens und sigmoideum an. Während im Colon ascendens und transversum Schleim sezerniert und der Darminhalt durch Wasserentzug eingedickt wird, dienen Colon descendens und sigmoideum vor allem als Speicherorgan für Faeces.

Das Colon sigmoideum geht in das Rektum über, das die Faeces kurze Zeit speichert und außerdem die Defäkation (Stuhlentleerung) stimuliert. Der Anus, das Endorgan des Verdauungskanals, hat einen inneren (glatten) Schließmuskel für die unwillkürliche und einen äußeren (Skelett-) Muskel für die willkürliche Kontrolle der Stuhlentleerung.

RESORPTION VON NATRIUM, WASSER UND VITAMINEN; SEKRETION VON KALIUM
Im Kolon wird der Darminhalt eingedickt. Dies geschieht durch Resorption von Wasser über die Epithelzellen der Darmwand. Pro Tag werden auf diese Weise rund 2 Liter Wasser resorbiert, so daß dieser Vorgang auch für den Wasserhaushalt des Körpers eine Rolle spielt. Die Wasserresorption erfolgt auf osmotischem Wege (im Gefolge des aktiv resorbierten Natriums). Im Gegensatz dazu wird Kalium in den Dickdarm sezerniert. Dies kann bei schweren Durchfallerkrankungen (Tafel 77) zu einem erheblichen Verlust an Kalium führen.

Nährstoffe (z.B. Glukose, Aminosäuren) werden nicht im Kolon resorbiert, wohl aber bestimmte Vitamine und Arzneimittel (daher auch ihre rektale Applikationsform als Zäpfchen). Da sich der Darminhalt im Kolon sehr langsam weiterbewegt, können die Dickdarmbakterien Zellulose und andere unverdaute Fasern abbauen, wachsen und sich vermehren. Dadurch nimmt die Stuhlmasse allmählich ab, während sich die bakteriellen Restbestände laufend vermehren, so daß schließlich im Rektum fast ein Drittel der Stuhlmasse bakteriellen Ursprungs ist. Dies erklärt auch die Zunahme des Stuhlvolumens nach Pektin- und Zellulose-reicher Ernährung (Obst, rohes Gemüse, Reis).

MOTILITÄT IM DICKDARM
Der Dickdarm verfügt über 3 Bewegungsarten: Segmentationsbewegungen, peristaltische Wellenbewegungen und Förderbewegungen. Durch die Segmentationsbewegungen wird der Darminhalt in einem kleinen Segment eingeschlossen und dort durch Kontraktionen der Darmmuskulatur kräftig durchmischt, wodurch er für die Epithelzellen (zur Resorption von Natrium und Wasser) gut zugänglich ist. Die peristaltischen Bewegungen treten in regelmäßigen Intervallen (als Kontraktionswellen) auf. Auf diese Weise wird der teilweise eingedickte Darminhalt zur weiteren Aufbewahrung ins Colon descendens transportiert. In diesem Darmabschnitt sowie im Sigmoideum finden Förderbewegungen statt, die schubweise große Stuhlmassen ins Rektum befördern. Diese Art der Kontraktionen findet nur wenige Male pro Tag statt, und zwar meistens nach den Mahlzeiten.

NERVALE REGULATION DER DICKDARMBEWEGUNGEN UND DEFÄKATION
Motilität und Defäkationsreflex im Dickdarm werden über die Nervenplexus in der Darmwand sowie den Parasympathikus (Nervus vagus im oberen und Nervi sacrales im unteren Teil des Kolons) reguliert. Hormone haben auf die Dickdarmmotilität dagegen keinen Einfluß. Die nervöse Regulation der Segmentations- und (langsamen) peristaltischen Wellenbewegungen läuft ähnlich ab wie im Dünndarm (d.h. unter Kontrolle der intestinalen Plexus, wobei der Parasympathikus die Intensität der Kontraktionen beeinflußt). Auch die Förderbewegungen werden über die Darmplexus ausgelöst. Allerdings sind Gehirn und autonomes Nervensystem daran beteiligt. Deshalb können Angst (Prüfung) oder bestimmte Nahrungsmittel (Kaffee) zu vermehrter Darmtätigkeit mit Stuhlentleerungen führen.

DEFÄKATIONSREFLEX
Förderbewegungen des Dickdarms transportieren die Faeces ins Rektum, wo dann aufgrund des Dehnungsreizes ein Defäkationsreflex ausgelöst wird: Colon sigmoideum und Rektum kontrahieren sich, während die (normalerweise angespannten) Afterschließmuskeln erschlaffen, so daß es zur Stuhlentleerung kommt. In dieser Weise läuft die Defäkation bei Kindern ab, die ihre Darmentleerungen noch nicht willentlich beeinflussen können. Bei Erwachsenen wird die Dehnung des Rektums dem Gehirn gemeldet und dadurch Stuhldrang ausgelöst. Der äußere (quergestreifte) Afterschließmuskel, der nach Ende des ersten Lebensjahres die willkürliche Defäkationskontrolle übernimmt, wird bewußt entspannt und ermöglicht dadurch die Defäkation. Hinzu kommen weitere willkürliche Mechanismen (z.B. Bauchpresse) bei gleichzeitiger Anspannung der Atemmuskulatur.

Hinweise: Verwenden Sie Rot für die Blutkapillaren T, Hellblau für Q und dunkle Farben für K, L und O.
1. Beginnen Sie mit dem oberen linken Bild. Beachten Sie, daß sich die Bezeichnungen rechts nicht auf diese Darstellung beziehen.
2. Malen Sie dann die Ausschnittsvergrößerung des Zökums an. Achten Sie dabei auf die Ringmuskulatur (O), auf deren Wirkung in den 3 kleinen Diagrammen über die Motilität (rechts) näher eingegangen wird.
3. Wenden Sie sich nun unten links dem Bild über Resorption (zweifarbig anmalen) und Sekretion zu.
4. Malen Sie dann der Numerierung folgend die einzelnen Schritte des Defäkationsreflexes an.

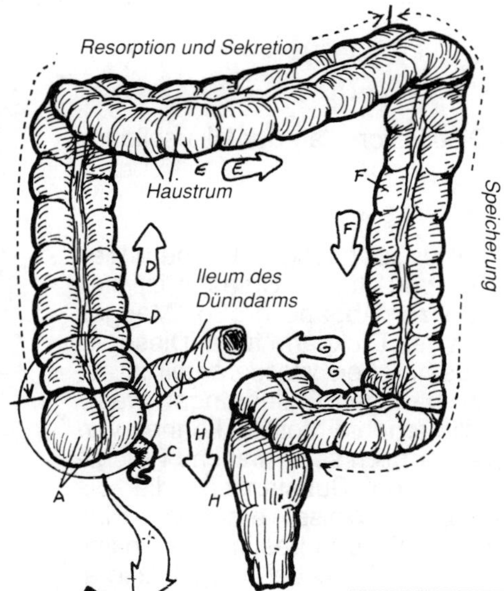

DICKDARM

Zökum$_A$
Ileozökalklappe$_B$
Appendix vermiformis$_C$
Colon ascendens$_D$
Colon transversum$_E$
Colon descendens$_F$
Colon sigmoideum$_G$
Rektum$_H$ Analkanal$_I$ Anus$_J$
M. sphincter ani internus (glatter Muskel)$_K$
M. sphincter ani externus (Skelettmuskel)$_L$

Der Dickdarm (Kolon) ist Teil des Verdauungstraktes und reicht vom Ileum (am Ende des Dünndarms) bis zum Rektum. Er setzt sich zusammen aus Zökum, Colon ascendens, transversum, descendens und sigmoideum. Seine Funktion besteht darin, den unverdauten Chymus aus dem Dünndarm aufzunehmen, Elektrolyte und Wasser daraus zu resorbieren und die eingedickten Abfallprodukte (Faeces) bis zum Entleerungsprozeß zu speichern. Die Resorption erfolgt hauptsächlich im proximalen, die Speicherung dagegen im distalen Kolonabschnitt.

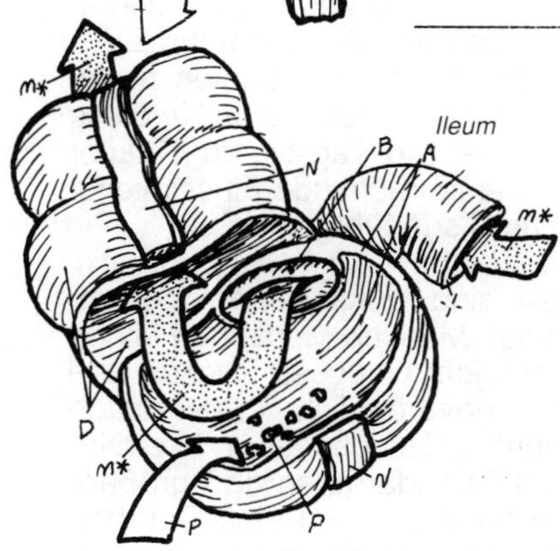

Chymus$_{M^*}$
Längsmuskel$_N$
Ringmuskel$_O$
Bakterienkonzentration$_P$

Die Ileozökalklappe reguliert den Übertritt des Chymus vom Ileum ins Zökum und verhindert gleichzeitig, daß Darminhalt wieder in den Dünndarm zurückfließen kann. Mit jeder peristaltischen Welle entspannt sich der ileozökale Sphinkter, so daß der Chymus in regelmäßigen Abständen in den Dickdarm weitergeleitet wird.

MOTILITÄT

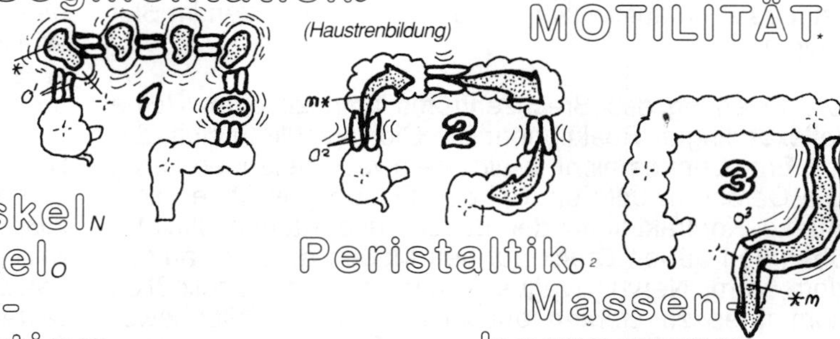

Segmentation$_{O^1}$
Peristaltik$_{O^2}$
Massenbewegung$_{O^3}$

Durch die Segmentationsbewegungen wird der Darminhalt vermischt, was die Resorption von Wasser und Elektrolyten verbessert. Peristaltische Darmbewegungen sorgen für den Weitertransport der Faeces ins Rektum. Segmentation und Peristaltik im Dickdarm werden über Nerven aus den lokalen Darmplexus gesteuert. Die Förderbewegungen, die für einen schnellen Weitertransport der Stuhlmasse ins Rektum sorgen, werden zum Teil über den Parasympathikus reguliert.

RESORPTION$_Q$ u.$_S$ SEKRETION

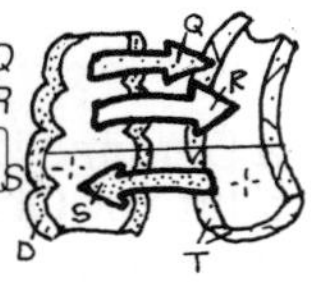

H_2O_Q Na^+_R, K^+_S
KAPILLARE$_T$

Natrium wird im Dickdarm aktiv resorbiert und Kalium sezerniert. Auf osmotischem Weg folgt Wasser dem Natrium, so daß der Darminhalt dehydriert, also eingedickt wird.

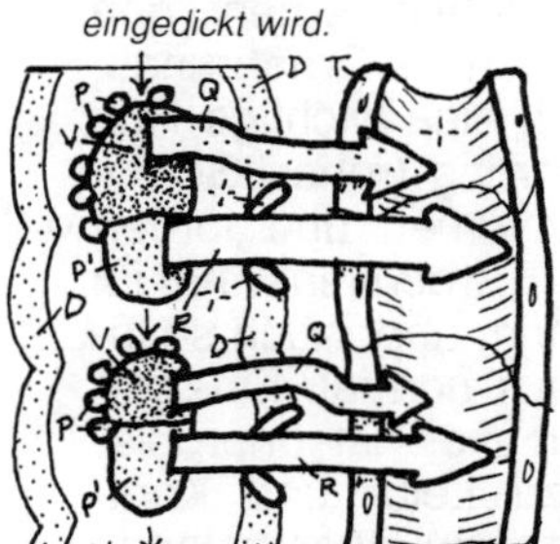

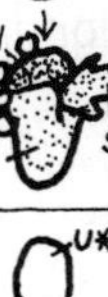

FAECES$_{U^*}$
aus der Nahrung$_V$
nicht aus der Nahrung$_{P^1}$ (bakterielle Überreste)

Dickdarmbakterien bauen Zellulose ab. Dadurch verringert sich der aus der Nahrung stammende Faecesanteil zugunsten bakterieneigener Abfallprodukte.

DEFÄKATIONSREFLEX

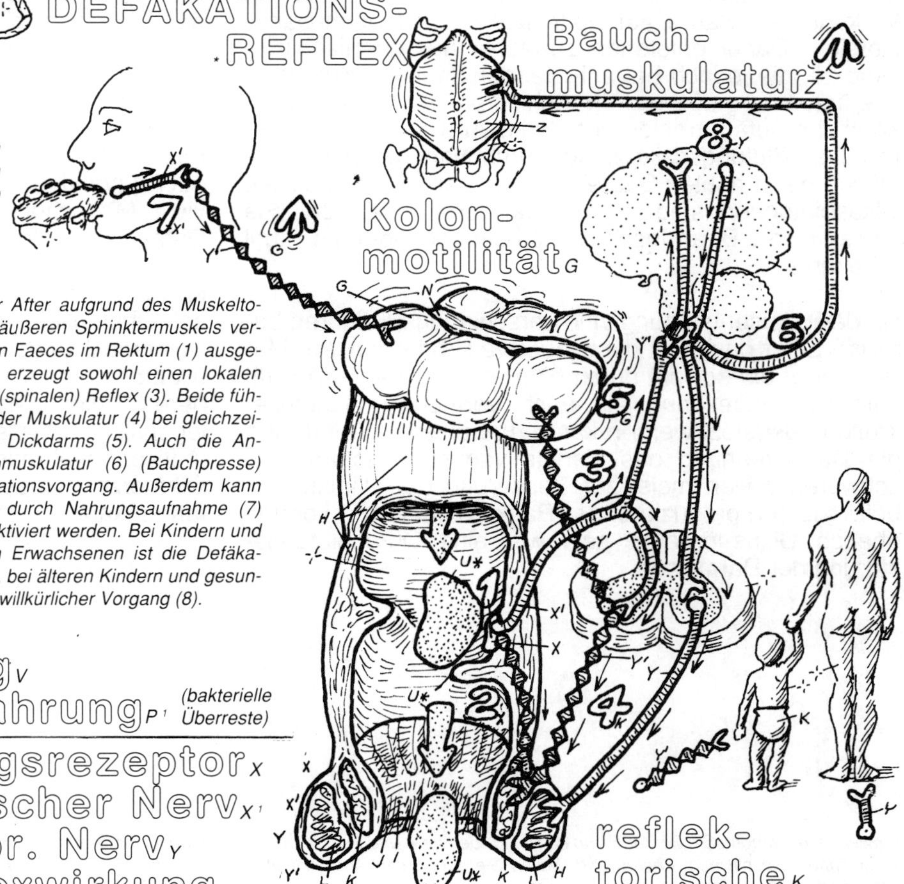

Bauchmuskulatur$_Z$
Kolonmotilität$_G$

Normalerweise ist der After aufgrund des Muskeltonus des inneren und äußeren Sphinktermuskels verschlossen. Ein von den Faeces im Rektum (1) ausgehender Dehnungsreiz erzeugt sowohl einen lokalen (2) als auch zentralen (spinalen) Reflex (3). Beide führen zur Entspannung der Muskulatur (4) bei gleichzeitiger Kontraktion des Dickdarms (5). Auch die Anspannung der Bauchmuskulatur (6) (Bauchpresse) unterstützt den Defäkationsvorgang. Außerdem kann der Defäkationsreflex durch Nahrungsaufnahme (7) und Magendehnung aktiviert werden. Bei Kindern und querschnittsgelähmten Erwachsenen ist die Defäkation ein unwillkürlicher, bei älteren Kindern und gesunden Erwachsenen ein willkürlicher Vorgang (8).

Dehnungsrezeptor$_X$
sensorischer Nerv$_{X^1}$
motor. Nerv$_Y$
Reflexwirkung$_{Y^1}$

reflektorische$_K$ Darmentleerung$_L$

MAGEN-DARM-ERKRANKUNGEN

Magen-Darm-Krankheiten zählen zu den häufigsten Erkrankungen überhaupt. Manche (z.B. Erbrechen) sind eine normale Reaktion auf Gifte oder exzessive Nahrungsaufnahme, während andere (z.B. Ulzera) kompliziertere Ursachen (z.B. Streß) haben.

ERBRECHEN
Erbrechen ist ein physiologischer Abwehrmechanismus, bei dem reflektorisch der - unerwünschte - Mageninhalt durch Ösophagus und Mund ausgestoßen wird. Dieser Reflex wird über sensorische (Chemo- und Dehnungs-) Rezeptoren in der Magenwand ausgelöst, die wiederum durch eine (überfüllungsbedingte) Überdehnung der Magenwand stimuliert werden. Gifte und Toxine reizen die Chemorezeptoren in der Magenschleimhaut und führen dadurch zum Erbrechen. Diese Reize werden über sensorische, im Nervus vagus verlaufende Fasern an das Brechzentrum in der Medulla oblongata weitergeleitet, das auch auf bestimmte toxische Substanzen im Blut reagiert.

Die Erregung des Brechzentrums führt zu einer Reihe reflexbedingter Reaktionen: Die Glottis schließt sich, damit Erbrochenes nicht in die Atemwege gelangen kann. Die Cardia im unteren Teil des Ösophagus öffnet sich. Starke Kontraktionen der Bauch- und Atemmuskulatur üben von außen Druck auf den Magen aus, der außerdem vom Nervus vagus stimuliert wird. Schließlich kommt es zu starken antiperistaltischen Wellenbewegungen vom Pylorus in Richtung Cardia, die zur Ausstoßung des Mageninhalts führen.

MAGEN-DARM-ULZERA
Ulzera sind Schleimhautgeschwüre, die im Magen und Dünndarm (insbesondere Duodenum) auftreten. Magengeschwüre haben nur einen Anteil von 10 % an der Zahl der Gesamtgeschwüre, die restlichen 90 % entfallen auf das Duodendum. Das Ulkus ensteht durch die ätzende Wirkung von Säure auf Epithelzellen im Magen-Darm-Bereich. Dabei entstehen zunächst nur oberflächliche Defekte, die jedoch bei anhaltender Säureeinwirkung in die tieferen, gefäßreichen Schichten vordringen. Dies kann zur Gefäßarrosion und damit zur Ulkusblutung führen. Das Blutungsrisiko steigt durch Nahrungsaufnahme infolge der erhöhten Säuresekretion und Magenmotilität. Ulkusblutungen sind schmerzhaft und gefährlich. Sie lassen sich z.B. an frischen Blutbeimengungen im Stuhl erkennen.

An der Ulkusentstehung sind verschiedene Faktoren beteiligt. Einer davon ist die exzessive Produktion von Magensäure, die sowohl durch eine erhöhte Vagusaktivität (Ursache unbekannt) als auch vermehrte Gastrinsekretion ausgelöst werden kann. Aus diesem Grund führt die Durchtrennung des Nervus vagus (Vagotomie) in schweren Fällen meist zur Besserung der Ulkuskrankheit. Gastrin-produzierende Pankreastumoren können ebenso Ulkus-fördernd sein wie eine Durchblutungsstörung der Darmwand.

Auch Streß kann - bei Disposition - an der Ulkusbildung beteiligt sein.

DIARRHOE
Bei einer Diarrhoe kommt es zu häufigen Entleerungen erheblicher Mengen wässrigen Stuhls. Ursache ist eine erhöhte Darmmotilität, die zur Abgabe großer Mengen von wässrigem Chymus in den Dickdarm führt. Dieser ist nicht in der Lage, den zusätzlichen Wasseranteil zu resorbieren, wodurch es zu häufigen Entleerungen wässriger Stühle kommt. Für die erhöhte Motilität können verschiedene Faktoren verantwortlich sein: Manche Früchte (z.B. Backpflaumen) enthalten Substanzen, die die Darmmotilität auf natürliche Weise erhöhen. Eine Diarrhoe kann auch auf der Wirkung bestimmter Toxine auf die epithelialen Zellen im Darm beruhen. Choleratoxin bewirkt z.B., daß Darmepithelzellen vermehrt Elektrolyte (Natrium, Chlorid, Bikarbonat) ins Lumen abgeben. Wasser folgt auf osmotischem Weg nach. Auf diese Weise kann ein Cholerakranker pro Tag bis zu 10 Liter Wasser verlieren, was ohne entsprechende Flüssigkeitssubstitution unweigerlich zum Tode führt.

Bestimmte Diarrhoeformen sind durch einen Enzymmangel im Dünndarm bedingt. Manche Menschen leiden z.B. an einem Laktasemangel: Laktose, Zucker und Molkereiprodukte werden unverdaulich. Unverdaute Laktose führt aber zur erhöhten Osmolarität und verminderten Wasserresorption im Dünndarm, so daß größere Chymusmengen ins Kolon gelangen und eine Diarrhoe hervorrufen. Eine Diarrhoe kann auch nervösen (psychogenen) Ursprungs sein. Angst z.B. erhöht die Aktivität des Parasympathikus und dadurch die Darmmotilität, so daß die Resorptionszeit verkürzt ist und eine Diarrhoe ausgelöst wird.

OBSTIPATION
Eine verminderte Darmmotilität insbesondere im Bereich des Dickdarms führt zur Obstipation (Verstopfung). Aufgrund der herabgesetzten Motilität erhöht sich die Verweildauer der Faeces im Dickdarm, so daß mehr Wasser resorbiert werden kann. Dadurch nimmt das Stuhlvolumen und damit der Dehnungs- und Motilitätsreiz ab. Die Ursachen der Obstipation sind größtenteils noch ungeklärt. Ein Grund könnte darin bestehen, daß viele Menschen bereits in ihrer Kindheit lernen, den Defäkationsreflex zu unterdrücken. Auch die Ernährungsgewohnheiten spielen wahrscheinlich eine wichtige Rolle. Ein hoher Faseranteil in der Nahrung (rohes Gemüse, Obst, Reis) erhöht das Stuhlvolumen und fördert Kolonmotilität sowie Defäkation. Ein Erwachsener hat im allgemeinen einmal am Tag Stuhlgang, aber auch seltenere Stuhlentleerungen sind durchaus normal. Eine gelegentlich auftretende leichte Obstipation ist unproblematisch, während sie langfristig zu Leib- und Kopfschmerzen, Appetitlosigkeit und sogar zu Depressionen führen kann.

Hinweise: Verwenden Sie Rot für E und dunkle Farben für A und F.
1. Beginnen Sie mit dem oberen Bild. Malen Sie zuerst den Abschnitt über Diarrhoe aus.
2. Malen Sie dann das Bild über Aufstoßen und Blähungen an, wobei das Symbol für Fermentation (J) dem für unverdaute Kohlenhydrate entspricht.
3. Gehen Sie nun zur Darstellung von Laktoseintoleranz und Erbrechen über.
4. Die Ausschnittsvergrößerung in der linken Ecke des Bildes unten rechts stellt ein blutendes Ulkus dar.

DIARRHOE.

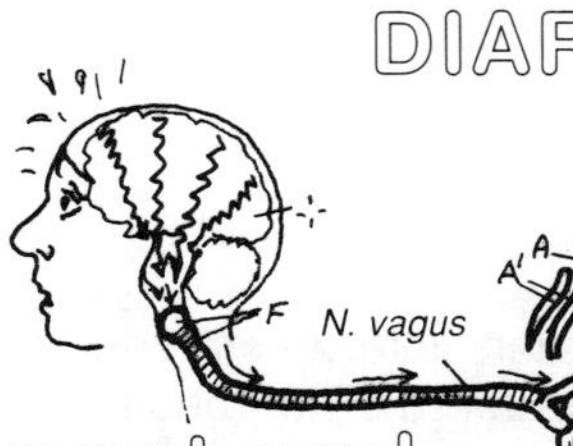

Angst und Aufregung F
Entzündung der Darmschleimhaut G
unverdaute Nahrung H

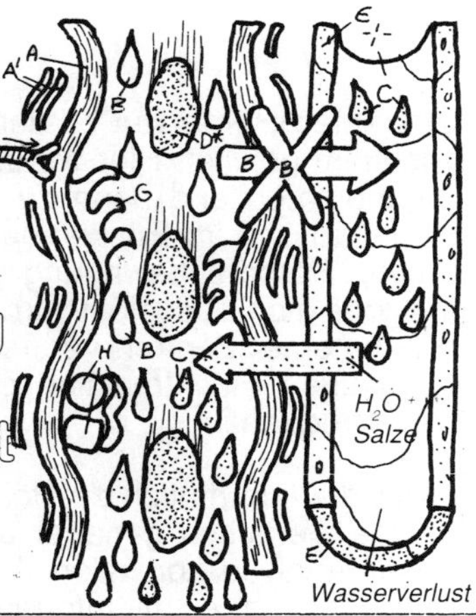

Dickdarmmotilität A, A'

Resorption B
Sekretion C **Faeces** D
Blutkapillare E

Eine Diarrhoe wird meist durch eine Erhöhung, eine Obstipation dagegen durch eine Abnahme der Darmmotilität ausgelöst. Bei der Diarrhoe läßt der beschleunigte Übertritt des Chymus in den Dickdarm zuwenig Zeit für die Wasserresorption: Es kommt zu häufigen Entleerungen eines wässrigen Stuhls. Ursachen einer Diarrhoe können Angst und Unruhe, bestimmte Nahrungsmittel (z.B. Backpflaumen) oder pathogene Keime sein. Bei einer Obstipation wird aufgrund einer verminderten Dickdarmmotilität mehr Wasser aus den Faeces resorbiert und gleichzeitig die Peristaltik und der Weitertransport des Darminhaltes verzögert. Die Darmentleerungen sind deshalb seltener und oft schmerzhaft.

OBSTIPATION.

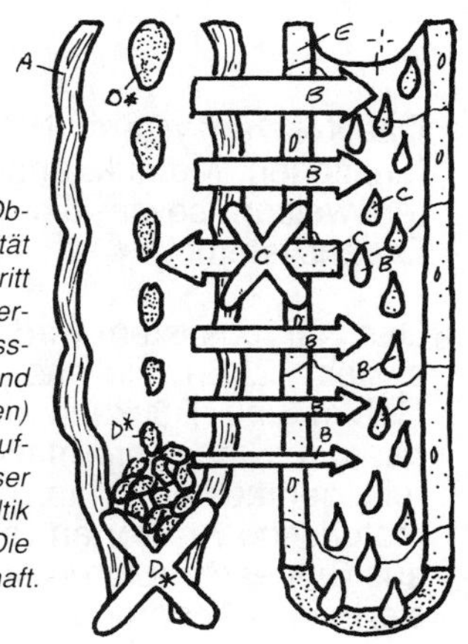

AUFSTOSSEN UND BLÄHUNGEN.

Ursprung der aufgestoßenen Gase
geschluckt I
Fermentation J
Fäulnis K
bestimmte Nahrungsmittel L
Bakterien M

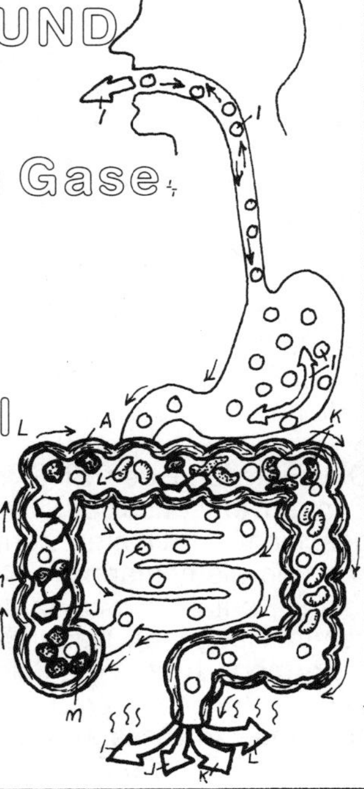

Die Gase im Gastrointestinaltrakt stammen vor allem aus bakteriellen Gärungs- und Fäulnisprozessen (hauptsächlich in Zökum und Kolon) bestimmter Nahrungsteile. Diese Gase werden über den After (Flatulenz) abgegeben. Sehr starke Gasansammlungen (Meteorismus) können Schmerzen und Beschwerden verursachen.

LAKTOSEINTOLERANZ: DIARRHOE UND FLATULENZ.

Milch J' **unverdaute Laktose** J²
Bakterien M
Gas N

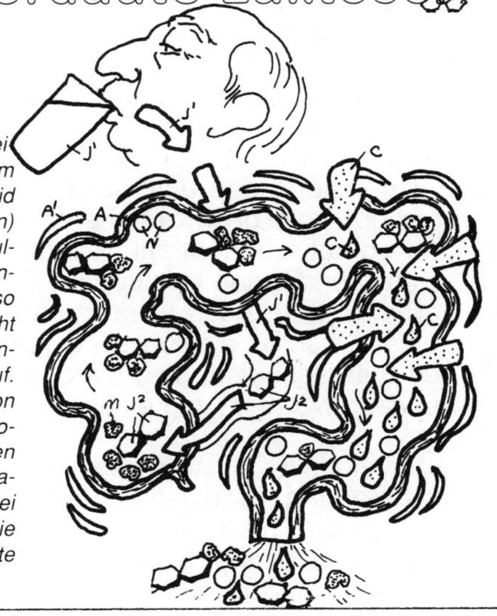

Manche Menschen leiden an einem Laktasemangel. Aus diesem Grund kann Laktose (Disaccharid in Milch und Molkereiprodukten) nicht resorbiert werden. Es resultiert ein Anstieg der Laktosekonzentration im Dünndarmlumen, so daß der osmotische Druck erhöht und die Wasserresorption verringert wird - eine Diarrhoe tritt auf. Die unverdaute Laktose wird von den Bakterien in Zökum und Kolon aufgespalten. Dabei entstehen Gase, die Beschwerden und Flatulenz verursachen können. Bei einem Laktasemangel sollten die Betroffenen auf Milchprodukte möglichst verzichten.

ERBRECHEN.

Ursachen: O

Magen- oder Darmtoxine, Ausdehnung des Magens, emotionaler Streß, starke Kopfschmerzen, Übelkeit

Brechzentrum (in der Medulla oblongata) P

Brechreflex: F

Glottis schließt sich, (Q)
Cardia öffnet sich, (R)
Zwerchfell- (S) und Bauchmuskulatur (T) kontrahieren sich,
antiperistaltische Bewegung
und Druck im Magen nehmen zu, (U)
Mageninhalt wird ausgestoßen. (V)

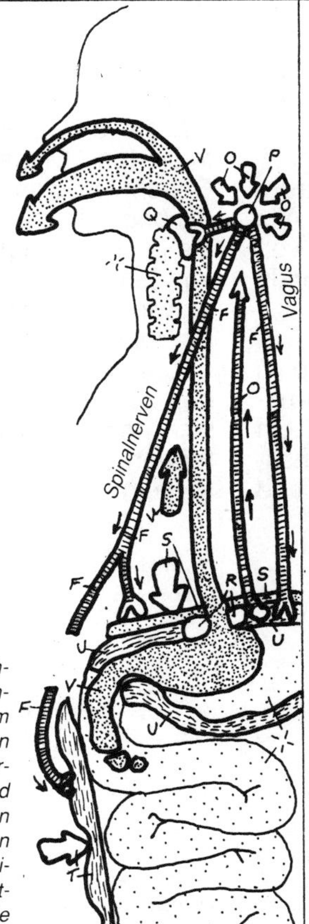

Bei zu umfangreichen Mahlzeiten oder nach der Aufnahme von Giftstoffen werden die sensorischen Nervenfasern in der Magenschleimhaut, die zum Brechzentrum in der Medulla oblongata ziehen, aktiviert und lösen von dort aus einen Brechreflex aus. Es kommt zu vermehrtem Speichelfluß, die Glottis schließt sich, Bauch- und Zwerchfellmuskeln kontrahieren sich und erhöhen den Druck auf den Magen. Infolge der antiperistaltischen Wellenbewegungen und der Erhöhung des intraabdominellen Drucks wird dann der Mageninhalt über die (entspannte) Kardia, Ösophagus, Pharynx und Mundhöhle ausgestoßen.

PEPTISCHE ULZERA.

10% im Magen U'
90% im Duodenum W
Säure X
Schleim Y
Blut E'

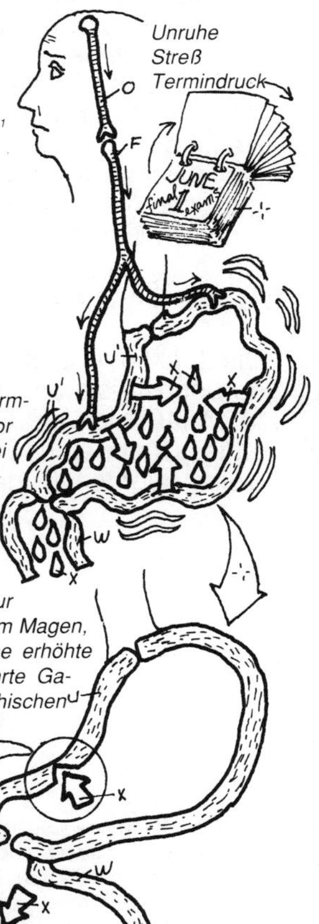

Normalerweise sind Magen- und Darmschleimhaut durch eine Schleimschicht vor der ätzenden Magensäure geschützt. Bei bestimmten Erkrankungen im Magen-Darm-Bereich oder vermehrter Säuresekretion wird die Schleimhaut angegriffen, wodurch ein Ulkus entstehen kann. Werden auch tiefgelegene Gefäßschichten erfaßt, kommt es durch Gefäßarrosion zur Ulkusblutung. Nur 10 % der Ulzera treten im Magen, die übrigen 90 % im Duodenum auf. Eine erhöhte Aktivität des Nervus vagus, eine vermehrte Gastrinsekretion sowie eine Reihe von psychischen Faktoren (Unruhe und Streß) werden mit der Ulkusentstehung in Verbindung gebracht.

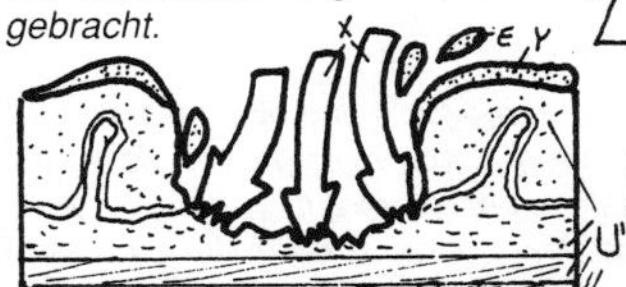

FUNKTIONELLE ORGANISATION DES NERVENSYSTEMS

Das Nervensystem (NS) ist verantwortlich für Sinnesfunktionen, Motorik, angeborene und erworbene Verhaltensweisen sowie die Kontrolle innerer Organe bzw. Organsysteme.

Das Nervensystem wird eingeteilt in das Zentralnervensystem (ZNS) und das periphere Nervensystem (PNS). Gehirn und Rückenmark bilden zusammen das ZNS, das u.a. Sinnesinformationen verarbeitet und sie mit bereits gemachten Erfahrungen verknüpft, so daß sinnvolle motorische Antworten resultieren. Das PNS besteht u.a. aus Sinnesrezeptoren und -organen, die darauf spezialisiert sind, Änderungen in unserer Umwelt oder im Körperinneren zu erfassen und die entsprechende Information über afferente sensorische Nervenbahnen dem ZNS zuzuleiten.

Ferner sind die Effektoren der Motorik am PNS beteiligt: Die Skelettmuskulatur (verantwortlich für Bewegungen von Rumpf und Extremitäten), die glatte Muskulatur und schließlich Drüsen, die Sekrete bilden oder die Funktionen innerer Organe beeinflussen können. Einen weiteren Teil des PNS bilden die motorischen Nervenfasern, die das ZNS mit den genannten Effektoren verbinden. Entsprechend den unterschiedlichen Zielorganen unterscheidet man beim peripheren motorischen System einen somatischen Anteil, zuständig für die Skelettmuskulatur, und einen autonomen Anteil zur Versorgung innerer Organe. Auch wenn autonomes und somatisches System sich in efferenten Verbindungen und Zielorganen unterscheiden, sind sie doch in manchen Abschnitten des ZNS nicht von einander zu trennen.

In funktioneller Hinsicht gibt es im ZNS sensorische, motorische und assoziative Bereiche (»Zentren«). Diese Zentren sind hierarchisch organisiert: nur »untere« Zentren haben direkte Verbindungen mit peripheren erregbaren Strukturen. Wenn höhere Zentren mit der Peripherie kommunizieren wollen, müssen sie die tieferen Abschnitte des ZNS benützen. Jedes dieser Zentren besteht aus einer Vielzahl von Nervenzellen (Neuronen) und Synapsen (Tafeln 16, 17), die diese Zellen miteinander, mit Zellen anderer Zentren oder mit Neuronen der Peripherie verbinden. Ungeachtet ihrer teilweise unterschiedlichen Morphologie bestimmen diese Verbindungen der Neurone ganz wesentlich ihre Funktion. Alle funktionellen Abläufe basieren auf den Prinzipien von Erregung und Hemmung, die ihrerseits entsprechende Typen von Synapsen voraussetzen (Tafel 82).

Die funktionelle Bedeutung der neuronalen Abläufe in den sensorischen, motorischen und assoziativen Strukturen läßt sich an der Reaktion eines Menschen auf ein lautes, fremdartiges Geräusch verdeutlichen: Die Schallwellen werden in neuronale Signale umgewandelt und über den afferenten Hörnerven zu den unteren Hörzentren im Hirnstamm geleitet. Hier werden die neuronalen Signale aufgenommen und dann zu motorischen Zentren im Hirnstamm und im Rückenmark geleitet, wo reflektorisch eine Kopfdrehbewegung bzw. eine motorische Schreckreaktion ausgelöst wird. Die gleichzeitige Aktivierung autonomer Zentren verursacht als Vorbereitung einer etwaigen Fluchtreaktion einen Anstieg von Herz- und Atemfrequenz.

Zusätzlich wird die Information zu Hörzentren im Kortex geleitet, wo das Geräusch genauer analysiert und das Resultat dieser Analyse kortikalen Assoziationszentren vermittelt wird. Hier wird es mit Informationen verglichen, die gleichzeitig von anderen sensorischen Systemen (z. B. visuell, somatisch) eingehen. Falls motorische Reaktionen notwendig werden, z.B. im Sinne einer Fluchtreaktion, werden in höheren motorischen Zentren entsprechende Befehle erteilt, die ihrerseits tieferen motorischen Zentren die Aktivierung bestimmter Skelettmuskelgruppen signalisieren. Parallel erregen die eintreffenden Signale die Retikulärformation des Hirnstamms, die ihrerseits den Kortex im Sinne einer gesteigerten Wachheit und Aufmerksamkeit aktiviert. Die höheren kortikalen Zentren können auch die für diese motorischen Aufgaben nötigen Verhaltensantriebe und autonomen Reaktionen auslösen.

Die Einteilung des ZNS in höhere und untergeordnete Zentren entspricht der Phylogenese. Die entwicklungsgeschichtlich ältesten Zentren entsprachen wahrscheinlich den elementaren Funktionen des Rückenmarks (direkter Kontakt zwischen sensorischem Ein- und motorischem Ausgang). Dadurch wurden schnelle spinale Reflexe möglich (z.B. Zurückziehen eines Beines), die unbeeinflußt von höheren Zentren ablaufen können. Derartige Abwehrreflexe erhöhen die Überlebenschance. Folgerichtig blieb die Struktur des Rückenmarks im Verlauf der Evolution verhältnismäßig unverändert.

Mit der Entwicklung des Großhirns entstanden neue höhere sensorische, motorische und assoziative Zentren, die die entwicklungsgeschichtlich älteren Ebenen kontrollierten. Dieser Aufbau verbesserte die Selektivität, Geschwindigkeit und Anpassungsfähigkeit nervaler Reaktionen. In niederen Vertebraten ist die Großhirnrinde als Ort der Integration von Sinnessystemen und Motorik, von Lernen und Lösen schwieriger Aufgaben nur wenig entwickelt. Phylogenetisch erreicht sie ihren höchsten Standard bei den Primaten. Beim Menschen sind speziell die Assoziationsgebiete gewachsen und umfassen den größten Anteil der Großhirnrinde. Dadurch konnte sich neben Fähigkeiten wie Lernen, Selbsteinsicht und Planen beim Menschen insbesondere die Sprache entwickeln.

Hinweise: Verwenden Sie eine dunkle Farbe für A und eine helle Farbe für E.
1. Beginnen Sie mit der Abbildung oben. Wegen der großen Zahl müssen die peripheren Nerven (B) nicht im Detail angemalt werden.
2. Wenden Sie sich dem Organisationsschema in der Mitte zu und beginnen Sie mit den Umgrenzungen von ZNS (A) und PNS (B). Entsprechend der Numerierung folgen dann die verschiedenen Sinnesrezeptoren (C). Die aufsteigenden sensorischen Bahnen sowie die absteigenden motorischen Bahnen werden in der gleichen Farbe koloriert wie ihre Ursprungszentren. Zum Schluß wird der untere Teil der Seite von links nach rechts angemalt.

ZENTRALNERVENSYSTEM (ZNS) A

Gehirn A¹

Rückenmark A²

PERIPHERES NERVENSYSTEM (PNS) B

sensorische Afferenzen C

motorische Efferenzen D

somatische (willkürliche) D¹

und autonome (unwillkürliche) Effektoren D²

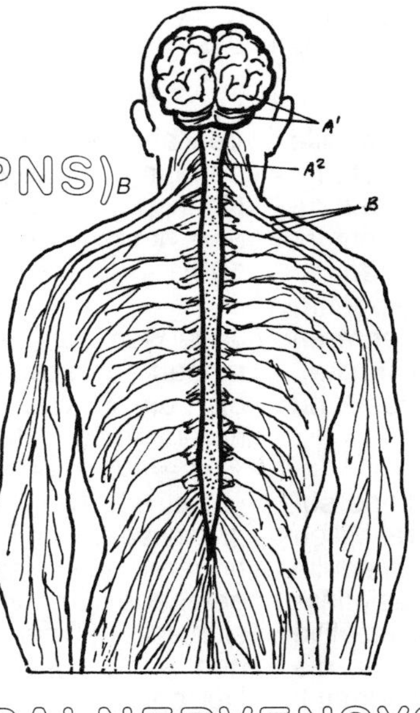

Sinnesreize erregen periphere Sinnesrezeptoren bzw. -organe (1) und rufen dadurch Aktionspotentiale in Sinneszellen hervor (2). Diese Informationen werden über sensorische Afferenzen (3) zum ZNS geleitet. Hier erreichen sie zunächst sensorische Eingangsstationen (4), von denen aus (ggf. über Interneurone, 5) motorische Strukturen (11) in Form von Reflexantworten aktiviert werden können. Gleichzeitig werden sensorische Signale über aufsteigende sensorische Bahnen (6) zu kortikalen sensorischen Strukturen (7) geleitet. Anschließend an die Analyse und Integration der Information in sensorischen und assoziativen (8) »Zentren« werden motorische Zentren (9) in geeigneter Weise aktiviert, woraufhin über absteigende Bahnen (10) motorische Kommandos tiefer gelegene motorische Zentren (11) erreichen. Von hier aus werden über periphere motorische Fasern (12) die Effektoren angesteuert. Im somatischen NS sind dieses die Skelettmuskeln (13). Werden sie aktiviert, so entstehen Körperbewegungen. Zentrale Kommandos für die Effektoren des autonomen NS (glatte Muskulatur und Drüsen) entstehen in zentralen Abschnitten des ZNS (limbisches System, Hypothalamus, Medulla oblongata, 9a). Sie erreichen über autonome (sympathische und parasympathische) Efferenzen (12a) z.B. Blutgefäße, Herz, Gastrointestinaltrakt, deren Aktivität sie regulieren (13a).

ZENTRALNERVENSYSTEM (ZNS) A

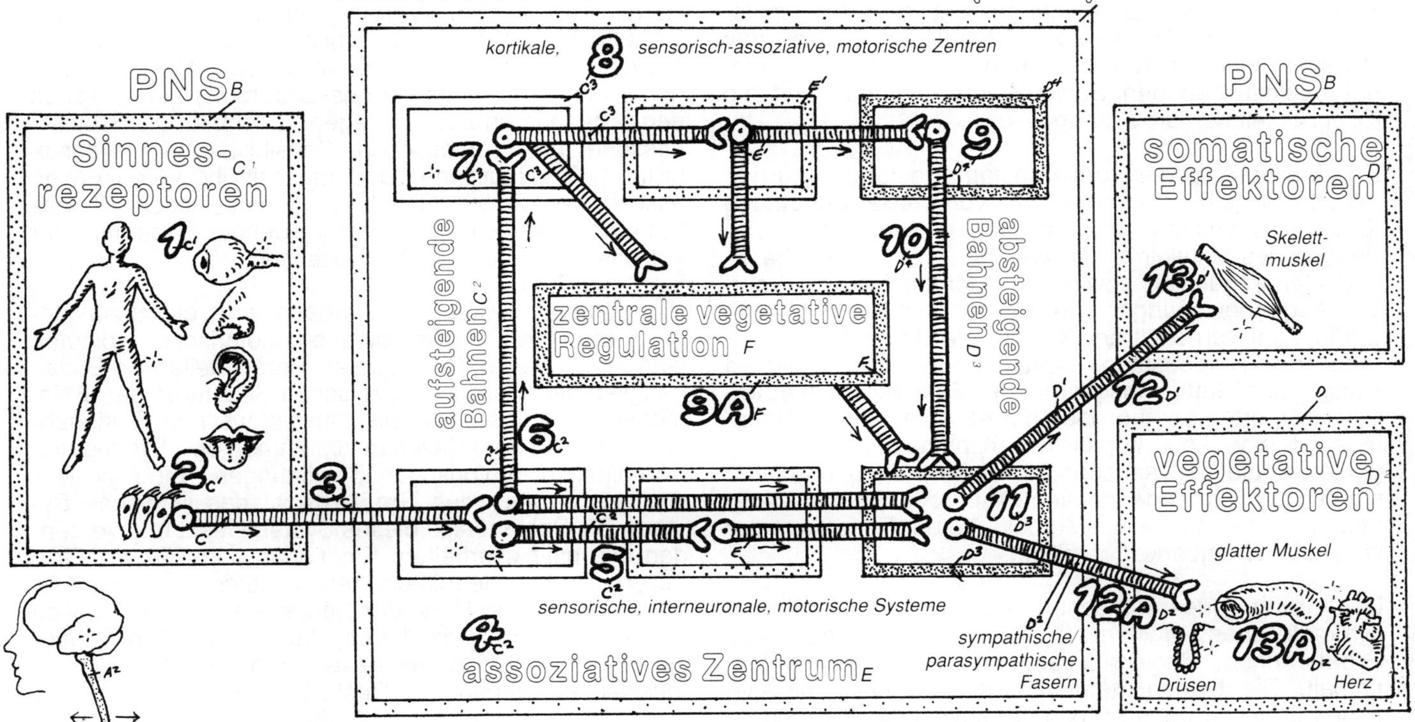

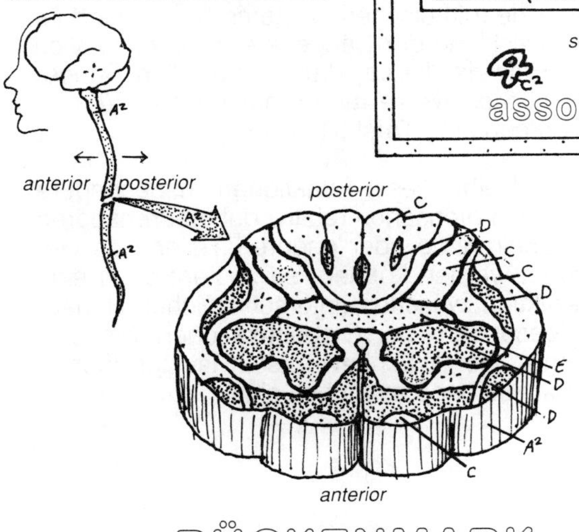

RÜCKENMARK A²

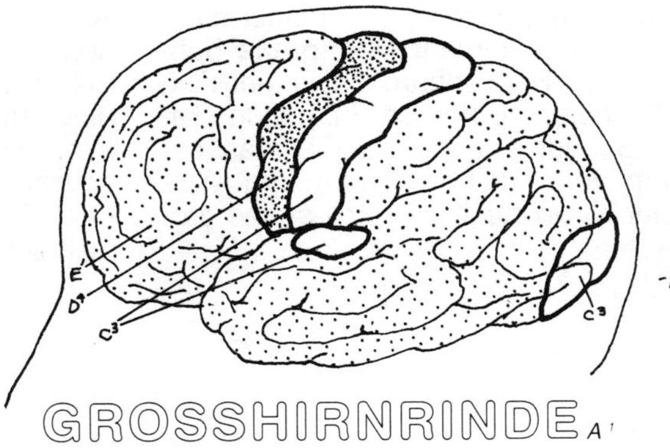

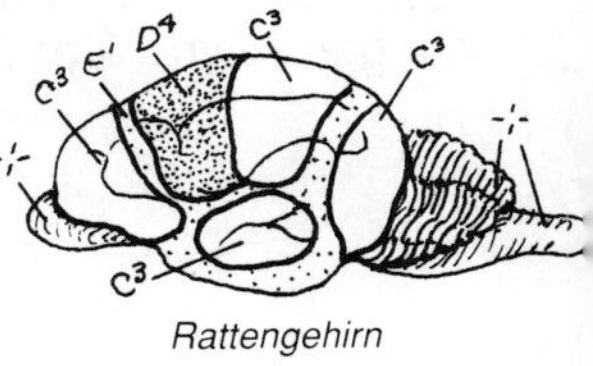

Rattengehirn

GROSSHIRNRINDE A¹

Für sensorische, motorische und assoziative Funktionen sind unterschiedliche Teile des ZNS verantwortlich. Im Rückenmark, dem entwicklungsgeschichtlich ältesten Teil, dienen Strukturen im Vorderhorn hauptsächlich motorischen Funktionen. Im Hinterhorn liegen die sensorischen Eingangsstationen. Im mittleren Teil der grauen Substanz werden über Interneurone sensorische und motorische Funktionen verknüpft und die Koordination zwischen rechter und linker Körperhälfte sichergestellt. In der Großhirnrinde, phylogenetisch der jüngste Teil des ZNS, sind Sinnesfunktionen an vorwiegend posterior lokalisierte Strukturen gebunden. Für motorische Funktionen sind Strukturen zuständig, die vor dem Sulcus centralis liegen. In der menschlichen Großhirnrinde übertrifft der Umfang der Assoziationszonen bei weitem denjenigen der rein sensorischen und motorischen Gebiete, wodurch im Laufe der Evolution die Entwicklung höherer Funktionen des ZNS (Lernen, Sprechen, Denken) ermöglicht wurde.

HIRNSTRUKTUREN UND ALLGEMEINE HIRNFUNKTIONEN

Innerhalb des Schädels gelegen, umfaßt das Gehirn alle Teile des ZNS oberhalb des Rückenmarks. Die anatomischen Hauptstrukturen sind Hirnstamm und Großhirn. Der Hirnstamm schließt unmittelbar an das Rückenmark an und hat mit ihm, aber auch mit dem Großhirn, zahlreiche wechselseitige Verbindungen. Er ist der phylogenetisch älteste Teil des Gehirns, bestehend aus mehreren Anteilen, darunter Medulla oblongata, Pons (Brücke), Kleinhirn (Zerebellum), Mittelhirn, Hypothalamus und Thalamus.

Hirnstammstrukturen regulieren viele lebenswichtige somatische und autonome Abläufe, die das innere Milieu des Körpers und sein Überleben sichern. In der Medulla liegen Kontrollzentren für Atmung, kardiovaskuläre Funktionen und Abläufe im Magen-Darm-Trakt. Die darüberliegende Pons enthält Strukturen, die für die Funktion des Kleinhirns und die Kontrolle der Motorik wichtig sind. Zudem üben einige Zonen hemmenden Einfluß auf medulläre Strukturen (z.B. der Atemregulation) aus. Kerne im retikulär aufgebauten Inneren von Pons und Medulla (Retikulärformation, Formatio reticularis) beeinflussen den Schlaf-Wach-Rhythmus und die Erregbarkeit der Großhirnrinde.

Das Kleinhirn, dorsal vom Hirnstamm gelegen und u.a. mit dem Mittelhirn verbunden, ist von großer Bedeutung für die Koordination von Bewegungen. Sensomotorische Zentren des Mittelhirns spielen eine Rolle bei der Stand- und Gangregulation sowie der Koordination von Kopf- und Augenbewegungen. Der Hypothalamus enthält eine große Zahl von Zentren (Kerne), die das innere Milieu regulieren (Homöostase). Bestimmte Kerne kontrollieren Hunger und Sättigungsgefühl oder Sexualverhalten, andere Körpertemperatur oder Hormonspiegel. Der Thalamus ist eine sehr komplexe Ansammlung von Kerngebieten, die u.a. sensorische Signale integrieren und sie der Großhirnrinde zuleiten. Außerdem ist der Thalamus an der Kontrolle der Motorik und der Regulation der kortikalen Erregbarkeit beteiligt.

Das Großhirn des Menschen besteht aus 2 annähernd symmetrischen Hälften (Hemisphären), wobei jede Großhirnrinde, Basalganglien und limbisches System enthält. Die beiden Hemisphären sind über massive Faserbündel (Corpus callosum) miteinander verbunden. Die Großhirnrinde (Neokortex) bildet in Form einer ca. 5 mm dicken Ansammlung von Nervenzellen (graue Substanz) die Oberfläche der Hemisphären. Die entwicklungsgeschichtliche Ausdehnung der Großhirnrinde (Tafel 78) innerhalb des Schädels führte zur Oberflächenvergrößerung in Form von Furchen (Sulci) und Windungen (Gyri). Der Neokortex besitzt überdies eine große Zahl von Faserverbindungen (weiße Substanz). Ausdehnung und zelluläre Organisation des menschlichen Neokortex haben ein Niveau erreicht, das ihn zu besonders komplexen (höheren) Funktionen befähigt (Tafel 105).

Jede Hemisphäre ist in 4 Lappen unterteilt. Der Frontallappen erstreckt sich vom vorderen Pol der Hemisphäre bis zum Sulcus centralis (Fissura Rolandii). Die posterioren Abschnitte des Frontallappens besitzen motorische Funktionen, darunter auch die Sprachfunktion (Tafel 90, 105). Die vorderen Abschnitte sind an Lernprozessen, der Planung von Handlungen und anderen höheren psychischen Abläufen beteiligt. Der posterior gelegene Okzipitallappen ist wesentlich für den Gesichtssinn (Tafel 94). Der Temporallappen enthält in seinen schläfenseits gelegenen Windungen die primäre Hörregion und mit ihr verbundene Assoziationszonen, darunter auch Sprachzentren, und ist wichtig für das Gedächtnis (Tafel 103). Anteriore und basale Anteile spielen eine Rolle für den Geruchssinn und sind funktionell mit dem limbischen System verbunden. Parietallappen heißen diejenigen Anteile des Großhirns, die zwischen den 3 genannten Lappen liegen. Er enthält die Projektionszone der somatischen Sensibilität (Körpersensibilität, z.B. Hautsinne) und die mit ihr verbundenen assoziativen Zonen (Tafel 87). Einige Abschnitte des Parietallappens sind von entscheidender Bedeutung für kognitive und intellektuelle Prozesse.

Ein weiteres System im Großhirn sind die Basalganglien, Strukturen, die vor allem bei motorischen Abläufen eine Rolle spielen. Bei niederen Tieren stellen die Basalganglien die höchsten motorischen Strukturen dar. Beim Menschen arbeiten sie mit den motorischen Rindenabschnitten und dem Kleinhirn zusammen bei Planung und Koordination motorischer Bewegungen. Eine weitere wichtige Struktur des Großhirns ist das limbische System. Die Bestandteile dieses Systems sind eng verbunden mit Instinktverhalten, Emotionen und Trieben. Größe und Aufbau des limbischen Systems haben sich im Verlauf der Entwicklung der Säugetiere nicht wesentlich geändert, ein Hinweis darauf, daß es bei allen Säugetierarten in ähnlicher Weise mit grundlegenden Verhaltensweisen verknüpft ist (Tafel 91, 102).

Auch wenn eine Reihe dieser Funktionen, insbesondere sensorische und motorische, relativ gut abgrenzbaren Zonen der Großhirnrinde oder anderen Teilen des Gehirns zugeordnet werden können, so besteht doch eine intensive Interaktion zwischen unterschiedlichen Hirnabschnitten. Insbesondere bei Globalfunktionen wie Lernen, Gedächtnis oder Wachbewußtsein ist das Gehirn wahrscheinlich in seiner Gesamtheit aktiv.

Hinweise: Verwenden Sie dunkle Farben für B, C, E, F und G.
1. Beginnen Sie rechts oben mit dem Kortex der beiden Hemisphären und der Liste der Strukturen, ohne die entsprechenden Strukturen selbst schon zu kolorieren. Anschließend arbeiten Sie von oben links über das darunterliegende Bild und das limbische System zu den Basalganglien.
2. Die beiden unteren Abbildungen sollten parallel bearbeitet werden. Die vertikal gestrichelte Linie in der sagittalen Ansicht (rechts) gibt die Lokalisation des Frontalschnitts (links) an.

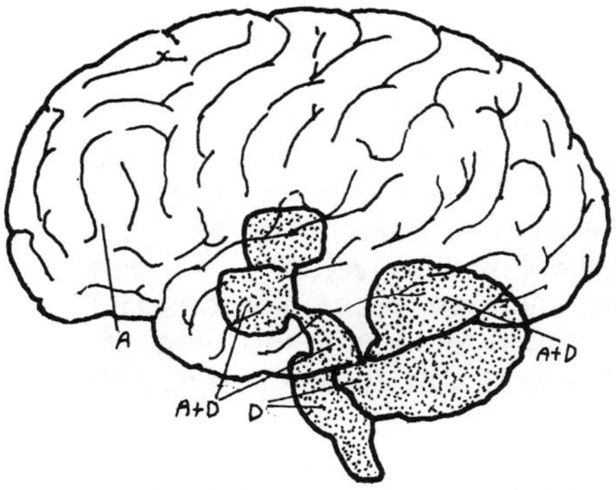

GROSSHIRN A UND HIRNSTAMM D

Das Gehirn wird unterteilt in Großhirn (Zerebrum), das die höheren Funktionen des ZNS ermöglicht (Wahrnehmungen, Willkürmotorik, Emotionen, kognitive Funktionen und Sprache) und Hirnstamm, der die internen Körperfunktionen und Reflexabläufe reguliert. Außerdem vermittelt er Signale zum und vom Großhirn.

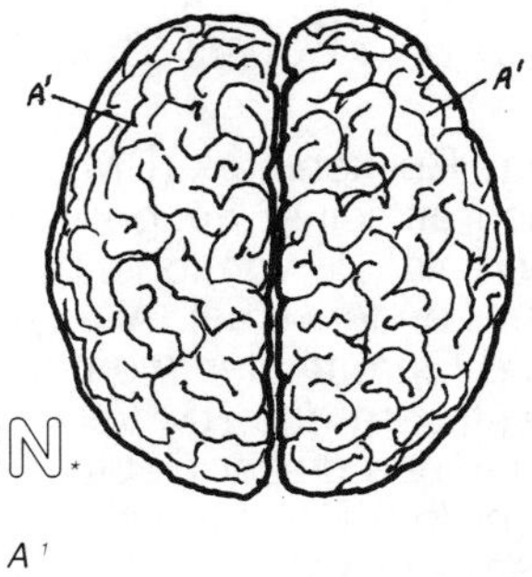

GEHIRN

- Kortex A'
- limbisches System B
- Basalganglien C

HIRNSTAMM D

- Thalamus E
- Hypothalamus F
- Mittelhirn G
- Pons H
- Medulla I
- Kleinhirn J

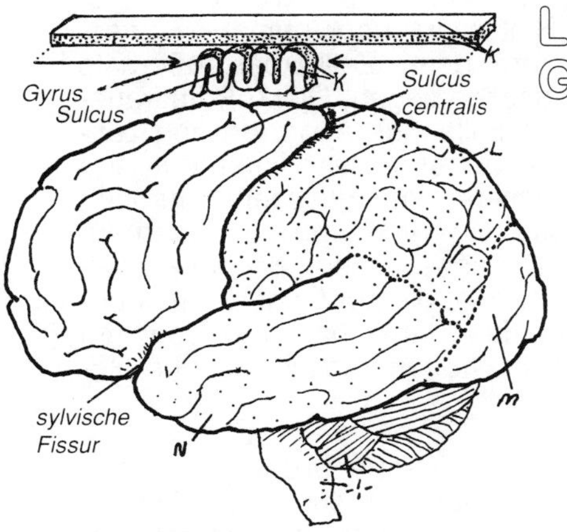

LAPPEN DER GROSSHIRNRINDE

- frontal K
- parietal L
- okzipital M
- temporal N

Das Großhirn besteht aus zwei Hemisphären mit jeweils 4 Lappen: Frontal-, Parietal-, Okzipital-, und Temporallappen. Die Oberfläche der Lappen wird von der Rinde (Neokortex) gebildet, einem dünnen (3-5 mm) »Blatt« grauer Substanz, das erst durch vielfaches Falten in die Schädelkalotte paßt, daher die Bezeichnungen Sulcus (Furche) und Gyrus (Windung). Der Okzipitallappen dient visuellen Funktionen; der Temporallappen beherbergt die akustische Projektion sowie damit funktionell verbundene Sprachzentren und Zonen des Hörerkennens. Im Parietallappen sind die Projektionszone der somatischen Sensibilität und mit ihr verwandte Assoziationsfelder lokalisiert. Die Frontallappen enthalten die motorische Projektionszone, höhere motorische Felder und Assoziationsgebiete. In der Tiefe der Lappen liegen die weiße Substanz (Faserverbindungen) und andere Großhirnstrukturen (limbisches System, Basalganglien).

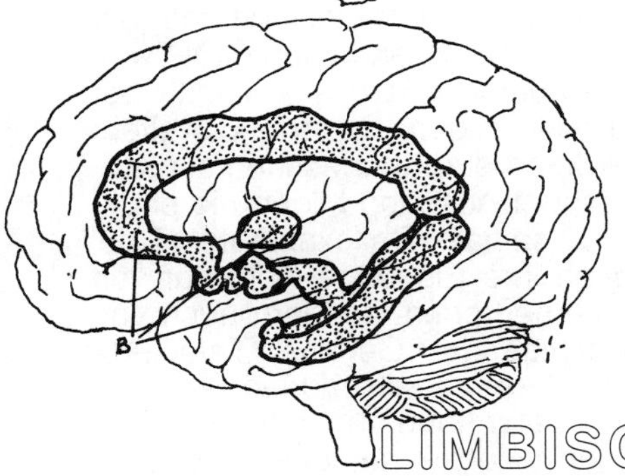

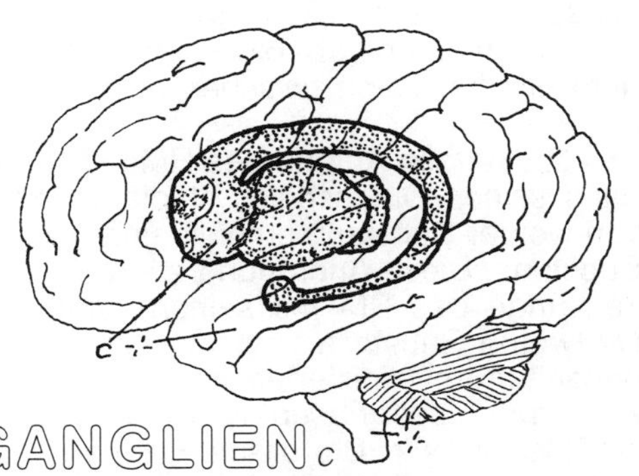

LIMBISCHES SYSTEM B

Das limbische System enthält mehrere Großhirnstrukturen, die sich mit der Integration und Expression von Emotionen, Gefühlen und Antrieben befassen. Bei niederen Tieren ist das limbische System eng mit dem Geruchssinn verbunden, bei höheren mit dem frontalen Kortex.

BASALGANGLIEN C

Die Basalganglien sind höhere motorische Zentren, die mit dem motorischen Kortex bei der Kontrolle der Willkürmotorik zusammenarbeiten. Bei Vögeln und niederen Tieren, die keinen echten Neokortex besitzen, sind die Basalganglien die höchsten motorischen Kontrollzentren.

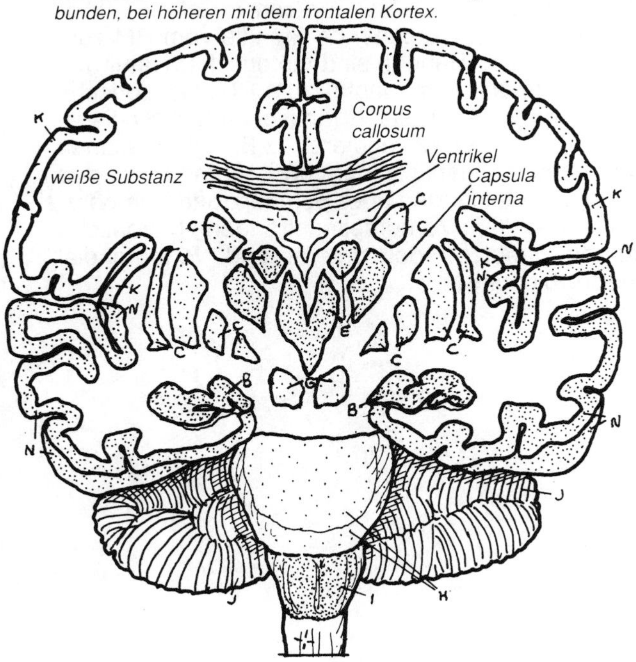

FRONTALSCHNITT

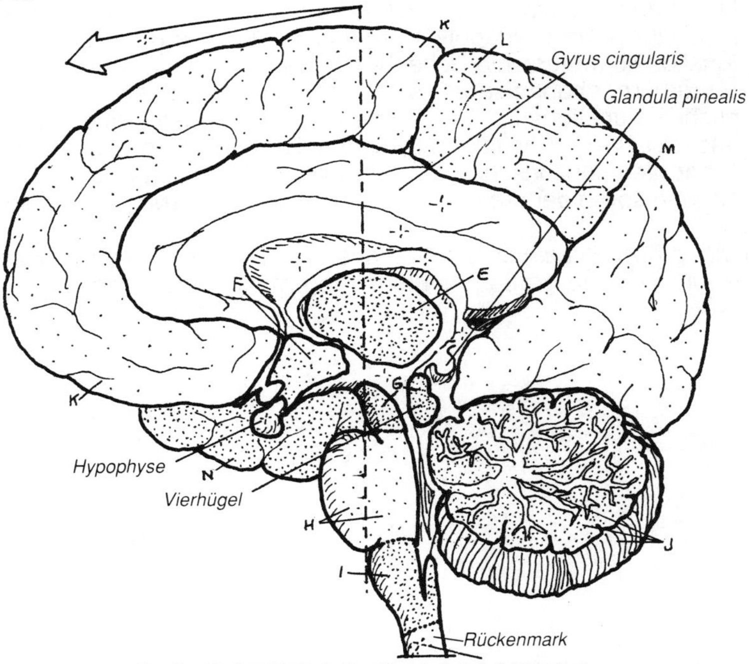

SAGITTALSCHNITT

Zur Darstellung des Gehirns dienen z.B. Frontal- oder Sagittalschnitte. Der Frontalschnitt (links) zeigt die Beziehung zwischen der Großhirnrinde, der darunterliegenden weißen Substanz und subkortikalen Zentren (Basalganglien, Thalamus). Beachten Sie das Corpus callosum, das die beiden Hemisphären verbindet! Der Sagittalschnitt entlang der Mittellinie (rechts) zeigt die von außen nicht sichtbaren mittelliniennahen kortikalen Gebiete sowie zahlreiche mittelliniennahe Hirnstammstrukturen.

RÜCKENMARK

Das Rückenmark (RM) ist ein Teil des ZNS. Es erstreckt sich auf einer Länge von ca. 40-45 cm im Inneren der Wirbelsäule vom oberen Ende des Halses bis zum zweiten Lendenwirbel. Alle Skelettmuskeln von Hals, Rumpf und Extremitäten werden von motorisch-efferenten Nervenfasern des RM versorgt und die sensorischen Informationen dieser Gebiete von Haut, Muskeln und Gelenken dem RM zugeleitet. Alle sympathischen und einige der parasympathischen Verbindungen zur Haut und zu den inneren Organen entstammen ebenfalls dem RM.

Dem RM kommen 2 grundlegende Funktionen zu: Erstens kann es eintreffende sensorische Meldungen integrieren und - ohne Beteiligung des Gehirns - unmittelbar oder über Interneurone dem motorischen Ausgang zuleiten. Ausdruck dieser Funktion sind spinale Reflexe, die wichtig zur Sicherung der Körperhaltung sind oder in Form von Fluchtreflexen Schutz gegen schädigende Reize vermitteln. Zweitens fungiert das RM als Relaisstation zwischen Peripherie und Gehirn. So werden alle willkürlichen und unwillkürlichen motorischen Kommandos vom Gehirn zur Muskulatur über die spinalmotorischen Systeme geleitet. In ähnlicher Weise laufen sensorische Signale von Sinnesrezeptoren zunächst zu den sensorischen Eingangsstationen des RM, ehe sie teilweise verarbeitet und integriert werden, bevor sie zu den sensorischen Projektionszonen des Gehirns weitergeleitet werden. Lange ab- bzw. aufsteigende Bahnen dienen der Kommunikation zwischen Gehirn und RM.

Der strukturelle Aufbau des RM läßt sich am besten anhand seines Querschnitts studieren. Ein äußeres Band von weißer Substanz umhüllt einen inneren Kern grauer Substanz. Diese Anordnung erstreckt sich über die ganze Länge des RM mit seinen symmetrischen Hälften. Die weiße Substanz besteht zum größten Teil aus gebündelten myelinisierten Nervenfasern (Axonen). Die Zellkörper dieser Fasern liegen entweder im Gehirn oder im Rückenmark. Die graue Substanz hingegen besteht aus Nervenzellen (Neuronen), ihren Fortsätzen und zahlreichen Synapsen (Kontaktstellen zwischen den Neuronen).

Die graue Substanz des RM gleicht einer Schmetterlingsfigur, deren »Flügel« Hörner genannt werden und funktionell unterschiedliche Gebiete aufweisen. Die Hinterhörner haben sensorische, die Vorderhörner motorische Funktionen. Die mittlere Zone spielt eine »assoziative«, d.h. integrativ-koordinierende Rolle zwischen den sensorischen Ein- und den motorischen Ausgängen sowie der rechten und linken Seite des RM.

Die graue Substanz besteht aus großen und kleinen Neuronen. Die großen Neurone sind meist motorischer oder sensorischer Natur. Die Motoneurone im Vorderhorn sind Ausgangsneurone, die ihre Axone über die Vorderwurzeln zu den Skelettmuskeln senden. Motoneurone sind in Gruppen (Kernen) angeordnet, wobei jeder Kern einen anderen Skelettmuskel versorgt. In den thorakalen, lumbalen und sakralen Segmenten des RM bilden autonome (= vegetative) Motoneurone Kerngruppen, die an der lateralen Grenze von Vorder- und Hinterhorn liegen.

Sensorische Informationen erreichen die Eingangsstationen des RM im Hinterhorn über primäre Sinneszellen (primäre Afferenzen), deren Zellkörper außerhalb des RM in den Spinalganglien liegen. Diese Primärafferenzen haben ein sich aufteilendes Axon, dessen zentraler Teil über die Hinterwurzel in das Hinterhorn läuft und dort mit nachgeschalteten sensorischen Neuronen (= Neurone zweiter Ordnung) und spinalen Interneuronen Synapsen bildet. Die sensorischen Neurone zweiter Ordnung entsenden Axone, die zur Gegenseite kreuzen und dort in der weißen Substanz aufsteigen, um sensorische Meldungen an höhere Abschnitte des Gehirns zu vermitteln.

Die meist kleinzelligen Interneurone bilden erregende oder hemmende Verbindungen zwischen den Primärafferenzen und den Motoneuronen der gleichen oder der Gegenseite. Manche Primärafferenzen laufen direkt weiter in das ipsilaterale Vorderhorn, wo sie unmittelbar Synapsen mit Motoneuronen bilden. Diese und weitere lokale Verbindungen der Interneurone zwischen sensorischem Ein- und motorischem Ausgang bilden die strukturelle Voraussetzung für spinale Reflexabläufe (Tafel 89). Motoneurone erhalten ihre Eingänge nicht nur von Primärafferenzen und Interneuronen, sondern auch von Neuronen höherer Abschnitte des Gehirns (Tafel 90). Die Kommunikation zwischen verschiedenen Anteilen von ZNS und Skelettmuskulatur kann nur über die spinalen Motoneurone erfolgen (»letzte gemeinsame Wegstrecke«).

Die weiße Substanz ist in Stränge (Funiculi) gegliedert, die lange auf- oder absteigende Bahnen bilden. In der Regel haben aufsteigende Bahnen sensorische Funktionen, sie vermitteln entsprechende Signale vom RM zum Gehirn. Absteigende Bahnen sind motorischer Natur und senden Kommandos vom Gehirn zum RM. Sensorische und motorische Bahnen bilden funktionell unterschiedliche Faserbündel. So aszendieren z.B. Informationen über Berührung, Gelenkstellung und Vibration in den Hintersträngen, Meldungen über Schmerz und Temperatur hingegen in den Vorderseitensträngen. Motorische Kommandos benutzen dorsolateral und ventromedial gelegene Verbindungen.

Hinweise: Verwenden Sie eine dunkle Farbe für F.
1. Beginnen Sie links oben.
2. Kolorieren Sie in der Mitte den Aufbau des Rückenmarks. Dabei wird die graue Substanz (D) grau, die weiße Substanz (E) jedoch nicht angemalt.
3. Malen Sie unten links die graue Substanz des Rückenmarksquerschnitts an. Malen Sie nur die Grenzen der drei Unterabschnitte der grauen Substanz grau an. Kolorieren Sie in der rechten Hälfte des Querschnitts anschließend die verschiedenen Bahnen der weißen Substanz. Hier wird die gesamte graue Substanz grau angemalt.

FUNKTIONEN DES RÜCKENMARKS A

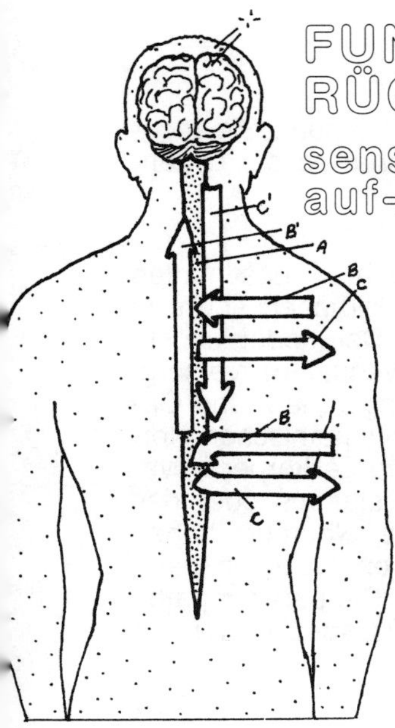

sensorische Information B auf- B' und absteigende Bahnen C' motorische Kommandos C

Das Rückenmark (RM) liegt im Inneren der Wirbelsäule, erstreckt sich von der Hals- bis zur Lendenwirbelsäule und ist ein wichtiger Teil des ZNS. Es empfängt Sinnesmeldungen von allen Körperteilen, außer vom Kopf, und sendet motorische Kommandos zu den Skelettmuskeln. Diese führen Bewegungen von Extremitäten, Rumpf und Kopf durch. Außerdem werden efferente Signale zur glatten Muskulatur der inneren Organe und zu Drüsen ausgesandt. Über eine Vielzahl aufsteigender und absteigender Verbindungen ermöglicht das RM die Kommunikation zwischen Körper und Gehirn und kann auch als »Zentrum« für spinale Reflexe dienen. Darüber hinaus werden spinale Reflexwege von absteigenden motorischen Kommandos benutzt.

AUFBAU DES RÜCKENMARKS A

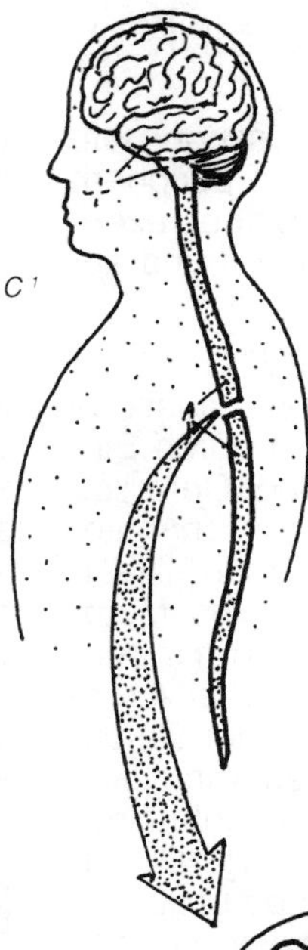

graue Substanz D* weiße Substanz E primäre Afferenz B Interneuron F Motoneuron C aufsteigende Bahn B' absteigende Bahn C'

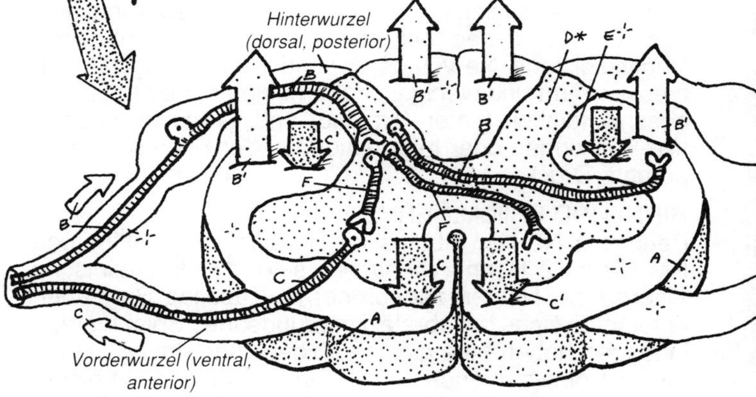

Das RM hat über seine gesamte Länge eine einheitliche Struktur: graue Substanz (GS) im Inneren, umgeben von einem Band weißer Substanz. Im Querschnitt ähnelt die GS einer Schmetterlingsfigur. Sie enthält die Zellkörper von Neuronen, deren Dendriten, kurze Axone und Synapsen. Hier finden neuronale Analyse, Integration und Transmission statt. Über die Hinterwurzeln erhält die GS sensorische Eingänge, über die Vorderwurzeln sendet sie Signale in die Peripherie. Die weiße Substanz besteht aus aufsteigenden (sensorischen) und absteigenden (motorischen) Axonen (Bahnen), die das RM mit dem Gehirn verbinden. Die weiße Farbe erhält dieser Teil des Rückenmarks durch die Lipide der Myelinscheiden, die die Axone umhüllen.

GRAUE SUBSTANZ (GS) D*

Die GS des RM teilt sich in Hinterhörner (HH) und Vorderhörner (VH). Das HH übt sensorische, das VH motorische Funktionen aus. Eine Zwischenzone sorgt für interneuronale Verbindungen zwischen HH und VH der gleichen Seite und koordiniert Funktionen der rechten und linken Hälfte. Das HH empfängt sensorische Meldungen, die über die Hinterwurzeln eingehen. Sensorische Afferenzen, die Meldungen über verschiedenartige Sinnesempfindungen (z.B. Schmerz, Berührung) vermitteln, endigen in unterschiedlichen Schichten (Laminae) des HH. Dort werden die Signale analysiert, integriert und an Interneurone, Motoneurone oder Neurone aufsteigender Bahnen weitergeleitet. Das VH enthält die Zellkörper der spinalen Motoneurone, deren Axone das RM durch die motorischen Vorderwurzeln verlassen und Skelettmuskeln innervieren. Innerhalb des VH sind Motoneurone in umschriebenen Kernen angeordnet, von denen jeder eigenständig einen Muskel versorgt. Die Zwischenzone enthält Interneurone mit erregenden und hemmenden Wirkungen. Die relativ kurzen Axone dieser Interneurone bilden spezifische Verbindungen zwischen sensorischen und motorischen Elementen in gleichen oder in höher- bzw. tiefergelegenen Segmenten.

Hinterhorn D¹* (sensorisch) B Mittelzone D²* (Interneurone, assoziativ) F Vorderhorn D³* (motorisch) C²

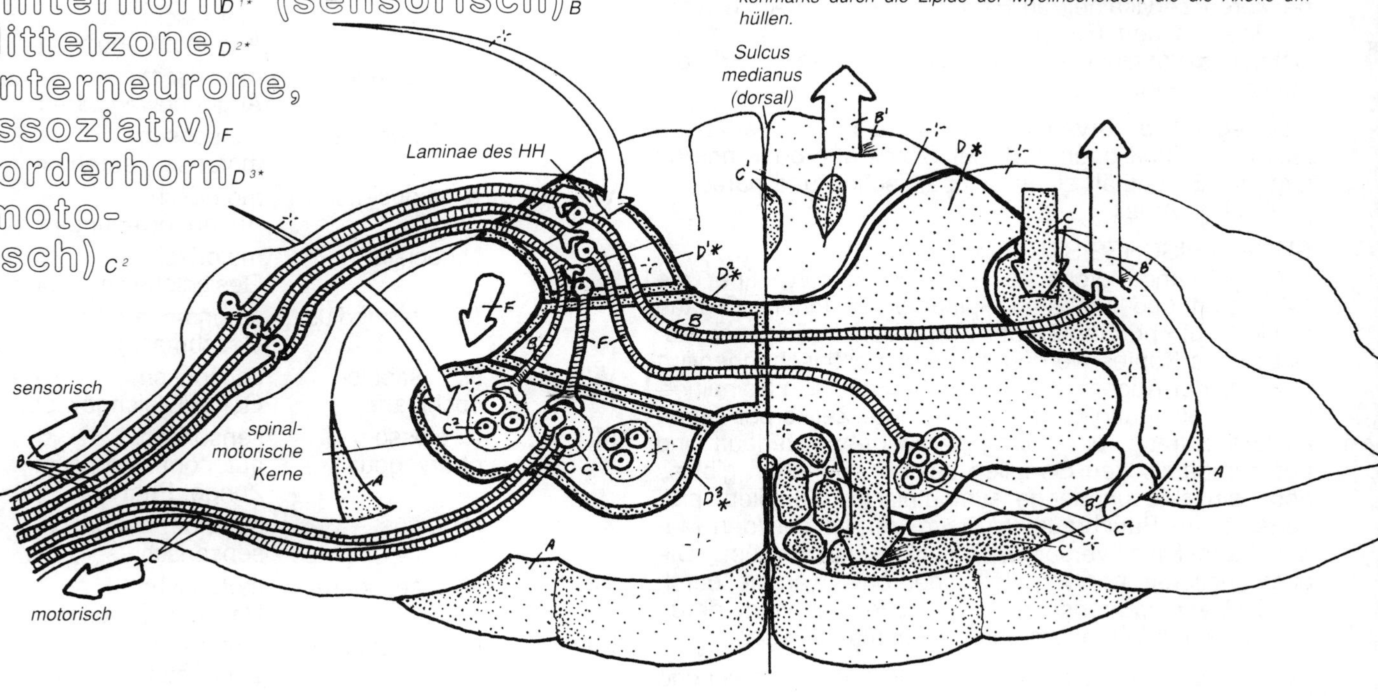

Die weiße Substanz ist in Bündeln (Funiculi, Säulen, Trakte, Bahnen) auf- und absteigender Fasern (Axone) angeordnet. Aufsteigende Fasern sind in der Regel sensorischer, absteigende motorischer Natur. Darüber hinaus kann über absteigende Axone die Effektivität des sensorischen Eingangs reguliert werden. Aufsteigende sensorische Bahnen verbinden das RM mit der Medulla, der Retikulärformation des Hirnstamms und dem Thalamus. Absteigende Bahnen verbinden kortikale und subkortikale motorische Zentren mit dem RM.

WEISSE SUBSTANZ E

PERIPHERES NERVENSYSTEM

Das periphere Nervensystem (PNS) wurde schon definiert (Tafel 78). Tafel 81 konzentriert sich auf periphere Nerven als Informationsübermittler von Sinnesrezeptoren zum ZNS bzw. vom ZNS zu somatischen und autonomen Effektoren.

ZUSAMMENSETZUNG PERIPHERER NERVEN
Typischerweise enthalten periphere Nerven Tausende von Axonen, die in Bündeln angeordnet und durch Bindegewebsscheiden voneinander getrennt sind. Derartige Bündel unterscheiden sich funktionell (sensorisch/motorisch) oder durch den Zielort (Muskelgruppen, Hautzonen). Axone sind Teile von Sinneszellen, von Motoneuronen oder vegetativ/autonomen Neuronen mit oder ohne Myelinscheide (myelinisierte Fasern). Die Axondurchmesser sind unterschiedlich. Je größer der Durchmesser, desto höher ist ihre Leitungsgeschwindigkeit (bis zu 120 m/sec bei myelinisierten Nervenfasern). Unmyelinisierte Nervenfasern sind kleinkalibrig (Durchmesser 1 µm und weniger), haben eine geringe Leitungsgeschwindigkeit (unter 1 m/sec) und vermitteln vegetative Funktionen oder Informationen über Schmerz, Temperatur, Druck.

HIRN- UND SPINALNERVEN
Periphere Nerven gibt es im Bereich von Gehirn und RM. Den 12 Hirnnervenpaaren sind jeweils lateinische Ziffern bzw. Namen zugeordnet (s. Tabelle). Sie haben unterschiedliche zerebrale Ursprungsorte. Spinalnerven hingegen haben eine gleichmäßigere Anordnung. Jedes der 31 Spinalnervenpaare steht in Verbindung mit einem Wirbelkörper und enthält sowohl Faserbündel der Hinterwurzel (sensorisch) als auch der Vorderwurzel (somatische und autonome Efferenzen). Jeder Spinalnerv ist also ein gemischter Nerv mit somatisch-motorischen, somatisch-sensorischen und autonomen Fasern. Die Anzahl der Spinalnerven entspricht derjenigen der Wirbelkörper: 8 zervikale (Hals), 12 thorakale (Brust), 5 lumbale (Lende) und 5 sakrale (Kreuzbein) Nerven. Auch im Steißbeinbereich gibt es einen Nerv. Im allgemeinen innervieren Zervikalnerven Hals, Schulter und Arme, Thorakalnerven den Rumpf, Lumbalnerven die Beine und Sakralkokzygealnerven Genitalien, Becken und die Leistengegend.

Das vegetative Nervensystem (Tafel 25) dient der Regulation von Funktionen, z.B. der Blutgefäße oder inneren Organe. Es enthält einen sympathischen und parasympathischen Anteil.

SYMPATHISCHES SYSTEM
Der sympatho-motorische Ausgang versorgt über die thorakalen und lumbalen Spinalnerven innere Organe sowie Haut und Gefäße der Körperperipherie. Auch Bereiche des Kopfes werden spinal-sympathisch innerviert (z.B. Iris der Augen). Sympathische Fasern in Spinalnerven sind postganglionäre Fasern. Ihre Zellkörper liegen im Grenzstrang, der paarig paravertebral verläuft und aus sympathischen Ganglien besteht. Daneben gibt es noch einzelne unpaarige sympathische Ganglien, prävertebral im Bauchraum (z.B. im Verlauf des den Magen-Darm-Trakt versorgenden N. splanchnicus). Die postganglionären Sympathikusneurone werden durch myelinisierte präganglionäre Neurone innerviert, deren Zellkörper im Seitenhorn des Rückenmarks liegen.

Der diffusen Struktur des Sympathikus entsprechend innervieren seine peripheren Fasern praktisch alle viszeralen und peripheren Organe des Körpers. Sie regulieren den Gefäßtonus und kontrollieren so die Organdurchblutung.

PARASYMPATHISCHES SYSTEM
Parasympathische Fasern finden sich in bestimmten Hirnnerven (z.B. dem III., V. und X. Hirnnerv) sowie in Spinalnerven aus der Sakralregion. Der bedeutendste parasympathische Nerv ist der N. vagus. Er versorgt zahlreiche viszerale Organe, z.B. Lunge, Herz und Gastrointestinaltrakt. Die Fasern parasympathischer Nerven sind präganglionäre Axone, deren Zellkörper in vegetativ-motorischen Kernen des Hirnstamms oder des Sakralmarks liegen. Postganglionäre Neurone haben kurze Axone und liegen in peripheren Ganglien nahe den oder innerhalb der Zielorgane(n). Die parasympathische Innervation der inneren Organe ist spezifischer und selektiver als die sympathische.

ZENTRALE VEGETATIVE KONTROLLE
Das periphere autonome System unterliegt der Kontrolle des Hirnstamms, insbesondere von Medulla und Hypothalamus. Die medullären »Zentren« sind mit der Kontrolle interner Systeme wie dem Kreislauf-, Atmungs- und Verdauungssystem befaßt. Die sympathischen hypothalamischen Zentren kontrollieren die Körpertemperatur sowie somatische Reaktionen bei emotionalen Abläufen wie Furcht, freudiger Erregung, Aggression etc. Diese Kontrollfunktion üben die hypothalamischen und medullären Zentren über absteigende Fasern aus, die die präganglionären autonomen Neurone aktivieren, die ihrerseits postganglionäre Neurone, die zu peripheren Effektoren führen, beeinflussen.

HIRNNERVEN UND IHRE FUNKTIONEN

Hirnnerv	Bezeichnung	Funktionen
I	N. olfactorius	sensorisch: Geruch
II	N. opticus	sensorisch: Gesichtssinn
III	N. oculomotorius	efferent-autonom, motorisch: Augenbewegungen
IV	N. trochlearis	motorisch: Augenbewegungen
V	N. trigeminus	sensorisch, motorisch, autonom
VI	N. abducens	motorisch: Augenbewegungen
VII	N. facialis	motorisch: Gesichtsbewegungen
	(N. intermedius	autonom, afferent: Geschmack)
VIII	N. vestibulo-cochlearis	sensorisch: Gehör/Gleichgewicht
IX	N. glosso-pharyngeus	sensorisch/autonom-motorisch: Zunge, Pharynx
X	N. vagus	autonom-motorisch/sensorisch
XI	N. accessorius	motorisch: Hals und Schulter
XII	N. hypoglossus	motorisch: Zungenbewegungen

Hinweise: Verwenden Sie dunkle Farben für C und E.

1. Lesen Sie den einführenden Text links oben und beginnen Sie mit der Übersicht über das PNS rechts oben. Beachten Sie, daß sich die Hirnnerven in ihren relativen sensorischen, motorischen und autonomen Anteilen unterscheiden. Entsprechend sollen sie koloriert werden. Spinalnerven enthalten alle 3 Komponenten. Das ist im Querschnitt des peripheren Nerven angedeutet, auf den die Klammer über den Spinalnerven hinführt. Kolorieren Sie alle 31 Spinalnerven.

2. Wenden Sie sich der Zeichnung in der Mitte zu, die den Verlauf der Spinalnerven wiedergibt. Beginnen Sie mit der Anatomie auf der linken Seite und vergessen Sie die Verlaufspfeile nicht. Anschließend kolorieren Sie die Schnittansicht auf der rechten Seite. Beachten Sie, daß die Bezeichnung autonom-motorisch in den Überschriften sich sowohl auf sympathische als auch auf parasympathische Neurone bezieht. In der mittleren Illustration selbst ist nur der sympathische Anteil (F) gezeigt, während das parasympathische System (G) im Diagramm unten rechts dargestellt ist.

Das periphere Nervensystem (PNS) besteht aus peripher gelegenen neuronalen Strukturen, die somatische oder vegetative (= autonome) Funktionen vermitteln. Im somatischen Anteil verbinden sensorische Nervenfasern Sinnesrezeptoren mit dem Rückenmark (RM) oder dem Gehirn und motorische Nervenfasern das ZNS mit den Skelettmuskeln. Im autonomen Anteil bilden viszerosensible Fasern den Eingang. Sympathische (S) und parasympathische (PS) Fasern sind die vegetativen Ausgänge von RM oder Gehirn. Sie laufen über S- bzw. PS-Ganglien. Die Fasern der peripheren Nerven haben unterschiedliche Durchmesser und Leitungsgeschwindigkeiten.

PERIPHERE NERVEN

Der Mensch besitzt 12 paarige Hirnnerven direkten zerebralen Ursprungs und 31 Paare von Spinalnerven, die mit dem Rückenmark verbunden sind und durch den Zusammenschluß von Vorder- und Hinterwurzeln gemischte periphere Nerven bilden. Hirnnerven tragen Eigennamen und sind von I-XII durchnumeriert. Spinalnerven werden nach dem entsprechenden Rückenmarkssegment bzw. Wirbelkörper bezeichnet. In der Peripherie tragen sie auch Eigennamen. Manche Hirnnerven sind rein sensorisch, andere motorisch oder gemischt. Einige enthalten wenige vegetative Fasern, andere sind überwiegend vegetativer Natur. Spinalnerven haben sensorische, motorische und autonome Anteile.

12 paarige Hirnnerven * 31 paarige Spinalnerven A

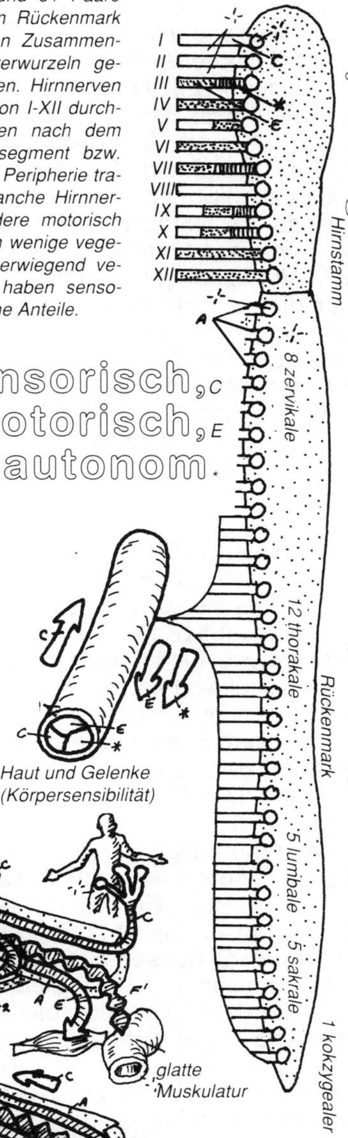

SPINALNERVEN A
Hinterwurzel B und Spinalganglion B^1
somatische und viszerale Afferenzen C
Vorderwurzel D
somatisch-motorische Efferenzen E
autonom-motorische Efferenzen *
Sympathikus: präganglionär F
postganglionär F^1
Ganglien F^3 im Grenzstrang F^2 und peripher
Parasympathikus: präganglionär G
postganglionär, G^1 periphere Ganglien G^2

sensorisch, C
motorisch, E
autonom *

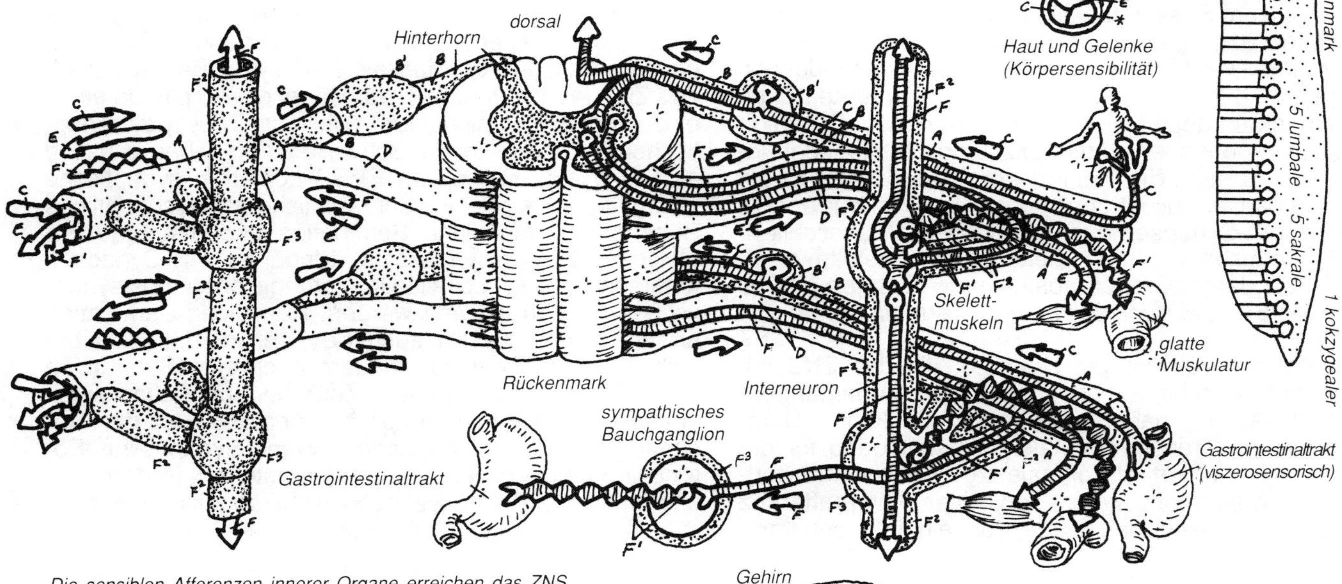

Die sensiblen Afferenzen innerer Organe erreichen das ZNS über Hirnnerven oder Spinalnerven. Die Efferenzen zu den viszeralen Effektoren gehören zum motorischen Anteil von S bzw. PS. PS-Axone verlassen das ZNS über Hirn- bzw. Sakralnerven. Der S-Ausgang benutzt thorakale und lumbale segmentale Nerven. Im vegetativen Nervensystem sind zwischen ZNS und Zielorganen 2 Neurone und 1 Ganglion eingeschaltet. Das erste, präganglionäre Neuron liegt im Gehirn oder im RM und bildet Synapsen mit dem zweiten, postganglionären Neuron innerhalb eines Ganglions. Die Ganglien von S sind kettenartig parallel zum RM angeordnet und bilden den paarigen Grenzstrang. Die Ganglien des PS liegen peripher im Bereich der Zielorgane. Manche Zielorgane (z. B. Gastrointestinaltrakt) enthalten komplizierte neuronale Netzwerke (Plexus), die von postganglionären Fasern innerviert werden. Die präganglionären S-Neurone liegen im Seitenhorn des Rückenmarks, ihre Axone endigen in den S-Ganglien. Die Axone der postganglionären S-Neurone verlassen das Grenzstrangganglion und verlaufen innerhalb peripherer Spinalnerven zu Blutgefäßen und Schweißdrüsen. Andere postganglionäre S-Fasern erreichen ihr Zielorgan über unabhängige Viszeralnerven. Neurone der S-Ganglien sind über Interneurone miteinander verbunden, so daß bei Aktivierung eines Ganglions mehrere Ganglien gleichzeitig erregt werden können. Im Gegensatz dazu hat das PS-System umschriebenere und spezifischere Wirkungen, weil die Ganglien im Bereich der Zielorgane liegen und keine interganglionären Verbindungen bestehen. Die höheren autonomen Zentren in Hypothalamus und Medulla kontrollieren über absteigende Bahnen die präganglionären Neurone von S und PS und damit diverse Körperfunktionen. Über seine Verbindung mit dem limbischen System reguliert der Hypothalamus die Körperfunktionen auch während Weck- und emotionalen Reaktionen.

SOMATISCHE E UND * VEGETATIVE * MOTORISCHE * EFFEKTE *

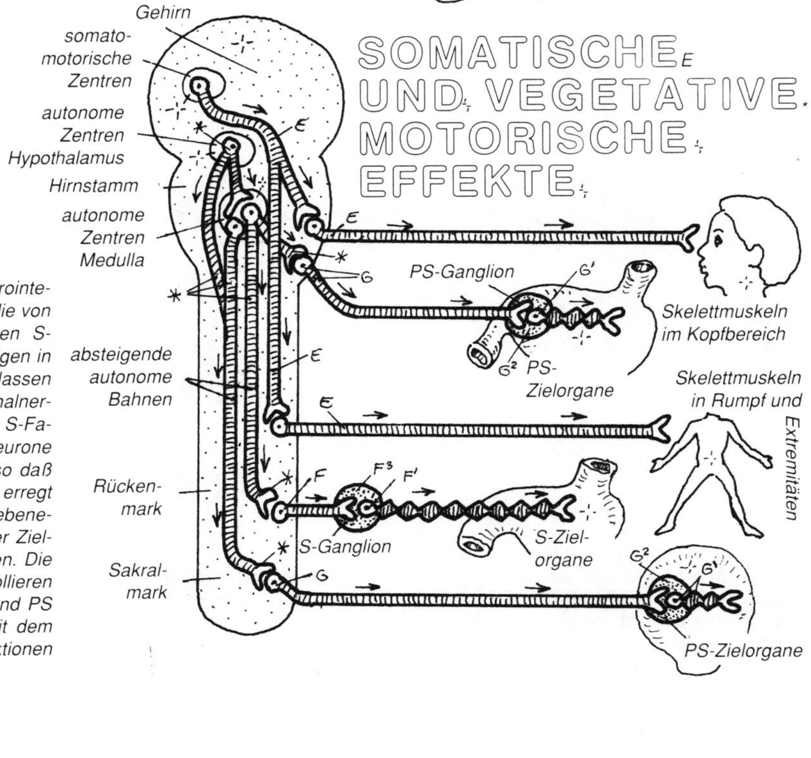

ERREGUNG UND HEMMUNG

FUNKTIONELLE BEDEUTUNG DER SYNAPSEN

Obwohl Neurone als erregbare Zellen die Elementareinheiten des Nervensystems bilden, funktionieren sie nicht als Individuen. Ein Neuron allein kann weder Reflexe hervorrufen noch Denkprozesse durchführen. Für derartige Abläufe sind Netzwerke und Verschaltungen von Neuronen notwendig. Sie bestehen aus 2 oder mehr (manchmal Millionen) Neuronen, die miteinander über erregende (exzitatorische) bzw. hemmende (inhibitorische) Synapsen kommunizieren. Synapsen bilden funktionelle Verbindungen zwischen Neuronen und sind somit für die integrativen Funktionen des ZNS zuständig. Ohne Synapsen gäbe es keine Reflexe, keine Kommunikation zwischen Peripherie und ZNS, keine höheren Funktionen des ZNS. Zelluläre Abläufe bei der Informationsübertragung in erregenden und hemmenden Synapsen waren Gegenstand der Tafeln 16 und 17. Hier stehen ihre integrativen und regulatorischen Funktionen im Mittelpunkt.

ERREGENDE UND HEMMENDE SYNAPTISCHE INTERAKTIONEN

Als typisches Beispiel für ein Neuron wird ein spinales Motoneuron (MN) mit Zellkörper und Dendriten (als Empfangszone für Information) beschrieben. Wenn ein Skelettmuskel sich kontrahieren soll, muß das MN überschwellig erregt werden und erregende Impulse über sein Axon zum Skelettmuskel senden. Wenn der Muskel erschlaffen soll, muß das MN gehemmt werden. An Zellkörper und Dendriten des MN gibt es Tausende von Synapsen, die von Primärafferenzen, Interneuronen oder Neuronen absteigender Trakte stammen. Derartige Synapsen können entweder exzitatorisch (E) oder inhibitorisch (I) sein. Ein Neuron empfängt sowohl E- als auch I-Synapsen, bildet aber über sein Axon nur entweder E- oder I-Synapsen aus. MN bilden z.B. ausschließlich E-Synapsen an ihren Zielorganen (Skelettmuskelzellen). Bei den Neuronen absteigender Bahnen gibt es solche mit E-, aber auch solche mit I-Terminalen.

Die meisten großkalibrigen Neurone, die das ZNS mit der Peripherie verbinden oder deren Axone über längere Strecken laufen, haben erregende Funktion. Demgegenüber gehören I-Terminalen, entscheidend für die synaptische Integration, oftmals zu kleinen inhibitorischen Interneuronen. Wenn von einer Primärafferenz oder einer absteigenden Bahn aus ein MN gehemmt werden soll, muß zunächst das inhibitorische Interneuron aktiviert werden, das seinerseits das MN hemmt. Die Erregungsmuster in sensorischen oder absteigenden Verbindungen bestimmen, welche Synapsen aktiviert werden.

Die Aktivierung der synaptischen Endigungen eines Axons erzeugt ein Potential mit kleiner Amplitude (synaptisches Potential): ein EPSP in E-Terminalen und ein IPSP in I-Terminalen (s. Tafel 16, 17 bez. Einzelheiten der elektrischen und ionalen Aspekte). Potentiale, die an synaptischen Terminalen an einem Neuron entstehen, können sich an diesem Neuron addieren bzw. subtrahieren. Wenn die Impulsfolge an E-Synapsen höher ist als an I-Synapsen oder wenn mehr E- als I-Synapsen aktiv sind, resultiert eine Erregung oder eine Erregbarkeitssteigerung des nachgeschalteten Neurons. Das Umgekehrte passiert, wenn die Inhibition überwiegt. Die Integration synaptischer Aktivität ist die Basis für das Funktionieren des ZNS (d.h. das Resultat dieser Integration bestimmt, ob am Initialsegment eines Neurons ein Aktionspotential entsteht, das dann über das Axon fortgeleitet wird).

RÄUMLICHE UND ZEITLICHE SUMMATION

In der neuromuskulären Synapse setzt ein einzelnes einlaufendes Aktionspotential soviel Transmittersubstanz (Acetylcholin) frei, daß ein überschwelliges Endplattenpotential entsteht mit nachfolgender Erregung und Kontraktion des Muskels (Tafel 17). Bei Synapsen des ZNS jedoch genügt in der Regel die Amplitude eines einzelnen EPSP nicht zur Aktivierung des postsynaptischen Neurons. Um die Schwelle zu erreichen, müssen sich also eine Reihe von EPSP addieren: synaptische Summation. Es gibt sowohl räumliche als auch zeitliche Summation. Räumliche Summation bedeutet, daß zur gleichen Zeit präsynaptische Eingänge mit Synapsen unterschiedlicher Lokalisation am gleichen postsynaptischen Neuron aktiviert werden. Räumliche Summation umfaßt sowohl E- als auch I-Synapsen, d.h. es kann nicht nur eine Addition, sondern auch eine Subtraktion von Informationen erfolgen. Zeitliche Summation spielt eine Rolle an Einzelsynapsen, aber auch an der Gesamtpopulation der Synapsen. Wenn synaptische Potentiale innerhalb des Zeitraums entstehen, in dem vorangegangene Potentiale noch nicht abgeklungen sind, so summieren sie sich mit diesen.

Hinweise: Verwenden Sie sehr helle Farben für A und B.
1. Beginnen Sie mit dem erregenden Neuron (A) und malen Sie oben links seinen Verlauf vom Gehirn zum Rückenmark an. Anschließend kolorieren Sie die Endstrecke rechts sowie das inhibitorische Neuron (B). Sensorische und motorische Fasern erhalten die gleiche Farbe, weil sie beide exzitatorisch wirken. Malen Sie in der Reihe (Mitte) darunter die inhibitorischen und exzitatorischen Synapsen sowie die entsprechenden Potentiale (außen) an.
2. Als nächstes bearbeiten Sie die Schemata zur Konvergenz und Divergenz.
3. Kolorieren Sie die Schemata von räumlicher und zeitlicher Summation zusammen mit denen der entsprechenden synaptischen Potentiale. Bedenken Sie, daß in der Abbildung nur die Summation erregender Ereignisse gezeigt ist. Entsprechendes geschieht in inhibitorischen Systemen.

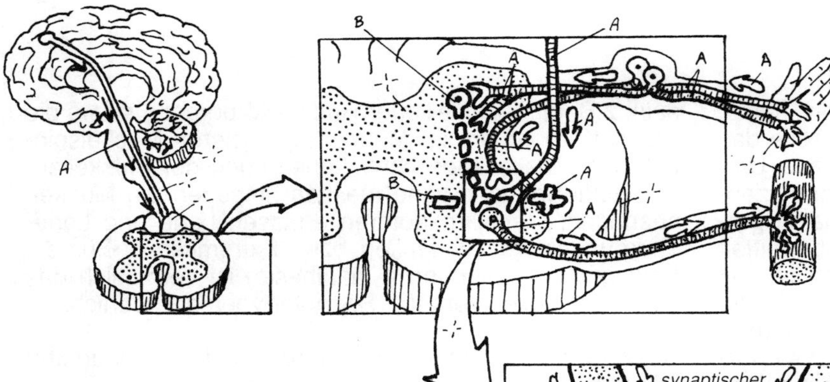

Neurone interagieren über exzitatorische (erregende, E) und inhibitorische (hemmende, I) Verbindungen bzw. Synapsen. E-Synapsen aktivieren, I-Synapsen hemmen das nachgeschaltete postsynaptische Neuron. Ein vorgegebenes Neuron hat entweder E- oder I-Effekte. Dieses Neuron empfängt allerdings sowohl E- als auch I-Synapsen als Eingang von anderen Neuronen. Große Neurone, die sich im Nervensystem über längere Strecken ausdehnen, sind meist erregend. Die Zellkörper inhibitorischer Neurone sind oftmals kleiner und haben kürzere Axone.

INHIBITORISCHES NEURON (IPSP)B

(inhibitorisches postsynaptisches Potential)

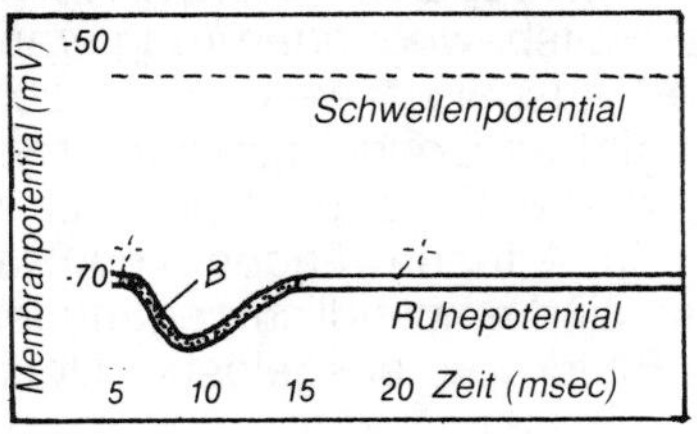

Die Freisetzung des I-Transmitters an der I-Synapse führt zur Erhöhung der Leitfähigkeit für K⁺ oder Cl. Dadurch entsteht eine räumlich umschriebene Hyperpolarisation der postsynaptischen Membran (IPSP). Diese Hyperpolarisation wirkt dem Fluß depolarisierenden Stroms entgegen und vermindert die Wahrscheinlichkeit, daß ein Aktionspotential am Beginn des Axons entsteht.

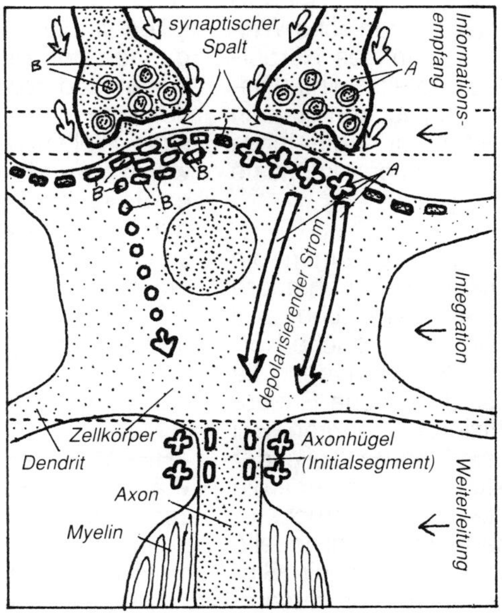

EXZITATORISCHES NEURON (EPSP)A

(exzitatorisches postsynaptisches Potential)

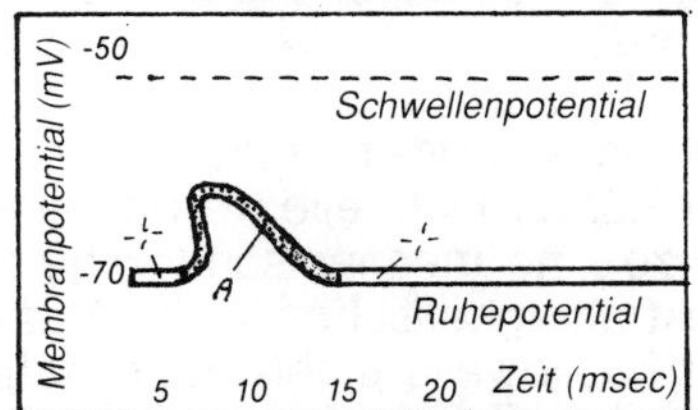

Die Freisetzung von E-Transmittern verursacht an E-Synapsen eine erhöhte Leitfähigkeit für Kationen, die zu lokal umschriebenen Depolarisationen (EPSP der postsynaptischen Membran) führen. Von dieser postsynaptischen Zone fließt Strom elektrotonisch bis zum Initialsegment des Axons. Der Betrag dieses Stroms hängt vom Resultat der Summation synaptischer Ströme ab. Am Initialsegment des Axons entsteht ein Aktionspotential, wenn der depolarisierende Strom das Membranpotential über die Aktionspotentialschwelle depolarisiert.

KONVERGENZC

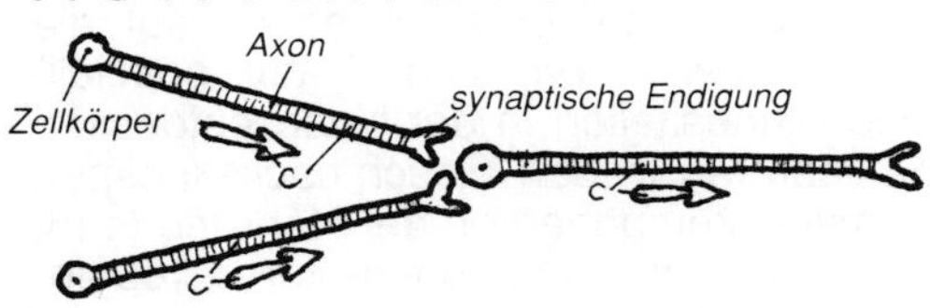

Konvergenz (C) bedeutet, daß ein Neuron synaptische Eingänge von mehreren anderen Neuronen erhält. Divergenz (D) ergibt sich, wenn der synaptische Ausgang eines Neurons mehrere andere Neurone erfaßt (Verzweigung des Axons). Konvergenz und Divergenz gibt es sowohl in E- als auch I-Neuronen. Für die Funktion neuronaler Netzwerke sind sie unerläßlich, weil sie die strukturelle Grundlage von räumlicher Summation und Parallelverarbeitung von Information bilden.

DIVERGENZD

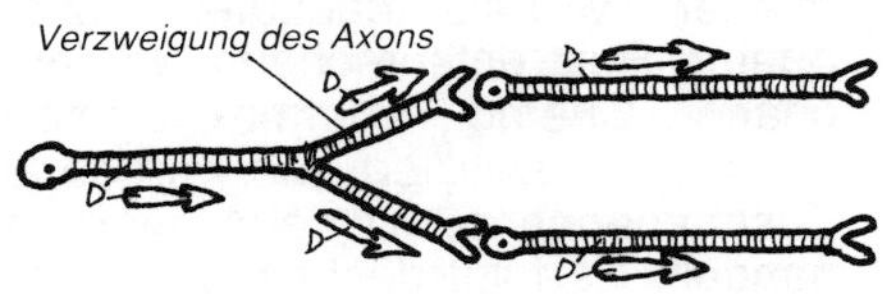

SUMMATION SYNAPTISCHER POTENTIALE.

räumlichE

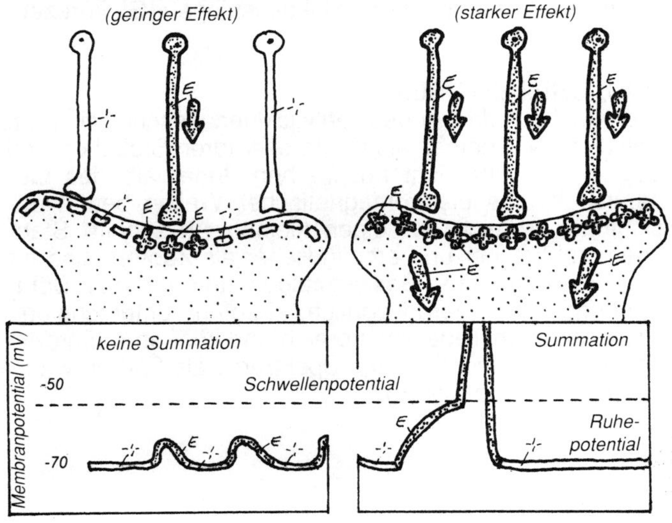

zeitlichF

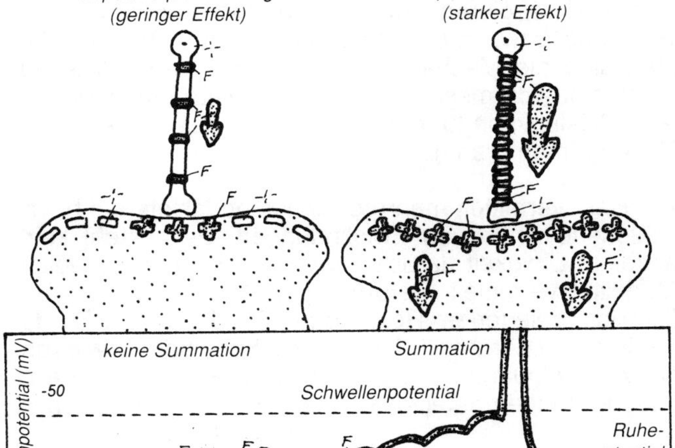

Die Amplitude eines einzelnen EPSP ist zu gering, um ein Neuron zu aktivieren. Eine Möglichkeit ist, die Zahl der aktivierten präsynaptischen Neurone zu erhöhen. Dann können sich die EPSP mehrerer Terminalen addieren und so den Schwellenstrom für die Aktionspotentialbildung erreichen. Räumliche Summation gibt es nicht nur bei erregenden, sondern auch bei inhibitorischen synaptischen Prozessen, im letzteren Fall mit entgegengesetztem Effekt. Bei der zeitlichen Summation addieren sich aufeinanderfolgende, noch nicht abgeklungene synaptische Potentiale; auf diese Weise können sie bei Überschreiten der Schwelle zu Entladungen des Neurons führen. Zeitliche und räumliche Summation laufen normalerweise parallel.

SINNESREZEPTOREN

Sinnesrezeptoren sind hochspezialisierte Zellen, häufig in Sinnesorganen zusammengefaßt, mit deren Hilfe das ZNS verschiedene Energieformen (»Reize«) aus Umwelt oder Körperinnerem erfassen kann. Sinnesrezeptoren wandeln diese Reize in eine einheitliche »Sprache« um (Aktionspotentiale), die dem ZNS übermittelt werden. Sie besitzen nämlich Membranabschnitte, mit denen sie Reize entdecken und deren physikalische Energie in bioelektrische Signale umgewandelt werden können. Pacini-Körperchen sind z.B. gegenüber Verformungen der Haut empfindlich, die als mechanische Welle über zwiebelschalenähnliche Strukturen des Körperchens bis zum Rezeptorinneren weitergeleitet wird. Diese Nervenendigung wandelt den mechanischen Reiz in eine Depolarisation (Rezeptorpotential) um, die ihrerseits in der zugehörigen Nervenfaser Aktionspotentiale auslöst.

Die Umwelt besitzt eine Vielzahl von Energieformen, die der Körper nicht alle wahrnehmen kann. Wahrnehmbare Reize sind mechanischer, chemischer, thermischer und elektromagnetischer (Licht) Natur. Der menschliche Körper hat jeweils einen oder mehrere Rezeptortypen, die auf diese Reizformen spezialisiert sind. Manche Rezeptoren, z.B. die der Haut, sind modifizierte Dendriten. Bei den Photorezeptoren des Auges sind große Teile der Zellen auf Empfang und Transduktion von Lichtenergie spezialisiert. Manche Rezeptorzellen, z.B. Geruchsrezeptoren oder Rezeptoren der Haut, sind individuelle sensorische Einheiten. In anderen Fällen sind die Sinnesrezeptoren innerhalb eines Sinnesorganes zusammengefaßt (z.B. Retina des Auges).

Die Energieform, auf die ein Sinnesrezeptor bevorzugt reagiert, wird als adäquater Reiz bezeichnet. Dem adäquaten Reiz entsprechend werden Rezeptoren als Mechano-, Chemo-, Thermo-, Photorezeptoren und Nozizeptoren klassifiziert. Sie werden auf späteren Tafeln in Zusammenhang mit dem jeweiligen Sinnessystem behandelt. Es folgt deshalb vorläufig eine allgemeine Beschreibung unterschiedlicher Funktionsmöglichkeiten.

MECHANOREZEPTOREN

Mechanorezeptoren sind die vielgestaltigsten unter den Sinnesrezeptoren. Sie sind in Haut, Muskeln, Gelenken, inneren Organen und speziellen Sinnesorganen lokalisiert und reagieren auf mechanische Verformung des Gewebes bzw. ihrer Rezeptormembran. Am vielfältigsten sind die Mechanorezeptoren der Haut. Viele von ihnen sind von mesenchymalem Gewebe umgeben, das eine Hilfsfunktion für die Übermittlung des Reizes an die Rezeptormembran hat.

Die Haut vermittelt mehrere Sinnesmodalitäten, d.h. verschiedene Arten von Empfindungen. Es besteht keine absolute Einigkeit darüber, welcher Rezeptortyp welche Modalität vermittelt. Berührung wird offenbar von oberflächlich gelegenen Rezeptoren empfangen, z.B. den Meißner-Körperchen, den Merkel-Scheiben sowie den Nervenendigungen um die Haarfollikel. Für Druckempfindung können tiefer gelegene Rezeptoren empfindlich sein, z.B. die Krause- oder Ruffini-Körperchen sowie die Pacini-Körperchen. Im Muskel signalisieren Muskelspindeln die Muskellänge bzw. Änderungen der Muskellänge. Golgi-Sehnenorgane messen hingegen die Muskelspannung. Gelenkrezeptoren erfassen Lage und Lageänderungen von Gelenken bzw. Extremitäten. Für die Bewegungsempfindung (Kinästhesie) ist vermutlich das Zusammenspiel mehrerer Rezeptortypen erforderlich.

Spezialisierte Mechanorezeptoren mit sogenannten Zilien finden sich als Haarzellen im Innenohr. Bewegungen der Zilien verformen die Zellmembran und aktivieren dadurch den Rezeptor. Derartige Haarzellen finden sich in der Cochlea (Hörorgan), wo sie auf mechanische Wellen reagieren, die durch Schall hervorgerufen werden, und im Vestibularapparat (Gleichgewichtsorgan), wo sie auf Flüssigkeitsbewegungen reagieren, die durch Kopfbewegungen ausgelöst werden. In zahlreichen inneren Organen gibt es Dehnungsrezeptoren, die auf die Wanddehnung dieser Organe empfindlich sind, z.B. Pressorezeptoren in Arterienwänden von Karotis und Aortenbogen. Diese sind empfindlich gegenüber der durch Pulsationen des Blutdrucks ausgelösten Dehnung der Arterienwand.

THERMOREZEPTOREN, NOZIZEPTOREN

Wärme- und Kälteempfindungen werden von Thermorezeptoren vermittelt, die wahrscheinlich freie Nervenendigungen in der Haut sind. Auch bestimmte Neurone im Hypothalamus reagieren auf Temperaturänderungen. Andere freie Nervenendigungen reagieren auf Reize, die Schmerzempfindungen hervorrufen (Nozizeptoren).

CHEMOREZEPTOREN

Eine ganze Palette von Chemorezeptoren ist auf die Vielzahl von Sinnesreizen chemischer Natur spezialisiert. Olfaktorische Sinneszellen in der Nase entdecken z.B. Gerüche, Rezeptoren in den Geschmacksknospen der Zunge Geschmackskomponenten der Nahrung (süß, salzig, sauer, bitter). Andere Chemorezeptoren reagieren auf Substanzen, die für den Organismus notwendig sind. Rezeptoren im Glomus caroticum und in Paraganglien des Aortenbogens messen z.B. die Sauerstoffkonzentration, bestimmte Osmorezeptoren im Hypothalamus messen und regulieren die Osmolarität des Extrazellulärraums und andere hypothalamische Rezeptoren reagieren auf den Glukosespiegel (Glukorezeptoren).

PHOTOREZEPTOREN

Die Netzhaut des Auges, entwicklungsgeschichtlich ein Teil des ZNS, enthält als Photorezeptoren Stäbchen und Zapfen, die auf Licht ansprechen. Innerhalb des Gesamtspektrums elektromagnetischer Wellen betrifft der sichtbare Bereich nur einen kleinen Ausschnitt. Stäbchen, zahlreicher und empfindlicher als Zapfen, sind für die Peripherie des Gesichtsfeldes und für das Dämmerungssehen verantwortlich. Zapfen unterscheiden Helligkeiten im Tageslichtbereich und können außerdem bestimmte Ausschnitte des Spektrums als Farben wahrnehmen (rot, blau, grün).

Hinweise: Wegen der großen Zahl der hier benötigten Farben müssen Sie eventuell eine Farbe mehrfach verwenden.
1. Kolorieren Sie zunächst die 3 Schemata ganz oben von links nach rechts.
2. Malen Sie die verschiedenen Mechanorezeptoren an, die in dem Hautblock rechts gezeigt sind. Die Zeichnungen und Überschriften links, die sich auf die Reizart beziehen, sollten nicht angemalt werden. Kolorieren Sie jedoch, wo gezeigt, Nervenfasern, die Aktionspotentiale bilden (C).
3. Kolorieren Sie die verschiedenen Typen von Rezeptoren. In manchen Fällen sind die Rezeptoren so klein, daß an ihrer Stelle ein Pfeil angemalt werden muß, der auf den Rezeptor hinweist.

Informationen über Umwelt und Körperinneres
adäquater Reiz A

spezifische Sinnesrezeptoren
Transducer (Reizwandler) B

Signale zum Rückenmark und zum Gehirn
Aktionspotentiale C

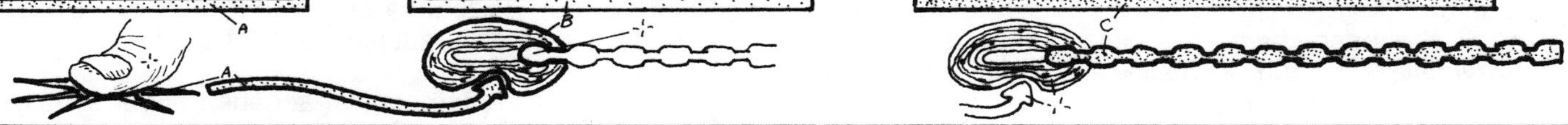

MECHANOREZEPTOREN B

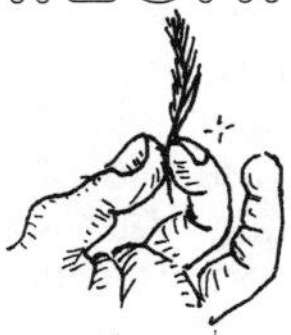

Berührung:
Meißner-Körperchen D
Merkel-Scheiben E
Nervenendigung um Haarwurzeln F

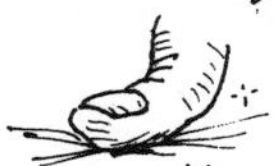

Vibration:
Pacini-Körperchen G

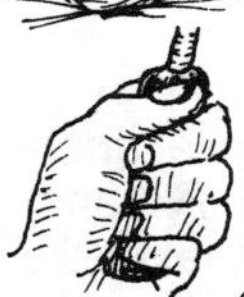

Druck:
Krause-Endkolben H ?
Ruffini-Körperchen?

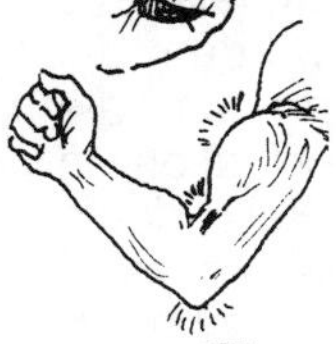

Muskellänge, Sehnenspannung, Gelenkstellung und Lagesinn:
Muskelspindel I, Golgi-Sehnenorgan J¹
Gelenkrezeptoren/
Rezeptoren der Kinästhesie J²

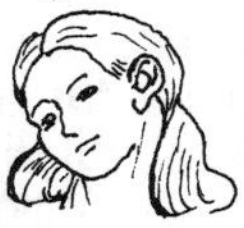

Hören und Gleichgewicht:
Haarzellen K

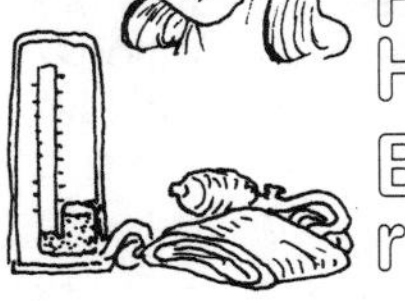

Blutdruck: Presso-(Baro)-rezeptoren in Aorta L und Karotis L¹

NOZIZEPTOREN B

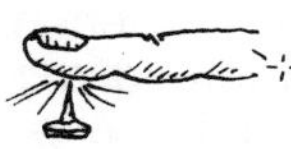

Schmerz: freie Nervenendigungen M

THERMOREZEPTOREN B

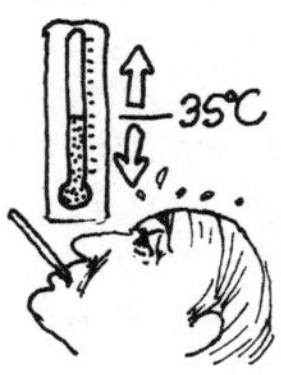

warm: freie Nervenendigungen? N
kalt: freie Nervenendigungen? O
Körpertemperatur: Temperaturempfindlichkeit des Hypothalamus P

CHEMOREZEPTOREN B

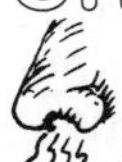

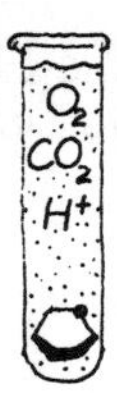

Gerüche: Rezept. des N.olfactorius Q
O_2, CO_2, pH im Blut:
Glomus aorticum R und
Glomus caroticum R¹
Chemorezeptoren der Medulla R²

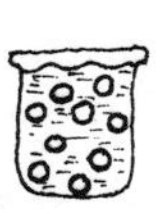

Glukosespiegel: hypothalamische Glukorezeptoren S

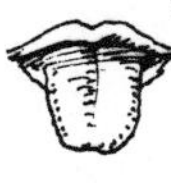

Osmolarität: hypothalamische Osmorezept. T
Geschmack: Sinneszellen der Geschmacksknosp U

PHOTOREZEPTOREN B

Helligkeit: Stäbchen V und Zapfen V¹ **Farben:** Zapfen

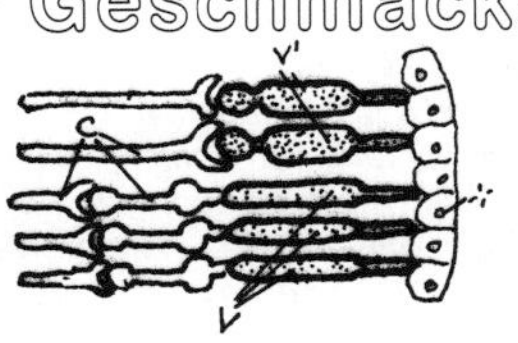

Hautrezeptoren

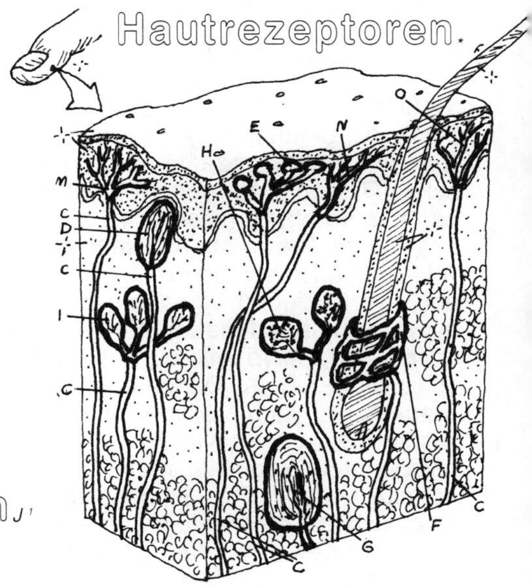

Interozeptoren und spezielle Sinnesorgane

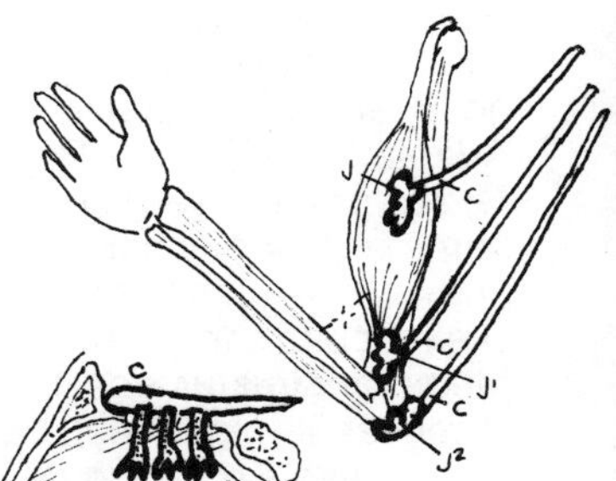

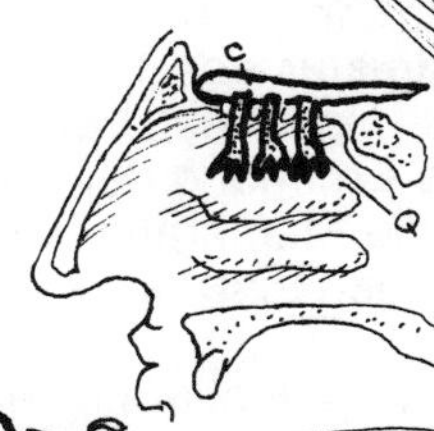

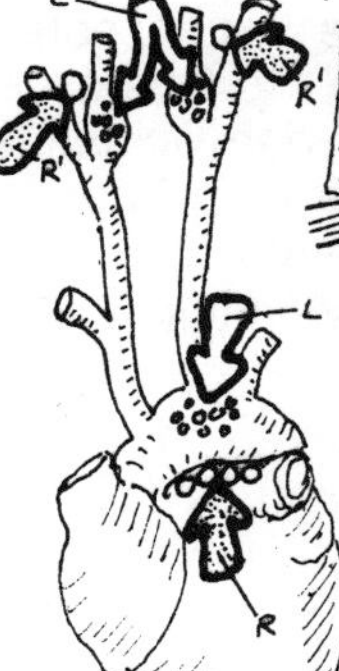

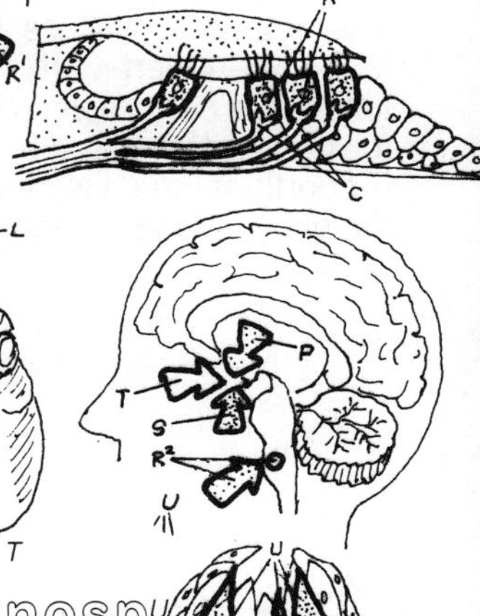

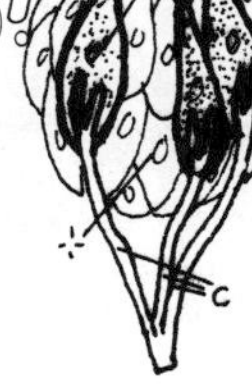

TRANSDUKTION UND KODIERUNG AN SINNESREZEPTOREN

Eine grundlegende Frage ist, wie Sinnesrezeptoren physikalische oder chemische Reize in die Sprache des Nervensystems, d.h. in neuronale Signale, übersetzen. Diesen Wandlungsprozeß nennen wir Transduktion. In diesem Abschnitt werden die Mechanismen des Transduktionsprozesses sowie einige andere funktionelle Eigenschaften von Sinnesrezeptoren behandelt. Als gut untersuchtes Beispiel dienen Hautrezeptoren.

TRANSDUKTION AM REZEPTOR

Pacini-Körperchen liegen in den tieferen Hautschichten. Sie sind Sinnesrezeptoren, die gegenüber mechanischen Reizen (z.B. Vibration) empfindlich sind. An ihnen hat man sorgfältig untersucht, auf welche Weise ein mechanischer Reiz Aktionspotentiale in der sensorischen Afferenz auslösen kann. Pacini-Körperchen bestehen aus der Endigung einer sensorischen Afferenz, die in eine zwiebelschalenartige Bindegewebskapsel eingebettet ist. Die Nervenendigung entspricht entwicklungsgeschichtlich einem Dendriten und ist der eigentliche Transducer. Nach proximal ist die Nervenfaser von Myelinscheiden mit Ranvier-Knoten (Tafel 15) umhüllt und entspricht funktionell einem Axon, leitet also Aktionspotentiale fort. Die Bindegewebskapsel ist für den eigentlichen Transduktionsprozeß nicht nötig, sie beeinflußt aber den Zeitverlauf der Reizgröße und trägt damit zur Adaptation am Rezeptor bei (s. unten).

Wenn ein mechanischer Reiz auf die Haut trifft, wird sie eingedrückt. Dies bedeutet auch eine Verformung der darunterliegenden Pacini-Körperchen. Die Bindegewebsschichten ihrer Kapsel wirken wie ein Puffer, der einerseits den Reiz auf die Gesamtfläche der Rezeptormembran verteilt, andererseits nach initialer Kompression rasch nachgibt, so daß nur die anfängliche Komponente des Reizes bis zur Nervenendigung übertragen wird (s. Adaptation). Für die Reizwandlung ist wichtig, daß das Rezeptorende, wie alle neuronalen Membranen, ein Ruhemembranpotential aufweist und daß Na^+ und K^+ innen und außen unterschiedlich konzentriert sind (Tafel 11). Die mechanische Deformation ändert vorübergehend die Membranstruktur des Rezeptorendes. Dadurch werden Ionenkanäle geöffnet, die für Kationen durchlässig sind. Diese Erhöhung der Permeabilität für Kationen depolarisiert die Membran. Die Depolarisation wird Rezeptorpotential genannt.

Das Rezeptorpotential bezeichnet man auch als Generatorpotential, weil es Aktionspotentiale in der Nervenfaser »generiert«. Im Gegensatz zu den Aktionspotentialen, die dem Alles-oder-Nichts-Gesetz gehorchen (Tafel 14), ändert sich die Amplitude des Rezeptorpotentials proportional zur Reizamplitude bzw. Erhöhung der Leitfähigkeit. Wegen dieses stufenlosen Ansteigens der Amplitude mit der Reizstärke bezeichnet man das Rezeptorpotential auch als graduierbares Potential.

Solange das Rezeptorpotential andauert, fließt ein elektrotonischer Strom vom Rezeptorende zum benachbarten ersten Ranvier-Schnürring. Ursache dafür ist die Tatsache, daß das depolarisierte Rezeptorende als positiver Pol gegenüber dem unerregten Schnürring als negativem Pol wirkt. Die Stärke des elektrotonischen Stroms ist ebenfalls der Amplitude des Rezeptorpotentials proportional. Wenn der elektrotonische Strom am Ranvier-Knoten die Schwelle erreicht, wird ein Aktionspotential ausgelöst, das über das Axon zum Rückenmark weitergeleitet wird.

KODIERUNG DER REIZSTÄRKE ALS IMPULSFREQUENZ

Solange der elektrotonische Strom die Schwelle überschreitet, entstehen am ersten Ranvier-Knoten Aktionspotentiale. Die Amplitude des Rezeptorpotentials, die der Reizstärke proportional ist, bestimmt außerdem die Impulsfrequenz (AP/sec). Diese Beziehung ist die Grundlage für Kodierung sensorischer Information in Form von Impulsfrequenzen (je stärker der Reiz, desto höher die afferente Impulsfrequenz). Nach diesem Prinzip ermittelt das Gehirn Änderungen der Reizstärke. Im Falle der Hautrezeptoren kommt allerdings noch hinzu, daß ein kräftigerer Reiz eine stärkere Hautverformung hervorruft, die eine größere Hautfläche betrifft. Auf diese Weise können auch Rezeptorpotentiale bzw. Aktionspotentiale an benachbarten Sinnesrezeptoren gebildet werden (»Rekrutierung« von Rezeptoren).

ADAPTATION AN REZEPTOREN

Viele Rezeptoren vermindern ihre Impulsrate, obwohl der Reiz in unverminderter Stärke anhält. Derartige Rezeptoren adaptieren rasch. Im Gegensatz zu ihnen bilden langsam adaptierende Rezeptoren während der ganzen Reizdauer Impulse mit gleichbleibender oder geringgradig verminderter Frequenz. Rezeptoren für Berührung und Vibration (z.B Rezeptoren an Haarfollikeln bzw. Pacini-Körperchen) sind vom rasch bzw. sehr rasch adaptierenden Typ. Mechanorezeptoren in Gelenken und Muskeln, die die Propriozeption vermitteln, adaptieren langsam. Schmerzrezeptoren zeigen so gut wie keine Adaptation. Aufgrund der Adaptation unserer Hautrezeptoren nehmen wir normalerweise unsere Kleidung kaum wahr, auch wenn wir sie beim Anziehen und immer wenn wir uns bewegen, empfinden. Die Mechanismen der Rezeptoradaptation sind noch nicht völlig geklärt. Bei Rezeptoren mit Hilfsstrukturen, z.B. der Kapsel vom Pacini-Körperchen, sind deren elastische Eigenschaften für die Rezeptoradaptation mitverantwortlich.

Hinweise: Verwenden Sie für A (Reize), B (Transducer) und C (Impulse) jeweils die gleiche Farbe wie auf Tafel 83 und dunkle Farben für D und E.
1. Beginnen Sie mit den oberen Diagrammen und den Schritten des Transduktionsprozesses. Beachten Sie, daß in Schritt 1 die Symbole der positiven und negativen Ladungen mit den Hintergrundfarben übermalt werden, während sie in den Schritten 2 und 3 separat vom Hintergrund koloriert werden können. Falls Sie dies tun, erhalten die positiven Ladungen die Farbe der Na^+-Permeabilität (D).
2. Im mittleren Diagramm bedeuten die 5 senkrechten Pfeile Reize stufenweise zunehmender Amplitude, die, wenn sie überschwellig sind, zu einer zunehmenden Impulsfrequenz führen. Beginnen Sie im untersten Bild mit der Reihe von Balken ganz links, die der Impulsfrequenz entsprechen. Die Pfeile der verschiedenen Rezeptoren geben hier das Ausmaß der Adaptation wieder (Querstriche die Aktionspotentialfrequenz).

TRANSDUKTION UND REZEPTORPOTENTIAL

Pacini-Körperchen
freie Nervenendigung
myelinisiertes Axon

Pacini-Körperchen in tieferen Lagen der Haut transformieren mechanische Reize in elektrische Impulse. Ein Pacini-Körperchen besteht aus dem unmyelinisierten Ende einer myelinisierten Nervenfaser, welches von einer Kapsel aus schalenförmig angeordneten Bindegewebslamellen umgeben ist. Das unmyelinisierte Rezeptorende stellt den eigentlichen Transducer dar, der mechanische Reize in neuronale Informationen umwandelt.

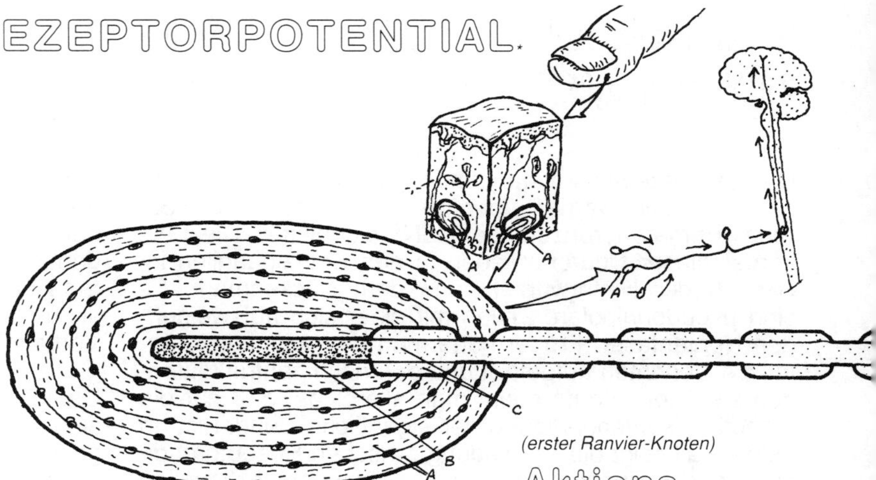

1. mechanischer Reiz **2. Kationenpermeabil.** **3. Aktionspotential**

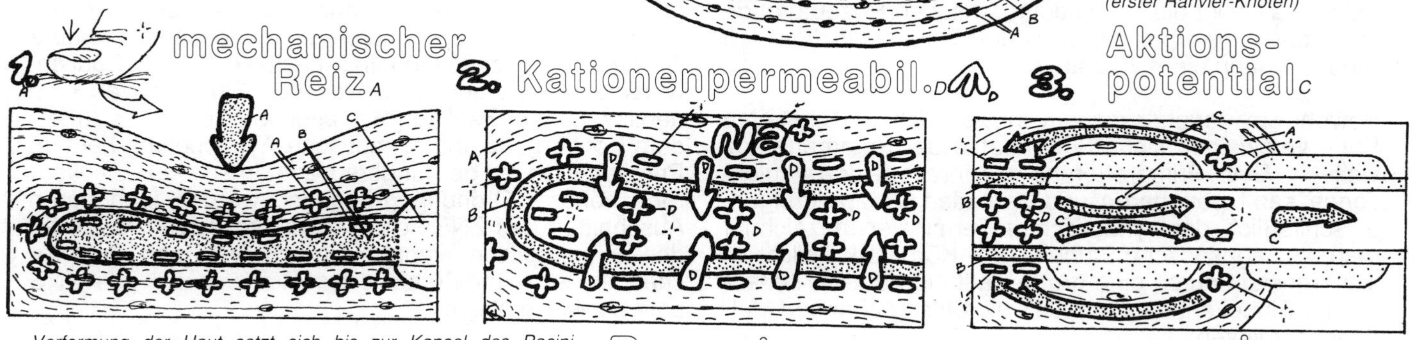

Rezeptorpotential
(rezeptive Endigung)

neuronale Impulse
(zum ZNS geleitet)

Verformung der Haut setzt sich bis zur Kapsel des Pacini-Körperchens fort. Die Verformung wird auf die Membran des Rezeptorendes übertragen (1). Die Membranverformung erhöht die Permeabilität für Kationen; wegen des hohen elektrochemischen Gradienten ist vor allem Natrium potentialbestimmend und depolarisiert die Membran (2). Dadurch entsteht ein reizstromabhängig graduierbares Rezeptor- bzw. Generatorpotential. Dieses Potential erzeugt einen elektrotonischen Strom, der vom Rezeptorende zum ersten Ranvier-Knoten fließt (3). Bei ausreichender Stärke, d.h. wenn er die Schwelle überschreitet, löst er ein Aktionspotential (Entladung, Impuls) im Ranvier-Knoten aus, das zum ZNS weitergeleitet wird.

REIZSTÄRKE UND AFFERENTE IMPULSFREQUENZ

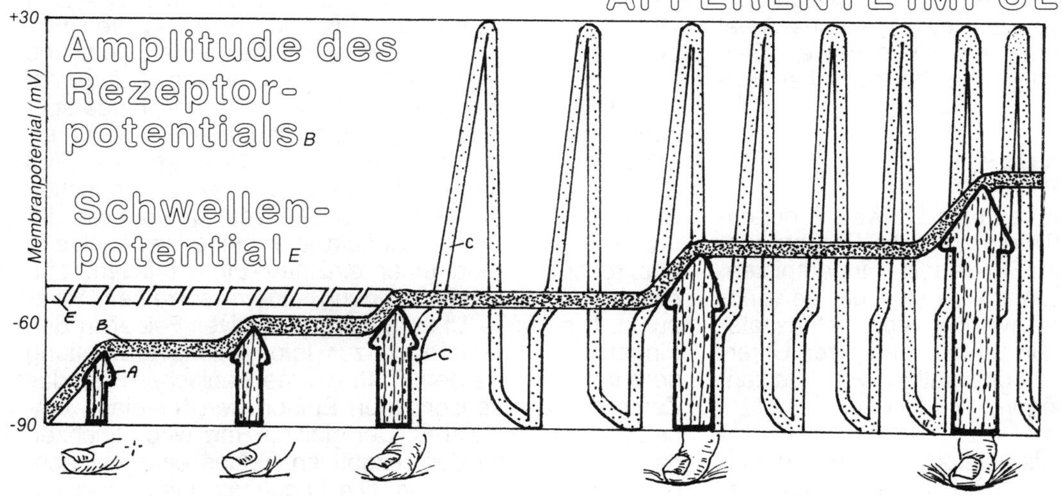

Die Amplitude des Rezeptorpotentials wächst proportional zur Reizstärke. Es breitet sich elektrotonisch bis zum ersten Ranvier-Knoten aus. Erreicht es dort die Aktionspotentialschwelle, so entsteht ein Aktionspotential. Weitere Erhöhung der Amplitude des Rezeptorpotentials führt zur Erhöhung der Entladungsfrequenz des sensorischen Axons. Pacini-Körperchen wandeln z.B. ein stufenloses Kontinuum (Reizstärke) in die entsprechende Information der afferenten Entladungsfrequenz um. Die Informationsvermittlung mit Hilfe eines Frequenzcodes ist die grundlegende Eigenschaft von Axonen in sensorischen und motorischen Systemen.

ADAPTATION VON SINNESREZEPTOREN

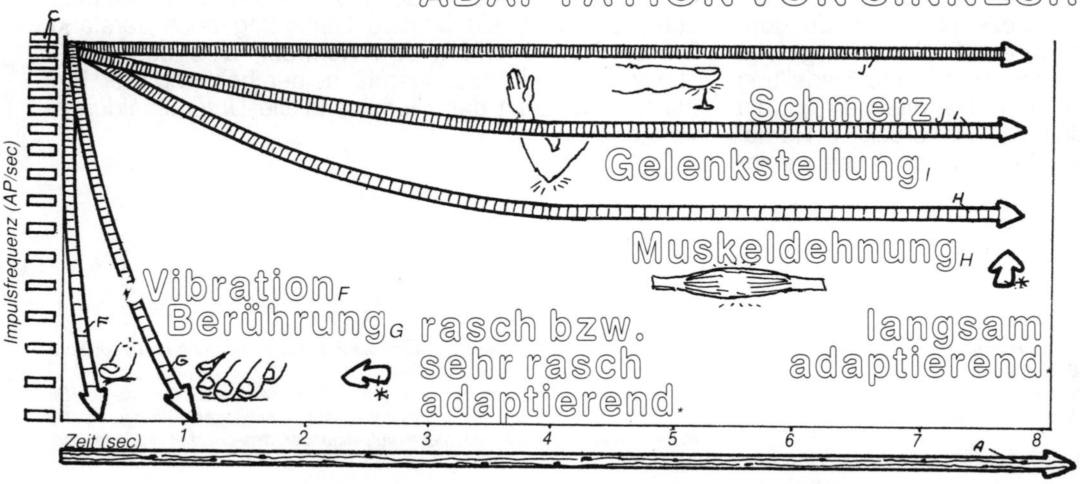

Wenn Sinnesrezeptoren die Impulsbildung reduzieren oder einstellen, auch wenn der Reiz über längere Zeit aufrechterhalten wird, nennt man dies Adaptation. Manche Rezeptoren adaptieren rasch oder sehr rasch (z. B. Berührungs- und Vibrationsrezeptoren). Sie messen nicht die absolute Reizgröße, sondern die Geschwindigkeit bzw. die Beschleunigung von Reizgrößen. Diese Fähigkeit verbessert die Objekterkennung durch den Tastsinn. Andere Rezeptoren adaptieren langsam (z.B. Schmerzrezeptoren der Haut oder Propriorezeptoren von Muskeln und Gelenken). Beim Schmerz wird daher die Gefahr einer Körperschädigung jederzeit mitgeteilt. Die Muskelrezeptoren sind wichtig für die Körperhaltung, einen ebenfalls permanent erforderlichen Prozeß.

SENSORISCHE EINHEITEN, REZEPTIVE FELDER UND TAKTILES UNTERSCHEIDUNGSVERMÖGEN

Die am Rezeptor entstandenen (transduzierten) neuronalen Signale werden über primäre sensorische Neurone (Primärafferenzen) dem ZNS zugeleitet. Die Zellkörper dieser Neurone liegen in den Spinalganglien im Bereich der Hinterwurzel nahe dem Rückenmark. Es sind pseudounipolare Zellen mit einer sich aufzweigenden Nervenfaser. Früher hatte man den peripheren Anteil als Dendriten aufgefaßt und den nach zentral laufenden als Axon. Heute meint man allerdings, daß nur die rezeptive Nervenendigung der eigentliche Dendrit ist. In jedem Fall zeigt die Verbindung zwischen Rezeptorendigung und Zellkörper die strukturellen und funktionellen Eigenschaften eines Axons.

Sowohl am peripher-rezeptiven als auch am zentralen Ende verzweigen sich die Fortsätze der Primärafferenz vielfach. Eine Primärafferenz mit ihren beiden Projektionen samt peripheren und zentralen Verzweigungen, einschließlich der synaptischen Terminalen bezeichnet man als »sensorische Einheit«. Die Körpersensibilität ist sichergestellt durch eine große Zahl individueller sensorischer Einheiten, die dem ZNS die entsprechenden Meldungen zuleiten.

REZEPTIVE FELDER
Der Hautbezirk (oder ein anderer Teil des Körpers), der von einer sensorischen Einheit versorgt wird, ist das rezeptive Feld dieser Einheit. Die rezeptiven Felder kutaner sensorischer Einheiten haben meist die Form von Kreisen oder Ellipsen. Wenn die rezeptiven Felder zweier sensorischer Einheiten weit auseinander liegen, werden sie von Hautreizen in der Regel nicht gleichzeitig (simultan) aktiviert. Wenn rezeptive Verzweigungen zweier benachbarter Einheiten ein gemeinsames Areal innervieren, so überlappen die rezeptiven Felder. Dies ist von Bedeutung für die Analyse des sensorischen Eingangs (s. unten).

AUFLÖSUNGSVERMÖGEN DER MECHANOREZEPTION DER HAUT
Über den Tastsinn der Haut kann die Umwelt in hohem Maß »begriffen« werden. Allerdings ist die Berührungsempfindlichkeit nicht gleichmäßig verteilt. Fingerspitzen, Lippen, Zungenspitze und Genitalien sind die empfindlichsten Zonen. Besonders wichtig sind Intensitätsfunktion (Abschätzung der Reizstärke und ihrer Unterschiede) und Ortsfunktion (Lokalisation von Reizen, räumliches Auflösungsvermögen).

Zur Messung der Intensitätsfunktion wird ein punktförmiger Stößel solange immer stärker auf die Haut gedrückt, bis die Versuchsperson dies bemerkt. Die entsprechende Eindringtiefe des Stößels in die Haut ist die Absolutschwelle der Mechanorezeption. Die Zungenspitze ist in dieser Hinsicht am empfindlichsten, gefolgt von den Fingerspitzen, bei denen schon eine Eindellung von 6 μm bemerkt wird. In den Handflächen ist die Schwelle viermal, im Bereich von Handrücken, Rumpf und Extremitäten 10-20mal höher, so daß diese Regionen entsprechend unempfindlicher sind. Die höchste Empfindlichkeit ist offenbar an solche Körperzonen gebunden, mit denen die Umgebung aktiv untersucht werden kann. Überschwellige Reize kann der mechanische Sinn der Haut noch voneinander unterscheiden, wenn sie um nur 3% voneinander differieren, z.B. Gewichte im Verhältnis von 103:100 g (Unterschiedsschwelle).

Ursache für die unterschiedliche Intensitätsauflösung sind Unterschiede im Umfang der rezeptiven Verzweigungen sowie der Innervationsdichte sensorischer Einheiten. Da die Fingerspitzen eine wesentlich höhere Dichte sensorischer Einheiten besitzen als der Rücken, werden gleich starke Reize an den Fingerspitzen eine deutlich höhere Zahl von Einheiten aktivieren. Da außerdem Konvergenz und synaptische Ankoppelung bei den Primärafferenzen der Fingerspitzen an sensorische Neurone höherer Ordnung größer ist, werden in höheren Abschnitten des ZNS schon relativ schwache Reize an den Fingerspitzen wahrgenommen, während entsprechende Reize im Bereich des Rückens für das ZNS unterschwellig bleiben.

Daneben zeigen die Fingerspitzen auch die beste räumliche Auflösung. Dies läßt sich mit der Zweipunktschwelle nachweisen. Dabei wird der Abstand zweier auf die Haut gesetzter Zirkelspitzen solange reduziert, bis der Patient gerade noch zwei Punkte wahrnimmt. Dieser Abstand ist ein Maß für die räumliche Auflösung: sie beträgt an den Fingerspitzen 1-2 mm und am Rükken bis zu 70 mm.

Grundlage des räumlichen Auflösungsvermögens sind Größe und Grad der Überlappung von rezeptiven Feldern. An den Fingerspitzen sind die Felder klein und überlappen sich erheblich. An Extremitäten und Rumpf ist dies umgekehrt. Daher aktivieren an den Fingerspitzen auch dicht nebeneinander liegende Reize unterschiedliche sensorische Einheiten. Solange das ZNS z.B. Informationen von 2 unterschiedlichen sensorischen Einheiten erhält, können auch 2 Reizpunkte voneinander unterschieden werden. Sobald aber beide Reizpunkte in das rezeptive Feld einer einzigen Einheit fallen, entspricht die Sinnesempfindung einem einzelnen Reizpunkt. Die starke Überlappung rezeptiver Felder in den Fingerspitzen kann auch zur Informationsverarbeitung herangezogen werden. Trifft ein mechanischer Reiz das Zentrum einer sensorischen Einheit, wird er diese Einheit maximal aktivieren. Der gleiche Reiz wird gleichzeitig die Peripherie des rezeptiven Feldes einer benachbarten Einheit aktivieren. Die Impulsrate dieser zweiten Einheit ist allerdings niedriger. Die Differenz der Entladungsraten wird auf nachgeschalteten Verarbeitungsstationen durch die laterale Hemmung noch verstärkt. Dieser Prozeß erhöht den Kontrast, also den Unterschied in der Entladungsrate beider benachbarter Einheiten und damit das räumlich-taktile Unterscheidungsvermögen.

Hinweise: Verwenden Sie dunkle Farben für A, G und I.
1. Beginnen Sie mit der sensorischen Einheit oben.
2. Kolorieren Sie die rezeptiven Felder. Die vertikalen Striche auf den Axonen spiegeln die von ihnen weitergeleitete Impulsrate wider. Zur Vereinfachung sind die Zellkörper weggelassen.
3. Kolorieren Sie die Beispiele der beiden Dimensionen der Hautsensibilität: Intensität und Raum. Malen Sie auch die Zirkelspitzen an, die für die entsprechenden Messungen benutzt wurden.
4. Bearbeiten Sie die laterale Hemmung und ihre neuronalen Grundlagen. Die durchbrochene Linie rechts entspricht einem hemmenden Interneuron. Die Punkte weisen auf die Hemmung aufsteigender sensorischer Verbindungen hin.

SOMATISCHE PRIMÄRAFFERENZ (SENSORISCHE EINHEIT, SE)

Sinnesrezeptor A
rezeptive Endaufzweigungen B
sensorische Faser (Axon) C
Zellkörper D
zentrale Endaufzweigungen E

Primärafferenzen des somatischen Systems besitzen einen einzelnen peripheren Fortsatz, der im peripheren Nerv läuft und sich im Zielorgan (Haut, Gelenke, Muskeln, Sehnen, Zähne, Zunge etc.) verzweigt. Der zentralwärts gerichtete Fortsatz zieht in Rückenmark oder Hirnstamm, um mit ZNS-Neuronen Synapsen zu bilden. Ein derartiges sensorisches Neuron mit sämtlichen peripheren Rezeptorendigungen sowie den zentralen Terminalen ist eine »sensorische Einheit« (SE). Die von den rezeptiven Endigungen der SE versorgte periphere Zone heißt »rezeptives Feld« (RF).

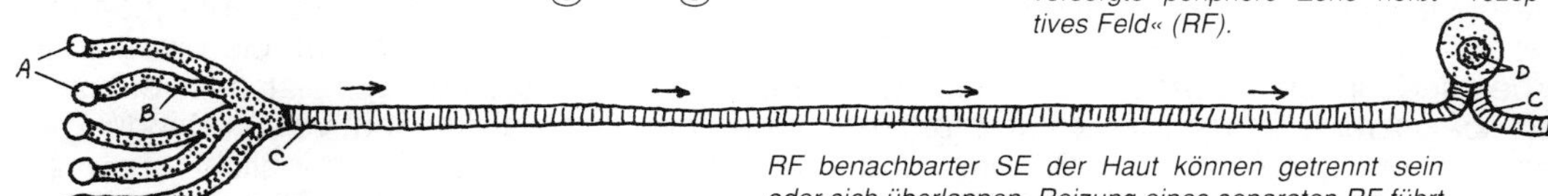

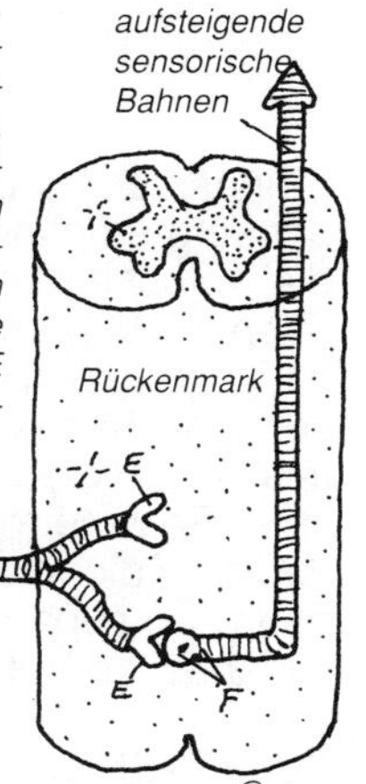

RF benachbarter SE der Haut können getrennt sein oder sich überlappen. Reizung eines separaten RF führt zu Aktionspotentialen (Impulsen, Entladungen) nur in der betroffenen SE. Bei Reizung überlappender RF entstehen Entladungen in allen betroffenen Einheiten. Die Impulsaktivität einer SE ist um so höher, je größer die Zahl der gereizten Rezeptorendigungen im RF ist.

REZEPTIVE FELDER (RF)

Reiz G
neuronale Entladungen C'
aufsteigende Bahn F

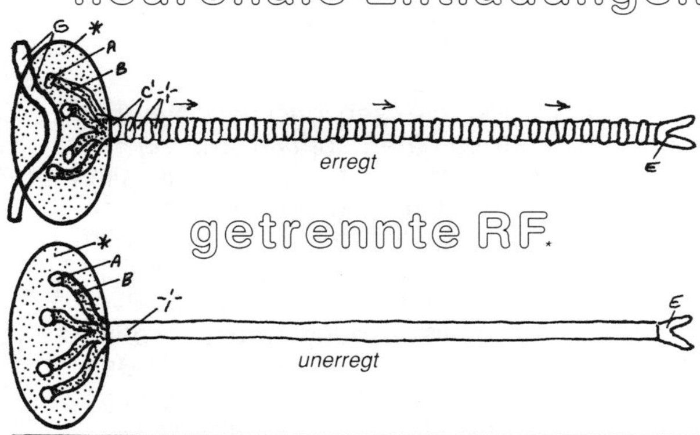

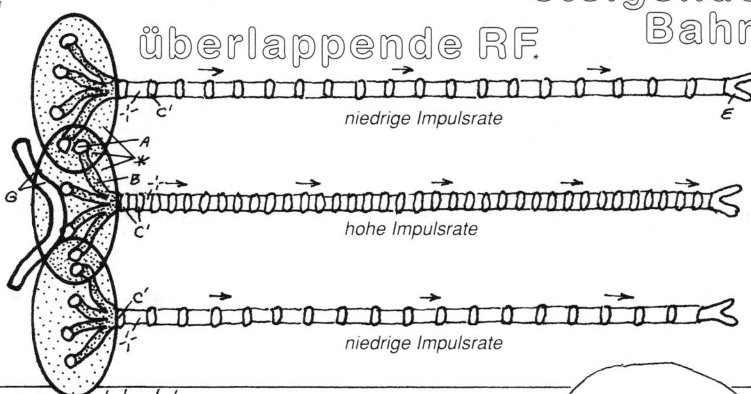

AUFLÖSUNGSVERMÖGEN DES TASTSINNES

Das räumliche Auflösungsvermögen der mechanischen Sensibilität der Haut ist proportional zu der Zahl von SE, die ein Hautareal innervieren, sowie zum Grad der Überlappung der entsprechenden RF. Üblicherweise ist das Auflösungsvermögen umgekehrt proportional zur Größe der RF. Infolgedessen sind die Fingerspitzen, die eine hohe Innervationsdichte von SE mit kleinen, überlappenden rezeptiven Feldern haben, bei weitem empfindlicher als z.B. die Haut auf dem Rücken.

Räumliches Auflösungsvermögen: Die Zweipunktschwelle (simultane Raumschwelle) ist die kleinste noch unterscheidbare Entfernung zweier mechanischer Reize (z.B. Zirkelspitzen). Zunge, Lippen und Fingerspitzen haben ein hohes Auflösungsvermögen (1-3 mm). Rücken, Oberarm und Oberschenkel haben nur ein Auflösungsvermögen von 50-100 mm.

Intensitätsfunktion: Zonen mit hohem räumlichem Auflösungsvermögen haben auch eine relativ niedrige Absolutschwelle. So wird an den Fingerspitzen schon eine Verformung von 6 µm wahrgenommen; im Handteller ist diese Schwelle 4mal so hoch. Entsprechend können auch Unterschiede in der Reizstärke genauer wahrgenommen werden: an den Fingerspitzen ist die Unterschiedsschwelle besonders niedrig.

räumliches Auflösungsvermögen H
(Zweipunktschwelle)

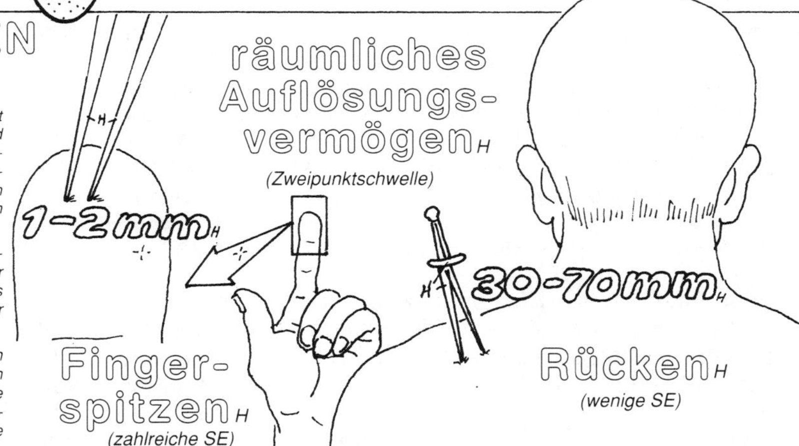

Fingerspitzen H
(zahlreiche SE)

Rücken H
(wenige SE)

INTENSITÄTSFUNKTION G'

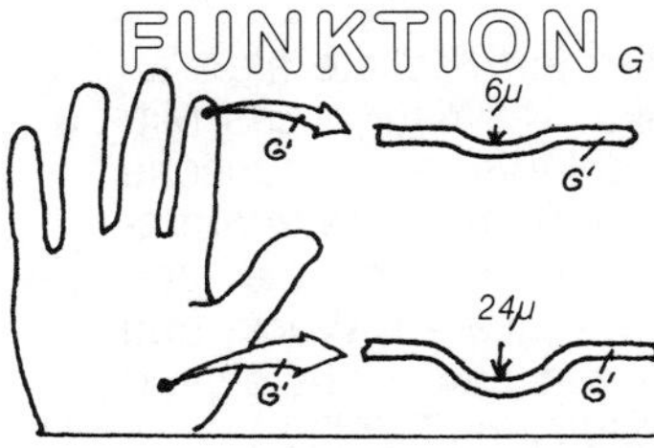

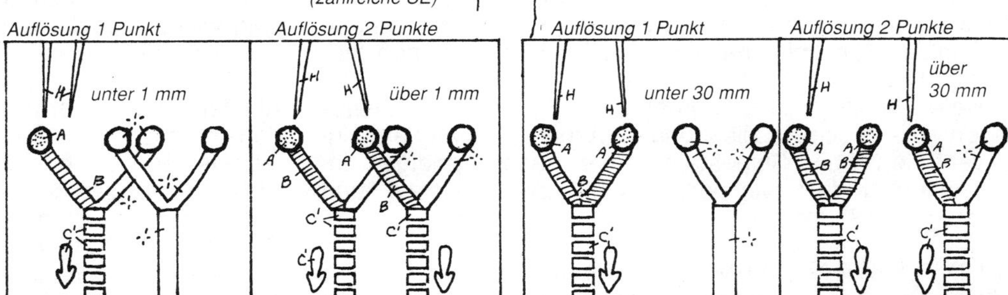

LATERALE HEMMUNG

inhibitorisches Neuron I

Bei überlappenden RF kann die zentral gelegene SE eine höhere Impulsrate entfalten, wenn in ihr eine größere Zahl rezeptiver Endigungen aktiviert wird als in den Nachbareinheiten. Die Signalübermittlung aus benachbarten Einheiten wird im ZNS über hemmende Zwischenneurone noch reduziert. Diese Hemmung wird als laterale Hemmung bezeichnet und verbessert die Kontrastempfindung.

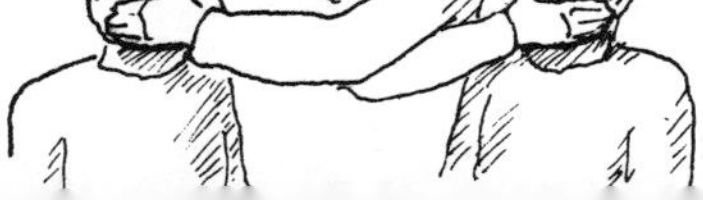

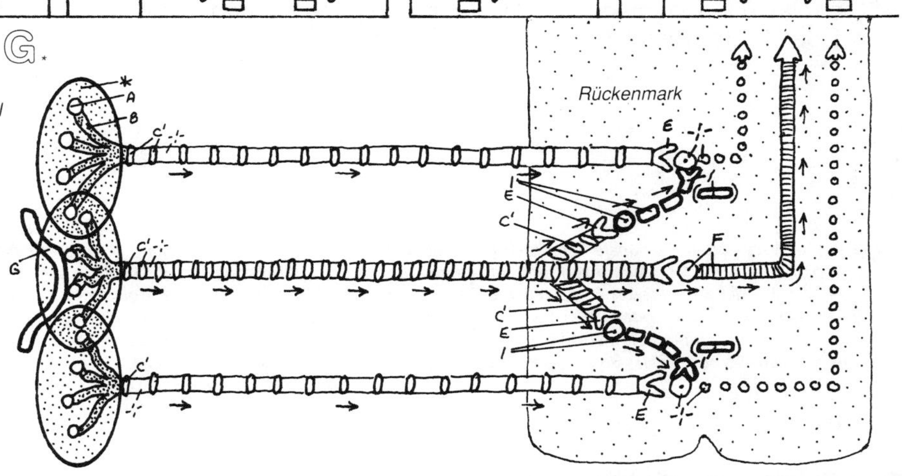

AFFERENZEN UND AUFSTEIGENDE BAHNEN DER SOMATISCHEN SENSIBILITÄT

Sinnesrezeptoren reagieren auf jeweils eine Reizart besonders empfindlich. Wie aber unterscheidet das Gehirn die verschiedenen Reizarten bzw. Empfindungsmodalitäten, z.B. warm und kalt als Submodalitäten der Empfindung »Temperatur«? Zunächst kommunizieren alle sensorischen Afferenzen mit dem Gehirn einheitlich mittels Aktionspotentialen. Die Spezifizierung unterschiedlicher Reize erfordert jedoch eine Transduktion am Rezeptor. Solcherart spezifizierte Sinnesmodalitäten laufen dann in separaten Sinneskanälen über Bahnen und synaptische Verarbeitungsstationen zum Gehirn.

FUNKTIONELLE SPEZIALISIERUNG IM PERIPHEREN NERV

Die Messung der Impulsaktivität einer Primärafferenz zeigt, daß sie ebenso wie der Sinnesrezeptor auf eine ganz bestimmte Reizart besonders empfindlich reagiert. Dieser »adäquate Reiz« kann z.B. Berührung, Wärme oder ein Schmerzreiz sein. Reizt man die Einzelfaser elektrisch, so gibt der Proband als Empfindung den adäquaten Reiz an. Die Tatsache, daß eine gegebene sensorische Afferenz jeweils nur Signale vermittelt, die einer ganz bestimmten sensorischen Modalität (bzw. Submodalität) entsprechen, beruht darauf, daß sie Teil einer spezifischen Rezeptorzelle ist. Diese Organisation stellt die Spezifität der afferenten Information sicher und ermöglicht dem ZNS, die verschiedenen Sinnesinformationen zu unterscheiden.

SPINOTHALAMISCHER TRAKT

Informationen über Druck, Schmerz (nozizeptiv) und Temperatur laufen über unmyelinisierte und dünne myelinisierte Fasern (afferente Fasergruppen IV, III). An ihren synaptischen Endigungen im Rückenmark setzen sie Peptide als Überträgerstoffe frei (z.B. Substanz P durch Schmerzfasern, Tafel 88). Informationen über Berührung und Vibration sowie über Propriozeption (Gelenke und Muskeln) werden von schnelleitenden, dicken myelinisierten Fasern der Gruppen II bzw. I vermittelt.

Beim Eintritt in das Rückenmark bilden die sensorischen Afferenzen 2 Populationen. Die dünnen Fasern der Modalitäten Schmerz, Temperatur und Druck, die alle eine schlechte räumliche Auflösung haben, treten lateral ein und endigen ipsilateral im Hinterhorn. Dort bilden sie Synapsen mit Relaiszellen zweiter Ordnung, deren Axone auf die Gegenseite kreuzen und in der weißen Substanz im spinothalamischen Trakt zum Gehirn laufen. Diese Bahn ist wiederum zweigeteilt: Die Modalitäten Schmerz und Temperatur laufen in einem lateralen, die drucksignalisierenden Axone überwiegend im ventralen Teil. Spinothalamische Fasern endigen im Thalamus, dem wichtigsten subkortikalen Relais- und Integrationszentrum.

HINTERSTRANG-LEMNISKALES SYSTEM

Die relativ dicken Fasern des Hinterstrangsystems treten mit der Hinterwurzel medial in das RM ein. Sie haben keine Synapsen im Hinterhorn, sondern steigen ipsilateral in den Hintersträngen auf. Ihre erste Synapse bilden sie in den Hinterstrangkernen der Medulla. Hier liegen die Zellkörper der zweiten sensorischen Neurone, deren Axone dann kreuzen und im Lemniscus medialis zum Thalamus aufsteigen, wo sie im sogenannten ventrobasalen Komplex enden. Im Gegensatz zu den spinothalamischen Verbindungen ist das lemniskale System eine gnostisch-diskriminative Verbindung mit hoher räumlicher Auflösung. Es ermöglicht eine präzise Reizlokalisation mit einer geringen Zweipunktschwelle und vermittelt Informationen z.B. über Berührung, Vibration, Stereognosie (Erkennen von Objekten durch Betasten) sowie die Position der Extremitäten. Phylogenetisch ist das lemniskale System relativ jung und ist vor allem bei Affe und Mensch stark entwickelt.

THALAMISCHE PROJEKTION ZUM SOMATOSENSORISCHEN KORTEX

Im Thalamus entspringen die sensorischen Neurone dritter Ordnung, die zum primären somatosensorischen Kortex im Gyrus postcentralis projizieren. Auf allen Übertragungsstationen werden Impulse der sensorischen Neurone gefiltert und integriert, so daß die Sinnesinformation, die den sensorischen Kortex erreicht, bereits modifiziert ist, z.B. in Form einer Kontrastverschärfung. Diese Kontrastverschärfung wird z.T. durch die Großhirnrinde kontrolliert, die über absteigende Bahnen zu den Schaltstationen aufsteigender Verbindungen sensorische Information qualitativ und quantitativ regulieren kann. Zur Informationsverarbeitung im sensorischen Kortex s. Tafel 87.

SPINALMOTORISCHE SYSTEME UND RETIKULÄRFORMATION

Neben ihrer Sinnesfunktion haben die somatosensorischen Afferenzen noch Bedeutung für die Auslösung spinaler Reflexe (Tafel 89). Diese Möglichkeit ist dadurch gegeben, daß Primärafferenzen bei ihrem Eintritt in das Rückenmark Kollateralen abgeben (Divergenz). Derartige Kollateralen bilden Synapsen mit spinalen Motoneuronen oder, häufiger noch, mit Interneuronen, die ihrerseits Synapsen mit spinalen Motoneuronen bilden und so den Reflexweg vervollständigen. Hinsichtlich einer Schutzfunktion kommt den Schmerzafferenzen die größte Bedeutung zu. Informationen anderer Afferenzen sind wichtig für die erforderliche reflektorische Regulation der Körperhaltung.

Aufsteigende Fasern geben außerdem Kollateralen an den motorischen Anteil der Retikulärformation des Mittelhirns ab, wo sie unwillkürlich ablaufende motorische Akte beeinflussen können. Ferner vermitteln sie Informationen zu Gebieten der Retikulärformation, die den Schlaf-Wach-Zustand (Tafel 100) regulieren, Weck- und Aufmerksamkeitsreaktionen auslösen sowie absteigend die Schmerzempfindlichkeit beeinflussen (Tafel 88).

Hinweise: Verwenden Sie dunkle Farben für F, G, H und J.

1. Bevor Sie sich den Afferenzen und aufsteigenden Bahnen zuwenden, kolorieren Sie die Strukturen A-E, auch in der Einsatzfigur in der Mitte, wo ihre Lokalisation im ZNS angedeutet ist. Dann beginnen Sie mit dem Hautblock links unten und kolorieren die verschiedenen Sinnesrezeptoren mit dem ersten sensorischen Neuron (F-H). Setzen Sie dies über die verschiedenen aufsteigenden Verbindungen (F^1-H^1) fort. Malen Sie die Ausschnittsvergrößerung des Rückenmarks in der Mitte unten an.

2. Kolorieren Sie dann die Kreuzung sowie die Pfeile, die die Kreuzungsstellen markieren.

3. Schließen Sie ab mit der absteigenden Kontrollfunktion des Kortex ganz oben.

sensorischer Kortex A
Thalamus B
Mittelhirn C
Medulla D
Rückenmark E

SCHMERZ, WÄRME UND KÄLTE: F
paläospinothalamischer Trakt (lateral) F'

GROBE MECHANOSENSIBILITÄT: G
Berührung und Vibration

neospinothalamischer Trakt G'

Schmerz, Temperatur und grobe Mechanosensibilität werden in unmyelinisierten und dünnen myelinisierten Afferenzen geleitet. Im Hinterhorn bilden sie Synapsen mit Relaiszellen, die zur Gegenseite kreuzen und über spinothalamische Bahnen aufsteigen. Zur Retikulärformation des Hirnstamms bestehen über Kollateralen, teilweise aber auch über direkte spinoretikuläre Fasern, Verbindungen, über die Weckreaktionen und reflektorische motorische Regulationen ausgelöst werden. Über den Thalamus werden die Informationen zum somatosensorischen Kortex geleitet, wo sie relativ grobe Empfindungen mit nur geringer räumlicher Auflösung auslösen.

GNOSTISCH-DISKRIMINATIVER TASTSINN ODER H
Berührung *Zweipunktunterscheidung* *Vibration*

PROPRIOZEPTION: H
Hinterstrang-lemniskales Syst. H'

Signale von den diskriminativen Modalitäten des Tastsinnes (Berührung, Druck, Vibration) sowie den propriozeptiven und kinästhetischen Modalitäten (Lage- und Bewegungssinn) werden über dicke myelinisierte Fasern geleitet. Sie steigen in den Hintersträngen auf und bilden Synapsen in den Hinterstrangkernen der Medulla. Relaiszellen kreuzen dann im Lemniscus medialis zum Thalamus. Von dort erfolgt die Projektion zum primären somatosensorischen Kortex (Gyrus postcentralis). Dieses System ist für die Erkennungsfunktion des Tastsinns, die exakte Reizlokalisation auf der Haut, den Lagesinn und unser Körperbild verantwortlich.

ABSTEIGENDE KONTROLLFUNKTIONEN K

Die Großhirnrinde kontrolliert über absteigende, erregende oder hemmende Verbindungen die aufsteigende sensorische Information. Auf mehreren Stationen (Thalamus, Medulla, Rückenmark) kann in die Informationsverarbeitung eingegriffen werden, um z.B. über eine Kontrastverschärfung die Perzeption zu verbessern.

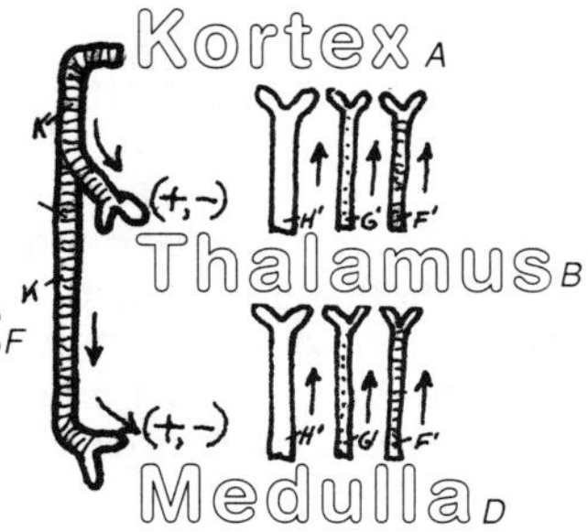

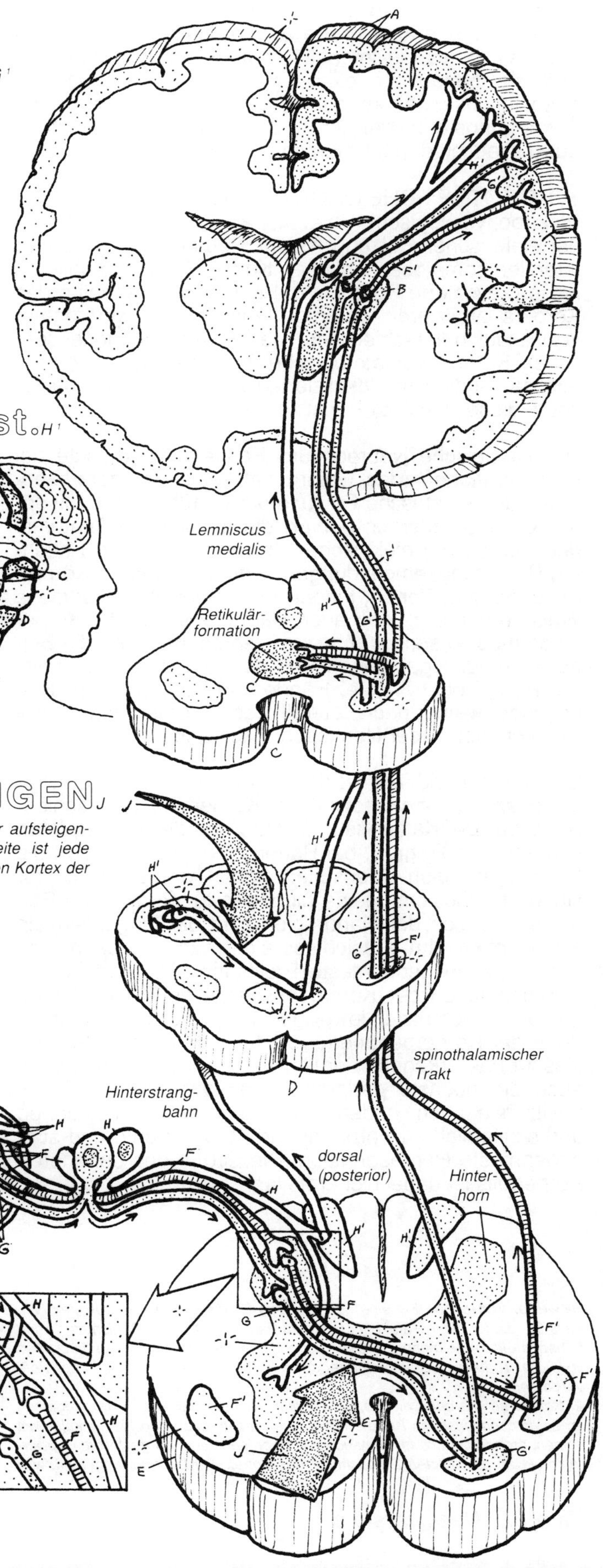

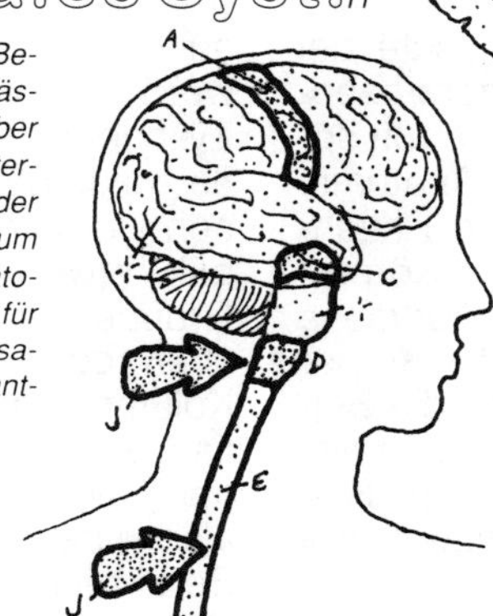

Haut

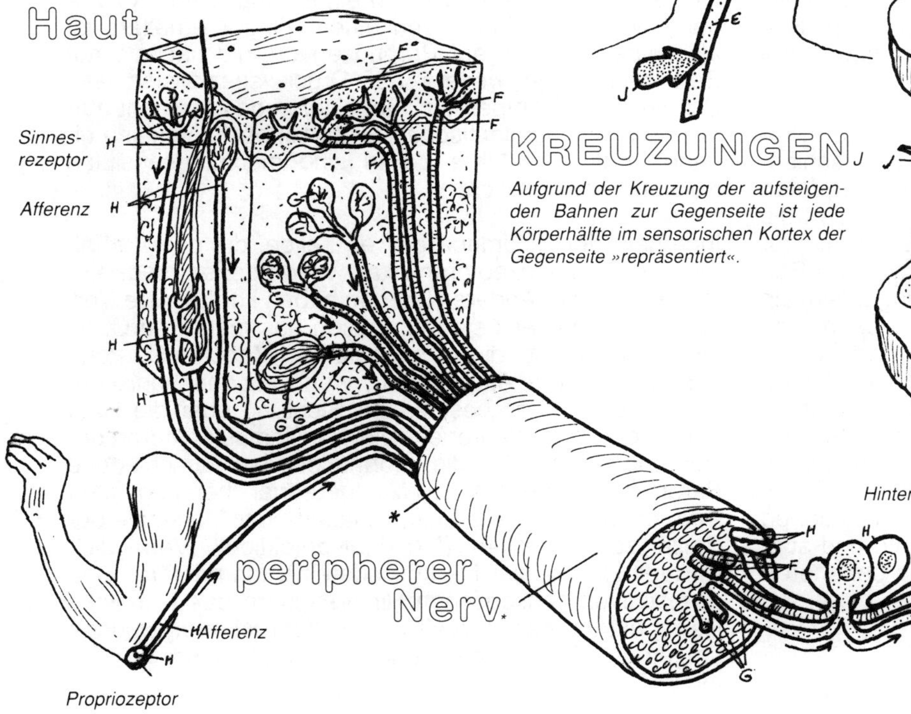

peripherer Nerv. *

KREUZUNGEN J

Aufgrund der Kreuzung der aufsteigenden Bahnen zur Gegenseite ist jede Körperhälfte im sensorischen Kortex der Gegenseite »repräsentiert«.

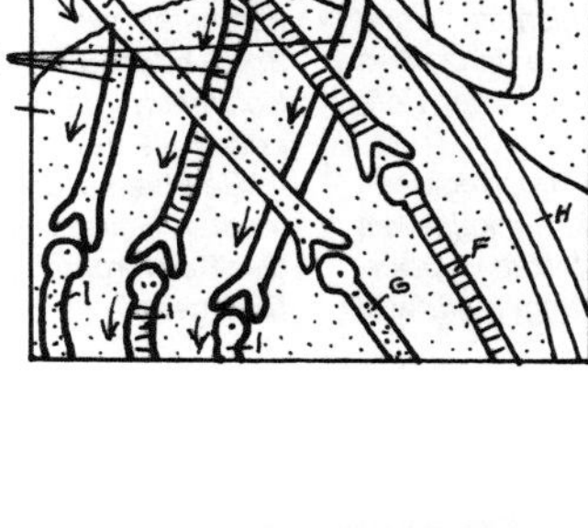

kollaterale Reflexabläufe I

AUFBAU UND FUNKTIONEN DES SOMATOSENSORISCHEN KORTEX

Tafel 86 hat gezeigt, daß mehrere sensorische Bahnen funktionell unterschiedliche Sinnesmodalitäten zum primären somatosensorischen Kortex leiten. Wie aber analysiert nun dieser somatosensorische Kortex die Lokalisation und Qualität (Submodalität) von Sinnesreizen? Patienten mit Schädigung eines somatosensorischen Kortexanteils (Schußverletzung, Schlaganfall) können Reize noch angeben (insbesondere Schmerz und Temperatur), haben aber große Schwierigkeiten, im Bereich des Tastsinnes die Intensität von Reizen abzuschätzen und sie genau zu lokalisieren. Bei Beteiligung des Assoziationskortex können Patienten das Symptom der Astereognosie zeigen (d.h. Unfähigkeit, Gegenstände ausschließlich durch Betasten zu erkennen).

SOMATOTOPISCHE ORGANISATION
Elektrophysiologische Untersuchungen zeigten, daß sich bei elektrischer Reizung kleiner Hautareale am kontralateralen somatosensorischen Kortex Potentiale ableiten lassen (evozierte Potentiale). Bestimmte Abschnitte des Körpers projizieren derartige Antworten in geordneter Weise auf unterschiedliche Stellen des somatosensorischen Kortex (somatotopische Repräsentation). Anatomische Studien mit lokalisierten Ausschaltungen bestätigten diese Punkt-zu-Punkt-Projektion.

Der kanadische Neurochirurg Penfield untersuchte bei Hirnoperationen (das Gehirn hat keine Schmerzrezeptoren, und elektrische Reizung der Großhirnrinde ruft somit keine Schmerzen hervor) die funktionelle Anatomie des Kortex. Bei elektrischer Reizung hatten die Patienten Berührungsempfindungen in umschriebenen Körperregionen (z.B. Zehen, Finger) der Gegenseite. Auf diese Weise ergab sich, daß auch beim Menschen der Körper im somatosensorischen Kortex repräsentiert ist: die Beine im medial gelegenen Teil des Gyrus postcentralis, der Rumpf oben, Arme, Hände und Kopf in dieser Reihenfolge weiter nach lateral. Jede Körperhälfte findet sich komplett in der Hemisphäre der Gegenseite.

Bei Mensch und Tier ist der Umfang der kortikalen Projektionszone für verschiedene Körperteile unterschiedlich groß. Bei Katzen ist z.B. die Zone der Vorderpfoten verhältnismäßig groß, bei Ratten hingegen dominiert die Schnauzenregion. Menschen haben große Areale für Hand und Gesicht, kleine hingegen für Rumpf und Beine. Im Bereich der Handregion sind die Finger einzeln repräsentiert. Im Gesichtsbereich haben Lippen und Zunge die ausgedehnteste Projektion. Der Umfang der Repräsentation der Körpersensibilität entspricht der Innervationsdichte der jeweiligen Körperregion. Diejenige Zone der Körperperipherie, die für eine bestimmte Spezies für das Erkennen der Umwelt am wichtigsten ist, hat auch die höchste periphere Innervationsdichte. Damit besitzt sie auch in den aufsteigenden Schaltstationen und schließlich im Kortex die größte Zelldichte und ausgedehnteste Repräsentation. Die Größe des peripheren Körperteils ist dabei nicht relevant.

AUFBAU UND SÄULENSTRUKTUR DES KORTEX
Der sensorische Kortex besteht aus 6 Schichten von Zellen und Fasern, die parallel zur Oberfläche liegen und mit römischen Ziffern durchnumeriert sind. Die Schichten enthalten in unterschiedlicher Zahl kleine und große Pyramidenzellen, Stern-, Spindel-, Körnerzellen und multiforme Zellen. Der afferente sensorische Eingang bildet Synapsen vor allem mit Neuronen der Schicht IV. Zellen der Schichten V und VI sind Ausgangsneurone zu anderen Abschnitten des ZNS. Sie sind u.a. für die Kontrolle aufsteigender sensorischer Information in den Relaisstationen zuständig. Kleine Neurone, z.B. der Schichten II und III, dienen als lokale Zwischenneurone der Assoziation benachbarter kortikaler Abschnitte und der Integration der entsprechenden Information.

Werden mit einer Mikroelektrode die Impulsmuster einzelner Neurone abgeleitet und die Mikroelektrode senkrecht zur Oberfläche des Kortex eingeführt, zeigt sich, daß alle Zellen vom gleichen peripheren rezeptiven Feld aktiviert werden und auf die gleiche Submodalität der Mechanosensibilität reagieren. Läuft die Elektrode schräg, ergeben sich zunächst Antworten auf unterschiedliche Submodalitäten, aber immer noch vom gleichen rezeptiven Feld. Etwas tiefer im Kortex ändert sich auch das rezeptive Feld, von dem die Neurone erregt werden können. Daraus schloß man, daß die Neurone in Zylindern oder Säulen (Kolumnen) angeordnet sind. Jede Kolumne weist eine Länge von ca. 3 - 5 mm und einen Durchmesser von einigen Hundert µm auf und enthält etwa 100.000 Neurone. Nebeneinanderliegende Gruppen von Kolumnen erhalten Projektionen von gleichen oder ähnlichen rezeptiven Feldern, wobei jede Kolumne immer nur auf eine Submodalität der somatischen Sensibilität reagiert. In einer Gruppe von Kolumnen, die Informationen von einem Finger erhalten, ist also eine Kolumne auf Propriozeption, die nächste auf Berührung, eine weitere auf Druck spezialisiert etc. Schmerz und Temperatur, Modalitäten des schlecht auflösenden spinothalamischen Systems, besitzen keine eigenen Kolumnen; ihre Zellen sind mechanosensiblen Kolumnen beigemischt.

Innerhalb der Kolumnen gibt es Zellen, die das Verhalten von Sinnesrezeptoren exakt wiedergeben, sog. einfache Neurone. Andere Neurone haben komplexere Verhaltensweisen, weil sie Information aus mehreren Quellen erhalten und diese extrahieren. Manche Neurone z.B. ändern ihre Aktivität nur, wenn ein mechanischer Reiz in einer ganz bestimmten Richtung über die Haut läuft (komplexe Neurone). Die Impulsmuster derartiger Neurone zeigen, daß die Information über verschiedene Parameter peripherer Reize neuronal herausgefiltert wird, um so komplexe Eigenschaften oder Merkmale der Reize zu entdecken (Merkmalsdetektion). Vermutlich wird mit Hilfe dieser Merkmalsdetektion in primären und assoziativen sensorischen Rindenfeldern das komplexe Reizspektrum der Umwelt in ein Wahrnehmungsmuster umgeformt (Mustererkennung, vgl. visueller Kortex, Tafel 94).

Hinweise: Verwenden Sie eine dunkle Farbe für die Neurone des Kortex (W). Falls Sie die für diese Tafel benötigten 28 Farben (A bis Z, 1,2) nicht zur Hand haben, müßten Sie manche Farben doppelt benutzen. Beginnen Sie ganz oben links. Der Thalamus (C) ist unter der dünnen Schicht des Kortex (A) in der Tiefe verborgen.
2. Kolorieren Sie dann die Repräsentation der verschiedenen Körperregionen im somatosensorischen Kortex. Malen Sie parallel dazu den Homunkulus mit seinen proportional zum Umfang der Repräsentation dargestellten Körperregionen an. Die letzten 2 Abschnitte des Kortex werden grau angemalt, weil sie dem Pharynx und inneren Organen entsprechen, die im Homunkulus nicht dargestellt sind.
3. Wenden Sie sich dann dem Kolumnenaufbau des Kortex zu. Die 3 linken Kolumnen entsprechen jeweils einer Submodalität; die rechte illustriert neuronale Verknüpfungen innerhalb einer Submodalität.
4. Bearbeiten Sie dann die Beispiele von Konvergenz und Divergenz auf der rechten Seite. Beginnen Sie mit den 6 rezeptiven Feldern und vollziehen Sie die Konvergenz bis zum Kortex nach. Anschließend das gleiche mit der Divergenz.

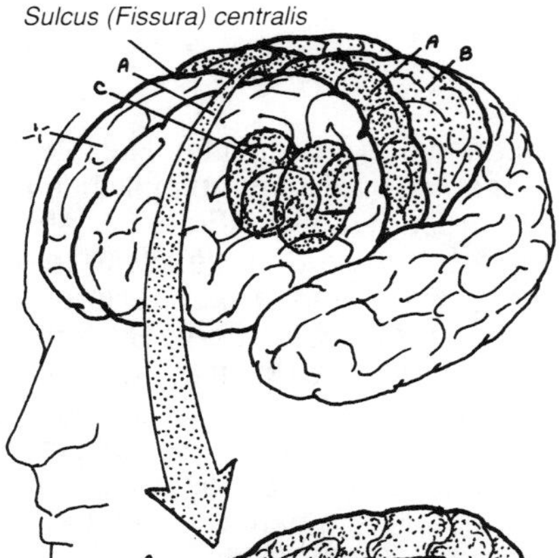

SOMATOSENSORISCHER KORTEX$_A$
assoziativer sensorischer Kortex$_B$
Thalamus$_C$

Der primäre somatosensorische Kortex (SI) entspricht dem Gyrus postcentralis und liegt unmittelbar hinter der Fissura centralis. Er erhält die spezifische somatosensorische Information vom Thalamus und ist diejenige Region im Kortex, die unmittelbar mit deren Analyse (Haut, Gelenke etc.) befaßt ist. Läsionen in dieser Region reduzieren die Erkennungsfunktion des Tastsinns (räumliche Auflösung, präzise Lokalisation, genaues Abschätzen der Reizstärke) sowie die Empfindung von Körperbewegungen und den Lagesinn. Der okzipital anschließende parietale Assoziationskortex erhält unter anderem Eingänge von SI und ist mit der Integration von somatischen und visuellen Informationen befaßt. Ausfälle in dieser Region können zu Störungen des Körperschemas oder komplexer somatisch-visueller Interaktionen führen (Koordination von Blick- und Greifbewegungen).

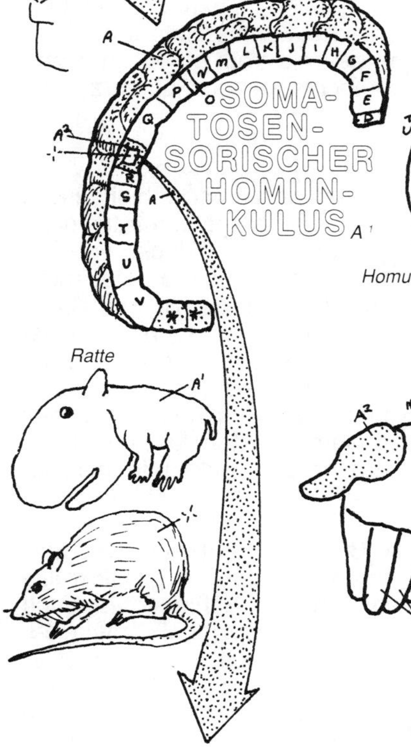

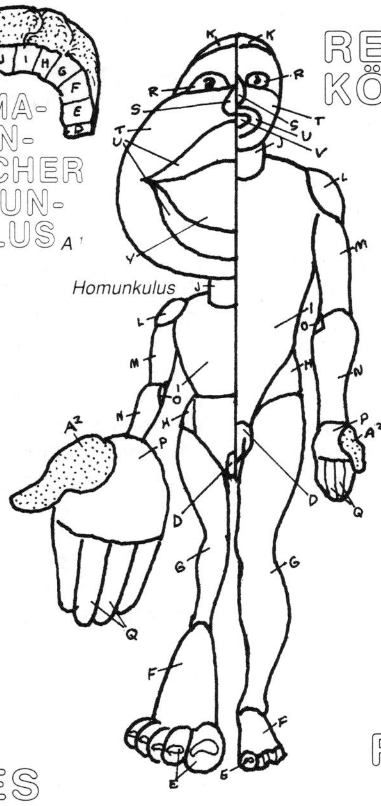

REPRÄSENTATION DES KÖRPERS IM KORTEX$_{A'}$

Intraoperative Reizung umschriebener kleiner Bezirke von SI ruft bei wachen Patienten kribbelnde oder prickelnde Empfindungen in umschriebenen Körperarealen hervor. Systematisches Abtasten des Kortex und Korrelation mit dem Ort dieser projizierten Empfindungen haben gezeigt, daß der Körper in SI in einer systematischen räumlichen Zuordnung repräsentiert ist (Homunkulus). Der Rumpf findet sich im Bereich des Plateaus, die Hände in der Mitte und das Gesicht lateral auf dem Gyrus postcentralis. Die räumliche Ausdehnung des Homunkulus entspricht nicht der relativen Größe der verschiedenen Körperteile. Statt dessen sind die empfindlichsten Zonen mit dem höchsten Auflösungsvermögen und der besten mechanosensiblen Erkennungsfunktion am ausgedehntesten repräsentiert. Sensorische Information von Rumpf und Bein wird in relativ wenigen Zellen verarbeitet. Auch bei Tieren sind die funktionell wichtigsten Körperteile am intensivsten repräsentiert; bei Ratten z.B. die Region mit den Schnauzenhaaren.

INFORMATIONSVERMITTLUNG ZU KORTEXNEURONEN$_W$
Konvergenz$_W$

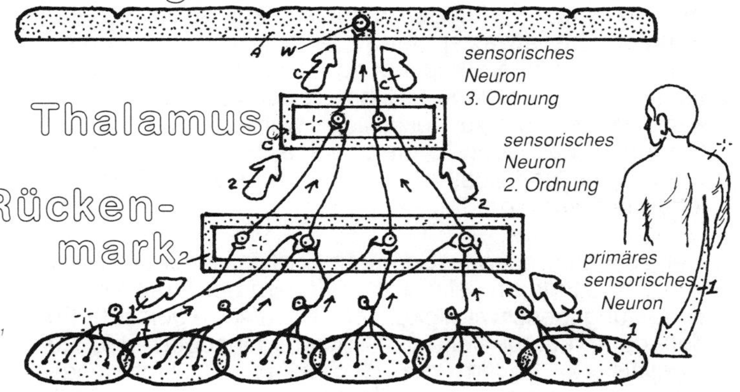

rezeptive Felder$_1$

Die Konvergenz von Informationen peripherer Rezeptoren führt dazu, daß die entsprechende kortikale Zelle auf Reize von größeren Körperarealen reagiert (Summation der Effekte von vielen rezeptiven Feldern). Diese Anordnung liegt im spinothalamischen System vor, das die Empfindungen von Schmerz und Temperatur sowie grobe Mechanorezeption vermittelt. Demgegenüber ermöglicht die Divergenz eine Parallelverarbeitung von Information in verschiedenen kortikalen und nichtkortikalen Gebieten. Durch erneutes Zusammenfassen der verschiedenen extrahierten Informationen gelingt in höheren sensorischen Kortexarealen das Erkennen von Reizmustern. Ein derartiger Aufbau spielt z.B. für die Erkennungsfunktion des Tastsinnes im Rahmen des lemniskalen Systems eine Rolle.

Divergenz$_W$

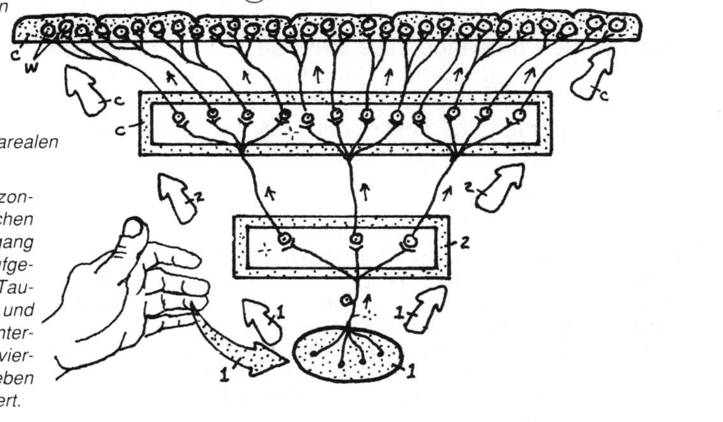

AUFBAU DES KORTEX$_A$
1. Schichten$_W$ Interneurone$_{W^1}$ Ausgangsneurone$_{W^2}$
2. Kolumnen Propriozeptiv$_X$ Vibration$_Y$ Berührung$_Z$

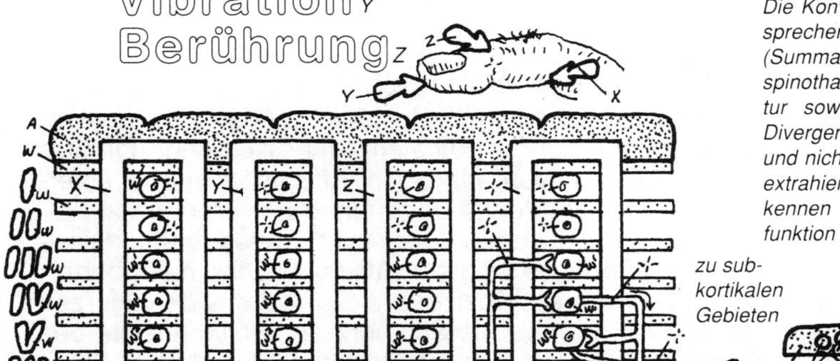

SI ist wie andere Zonen des Neokortex horizontal und vertikal organisiert. Horizontal besteht er aus 6 Schichten von Neuronen, die mit jeweils unterschiedlichen Übertragungs- und Verrechnungsfunktionen befaßt sind. Der somatische Eingang vom Thalamus endet in der Schicht IV. Vertikal ist der Kortex aus Kolumnen aufgebaut (Länge jeweils einige Millimeter, Durchmesser ca. 200 μm). Es gibt viele Tausende von Kolumnen im SI. Alle Zellen einer jeden Kolumne reagieren auf ein und dieselbe Modalität aus der gleichen umschriebenen Körperregion. Kolumnen unterschiedlicher Modalitäten sind entsprechend dem Orte ihrer peripheren Aktivierbarkeit zusammengefaßt: Eine Berührungskolumne eines Fingers findet sich neben einer propriozeptiven Kolumne, die auf Reizung der gleichen Fingerregion reagiert.

SCHMERZ

Der Schmerzsinn ist komplex, weil er nicht nur Empfindungen, sondern auch motorische Reaktionen, Gefühle und starke Emotionen auslösen kann. Deshalb sind auch nicht-sensorische Strukturen betroffen. In der Vergangenheit beschäftigte man sich vor allem mit der peripheren Nozizeption und den aufsteigenden Bahnen. Neuerdings gilt das Interesse der Wissenschaft besonders der Fähigkeit des ZNS, Schmerzinformation zu unterdrücken.

NOZIZEPTION
Der Aufnahme von Schmerzreizen dienen freie Nervenendigungen in Haut und inneren Organen. Schmerz kann durch verschiedenartige Reize ausgelöst werden, z. B. intensiven Druck oder Hautquetschung, große Hitze, Kälte oder eine Reihe chemischer Reize. Schmerzrezeptoren haben eine hohe Reizschwelle. Normalerweise werden sie nur dann aktiviert, wenn ein besonders starker Reiz zur Gewebeschädigung führt. Daher bezeichnet man die Schmerzempfindung auch als Nozizeption und die entsprechenden Rezeptoren als Nozizeptoren. Bei Gewebeschädigungen werden bestimmte körpereigene Substanzen lokal freigesetzt. Zu ihnen gehören Serotonin, Substanz P, Histamin und Kinine (Peptide wie Bradykinin etc.). Diese Stoffe erregen die freien nozizeptiven Nervenendigungen und führen so zu Schmerzsignalen.

DOPPELREPRÄSENTATION DES SCHMERZES
Im ZNS existieren 2 Systeme, die mit unterschiedlichen Aspekten der Schmerzempfindung gekoppelt sind. Tritt man in einen Reißnagel, dominiert zuerst ein scharfer Schmerz, der etwas später abgelöst wird von einer mehr dumpfen Schmerzempfindung. Der früh auftretende scharfe und stechende Schmerz ist kurzdauernd und kann relativ genau lokalisiert werden. Die dumpfe Schmerzempfindung dauert lange, ist mehr diffuser brennender und quälender Natur und kann nicht genau lokalisiert werden.

Der schnelle, scharfe Schmerz wird in peripheren Nerven von dünnen myelinisierten Fasern der Gruppe III (A δ, Leitungsgeschwindigkeit 10-30 m/sec) geleitet. Für den dumpfen, quälenden Schmerz hingegen sind unmyelinisierte Fasern der Gruppe IV (C, Leitungsgeschwindigkeit 1 m/sec und langsamer) zuständig. Beide Fasergruppen endigen im Hinterhorn, und die von ihnen geleitete Information steigt im spinothalamischen Trakt auf. Die Information des langsamen Schmerzes wird außerdem zur Retikulärformation (RF) des Hirnstamms geleitet, teilweise direkt, teilweise über Kollateralen spinothalamischer Axone. Die RF ihrerseits hat Verbindungen mit Thalamus und limbischem System. Die Informationen des schnellen Schmerzes laufen ausschließlich zum Thalamus und von dort zum somatosensorischen Kortex. Diese kortikale Komponente ermöglicht es dem ZNS, den schnellen Schmerz zu lokalisieren. Die diffusen Projektionen des langsamen Schmerzsystems zur RF und auch zu den Strukturen des limbischen Systems sind mit der quälenden/brennenden Komponente und Unlustgefühlen korreliert. Patienten mit einer Schädigung des somatosensorischen Kortex können auf Schmerzen noch reagieren und sie auch als quälend empfinden, sie aber nicht mehr lokalisieren.

ABSTEIGENDE HEMMUNG
Tierexperimentell kann man durch elektrische Reizung bestimmter Neuronengruppen der RF Unempfindlichkeit gegenüber Schmerzreizen erzeugen. Die RF sendet absteigende Fasern zum Hinterhorn, die dort die Weiterleitung von Schmerzsignalen zum Gehirn kontrollieren. Vermutlich handelt es sich um ein natürliches System, das bei Mensch und Tier Schmerzreaktionen, die bei Kampf und körperlichem Streß auftreten und die lebensentscheidende Reaktionen wie Flucht oder weiteren Angriff stören, unterdrücken kann. Möglicherweise verleiht das aktive Training derartiger Hemmbahnen den indischen Yogis ihre beträchtliche Schmerztoleranz. Auch von Soldaten ist bekannt, daß sie trotz erheblicher Verletzungen im Eifer des Gefechts keinen Schmerz empfinden.

ENDORPHINE
Absteigende Fasern aktivieren bestimmte inhibitorische Interneurone im Hinterhorn, die als Neurotransmitter Peptide freisetzen (Enkephaline = Bruchstücke von Endorphinen). Sie binden an einen bestimmten Rezeptortyp (Opiatrezeptor) an den Synapsen der Schmerzbahn im Hinterhorn. Diese Rezeptorbindung führt entweder zur Verminderung der Freisetzung des Transmitters der Gruppe IV-Schmerzafferenzen (Substanz P) oder zu einer postsynaptischen Hemmung der spinothalamischen Neurone. Morphin und andere Opiatanalgetika binden ebenfalls an diesen Rezeptor und wirken in gleicher Weise.

SCHMERZHEMMUNG IM BEREICH DER AFFERENZ
Interneurone des Hinterhorns spielen möglicherweise auch bei einem weiteren Typ von Schmerzhemmung eine Rolle. Seit langem ist bekannt, daß Rubbeln der Haut dumpfen Schmerz, der von dieser oder nahegelegenen Stellen ausgeht, unterdrücken kann. Der Hautreiz aktiviert dicke, schnelleitende mechanosensible Fasern der Gruppe II. Im Hinterhorn erregen sie über Kollateralen inhibitorische Interneurone, die ihrerseits die synaptische Übertragung der Schmerzsignale unterdrücken. Dies ist als »gate control« (»Einlaßkontrolle«) der Schmerzsignale bekannt. Vermutlich begrenzen die hochfrequenten mechanosensiblen Signale in Form der lateralen Inhibition die niederfrequenteren Schmerzimpulse. Möglicherweise haben sowohl gate control als auch die oben beschriebene absteigende Hemmung Bedeutung für die Analgesie, die durch Akupunktur erreicht werden kann.

ÜBERTRAGENER SCHMERZ
Schmerzafferenzen mit ähnlichen rezeptiven Feldern konvergieren auf spinothalamische Neurone. Oftmals kann diese Konvergenz auch Afferenzen ganz unterschiedlichen Ursprungs betreffen, z.B. von der Haut einerseits und viszeralen Organen andererseits. Diese Verbindungen sind wahrscheinlich Ursache des übertragenen Schmerzes. Nozizeptive Signale aus dem Herzen werden z.B. oftmals als Schmerz an der Innenseite des Armes empfunden. Die synaptischen Beziehungen zwischen inneren Organen und der entsprechenden segmentalen Innervation des Rückenmarks (Tafel 81) sind entwicklungsgeschichtlich begründet. Die nach dem Neurologen Head bezeichneten Dermatome (Zonen) der Haut spielen eine Rolle für die klinische Diagnostik von Erkrankungen innerer Organe.

Hinweise: Verwenden Sie dunkle Farben für E und H.
1. Beginnen Sie bei der Abbildung oben links und arbeiten Sie sich über den spinothalamischen Weg bis zum Kortex durch. Nur das Hinterhorn der grauen Substanz des Rückenmarks wird grau angemalt.
2. Wenden Sie sich der absteigenden Schmerzhemmung zu (rechts) und kolorieren Sie sie entsprechend den Zahlen. Hier ist im Detail abgebildet, was in der darüberliegenden Darstellung nur durch Pfeile angedeutet ist. Achten Sie auf die verminderte Impulsfrequenz in der gehemmten Relaisfaser (5), angedeutet durch die geringere Zahl vertikaler Striche. Die Terminale der afferenten Nervenfaser erhält die Farbe der Substanz P (M), deren Freisetzung gehemmt wird (4).
3. Malen Sie dann die Abbildung zur gate control an.
4. Wenden Sie sich dann dem übertragenen Schmerz und schließlich dem Phantomschmerz zu.

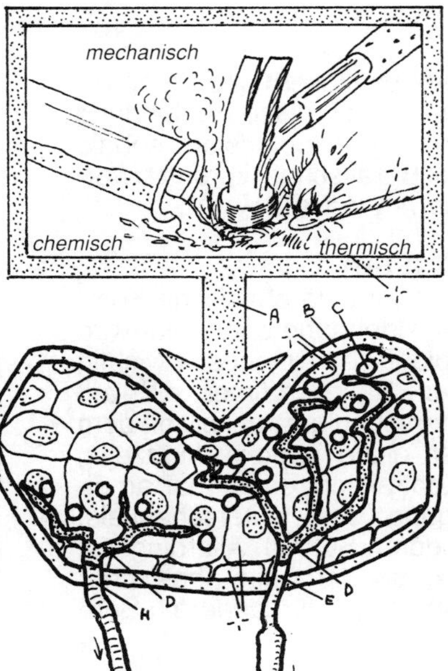

SCHMERZURSACHEN A
Gewebeschädigung B
Freisetzung von Schmerzstoffen C (Kinine, Histamin)
freie Nervenendigungen D
SCHNELLER SCHMERZ E
Thalamus, F Kortex G
LANGSAMER SCHMERZ H
Retikulärformation (RF), I
absteigende Kontrolle J

Schmerzrezeptoren reagieren auf exzessive mechanische und thermische Reize, wodurch schmerzverursachende Stoffe (Kinine, Histamin) freigesetzt werden, die dann ihrerseits Schmerzrezeptoren erregen können. Schneller, scharfer Schmerz entsteht in den oberflächlichen Schichten der Haut und wird über relativ schnellleitende, dünne myelinisierte Fasern (Gruppe III) zum Hinterhorn geleitet. Dort erfolgt eine synaptische Umschaltung an nozizeptiven Relaisneuronen und an Neuronen, die in Reflexabläufe eingeschaltet sind. Relaisneurone kreuzen zur Gegenseite und steigen in einem Teil des spinothalamischen Trakts zum Thalamus auf. Von dort erreicht die Information den somatosensorischen Kortex.

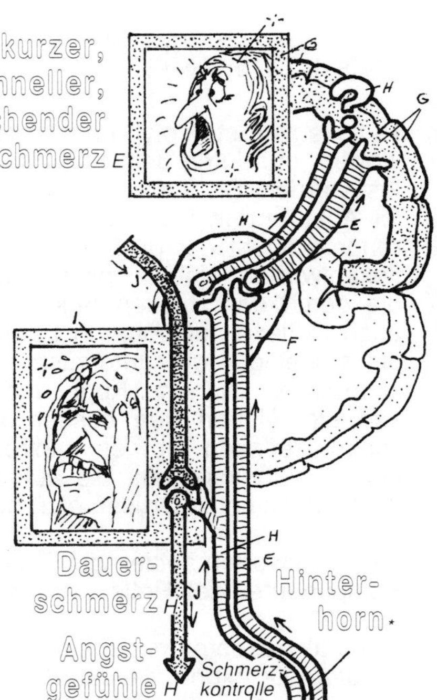

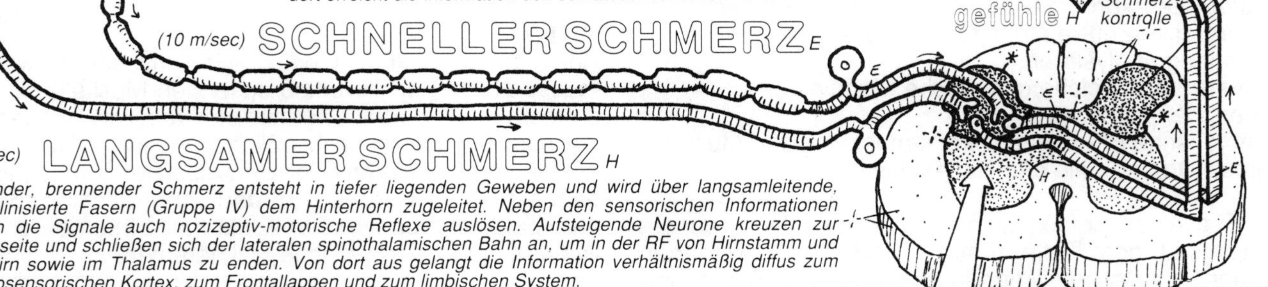

(1 m/sec) LANGSAMER SCHMERZ H

Quälender, brennender Schmerz entsteht in tiefer liegenden Geweben und wird über langsamleitende, unmyelinisierte Fasern (Gruppe IV) dem Hinterhorn zugeleitet. Neben den sensorischen Informationen können die Signale auch nozizeptiv-motorische Reflexe auslösen. Aufsteigende Neurone kreuzen zur Gegenseite und schließen sich der lateralen spinothalamischen Bahn an, um in der RF von Hirnstamm und Mittelhirn sowie im Thalamus zu enden. Von dort aus gelangt die Information verhältnismäßig diffus zum somatosensorischen Kortex, zum Frontallappen und zum limbischen System.

ÜBERTRAGENER SCHMERZ O

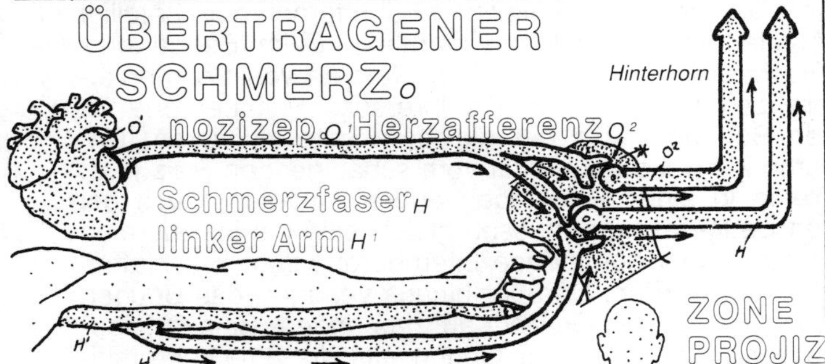

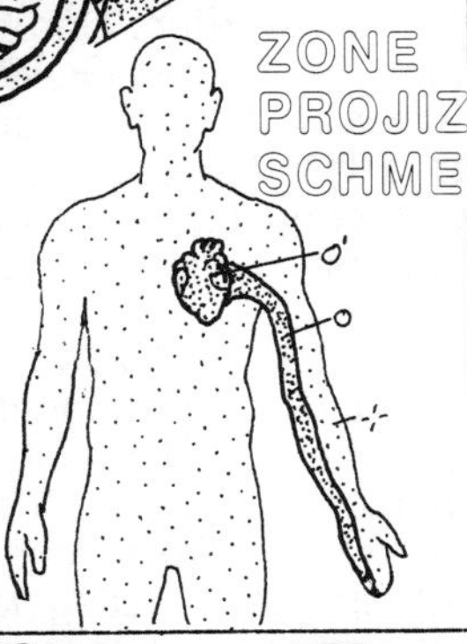

Nozizeptive Signale aus einem inneren Organ können auch in einer Zone (Head-Zone) der somatischen Sensibilität empfunden werden (übertragener Schmerz). Kardiale Störungen können z.B. an der Innenseite des linken Armes als Schmerz empfunden werden. Übertragener Schmerz kann durch Konvergenz nozizeptiver Afferenzen aus beiden genannten Quellen auf den spinothalamischen Trakt zustande kommen.

ABSTEIGENDE SCHMERZ-HEMMUNG H

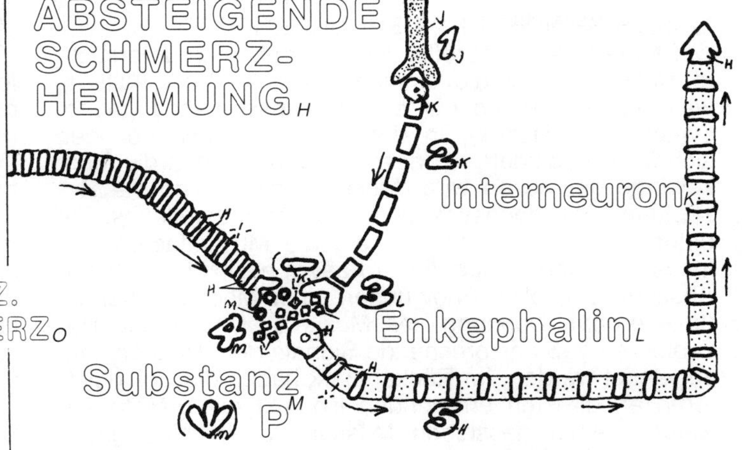

Die Transmission von Schmerzinformation kann im Hinterhorn durch absteigende Fasern aus der RF gehemmt werden (1). Diese Fasern aktivieren spezifische Interneurone im Hinterhorn (2), die Enkephaline freisetzen (3), kurzkettige Peptide mit analgetischen Eigenschaften. Enkephaline hemmen die Freisetzung von Substanz P (4) und vermindern damit die Signaltransmission von der Afferenz über die Relaiszellen (5) zum Gehirn.

PHANTOM-SCHMERZ H

Bei Patienten nach Amputation kann es zu Schmerzzuständen in der amputierten Gliedmaße kommen. Möglicherweise beruht dieser Schmerzzustand darauf, daß die geschädigten Schmerzfasern am Stumpfende erregt werden und so die Information »Schmerz« dem Kortex zuleiten. Der Ursprungsort dieser Signale wird von der Großhirnrinde der ursprünglichen Lokalisation des Nozizeptors zugeordnet.

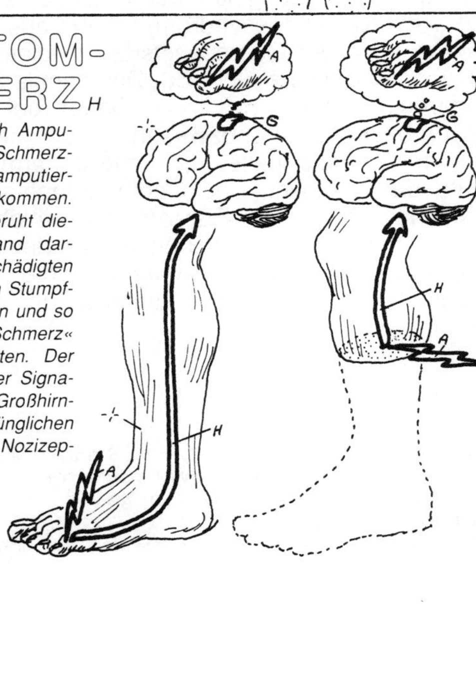

AFFERENTE HEMMUNG N
(gate control) N
Schmerz H
Berührung E

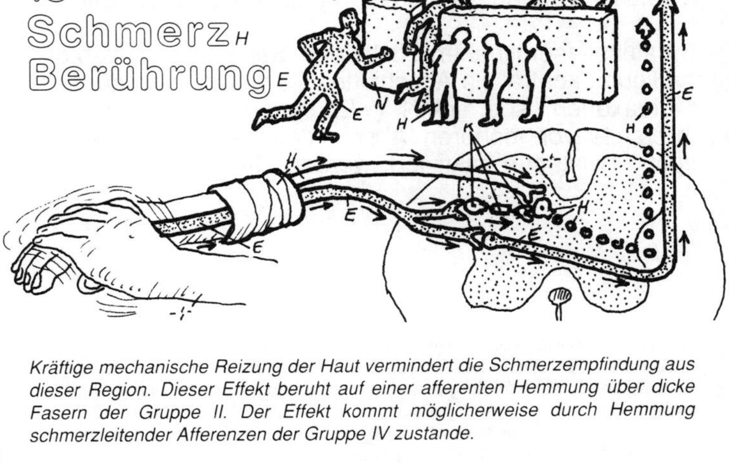

Kräftige mechanische Reizung der Haut vermindert die Schmerzempfindung aus dieser Region. Dieser Effekt beruht auf einer afferenten Hemmung über dicke Fasern der Gruppe II. Der Effekt kommt möglicherweise durch Hemmung schmerzleitender Afferenzen der Gruppe IV zustande.

REFLEXE

Reflexe sind stereotype motorische oder autonome Antworten, die durch bestimmte sensorische Reize ausgelöst werden. Sie stellen die elementarste Form neuronaler Abläufe dar. Bei niederen Tieren und bei Neugeborenen besteht der größte Teil des Verhaltens aus Reflexantworten. Neben spinalen Reflexen (d.h. Reflexen, die durch das Rückenmark vermittelt werden) gibt es auch Reflexe auf höheren Ebenen des ZNS, die allerdings weniger gut untersucht sind. Derartige Reflexe kontrollieren Augen-, Kopf- und Kaubewegungen, Niesen etc. Neben den besser bekannten sensomotorischen Reflexen gibt es zahlreiche Reflexe im vegetativen Nervensystem, die autonome Effektoren (Herz, glatte Muskulatur, Drüsen etc.) betreffen.

Reflexantworten setzen die Funktionsfähigkeit folgender Komponenten des Reflexbogens voraus:

1. Sinnesrezeptoren, die auf den Reiz reagieren,
2. afferente Axone, die das Signal zum ZNS leiten,
3. integrative Zentren, die den sensorischen Eingang analysieren,
4. Efferenzen, welche motorische Signale der Peripherie zuleiten,
5. motorische Effektoren (Skelettmuskel, glatte Muskulatur, Drüsen), die den Reflex ausführen.

Der Typ einer Reflexantwort hängt vor allem von der Komplexität des Reflexzentrums ab, diese wiederum von der Zahl der beteiligten Interneurone und Synapsen.

MUSKELSPINDEL UND DEHNUNGSREFLEX

Der Muskeldehnungsreflex ist der am besten untersuchte Reflex. Er hat die einfachstmögliche Verschaltung, weil sein Reflexweg nur eine Synapse enthält (monosynaptischer Reflex). In den Skelettmuskeln befinden sich Muskelspindeln, Sinnesorgane, mit denen die Muskellänge gemessen wird. Muskelspindeln sind die Rezeptoren des monosynaptischen Dehnungsreflexes. Sie enthalten spezielle, sog. intrafusale Muskelfasern (lat. fusus = Spindel). Jede dieser Fasern besitzt im mittleren Abschnitt rezeptive Endigungen einer Mechanoafferenz (Ia-Afferenz). Dehnung des Muskels aktiviert den Rezeptor, so daß entsprechende Signale dem Rückenmark zugeleitet werden. Im Rückenmark haben die Spindelafferenzen direkten erregenden Kontakt mit α-Motoneuronen (α-MN) desselben Muskels. α-MN sind große Neurone, die Skelettmuskelfasern (= extrafusale Muskulatur) innervieren. Aktivierung von α-MN über die Spindelafferenz führt bei Dehnung zur Muskelkontraktion, damit zur Muskelverkürzung und zur Rückkehr der Muskelfaser zu ihrer ursprünglichen Länge. Mit Hilfe des Dehnungsreflexes kann die Muskellänge kontinuierlich gemessen und konstant gehalten werden. Daraus resultieren Muskeltonus und aufrechte Körperhaltung, beides Voraussetzungen zur Durchführung von Bewegungen.

Intrafusalfasern haben zu beiden Seiten der Rezeptorendigung kontraktile Abschnitte. Sie werden von dünnen Motoaxonen, sog. γ-MN (γ-Efferenzen) innerviert, die ihrerseits von höheren Abschnitten des ZNS, speziell vom Hirnstamm, aktiviert werden. Impulse der γ-MN führen zur Kontraktion der Intrafusalfasern und damit zur Erregung der Spindelafferenz. Über diese Verbindung (γ-Spindelschleife) werden α-MN depolarisiert sobald spinalmotorische Systeme in Bereitschaft versetzt werden sollen (Körperhaltung, Bewegungen).

PATELLARSEHNENREFLEX (PSR)

Der Muskeldehnungsreflex enthält eine phasische Komponente, die bei rascher Muskeldehnung erkennbar wird und die für die klinisch-neurologische Diagnostik wichtig ist. Bei einem Schlag mit dem Reflexhammer, z.B. auf die Patellarsehne, die die Oberschenkelstrecker mit dem Schienbein verbindet, werden diese Strecker kurzzeitig gedehnt. Es resultiert eine Kontraktion, erkennbar an einer kurzen Vorwärtsbewegung des Unterschenkels: PSR oder T-Reflex (engl. tendon = Sehne). Allerdings ist der PSR kein Sehnenreflex, sondern ein phasischer Muskeldehnungsreflex. Gleiches gilt für andere »Sehnenreflexe«.

INTERNEURONE

Bei einer willkürlichen oder reflektorischen Bewegung müssen nicht nur die entsprechenden Muskeln aktiviert, sondern auch deren Gegenspieler relaxiert werden. Da die spinalen MN ausschließlich erregender Natur sind, müssen hierfür die MN der Gegenspieler (Antagonisten) gehemmt werden. Dies wird dadurch erreicht, daß z. B. die Spindelafferenzen über Kollateralen Interneurone aktivieren, die antagonistische MN hemmen.

An allen spinalen Reflexen sind Interneurone beteiligt (Ausnahme Muskeldehnungsreflex). Beim Beugereflex (Fluchtreflex) z.B. erregen Kollateralen von Schmerzafferenzen Interneurone, die ihrerseits Motoneurone zu den Beugemuskeln der gleichen Seite aktivieren. Dadurch kann die Extremität vom schädigenden Reiz (z.B. Treten in einen Reißnagel) entfernt werden. Auch bei den Beugereflexen müssen gleichzeitig die ipsilateralen Strecker über hemmende Interneurone zum Erschlaffen gebracht werden. Darüber hinaus verlagert das Beugen eines Beines das Gewicht auf das andere Bein; infolgedessen müssen auf der Gegenseite die Strecker simultan aktiviert werden (gekreuzter Streckreflex). Die exzitatorischen und inhibitorischen Verbindungen der meisten Spinalreflexe sind schon bei Geburt angelegt.

SPINALER SCHOCK

Spinale Reflexe können unabhängig von höheren Abschnitten des ZNS ablaufen. Dies zeigen Tiere mit einer Querschnittsläsion (Durchtrennung des Rückenmarks). Derartige Reflexe können auch, sogar abnorm gesteigert, an querschnittsgelähmten Patienten ausgelöst werden (Spinalisierungssyndrom). Allerdings sind spinale Reflexe nach der Querschnittsläsion eine Zeitlang verschwunden (spinaler Schock). Der spinale Schock ist bei niederen Tieren nur von kurzer Dauer (bei Fröschen Minuten); bei höheren Lebewesen wie z.B. dem Menschen kann er Monate anhalten. Ursache ist vermutlich, daß im Laufe der Evolution das Gehirn zunehmend Kontrollfunktionen über das Rückenmark erhielt (Enkephalisation). Unter physiologischen Umständen benutzen absteigende motorische Kommandos die vorgebildeten spinalen Verschaltungen (Rationalisierung der Abläufe).

Hinweise: Verwenden Sie dunkle Farben für B, D und O.

1. Beginnen Sie mit der obersten Illustration. Beachten Sie, daß sich der Begriff Interneuron (O) auch im Diagramm des PSR (Antagonistenhemmung) wiederfindet.

2. Fahren Sie mit dem Muskeldehnungsreflex fort, zunächst mit dem kleinen Diagramm links. Folgen Sie anschließend der Numerierung.

3. Malen Sie das Diagramm des PSR an. Beachten Sie, daß der Beuger, dessen Motoneuron (D) von einem inhibitorischen Interneuron gehemmt wird, nicht angemalt wird. Im Falle des Fluchtreflexes (unten) lassen Sie den Extensor unkoloriert.

4. Auch beim Diagramm des gekreuzten Streckreflexes links wird er nicht angemalt.

REFLEXBOGEN.

Rezeptor A
Afferenz B
Rückenmark oder Gehirn C
motorische Efferenz D
Effektor E

peripherer Nerv F
Spinalganglion G
Hinterwurzel H
Vorderwurzel I

Reflexe sind unwillkürliche, stereotype motorische Abläufe, die durch bestimmte sensorische Reize ausgelöst werden können. Strukturelle Grundlage ist der Reflexweg. Ein Reflexweg besteht aus: (1) Rezeptoren, die den Reiz transduzieren; (2) afferenten Nervenfasern, die neuronale Signale dem ZNS zuleiten; (3) Reflexzentren (Synapsen und Interneurone), die den sensorischen Eingang aufnehmen und Signale in Motoneuronen erzeugen; (4) Motoaxonen, die als efferenter Teil des Reflexbogens durch die Vorderwurzel laufen und Skelettmuskeln (5) als Effektoren innervieren.

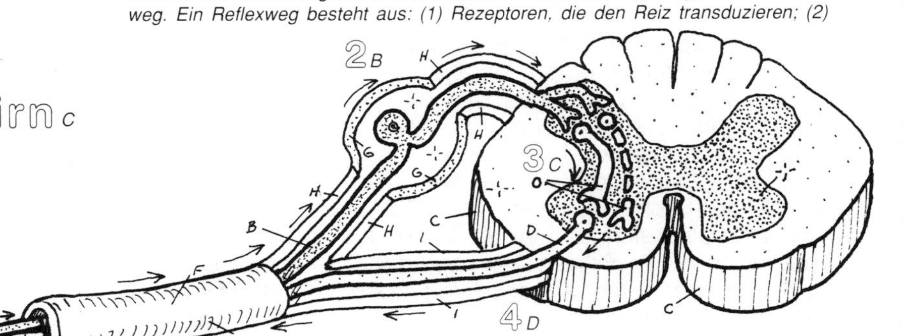

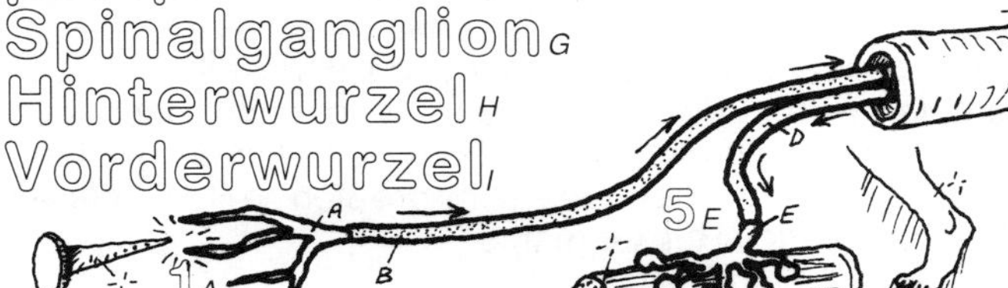

DEHNUNGSREFLEX (monosynaptisch).

Skelettmuskel J
Intrafusalfaser K
Äquatorialzone L
α-Efferenz M
γ-Efferenz N

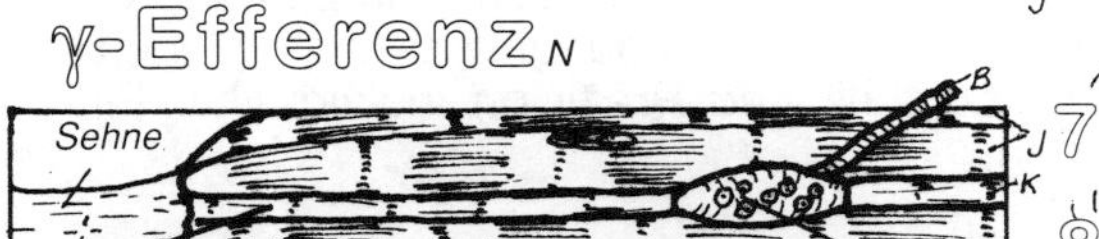

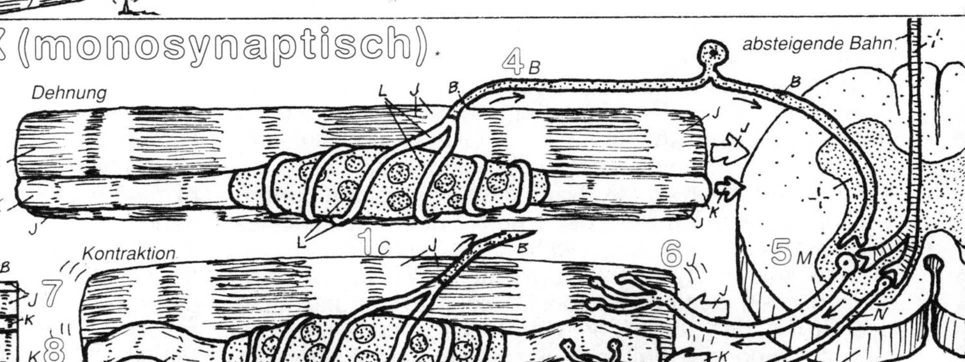

Der Reflexweg des Muskeldehnungsreflexes (MDR), mit dem als Feedbacksystem die Muskellänge konstant gehalten werden kann (Körperhaltung), ist eine monosynaptische Verbindung. Die Endigungen des Rezeptors (1) liegen im mittleren Abschnitt (Äquatorialzone) spezialisierter Muskelfasern (Intrafusalfasern) innerhalb der Kapsel der Muskelspindel. Muskeldehnung (2) dehnt die Intrafusalfasern (3) und aktiviert auf diese Weise die Mechanorezeptoren und die mit ihnen verbundenen afferenten Axone (4). Die Afferenzen erregen α-MN (5), die ihrerseits die (extrafusalen) Skelettmuskelfasern (6) innervieren. Kontraktion der Muskelfasern verkürzt den Muskel (7) und relaxiert die Intrafusalfasern (8). Damit werden die Entladungen der Spindelafferenz und die Aktivierung der MN konstant gehalten.

PATELLARSEHNENREFLEX (Extensor J¹ disynaptische Hemmung des Flexors).

Interneuron O

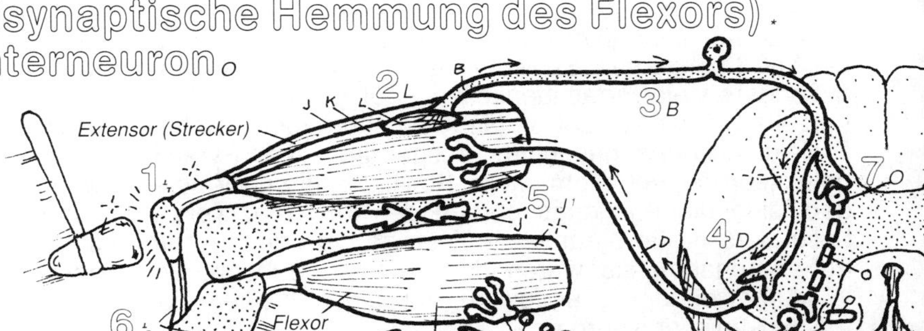

Der MDR ist das Substrat des Patellarsehnenreflexes. Ein Schlag mit dem Reflexhammer auf die Patellarsehne (1) dehnt die Oberschenkelstrecker (2) und ihre Muskelspindeln. Die Spindelafferenz (3) wird aktiviert und erregt ihrerseits Extensor-MN (4). Kontraktion der Extensoren (5) führt zur Streckbewegung des Unterschenkels (6). Parallel dazu aktiviert die Spindelafferenz inhibitorische Interneurone (7), welche ihrerseits die Flexor-MN zum Antagonisten hemmen (reziproke Innervation). Auf diese Weise wird die Streckbewegung durch eine Erschlaffung der Flexoren unterstützt.

GEKREUZTER STRECK-REFLEX.

Im Stehen ruft schmerzhafte Reizung eines Fußes nicht nur dessen Flexion hervor, sondern gleichzeitig eine Extension der Gegenseite (gekreuzter Streckreflex). Auf diese Weise wird die aufrechte Körperhaltung den jeweiligen Erfordernissen angepaßt. Über eine Kette hemmender und erregender Interneurone werden ipsilateral die Beuger aktiviert und die Strecker gehemmt.

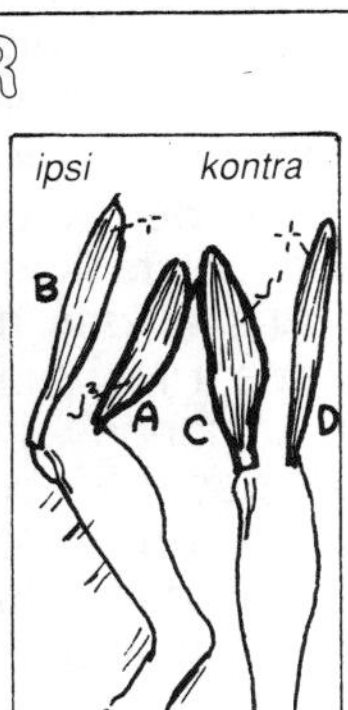

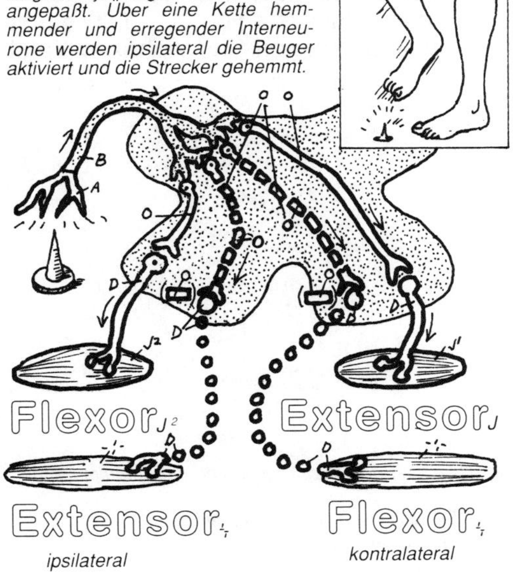

BEUGEREFLEX (Flexoren) J²

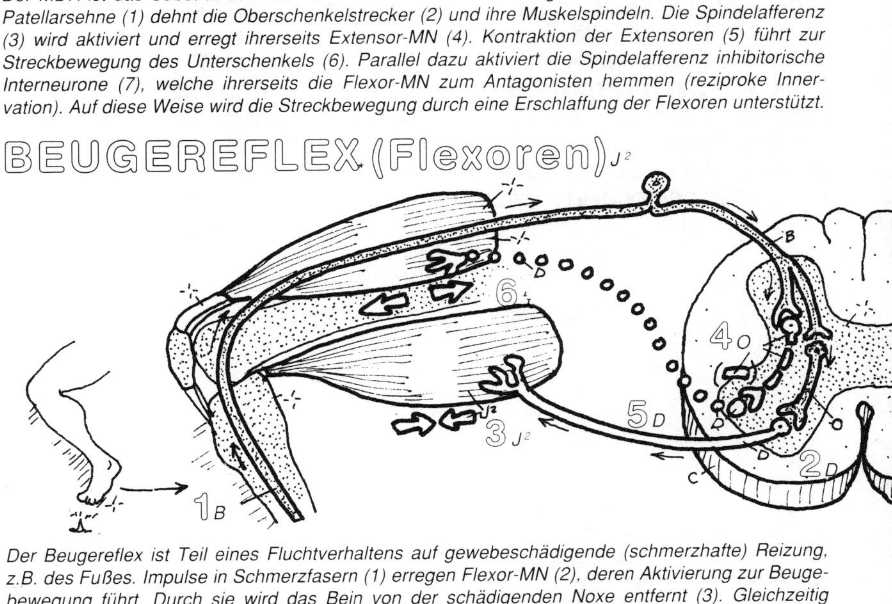

Der Beugereflex ist Teil eines Fluchtverhaltens auf gewebeschädigende (schmerzhafte) Reizung, z.B. des Fußes. Impulse in Schmerzfasern (1) erregen Flexor-MN (2), deren Aktivierung zur Beugebewegung führt. Durch sie wird das Bein von der schädigenden Noxe entfernt (3). Gleichzeitig werden über hemmende Interneurone (4) MN zu den Extensoren gehemmt (5).

WILLKÜRMOTORIK

Die Kontrolle willkürlicher Bewegungen erfolgt oberhalb des Rückenmarks (supraspinal). Dies ergibt sich aus Beobachtungen von Patienten, die bei Unfällen eine Querschnittsdurchtrennung des Rückenmarks erlitten haben. Sie besitzen keine willkürliche Kontrolle mehr über die Muskeln, die von Rückenmarkssegmenten unterhalb der Läsion innerviert sind. Bei Läsionen im oberen Zervikalbereich können die Patienten keinen Muskel von Rumpf oder Extremitäten bewegen (Quadriplegie). Kopf-, Zungen- und Augenbewegungen, die von Hirnnerven und Hirnstammzentren kontrolliert werden, sind noch durchführbar.

MOTORISCHER KORTEX UND HOMUNKULUS

1870 zeigten die deutschen Physiologen Fritsch und Hitzig, daß elektrische Reizung des präzentralen Kortex bei Hunden Muskelkontraktionen auf der Gegenseite hervorrief. Im 20. Jahrhundert fand der kanadische Neurochirurg Penfield, daß Reizung des Gyrus praecentralis intraoperativ auch beim Menschen zu Muskelkontraktionen führt. Diese Zone, der primäre motorische Kortex (MK), zeigt eine somatotopische Gliederung. Gebiete, die Beine und Rumpf kontrollieren, liegen an der Medianseite bzw. oben im MK. Nach lateral hin folgen Zonen, von denen aus Muskeln der Hand und im Gesichtsbereich kontrolliert werden. Demnach ist auch im MK ein »Homunkulus« (Tafel 87) vorhanden. Wie im somatosensorischen System entspricht die Ausdehnung nicht der Größe des jeweiligen Körperteils, sondern deren Möglichkeiten der Feinmotorik. Hände und Finger mit ihrem großen Bewegungsrepertoire sind umfangreich repräsentiert, ebenso Zungen- und Sprachmuskulatur. Die viel größeren Muskeln der Beine z.B. finden nur eine relativ geringe Repräsentation.

Ähnlich wie andere Abschnitte der Großhirnrinde weist der MK 6 horizontale Schichten auf. Allerdings enthält er besonders viele Pyramidenzellen - auf Kosten von Körnerzellen in der Schicht IV, die in primären sensorischen Projektionszonen besonders ausgeprägt sind. Pyramidale Neurone, vor allem in den Schichten III und V gelegen, sind die Ausgangsneurone des MK. Betz-Zellen, besonders große pyramidale Neurone, von denen man früher annahm, sie wären das kortikale Substrat der Willkürbewegungen, umfassen nur einen kleinen Teil (ca. 5 %) dieser Neurone.

DIE PYRAMIDENBAHN (PB), EINE EFFERENTE BAHN DES MOTORISCHEN KORTEX

Eine wichtige absteigende motorische Bahn (PB) entspringt in Pyramidenzellen des MK, aber auch des frontalen und parietalen Kortex. Die PB gibt es nur bei Wirbeltieren. Bei Menschen und anderen Primaten ist sie besonders gut ausgebildet. Ihre Fasern steigen in der weißen Substanz von Gehirn und Rückenmark ab, um teilweise direkt, zum größten Teil indirekt über Interneurone, Motoneurone in Hirnstamm und Rückenmark zu innervieren. Derjenige Teil der PB, der im Hirnstamm endet, wird als kortikobulbärer Trakt bezeichnet, die weiter absteigenden Anteile als Kortikospinaltrakt. Als pyramidales System bezeichnet man die PB samt Ursprungsneuronen. Daneben gibt es noch zahlreiche efferente Fasern zu anderen Kortexabschnitten und zu subkortikalen Strukturen (Striatum, Thalamus, Nucl. ruber). Der Kortikospinaltrakt läuft als direkte Verbindung vom MK zum Rückenmark durch die Pyramide der Medulla, wo mehr als 80 % seiner Fasern auf die Gegenseite kreuzen. Nach dieser Kreuzungsstelle, der Pyramide, wurde die PB benannt und nicht nach den Pyramidenzellen des Kortex. Fasern, die in der Pyramide nicht kreuzen, tun dies zum größten Teil in tieferen Abschnitten des Rückenmarks.

Der größte Teil der PB besteht aus relativ dünnkalibrigen Fasern, die im Hinterhorn endigen und Kontakte zu Interneuronen aufnehmen. Zusätzlich hat sich bei Primaten eine schnell leitende Verbindung ausgebildet, die von den Betzschen Riesenpyramidenzellen stammt. Deren relativ dicke Fasern haben monosynaptische Kontakte mit Motoneuronen, welche die distalen Extremitätenmuskeln innervieren. Dieser Teil der Pyramidenbahn ermöglicht Fingerbewegungen unabhängig von Körperhaltung und Globalbewegungen. Er sichert speziell die Geschwindigkeit und Präzision individueller Fingerbewegungen.

PRÄMOTORISCHER KORTEX

Mit Hilfe von Mikrostimulationen hat man auch im MK Kolumnen von Efferenzen zu individuellen Muskeln gefunden. Daneben gibt es noch eine weitere Zone, von der aus durch elektrische Reizung motorische Effekte ausgelöst werden können. Sie liegt vor dem MK, wird prämotorischer Kortex (PMK) genannt und ist eine motorische Assoziationszone für den MK. In ihr werden, allerdings nach Vorarbeiten anderer Assoziationszonen, Bewegungsmuster entworfen, die den ausführenden Regionen im MK zugeleitet werden. Soll eine Armbewegung erfolgen, erhöhen PMK-Neurone ihre Entladungen früher als die Neurone des MK. Reizung der prämotorischen Assoziationsrinde ruft komplexe, zweckgerichtete Bewegungen ganzer Muskelgruppen hervor. Der PMK empfängt Assoziationsfasern von anderen kortikalen Regionen, insbesondere von den sensorischen Assoziationsareae. Bei einer (sehr seltenen) isolierten PB-Läsion findet man kontralateral eine motorische Schwäche mit Ausfall des manipulatorischen Greifens. Schädigungen des PMK hingegen äußern sich in Bewegungsarmut. Läsionen von Abschnitten des PMK, die die Handregion des MK beeinflussen, zeichnen sich ebenfalls durch einen Ausfall der Manipulierfähigkeit aus, Läsionen vor der Gesichtsregion des MK durch Unfähigkeit zur Artikulation (motorische Aphasie, Tafel 105).

Hinweise: Verwenden Sie für das Rückenmark (C) dieselbe Farbe wie auf Tafel 89 und dunkle Farben für F, G und H.

1. Beginnen Sie links oben. Beachten Sie, daß im unteren Teil der Abbildung Rückenmark (C) und Kortikospinaltrakte (F) dreidimensional dargestellt sind.

2. Kolorieren Sie dann die Repräsentation der Körpermuskeln im MK (motorischer Homunkulus, links unten). Möglicherweise müssen Sie hierzu einige Farben mehrfach benutzen.

3. Wenden Sie sich anschließend dem motorischen und dem prämotorischen Kortex oben rechts zu.

4. Unten rechts beginnen Sie bitte mit der Anatomie der betreffenden Strukturen in der Reihenfolge ihrer Numerierung.

Motor. Kortex A
Medulla B
Rückenmark C
Vorderwurzel D
peripherer Nerv E
PYRAMIDALES SYSTEM:
Kortikospinaltrakt F
Kortikobulbärtrakt G
kraniale bzw. spinale Motoneurone H

Willkürbewegungen, ob einfach oder komplex, hängen von motorischen Strukturen des Gehirns, insbesondere des Kortex ab. Das Gebiet unmittelbar vor dem Sulcus centralis (= Gyrus praecentralis) ist identisch mit dem primären motorischen Kortex (MK). Im MK, aber auch in frontalen und parietalen Areae entspringen kortikobulbäre und -spinale Verbindungen, die durch die innere Kapsel absteigen. Der Kortikospinaltrakt kreuzt zum größten Teil in der Pyramide der Medulla zur Gegenseite. Er innerviert, größtenteils über Interneurone, kraniale bzw. spinale Motoneurone. Kortikobulbäre Fasern regulieren Bewegungen im Kopfbereich (Augen, Gesicht, Zunge), kortikospinale Fasern Bewegungen im Bereich des Rückenmarks. Der MK hat auch Verbindungen mit anderen Hirnrindenfeldern sowie, teilweise in Form von Kollateralen der Pyramidenbahn, mit subkortikalen Gebieten (Basalganglien, Thalamus, Pons). Diese Regionen können über mehrere außerhalb der PB laufende absteigende Trakte die Spinalmotorik beeinflussen, ohne daß dies von Funktionen der PB zu trennen wäre. Spezifisch für die PB ist die Regulation der Feinmotorik der Finger.

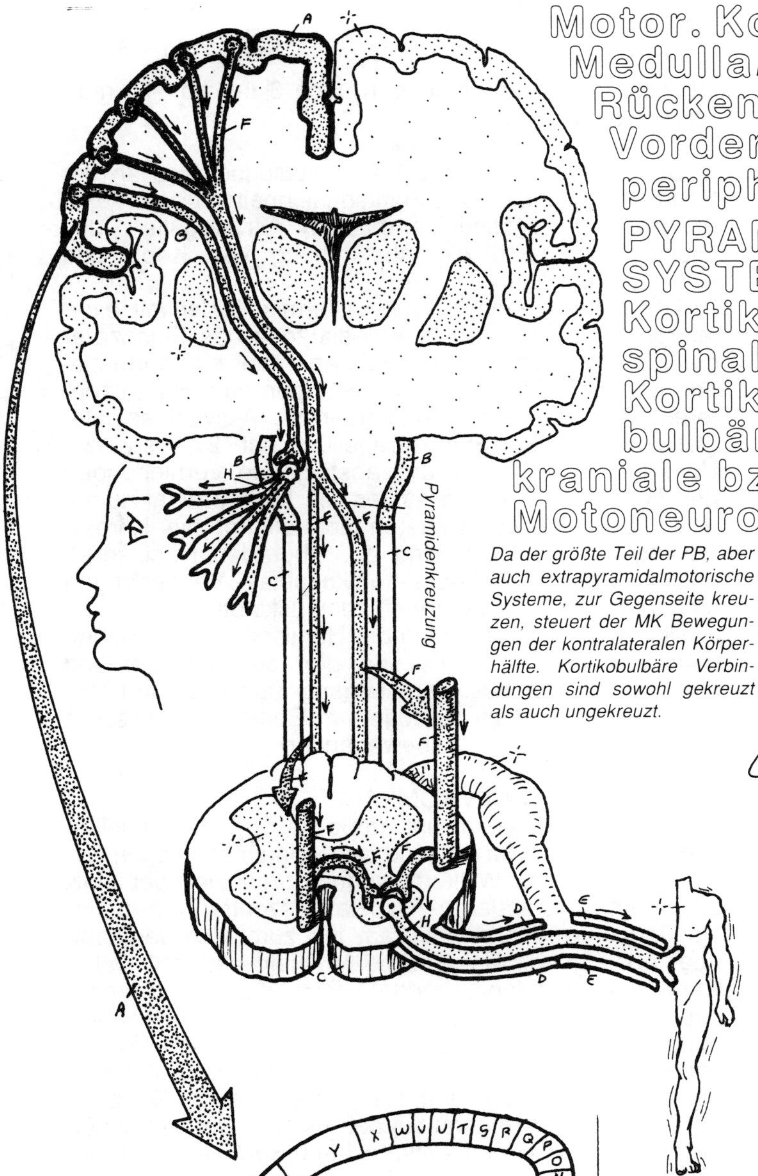

Da der größte Teil der PB, aber auch extrapyramidalmotorische Systeme, zur Gegenseite kreuzen, steuert der MK Bewegungen der kontralateralen Körperhälfte. Kortikobulbäre Verbindungen sind sowohl gekreuzt als auch ungekreuzt.

Motorkortex A und I prämotorischer Kortex I

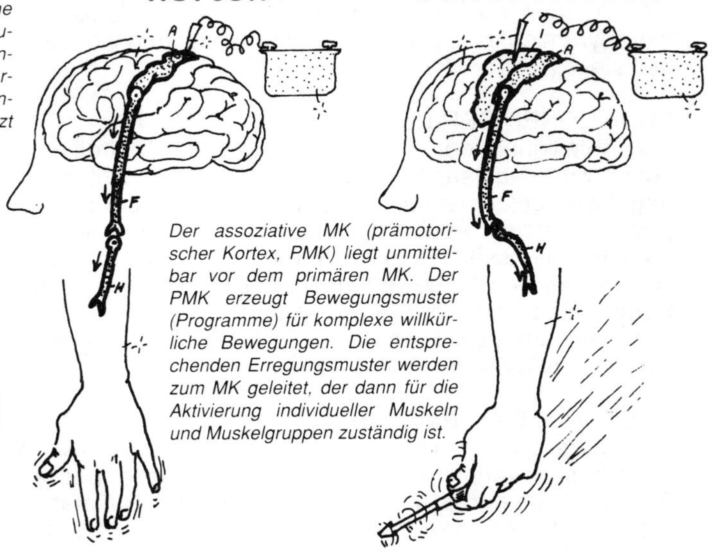

Der assoziative MK (prämotorischer Kortex, PMK) liegt unmittelbar vor dem primären MK. Der PMK erzeugt Bewegungsmuster (Programme) für komplexe willkürliche Bewegungen. Die entsprechenden Erregungsmuster werden zum MK geleitet, der dann für die Aktivierung individueller Muskeln und Muskelgruppen zuständig ist.

MOTORISCHER KORTEX HOMUNKULUS A

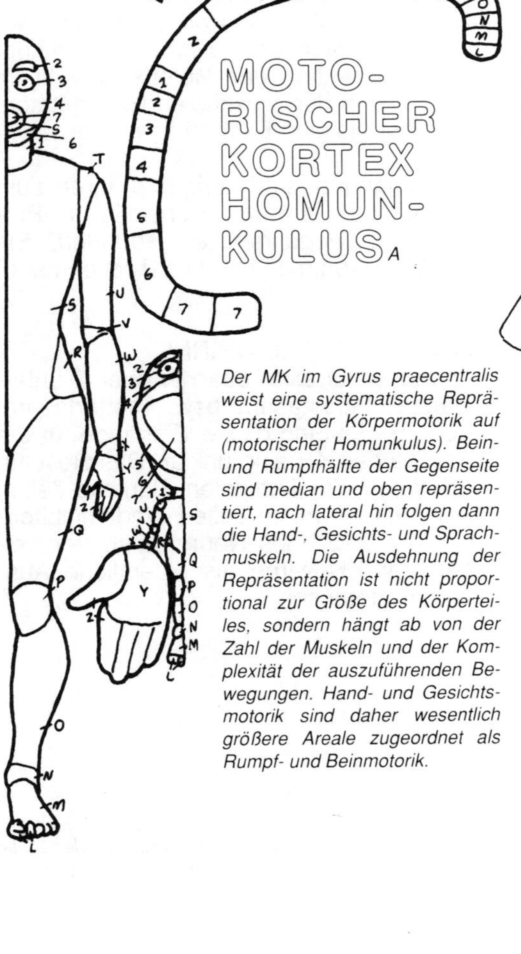

Der MK im Gyrus praecentralis weist eine systematische Repräsentation der Körpermotorik auf (motorischer Homunkulus). Bein- und Rumpfhälfte der Gegenseite sind median und oben repräsentiert, nach lateral hin folgen dann die Hand-, Gesichts- und Sprachmuskeln. Die Ausdehnung der Repräsentation ist nicht proportional zur Größe des Körperteiles, sondern hängt ab von der Zahl der Muskeln und der Komplexität der auszuführenden Bewegungen. Hand- und Gesichtsmotorik sind daher wesentlich größere Areale zugeordnet als Rumpf- und Beinmotorik.

SENSORISCHER J UND SENSORISCH-ASSOZIATIVER K KORTEX K

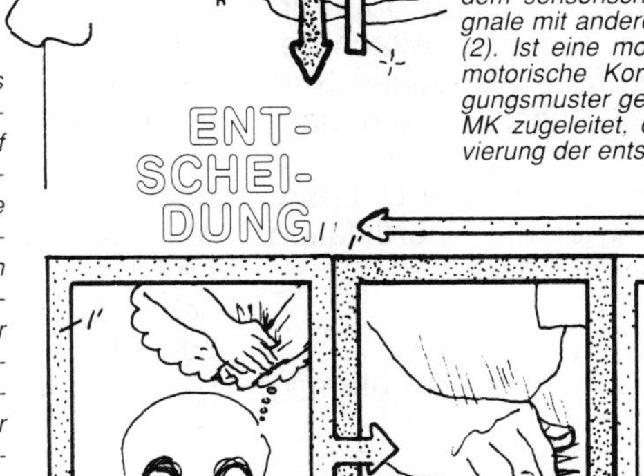

Die Meldungen der Körpersensibilität erreichen den primären somato-sensorischen Kortex, wo Lokalisation, Intensität und Submodalität analysiert werden (1). Die Impulse werden dann dem sensorischen Assoziationskortex zugeleitet, der die Signale mit anderen Meldungen zusammenfaßt und interpretiert (2). Ist eine motorische Handlung erforderlich, wird der prämotorische Kortex aktiviert, wo Programme für die Bewegungsmuster geschaffen werden (3). Diese werden dann dem MK zugeleitet, der die für die Bewegungsmuster durch Aktivierung der entsprechenden Motoneurone (4) ausführt.

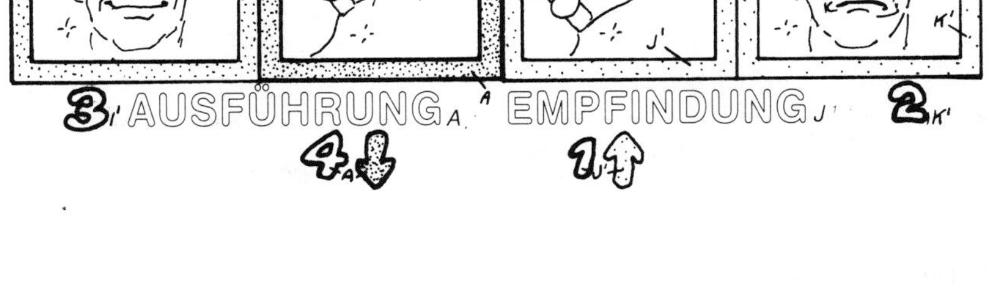

BASALGANGLIEN UND KLEINHIRN

Neben dem prämotorischen Kortex (PMK), dem Motorkortex (MK) und der Pyramidenbahn (PB) (Tafel 90) verfügt das ZNS noch über weitere motorische Kontrollsysteme in Gestalt der Basalganglien (BG) und des Kleinhirns (KH, Zerebellum).

BASALGANGLIEN

Als BG faßt man eine Reihe von Strukturen im Großhirn (Kaudatum, Putamen, Globus pallidus) und im Mittelhirn (Substantia nigra, Nucl. subthalamicus) zusammen. Bei Vögeln und niederen Vertebraten, die keinen Neokortex besitzen, stellen die BG die Hauptstrukturen der höheren motorischen Kontrolle dar. Bei Menschen und höheren Säugetieren sah man die BG früher als separates motorisches System an (ganz oder teilweise identisch mit dem »extrapyramidalen« System). Neuerdings weiß man, daß über Kollateralen der PB und intensive reziproke Verbindungen von KH, Thalamus und MK enge Interaktionen bestehen, so daß man pyramidales und extrapyramidales System als motorische Funktionseinheit sieht.

FUNKTIONEN DER BG

Die Beteiligung der BG an motorischen Kontrollfunktionen wird hauptsächlich aus klinischen Beobachtungen abgeleitet. Leider ist nur wenig über die Rolle der BG bei physiologischen Abläufen bekannt. Meist nimmt man zwei Funktionskomplexe an. Einer betrifft die Kontrolle von groben Willkürbewegungen (z.B. Änderungen der Körperhaltung bei Fortbewegung). Der zweite Funktionskomplex betrifft die Programmierung und Einleitung willkürlicher motorischer Kommandos.

AUSGANGSSYSTEME DER BG

Die efferenten Verbindungen der BG sind mit beiden Hypothesen vereinbar. Zur ersten Hypothese passen Ausgänge über die Mittelhirnstrukturen der Substantia nigra, die über rubro- und retikulospinale Verbindungen spinalmotorische Systeme kontrollieren können (z.B. Empfindlichkeit des Muskeldehnungsreflexes und Muskeltonus). Der Einfluß auf Programmierung und Start motorischer Aktivitäten erfolgt über den Ausgang des Globus pallidus zum Thalamus und von dort zum prämotorischen Kortex, der seinerseits den MK aktiviert. In Übereinstimmung mit dieser Hypothese hat man gefunden, daß Neurone der BG deutlich vor Beginn einer Willkürbewegung ihre Entladungsrate erhöhen.

KOORDINATION DURCH DAS KLEINHIRN

Das KH ist entwicklungsgeschichtlich eine sehr alte Struktur, die sich aber im Lauf der Evolution außerordentlich vergrößert hat. Es besteht aus der vielfach gefalteten Kleinhirnrinde und in der Tiefe gelegenen Kernen. Zum großen Teil entstammt unser Wissen über Kleinhirnfunktionen Beobachtungen nach Läsionen bzw. Erkrankungen von Tier und Mensch. Derartige Untersuchungen legen nahe, daß das KH für die Koordination eines glatten Bewegungsablaufes wichtig ist.

FUNKTIONELLE UNTERABSCHNITTE DES KH

Obwohl die Mikroanatomie des KH ziemlich gleichförmig ist, gibt es den Verbindungen nach 3 funktionell unterschiedliche Gebiete:

1. der älteste Teil, der Lobus flocculonodularis an der Basis des KH bildet eine Funktionseinheit mit dem Vestibularsystem (Vestibulozerebellum). Er reguliert das Gleichgewicht und die Abstimmung von Kopf- und Augenbewegungen.
2. Der mittelliniennahe Wurm (Vermis) bildet mit einer lateral anschließenden Intermediärzone das Spinozerebellum. Über aufsteigende Bahnen erhält es Informationen über den Ablauf von Bewegungen (von Hautrezeptoren, Propriozeptoren) und über die Aktivität spinaler Reflexwege. Das Spinozerebellum hat 2 Ausgänge. Über den Nucl. fastigii und absteigende Verbindungen des Hirnstamms kontrolliert es die Motorik von Rumpf und proximalen Extremitäten und stimmt die Körperhaltung auf die Bewegung ab. Über den Nucl. interpositus, rubro- und lateral-kortikospinale Verbindungen steuert es die distale Extremitätenmuskulatur.
3. Den jüngsten Teil bilden die Hemisphären. Eingänge kommen über die Pons von den sensorischen und assoziativen Cortices, der Ausgang läuft über den MK. Eine Läsion führt zu verzögertem Beginn und falscher Koordination rascher Zielbewegungen.

DAS KLEINHIRN ALS KOMPARATOR

Das Spinozerebellum hat doppelläufige Kommunikationskanäle mit dem MK und den spinalmotorischen Systemen. Vor einer Willkürbewegung produziert der PMK zusammen mit anderen Assoziationszentren einen Bewegungsentwurf und überträgt ihn zum MK, der dann über absteigende Bahnen die Muskeln aktiviert. Dabei werden auch entsprechende Impulsmuster (»Efferenzkopie«) über Relaisstationen in der Pons dem KH übermittelt. Die hervorgerufene Bewegung erzeugt Informationen über sich selbst, die dem Kleinhirn zugeleitet werden. Sowohl die kortikal absteigende als auch die spinal aufsteigende Information werden miteinander verglichen und jede Abweichung entsprechend korrigiert. Insofern überwacht das Spinozerebellum die Kommunikation zwischen Kortex und spinalmotorischen Systemen und kontrolliert dadurch die Perfektion der Motorik sowohl im Bereich des Rumpfes und der proximalen Extremitäten, als auch im Bereich der distalen Extremitäten.

Die Hemisphären hingegen sind aufgrund ihrer ausschließlichen Verbindungen mit dem Kortex in die Programmierung von Zielbewegungen eingebunden. Sie besitzen keine Feedbackkontrolle mit dem Rückenmark.

EIN- UND AUSGÄNGE DES KLEINHIRNS

Die afferente Information erreicht das KH über 2 unterschiedliche Eingänge, Moosfasern bzw. Kletterfasern. Die unterschiedliche Bedeutung dieser Eingänge für die analytischen Prozesse des KH sind unklar. Das Resultat der Analyse wird durch die kortikalen Purkinje-Zellen den Kernen übermittelt. Purkinje-Zellen sind inhibitorische KH-Neurone, die GABA als Neurotransmitter freisetzen. Die Zellen der KH-Kerne als eigentliche Ausgangsneurone sind exzitatorisch.

Hinweise: Verwenden Sie für den prämotorischen Kortex (C) und den Motorkortex (D) die gleichen Farben wie auf Tafel 90.
1. Beginnen Sie links oben mit den Bezeichnungen der Anteile der BG. In der Zeichnung sind sie unter dem Buchstaben A zusammengefaßt.
2. Kolorieren Sie die Strukturen des KH links und seine Funktionen rechts.
3. Malen Sie die Bezeichnungen der verschiedenen Erkrankungen der BG im untersten Teil an. Benutzen Sie jeweils für X, das den Funktionsausfall andeuten soll, die gleiche Farbe.

BASALGANGLIEN:A
Nucl. caudatus A¹-
Putamen A²-
Globus pallidus A³-
Substantia nigra A⁴-
Nucl. subthalamicus A⁵-

Thalamus B
prämotorischer Kortex C
Motorkortex D
Nucl. ruber E
extrapyramidale Bahnen F
Propriozeption G
Pyramidenbahn H

Neurone der BG erhöhen ihre Entladungsrate bereits vor Beginn von Willkürbewegungen, was darauf hinweist, daß sie an der Planung und dem Start von Bewegungen beteiligt sind (1). Ausgangssignale der BG laufen über den Thalamus zum prämotorischen Kortex (PMK, 2). Der PMK aktiviert dann einerseits den MK (3), der die Durchführung der Bewegung veranlaßt (4), andererseits das KH (5), das die Bewegung koordiniert (6). Über Bahnen, die vom Hirnstamm absteigen (7), können die BG den Muskeltonus regulieren und damit die Ausführung von Bewegungen vorbereiten.

Die Basalganglien (BG) sind motorische Kerngebiete des Telenzephalons (Kaudatum, Putamen, Globus pallidus) und des Mittelhirns (Substantia nigra, Nucl. subthalamicus), die eine Rolle spielen für die Regulation von willkürlichen und komplexen unwillkürlichen Bewegungen. Läsionen der BG führen zu neurologischen Ausfallserscheinungen (s. unten). Als Teil des »extrapyramidalen« Systems arbeiten die BG bei der Bewegungsregulation zusammen mit prämotorischem Kortex, Motorkortex und pyramidalem System sowie parallel zum Kleinhirn.

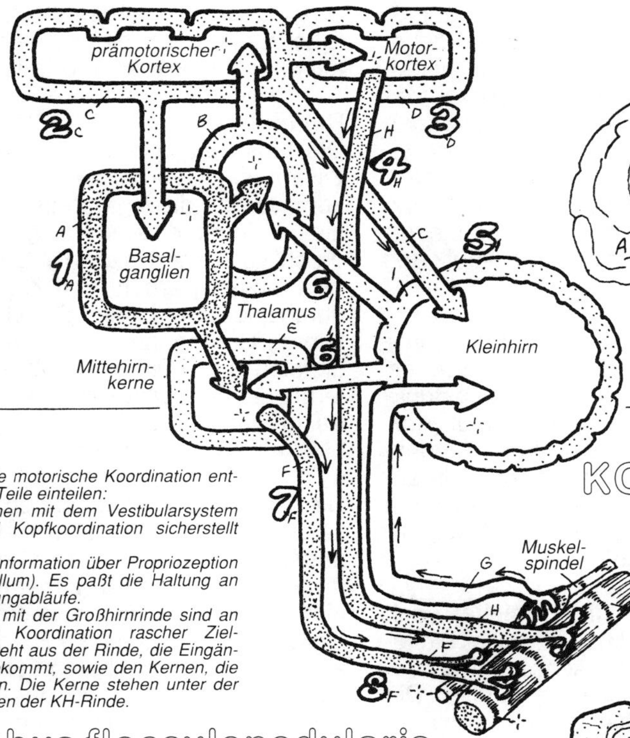

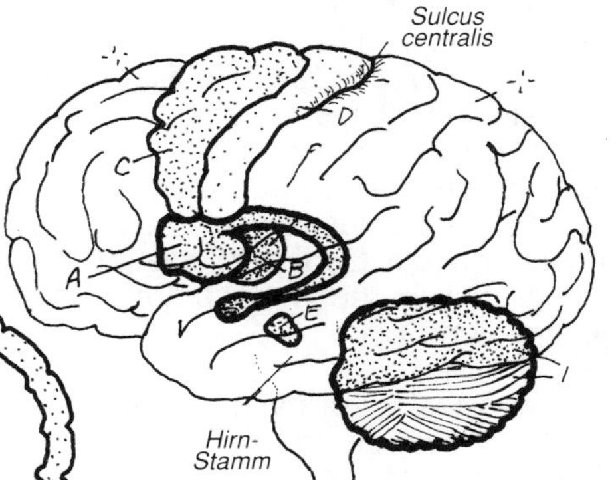

KLEINHIRN I

Das Kleinhirn (KH, Zerebellum) ist für die motorische Koordination entscheidend. Funktionell kann man es in 3 Teile einteilen:
1. Lobus flocculonodularis, der zusammen mit dem Vestibularsystem das Gleichgewicht sowie Augen- und Kopfkoordination sicherstellt (Vestibulozerebellum).
2. Vermis und Intermediärzone erhalten Information über Propriozeption und spinale Reflexabläufe (Spinozerebellum). Es paßt die Haltung an die Bewegung an und kontrolliert Bewegungabläufe.
3. Die Hemisphären im Zusammenspiel mit der Großhirnrinde sind an der Programmierung von Start und Koordination rascher Zielbewegungen beteiligt. Das Kleinhirn besteht aus der Rinde, die Eingänge vom Neokortex und der Peripherie bekommt, sowie den Kernen, die den einzigen Ausgang des KH darstellen. Die Kerne stehen unter der inhibitorischen Kontrolle der Purkinje-Zellen der KH-Rinde.

KOMPARATOR-FUNKTION I

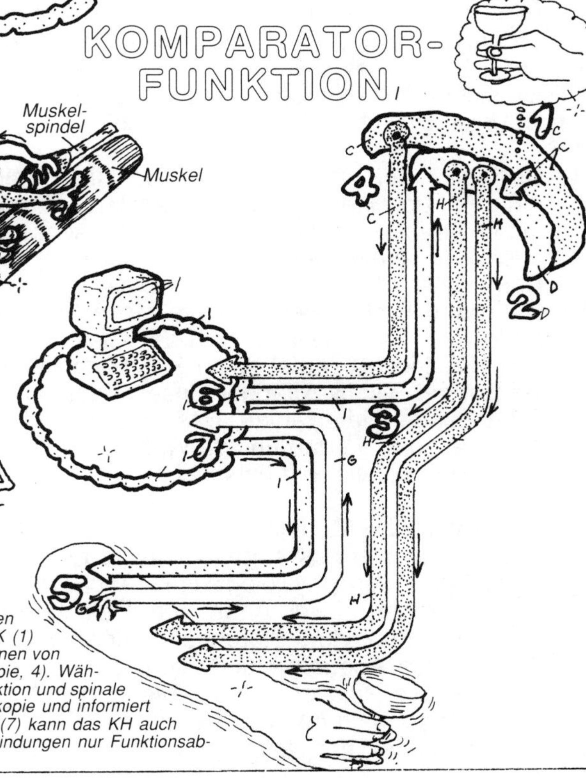

Rinde I¹
Kerne J

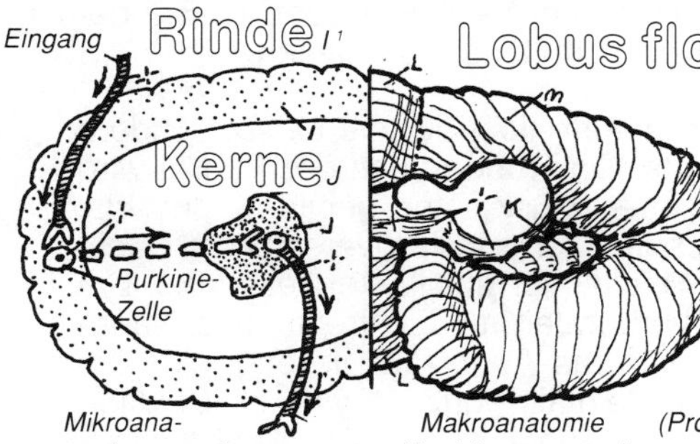

Mikroanatomie   Ausgang   Makroanatomie (Ansicht von unten)

Lobus flocculonodularis K
(Gleichgewicht)

Vermis L
(Haltung und Fortbewegung)

Hemisphäre M
(Programmierung rascher Zielbewegungen)

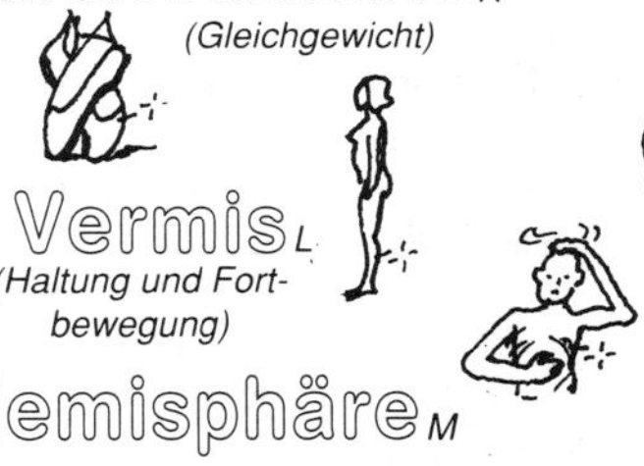

Das KH wird oft mit einem Computer verglichen, der die zentralen motorischen Kommandos und deren Durchführung in der Peripherie überwacht. Wenn z.B. ein Glas ruhig gehalten werden soll, sendet PMK (1) das entsprechende motorische Programm dem MK (2). Von dort werden die Kommandos den Motoneuronen von Arm- und Handmuskeln zugeleitet (3). Die gleichen Signale werden auch zum KH gesandt (Efferenzkopie, 4). Während der Aktivierung der Motoneurone wird das KH vom Rückenmark über Gelenkstellung, Muskelkontraktion und spinale Reflexabläufe informiert (5). Das KH vergleicht den peripheren Vollzug der Bewegung mit der Efferenzkopie und informiert ggf. PMK (6), so daß nachfolgende Kommandos korrigiert werden können. Über absteigende Bahnen (7) kann das KH auch Muskeltonus und Körperhaltung auf die Bewegungen abstellen. Beachten Sie, daß die gezeigten Verbindungen nur Funktionsabläufe andeuten. Die üblicherweise eingeschalteten Neuronenketten sind nicht eingezeichnet.

ERKRANKUNGEN VON BASALGANGLIEN UND KLEINHIRN I

Substantia nigra A⁵

A⁵ Parkinson

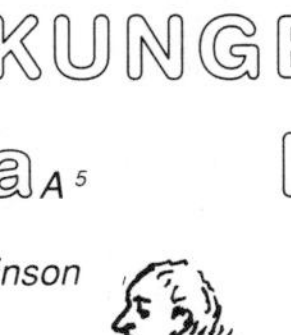

Degeneration von dopaminergen Neuronen der Substantia nigra führt zur Parkinsonschen Erkrankung. Sie tritt hauptsächlich bei älteren Patienten auf und ist gekennzeichnet durch Bewegungsarmut (Akinese), verlangsamte Bewegungen (Bradykinese), Steifheit (Rigor) und Ruhetremor (Zittern).

Kaudatum A¹ und Putamen: A²

Chorea

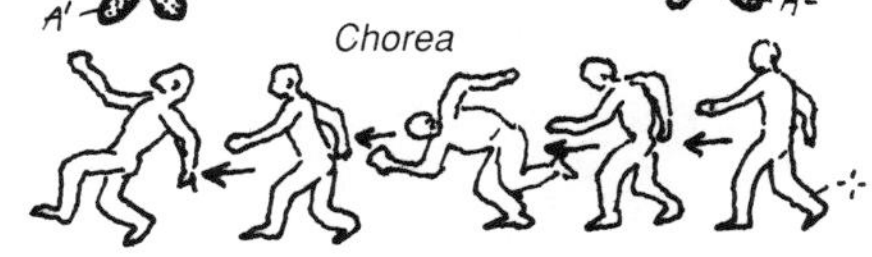

Degeneration von Neuronen des Striatums (Kaudatum/Putamen) führt zu choreatischen Erkrankungen, bei denen die normale Abfolge von Fortbewegung und Zielbewegung durch rasche, zuckende unwillkürliche Bewegungen ersetzt ist (Veitstanz).

Globus pallidus: A³

Degeneration des Globus pallidus führt zu Athetosen (unwillkürliche Dreh- und Wendebewegungen von Extremitäten und Kopf).

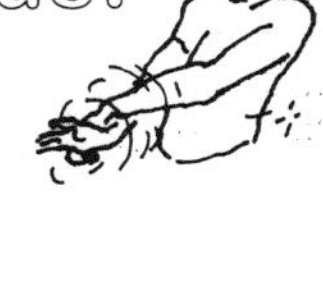

Athetose

Kleinhirn: I

Eine Schädigung des KH ist begleitet von herabgesetztem Muskeltonus, Gleichgewichtsstörungen und unkoordinierten Bewegungen (Ataxie). Der Gang ist breitbeinig, ähnlich dem Betrunkener. Die Sprache ist verwaschen. Bewegungen sind von Intentionstremor und Dysmetrie (falsches Bewegungsmaß) begleitet.

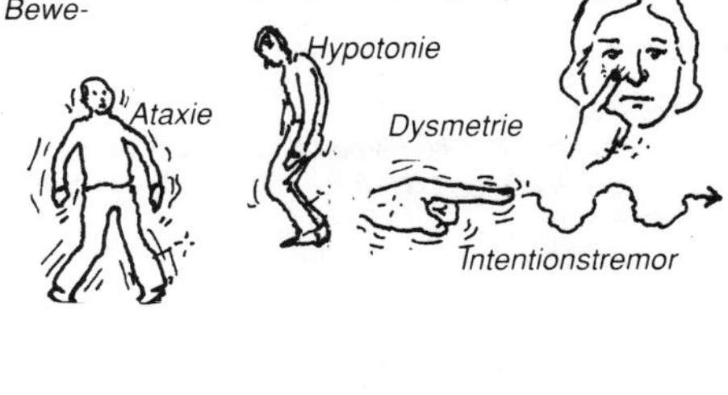

DAS AUGE ALS OPTISCHES SYSTEM

Das Auge ist ein komplex aufgebautes Sinnesorgan, das mittels eines Linsensystems die Umwelt abbildet und mit Hilfe seiner Netzhaut (Retina, Teil des Nervensystems) Lichtreize transduziert, analysiert und die entsprechende Information dem Großhirn zuleitet. Photorezeptoren der Retina wandeln die einfallenden Photonen in neuronale Signale um, die dann zunächst in der Retina und später in den Sehzentren des Gehirns verarbeitet werden.

BILDENTSTEHUNG AUF DER RETINA

Der optische Apparat des Auges sorgt dafür, daß das von Gegenständen der Umwelt emittierte Licht gebrochen und damit ein scharfes Bild auf der Retina erzeugt wird. Die Objekte können einfach sein, wie eine punktförmige Lichtquelle (z.B. ein Stern), oder komplexe dreidimensionale Dinge darstellen (z.B. einen fliegenden Vogel). Das entstandene Bild ruft neuronale Signale eines Mosaiks von Photorezeptoren der Retina hervor. Die Information über diese zweidimensionale Abbildung wird dann dem Gehirn zugeleitet, das aus ihr die ursprünglich wahrgenommene dreidimensionale Abbildung rekonstruiert.

Licht, das ins Auge einfällt, muß mehrere transparente Medien passieren, bevor es die Photorezeptoren erreicht. Diese Medien unterstützen die Abbildungsfunktion des Linsensystems. Das erste ist die Hornhaut (Kornea), die wegen ihrer (verglichen mit Luft) höheren optischen Dichte und ihrer gekrümmten Oberfläche als zusätzliche Sammellinse wirkt. Anschließend passieren die Lichtwellen das Kammerwasser der vorderen Augenkammer (zwischen Kornea und Linse).

Die hinter der Iris (s. u.) liegende Linse arbeitet nach dem Prinzip einer bikonvexen Glaslinse. Parallel einfallende Strahlen werden zur optischen Achse hin gebrochen. Sie konvergieren im Brennpunkt der Linse. Die Brennweite, d. h. der Abstand zwischen Linsenhinterwand und Retina, beträgt beim Menschen ca. 16 mm. Hinter der Linse befindet sich der Glaskörper, mit dessen Hilfe der Augapfel seine Kugelform aufrechterhält. Wegen der Bikonvexität der Linse ist das auf der Retina entstehende Bild invertiert. Das Gehirn kehrt dieses Bild nochmals um, so daß unsere Wahrnehmung wieder der aufrechten Wirklichkeit entspricht.

REFRAKTIONSANOMALIEN

Abbildungsfehler des Auges können zu einem besseren Verständnis des physiologischen Abbildungsmechanismus beitragen. Zwei Arten von Brechungsanomalien sind weit verbreitet: Störungen aufgrund einer Deformation des Augapfels und Störungen aufgrund eines Elastizitätsverlusts der Linse. Wenn der Augapfel wie eine Ellipse geformt und damit zu lang ist, liegt der Brennpunkt vor der Retina und führt zu verschwommenen Bildern. Um scharf sehen zu können, muß der Patient die Gegenstände nahe an das Auge heranbringen (Kurzsichtigkeit, Myopie). Dieser Zustand kann durch eine Bikonkavlinse korrigiert werden, die das einfallende Licht zerstreut, bevor es in das Auge gelangt. Ist der Augapfel zu kurz, fällt der Brennpunkt hinter die Retina (Weitsichtigkeit, Hyperopie). Hyperope sehen entfernte Gegenstände scharf, nahe gelegene jedoch nicht. Dieser Zustand kann durch eine bikonvexe Linse korrigiert werden, die die Strahlen bündelt, bevor sie in das Auge eintreten. Eine andere Art der Brechungsanomalie tritt vorwiegend im höheren Alter auf, besteht aus einem Elastizitätsverlust der Linse (s.u.) und kann gravierend mit dem Nahesehen interferieren.

REGELUNG DES OPTISCHEN APPARATS

Die Linse ist über feine Ligamente (Zonulafasern) mit Ziliarmuskeln verbunden. Wenn sich die Muskeln verkürzen, werden die Ligamente entspannt und die elastische Linse nimmt eine mehr kugelförmige Gestalt an. Dadurch verkleinert sich die Brennweite. Erschlaffung der Ziliarmuskeln erhöht den Zug an den Zonulafasern, wodurch sich die Linse abflacht und die Brennweite zunimmt. Um jederzeit ein scharfes Bild auf der Retina zu erzielen, erschlaffen die Ziliarmuskeln beim Betrachten fernliegender Objekte (Fernakkommodation); bei Betrachtung nahe gelegener Objekte kontrahieren sich die Muskeln (Nahakkommodation).

Die Fähigkeit des Auges, den Krümmungsradius der Linse zu ändern, heißt also Akkommodation. Bei Kindern und jungen Erwachsenen akkommodiert die Linse leicht. In höherem Alter, mit zunehmendem Elastizitätsverlust, nimmt die Akkommodationsfähigkeit und damit die Fähigkeit des Auges, seine Brechkraft beim Nahesehen zu erhöhen, ab. Im sechsten Lebensjahrzehnt ist die Fähigkeit zum Nahesehen bei den meisten früher normalsichtigen Menschen deutlich reduziert (Presbyopie). Sie benötigen bikonvexe Korrekturgläser zum Lesen.

Die Akkommodation betrifft nicht nur die Linse, sondern auch die Pupillenweite. Das runde Loch der Pupille wird von einem Ring glatter Muskulatur gebildet, der Iris. Kontraktion des M. sphincter pupillae verengt die Pupille; Kontraktion des M. dilatator pupillae erweitert sie. Die Pupillenfunktion ist verbunden mit Lichtreflex und Nahesehen. Wenn Licht auf das Auge fällt, verengt sich die Pupille, womit der Lichteinfall reduziert wird. Im Dunklen erweitert sie sich und erhöht damit die Lichtempfindlichkeit. Auch beim Übergang vom Fern- zum Nahesehen verengt sich die Pupille, was die Tiefenschärfe erhöht und das Nahesehen verbessert (Nahakkommodation). Weil beide Augen während der Nahakkommodation konvergieren, wird die Pupillenreaktion auf Nahesehen auch als Konvergenzreaktion bezeichnet.

Hinweise:
Verwenden Sie helle Farben für A, B, C und G und dunkle Farben für E und H.
1. Beginnen Sie mit der Anatomie des Auges oben und dem Vergleich mit einer Kamera.
2. Bearbeiten Sie die Illustration über die Lichtbrechung rechts und anschließend diejenigen über die Refraktionsanomalien links davon.
3. Bearbeiten Sie die Komponenten des Nahesehens und beachten Sie, daß die Presbyopie, rechts, ein Problem der Akkommodationsfähigkeit ist.
4. Bei der Kontrolle des Nahesehens rechts unten richten Sie sich nach der numerierten Reihenfolge der Schritte.

ANATOMIE DES AUGES.

Kornea (Hornhaut) A
Kammerwasser B
Linse C
Ziliarmuskeln D
Zonulafasern E
Iris F
Glaskörper G
Retina H
Chorioidea I
Sklera J
Sehnerv K

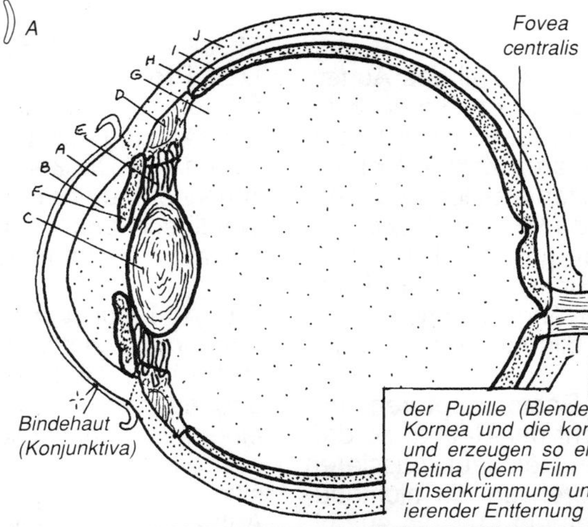

Linse C'
Blende F'
Film H'

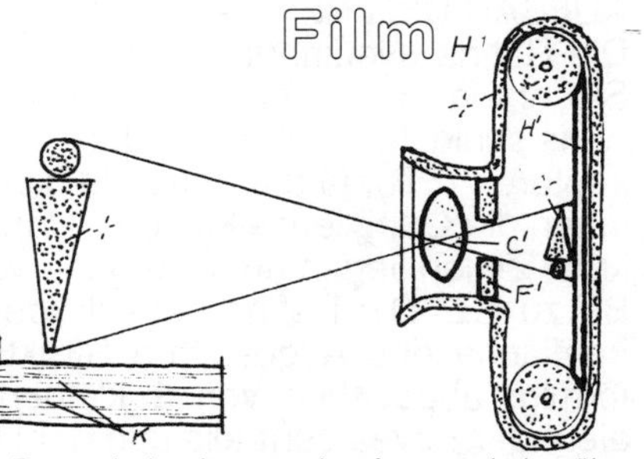

Der optische Apparat des Auges arbeitet ähnlich einer Kamera. Die Iris reguliert die Öffnung der Pupille (Blende) und damit den Lichteinfall. Die gekrümmte Kornea und die konvexe Linse brechen die einfallenden Strahlen und erzeugen so ein umgekehrtes Bild auf der lichtempfindlichen Retina (dem Film der Kamera). Ziliarmuskeln kontrollieren die Linsenkrümmung und damit die Abbildung auf der Retina bei variierender Entfernung der Objekte.

STÖRUNGEN DER ABBILDUNGSFUNKTION.

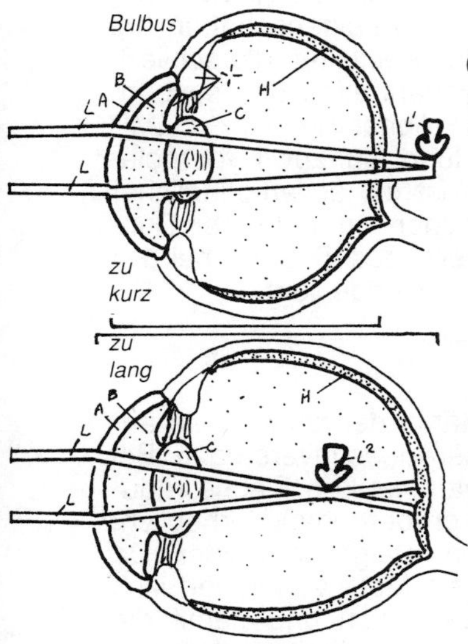

(Weitsichtigkeit)

HYPEROPIE L¹

Der normalsichtige nicht akkommodierte Augapfel bildet Strahlen, die von entfernten Objekten parallel einfallen, auf der Retina scharf ab. Wenn der Augapfel zu kurz ist, wird das Bild erst hinter der Retina scharf abgebildet (Weitsichtigkeit, Hyperopie). Korrektur mit Konvexlinsen. Ein zu langer Augapfel bildet Gegenstände bereits vor der Retina scharf ab (Nahsichtigkeit, Myopie). Dieser Brechungsfehler wird mit Konkavlinsen korrigiert.

MYOPIE L²

(Nahsichtigkeit)

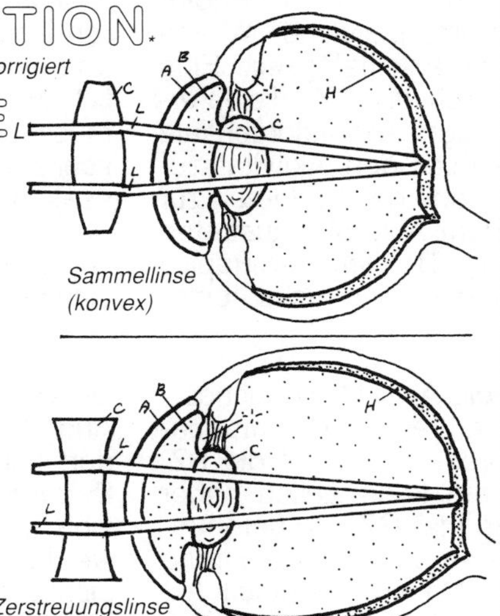

REFRAKTION.

Lichtwellen L

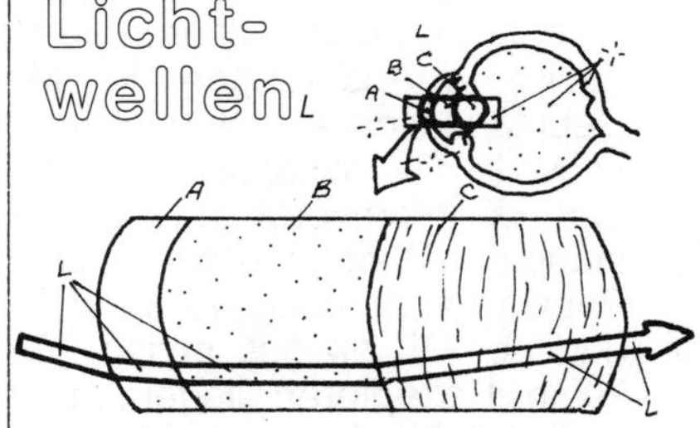

Lichtwellen werden durch transparente Medien unterschiedlicher optischer Dichte gebrochen (Refraktion). Optische Dichte und Krümmungsradien der Medien bestimmen den Grad der Refraktion. Nur durch die Refraktion entsteht ein verkleinertes Bild der Umwelt auf der Retina. Man kann die verschiedenen Brechungsmedien (Kornea, Flüssigkeiten, Linse) zu einer einzigen Konvexlinse zusammenfassen (»reduziertes Auge«).

KONTROLLE DES NAHESEHENS.

1. AKKOMMODATION.

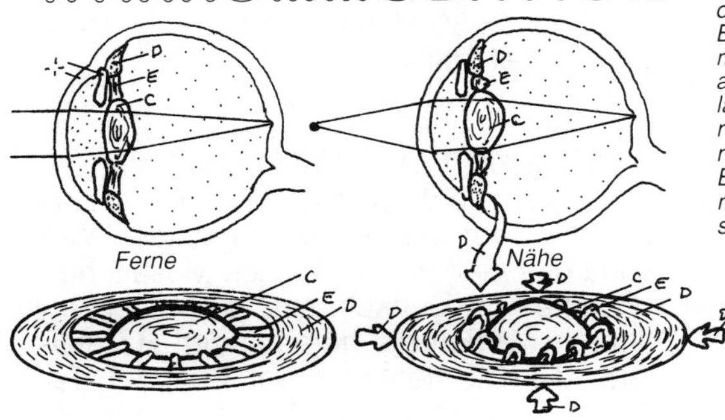

Nähert sich ein entfernter Gegenstand dem Auge, verlagert sich der Abbildungspunkt hinter die Retina. Um das Bild auf der Retina scharf zu halten, muß die Linse akkommodieren: die Ziliarmuskeln kontrahieren sich, die Zonulafasern erschlaffen und die Linse wird runder. Dieses bringt den Brennpunkt näher an die Linse und hält damit das Bild auf der Retina scharf. Mit zunehmendem Alter verliert die Linse ihre Elastizität und damit die Fähigkeit zur Akkommodation. Gegen Ende des sechsten Lebensjahrzehnts ist Nahakkommodation meist kaum mehr möglich (Presbyopie) und korrigierende Maßnahmen sind nötig, um Nahesehen zu ermöglichen.

Presbyopie C'

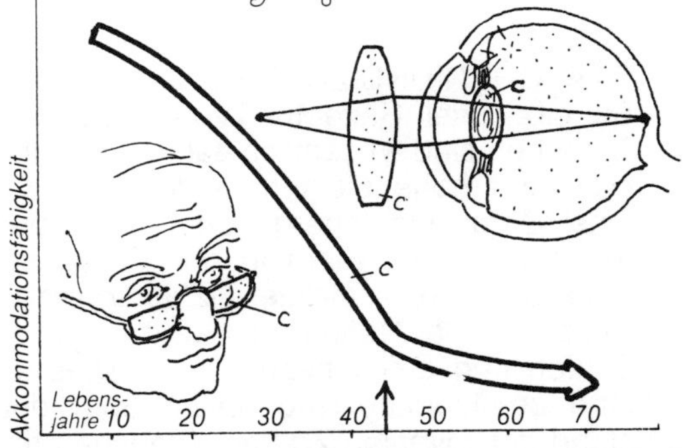

2. PUPILLENWEITE.

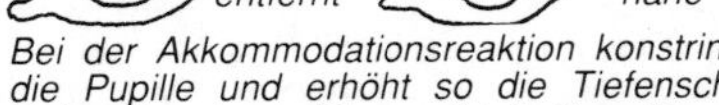

Bei der Akkommodationsreaktion konstringiert sich außerdem die Pupille und erhöht so die Tiefenschärfe. Bei extremem Nahesehen kontrahieren sich äußere Augenmuskeln und bewegen die Augen einwärts, was eine scharfe Abbildung unterstützt.

3. KONVERGENZ.

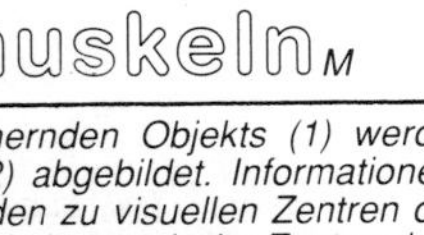

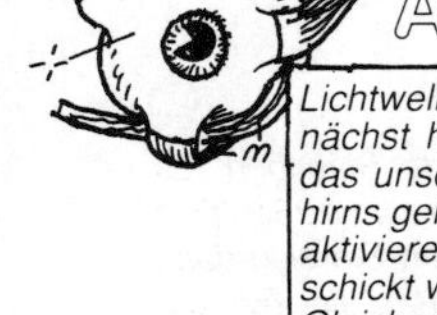

Augenmuskeln M

Lichtwellen eines sich nähernden Objekts (1) werden zunächst hinter der Retina (2) abgebildet. Informationen über das unscharfe Bild (3) werden zu visuellen Zentren des Gehirns geleitet (4), die dann okulomotorische Zentren im Mittelhirn (5) aktivieren, über die Kommandos zu den Okulomotoneuronen geschickt werden, die dann die Akkommodationsreaktion durchführen. Gleichzeitig werden parasympathische Fasern (6) aktiviert, wodurch sich Ziliarmuskeln (7) kontrahieren, die Linsenkrümmung erhöht und die Abbildung fokussiert wird. Außerdem wird über die Muskeln der Iris der Pupillendurchmesser verringert (8). Sympathische Fasern haben den umgekehrten Effekt (9).

REFLEXABLÄUFE BEIM NAHESEHEN.

Parasympathikus O → konstringiert O

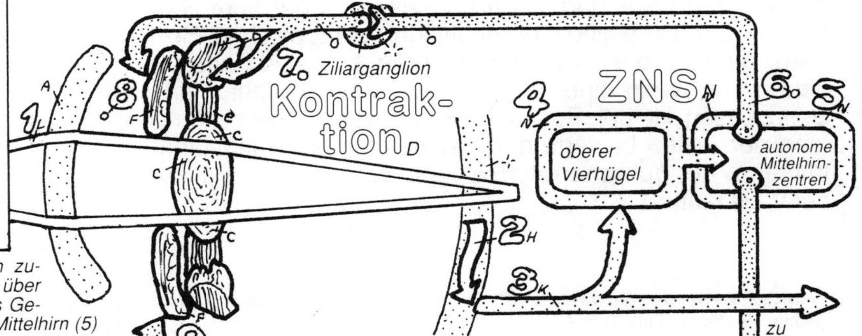

Sympathikus P → dilatiert P

RETINA UND PHOTOREZEPTION

AUFBAU DER RETINA
Die Retina (Netzhaut) ist der neuronale Teil des Auges. Sie enthält 5 verschiedene Zelltypen, von denen 3 jeweils schichtförmig angeordnet sind: außen die Photorezeptoren (PR), in der Mitte die bipolaren Zellen (BZ) und innen die Ganglienzellen (GZ). Horizontalzellen und amakrine Zellen liegen am Übergang von PR zu BZ bzw. von BZ zu GZ. Die Retina bedeckt den größten Teil der Innenfläche des Auges. Ihre Struktur ist ziemlich gleichförmig, abgesehen von 2 kleinen aber wichtigen Arealen, der Fovea centralis und dem blinden Fleck (s. u.).

Die lichtempfindlichen Elemente (Photorezeptoren) befinden sich in der äußersten Schicht der Retina, so daß das Licht zunächst die gesamte Netzhaut passieren muß. Außen grenzen die Rezeptoren an die nichtneuronalen Pigmentzellen, die das Pigment Melanin enthalten. Melanin schwärzt das Augeninnere (wie in einer Kamera) und verhindert damit Lichtreflexionen. Photorezeptoren transduzieren elektromagnetische Wellen (Licht) in Änderungen der Membranleitfähigkeit. Eine Depolarisation erregt postsynaptisch die BZ, die ihrerseits die GZ synaptisch beeinflussen. Aktionspotentiale der GZ informieren das Gehirn über den Aktivitätszustand der Photorezeptoren. Die Axone der GZ laufen zur Papilla nervi optici, wo sie aus dem Augapfel austreten und den N. opticus bilden. Da im Bereich der Papille keine Rezeptoren liegen, ist diese Zone lichtunempfindlich (»blinder Fleck«).

Die Horizontalzellen modulieren die Aktivität benachbarter Rezeptoren und beeinflussen außerdem die Informationsübertragung von den Photorezeptoren auf die BZ. In ähnlicher Weise modulieren amakrine Zellen näher am Ausgang die Aktivität benachbarter GZ und deren Interaktion mit BZ. Interessanterweise bilden die Neurone der Retina, mit Ausnahme der GZ, keine fortgeleiteten Aktionspotentiale. Sie erzeugen langsame graduierte Potentiale, die elektrotonisch die Erregbarkeit anderer Neurone steigern oder vermindern.

STÄBCHEN UND ZAPFEN
Es gibt zwei Rezeptor-Typen: Stäbchen und Zapfen. Stäbchen sind wesentlich zahlreicher als Zapfen und haben eine hohe Lichtempfindlichkeit. Zapfen benötigen eine höhere Lichtenergie und sind farbempfindlich. Zapfen gibt es vor allem in der Fovea centralis. Dort ist außerdem die Dichte der GZ wesentlich höher als in der Peripherie der Retina, so daß hier die Verschaltung von Zapfen und GZ nahezu 1:1 ist. Dies sichert dem ZNS eine unmittelbare Information über den Erregungszustand der fovealen Zapfen. Stäbchen finden sich hauptsächlich in der Peripherie der Retina. Dort beträgt das Verhältnis Rezeptor/GZ etwa 100:1. Dadurch wird die Lichtempfindlichkeit der GZ erhöht, das räumliche Auflösungsvermögen aber reduziert. Daher ist die Netzhautperipherie zum Scharfsehen ungeeignet, aber zum Sehen in der Dunkelheit prädestiniert (skotopisches Sehen). Die Fovea ist wichtig zum Helligkeits- und Farbensehen und wenn eine hohe Sehschärfe erforderlich ist. Beim Lesen kleiner Buchstaben wird das Auge so entlang der Zeilen bewegt, daß der betrachtete Buchstabe immer in der optischen Achse liegt, die durch die Fovea centralis läuft.

MOLEKULARE MECHANISMEN
DER PHOTOREZEPTION
Photorezeptoren sind die einzigen Sinnesrezeptoren, die bei Reizung nicht depolarisieren sondern hyperpolarisieren. Im Dunkeln existiert ein Na^+-Einstrom über die Stäbchenmembran, der die Zelle depolarisiert. Bei Lichteinfall schließen sich die Na^+-Kanäle, so daß die Depolarisation abnimmt, d.h. die Membran hyperpolarisiert.

Die Außenglieder der Stäbchen enthalten zahlreiche Membranscheibchen, jede mit Millionen von Rhodopsinmolekülen. Rhodopsin (Sehpurpur) ist ein membrangebundenes Protein mit einem Proteinanteil (Opsin) und einem lichtempfindlichen Farbstoff (Retinal). Retinal besitzt eine Kohlenwasserstoffkette, die in ihrer 11-cis-Position die Bindung von Retinal an Opsin erlaubt. Beim Auftreffen von Photonen schaltet die Kette in die trans-Form. Dieses Ereignis spaltet Rhodopsin in Opsin und Retinal. Diese Spaltung wiederum aktiviert einen anderen Teil des Rhodopsins, der Enzymeigenschaften hat und eine Kaskade von Reaktionen einleitet, die schließlich zu einer Abnahme der Konzentration des second-messenger cGMP führt. Die Abnahme von cGMP schließt die Na^+-Kanäle und führt so zur Hyperpolarisation. Die Phototransduktion ist ein so empfindlicher Mechanismus, daß beim Menschen bei extremer Dunkeladaptation die Absolutschwelle des Sehens bei 1-4 Lichtquanten pro Stäbchen und Sekunde liegt.

DUNKELADAPTATION
Ändert sich die Beleuchtungsstärke der Umwelt, so ändert sich die Empfindlichkeit des Auges invers dazu. Bei Betrachten einer hell erleuchteten weißen Fläche reduziert sich die Empfindlichkeit vorübergehend erheblich; werden die Augen geschlossen, steigt sie wieder. Da Licht zur Spaltung von Rhodopsin führt, vermindert sich in der Helligkeit dessen Konzentration und damit die Rezeptorempfindlichkeit. In der Dunkelheit wird Rhodopsin langsam durch Kopplung von Opsin mit Vitamin A (oxydierte Form des Retinal) neu gebildet. Durch diese Dunkeladaptation erhöht sich die Empfindlichkeit der Retina langsam (10^5fach in 30 Minuten). Vitamin A-Mangel kann zu Nachtblindheit führen.

INFORMATIONSVERARBEITUNG IN DER RETINA
Gegenstände im Gesichtsfeld werden in Form unterschiedlich heller Punkte auf der Retina abgebildet. Wie informiert die Retina das Gehirn über dieses Mosaik heller und dunkler Punkte? Im Dunkeln sind die Stäbchen depolarisiert. Dadurch werden die hemmenden BZ aktiviert, die ihrerseits die GZ hemmen. Im Zustand der Hemmung senden GZ keine Information zum Gehirn und zeigen dadurch Dunkelheit an. Im Hellen können die Stäbchen die BZ nicht mehr aktivieren. Ungehemmte GZ senden Entladungen zum Gehirn (Disinhibition) und signalisieren damit Helligkeit.

Hinweise: Verwenden Sie für Licht (A), Retina (C) und den N. opticus (D) die gleichen Farben wie auf Tafel 92.
1. Beginnen Sie oben links mit der kleinen Abbildung des Auges. Fahren Sie dann fort mit der Peripherie der Retina (C^1) und Fovea (C^2) links davon. Beginnen Sie in beiden Fällen mit dem Pigmentepithel und setzen Sie die Arbeit nach oben hin fort.

2. Kolorieren Sie den unteren Teil, zunächst das vergrößerte Stäbchen (G) ganz links. Beachten Sie, daß nur die Zellmembran (G^1) und die im Außenglied liegenden Membranscheibchen (M^1) koloriert werden. Wenden Sie sich dann der Spaltung und Resynthese von Rhodopsin zu. Opsin (M) als Teil der Scheibchenmembran (M^1) erhält die gleiche Farbe wie M^1. Zum Schluß bearbeiten Sie die retinale Informationsverarbeitung.

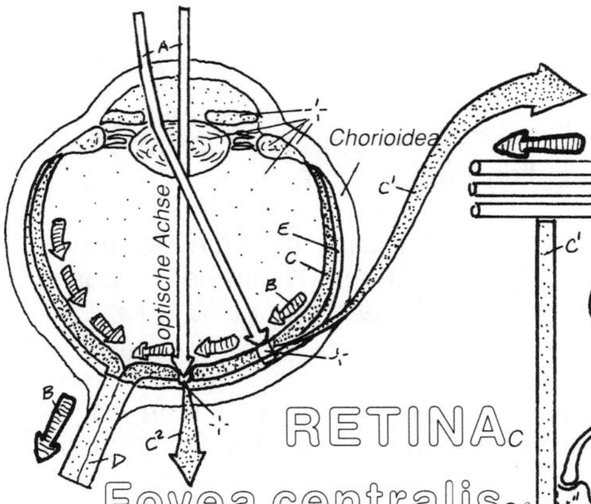

RETINA C

Fovea centralis C²

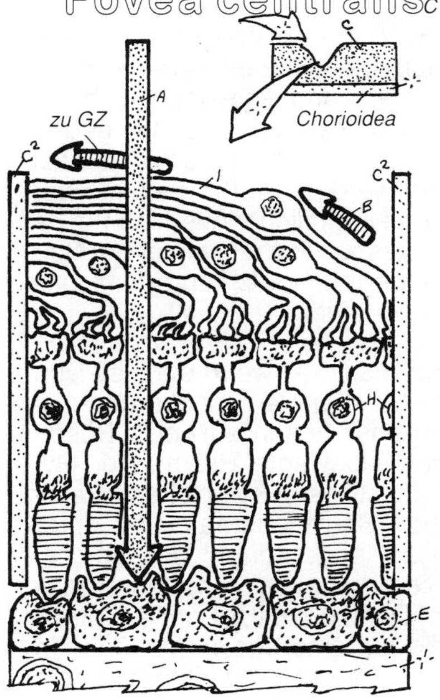

Peripherie C'

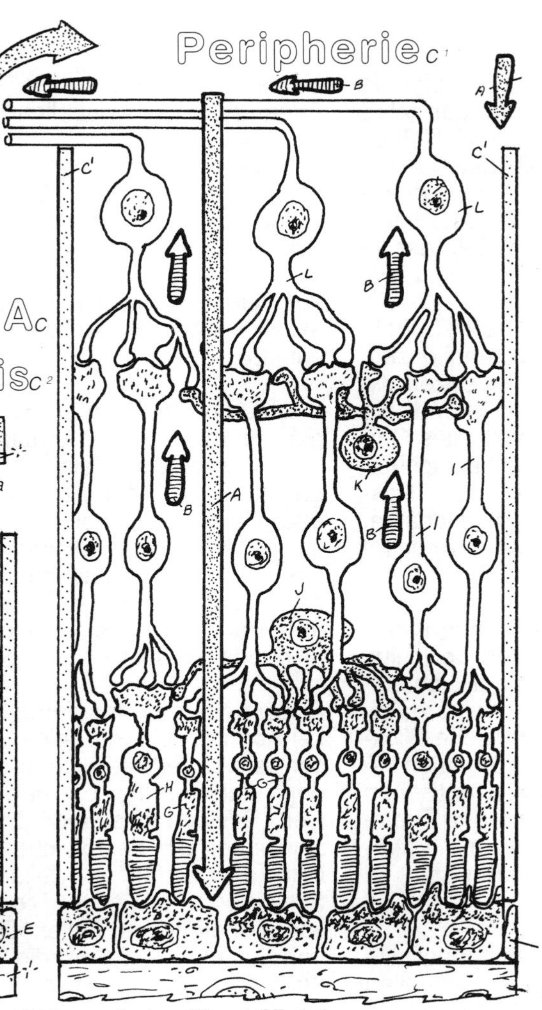

Lichteinfall A
neuronale Information B
Nervus opticus D

Ganglienzellen L

Ganglienzellen (GZ) sind relativ große Neurone, die Impulse von der Retina zu den visuellen Zentren des Gehirns leiten. Axone der GZ bilden den N. opticus.

bipolare Zellen I
Horizontalzellen J
amakrine Zellen K

Bipolare Zellen (BZ) übertragen die Information von den Photorezeptoren (PR) auf die GZ. Horizontal- und amakrine Zellen haben keine Axone. Horizontalzellen ermöglichen inhibitorische Interaktionen zwischen den PR. Die amakrinen Zellen haben ähnliche Wirkungen bei den GZ.

PHOTOREZEPTOR

Stäbchen G
Zapfen H

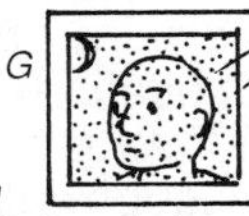

Stäbchen und Zapfen sind die PR der Retina. Stäbchen haben eine niedrige Schwelle (hohe Empfindlichkeit) und ermöglichen das Dämmerungssehen (skotopisches Sehen). Zapfen haben eine hohe Schwelle (geringe Lichtempfindlich. und sind aktiv beim Helligkeitssehen (photopisches Sehen).

Pigmentepithel E

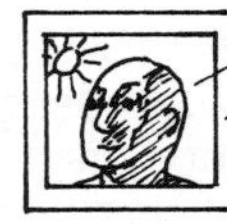

Die Fovea centralis hat eine sehr hohe Dichte von Zapfen. BZ und GZ sind seitlich verlagert, so daß Licht relativ ungehindert die Zapfen erreichen kann. Die annähernde 1:1 Relation zwischen Zapfen und GZ (nicht abgebildet) gibt der Fovea eine hohe Sehschärfe (hohes räumliches Auflösungsvermögen). Die

Peripherie der Retina enthält hauptsächlich Stäbchen, die eine Konvergenzrate auf GZ von 100:1 haben. Die Peripherie hat eine hohe Empfindlichkeit bei geringer Beleuchtungsstärke (Dämmerungssehen).

ERREGUNG DER PHOTOREZEPTOREN

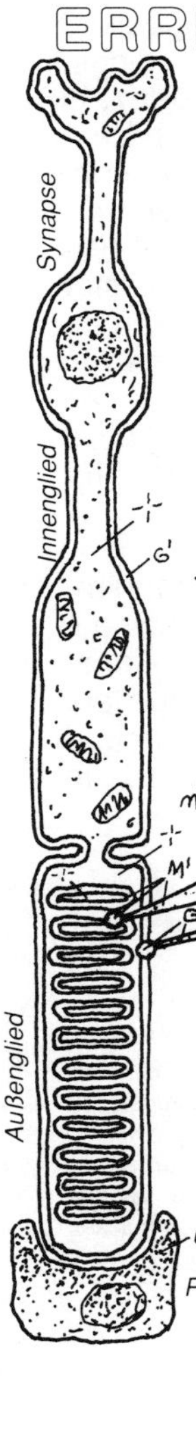

Rezeptormembran G'
Rhodopsin:
Opsin M
11-cis-Retinal N
Trans-Retinal O
Membranscheibchen M'

Stäbchen enthalten den lichtempfindlichen Farbstoff Rhodopsin. Er besteht aus einem Protein (Opsin), das mit dem Farbstoff Retinal gekoppelt ist. Die Absorption eines Photons führt zur Stereoisomerisation des Retinals von der 11-cis-Form in die All-trans-Form. Im Dunkeln wird Rhodopsin durch Verbindung von Opsin mit dem regenerierten 11-cis-Retinal neu synthetisiert. Das Pigmentepithel kann Vitamin A, eine Vorstufe von Retinal, aus dem Blut aufnehmen und speichern.

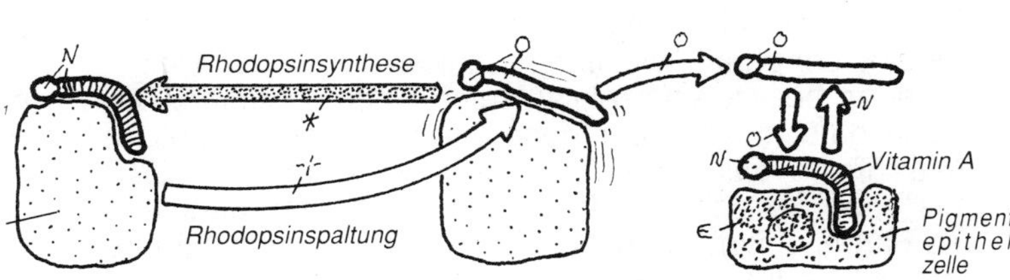

Dunkelheit

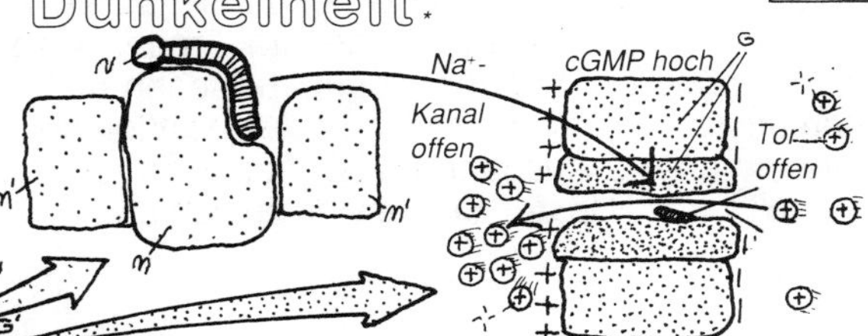

Im Dunkeln ist Rhodopsin stabil, Na⁺-Kanäle sind geöffnet. Einstrom von Na⁺ depolarisiert die Stäbchen mit ihren Synapsen. Dadurch werden BZ aktiviert, die als hemmende Neurone ihrerseits GZ hemmen.

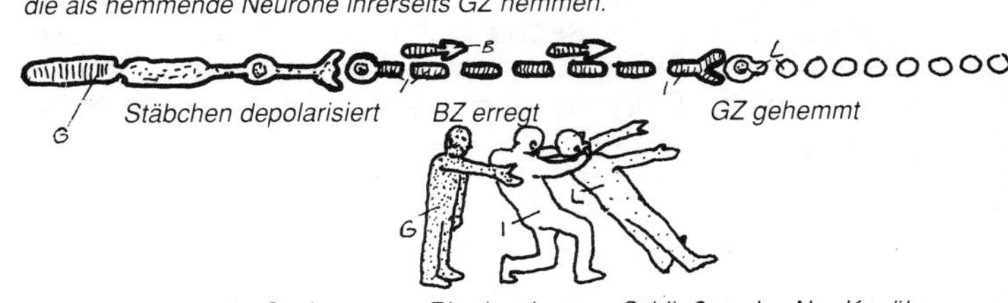

Helligkeit

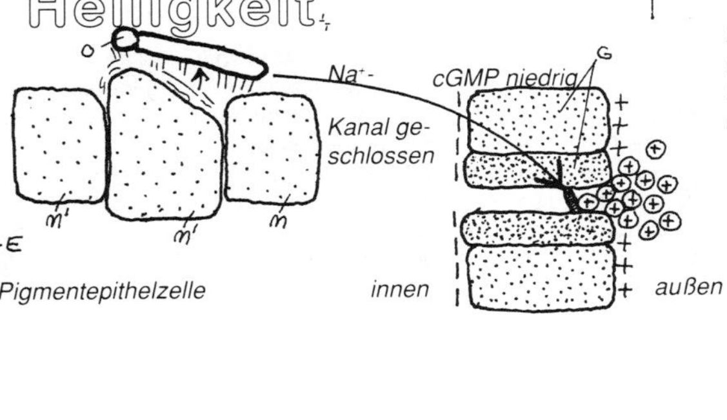

Bei Lichteinfall führt die Spaltung von Rhodopsin zum Schließen der Na⁺-Kanäle. Dadurch hyperpolarisieren die Stäbchen und ihre Synapsen, was die Erregung von BZ reduziert (Disfaszilitation). Dies wiederum bewirkt erhöhte Aktivität der GZ, deren Impulse dem Gehirn den Lichteinfall signalisieren.

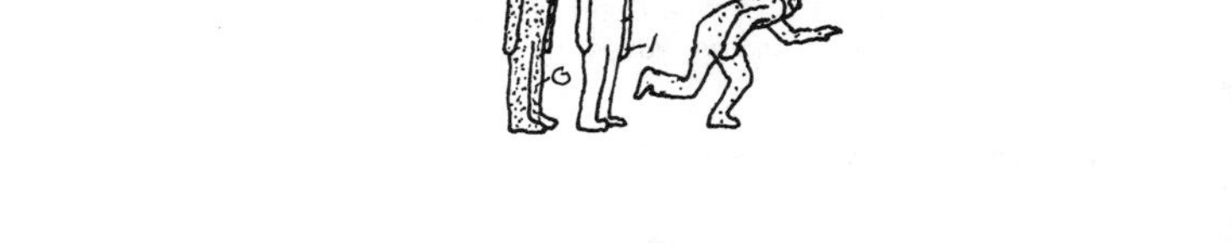

ZEREBRALE MECHANISMEN DES SEHENS

Rezeptive Felder der Ganglienzellen sind kreisförmig oder ellipsoid; jede Ganglienzelle informiert das ZNS über Lichteinfall in solch einem kleinen Areal der Retina. Summarisch ergeben auf der Retina abgebildete Objekte ein zweidimensionales Bild der Umwelt. In den zentralen Anteilen des visuellen Systems wird aus dieser Information beider Retinae ein dreidimensionales Bild der visuellen Umwelt gewonnen.

SUBKORTIKALE VISUELLE BAHNEN UND ZENTREN

Beim Austritt aus dem Auge bilden die Ganglienzellaxone den N. opticus. Im Chiasma opticum kreuzen die Axone der nasalen Gesichtsfeldhälften, während die temporalen Anteile ipsilateral bleiben. Jenseits des Chiasma wird der N. opticus als Tractus opticus bezeichnet. Aufgrund der Sehnervenkreuzung vermittelt jeder Trakt Information von der kontralateralen Gesichtsfeldhälfte. Die klinische Gesichtsfeldprüfung kann daher Anhaltspunkte über mögliche Läsionen geben.

Ein Teil des optischen Trakts läuft zum Mittelhirn (Colliculus superior bzw. Retikulärformation). Der Colliculus superior koordiniert die Pupillenreaktionen auf Lichteinfall (Lichtreaktion) und Nahe sehen (Konvergenzreaktion, Akkommodation) und steuert die reflektorische Blickmotorik bei Kopfbewegungen. Die Retikulärformation regelt das Wachbewußtsein. Der Großteil des optischen Trakts endet im Corpus geniculatum laterale des Thalamus. Hier erfolgt die erste Umschaltung, die mit erheblicher integrativer Signalverarbeitung verbunden ist.

PRIMÄRER VISUELLER KORTEX

Aus dem Corpus geniculatum laterale entspringt die Sehstrahlung, die fächerförmig zum primären visuellen Kortex (Teil des Okzipitallappens) projiziert. Hier ist die gesamte Retina Punkt zu Punkt repräsentiert. Jede Retinahälfte bzw. jeder Gesichtsfeldquadrant kann eindeutig abgegrenzt werden (retinotope Organisation). Patienten mit einer Verwundung oder einer anderen umschriebenen Läsion des primären visuellen Kortex erblinden im zugehörigen umschriebenen Teil des Gesichtsfeldes (Skotom).

Die Repräsentation der Retina im visuellen Kortex ist je nach Region (Fovea centralis bzw. Netzhautperipherie) unterschiedlich. Die Fovea mit einem Durchmesser unter 1 mm ist sehr ausgedehnt repräsentiert. Der extrafoveale, periphere, wesentlich größere Teil der Retina hingegen besitzt eine relativ kleine Repräsentation. Der Grund dafür liegt in der höheren Dichte der Ganglienzellen im fovealen Bereich. Dies ermöglicht dem ZNS eine hohe Sehschärfe, dreidimensionale Wahrnehmung und Farbensehen - Funktionen, für die eine relativ große Zahl von Neuronen benötigt wird.

SÄULENSTRUKTUR DES VISUELLEN KORTEX

Die Neurone des visuellen Kortex sind, wie in anderen kortikalen Zonen, in sechs Schichten angeordnet. Die Schicht IV mit ihren Körnerzellen empfängt den spezifisch-visuellen Eingang vom Thalamus. Drei wichtige Entdeckungen wurden in letzter Zeit zur funktionellen Organisation des visuellen Kortex gemacht:

1. Wie im somatosensorischen Kortex sind die Neurone senkrecht zur Oberfläche in Säulen (Kolumnen) angeordnet, in denen jeweils alle Neurone das gleiche rezeptive Feld aufweisen.

2. Kolumnen, die selektiv vom rechten bzw. linken Auge aktiviert werden, wechseln sich ab (okuläre Dominanzsäulen).

3. Neurone der vierten Schicht, die den visuellen Eingang vom Thalamus empfangen, haben keine kreisförmigen rezeptiven Felder mehr und antworten nicht auf punktförmige Lichtreize. Statt dessen sind sie gegenüber Reizen empfindlich, die Linien oder Kanten aufweisen. Soll die Zelle aktiviert werden, muß eine Linie darüber hinaus eine bestimmte räumliche Ausrichtung haben. Derartige orientierungsspezifische »einfache Neurone« antworten bei veränderter Ausrichtung der Linien nicht oder wesentlich weniger stark.

Andere Neurone reagieren maximal, wenn die Hell-Dunkel-Kontur nicht nur eine bestimmte Orientierung hat, sondern Unterbrechungen oder Ecken aufweist. Besonders stark werden sie durch bewegte Reizmuster aktiviert (Bewegungsdetektoren). Diese »komplexen« Zellen sind innerhalb der gleichen Säule oberhalb und unterhalb der einfachen Zellen angeordnet, d.h. in den Schichten II, III und V. Sie empfangen Eingangssignale von den einfachen Zellen. Die Gesamtheit der einfachen und komplexen Zellen, die auf eine bestimmte Orientierung des Reizes antworten, bildet eine Orientierungssäule.

VISUELLE ASSOZIATIONSZONEN

Den primären visuellen Kortex umgeben visuelle Assoziationszonen, die bei Primaten stark ausgebildet sind. Die Assoziationszonen empfangen ihre Eingangssignale hauptsächlich vom primären visuellen Kortex, in geringem Umfang auch von subkortikalen visuellen Zentren. Die ebenfalls in Säulen angeordneten Neurone der Assoziationszonen integrieren und analysieren den vorverarbeiteten Ausgang des primären visuellen Kortex, um noch komplexere und detailliertere visuelle Muster zu erkennen. Während im primären Kortex Linien, Orientierung und Bewegung eine Rolle spielen, fand man in den höheren visuellen Assoziationszonen des Affen Neurone, die ausschließlich auf ein komplettes Abbild eines Affengesichtes ansprachen. Entstellte Gesichter oder andere Reize hingegen blieben ohne Reaktion.

Die visuellen Assoziationsfelder sind in der Großhirnrinde den akustischen und somatosensiblen Assoziationsfeldern benachbart. Bestimmte Areae, Assoziationszonen höherer Ordnung, liegen zwischen den visuellen, somatischen und akustischen Assoziationsfeldern und integrieren die Ausgänge aller dieser Zonen, um so ein einheitliches Bild der Sinneswelt zu schaffen.

Hinweise: Verwenden Sie dunkle Farben für D bis I.

1. Beginnen Sie mit der Illustration links oben, einer Ansicht des Gehirns von unten. Die Farben der beiden Gesichtsfeldhälften (A, B) werden über die Sehbahn bis zu den primären visuellen Cortices im Okzipitallappen aufrechterhalten. In den anderen Schemata dieser Tafel wird der primäre visuelle Kortex nur durch die Farbe A[1] dargestellt. In der Abbildung der Sehbahn wird auf die Lage der verschiedenen Komponenten mit dicken Pfeilen hingewiesen. Diese Pfeile erhalten die Farben der Gesichtsfeldhälften (A, B).

2. Kolorieren Sie dann die retinale Repräsentation im visuellen Kortex mit den Farben der Peripherie (J) und der Fovea (K).

3. Malen Sie die Informationskette im zerebralen Kortex an.

4. Als nächstes bearbeiten Sie die funktionelle Organisation der Zellen im visuellen Kortex, zunächst links die Reaktion auf den Anblick eines Kruges und dann die Mitte, die ein vereinfachtes Beispiel der neuronalen Verschaltung zeigt. Schließlich werden rechts 2 Aspekte der Säulenorganisation dargestellt: Orientierungssäulen mit einfachen und komplexen Zellen sowie okuläre Dominanzsäulen (Wechsel von Projektionen aus dem rechten und dem linken Auge). Der Einfachheit halber sind nur Zellen in den Schichten II, III und V dargestellt.

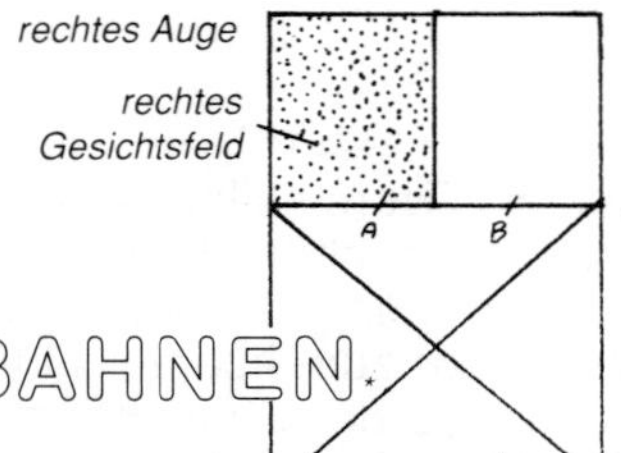

SEHBAHNEN

Gesichtsfelder A/B
N. opticus C
Chiasma opticum D
Tractus opticus E
Corpus geniculatum F
laterale Sehstrahlung G
primärer visueller Kortex A' B'
Retikulärformation H
oberer Vierhügel I

Die Axone der Ganglienzellen (GZ) treten aus dem Auge aus und bilden den N. opticus, der mit dem kontralateralen optischen Nerv im Chiasma opticum zusammentrifft. Dort kreuzen die nasalen Hälften beider Retinae zur Gegenseite, um im Tractus opticus weiterzuziehen. Jeder Trakt enthält außerdem die Axone der GZ der temporalen, ipsilateralen Retina. Axone der GZ enden im Corpus geniculatum laterale des Thalamus, von wo die Information zum primären visuellen Kortex (PVK) weitergeleitet wird. Infolgedessen sind Gegenstände im linken Gesichtsfeld im rechten PVK repräsentiert und umgekehrt. Visuelle Reflexe laufen über Mittelhirnstrukturen (Retikulärformation und vorderer Vierhügel).

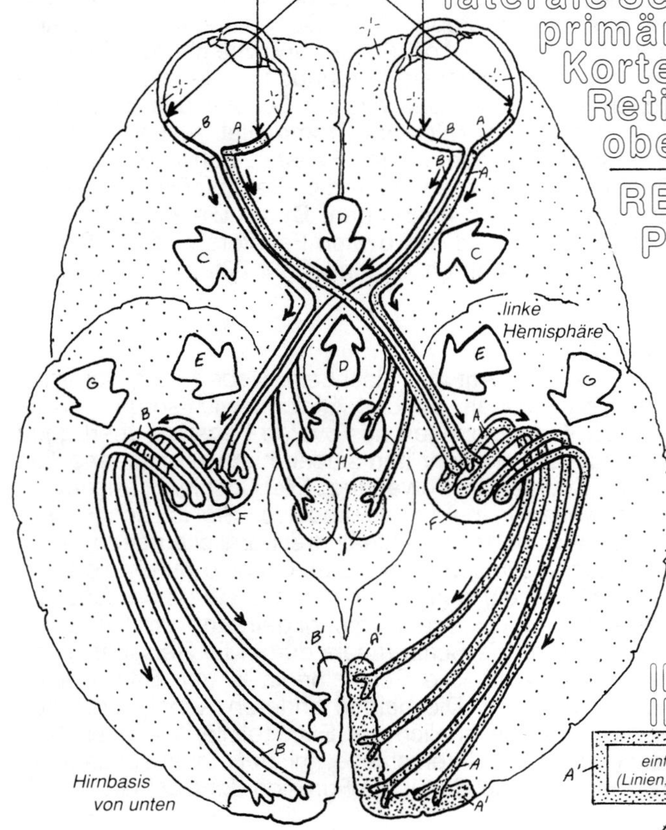

REPRÄSENTATION DER RETINA IM PRIMÄREN VISUELLEN KORTEX A'

Peripherie J   Fovea K

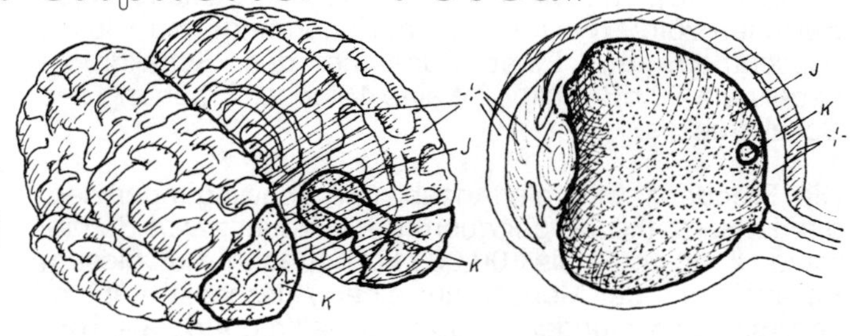

Jeder Punkt des PVK entspricht einem Punkt auf der Retina. Allerdings ist die Repräsentation der Fovea wesentlich ausgedehnter als diejenige der Peripherie der Retina. Dies entspricht der Bedeutung der Fovea für Sehschärfe, Farbensehen und räumliche Auflösung.

INFORMATIONSVERARBEITUNG IM VISUELLEN KORTEX

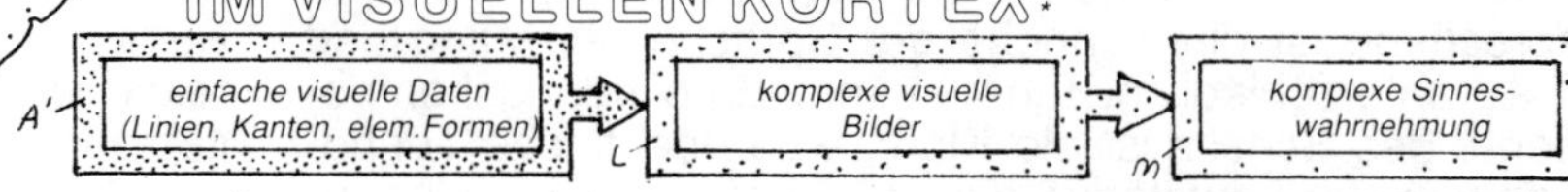

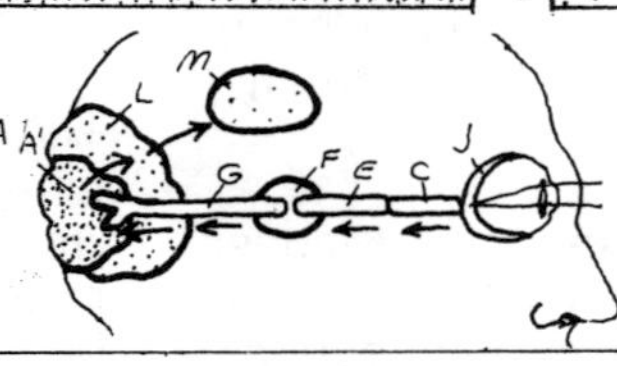

Vom PVK wird die Information zu visuellen Assoziationszonen geleitet, um dort weiter analysiert zu werden und zur Ausbildung komplexer visueller Bilder beizutragen. Höhere Assoziationszonen im temporalen und parietalen Kortex integrieren visuelle Signale mit Informationen anderer sensorischer Systeme.

primärer visueller Kortex A A'
vis. Assoziationskortex L
höherer assoz. Kortex M

FUNKTIONELLE ORGANISATION VON NEURONEN DES PVK A'

Nur ein kleiner Teil der Neurone des PVK antwortet noch auf diffuse Lichtreize oder kleine Lichtpunkte. Meist müssen die Reize bestimmte Merkmale besitzen wie Linien, Kanten oder Balken. Zellen mit parallel angeordneten on- und off-Zonen, die deswegen auf Hell-Dunkelkonturen bestimmter Orientierung besonders stark ansprechen, werden als einfache Neurone bezeichnet. Bei komplexen Zellen sind Hell-Dunkelkonturen bestimmter räumlicher Orientierung und Ausdehnung, Konturunterbrechungen und Ecken besonders effektive Reizmuster, vor allem wenn sie sich bewegen oder abwechseln. Komplexe Zellen erhalten Eingänge von den einfachen Zellen und projizieren zu visuellen Zonen höherer Ordnung.

einfache Zellen N

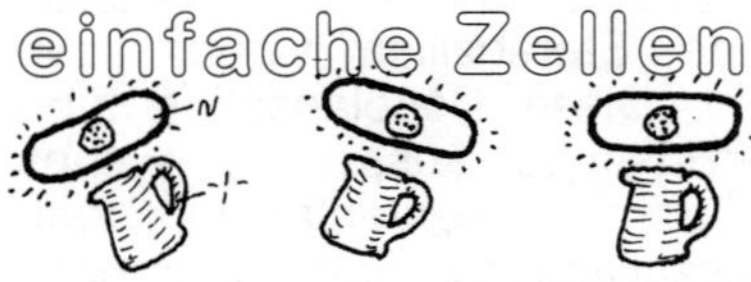

komplexe Zellen O

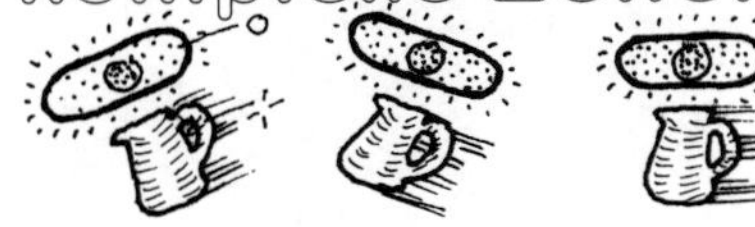

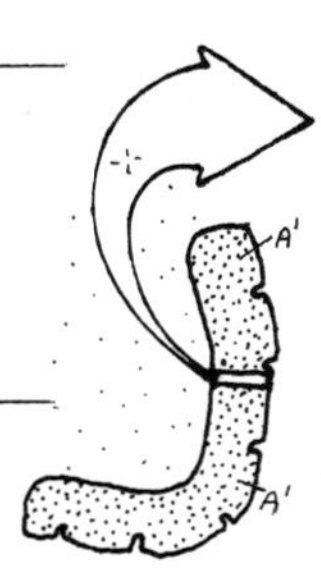

NEURONALE VERSCHALTUNG P

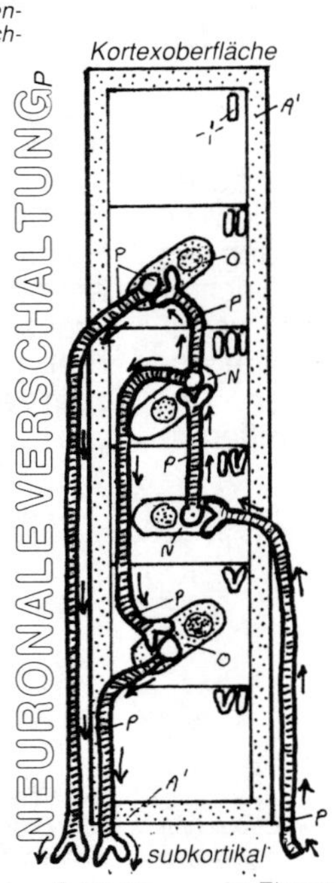

visuelle Orientierungssäulen Q

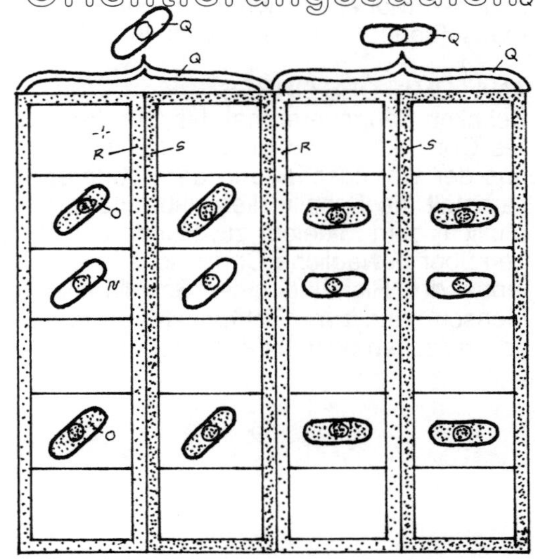

Einfache und komplexe Neurone mit einer bestimmten Vorzugsrichtung der Reizkonturen finden sich in Säulen senkrecht zur Kortexoberfläche angeordnet (Orientierungssäulen). Einfache Zellen finden sich in der Schicht IV; komplexe Zellen liegen in Schicht II, III und V. Bei den Orientierungssäulen mit gleicher Orientierung der Reizkontur liegen Säulen, die von einem Auge aktiviert werden, unmittelbar benachbart zu einer entsprechenden Säule, die einen Eingang vom gegenseitigen Auge erhält (okuläre Dominanzsäulen).

okuläre Dominanzsäulen

rechtes Auge R / linkes Auge S

SCHALLREIZE UND HÖRORGAN

SCHALLWELLEN

Das Ohr als Sinnesorgan des Hörens transduziert Schallreize in neuronale Entladungen, die dem zentralen auditorischen System zugeleitet werden. Dort werden sie analysiert und interpretiert. Schall entsteht durch Schwingungen von Molekülen in einem physikalischen Medium (Luft, Wasser, feste Körper). Im Unterschied zu Photonen können sich Schallwellen im Vakuum nicht ausbreiten. Schallwellen sind charakterisiert durch die Parameter Amplitude und Frequenz. Die Amplitude ist ein Maß der Schallenergie (Schalldruck). Um ihn zahlenmäßig angeben zu können, wird er durch einen willkürlich festgesetzten Bezugsschalldruck (2 x 10^{-5} N/m^2) geteilt, logarithmiert und mit 20 multipliziert. Es ergibt sich die logarithmische Skala des Schalldruckpegels (Einheit Dezibel, dB). Schalldruckpegel liegen typischerweise zwischen 20 dB (Flüstern in 1 m Entfernung) und 130 dB (Düsentriebwerk). Einer Zunahme des Schalldruckpegels um 20 dB entspricht eine 10fache Erhöhung des Schalldruckes.

Die Frequenz wird als Anzahl der Schwingungen/sec, d.h. in Hertz (Hz) angegeben. Die Frequenz von Schallwellen kann von 1 bis 100.000 Hz betragen. Aus diesem Bereich kann der Mensch nur einen Ausschnitt empfangen (s.u.). Empfunden wird die Schallfrequenz als Tonhöhe. Der Schrei eines Neugeborenen enthält überwiegend hohe Frequenzen, der Ton wird als »hoch« empfunden. Nach der Pubertät vergrößert sich beim Mann der Kehlkopf und die Stimmbänder verdicken sich, wodurch die Schallfrequenz herabgesetzt wird. Dementsprechend ist die Tonhöhe der Sprache bei Mann und Frau unterschiedlich. Eine weitere Empfindungskomponente des Schalls ist die Klangfarbe. Identische Tonhöhen gleicher Lautstärke, die von 2 verschiedenen Instrumenten stammen, haben unterschiedliche Klangfarben.

HÖREMPFINDUNGEN

Das menschliche Ohr, am empfindlichsten in Kindheit und Jugend, spricht auf Schallwellen im Frequenzbereich von 20-20.000Hz an. Die Hörschwelle ist frequenzabhängig und am niedrigsten im Bereich von 2-4 kHz. Im Alter nimmt die Empfindlichkeit für hohe Frequenzen kontinuierlich ab (Presbyakusis). Das Hörvermögen ist im Tierreich unterschiedlich ausgeprägt. Hunde nehmen höhere Frequenzen wahr als der Mensch, und Fledermäuse benutzen Ultraschall zu ihrer Orientierung.

ANATOMIE DES OHRES

Bei allen Säugetieren hat das Ohr drei Abschnitte: äußeres Ohr, Mittel- und Innenohr. Das äußere Ohr besteht aus der Ohrmuschel und dem äußeren Gehörgang; es sammelt die Schallwellen und leitet sie, einem Trichter ähnlich, dem Mittelohr zu. Hunde und Kaninchen verfügen über bewegliche Ohrmuscheln, die sie wie eine Antenne der Richtung einer Schallquelle anpassen. Der Mensch kann zum Richtungshören nur Laufzeitdifferenzen zwischen beiden Ohren ausnützen.

Der Gehörgang endet am Trommelfell, einer perlmuttfarbenen Membran aus elastischem Bindegewebe, die von Schallwellen in Schwingungen versetzt wird. Das Trommelfell bildet die Grenze zum ebenfalls luftgefüllten Mittelohr. Dieses besteht aus der Paukenhöhle mit drei etwa streichholzkopfgroßen Gehörknöchelchen: Hammer (Malleus), Amboß (Incus) und Steigbügel (Stapes). Sie bilden ein gelenkig verbundenes Hebelsystem zwischen Trommelfell und ovalem Fenster des Innenohrs. Der Hammer ist mit dem Trommelfell fest verbunden, der Stapes mit dem ovalen Fenster. Schwingungen des Trommelfells werden über die Gehörknöchelchenkette auf das Innenohr übertragen. Durch die Eigenschaften des Mittelohrs und des ovalen Fensters wird die Schallenergie vom äußeren zum Innenohr 20fach gesteigert.

INNENOHR

Das Innenohr liegt im Felsenbein. Neben dem Hörorgan (Cochlea) enthält es das Gleichgewichtsorgan (Tafel 97). Die Schwingungen des ovalen Fensters übertragen sich auf das Innenohr und setzen hier verschiedene Teile der Cochlea in Bewegung. Die Cochlea transduziert Schallwellen in neuronale Impulse. Sie ist schneckenförmig gewunden und enthält drei parallellaufende Kanäle. Scala vestibuli und Scala media sind durch die Basilarmembran, die sich über die ganze Länge der Cochlea erstreckt, von der Scala tympani getrennt. Von der Scala vestibuli wird die Scala media durch die Reissner-Membran abgetrennt. Die Scala media ist mit Endolymphe (K^+-reich) gefüllt. Die beiden anderen Kanäle enthalten Perilymphe, die ähnlich der Extrazellulärflüssigkeit Na^+-reich ist. Die Unterschiede in der Ionenzusammensetzung sind wichtig für die Funktion der Cochlea.

HAARZELLEN UND TRANSDUKTIONPROZESS

Schwingungen des ovalen Fensters lösen in der Perilymphe der Scala vestibuli Wellen aus. Diese werden auf den Endolymphschlauch der Scala media mit der Reissner- und der Basilarmembran übertragen (Tafel 96). Auf der Basilarmembran liegen die Haarzellen des Corti-Organs, die eigentlichen mechanoelektrischen Transducer. Der Transduktionsprozeß erfolgt an spezialisierten Zilien (Stereozilien), die an der Spitze der Haarzellen lokalisiert sind. Die Stereozilien stehen in Kontakt mit einer Tektorialmembran, während die Zellkörper der Haarzellen über chemische Synapsen mit Endaufzweigungen der auditorischen, sensorischen Nervenfasern kommunizieren. Schwingungen der Basilarmembran führen zur Abscherung der Stereozilien, wodurch ein Rezeptorpotential entsteht. Diese Depolarisation führt am basalen Teil der Haarzellen zur Ausschüttung eines Transmitters, der die auditorischen Nervenfasern erregt. Hier entstehen Aktionspotentiale, die über Afferenzen zum zentralen auditorischen System geleitet werden.

Hinweise: Verwenden Sie dunkle Farben für A, J, K, P und R.
1. Beginnen Sie mit dem obersten Bild. Malen Sie alle Zahlen und Überschriften an. Die 3 illustrierten Frequenzbereiche (C) beziehen sich auf geringen Schalldruckpegel (flüstern). Ein Beispiel mit hohem Schalldruck (B) ist ganz rechts gezeigt.
2. Kolorieren Sie Struktur und Funktion des Ohres.
3. Bearbeiten Sie den Aufbau der Cochlea (L). Beginnen Sie mit der Übersicht ganz links, danach dem vergrößerten Querschnitt unten, der die Situation in der Nähe der Basis der Cochlea wiedergibt. Wenden Sie sich dann dem horizontalen Schema rechts oben zu, in dem die gesamte Cochlea mit den Schneckenwindungen zweidimensional ausgebreitet ist. Scala vestibuli (N) und Scala tympani (N [2]) sollen die gleiche Farbe erhalten, weil sie am Helicotrema miteinander kommunizieren und die gleiche Flüssigkeit enthalten (Perilymphe N [1]). Zur Vereinfachung ist in dieser Abbildung die Tektorialmembran (R) weggelassen. Zum Schluß kolorieren Sie die Zeichnung unten rechts, die die Abfolge der Ereignisse veranschaulichen soll.

EIGENSCHAFTEN VON SCHALLREIZEN$_A$

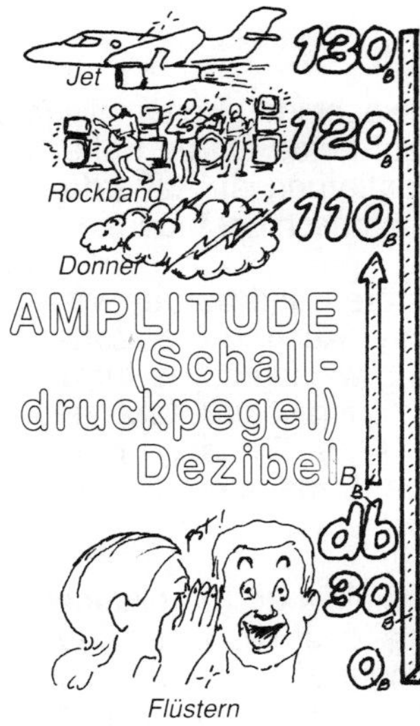

Schallwellen sind definiert durch Amplitude und Frequenz (Einheit: Schwingungen/sec, Hertz, Hz). Das Empfindungskorrelat der Schallfrequenz ist die Tonhöhe, das der Amplitude die Lautstärke. Die Stimme eines Kindes hat eine hohe Tonhöhe, die der Frau eine höhere Tonhöhe als die Stimme des Mannes. Schalldruck wird in dB angegeben, die subjektive Lautstärke in Phon. Ein Kind kann Schallwellen im Bereich von 20-20.000 Hz wahrnehmen, mit zunehmendem Alter werden die höheren Frequenzen mehr eingeschränkt. Die größte Empfindlichkeit besteht zwischen 2 und 4 kHz.

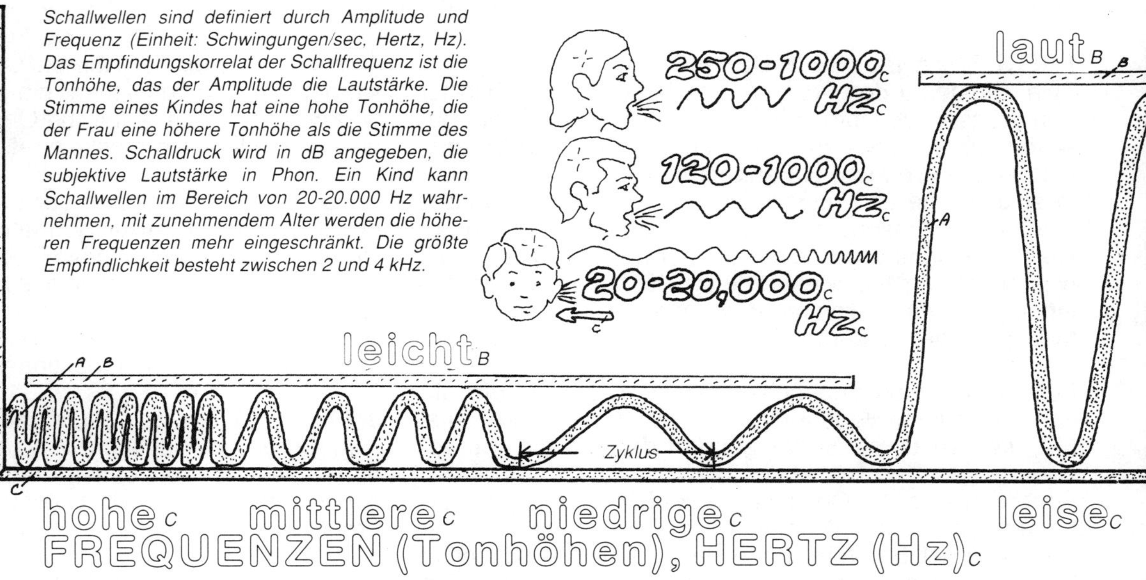

FUNKTIONEN DES OHRES

ÄUSSERES OHR (Trichterfunktion)
- Ohrmuschel D
- Gehörgang E
- Trommelfell F

MITTELOHR (Verstärkerfunktion)
- Hammer G
- Amboß H
- Steigbügel I

INNENOHR (Transducerfunktion)
- ovales Fenster J
- rundes Fenster K
- Cochlea L
- auditor. Afferenz M

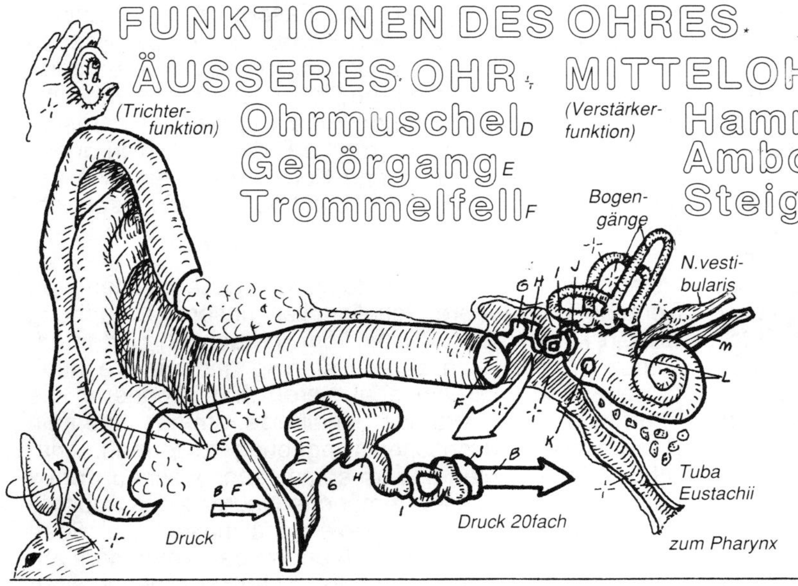

Die 3 Anteile des Ohres haben die Funktion Schallwellen zu sammeln, zu verstärken und in neuronale Signale zu transduzieren. Ohrmuschel und Gehörgang zentrieren die Schallwellen auf das Trommelfell, das in Schwingungen versetzt wird. Diese Schwingungen werden durch die Hebelfunktion der Gehörknöchelchenkette des Mittelohrs 20fach verstärkt. Die Bewegung des Steigbügels lenkt das ovale Fenster und nachfolgend die Basilarmembran der Cochlea des Innenohrs aus. Dadurch entstehen frequenzabhängige Wanderwellen in der Cochlea, die an den Haarzellen des Corti-Organs in neuronale Signale umgewandelt werden.

SCHALLWANDLUNG IN DER COCHLEA$_L$

- Scala vestibuli N / Perilymphe N'
- Scala tympani N² / Perilymphe N'
- Scala media O / Endolymphe O'
- Basilarmembran P
- Corti-Organ Q   Haarzelle Q'
- Tektorialmembran R
- auditorische Afferenz M, Ganglion M'

Die Cochlea ist ein schneckenförmig gewundener geschlossener Kanal, der sich zur Spitze hin verjüngt. Die Basilarmembran (BM) mit dem Corti-Organ erstreckt sich über die ganze Länge der Cochlea und trennt die oben gelegene Scala vestibuli von der unteren Scala tympani. Die dünne Reissner-Membran, die oberhalb des Corti-Organs verläuft, trennt einen mittleren Kanal, die Scala media, ab. Scalae vestibuli et tympani sind mit Perilymphe gefüllt und an der Schneckenspitze (Helicotrema) miteinander verbunden. Die Scala media ist mit Endolymphe gefüllt. Ovales und rundes Fenster an den beiden Enden der Perilymphkanäle absorbieren Schallwellen bzw. setzen sie frei; sie halten die Perilymphe in einem geschlossenen System.

COCHLEA$_L$

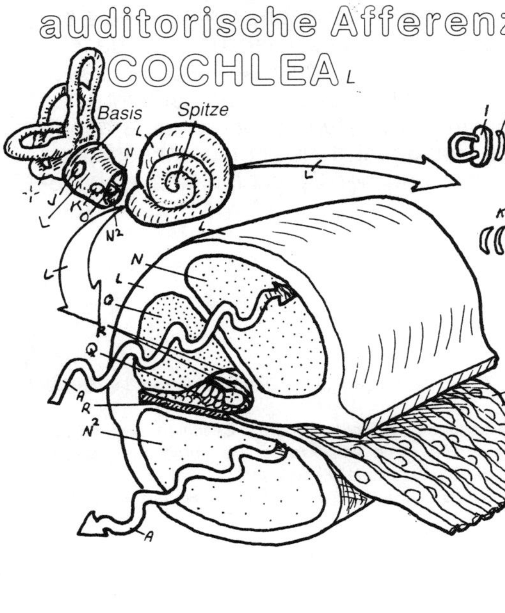

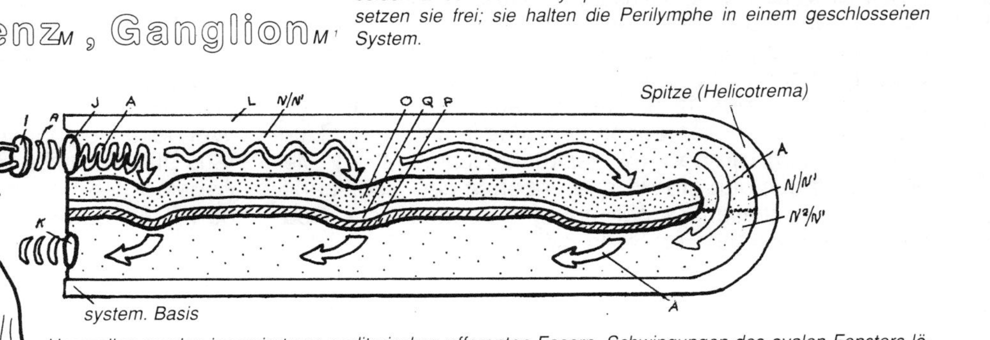

Haarzellen werden innerviert von auditorischen afferenten Fasern. Schwingungen des ovalen Fensters lösen Wanderwellen in der Perilymphe und in der Endolymphe aus, welche die BM auslenken. Diese Bewegung schert die Stereozilien der Haarzellen ab; hieraus resultieren Depolarisation (Rezeptorpotential) und Transmitterausschüttung der Haarzellen. Der Transmitter löst Aktionspotentiale in der auditorischen Afferenz aus.

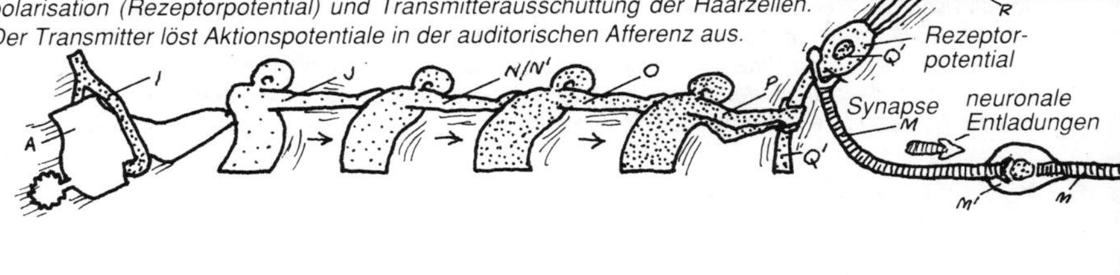

AUFLÖSUNGSVERMÖGEN DES HÖRSINNS; ZENTRALES AUDITORISCHES SYSTEM

FREQUENZANALYSE IN DER COCHLEA
Zwei Elemente der Cochlea sind besonders wichtig für den Transduktionsprozeß: 1. Haarzellen (HZ), 2. die Basilarmembran (BM). In Längsrichtung des Corti-Organs sind zwei Typen von HZ angeordnet: innere HZ (3.500) in einer Reihe und äußere HZ (20.000) in drei Reihen. Die meisten Fasern des Hörnervs (etwa 30.000) innervieren die inneren HZ, der kleinere Teil hingegen die wesentlich zahlreicheren äußeren HZ. Daher stehen den inneren HZ wesentlich mehr Informationskanäle zur Verfügung als den äußeren HZ.

Für das Frequenzunterscheidungsvermögen ist die BM von besonderer Bedeutung. Wie bereits erläutert (Tafel 95), werden durch Schwingungen der BM die Stereozilien abgeschert und damit die HZ erregt. Am ovalen Fenster (Basis der Cochlea) ist die BM schmal; sie verbreitert sich zum Helicotrema hin. Entsprechend nimmt die Steife der BM vom Stapes zur Spitze der Schnecke hin ab. Schwingungen des ovalen Fensters verursachen Wanderwellen in der Perilymphe. Diese Wanderwellen werden auf die Basilarmembran übertragen. Abhängig von der Frequenz entsteht die maximale Amplitude der Wanderwelle jeweils an einem spezifischen Ort entlang des Corti-Organs: Je höher die Schallfrequenz, desto näher liegt die Maximalamplitude am ovalen Fenster.

Am Ort ihrer Maximalamplitude erzeugt die Wanderwelle die größte Auslenkung der BM; daher sind die basisnahen Teile der BM empfindlich für hochfrequente Schallwellen und die an der Spitze gelegenen Teile für niedere Frequenzen. Es kommt also zu einer örtlichen Dispersion der Schallfrequenzen über die Cochlea (Ortsprinzip der Frequenztransduktion). Weil jede Stelle der BM eine andere Population von HZ trägt, informiert jeweils eine kleine Gruppe von auditorischen Afferenzen über ein schmales Band von Schallfrequenzen.

INTENSITÄTSANALYSE
Bei einer gegebenen Frequenz verursachen Schallwellen zunehmender Amplitude zunehmend größere Auslenkungen der BM. Dies wiederum führt zu größeren Rezeptorpotentialen in den HZ und zu höheren Entladungsraten der entsprechenden auditorischen Afferenzen. Die Hörzentren beurteilen die Lautstärke, indem sie die Impulsrate einer auditorischen Afferenz mit ihrer Aktivität unter Ruhebedingungen vergleichen. Unterschiedliche Frequenzen werden identifiziert, indem festgestellt wird, welche Afferenzpopulation im Vergleich zu anderen auditorischen Afferenzen aktiv ist.

HÖRZENTREN UND IHRE VERBINDUNGEN
Hörzentren und Bahnen sind komplex und noch wenig erforscht. Die Zellkörper der Hörafferenzen liegen im Ganglion spirale, das noch im Bereich der Cochlea liegt. Der zentrale Fortsatz dieser bipolaren Zellen läuft gemeinsam mit den Afferenzen vom Vestibularorgan (Tafel 97) im achten Hirnnerv (N. vestibulocochlearis) zur Medulla. Dort endigen die Hörafferenzen in den Cochleariskernen. Von diesen Kernen aus gibt es zahlreiche Neuronenketten zu anderen Hirnregionen:

1. zum Komplex der oberen Olive beider Seiten. Hier werden Signale verglichen, die auf beide Ohren treffen, was wichtig für die räumliche Orientierung ist. Außerdem werden die Mittelohrmuskeln reflektorisch gesteuert.

2. zu Hirnstammregionen der unteren und oberen Vierhügel und der Retikulärformation. Auch diese Zonen sind für die räumliche Orientierung wichtig sowie für die Regulation akustisch-reflektorisch ausgelöster Kopf- und Augenbewegungen. Der auditorische Eingang in die Retikulärformation hat erhebliche Bedeutung für Aufmerksamkeit und Weckreaktionen.

3. Von den Vierhügeln laufen aufsteigende Projektionen zum Corpus geniculatum mediale des Thalamus. Aufgrund vielfach kreuzender Verbindungen sind die Hörbahnen bilateral unter Betonung der kontralateralen Projektionen.

AUDITORISCHER KORTEX
Vom Thalamus projizieren die Fasern der Hörstrahlung zum primären auditorischen Kortex im Temporallappen (größtenteils in der Tiefe der Fissura Silvii verborgen). Wie schon die tieferen auditorischen Zentren besitzt auch die primäre Hörrinde eine räumliche Repräsentation der Cochlea (tonotopische Projektion). Neurone in Zellsäulen des auditorischen Kortex reagieren also frequenzspezifisch: manche z.B. auf hohe Frequenzen, andere hingegen auf niedrige.

Reine Töne kommen im täglichen Leben selten vor. Sprache und andere Schallquellen unserer Umgebung weisen komplizierte Muster von Frequenzen und Intensitäten auf, die sich zeitlich ständig ändern. Die auditorischen Kortexareale analysieren und integrieren die Information über derartige Schallreize, um aus ihnen ein Bild unserer auditorischen Umgebung zu formen. Ähnlich wie im visuellen und im somatosensorischen Kortex (Tafeln 87, 94) reagieren manche Neurone des auditorischen Kortex nur auf komplexe Schallmuster. Sie bilden z.B. Aktionspotentiale bei sich ändernden Tonhöhen; andere reagieren nur, wenn der Schalldruckpegel einer ganz bestimmten Schallfrequenz sich ändert. Schädigung der primären Hörrinde einer Hemisphäre hat keine größeren Ausfallerscheinungen zur Folge. Beidseitige Schädigung allerdings führt zu schweren Ausfällen bei der Unterscheidung und zeitlichen Einordnung komplexer Schallreize. Das Unterscheidungsvermögen für reine Töne ist vergleichsweise geringer betroffen.

AUDITORISCHE ASSOZIATIONSAREAE
Von der primären Hörrinde projizieren Fasern zu benachbarten auditorischen Assoziationszonen, wo die auditorische Information weiter analysiert und mit derjenigen anderer Sinnessysteme verglichen wird. In diesen höheren Assoziationszentren und in der benachbarten Wernicke-Region werden Worte und Sprachlaute begriffen. Die Wernicke-Region ist daher in die sensorischen Aspekte der Sprache und der Sprechfunktion einbezogen (Tafel 105).

Hinweise: Verwenden Sie dieselben Farben wie auf den Tafeln 94 und 95 für Schallwellen (A), Cochlea (B), Tektorialmembran (C), Haarzellen (D), Hörnerv (E) und Basilarmembran (H) sowie helle Farben für M und N.
1. Beginnen Sie mit der Struktur des Corti-Organs oben. Anschließend wenden Sie sich dem Diagramm der Frequenzanalyse in der BM zu. Es folgen die zentrale Hörbahn (I) und die primäre Hörrinde (M).
2. Kolorieren Sie das ZNS-Schema und die zugehörige Vergrößerung der tonotopen Organisation.
3. Kolorieren Sie die Zeichnung zum Richtungshören. Beachten Sie, daß den Pfeilen Laufzeit und Pegeldifferenzen entsprechen, die durch die einseitige Lokalisation der Stimmgabel als Schallquelle entstehen.
4. Stellen Sie zum Schluß die Auswirkung des Alters auf die Hörleistung dar.

TRANSDUKTION UND DISKRIMINATION DER SCHALLWELLEN *A*

Corti-Organ.

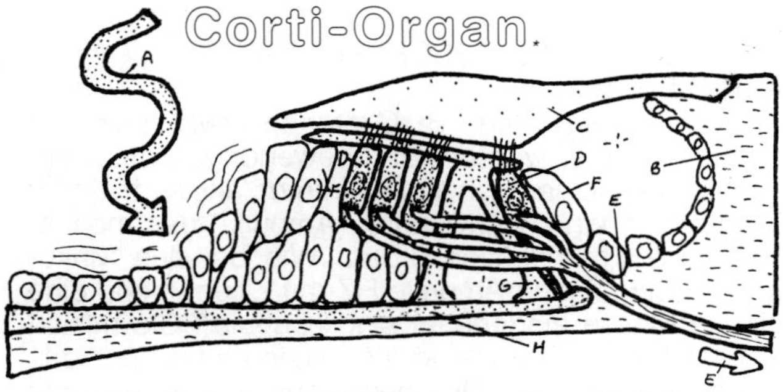

Cochlea *B*
Tektorialmembran *C*
Haarzellen *D*
Hörnerv *E*
Stützzellen *F*
Cortiwulst *G*
Basilarmembran *H*

Das auf der Basilarmembran der Schnecke gelegene Corti-Organ enthält einen Wulst von Epithelzellen, Stützzellen und Haarzellen (HZ). HZ, die Mechanorezeptoren des Innenohrs, liegen auf den Stützzellen. Es gibt drei Reihen von äußeren und eine Reihe von inneren HZ. Jede HZ hat synaptische Kontakte mit Afferenzen des Hörnerven. Schwingungen des ovalen Fensters rufen Wanderwellen in der Perilymphe der Cochlea hervor, welche die BM auslenken. Diese Auslenkung wandert ebenfalls als Welle von der Basis bis zur Spitze der Cochlea. Das Wellenmuster variiert mit der Schallfrequenz: bei hohen Frequenzen entsteht die maximale Amplitude an der Basis (BM relativ steif). Bei niedrigen Frequenzen verschiebt sich das Maximum zur Spitze (BM weicher). Infolgedessen melden die basisnahen Afferenzen des Hörnervs Schallwellen hoher Frequenz, spitzennahe Schallwellen zunehmend niedrigerer Frequenz. Zunahme der Schallintensität vergrößert die Amplitude der Wanderwelle. Daraus resultiert eine Erhöhung der Impulsfrequenz in den dieser Frequenz entsprechenden auditorischen Afferenzen.

Auditorische Afferenzen bilden zusammen mit vestibulären Afferenzen (nicht abgebildet) den VIII. Hirnnerv. Sie ziehen in die Medulla und endigen mit Synapsen an Neuronen der Cochleariskerne. Fasern, die der auditorischen Wahrnehmung dienen, steigen von dort auf und enden im Corpus geniculatum mediale des Thalamus. In dieser Bahn gibt es sowohl ungekreuzte als auch gekreuzte Fasern. Vom Thalamus wird die Information zu Neuronen der primären Hörrinde im oberen Teil des Temporallappens geleitet. Fasern, die auditorische Reflexe vermitteln, laufen gekreuzt und ungekreuzt zu Mittelhirnzentren (untere Vierhügel und Retikulärformation).

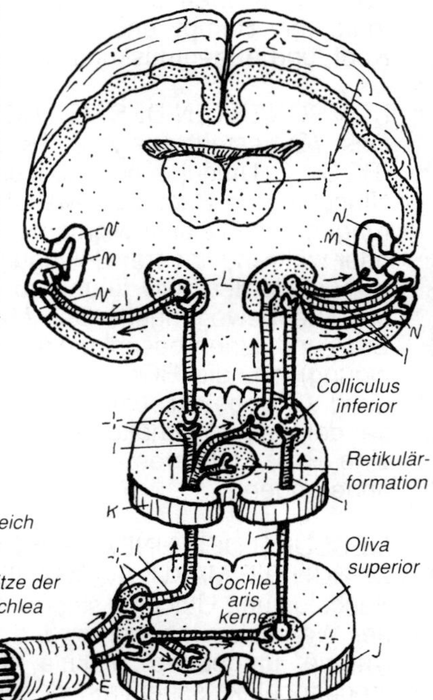

HZ hoch *A* mittel *A* niedrig *A*

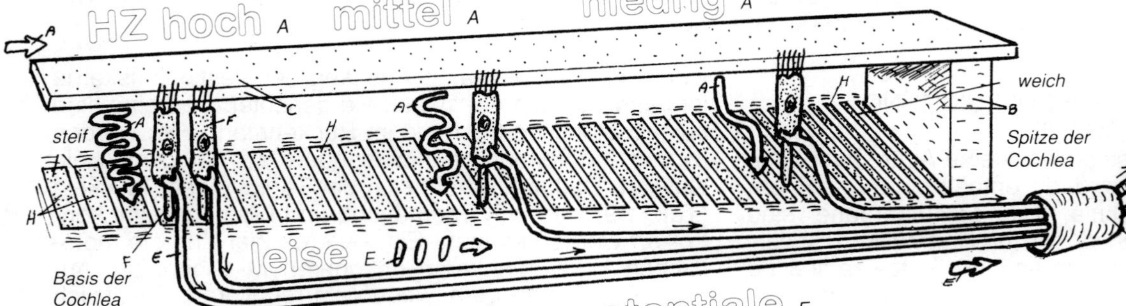

leise *E*

laut *E* Aktionspotentiale *E*

HÖR-BAHNEN *I*

Medulla *J*
Mittelhirn *K*
Corpus geniculatum mediale *L*
PRIMÄRE HÖRRINDE *M*
Assoziationskortex *N*

REPRÄSENTATION *B* DER COCHLEA *B* IN DER PRIMÄREN *M* HÖR-RINDE *M*

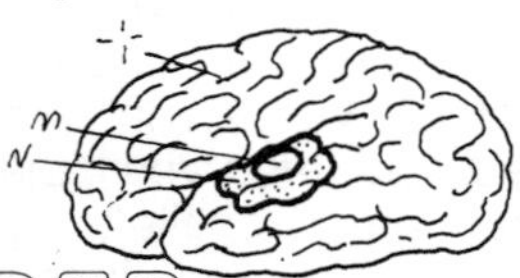

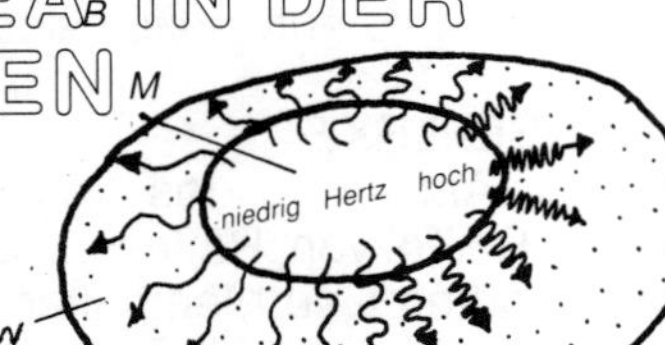

Neurone des zentralen auditorischen Systems beantworten spezifisch Schallwellen unterschiedlicher Frequenz. Die Cochlea ist systematisch in der primären Hörrinde (PH) repräsentiert. Manche Neurone der PH reagieren auf hochfrequente Schallreize, andere auf niederfrequente. Neurone der PH sind, wie solche anderer Hirnrindenfelder, in Säulen angeordnet. Jede Säule ist für einen sehr engen Ausschnitt aus dem Spektrum der Schallfrequenzen spezialisiert. Die Kolumnen der PH stellen den hauptsächlichen Eingang zu den höheren benachbarten auditorischen Assoziationszentren dar. Beim Menschen tauschen diese Assoziationszentren Informationen aus mit noch höher organisierten Areae, die mit der Sprache und dem Sprechen befaßt sind.

AUDITORISCHE RAUMORIENTIERUNG *A*

1. Laufzeitdifferenz *O* (< 3,000 Hz)
2. Schalldruckdifferenz *P* (> 3,000 Hz)

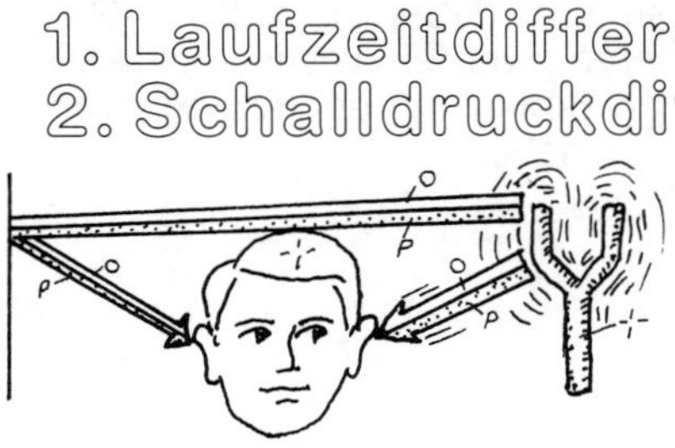

Die Lokalisation einer Schallquelle dient der Raumorientierung und benötigt die Interaktion der Information beider Ohren. Bei einer linksseitigen Schallquelle trifft der Schall im linken Ohr früher ein und erreicht dort einen höheren Druck. Der Vergleich der Laufzeitdifferenzen überwiegt bei Schallfrequenzen unter 3 kHz, derjenige von Schalldruckpegeldifferenzen oberhalb von 3 kHz.

HÖRVERLUST IM ALTER *A*

Hörschwelle. Hörverlust.

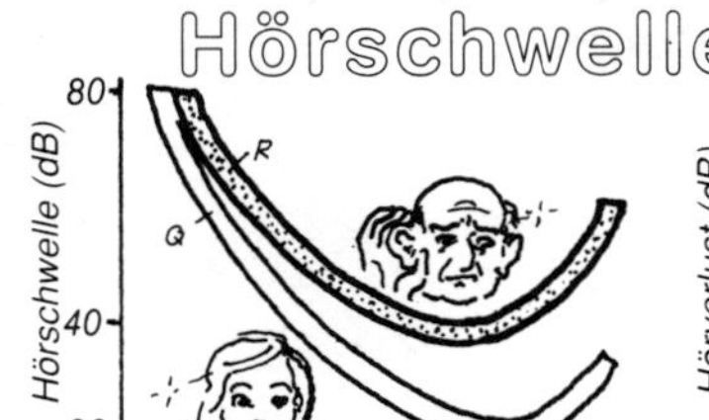

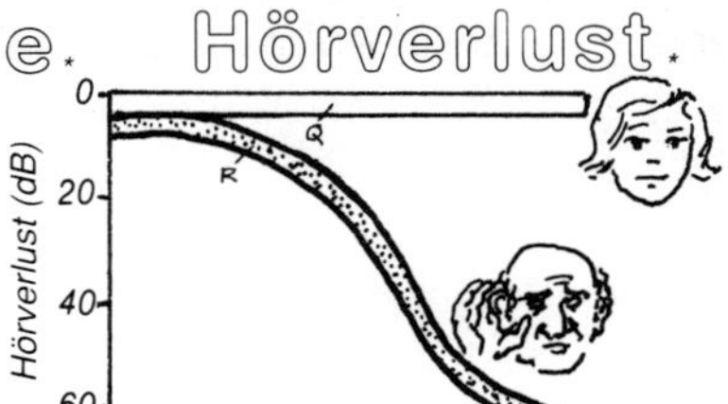

Mit zunehmendem Alter nimmt die Empfindlichkeit des Hörsinns ab (Presbyakusis). Dieser Hörverlust wird zunächst im Bereich der höheren Frequenzen bemerkt. Er macht vor allem die Konsonanten schlechter hörbar. Später betrifft er auch zunehmend tiefere Frequenzen und damit den Hauptsprachbereich von 0,25-4 kHz.

jung *Q*
alt *R*

Stehen, Gehen und oftmals auch Bewegungen erfolgen entgegen der Schwerkraft. Um dies zu ermöglichen, hat sich phylogenetisch schon früh eine Reihe von sensorischen und motorischen Mechanismen herausgebildet, z.B. die Propriozeption, aber auch ein spezielles Sinnesorgan, das Vestibularorgan (VO) im Innenohr. Es signalisiert die Stellung des Kopfes im Raum und ihre Änderungen. Über seine Verbindungen mit Gehirn und Rükkenmark steuert es motorische Anpassungsreaktionen zur Aufrechterhaltung des Gleichgewichts. Die motorischen Antworten betreffen in erster Linie die Stützmotorik von Rumpf und proximalen Extremitäten sowie Kopf- und Augenmuskulatur.

KOMPONENTEN DES VESTIBULARORGANS

Das VO besteht aus zwei Teilen: 1. den Bogengängen (BOG), 2. Utriculus und Sacculus. Isolierte Ausfälle von Utriculus und Sacculus (Makulaapparat) führen zu Störungen des Gleichgewichts bei aufrechter Körperhaltung oder während linearer Bewegungen des Körpers. Isolierte Ausfälle der BOG führen zu Gleichgewichtsstörungen bei Drehbewegungen. Der Makulaapparat spricht auf Erd- und Linearbeschleunigung (Translationsbeschleunigung) an, die BOG hingegen auf Winkelbeschleunigung (Drehbeschleunigung). Ersteres spielt vor allem bei der Aufrechterhaltung von statischem Gleichgewicht eine Rolle, letzteres bei dynamischen Gleichgewichtsänderungen.

MESSUNG DER LINEARBESCHLEUNIGUNG DURCH DIE MAKULAORGANE

Sacculus und Utriculus sind zwei kleine Auftreibungen in der Wand des Innenohrs. Jede enthält eine von Endolymphe umgebene Makula. Die Makulaorgane sind mechanoelektrische Transducer mit Haarzellen (HZ) als Rezeptorzellen. Die HZ tragen an ihrer Spitze zahlreiche Stereozilien und jeweils ein einzelnes Kinozilium. Die Zilien (Haare) sind eingebettet in eine gallertige Masse (Otolithenmembran), in die winzige (3-19 µm lange) Kristalle aus Kalziumkarbonat (Oto- oder Statolithen) eingelagert sind. An ihrer Basis haben die HZ Kontakt mit afferenten Nervenfasern des Vestibularnerven.

Wenn der Kopf linear beschleunigt wird, bewegen sich die Makulaorgane entsprechend mit. Die Linearbeschleunigung übt auf die spezifisch dichteren Otolithen eine stärkere Kraft aus als auf die Endolymphe. Dadurch werden die Stereozilien ausgelenkt, was zur Bildung eines Rezeptorpotentials in den HZ führt. Durch die Depolarisation wird ein Transmitterstoff ausgeschüttet, der seinerseits Aktionspotentiale in den vestibulären Afferenzen auslöst. Die Makulaorgane sind so angeordnet, daß sie das ZNS über Linearbeschleunigungen in jede beliebige Richtung informieren. Allerdings werden sie hauptsächlich zu Beginn und am Ende einer Bewegung aktiviert. Daher empfinden wir z.B. in einem Lift die Bewegung nur beim Anfahren und Anhalten.

MESSUNG DER DREHBESCHLEUNIGUNG DURCH DIE BOG

Die 3 flüssigkeitsgefüllten BOG stehen etwa senkrecht aufeinander. Daher wird bei Drehbewegungen des Kopfes mindestens einer von ihnen immer aktiviert. Jeder BOG enthält in einer Ausweitung (Ampulle) das mechanoelektrische Transduktionsorgan. Wie bei den Makulaorganen enthält jede Ampulle HZ mit Zilien, die in eine gelatinöse Masse eingebettet sind (Cupula). Sie besitzt keine Otolithen und erstreckt sich schopfartig über das Lumen des Kanals. Bei Drehbeschleunigungen wird die Cupula mitbewegt, während die Endolymphe im Inneren des BOG aufgrund ihrer Trägheit zunächst zurückbleibt. Dies führt zur Auslenkung der Cupula mit den Stereozilien und damit zu einem Rezeptorpotential in den HZ. Dieses Rezeptorpotential löst Aktionspotentiale in den vestibulären Afferenzen aus. Die Drehrichtung können die vestibulären Zentren aus den komplexen Impulsmustern der 3 BOG errechnen.

ZENTRALES VESTIBULÄRES SYSTEM

Die Vestibularafferenzen schließen sich den auditorischen Fasern im VIII. Hirnnerv an (N. vestibulocochlearis). Dieser tritt in die Medulla ein, wo die vestibuläre Komponente in den Vestibulariskernen, den ersten integrativen Zentren für die Gleichgewichtsinformation, Synapsen bildet.

Der motorisch wirksame Ausgang der Vestibulariskerne ist hauptsächlich auf zwei Ziele gerichtet. Das eine sind spinalmotorische Systeme im Rückenmark. Hier werden α- und γ-Motoneurone insbesondere der Streckmuskeln aktiviert. Dadurch erhöht sich der Tonus dieser Muskeln (Tafel 89), womit Körperhaltung und Gleichgewicht kontrolliert werden können. Ein weiteres Ziel sind die motorischen Hirnnervenkerne im oberen Mittelhirn, die Augen- aber auch Kopfbewegungen regulieren. Zusätzlich sind die Vestibulariskerne wechselseitig mit dem Vestibulocerebellum verbunden, das in die Kontrolle von Körperhaltung und Gleichgewicht einbezogen ist (Tafel 91). Schließlich werden in den Vestibulariskernen noch Signale zu höheren vestibulären und somatosensorischen Zentren umgeschaltet, die für die Wahrnehmung der Kopf- und Körperstellung (Körperabbild) und der Lage des Kopfes im Raum verantwortlich sind.

VESTIBULÄRE REFLEXE

Die motorischen Antworten des vestibulären Systems beinhalten eine Reihe von Reflexen. Diese sind in der Regel genetisch determiniert, enthalten nur wenige Neurone und sind in hohem Maße zweckgerichtet. Die Strecker des linken Beines werden z.B. reflektorisch aktiviert, wenn wir uns nach links neigen; dadurch kann das Gleichgewicht wiederhergestellt werden. Besonders starkes Abbeugen führt zusätzlich zur seitlichen Anhebung von Arm und Bein der Gegenseite. Wenn wir den Kopf nach links bewegen und dabei im rechten Gesichtsfeld ein Objekt fixieren, werden vestibulookuläre Reflexe aktiviert, die durch Bewegung der Augen nach rechts das Blickfeld konstant halten.

Hinweise: Verwenden Sie dunkle Farben für D und K.
1. Beginnen sie mit den BOG und der Erfassung der Drehbeschleunigung. Kolorieren Sie die kleine Zeichnung links von den BOG, die deren dreidimensionale Anordnung deutlich machen soll. Fahren Sie dann mit den BOG in der großen Zeichnung fort sowie mit den verschiedenen vergrößert dargestellten Strukturen. Vergessen Sie die Pfeile nicht, die die Drehrichtungen angeben.
2. Malen Sie die Messung der Linearbeschleunigung durch Sacculus und Utriculus aus. Beginnen Sie mit dem Querschnitt durch die Makula rechts oben. Kolorieren Sie anschließend die Vergrößerung der HZ und die Illustration der Makula oberhalb der Köpfe.
3. Wenden Sie sich dann den vestibulären Reflexen zu. Beginnen Sie links unten und folgen Sie der Numerierung. Kolorieren Sie parallel die zugehörigen Reflexwege im Diagramm rechts.

Der Vestibularapparat im Innenohr erfaßt Änderungen der Lage des Kopfes im Raum. Über entsprechende Informationen werden motorische Zentren des ZNS veranlaßt, die Körperhaltung anzupassen und das Gleichgewicht aufrechtzuerhalten. Das Vestibularorgan besteht aus zwei Teilen: 1. drei Bogengängen (BOG), die auf Drehbeschleunigung ansprechen und 2. Sacculus und Utriculus (Makulaorgane), die auf Linearbeschleunigung ansprechen.

DREHBESCHLEUNIGUNG.

BOGENGÄNGE:

hinterer A
vorderer B
horizontaler C
AMPULLE D
Cupula E
Stützzellen F
Haarzellen G
vestibuläre Afferenzen H

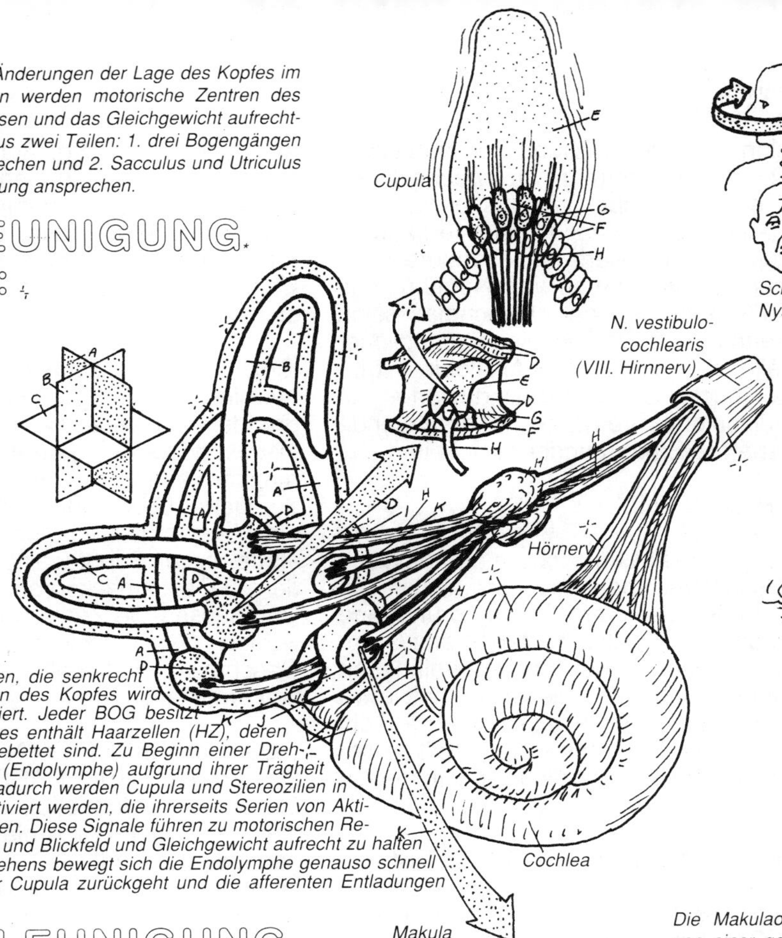

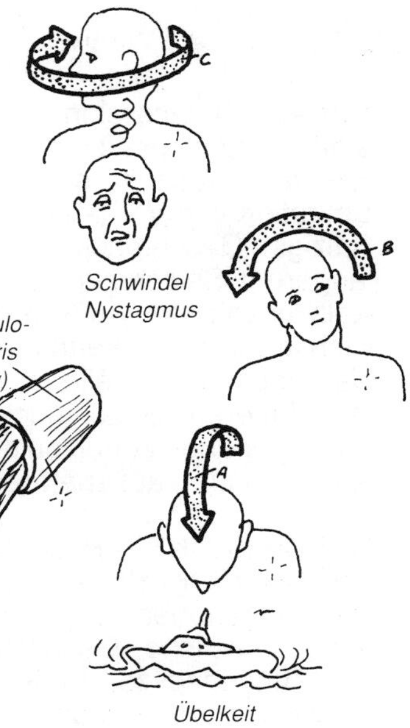

Die 3 BOG sind flüssigkeitsgefüllte Röhren, die senkrecht aufeinander stehen. Bei Drehbewegungen des Kopfes wird daher jeweils mindestens ein BOG aktiviert. Jeder BOG besitzt eine Ampulle mit dem Sinnesorgan. Dieses enthält Haarzellen (HZ), deren Stereozilien in die gallertige Cupula eingebettet sind. Zu Beginn einer Drehbewegung bleibt die Flüssigkeit im BOG (Endolymphe) aufgrund ihrer Trägheit gegenüber der Wand des BOG zurück. Dadurch werden Cupula und Stereozilien in Gegenrichtung ausgelenkt, so daß HZ aktiviert werden, die ihrerseits Serien von Aktionspotentialen im Vestibularnerven auslösen. Diese Signale führen zu motorischen Reflexen, die dem Drehreiz entgegensteuern und Blickfeld und Gleichgewicht aufrecht zu halten suchen. Etwa 20 sec nach Beginn des Drehens bewegt sich die Endolymphe genauso schnell wie die BG, wodurch die Auslenkung der Cupula zurückgeht und die afferenten Entladungen wieder ihren Ruhewert einnehmen.

LINEARBESCHLEUNIGUNG.

Utriculus I
Sacculus J
Makula K
Otolithen L
Gallerte M

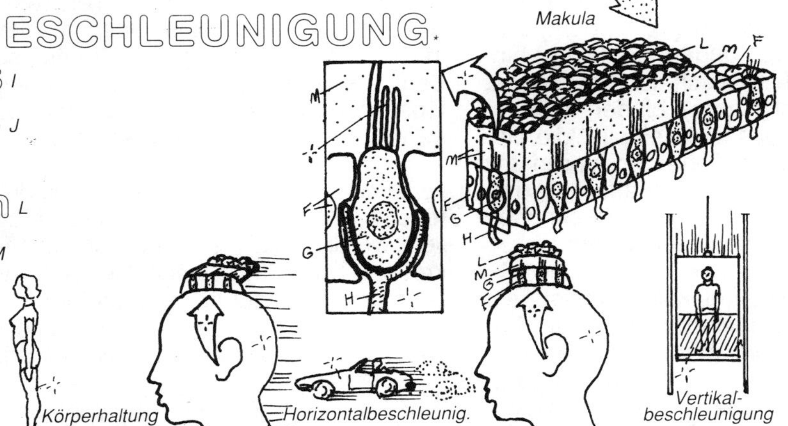

Die Makulaorgane enthalten HZ, die von einer gelatinösen Masse mit Einlagerungen winziger Kalzitkristalle (Otolithen) bedeckt sind. Das Ganze ist von einer Endolymphe umgeben. Linearbeschleunigung des Kopfes im Raum, wozu auch die Gravitationsbeschleunigung gehört, übt auf die spezifisch dichteren Otolithen eine stärkere Kraft aus als auf die Endolymphe. Dadurch können die Otolithen die Stereozilien der HZ auslenken und in ihnen ein Rezeptorpotential auslösen. Letzteres aktiviert die Afferenzen des Vestibularnerven. In neutraler Position des Kopfes haben die Afferenzen tonische Entladungen, deren Frequenz sich entsprechend der Verlagerung der Otolithen ändert.

VESTIBULÄRE REFLEXE.

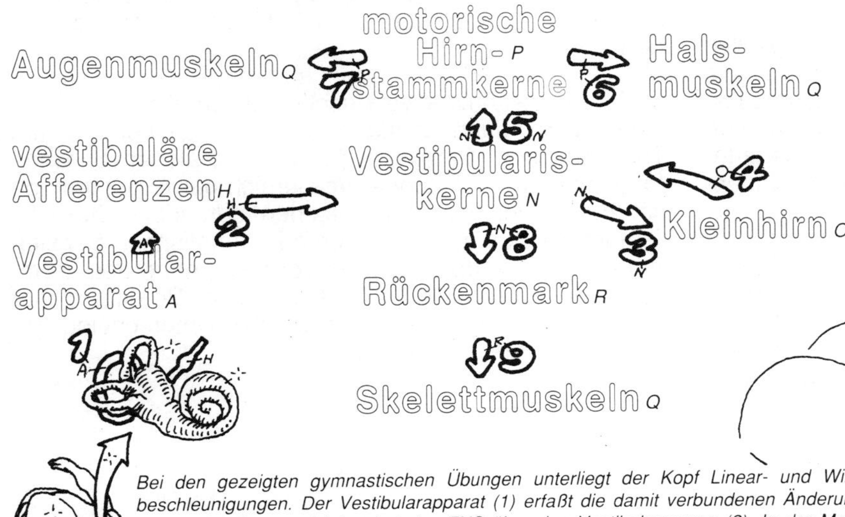

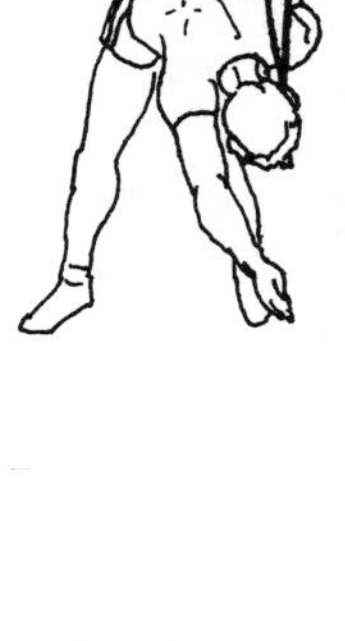

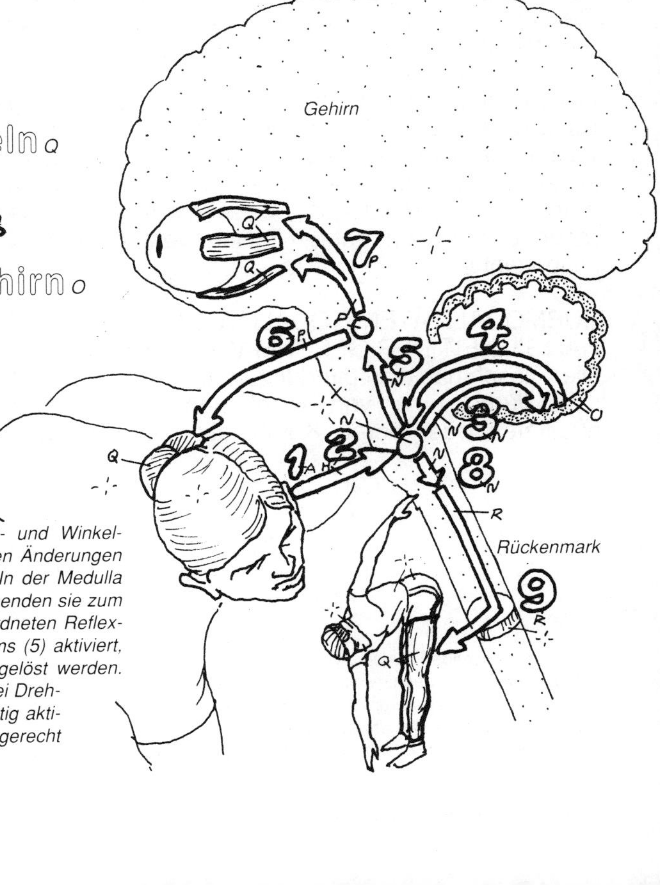

Bei den gezeigten gymnastischen Übungen unterliegt der Kopf Linear- und Winkelbeschleunigungen. Der Vestibularapparat (1) erfaßt die damit verbundenen Änderungen der Kopfstellung und informiert das ZNS über den Vestibularnerven (2). In der Medulla empfangen die Vestibulariskerne (VK, 3) die entsprechenden Signale und senden sie zum Kleinhirn (4, Lobulus flocculonodularis). Das Kleinhirn kontrolliert den geordneten Reflexablauf in den VK. Von den VK werden motorische Zentren des Hirnstamms (5) aktiviert, über die geordnete Reflexbewegungen von Kopf (6) und Augen (7) ausgelöst werden. Über diese Reflexe wird sichergestellt, daß Objekte der Umgebung auch bei Drehbewegungen am gleichen Ort auf der Retina abgebildet werden. Gleichzeitig aktivieren die VK spinalmotorische Systeme, so daß die Stützmotorik bedarfsgerecht zur Aufrechterhaltung des Gleichgewichtes aktiviert wird.

GESCHMACKSSINN

Der Geschmackssinn dient der Prüfung der Nahrungsstoffe. Damit greift er in Ernährung, Stoffwechsel und Elektrolythaushalt ein und über Einflüsse auf die Sekretion von Verdauungssäften auch in die Verdauung. Salziger Geschmack z.B. stimuliert, insbesondere nach längerem Salzentzug, die Aufnahme von Natrium- und Kalziumsalzen. Außerdem ist der Geschmackssinn wichtig für das Erkennen und Zurückweisen schädlicher Nahrungsbestandteile, z.B. pflanzlicher Alkaloide mit ihrem bitteren Geschmack. Geschmacksinduziertes, in früher Kindheit konditioniertes Verhalten hat gravierende Auswirkungen auf spätere Ernährungsgewohnheiten.

GESCHMACKSPAPILLEN UND GESCHMACKSKNOSPEN
Die Zungenoberfläche enthält zahlreiche morphologisch unterschiedliche Geschmackspapillen: Pilzpapillen an der Zungenspitze, Wallpapillen am Zungengrund und dazwischen Blätterpapillen. Papillen bestehen aus Gruppen von Geschmacksknospen, den Elementareinheiten des Geschmackssinnes. Jede von diesen enthält etwa 50 Geschmackssinneszellen sowie eine kleinere Zahl von Stütz- und Basalzellen. Zwischen den Papillen liegende Drüsenzellen sezernieren eine Flüssigkeit, die die Knospen umspült.

SINNESZELLEN UND TRANSDUKTIONSPROZESS
Geschmackszellen sind die transduzierenden Rezeptorzellen. Ihre apikalen Abschnitte sind zu Mikrovilli aufgefaltet, die in die Geschmacksporen (Verbindung zwischen Geschmacksknospen und Zungenoberfläche) hineinragen. Sie sind die Orte der Geschmacksrezeption. Die Reizmoleküle (Geschmacksstoffe) binden hier an Rezeptorproteine. Am unteren basalen Teil sind die Geschmackszellen über synapsenähnliche Strukturen mit afferenten Nervenfasern verbunden. Eine afferente Faser verzweigt sich im Bereich der Geschmacksknospe und innerviert jeweils mehrere Geschmackszellen.

Bei der Bindung von Geschmacksmolekülen entsteht ein Rezeptorpotential, welches sich elektrotonisch zum basalen Zellende ausbreitet und dort über einen Transmitterstoff die afferente Terminale aktiviert. Die hervorgerufenen Aktionspotentiale werden über die Geschmacksnerven dem ZNS zugeleitet. Mit der Konzentration der Geschmacksstoffe nehmen Amplitude des Rezeptorpotentials und Frequenz der Aktionspotentiale zu.

Geschmackszellen entstehen alle 10 Tage neu aus den Basalzellen. Die Geschmacksafferenzen sind für die Zellregeneration und das Überleben von Geschmackszellen wichtig. Durchtrennung eines Geschmacksnerven führt zur Degeneration der Geschmackszellen; Regeneration der Fasern geht mit Regeneration der Sinneszellen einher.

SUBMODALITÄTEN (QUALITÄTEN) UND ORTSABHÄNGIGKEIT DER GESCHMACKSEMPFINDUNGEN
Die Geschmacksempfindungen des Menschen lassen sich durch eine von 4 elementaren Geschmacksqualitäten oder deren Kombination beschreiben: süß, sauer, bitter, salzig. Süß wird vorzugsweise an der Zungenspitze empfunden, salzig in posterolateral gelegenen Zonen und sauer in noch weiter hinten und lateral gelegenen Abschnitten. Bitterstoffe werden am besten am Zungengrund erkannt. Allerdings gibt es erhebliche Überlappungen insbesondere im Bereich der Zungenspitze.

Elektrophysiologische Messungen haben gezeigt, daß nur eine relative Spezifität besteht. Papillen des Zungengrunds reagieren zwar recht spezifisch auf Bitterstoffe, insbesondere im vorderen Teil der Zunge sprechen aber manche Afferenzen auf alle 4 primären Reizqualitäten an. Dabei bevorzugt allerdings eine gegebene Afferenz eine bestimmte Submodalität, d.h. sie wird durch Reizstoffe dieser Submodalität stärker aktiviert als durch andere (»Geschmacksprofil« der Afferenzen). Wahrscheinlich müssen die Zentren des Geschmackssinnes die jeweilige Geschmacksqualität aus dem Vergleich der Geschmacksprofile aller aktivierten Geschmacksafferenzen ermitteln.

GESCHMACKSNERVEN UND ZENTRALE INFORMATIONSVERARBEITUNG
Geschmacksinformation von den vorderen zwei Dritteln der Zunge wird durch die Chorda tympani vermittelt, einen Zweig des VII.Hirnnerven (N. facialis). Geschmacksempfindungen vom hinteren Drittel der Zunge laufen über den N. lingualis, einen Teil des IX. Hirnnerven (N. glossopharyngeus). Die Geschmacksafferenzen enden in der Nähe oder im Nucleus tractus solitarii der Medulla, dem ersten Umschalt- und Verarbeitungszentrum des Geschmackssinnes. Von hier aus bestehen Verbindungen zu drei weiteren ZNS-Regionen:

1. Zu benachbarten Zentren der Medulla, über die reflektorisch Speichelsekretion und Magenaktivität reguliert werden (z.B. erhöhter Speichelfluß und Säuresekretion, Tafel 68). Speichelsekretion verbessert die Geschmacksempfindung, weil dadurch Nahrungsstoffe vermehrt in Lösung gehen können und nur gelöste Stoffe die Geschmacksknospen erreichen und erregen.

2. Zu höheren Zentren im Hypothalamus und zum limbischen System. Die limbischen Projektionen vermitteln die affektiven Komponenten von Geschmacksempfindungen (Lust-/Unlustgefühl), die hypothalamische Komponente trägt zu Hunger- und Sättigungsgefühl bei (Tafel 101).

3. Für die diskriminative Geschmacksempfindung ist die dritte Verbindung zuständig, eine Verbindung zum Thalamus und Kortex parallel zur somatosensorischen Projektion von der Zunge. Im Bereich der Großhirnrinde hat man zwei Geschmackszonen gefunden. Die eine liegt im Bereich der Projektion der somatischen Sensibilität der Zunge, die andere in der Insel, nahe dem Temporallappen (Tafel 79, 87). Ausfälle im Bereich dieser Areale beeinträchtigen deutlich die Unterscheidungsfähigkeit für Geschmacksreize.

Hinweise: Verwenden Sie dunkle Farben für D und N.
1. Beginnen Sie mit den Geschmackszonen der Zunge.
2. Kolorieren Sie die vergrößert dargestellten Papillen (E), die Geschmacksknospen (G) und die Geschmackszellen (H).
3. Kolorieren Sie den Abschnitt über die Bahnen des Geschmackssinnes. Folgen Sie hierbei der Numerierung. Beachten Sie rechts oben, daß die Medulla des Hirnstamms im Sagittalschnitt, die Hemisphäre des Großhirns jedoch im Frontalschnitt dargestellt ist.
4. Kolorieren Sie abschließend die beiden Abbildungen im untersten Teil der Tafel.

GESCHMACKSAREALE DER ZUNGE.

süß $_A$
salzig $_B$
sauer $_C$
bitter $_D$

Geschmacksempfindungen werden durch Geschmacksknospen (GK) der Zungenoberfläche vermittelt. Diese sind gegenüber verschiedenen Submodalitäten regional unterschiedlich empfindlich. Zungengrund: bitter; Zungenspitze: vorzugsweise süß; seitliche Regionen: sauer; anterolateral: salzig.

Papillen $_E$
Epithel $_F$
Geschmacksknospen $_G$
Geschmackszellen $_H$
Mikrovilli $_I$
Stützzellen $_J$
Afferenzen $_K$

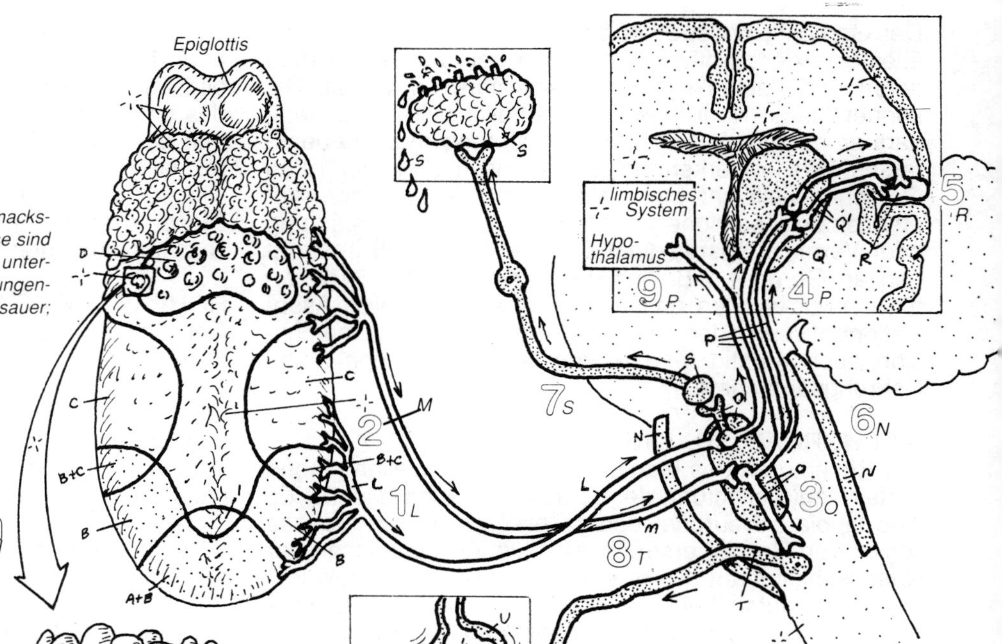

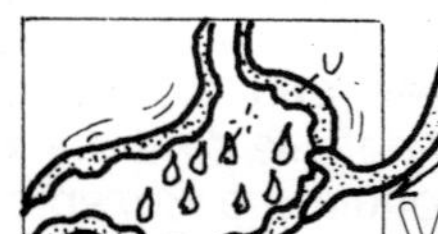

GESCHMACKSKNOSPE $_G$

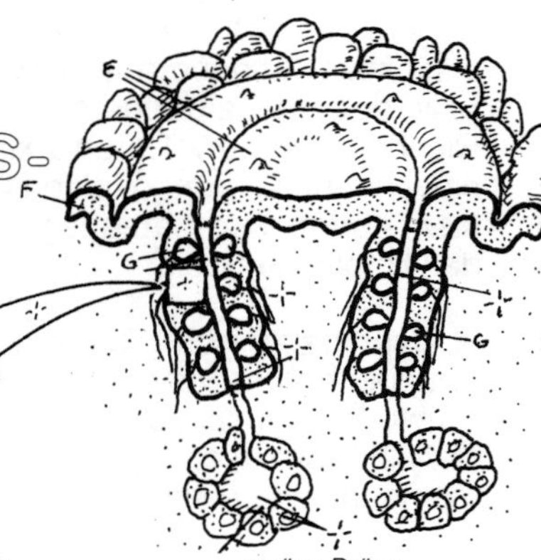

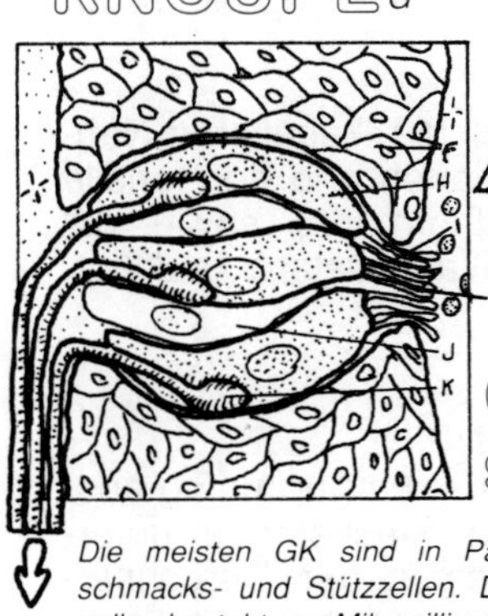

Geschmackspore $_{\dagger}$

Die meisten GK sind in Papillen angeordnet. GK enthalten Geschmacks- und Stützzellen. Die apikale Membran der Geschmackszellen besteht aus Mikrovilli mit den Rezeptormolekülen (Proteinen), an denen Geschmacksstoffe binden. Geschmackszellen haben Kontakt mit afferenten Endigungen der Geschmacksnervenfasern.

GESCHMACKSZELLE $_H$

Rezeptorpotential $_{H'}$
Aktionspotentialmuster $_{K'}$

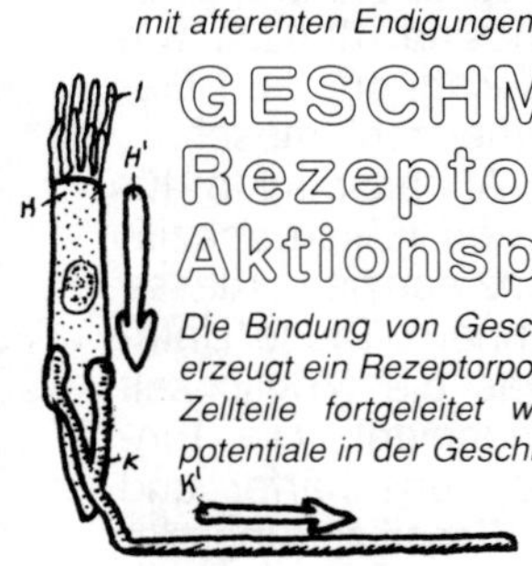

Die Bindung von Geschmacksstoffen im Bereich der Mikrovilli erzeugt ein Rezeptorpotential, das elektrotonisch in die basalen Zellteile fortgeleitet wird und amplitudenabhängig Aktionspotentiale in der Geschmacksnervenfaser auslöst.

affektive Reaktion auf Geschmacksstoffe.

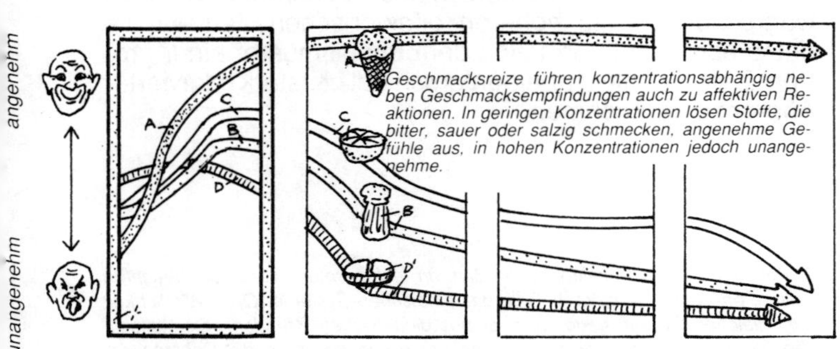

Geschmacksreize führen konzentrationsabhängig neben Geschmacksempfindungen auch zu affektiven Reaktionen. In geringen Konzentrationen lösen Stoffe, die bitter, sauer oder salzig schmecken, angenehme Gefühle aus, in hohen Konzentrationen jedoch unangenehme.

Konzentration

ZENTRALE VERBINDUNGEN.

N. facialis (VII) $_L$
N. glossopharyngeus (IX) $_M$
Medulla $_N$
Nucl. tractus solitarii $_O$
Lemniscus medialis $_P$
Thalamus $_Q$
gustatorischer Kortex $_R$
Reflexwege:
Speicheldrüsen $_S$
N. vagus $_T$ Magen $_U$

Geschmacksafferenzen der vorderen zwei Drittel der Zunge laufen über den N. facialis (1), diejenigen des hinteren Drittels über den N. glossopharyngeus (2). Beide endigen im Nucl. tractus solitarii der Medulla (3). Sensorische Fasern höherer Ordnung, die die Geschmacksempfindung vermitteln, steigen zum Thalamus (4) auf und weiter zu den kortikalen Geschmacksarealen (5) der Insel in der Nähe der Zungenprojektion der somatosensorischen Hirnrinde. Signale der Geschmacksafferenzen erhöhen reflektorisch die Sekretion von Speichel und Magensaft. Die Sekretion von Speichel trägt dazu bei, Nahrungsstoffe in Lösung zu bringen, die damit Geschmackszellen erregen können. Die Geschmacksinformationen für diese autonomen Reflexe werden im Bereich der medullären Zentren der Verdauungsfunktionen integriert (6). Efferente parasympathische Kommandos laufen über den N. facialis (7) zu den Speicheldrüsen und über den N. vagus (8) zum Magen. Außerdem werden limbisches System und Hypothalamus (9) im Bereich der Allgemeingefühle (Hunger, Sättigung) und der affektiven Tönung der Geschmackserlebnisse einbezogen.

SCHWELLENEMPFINDUNGEN.

Saccharin $_{A'}$
Saccharose $_{A^2}$
Chinin $_{D'}$
HCl $_{C'}$
NaCl $_{B'}$

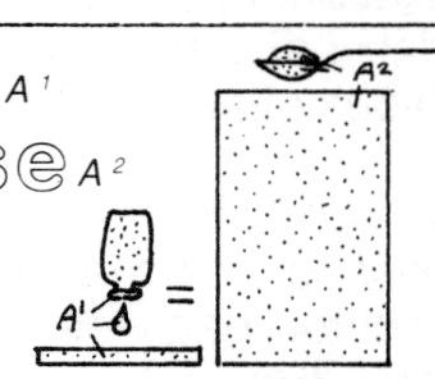

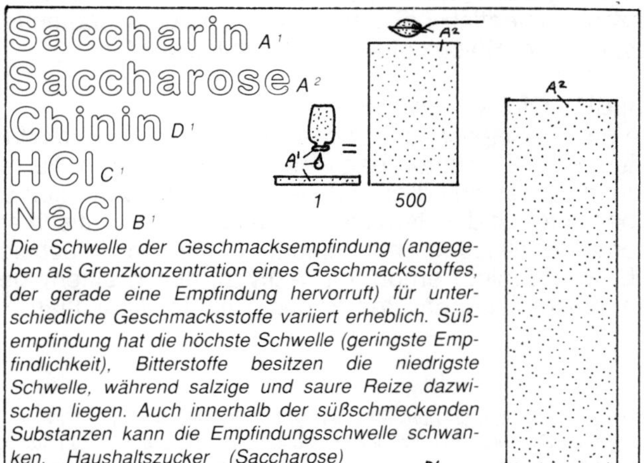

Die Schwelle der Geschmacksempfindung (angegeben als Grenzkonzentration eines Geschmacksstoffes, der gerade eine Empfindung hervorruft) für unterschiedliche Geschmacksstoffe variiert erheblich. Süßempfindung hat die höchste Schwelle (geringste Empfindlichkeit), Bitterstoffe besitzen die niedrigste Schwelle, während salzige und saure Reize dazwischen liegen. Auch innerhalb der süßschmeckenden Substanzen kann die Empfindungsschwelle schwanken. Haushaltszucker (Saccharose) hat eine wesentlich höhere Schwelle als z.B. der synthetische Süßstoff Saccharin.

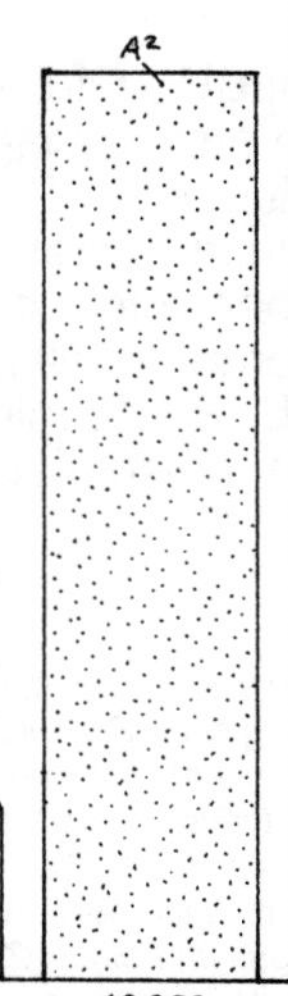

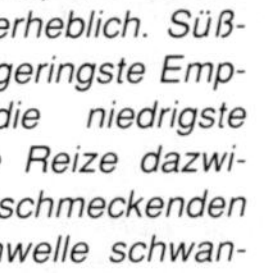

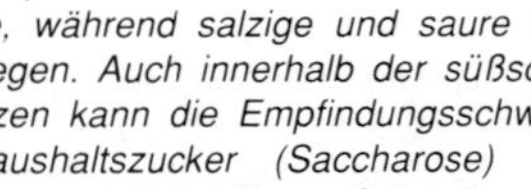

GERUCHSSINN

Der Geruchssinn ist einer der entwicklungsgeschichtlich ältesten exterozeptiven Sinne und bei niederen Wirbeltieren und nachtaktiven Säugern stark entwickelt. Sie können damit Nahrungsstoffe, feindliche Tiere, Sexualpartner aufspüren und die Ausdehnung ihres Lebensraums (Revier) erkennen. Bei Mensch und Tier rufen Gerüche, vielleicht mehr als andere Sinneseindrücke, emotionale Reaktionen hervor, die zu Triebverstärkung oder Vermeidungsreaktionen führen können. Erinnerungen an Gerüche z.B. aus der frühen Kindheit, können mit eindrucksvollen und emotional ausgeprägten Assoziationen verbunden sein. Schließlich ist der Geruchssinn auch wichtig für die Regulation von Appetit und Nahrungsaufnahme.

RIECHORGAN UND SINNESREZEPTOREN

Die Rezeptoren des Geruchssinnes (Riechzellen) liegen in der Regio olfactoria der obersten Concha nasalis. Es sind bipolare Neurone, deren Zellkörper in der Mukosa liegen. Ein Dendrit erstreckt sich bis zur Oberfläche der Nasenschleimhaut, wo er sich in mehrere nicht bewegliche Zilien aufspaltet. Die Zilien liegen in einer Sekretschicht, die von Bowman-Drüsen und die Rezeptoren umgebenden Stützzellen stammen. Sie sind der Ort der Interaktion zwischen Geruchsstoffen und Rezeptoren, d. h. der olfaktorischen Transduktion.

Die basalen Axone ziehen in Form kleiner Bündel als Fila olfactoria durch die Siebbeinplatte der Schädelbasis zum Bulbus olfactorius. Dort bilden sie Synapsen mit den apikalen Dendriten der zweiten sensorischen Neurone (Mitralzellen) in Form eines »Glomerulus«. Die Zahl der Riechzellen ist groß (ca. 10 Mill.), diejenige der Mitralzellen dagegen klein (mehrere Tausend). Es konvergieren also ca. 1000 Axone von Riechzellen an den Dendriten einer Mitralzelle. Vermutlich ist diese hohe Konvergenz die Ursache für die hohe Absolutempfindlichkeit des olfaktorischen Systems.

OLFAKTORISCHER TRANSDUKTIONSPROZESS

Duft- oder Riechstoffe erreichen in gasförmigem Zustand mit der Atemluft das Riechorgan. Schnüffeln kann die Luftzufuhr und damit die Menge der Duftmoleküle erheblich vergrößern. In der Mucosa olfactoria müssen sich die Moleküle erst in der Sekretschicht lösen, bevor sie die Rezeptormembran erreichen. Die Zilienmembran enthält Bindungsstellen (wahrscheinlich Rezeptorproteine) für Riechstoffmoleküle. Die Rezeptorbindung erhöht die intrazelluläre Konzentration von cAMP. Dies führt zu einer cAMP-vermittelten Signalverstärkung und letztlich zu einer Membrandepolarisation aufgrund einer Erhöhung der Kationenpermeabilität. Das resultierende Rezeptorpotential löst dann im Axon Aktionspotentiale aus, die zum Bulbus olfactorius geleitet werden.

BULBUS OLFACTORIUS

Die erste synaptische Umschaltstation, der Bulbus olfactorius, ist in Schichten gegliedert, die sich durch die Anordnung unterschiedlicher Zellen und Verknüpfungen ergeben. Hier ist die Geruchsverarbeitung topografisch angeordnet: Reizung mit einem einzelnen Riechstoff (z.B. Pfefferminz) erhöht die Aktivität nur in einem kleinen umschriebenen Bezirk des Bulbus. Die afferente Geruchsinformation wird auf der Ebene der Glomeruli und Mitralzellen verarbeitet und dann über den Tractus olfactorius (Axone der Mitralzellen) zu höheren Ebenen des olfaktorischen Systems geleitet. Darüber hinaus erhält der Bulbus olfactorius efferente Fasern vom ZNS, die im Bulbus vor allem Körnerzellen aktivieren. Dies sind lokale Interneurone, die die Mitralzellen hemmen. Diese Verbindung kontrolliert in Form einer negativen Rückkopplung den afferenten olfaktorischen Eingang.

HÖHERE OLFAKTORISCHE ZENTREN

Der Ausgang des Bulbus olfactorius erreicht mehrere Zentren:

1. Im primären olfaktorischen Kortex und in höheren olfaktorischen Assoziationsarealen erfolgt die Diskrimination und Wahrnehmung von Gerüchen. Auch das Erinnerungsvermögen an Gerüche ist assoziativ gespeichert.

2. Im limbischen System (Tafel 102), speziell den Nucl. amygdalae und dem Septum, aktivieren olfaktorische Signale geruchsbezogene Emotionen und Verhaltensweisen. Von Drüsen abgesonderte Riechstoffe, die das instinktive (angeborene) Erkennen der gleichen Spezies bzw. des Sexualpartners vermitteln, heißen Pheromone. Die bei niederen Tieren existierende enge Verbindung bzw. Identität von olfaktorischem und limbischem System führte zur Namensgebung »Rhinencephalon« für das limbische System.

3. Hypothalamische Zentren (Tafel 101) regulieren Nahrungsaufnahme, vegetative Reaktionen und hormonelle Antworten (insbesondere Sexualhormone) sowie die Retikulärformation, die ihrerseits Wachzustand und Aufmerksamkeit bestimmt.

OLFAKTORISCHES UNTERSCHEIDUNGSVERMÖGEN

Sogar der Mensch, dessen Geruchssinn nur mäßig ausgebildet ist, kann Tausende von Riechstoffen unterscheiden. Die genauen Mechanismen der Geruchserkennung und die relative Bedeutung peripherer und zentraler Strukturen sind bisher nur mäßig erforscht. Einer Hypothese zufolge kann der Geruchssinn, ähnlich wie der Geschmackssinn, eine begrenzte Zahl primärer Gerüche unterscheiden (z.B. blumig, ätherisch, moschus, kampfer, faulig, stechend, minzig). Anhaltspunkte für diese Hypothese entstammen klinischen Fällen spezifischer Anosmien (Unfähigkeit, eine ganz spezielle Klasse von Riechstoffen wahrnehmen zu können). Diese Unfähigkeit ist genetisch determiniert, was die Möglichkeit eines fehlenden Rezeptorproteins nahelegt. Die Einteilung der Riechstoffe ist wesentlich unschärfer und zahlenmäßig umfangreicher als die Klassifizierung der Geschmacksstoffe.

Einzelne Riechzellen können durch mehrere Duftstoffe aktiviert werden, wobei ihre Reaktionen »individuell« sind. Um Riechstoffe unterscheiden zu können, müssen wahrscheinlich die höheren olfaktorischen Zentren die entsprechende Information dem Impulsmuster einer großen Zahl parallel, aber unterschiedlich stark aktivierter Afferenzen entnehmen.

Hinweise: Verwenden Sie dunkle Farben für E und F und sehr helle für A.

1. Beginnen Sie links oben mit der Flußrichtung der Riechstoffe (E) durch die Nasenhöhle. Wenden Sie sich dann der vergrößerten Darstellung des Bulbus olfactorius (B) und der Riechzellen (C) zu, wobei Sie im unteren Teil mit der Interaktion der Riechstoffe (E) mit den Zilien der Rezeptorzellen (F) beginnen sollen. Nach oben arbeitend kolorieren Sie schließlich die neuronalen Verbindungen im Bulbus. Zum Schluß kommt die Regeneration olfaktorischer Rezeptorzellen auf der rechten Seite.

2. Kolorieren Sie die olfaktorischen Bahnen rechts unten, wobei Sie beachten sollten, daß die 3 genannten Teile des limbischen Systems (Q) in Wirklichkeit zum gleichen System gehören, aber aus didaktischen Gründen unterschiedliche Farben erhalten. Malen Sie diese Strukturen an sowie die Rahmen der kleinen Illustrationen, die sich auf sie beziehen.

Beenden Sie die Tafel mit den Illustrationen links unten.

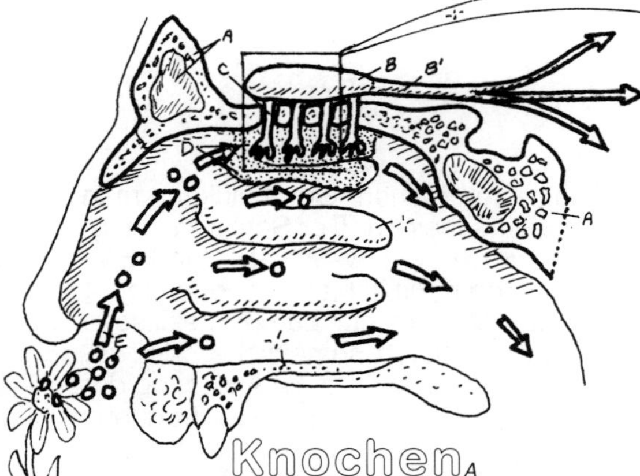

Knochen A
Bulbus olfactorius B
Tractus o. B'
Riechzellen C
Riechschleimhaut D
Riechstoffe E

Zilien F
Rezeptor G
Stützzelle H
Basalzelle I
Bowman-Drüse D'
Siebplatte A'
Glomerulus J
Mitralzelle K
efferente Faser L
Körnerzelle M

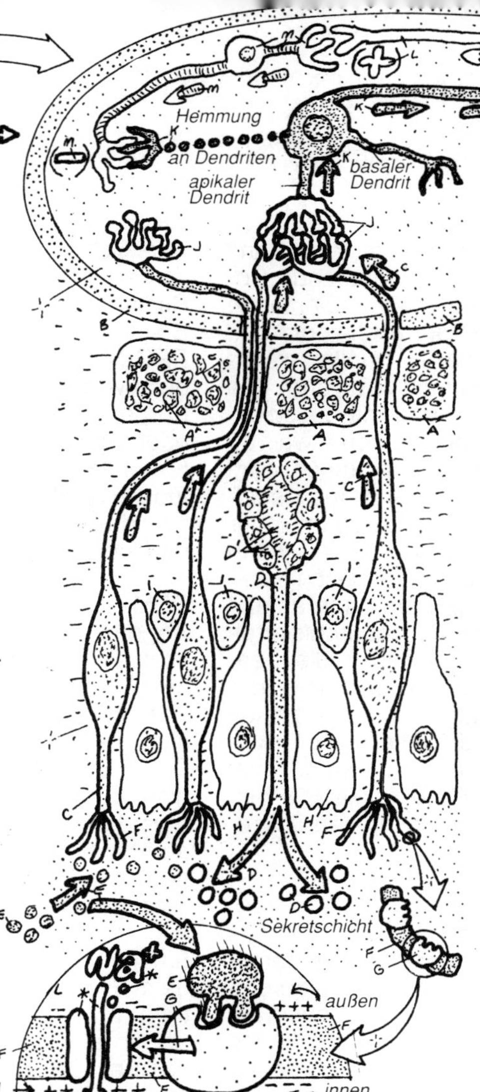

Axone der Riechzellen (RZ) ziehen durch kleine Öffnungen der Siebplatte zum intrakraniellen Bulbus olfactorius (BO), wo sie die apikalen Dendriten der Mitralzellen (MZ) innerhalb eines Glomerulus erregen. Axone der MZ leiten die Information über den Tractus olfactorius zu höheren olfaktorischen Zentren. Körnerzellen hemmen die MZ über deren basale Dendriten. Zentrifugale efferente Fasern vom ZNS können über die Aktivierung von Körnerzellen den Ausgang des BO kontrollieren.

REGENERATION DER RIECHZELLEN C

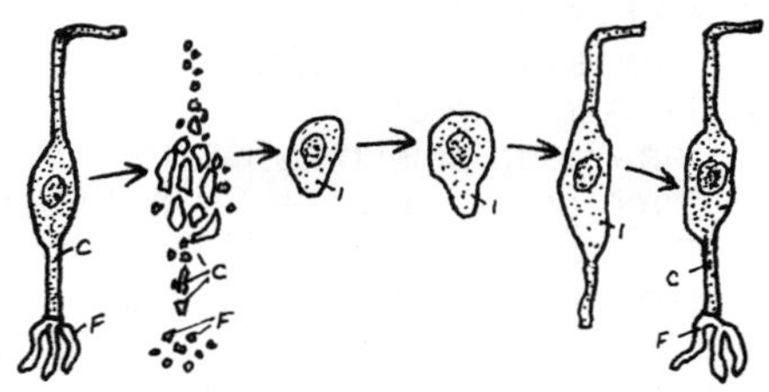

Geruchsempfindungen werden durch Millionen von RZ in der Riechschleimhaut vermittelt. Letzteres ist eine bilateral angelegte kleine Zone am Dach und an der Wand der oberen Concha nasalis. Außer Riechzellen enthält sie noch Stützzellen und Bowman-Drüsen, die für die Sekretüberdeckung der Riechschleimhaut sorgen. Dieses Sekret ist von essentieller Bedeutung, weil sich in ihm die Riechstoffe erst lösen müssen, bevor sie die RZ erregen können. Die Dendriten der RZ enden in spezialisierten Zilien, an denen die olfaktorische Transduktion erfolgt. Duftmoleküle binden mit Rezeptorproteinen der Zilien, was letztlich zur Depolarisation der RZ führt. RZ haben eine kurze Lebensdauer (1-2 Monate).Neue RZ entstehen durch Teilung und Differenzierung der Basalzellen.

RIECHSCHWELLE. (Empfindlichkeit)

Die Empfindlichkeit gegenüber Riechstoffen (gemessen an der Schwellenkonzentration) variiert mit den verschiedenen Riechstoffen. Die Empfindungsschwelle für Merkaptan ist 50 000fach niedriger als die für Pfefferminzöl; letztere liegt 250fach unter derjenigen für Äther.

Merkaptan N 0,0000004 N
Pfefferminzöl 0,02.
Äther 5. mg/l Luft

SCHNÜFFELN.

Schnüffeln erhöht die Geschwindigkeit und das Volumen des Luftumsatzes in der oberen Nasenhöhle und verbessert daher den Zugang von Duftstoffen zur Riechschleimhaut. Oftmals werden Duftstoffe nur durch Schnüffeln entdeckt.

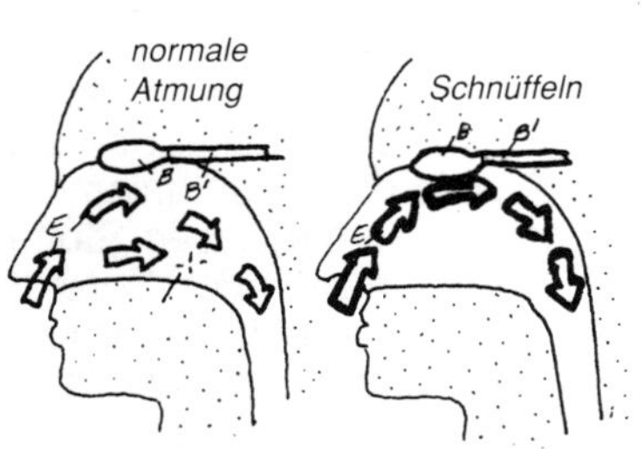

REIZVERDECKUNG UND ADAPTATION.

Obwohl zahlreiche Riechstoffe differenziert werden können, schiebt sich oftmals eine Geruchskomponente in den Vordergrund, weil u.U. höher konzentrierte Riechstoffe die Effekte schwächer konzentrierter auslöschen (Reizverdeckung). Länger dauernde Exposition gegenüber einem Duftstoff führt zur Adaptation (herabgesetzte Empfindlichkeit), so daß nur eine erheblich höhere Riechstoffkonzentration wahrgenommen werden kann.

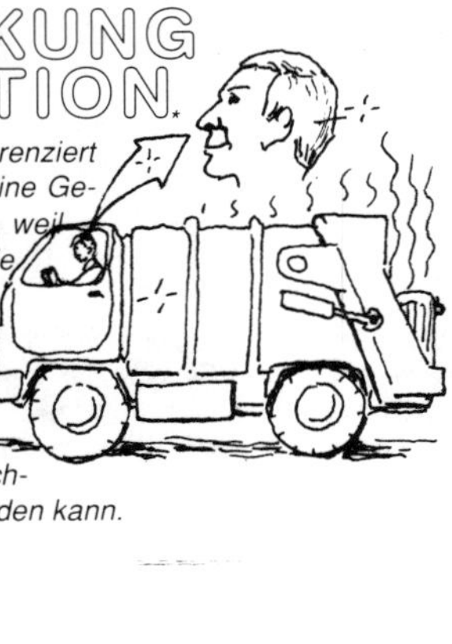

OLFAKTORISCHE BAHNEN.

Bulbus B' → Traktus B' → olfaktorischer Kortex O → Assoziationskortex P

Informationen des BO werden hauptsächlich über 2 Bahnen höheren Zentren zugeleitet: 1. Dem primären olfaktorischen Kortex und höheren olfaktorischen Assoziationszonen, in denen Gerüche wahrgenommen bzw. mit Informationen anderer sensorischer Systeme verknüpft werden. 2. Dem limbischen System (Amygdala, Septum), über das Instinktverhalten und Emotionen aktiviert werden, ebenso wie dem Hypothalamus (Regulation von Triebverhalten und vegetativen Aktivitäten). Darüber hinaus erreicht die Geruchsinformation auch die Retikulärformation (nicht abgebildet) und löst dort Weckreaktionen aus.

LIMBISCHES SYSTEM: Q*

Amygdala R
Septum S
Hypothalamus T

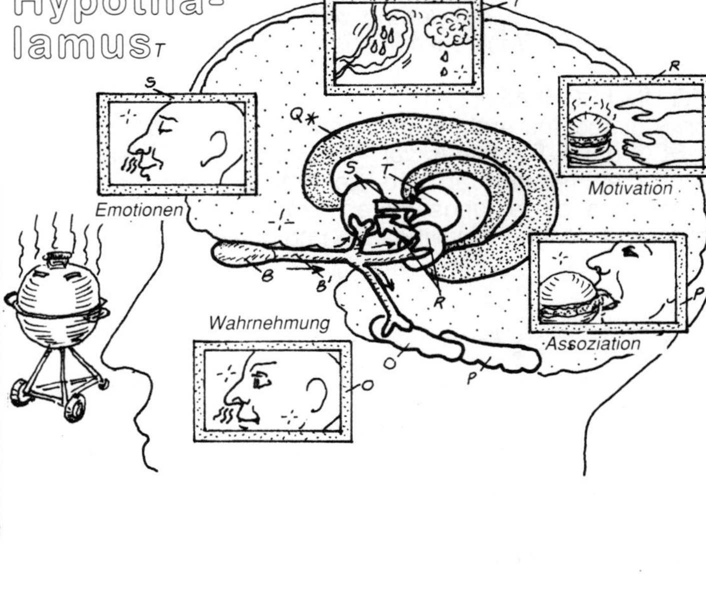

EEG, SCHLAFEN UND WACHEN, RETIKULÄRFORMATION

ELEKTROENZEPHALOGRAMM

Vor mehr als 60 Jahren entdeckte der Psychiater Hans Berger in Jena, daß man wellenförmig verlaufende Potentiale geringer Amplitude von der Schädeloberfläche des Menschen ableiten kann (Elektroenzephalogramm, EEG). Frequenz und Amplitude dieser Hirnwellen wechseln, abhängig vom Grad der Hirnaktivität und des Ableitortes. Bei völliger Entspannung und mit geschlossenen Augen hat das EEG eine Amplitude von etwa 100 µV und eine Frequenz von 8-13/sec (α-Rhythmus). Am deutlichsten kann er okzipital in der Gegend des visuellen Kortex abgeleitet werden. Die regelmäßigen und synchronisierten α-Wellen verschwinden (α-Block), wenn die Augen geöffnet werden oder wenn die geschlossenen Augen beleuchtet werden. Sie werden dann ersetzt durch ein schnelleres (über 14/sec), desynchronisiertes Wellenmuster, die β-Wellen. β-Wellen haben die Tendenz, frontal besonders deutlich zu sein und sind verbunden mit hoher mentaler Aktivität, mit Aufmerksamkeit und Weckreaktionen (Arousal). EEG-Wellen drücken zwar die Aktivität der Großhirnrinde aus, ihre Modulation allerdings ist vor allem auf Einflüsse subkortikaler Strukturen, insbesondere der Retikulärformation, zurückzuführen.

RETIKULÄRFORMATION

Im Inneren des Gehirns bilden von der Medulla über das Mittelhirn zum Thalamus unscharf organisierte Zonen grauer Substanz die Retikulärformation (RF). Neurone der RF sind in hohem Maße divergent und konvergent verschaltet. Elektrische Reizung der RF des Mittelhirns ruft β-Wellen im EEG, Weckreaktion und Aufwachen hervor. Läsionen resultieren in komaähnlichen Zuständen mit hochamplitudigen, synchronisierten Potentialen (δ-Wellen). Ursache dieser Phänomene ist, daß in der RF ein aufsteigendes retikulär-aktivierendes System (ARAS) entspringt, das eng verbunden ist mit den medialen Anteilen des Thalamus. Diese Thalamuskerne ihrerseits projizieren diffus-generalisiert zu allen Zonen der Großhirnrinde.

Über die generalisierten Verbindungen des ARAS werden Neurone des Kortex depolarisiert; auf diese Weise wird, abhängig von der Aktivität des ARAS, die Erregbarkeit des Kortex reguliert. Normalerweise aktivieren sensorische Systeme, wenn sie erregt werden, über Kollateralen auch das ARAS, allerdings in unterschiedlichem Umfang. Das aktivierte ARAS erregt seinerseits den Kortex und fördert damit den Empfang und die Verarbeitung spezifisch-sensorischer Information. Wenn afferente Systeme massiv stimuliert werden (lautes Geräusch, Schmerz), lösen die Verbindungen des ARAS eine generalisierte Aktivierung des Kortex und verhaltensmäßig eine Weckreaktion aus.

EEG UND SCHLAF

Vor Schlafbeginn und im entspannten Zustand herrscht im EEG der α-Rhythmus vor. Mit Beginn des Schlafes nimmt die Frequenz ab und die Amplitude zu. Immer wieder sind diese langsameren Wellen von Perioden schnellerer, in ihrer Amplitude zu- und abnehmender Aktivität (Schlafspindeln) unterbrochen. Generell kann man zwei Schlafzustände unterscheiden. Der Schlaf mit langsamen Wellen (slow wave = SW-Schlaf, non-REM-Schlaf) durchläuft nach dem Einschlafen sequentiell 4 Stadien. Jedes Stadium ist nicht nur durch spezifische EEG-Muster, sondern auch durch somatische oder vegetative Reaktionen gekennzeichnet, z. B. Änderung der Körperhaltung, Änderung von Herz- und Atemfrequenz oder Spitzen in der Sekretion von Wachstumshormon (Tafel 112). Stadium 4 mit synchronisierten, hochamplitudigen und langsamen δ-Wellen (3-4/sec) ist das Stadium des Tiefschlafes. Bettnässen und Schlafwandeln kommen vorzugsweise in diesem Stadium vor.

REM-SCHLAF

An das Stadium 4 schließt ein anderer, völlig unterschiedlicher Schlafzustand an, der REM-Schlaf. In dieser Schlafphase ist der Muskeltonus der Hals- und Rumpfmuskulatur deutlich reduziert, die Augen bewegen sich rasch hin und her (REM = rapid eye movements). Das EEG zeigt in dieser Phase rasche und desynchronisierte, kleinamplitudige Wellen, ähnlich dem β-Rhythmus des Wachzustands. Dennoch ist die Weckschwelle ähnlich hoch wie im Tiefschlaf des Stadiums 4 (daher auch die Bezeichnung paradoxer Schlaf). Träume treten vorzugsweise im REM-Schlaf auf.

Ein kompletter Schlafzyklus (1, 2, 3, 4, REM) dauert beim Erwachsenen ca. 90 Minuten. Der REM-Anteil beträgt etwa 20 % der ungefähr 8stündigen gesamten Schlafdauer; im Laufe der Nacht nehmen die REM-Perioden an Dauer zu. Ein Säugling schläft 16 Stunden und mehr, von denen fast 50 % auf den REM-Schlaf entfallen. Im Alter vermindert sich die Gesamtschlafdauer auf ca. 6 Stunden. REM-Schlaf ist offenbar lebensnotwendig. Bei Entzug (Aufwecken der Versuchspersonen jeweils bei REM-Beginn) kommt es in der folgenden Nacht zu überschießenden REM-Perioden, als ob das Gehirn den REM-Verlust kompensieren müsse. Ursache und Entstehungsweise des REM-Schlafs sind unklar.

SCHLAFZENTREN

Ursprünglich galt Schlaf als passives Phänomen, verursacht durch reduzierte afferent-sensorische Information. Später fand man, daß bestimmte Abschnitte der unteren RF eine aktive Rolle spielen bei Auslösung und Regulation des Schlafes. Beispielsweise erhöhen serotoninerge Neurone der Raphe-Kerne den SW-Schlafanteil. Noradrenerge Neurone des Locus coeruleus (in der RF der Medulla) spielen eine Rolle beim REM-Schlaf. Umschriebene Ausschaltungen dieser Areale führen zu selektiven Ausfällen dieser Schlafabschnitte. Auch bestimmte Anteile des Hypothalamus können Schlaf auslösen, außerdem beeinflussen Stoffe, die die Konzentration von Noradrenalin oder Serotonin im Gehirn verändern, das Schlafverhalten. Proteine, denen ein schlafinduzierender Effekt nachgewiesen wurde, akkumulieren im Wachzustand im Liquor cerebrospinalis und können möglicherweise bei Erreichen einer entsprechenden Konzentration Schlaf auslösen.

Hinweise: Verwenden Sie von hell bis dunkel abgestufte Farben für die 4 Schlafstadien (F-I) und eine dunkle Farbe für J.

1. Kolorieren Sie die sensorischen Eingänge der Sinnesorgane in der großen Abbildung rechts oben, anschließend die α- und β-Wellen links und die 2 kleinen Diagramme.

2. Malen Sie die Titel an, die die Schlafstadien bezeichnen, sowie die Dauer, die jedes Stadium im Schlafzyklus in Anspruch nimmt. Nicht gezeigt ist hier, daß nach jeder REM-Periode der Zyklus rasch durch die Stadien 4 bis 1 zurückläuft, um dann neu zu beginnen.

3. Schließen Sie die Tafel mit den Schlafzentren rechts und der Schlafregulation unten ab.

Retikulärformation A
aufsteigendes retikulär-aktivierendes System (ARAS) A'
mediale Thalamuskerne B
generalisierte thalamische Projektion B'
sensorische Systeme C zum Kortex D
Elektroenzephalogramm (EEG) E

WACHZUSTAND

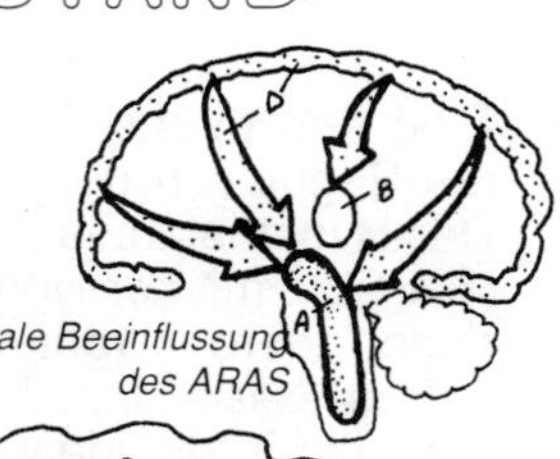

In der Großhirnrinde entstehen fortlaufend Potentialwellen, auch ohne sensorische Reize (spontane EEG-Wellen): Bei entspannter Ruhe zeigt das EEG α-Wellen (8-13/sec). Im Wachzustand und bei gerichteter Aufmerksamkeit desynchronisieren die Wellen (Amplitude vermindert, Frequenz erhöht, β-Wellen).

wach: β 15-40 Hz/sec E

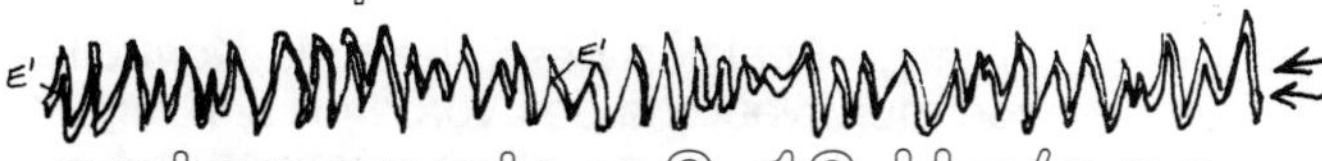

entspannt: α 8-13 Hz/sec E²

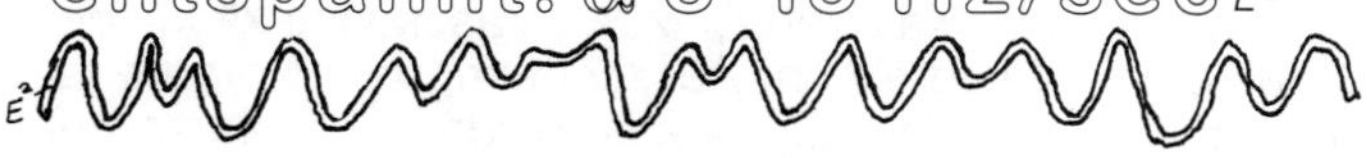

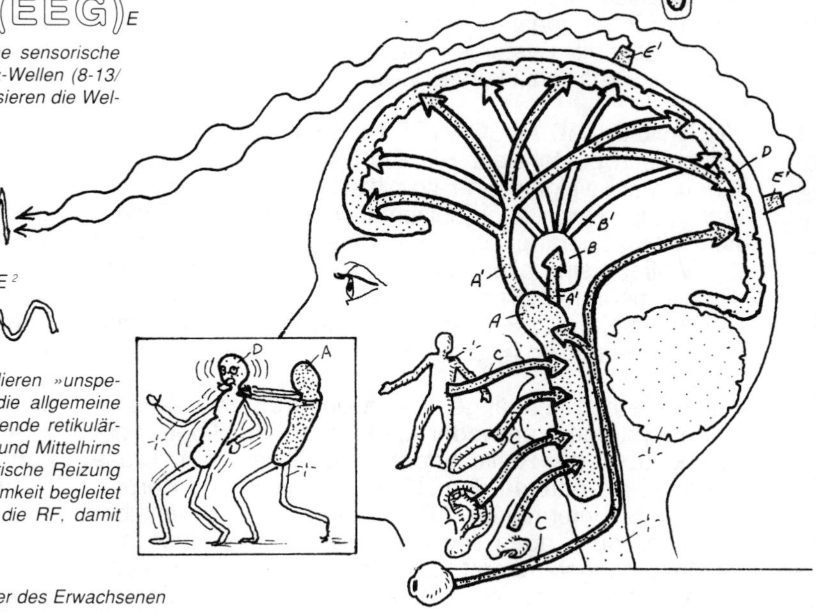

Im Gegensatz zu den spezifischen sensorischen Projektionen regulieren »unspezifische« Projektionen der Retikulärformation (RF) des Hirnstamms die allgemeine Erregbarkeit kortikaler Neurone. Quelle dieser Effekte ist das aufsteigende retikulär-aktivierende System (ARAS), zu dem die RF des unteren Hirnstamms und Mittelhirns ebenso gehört wie die medial gelegenen Kerne des Thalamus. Elektrische Reizung des ARAS führt zu β-Wellen im EEG, die von Wachheit und Aufmerksamkeit begleitet sind. Aufsteigende sensorische Systeme aktivieren über Kollateralen die RF, damit das ARAS und beeinflussen die Erregbarkeit der Großhirnrinde.

SCHLAF

In den 8 Stunden durchschnittlicher Schlafdauer des Erwachsenen werden mehrere Schlafzyklen durchlaufen. Jeder Zyklus dauert ca. 1,5 Stunden und besteht aus den 4 Stadien des SW-Schlafs und einem REM-Schlaf-Stadium. Jedes dieser Stadien ist durch bestimmte somatische und EEG-Parameter gekennzeichnet.

SW-Schlaf

Vor dem Einschlafen schließt man die Augen, entspannt sich und wird dösig (α-Rhythmus im EEG). Im leichten Schlaf (2) nehmen die Amplitude ab und die Frequenz zu, wobei Schlafspindeln eingestreut sind. Im mitteltiefen Schlaf (3) steigt die Amplitude wieder an und die Frequenz vermindert sich, bevor im Tiefschlaf (4) die Wellenzüge sehr groß und langsam werden (δ-Wellen).

Stadium 1/Einschlafen F

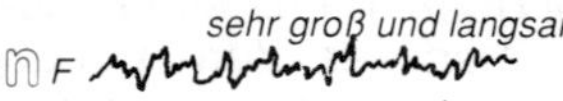

Stad. 2/Leichtschlaf G

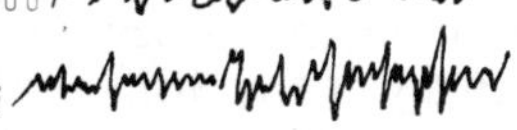

Stadium 3/mitteltiefer Schlaf H

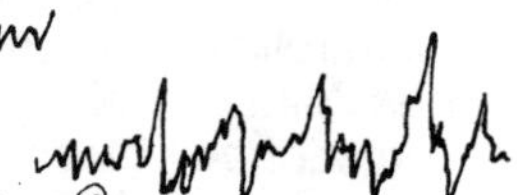

Stad. 4/Tiefschlaf I

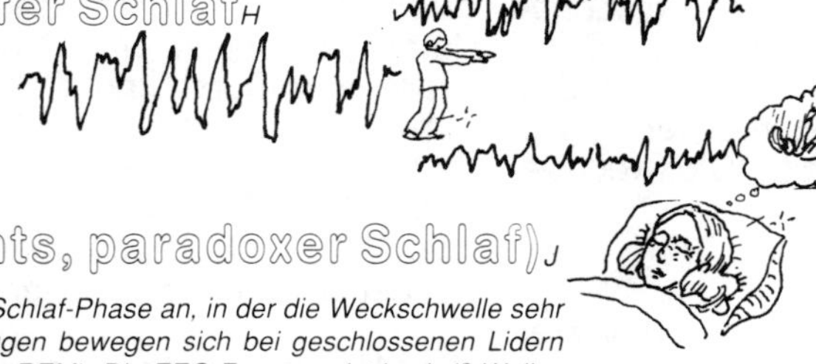

REM-Schlaf J
(rapid eye movements, paradoxer Schlaf) J

Dem Stadium 4 schließt sich eine REM-Schlaf-Phase an, in der die Weckschwelle sehr hoch und der Körper schlaff ist. Die Augen bewegen sich bei geschlossenen Lidern rasch hin und her (rapid eye movements, REM). Die EEG-Frequenz ist hoch (δ-Wellen ähnlich dem Wachzustand).

SCHLAFZENTREN
Raphekerne K
Serotonin K'
Locus coeruleus L
Noradrenalin L'

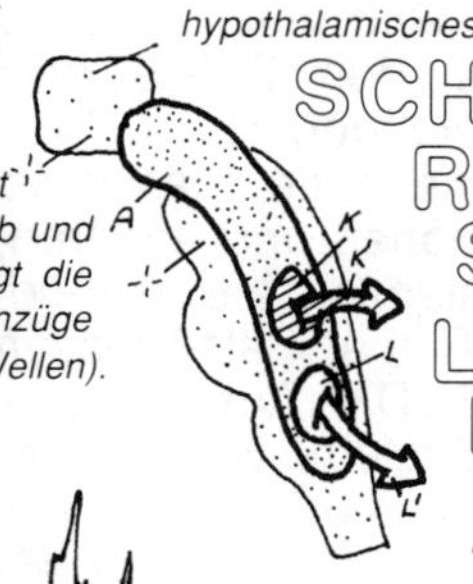

Bei Aktivierung bestimmter Abschnitte der medullären RF oder des Hypothalamus wird Schlaf ausgelöst. Zerstörung der Raphe-Kerne (serotoninerge Neurone) vermindert den SW-Schlaf. Läsionen im Locus coeruleus (noradrenerge Neurone) vermindern den REM-Schlaf. Substanzen, die die Konzentration der Transmitter Serotonin oder Noradrenalin beeinflussen, haben entsprechende Auswirkungen auf die Schlafstadien.

In den Stadien 1-4 des SW-Schlafs sind Herz- und Atemfrequenz niedrig. Im Stadium 4 können Nachtwandeln und Bettnässen auftreten. Träume mit erhöhter Herz- und Atemfrequenz gibt es im REM-Schlaf. Mit zunehmender Schlafdauer verlängern sich die REM-Phasen (mehr Träume gegen Morgen), und Stadium 4 nimmt entsprechend ab (Nachtwandeln und Bettnässen eher zu Schlafbeginn). Bei Neugeborenen beträgt der REM-Anteil 50 %, bei Erwachsenen nur noch 20 %. Im Greisenalter ist die Gesamtschlafzeit vor allem auf Kosten von REM und Stadium 4 erheblich herabgesetzt.

SCHLAFZYKLEN

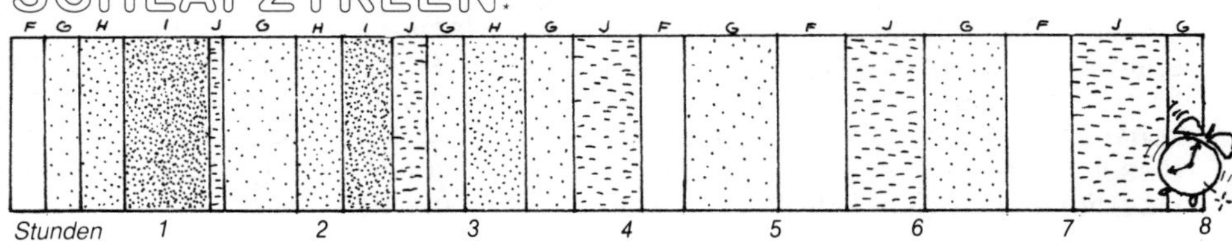

WACHZUSTAND /SCHLAF

Wachzustand

Schlaf

Schlaflosigkeit

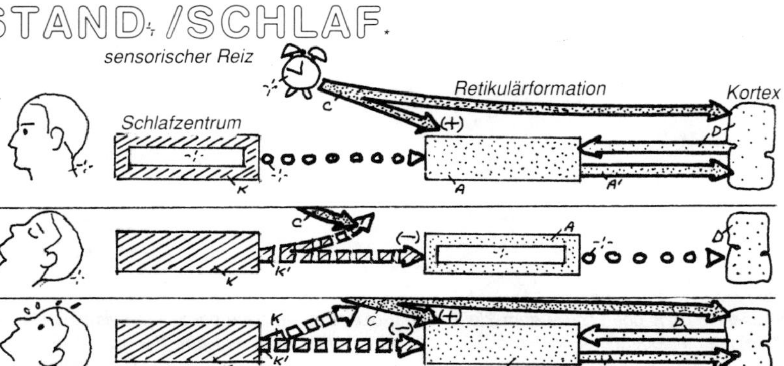

Im Schlaf wird ARAS von aktiven hypnogenen Zentren gehemmt und damit die kortikale Erregbarkeit vermindert. Eine reduzierte Aktivität sensorischer Eingänge (Dunkelheit, Stille) unterstützt diese Dämpfung des ARAS. Die verminderte kortikale Erregbarkeit ist verantwortlich für das Fehlen von Wachbewußtsein und raschen Reaktionen während des Schlafes. Angstgefühle, kreisende Gedanken oder Sinnesreize wirken den Effekten der Schlafzentren auf das ARAS entgegen und fördern damit Schlaflosigkeit. Im Wachzustand sind die hypnogenen Zentren, z.B. des Hypothalamus, inaktiv. ARAS, vom Eingang sensorischer Systeme unterstützt, kann nun den Kortex entsprechend aktivieren.

HYPOTHALAMUS: STRUKTUR UND FUNKTIONEN

Eine der lebenswichtigsten Funktionen des Gehirns ist die Regulation des »inneren Milieus« unseres Körpers. Der Hypothalamus (HT) ist die höchste Instanz des Gehirns, die mit der Homöostase und Integration der Aktivitäten innerer Organe befaßt ist. Seine Position an der Schädelbasis unmittelbar oberhalb der Hypophyse versetzt ihn in die ideale Lage, nachgeschaltete vegetative und endokrine Systeme unter Einbeziehung höherer kortikaler Zentren zu kontrollieren.

EINGÄNGE UND AUSGÄNGE DES HYPOTHALAMUS
Anatomisch besteht der HT aus mehreren Kernen, von denen man einigen eine spezifische Funktion zuteilen kann (z.B. Nucl. suprachiasmaticus/zirkadiane Rhythmen; Nucl. supraopticus/antidiuretisches Hormon, Tafel 62). Vielfach sind allerdings umfangreichere Zonen des HT, die mehrere Kerne umfassen, mit einer bestimmten Funktion befaßt (z.B. Regulation der Körpertemperatur im vorderen und im hinteren HT).

Der HT erhält Eingänge von allen größeren sensorischen Systemen, entweder direkt, z.B. vom Auge, oder indirekt über die Retikulärformation (Tafel 100). Diese Eingänge informieren den HT über Umwelt und Körperinneres. So informieren z.B. das visuelle System über die Länge des Tages und Eingänge von der Haut über die Umgebungstemperatur. Weitere Informationen stammen von Interozeptoren, z.B. des Kreislauf- oder Gastrointestinalsystems. Eingänge vom limbischen System (Amygdala, Septum) orientieren den HT über Allgemeingefühle und Triebverhalten (Hunger, Durst, Sexualverhalten) sowie Emotionen. Eine dritte Klasse von »Informanten« besteht aus Hormonen und anderen in der Körperflüssigkeit gelöste Substanzen, z.B. Na^+ oder Glukose. Sie informieren den HT über Salz-Wasser-Haushalt und Energiestoffwechsel. Die Ausgänge des HT projizieren: zum limbischen System, wo sie mit Strukturen interagieren, die Emotionen und Triebe kontrollieren (Tafel 102); zu motorischen Strukturen des Mittelhirns, die die motorischen Komponenten des emotionalen Verhaltens regulieren; zu sympathischen und parasympathischen vegetativen Zentren der Medulla und des Rückenmarks, die viszerale Funktionen regulieren; zur Hypophyse, die Salz-Wasser-Haushalt, Stoffwechsel und Hormonsekretion beeinflußt.

FUNKTIONEN DES HYPOTHALAMUS
Mit Hilfe umschriebener elektrischer Reizung und diskreter Läsionen konnten die Funktionen des HT im Tierexperiment geklärt werden. Eine der wichtigsten Funktionen ist die Kontrolle des HT über das vegetative Nervensystem. Die Effekte auf das sympathische Nervensystem sind so ausgeprägt, daß der britische Physiologe Sherrington den HT das »Kopfganglion des sympathischen Nervensystems« genannt hat (Tafel 25, 81). In dieser Beziehung hat der HT die Aufgabe, vegetative Reaktionen mit den Aktivitäten anderer Abschnitte des ZNS zu integrieren, sie mit dem emotionalen Verhalten abzustimmen und den gegebenen Umweltbedingungen anzupassen. Bei Reizung des lateralen HT kommt es zu einem dramatischen Anstieg von Herzfrequenz und Herzminutenvolumen, verbunden mit einer peripheren Vasokonstriktion (im Skelettmuskel allerdings einer Vasodilatation). Die gleichen Reaktionen des sympathischen Nervensystems erfolgen unter physiologischen Bedingungen bei körperlicher Arbeit, Flucht oder Agression (Tafel 119). In ähnlicher Weise integriert der HT vegetative und viszerale Reaktionen bei emotionalem Streß (z. B. Furcht).

Eine weitere wichtige Funktion des HT ist die Kontrolle der Körpertemperatur. Neurone des vorderen und hinteren HT integrieren die verschiedenen sympathischen Antworten auf Kältereize, z.B. Vasokonstriktion der Hautgefäße, Piloerektion, Ausschüttung von Noradrenalin und Thyroxin und die daraus folgende Erhöhung der Stoffwechselrate (Tafel 134). Manche Abschnitte des HT spielen auch eine Rolle für die Integration parasympathischer Aktivität, obwohl diese Wirkungen weniger ausgeprägt sind als die Einflüsse auf das sympathische System.

Ein gutes Beispiel für die Bedeutung des HT für die Homöostase ist die Rolle, die er hinsichtlich Hunger und Sättigungsgefühl spielt. Umschriebene Läsionen im lateralen HT führen zu Appetitverlust, verminderter Nahrungsaufnahme und Gewichtsabnahme (Anorexie). Im Gegensatz dazu lösen Ausfälle im ventromedialen HT übermäßige Nahrungsaufnahme (Hyperphagie) und schließlich Fettleibigkeit aus. Ursache hierfür ist die Existenz neuronaler Zentren im lateralen HT, die Appetit und Nahrungsaufnahme steigern, während in den ventromedialen Zonen Sättigungszentren liegen. Die Zentren im lateralen bzw. medialen HT hemmen sich wechselseitig (Tafel 132) und kontrollieren auf diese Weise Nahrungsaufnahme, Energiehaushalt und Körpergewicht. Weitere Abschnitte des HT (Nuclei paraventriculares, dorsolateraler HT) haben Bedeutung für die Kontrolle von Durst und Salz-Wasser-Haushalt (Tafel 62; 110; 120). Läsionen der Nuclei suprachiasmatici heben zirkadiane Rhythmen, insbesondere der Hormonsekretion auf. Die Ausschüttung von ACTH und Cortisol z.B. ist am Morgen hoch und abends niedrig. Dieser Rhythmus ist bei Läsionen dieser Kerne aufgehoben.

Der HT ist eine geschlechtsspezifische Hirnregion. Zum einen ist die Kontrolle der Sekretion von Geschlechtshormonen bei beiden Geschlechtern unterschiedlich (Tafel 147). Zum anderen sind Area präoptica und der vordere HT eng eingebunden in Kontrolle und Steuerung geschlechts-spezifischen Verhaltens (zur besonderen Bedeutung des HT für die Kontrolle endokriner Systeme vgl. Tafel 109-111).

Hinweise: Verwenden Sie für A eine dunkle Farbe.
1. Beginnen Sie mit dem HT (A) im Sagittalschnitt ganz oben sowie dem Pfeil, der zu den verschiedenen Kernen des HT im darunterliegenden Bild hinweist.
2. Malen Sie die Überschriften, die die Ein- und Ausgänge des HT aufzeigen, grau an.
3. Kolorieren Sie dann parallel jeweils eine Überschrift im unteren Teil zusammen mit dem Kern, auf den Sie sich in der darüberliegenden Zeichnung bezieht. Beachten Sie, daß der Nucl. paraventricularis zweifarbig dargestellt wird, um seine Doppelfunktion anzudeuten.

HYPOTHALAMUS A

Der Hypothalamus (HT) ist hinsichtlich der Regulation interner Körperfunktionen das wichtigste Zentrum des Gehirns. Er ist unterhalb des Thalamus und oberhalb der Hypophyse gelegen und besteht aus einer Vielzahl von Kernen, von denen jeder spezifisch an der Regulation bestimmter Körperfunktionen beteiligt ist. Der HT hat zahlreiche wechselseitige Verbindungen mit dem limbischen System und empfängt Informationen von sensorischen Systemen, insbesondere vom Geruchs- und Geschmackssinn sowie dem visuellen System. Über seine Ausgänge zu Hirnstamm, Rückenmark und Hypophyse kontrolliert der HT sensomotorische, vegetative und hormonelle Reaktionen. Die lateralen, medialen, anterioren und posterioren Abschnitte des HT unterscheiden sich in funktioneller Hinsicht.

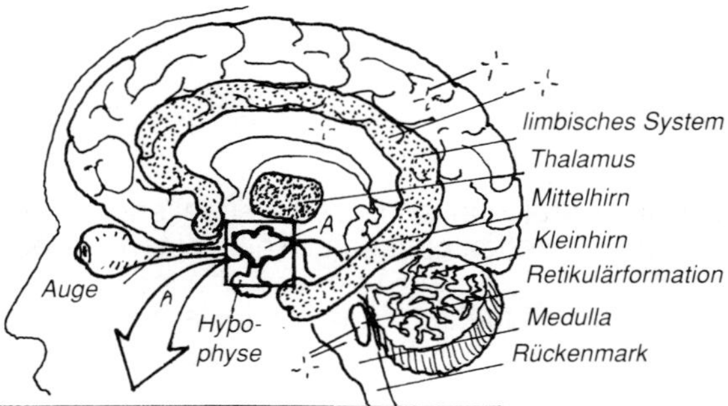

EINGÄNGE:

sensorische Systeme.
Retikulärformation.
limbisches System.
innere Organe.
Hormone.
Glukose.
Na^+.

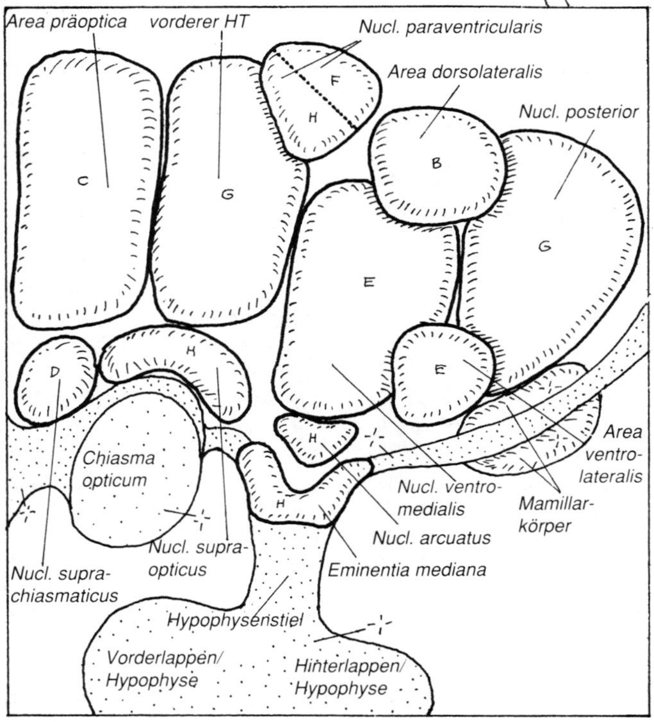

AUSGÄNGE:

Mittelhirn (motorisch).
limbisches System.
Medulla (sympathisch, parasymp.).
Rückenmark (sympathisch).
Hypophyse (Hormone).

FUNKTIONEN DES HYPOTHALAMUS A

Sympathikusantworten B

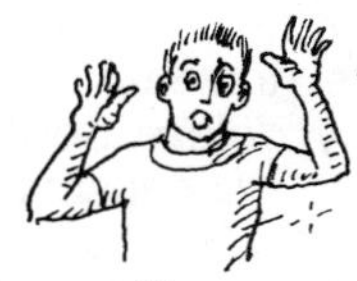

Reizung des lateralen HT führt zu generalisierten Reaktionen des Sympathikus. Dieses Gebiet des Hypothalamus kontrolliert Aggressions- und Fluchtverhalten. Innerhalb dieser Zone kann die Ausschüttung von Noradrenalin aus dem Nebennierenmark oder eine Gefäßerweiterung (und damit Verbesserung der Durchblutung) im arbeitenden Muskel ausgelöst werden.

Sexualverhalten C

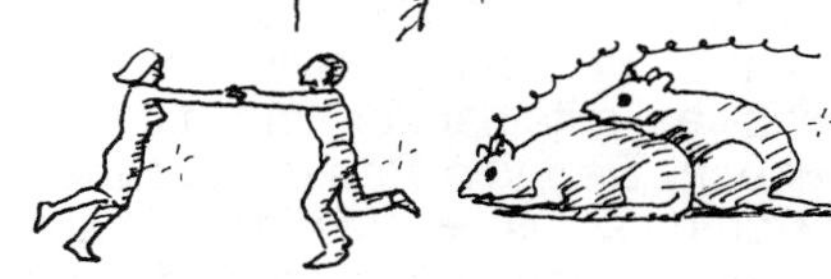

Reizung oder Ausschaltung des anterioren HT und der Area präoptica hat erhebliche Auswirkungen auf die Ausschüttung von Sexualhormonen (über die Hypophyse) und das Sexualverhalten.

zirkadiane Rhythmen D

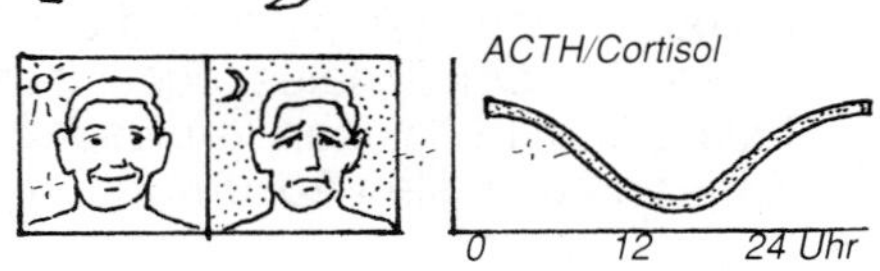

Eine Reihe von zirkadianen Rhythmen diverser Körperfunktionen (Hormonausschüttung, Zyklen innerer Organe) werden vom Nucl. suprachiasmaticus reguliert. Über direkte Verbindungen von der Retina wird er über Lichtverhältnisse und Tageszeit informiert. Dieser Kern interagiert mit dem Corpus pineale, das ebenfalls die Dauer des Lichtzyklus in zirkadiane Rhythmen umsetzt.

Nahrungsaufnahme E

Hunger/Sättigung

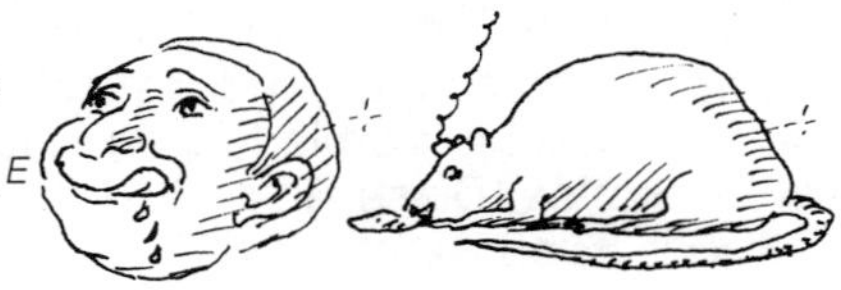

Erregung des Appetitzentrums im lateralen HT steigert Appetit und Nahrungsaufnahme. Aktivierung über längere Zeit führt zu Übergewicht. Im Gegensatz dazu bedingen Läsionen dieses Zentrums Appetitverlust und Abmagerung. Aktivierung des ventromedialen HT mit dem Sättigungszentrum führt zu verminderter Nahrungsaufnahme. Umgekehrt verursachen Läsionen vermehrte Nahrungsaufnahme und Übergewicht. Sättigungs- und Hungerzentren interagieren wechselseitig hemmend miteinander. Neurone des Sättigungszentrums sind empfindlich gegenüber dem Glukosespiegel der extrazellulären Flüssigkeit (hypothalamischer »Glukostat«).

Wasserhaushalt F

Wasserregulation

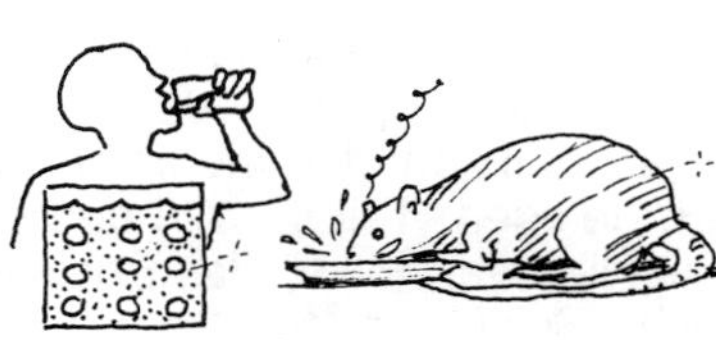

Reizung im dorsolateralen HT löst ein Durstgefühl aus. Den gleichen Effekt haben Injektionen von Acetylcholin oder Angiotensin II in diese Region. Läsionen interferieren mit der Regulation von Wasserhaushalt und Elektrolyten. Neurone in diesem Kerngebiet reagieren auf Osmolarität und Natriumkonzentration der extrazellulären Flüssigkeit (hypothalamischer »Osmostat«).

Körpertemperatur G

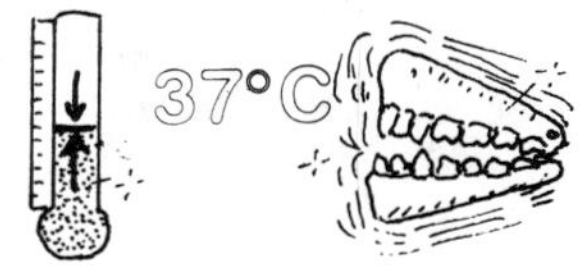

Auch die Körpertemperatur (37°C) wird durch den HT reguliert. Reizung im vorderen HT führt zur Wärmeabgabe (Kühlzentrum). Reizung des posterioren HT führt zur Konservierung bzw. Produktion von Wärme (Wärmezentrum). Auch diese Zonen haben wechselseitige inhibitorische Verbindungen miteinander. Manche Neurone dieses hypothalamischen »Thermostaten« reagieren auf Änderungen der Bluttemperatur.

Hormone H

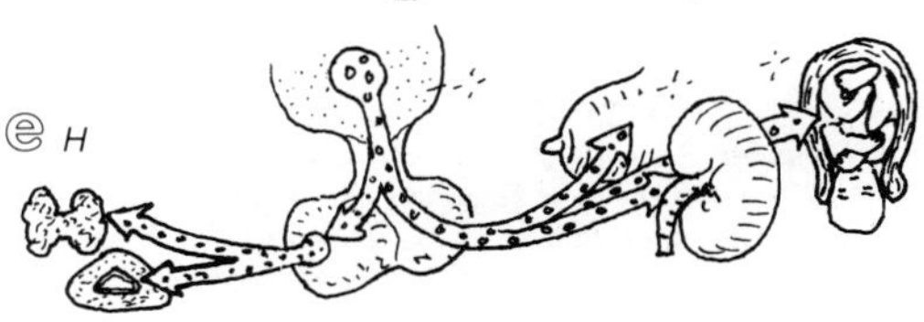

Manche Teile des HT (z.B. die Eminentia mediana) wirken wie eine endokrine Drüse und sezernieren Hormone. Neurone im Nucl. supraopticus und paraventricularis produzieren Hormone, die über die Axone zum Hypophysenhinterlappen gelangen, wo sie freigesetzt und ins Blut abgegeben werden. Auf diese Weise können sie direkt an den Zielorganen (Niere, Uterus) angreifen. Zahlreiche weitere Hormone des HT regulieren die Hormonausschüttung des Hypophysenvorderlappens, dessen Hormone wiederum die endokrine Aktivität von Körperorganen und Drüsen beeinflussen.

LIMBISCHES SYSTEM: EMOTIONEN UND INSTINKTE

Das Gehirn kann man in drei Funktionskreise einteilen: einen vegetativ-somatisch-/reflektorischen Teil, einen mit höheren assoziativen Funktionen und zwischengeschaltet einen Teil, der für Emotionen und Instinkte zuständig ist. Diese Dreiteilung ist allerdings stark vereinfachend, da im täglichen Leben alle Komponenten ständig und simultan interagieren. Der vegetative Teil entspricht im wesentlichen dem Hirnstamm und ist mit der Kontrolle elementarer Körperfunktionen (Atmung, Herz und Kreislauf, Verdauung, Körperhaltung etc.) und Hirnstammreflexen befaßt. Die höheren und assoziativen Funktionen sind in der Großhirnrinde (Neokortex) angesiedelt. Diese besitzt sensorische und motorische Projektionszonen sowie Assoziationsareale, die zuständig sind für komplexe Wahrnehmungen und die Programmierung komplizierter motorischer Aktionen (z.B. Fingerbewegungen, Sprache). Hinzu kommen die höheren mentalen Funktionen (Lernen, Denken, Planen).

Das limbische System (LS) übt die zentrale Kontrolle aus über Umfang und Ausdruck von Emotionen, Instinktverhalten, Trieben, Motivation und Gefühlen. Bei niederen Wirbeltieren bezeichnet man das LS auch als Rhinenzephalon (Riechhirn), weil es zahlreiche und enge Verbindungen mit den Strukturen des Geruchssinns aufweist. Bei diesen Tieren ist das Instinktverhalten weitgehend vom Geruchssinn abhängig. Bei höheren Tieren und Primaten sind die Verbindungen des LS komplexer. Ebenso wie der Neokortex hat das LS Zugang zu motorischen Hirnstammzentren, mit denen es das instinktive (angeborene) Verhalten kontrollieren kann.

KOMPONENTEN UND VERBINDUNGEN DES LIMBISCHEN SYSTEMS

Die kortikalen Anteile des LS sind: Hippokampus, Gyrus cinguli und alte Anteile des Riechhirns. Subkortikal sind es: Nuclei amygdalae, Septumkerne, anteriorer Thalamuskern. Einige Wissenschaftler rechnen auch den Hypothalamus zum LS. Die Strukturen des LS sind über komplizierte Bahnen teils reziprok, teils als Erregungsschleifen miteinander und mit anderen Strukturen verbunden. Den von Papez beschriebenen Erregungskreis (Hypothalamus ➔ anteriorer Thalamus ➔ Gyrus cinguli ➔Hippokampus ➔Hypothalamus) sieht man als Hauptsystem für emotionales und instinktives Verhalten an. Patienten mit Läsionen in dieser Erregungsschleife sind in ihrer emotionalen Ausdrucksfähigkeit gestört.

Ursprünglich hat man das LS als geruchsbezogenes Zentrum für Emotionen und Instinktverhalten aufgefaßt, ohne wesentliche Verbindungen und Interaktionen mit dem Neokortex. Diese Ansicht ist nicht mehr haltbar. So spielt der Hippokampus aufgrund seiner zahlreichen Verbindungen auch zu jüngeren Hirnabschnitten wie dem Neokortex eine wesentliche Rolle für Lern- und Gedächtnisprozesse (Tafel 103). In ähnlicher Weise ist der Gyrus cinguli, an der medialen Oberfläche der Hemisphäre gelegen, Teil sowohl des LS und des Neokortex und reguliert vermutlich das Sozialverhalten, wie z.B. die elterliche Sorge für ihre Kinder. Damit bildet er, genauso wie der Hippokampus, ein wesentliches Bindeglied zwischen assoziativen und instinktiven Hirnfunktionen. Auch Nucl. amygdaloideum und Septumkerne können über reziproke Verbindungen mit dem Gyrus cinguli mit höheren neokortikalen Assoziationszonen interagieren. Darüber hinaus empfängt das LS massive sensorische Eingänge, und seine Ausgänge erfassen über den Gyrus cinguli den motorischen Kortex und über den Hypothalamus den Hirnstamm.

REIZUNG/LÄSIONEN DES LIMBISCHEN SYSTEMS

Elektrische Reizung umschriebener Bezirke des Hypothalamus und benachbarter Strukturen können bei Katzen Verhaltensmuster von Furcht oder Aggression hervorrufen (z. B. Fauchen, Aufstellen der Haare, Katzbukkeln, mit den Pfoten schlagen). Insbesondere kann die Reizung bestimmter Abschnitte der Amygdala Aggressionsverhalten auslösen. So zeigt sich, daß ein normalerweise unterwürfiger Affe während der Reizung aggressive Gebärden vollführt, wodurch er sogar vorübergehend in der sozialen Rangfolge aufsteigen kann. Auch beim Menschen können bei epileptischen Anfällen, die die Amygdala einschließen, Wut und Aggression auftreten. Ausschaltung der Amygdala bringt diese Anfälle zum Verschwinden. Ebenso werden Affen bei Ausschaltung der Amygdala zahm und passiv.

Bestimmte Abschnitte des LS spielen auch eine Rolle für die Auslösung von Lustgefühlen (»Belohnungssystem«). Ratten, denen Elektroden in das Septum oder das mediale Vorderhirnbündel (Verbindung zwischen Hypothalamus und LS) implantiert werden und die sich durch Tastendruck selbst elektrisch reizen können, tun dies bis zu lebensbedrohlichen Erschöpfungszuständen. Sie bevorzugen diese Selbstreizung des Gehirns gegenüber jeglicher Futterbelohnung. Auch Menschen, die bei neurochirurgischen Operationen an diesen Stellen gereizt werden, berichten über Lustgefühle.

Wenig ist darüber bekannt, wie die Verschaltungen des LS beim Erleben von Gefühlen, beim Ausdrücken von Emotionen oder beim Instinktverhalten funktionieren. Man kann versuchen, sich die Abläufe am Beispiel des Geruchs und Anblicks einer Rose vorzustellen. Diese Reize können Freude, visuelle Assoziationen von Liebe, ein Lächeln oder vegetative Reaktionen (z. B. Änderung der Herzfrequenz) hervorrufen. Der Duft der Rose findet Eingang in das LS durch das olfaktorische System, das seine Informationen zur Amygdala und zum Hypothalamus projiziert (Tafel 99). Die visuellen Informationen aktivieren das LS entweder über die Bahnen der Retikulärformation zum Hypothalamus oder über das Corpus geniculatum laterale und den anterioren Thalamus. Aktivierung des LS ruft hier positive Gefühle (Lust) hervor. Das Lächeln als motorische Reaktion entsteht über die hypothalamischen Ausgänge zum Hirnstamm, der die mimische Muskulatur kontrolliert. Außerdem kann der Hypothalamus als Zentrum vegetativer Reaktionen agieren, z.B. bei der Änderung der Herzfrequenz. Um die Rose zu berühren, müssen die motorischen Areale des Kortex über den Gyrus cinguli aktiviert werden. Verbindungen mit den Frontal- und Temporallappen rufen höhere Aspekte der Gefühle (z.B. Liebe) und zärtliche Erinnerungen hervor.

Hinweise: Verwenden Sie eine dunkle Farbe für C.
1. Beginnen Sie links oben mit der Übersicht des limbischen Systems (C), das mit Hirnstamm (A) bzw. Großhirn (B) verglichen wird. Fahren Sie dann fort mit den Verbindungen und funktionellen Antworten des limbischen Systems in der Mitte. Beginnen Sie mit den Eingängen vom Bulbus olfactorius und anderen sensorischen Systemen links. Verfolgen Sie dann die Pfeile innerhalb des Vierecks, das die Komponenten des limbischen Systems enthält. Bei jeder Struktur kolorieren Sie bitte parallel dazu seine Anatomie in der Abbildung ganz oben.
2. Malen Sie schließlich die Überschriften im untersten Diagramm an.

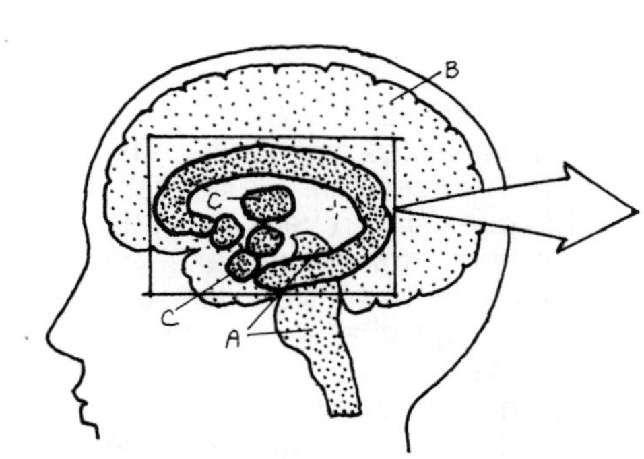

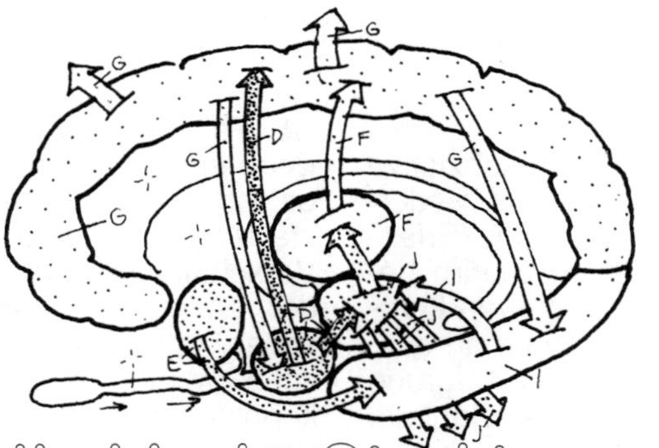

Funktionen des LS: C
Emotionen C
Instinkte C
Triebe C
Lernen/Gedächtnis C

Manche Sinnesreize (Düfte, unbekannte Geräusche, Lächeln eines Säuglings) können Emotionen und Körperreaktionen hervorrufen (also Gefühle wie Lust/Unlust; unwillkürliche motorische Antworten wie Lächeln; vegetative Reaktionen wie Änderung der Herzfrequenz). Diese Abläufe werden durch das LS einschließlich des Hypothalamus integriert, der auch eine wichtige Ausgangsstation des LS darstellt. Beispielsweise sendet er Kommandos für motorische Reaktionen zu motorischen Zentren des Hirnstammes; für Reaktionen der Körperorgane zu den autonomen Abschnitten des ZNS; für neurohormonale Effekte zur Hypophyse. Gefühle werden wahrscheinlich in höhere kortikale Abschnitte integriert. Außerdem spielt der Hippokampus eine Rolle für Lernen und Gedächtnis.

Hirnstamm A
Neokortex B
LIMBISCHES SYSTEM C

Das limbische System (LS) besteht aus verschiedenartigen Hirnstrukturen und dem Hypothalamus. Es liegt zwischen dem Hirnstamm, der lebenswichtige Funktionen reguliert, und dem Neokortex mit seinen assoziativen Fähigkeiten. Das LS spielt eine Rolle für Motivation, Emotionen und zielgerichtetes Instinktverhalten. Bei niederen Tieren ist das LS besonders eng mit dem Geruchssinn verknüpft.

limbische Strukturen C

Das LS setzt sich zusammen aus: Amygdala, Septum, Hippokampus, Gyrus cinguli, Hypothalamus, anteriorem Thalamus und ihren Verbindungen. Amygdala und Septum sind das Bindeglied zwischen elementaren Sinnessystemen, Neokortex und LS. Informationen von visuellen und auditiven Systemen finden über den Thalamus Eingang in das LS. Innerhalb des LS existiert eine schleifenartige Erregungskette (Papez-Kreis), über die Impulse vom Hypothalamus über den anterioren Thalamus zum Gyrus cinguli und von dort über den Hippokampus zurück zum Thalamus geleitet werden. Gyrus cinguli und vorderer Thalamus sorgen für Verbindungen zwischen dem LS und dem Neokortex.

EFFEKTE DES LIMBISCHEN SYSTEMS C

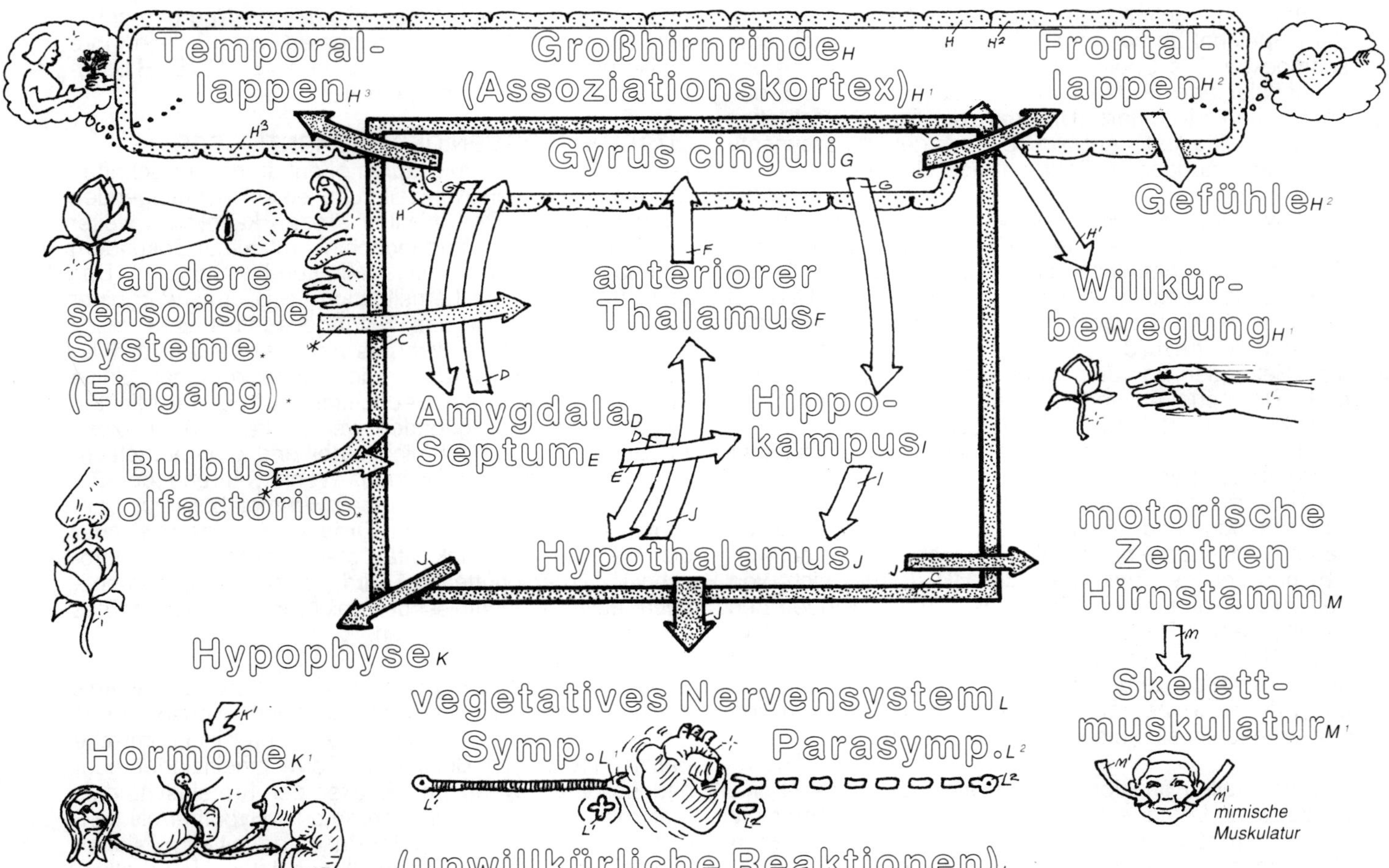

REIZEFFEKTE C

(Läsionen können entgegengesetzte Wirkungen haben)

Zorn/Wut: Amygdala D

Lust: Septum E, Hypothalamus J

Angst: Hypothalamus J

Sexualverhalten: Septum E, Hypothal. J

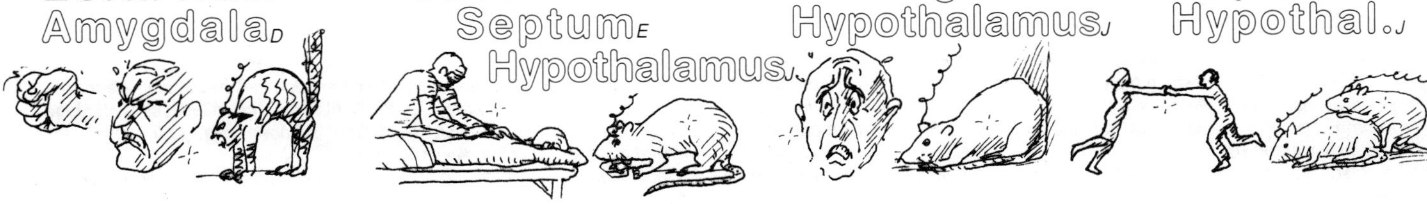

LERNEN UND GEDÄCHTNIS

LERNEN UND NEURONALE PLASTIZITÄT
Sensorische, motorische und insbesondere assoziative Systeme des Gehirns können ihre Antworten auf wiederholte gleichartige Reize oder Situationen ändern (Erfahrung). Diese Wandelbarkeit der Abläufe im Gehirn bezeichnet man als Plastizität. Sie ist Grundlage von Lernvorgängen bei Mensch und Tier. Lernen kann man definieren als Fähigkeit, reizinduzierte Antworten aufgrund von Erfahrung zu ändern. Mit der Evolution des Gehirns, speziell mit der Entwicklung der Großhirnrinde, nimmt die Fähigkeit zu, aus Erfahrungen zu lernen und das Gelernte zu speichern (Gedächtnis). Bei Menschen und anderen Primaten erreicht sie ein besonders hohes Niveau. Lernen und Erlerntes durch Lehren weiterzugeben ist die Basis, auf der sich Kultur und Zivilisation der Menschheit entwickeln konnten.

ASSOZIATIVES LERNEN
Die verschiedenen Formen und Abfolgen des Lernens sind in Lehrbüchern der Psychologie beschrieben. In diesem Kapitel sollen nur einige neuronale Aspekte von Lernen und Gedächtnis kurz umrissen werden. Beim assoziativen Lernen lernt die Versuchsperson, die Effekte zweier unterschiedlicher Reize zu verknüpfen. Ein Beispiel sind die konditionierten Reflexe, die der russische Physiologe Pawlow in der ersten Hälfte dieses Jahrhunderts untersuchte. Hunde beispielsweise sondern Speichel ab, wenn sie Futter sehen, riechen oder schmecken. Die Speichelsekretion ist eine angeborene unkonditionierte Reflexantwort. Das Futter stellt den unkonditionierten Reiz (UR) dar, die Speichelsekretion die unkonditionierte Antwort (UA). Angeborene synaptische Verbindungen im Gehirn ermöglichen diese UA.

Pawlow entdeckte folgendes: wenn man den UR mit einem konditionierenden Reiz (KR) kombiniert, zeigt das Tier oder die Versuchsperson alsbald eine der UA entsprechende Reaktion (z.B. Speichelsekretion) allein auf den KR hin. Als KR dient z. B. ein Glockenzeichen, das während der Ausbildung des konditionierten Reflexes einige Sekunden vor dem Anbieten des Futters ertönen muß. Die neue Antwort, also das Auslösen von Speichelsekretion allein durch das Glockenzeichen, wird als konditionierter Reflex bezeichnet und ist ein Beispiel für assoziatives Lernen. Es zeigt die Ausbildung einer neuen Verbindung innerhalb des Gehirns zwischen dem auditorischen und dem vegetativen System. Diese neuen Verbindungen sind allerdings labil und verschwinden nach einiger Zeit, wenn der UR (Futter) nicht von Zeit zu Zeit angeboten wird. Dieses Verschwinden des konditionierten Reflexes wird Auslöschung (Extinktion) genannt. Es ist nicht das gleiche wie Vergessen, das auf der Unfähigkeit beruht, Erlerntes aus dem Gedächtnis abzurufen. Die neuronalen Grundlagen von Extinktion und Vergessen sind bisher noch unbekannt.

Instrumentelle Konditionierung ist eine komplexere Form assoziativen Lernens, bei dem die Versuchsperson aktiv am Lernprozeß mitarbeitet und bei dem Belohnungen den Lernvorgang verstärken. Ebenso wie bei den konditionierten Reflexen verbessert sich die Fähigkeit, aktive Antworten durch wiederholte Lerntests und Übung zu erlernen.

NEURONALE GRUNDLAGEN DES LERNENS
Bei erstmaligem Auftreten eines Reizes erlischt die ausgelöste neuronale Aktivität nach kurzer Zeit. Die einfachste Möglichkeit, sie zu verlängern sind reverberierende Verschaltungen. In einer solchen Verschaltung aktiviert der erregende Eingang, beispielsweise von sensorischen Afferenzen, hintereinandergeschaltete exzitatorische Interneurone. Deren Aktivität wird als positive Rückkopplung den ursprünglich beteiligten Verbindungen wieder zugeführt. Reverberierende Verbindungen können ein »Sofortgedächtnis« (sensorisches Gedächtnis, einige 100 msec) erklären.

Bei längerdauernden Gedächtnisinhalten muß man annehmen, daß an ihnen Änderungen der Verschaltungen oder der Effizienz der beteiligten Synapsen beteiligt sind. Beispielsweise können die Eigenschaften synaptischer Membranen (Rezeptoren, Enzyme) oder die Zusammensetzung des intrazellulären Milieus der Synapsen (prä- und postsynaptisch) sich ändern. Dadurch könnte der gleiche Reiz zu einer unterschiedlichen (verstärkten oder auch abgeschwächten) Antwort des postsynaptischen Neurons führen. Darüber hinaus können bei häufiger Benutzung einer Verbindung auch neue Synapsen gebildet werden. Für die Neubildung von Membranen und Synapsen ist eine Änderung der neuronalen Proteinsynthese erforderlich. Neurone gehören zu den aktivsten Produzenten von Protein. Ihre Zellkörper enthalten große Mengen von RNS, Ribosomen und endoplasmatischem Retikulum.

ZUSTANDSFORMEN DES GEDÄCHTNISSES
Lernen und Gedächtnis laufen offenbar in zwei Schritten ab: einem initialen Kurzzeit- und einem nachfolgenden Langzeitprozeß. Den initialen Prozeß kann man weiter unterteilen in das Sofortgedächtnis (maximal Sekunden) und das Kurzzeitgedächtnis (Minuten bis Stunden). Das erste Resultat einer Lernsituation (z. B. Auffinden einer Telefonnummer) ist das Sofortgedächtnis, das rasch wieder verschwindet, wenn es nicht verstärkt wird. Wiederholte oder längerdauernde Exposition oder aktive Mitarbeit bewirken ein Gedächtnis, auf das für Minuten bis Stunden zurückgegriffen werden kann. Auch diese Art Gedächtnis ist noch nicht stabil und kann bei fehlender Benützung verschwinden. Wenn während der Bildung des Kurzzeitgedächtnisses Hirnmetabolismus oder Proteinsynthese vermindert (Drogen, Hypothermie) oder die elektrische Hirnaktivität stark verändert (Elektroschock, Hirnerschütterung) wird, können neuerworbene, noch labile Gedächtnisspuren nicht in ein permanentes Gedächtnis überführt werden.

Wiederholte Benutzung wandelt das Kurzzeitgedächtnis in eine Langzeitform um (Konsolidierung). Konsolidiertes Gedächtnis muß eine permanente physikochemische Basis haben, zum Beispiel in Form modifizierter oder neugebildeter Synapsen. Blocker der Proteinsynthese, Elektroschock, Hirnerschütterung oder Hypothermie können es nicht auslöschen. Bei Patienten mit Hirnläsionen und an Tieren mit experimentell gesetzten Ausschaltungen wurde gezeigt, daß der Hippokampus und die mit ihm verbundenen Verschaltungen des limbischen Systems (Tafel 102) eine Grundvoraussetzung für die Konsolidierung des Gedächtnisses darstellen.

Hinweise: Verwenden Sie dunkle Farben für C, F und K.

1. Bearbeiten Sie nacheinander die verschiedenen Stadien der Ausbildung eines konditionierten Reflexes (oben). Beachten Sie, daß im Stadium 3 die Neurone des olfaktorischen Systems, die durch den UR aktiviert werden, nicht angemalt werden sollen.

2. Beachten Sie, daß in den nächsten Reihen nicht alle Objekte koloriert werden.

3. Beim Kurz- und Langzeitgedächtnis soll mit den vier neuronalen Mechanismen, von denen man annimmt, daß sie für Lern- und Gedächtnisvorgänge wichtig sind, begonnen werden (links). Wenden Sie sich dann den Umrandungen der Skizzen dieses Teils zu.

4. Bearbeiten Sie abschließend die unterste Reihe über Gedächtnisverlust und Erinnerungsvermögen.

ASSOZIATIVES LERNEN: KONDITIONIERTE REFLEXE.

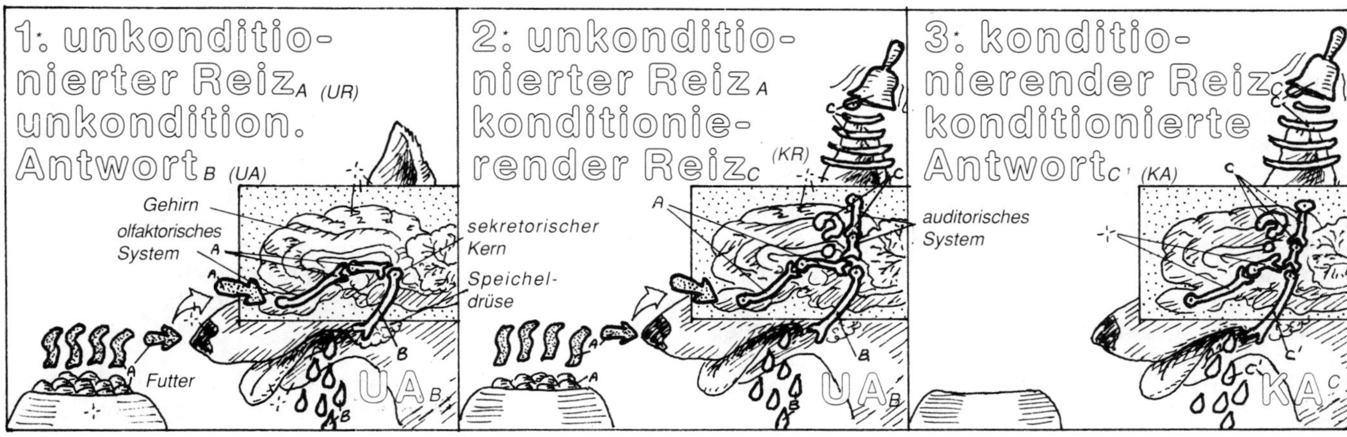

EXTINKTION.

Wenn KR häufiger ohne UR dargeboten wird, schwächt sich die KA ab und verschwindet schließlich (Auslöschung, Extinktion).

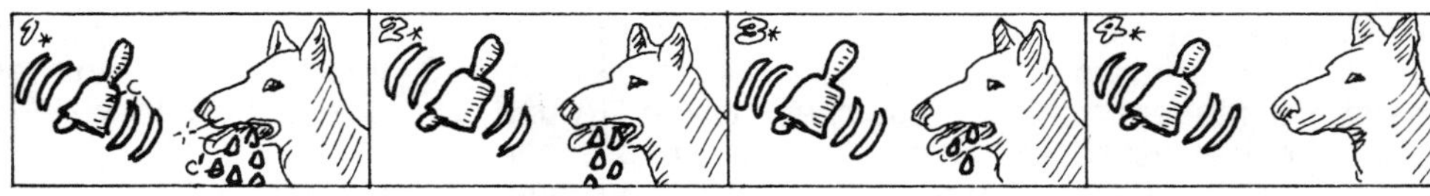

INSTRUMENTELLE KONDITIONIERUNG.

Wenn bei zwei Tasten nur das Drücken der einen mit Futter belohnt wird, lernen Tiere schnell, die richtige zu wählen (Trial/Error).

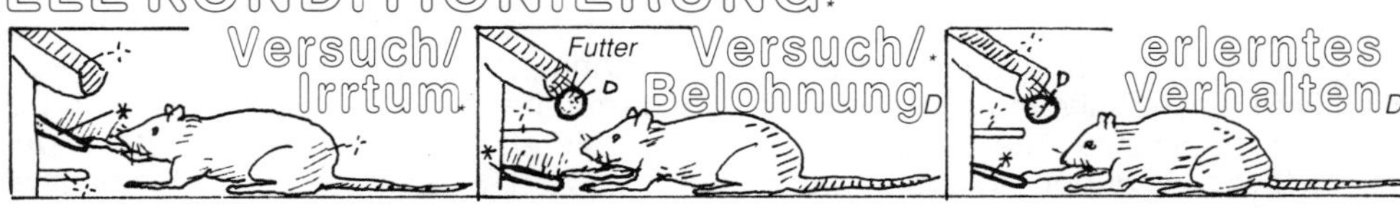

HABITUATION.

Alle Tiere lernen, den UR zu »ignorieren« (die UA abzuschwächen), wenn der UR häufig und ohne erkennbaren Sinn angeboten wird.

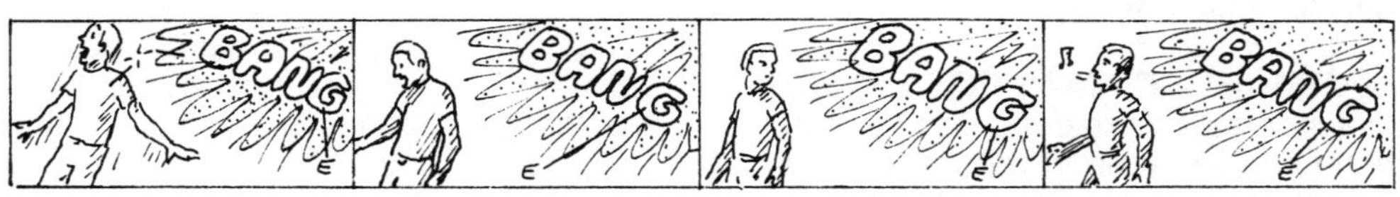

KURZ- UND LANGZEIT-GEDÄCHTNIS. (neuron. Mechanismen).

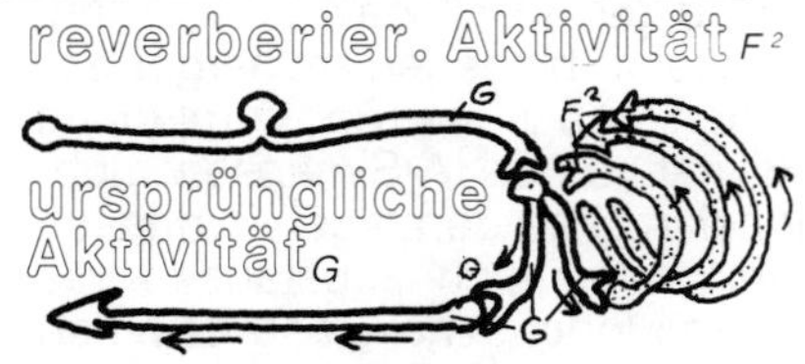

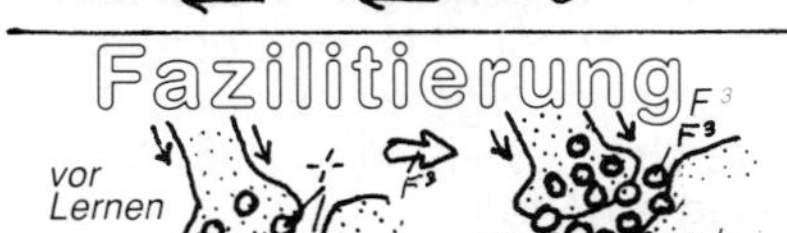

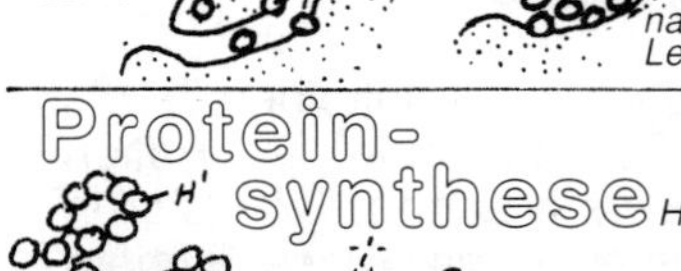

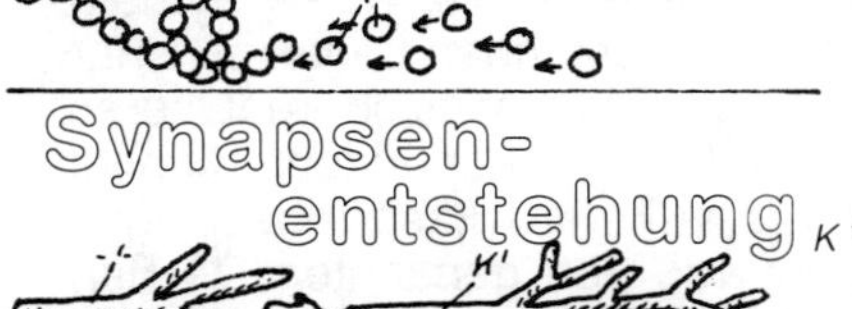

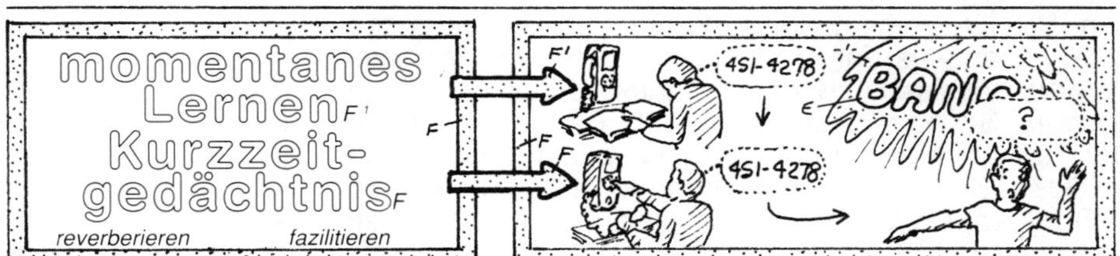

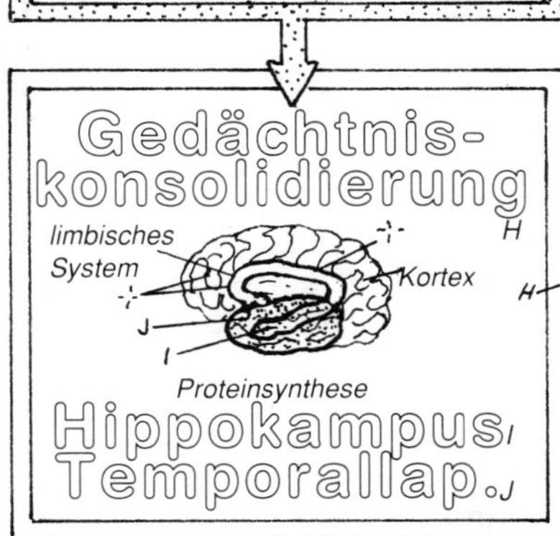

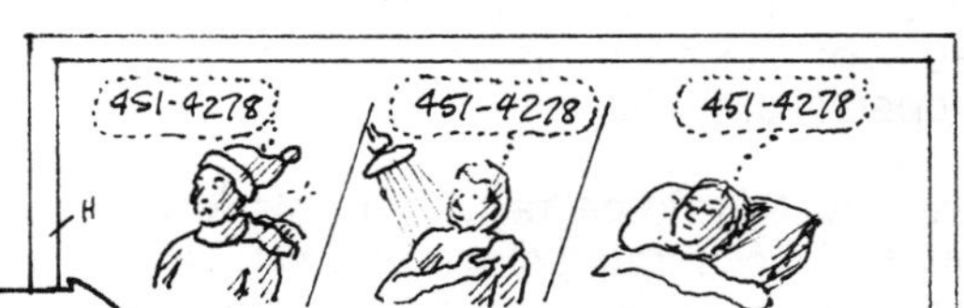

Sensorische Information (z.B. Zahlen) kann man für kurze Zeit behalten (reverberierende Verbindungen, sensorisches Gedächtnis). Wiederholter Einsatz des labilen Kurzzeitgedächtnisses führt zu dauerhaftem Speichern im Langzeitgedächtnis (Konsolidierung). Konsolidierung benötigt Hippokampus und Temporallappen. Ihr liegt eine Änderung der Proteinbiosynthese und der Synapsenfunktion zugrunde.

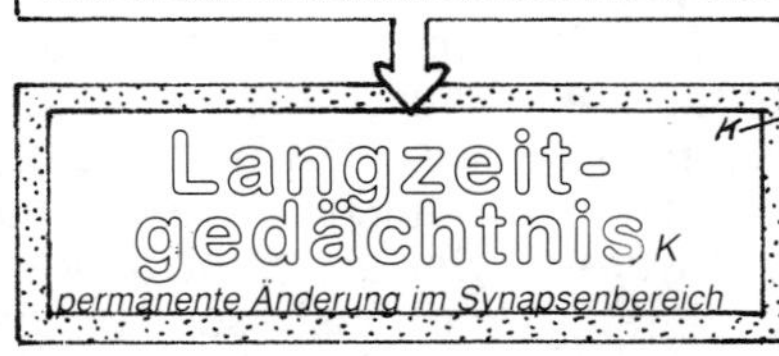

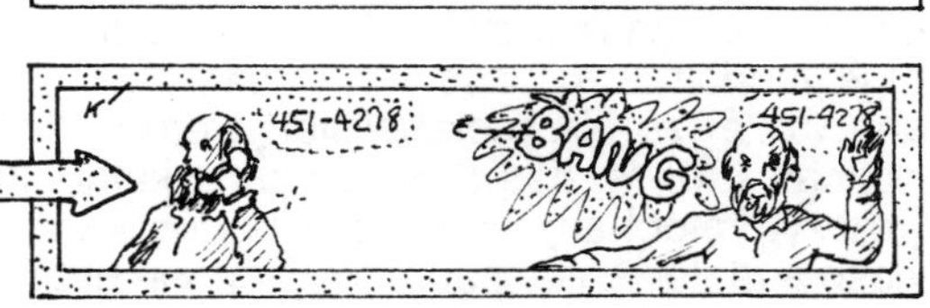

GEDÄCHTNISSTÖRUNGEN.

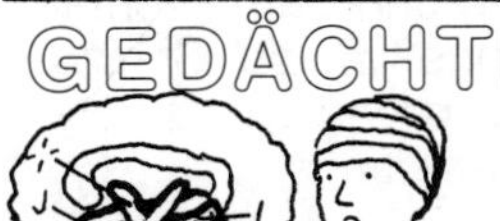

Läsionen und Traumen

Hirnkontusionen führen zu retrograder Amnesie. Schädigung des Temporallappens (Hippokampus/Temporalrinde) interferiert mit der Konsolidierung.

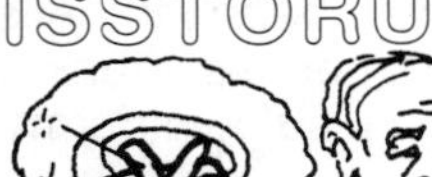

senile Amnesie

Gedächtnisverlust im Alter und verminderte Konsolidierung kann verursacht sein durch altersbedingte Degeneration im limbischen System/Temporallappen.

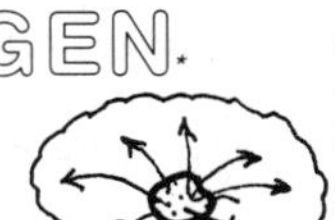

Nucl. basalis L

Alzheimer-Krankheit/senile Demenz

Cholinerge Eingänge vom Nucl. basalis zu Kortex und limbischem System beeinflussen die Gedächtnisfunktionen. Die Altersdemenz bei der Alzheimer-Krankheit beruht teilweise auf dem Verlust dieser Verbindungen.

ERINNERUNGSVERMÖGEN.

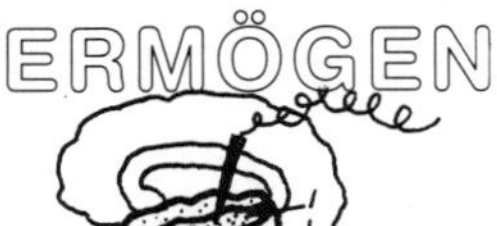

Reizung Temporallappen

Elektrische Reizung des Temporallappens bei wachen Patienten (neurochirurgische Hirnoperationen) löst deutliche Erinnerung an Altvergangenes aus, insbesondere bei affektiv betonten Komponenten.

BIOGENE AMINE: VERHALTENSEFFEKTE UND PSYCHIATRIE

Die Informationsübertragung und -verarbeitung im Nervensystem erfolgt überwiegend durch chemische Synapsen (Tafel 16, 17 und 25). Im ZNS verfügen derartige Synapsen über unterschiedliche Transmitterstoffe, z.B. Aminosäuren (Glutamat, Glyzin, GABA) oder Neuropeptide (Substanz P, Enkephaline und andere), aber auch Neurotransmitter, die vor allem im PNS eine Rolle spielen (Acetylcholin und Noradrenalin). Noradrenalin (NA), Dopamin (DA) und Serotonin (S) gehören zur Familie der biogenen Monoamine. Dies sind Neurotransmitter oder -modulatoren in neuronalen Systemen, die den Affektzustand (Stimmung, Motivation, Gefühle), Wachbewußtsein und Aufmerksamkeit regulieren.

Das Pflanzenalkaloid Reserpin wurde ursprünglich als Arzneimittel gegen erhöhten Blutdruck (Hypertonie) eingesetzt. Es interferiert mit der Speicherung von NA und reduziert daher dessen Konzentration in synaptischen Terminalen (Varikositäten) des PNS. Später fand man, daß es auch den Affektzustand in depressiver Richtung beeinflussen und zu Appetit- und Interesselosigkeit sowie verminderter motorischer Aktivität führen kann. In Indien wird dieses Alkaloid schon seit Jahrhunderten benutzt, um manische Affektzustände zu normalisieren. Diese Effekte sind nur erklärbar durch einen zusätzlichen Angriffspunkt im ZNS.

ANATOMIE DER AMINERGEN SYSTEME

Mit Fluoreszenzfarbstoffen zeigte man, daß die monoaminergen Neurone in der Retikulärformation (RF, Tafel 100) gruppiert sind. Ihre Axone steigen auf zum Großhirn. Die NA-Verbindungen entstammen vor allem dem Locus coeruleus der Medulla und ziehen im medialen Vorderhirnbündel zur Großhirnrinde und zum limbischen System. S-Neurone liegen in den Raphe-Kernen der Brücke und Medulla. Ihre Axone laufen ebenfalls im medialen Vorderhirnbündel und innervieren das gesamte Großhirn. DA-Bahnen haben ihren Ursprung vor allem im Mesenzephalon. Eine Bahn projiziert zum Hypothalamus, eine andere in die Basalganglien und eine dritte läuft vor allem zum limbischen System und zum Frontallappen (Tafel 102).

Die NA/S-Systeme regulieren als Teil der RF Wachbewußtsein, Stimmungslage und Motivation. Die DA-Systeme hingegen dienen komplexeren Funktionen, die Beziehung haben zum limbischen System und zu frontalen Assoziationszonen (zielgerichtete Verhaltensweisen, Planen und Durchführen komplexer motorischer Aktionen).

BIOCHEMIE DER MONOAMINE

Monoamine leiten sich von Aminosäuren ab (NA und DA von Tyrosin, das durch die Tyrosinhydroxylase in DOPA umgewandelt wird, aus dem dann DA entsteht). DA kann weiter zu NA metabolisiert werden (DA-Neuronen fehlt das Enzym, das diesen Schritt katabolisiert). S (5-Hydroxytryptophan) wird mit Hilfe der Tryptophanhydroxylase aus der Aminosäure Tryptophan gebildet.

PHARMAKOLOGIE DER MONOAMINE

Pharmaka können die aminergen Synapsen entweder prä- oder postsynaptisch beeinflussen. Präsynaptische Wirkungen können beruhen auf einer Interferenz mit der:

1. Transmittersynthese (Hemmung des synthetisierenden Enzyms Tyrosinhydroxylase),
2. Transmitterspeicherung in Vesikeln,
3. Transmitterfreisetzung aus den Vesikeln,
4. Wiederaufnahme der Transmitter nach ihrer Freisetzung.

Postsynaptische Wirkungen sind möglich in Form von:

1. Erhöhung oder Verminderung der Rezeptorbindung des Transmitters,
2. Hemmung deaktivierender Enzyme (Tafel 16, 17),
3. Interferenz mit Stoffwechselprozessen im postsynaptischen Neuron.

Stoffe, die Wiederaufnahme oder Abbau von Transmittern hemmen, erhöhen deren Verfügbarkeit in der Synapse und verbessern daher deren Funktion. Andere Stoffe, die postsynaptische Rezeptoren, Transmittersynthese oder -freisetzung blockieren, vermindern die synaptische Effektivität indem sie entweder die Transmission oder die Transmitterverfügbarkeit reduzieren. Amphetamin z.B. erhöht die Freisetzung und blockiert die Wiederaufnahme von Monoaminen. Dies erhöht die Transmitterverfügbarkeit und infolgedessen Wachzustand, Stimmung, allgemeine Erregbarkeit und Konzentrationsfähigkeit. Allerdings hat Amphetamin wie andere derartige Drogen bei längerem Gebrauch unerwünschte Nebenwirkungen (Sucht, Gewöhnung).

THERAPIE PSYCHIATRISCHER ERKRANKUNGEN

Bei Geisteskrankheiten unterscheidet man zwei große Formenkreise: Endogene Depression und Schizophrenie. Beide mögen, teilweise genetisch determiniert, auf einer veränderten Transmission biogener aminerger Systeme beruhen. Depression bringt man in Verbindung mit einer reduzierten Aktivität von S/NA-Synapsen. Substanzen, die die Funktionsfähigkeit derartiger Synapsen erhöhen, z.B. Amphetamin oder auch Substanzen, die das katabolisierende Enzym Monoaminoxidase hemmen (MAO-Hemmer), verbessern sowohl das neurochemische Defizit als auch verhaltensmäßige Symptome der Depression vermutlich dadurch, daß sie die NA/S-Konzentrationen in den Synapsen erhöhen.

Ein weiterer Fortschritt der Psychopharmakologie betrifft die häufigste Psychose, die Schizophrenie. Die Patienten leiden dabei unter Wahnvorstellungen, Denkstörungen und Störungen des Selbsterlebens. Diese Symptome sind manchmal von Angstzuständen begleitet. Pharmaka, die die dopaminerge Transmission reduzieren, wie DA-Rezeptorblocker (z.B. Haloperidol), können manche dieser Symptome äußerst wirksam beseitigen. Bei der Schizophrenie ist von den genannten DA-Bahnen insbesondere das mesolimbische System, das das Mittelhirn mit dem limbischen System und dem Frontallappen verbindet, betroffen. Allerdings ist die Schizophrenie ein heterogenes Krankheitsbild und die DA-Hypothese muß nicht auf alle Formen zutreffen.

Hinweise: Verwenden Sie dunkle Farben für G, N, Q und Rot für H.

1. Den Beginn der Bildtafel bildet eine Einführung in die Neurochemie der biogenen Amine. Es folgt die Depression und ihre Behandlung. Beginnen Sie mit der Skizze des Gehirns und den betroffenen Strukturen.

2. Als nächstes bearbeiten Sie den Ort der Pharmakonwirkung, der eine erhöhte Verfügbarkeit von NA im Bereich der Synapse zeigt. Kolorieren Sie abschließend die Strukturformel von NA.

3. Folgen Sie demselben Schema für DA im untersten Teil der Tafel im Falle des DA.

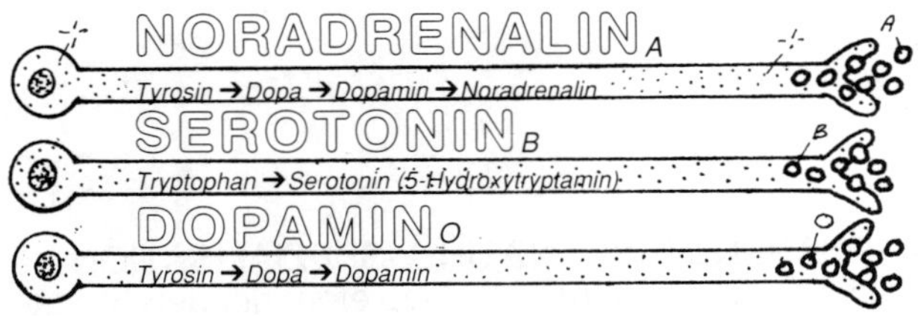

Noradrenalin (NA) und Dopamin (DA) sind chemisch verwandt und entstehen intraneuronal durch Umwandlung der Aminosäure Tyrosin. Serotonin (S) ist vom Tryptophan abgeleitet. Diese Stoffe sind als Neurotransmitter bzw. -modulatoren aktiv und regulieren u.a. den Affektzustand (Stimmung, Motivation, Emotionen). Die Somata der monoaminergen Neurone liegen im Hirnstamm. Sie senden ihre sich intensiv verzweigenden Axone vor allem zu höheren Abschnitten des Gehirns. Gestörte Funktionen dieser Systeme äußern sich in psychiatrischen Erkrankungen (Psychosen), z.B. Depression oder Schizophrenie.

DEPRESSION: NORADRENALINMANGEL A ⇩ A

Mangel von NA oder S im ZNS kann zu Depression führen. Substanzen, die die Verfügbarkeit von NA/S an den Synapsen erhöhen, verbessern die Stimmung bei Gesunden und Depressiven. Eine Erhöhung der NA-Spiegel kann auf unterschiedliche Weise erzielt werden. MAO-Blocker hemmen den Abbau von NA durch die Monoaminoxidase. Amphetamin hingegen hemmt die Wiederaufnahme von NA in die Präsynapse und erhöht seine Freisetzung.

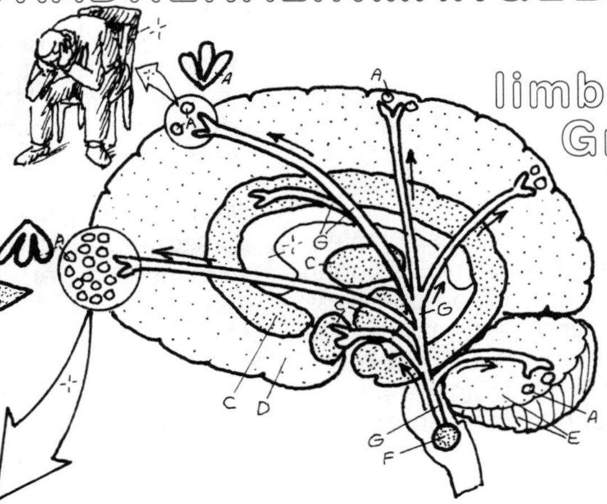

limbisches System C
Großhirnrinde D
Kleinhirn E
Locus coeruleus F
noradrenerge Bahnen G

PHARMAKON-WIRKUNG
(Antidepressivum)

Kreislauf H

NA und S spielen eine wichtige Rolle bei der Regulation von Stimmung, Lustgefühl und allgemeiner Erregbarkeit des Gehirns. NA-Neurone liegen im Locus coeruleus der Pons. Sie projizieren zu Hypothalamus, Thalamus, limbischem System und Großhirnrinde, nicht aber zu den Basalganglien. S-Neurone hingegen liegen in den Raphe-Kernen und innervieren nicht nur die genannten Strukturen, sondern auch die Basalganglien.

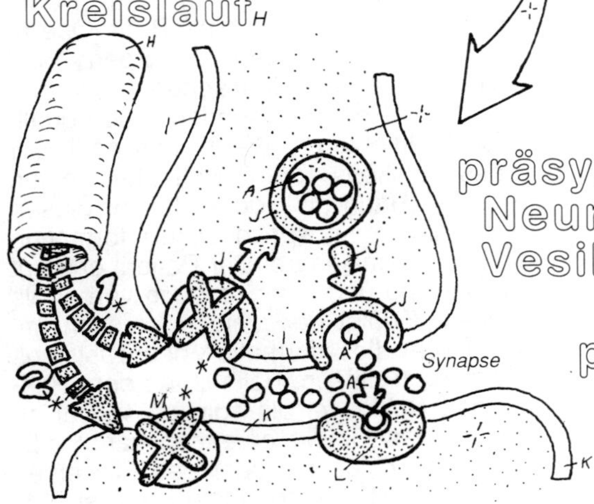

präsynaptisches Neuron I
Vesikel J
postsynaptisches Neuron K
Rezeptor L

NORADRENALIN A

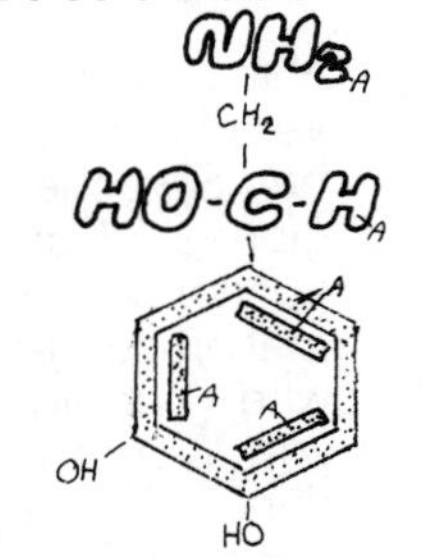

PHARMAKON 1 ⇨ Wiederaufnahme ⇩
PHARMAKON 2 ⇨ Inaktivierung M ⇩ M
} NA A ⇧

SCHIZOPHRENIE: DOPAMINÜBERSCHUSS O ⇧

Substanzen, die an DA-Synapsen die Transmission reduzieren (z.B. DA-Rezeptorblocker wie Haloperidol), sind die wirksamsten Pharmaka zur Behandlung der Schizophrenie (Antipsychotika). Im Gegensatz dazu können Substanzen, die die synaptische Verfügbarkeit von DA stark erhöhen (Amphetamin, Kokain) - auch bei Gesunden - zu paranoidem oder schizoidem Verhalten führen.

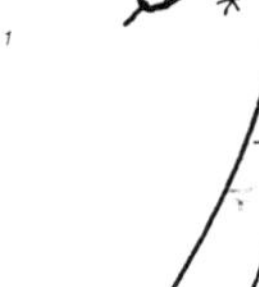

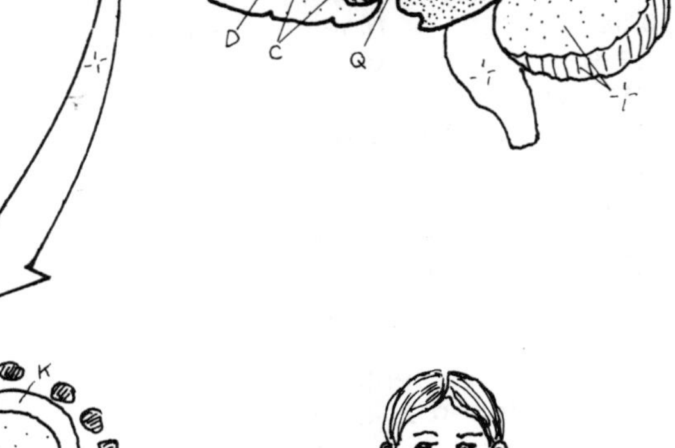

Mittelhirn P
dopaminerge Bahnen Q

PHARMAKONWIRKUNG
DA-Rezeptorblocker O'
(Antipsychotikum)

Im ZNS gibt es 3 größere DA-Bahnen. Eine zieht zum Hypothalamus, eine zweite von der Substantia nigra zum Striatum der Basalganglien. Die dritte Verbindung entstammt dem Mittelhirn und verbindet es mit limbischem System und Frontallappen. Gesteigerte Aktivität dieses mesolimbischen (-kortikalen) Weges kann eine zentrale Rolle in der Entstehung schizophrener Psychosen spielen. Schizophrenie ist die häufigste psychiatrische Erkrankung.

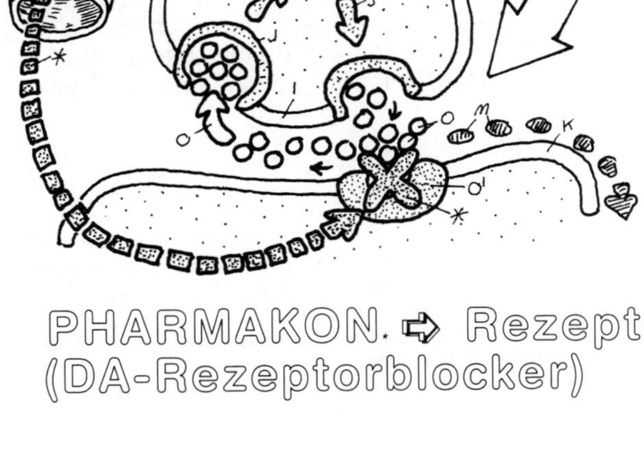

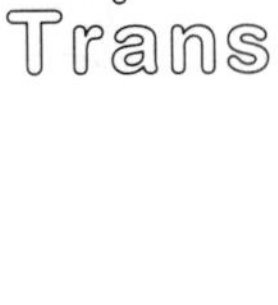

DOPAMIN O

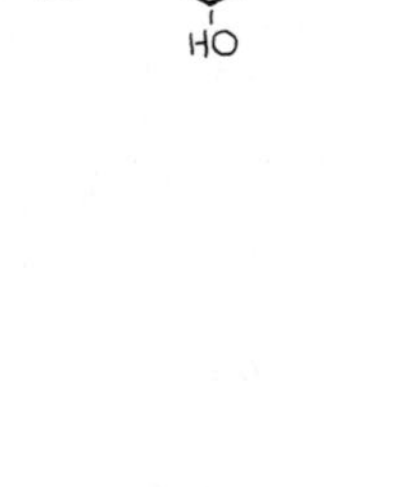

PHARMAKON ⇨ Rezeptor ⇩ O ⇨ Dopamin (DA)-Transmission O ⇩
(DA-Rezeptorblocker)

SPRACHE UND SPEZIALISATION DER HEMISPHÄREN

BEDEUTUNG KORTIKALER ASSOZIATIONSZONEN
Neben den rein sensorischen oder motorischen Hirnrindenfeldern enthält der Kortex noch Zonen, die höhere assoziative und integrative Funktionen ermöglichen. Diese Areale haben sich beim Menschen besonders stark entwickelt, weil sie wichtig sind für höhere Verhaltensweisen und mentale Fähigkeiten, in denen sich der Mensch von anderen Säugetieren und auch von anderen Primaten unterscheidet, z.B. Sprachverständnis und Sprechvermögen.

KORTIKALE SPRACHREGIONEN
Vor mehr als 100 Jahren beschrieb der französiche Neurologe Paul Broca ein Krankheitsbild, das mit Läsionen einer bestimmten Region des linken Frontallappens (Broca-Sprachzone) einhergeht und als motorische Aphasie (Sprachstörung) bezeichnet wird. Derartige Patienten bringen nur kurze, auf das Nötigste reduzierte Sätze hervor (Telegrammstil), ohne daß Sprachverständnis und Artikulation gestört wären. Etwas später fand der Neurologe Karl Wernicke, daß Patienten mit linksseitiger Schädigung einer zwischen Parietal- und Temporallappen gelegenen Region (Wernicke-Areal) einen anderen Typ von Aphasie aufwiesen. Bei dieser sensorischen Aphasie ist das Sprachverständnis gestört, das Hörvermögen aber intakt und spontanes Sprechen flüssig, wenn auch dem Sinn nach entstellt.

Nach dem Wernicke-Geschwind-Modell der Sprachverarbeitung werden Worte und Sätze der gesprochenen Sprache zunächst in der primären auditorischen Region analysiert und anschließend in der sekundären auditorischen Region weiterverarbeitet, bevor die Information zu den höheren Assoziationszonen weitergeleitet wird (Wernicke-Sprachregion). Hier wird die Bedeutung von Worten und Sätzen verstanden (rezeptive Wortfindung). Zur expressiven Sprachgestaltung werden von der Wernicke-Area entsprechende Kommandos über einen Assoziationsfaserweg (Fasciculus arcuatus) zur ipsilateralen Broca-Zone im Frontallappen geleitet. Die Broca-Zone ist die prämotorische Region der Sprache. Sie entwirft Programme, mit denen die erforderlichen Sprechmuskeln in der richtigen Reihenfolge aktiviert werden und übermittelt diese Programme der Sprachregion des Motorkortex (lateralen Gyrus praecentralis). Aktivierung der Neurone des Motorkortex führt dann zu Entladungen motorischer Hirnnervenkerne und damit zur eigentlichen Artikulation und Sprachproduktion (Tafel 90).

Klinische Beobachtungen von Störungen des Lesens (Alexie) und Schreibens (Agraphie) führten zu einem ähnlichen Schema für die visuelle Verarbeitung der Sprache (Lesen, Schreiben). Danach werden Wortbilder durch die visuellen Assoziationszonen verarbeitet und über den Gyrus angularis, eine visuelle Assoziationsregion höherer Ordnung, zum Handareal des prämotorischen Kortex geleitet. Zwischen Gyrus angularis und prämotorischem Kortex ist zur Wortfindung wiederum die Wernicke-Region eingeschaltet. Die Handregion des prämotorischen Kortex ihrerseits kommuniziert mit dem benachbarten Motorkortex, der die prämotorisch entworfenen Programme den spinalen Motoneuronen zuleitet, woraus dann die eigentliche Schreibbewegung resultiert.

HEMISPHÄRENDOMINANZ UND -SPEZIALISATION
Rechtsseitige Schädigungen in Gebieten, die den Broca- oder Wernicke-Zonen der linken Hemisphäre entsprechen, führen nur zu geringgradigen Sprachstörungen. Da die meisten Menschen Rechtshänder sind, bei denen offenbar der Motorkortex der linken Hemisphäre die führende Rolle spielt, führte diese Beobachtung dazu, daß man der linken Hemisphäre eine dominante Rolle zuschrieb, während die assoziativen Funktionen der rechten Hemisphäre lange Zeit unbekannt blieben.

Die beiden Hemisphären, insbesondere die Assoziationszonen, sind durch das Corpus callosum (Balken) wechselseitig verbunden, das speziell beim Menschen stark entwickelt ist. Gelegentlich durchtrennte man den Balken bei Patienten mit Epilepsie, um so die Ausbreitung der epileptischen Entladungen von einer Hemisphäre auf die andere zu verhindern (Split-Brain-Operation). Der amerikanische Psychologe Roger Sperry fand bei derartigen Patienten, daß die Hemisphären nicht nur teilweise unabhängig voneinander, sondern auch qualitativ unterschiedlich funktionieren. Wenn man nach der Durchtrennung des Balkens dem Patienten einen Schlüssel in die rechte Hand gibt, ohne daß er diesen sehen kann, erreicht die somatosensorische Information ausschließlich die linke Hemisphäre. Der Patient erkennt das Objekt in seiner Hand und kann es auch verbal als Schlüssel bezeichnen. Erfolgt der gleiche Versuch mit der linken Hand, erreicht die Information des Tastsinns die rechte Hemisphäre. In diesem Falle ist es dem Patienten unmöglich, den Schlüssel als solchen verbal zu benennen, obwohl er das Objekt erkennen kann; z.B. kann er auf das Wort »Schlüssel« oder das Bild eines Schlüssels deuten. Diese Resultate zeigen, daß sich 1. in der linken Hemisphäre Zentren für die verbale Ausdrucksfähigkeit finden, 2. die rechte Hemisphäre Zugriff zu den Sprachzentren ausschließlich über den Balken hat und die 3. rechte Hemisphäre in Hinblick auf Empfindung, Erkennen und nichtverbale Motorik volle Eigenständigkeit besitzt.

Darüber hinaus ist die rechte Hemisphäre in mancher Hinsicht der linken sogar überlegen. Dies betrifft z.B. räumliches Vorstellungsvermögen und Erkennen visueller Muster (z.B. Gesichter), bestimmte musikalische Aufgaben und emotionale Reaktionsfähigkeit (z.B. Humor). Allgemein gesprochen liegt der Schwerpunkt der rechten »künstlerischen« Hemisphäre auf ganzheitlichen und räumlichen Aspekten. Die linke Hemisphäre scheint über ihre motorische und sprachliche Überlegenheit hinaus spezialisiert zu sein auf logische und analytische Prozesse. Sie kann Objekte klassifizieren und sie in ihre Grundbestandteile zerlegen, um sie dann zu verstehen.

Von diesen Schwerpunkten abgesehen funktioniert unter physiologischen Umständen und insbesondere hinsichtlich der kognitiven und adaptiven Funktionen (Gedächtnis, Lernen) das Gehirn als einheitliches Ganzes. Wie der Dirigent eines Orchesters setzt es die unterschiedlichen Fähigkeiten seiner Teile im gemeinsamen Zusammenspiel ein.

Hinweise: Beginnen Sie links oben mit den funktionellen Schwerpunkten der rechten Hemisphäre (A). Beachten Sie, daß die Begriffe sich nicht auf einen anatomisch definierten Unterabschnitt beziehen. Machen Sie dann das gleiche für die linke Hemisphäre und kolorieren Sie anschließend die Zeichnung der beiden Hemisphären und die anderen Skizzen im oberen Drittel der Tafel.
1. Kolorieren Sie das Corpus callosum (C, Balken) in der großen Zeichnung der Hemisphären oben sowie in den kleineren Bildern links von ihr und unter ihr. Der Balken dient mit seinen Kommissurenfasern der wechselseitigen Kommunikation der beiden Hemisphären. Assoziationstrakte (D) ermöglichen die Informationsübertragung innerhalb einer Hemisphäre.
2. Wenden Sie sich dann der Bedeutung der linken Hemisphäre für Sprache und Verstehen von Symbolen entsprechend der Zahlenfolge zu.
3. Schließen Sie ab mit den beiden Typen von Aphasie und dem Ergebnis der Split-Brain-Operation.

RECHTE HEMISPHÄRE A
naturalistisch A1
emotional A2
humorvoll A3
ganzheitlich A4
visuell/ A5
räumlich A6
musikalisch A7

dominant bei 3% A

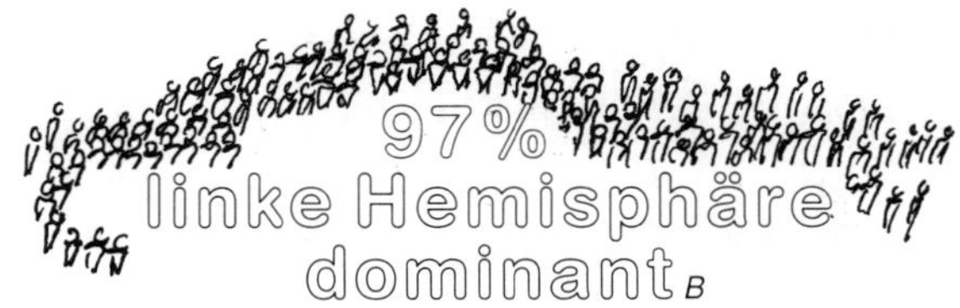

97% linke Hemisphäre dominant B

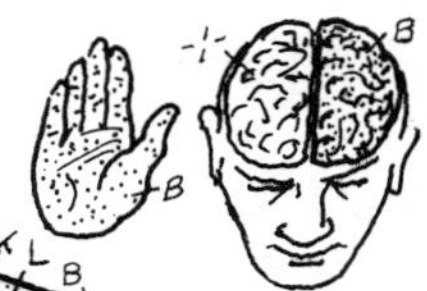

90% Rechtshänder B

Linke (LH) und rechte (RH) Hemisphäre (H) sind anatomisch ziemlich symmetrisch. Beide enthalten sensorische, motorische und assoziative Regionen. Für bestimmte assoziative Funktionen sind die beiden H allerdings ungleich. LH ist dominant für Sprache, Motorik, Logik, analytische Funktionen. RH dominiert in musikalischer und visuell-räumlicher Hinsicht (ganzheitliche Wahrnehmung).

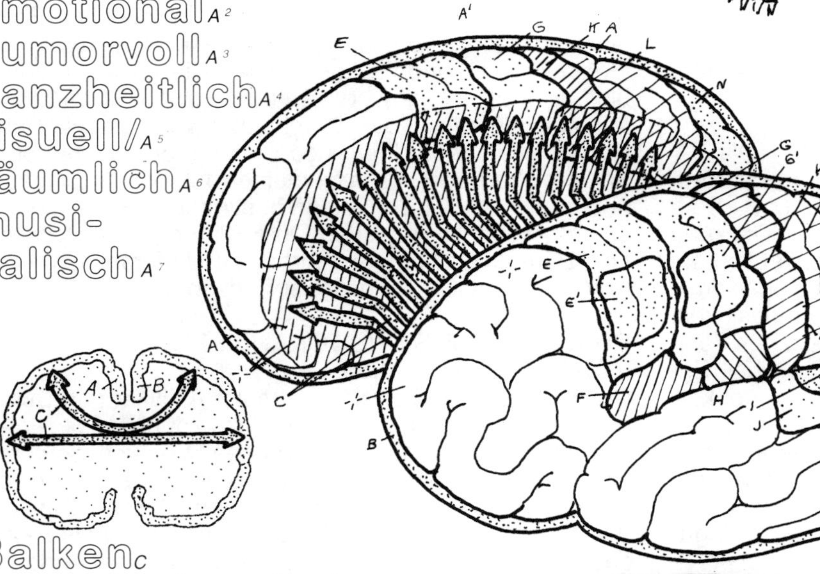

Balken C
Assoziationsbahnen D

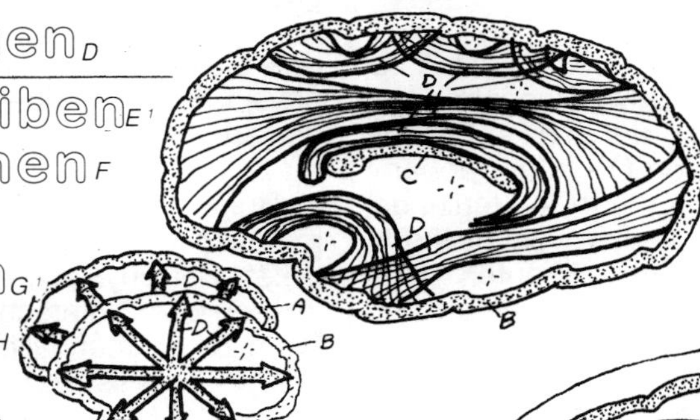

LINKE HEMISPHÄRE B
verbal B1
mot.-dominant B2
logisch B3
analytisch B4
linear B5
zeitlich B6

prämotor., schreiben E E1
prämotor., sprechen F
(Broca-Areal) F
motor., schreiben G G1
motor., sprechen H
auditorisch I
auditor. Assoziation J
somatosensorisch K
somatosensor. Assoziation L
Sehen M
visuelle Assoziation N
Wernicke-Areal O
SPRACHFUNKTIONEN B

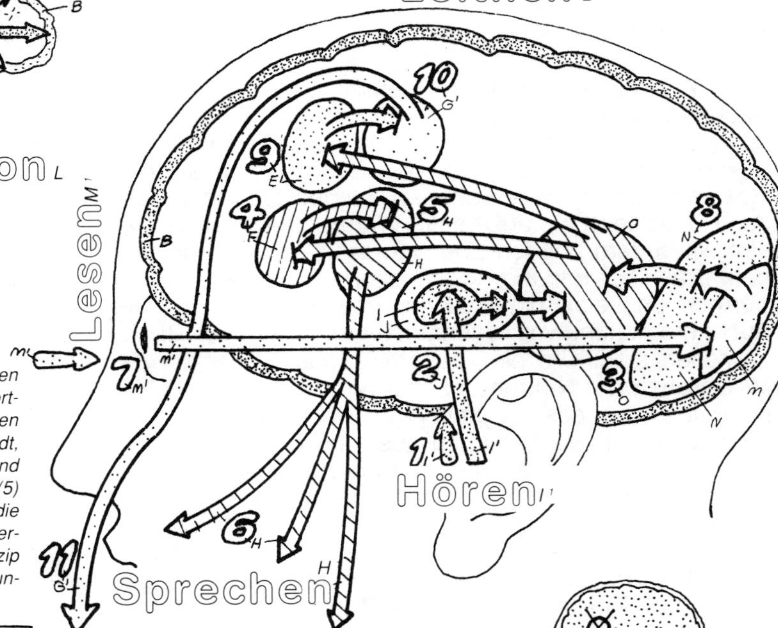

Lesen M1
Hören I1
Sprechen H
Schreiben G1

Das gesprochene Wort (1) wird zunächst in der primären auditorischen und der assoziativ auditorischen Region analysiert (2). Das Wortverständnis erfolgt anschließend im Wernicke-Areal (3). Von dort werden Kommandos zur Broca-Area (4, prämotorische Sprachregion) gesandt, wo die motorischen Programme für das Aussprechen von Worten und Sätzen erstellt und dann der Sprachzone des motorischen Kortex (5) übermittelt werden. Diese aktiviert in geeigneter Form die die Sprechmuskeln versorgenden Motoneurone (6). Die Abläufe beim Verstehen des geschriebenen Wortes und beim Schreiben sind im Prinzip ähnlich, betreffen aber andere sensorische und motorische Verbindungen (7, 8, 3, 9, 10, 11).

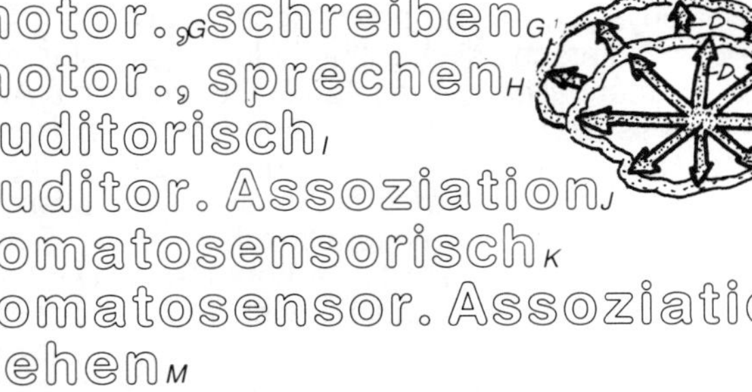

Split-Brain.

Das Corpus callosum (CC) verbindet die Assoziationszonen beider Hemisphären. Ein Schlüssel in der linken Hand kann bei einer normalen Versuchsperson auch ohne visuelle Hilfe durch die somatosensorischen Zentren der RH erkannt werden. Außerdem kann er mit Hilfe der Sprachzentren der LH, die über CC aktiviert werden, verbal bezeichnet werden. Bei Split-Brain-Patienten (CC durchtrennt) kann die Information die LH nicht erreichen. Zwar wird der Schlüssel erkannt (Deuten auf das gezeigte Symbol), kann aber nicht verbal bezeichnet werden.

Schädigung der Broca-Zone führt zu motorischer Aphasie. Dabei ist das Sprachverständnis normal, das Sprechen aber auf wenige essentielle Worte reduziert. Schädigung der Wernicke-Zone führt zu sensorischer Aphasie (d.h. Störungen im Sprachverständnis). Das Sprechen ist zwar flüssig, aber die Anordnung und Bedeutung der Worte ist ebenso falsch wie die Grammatik.

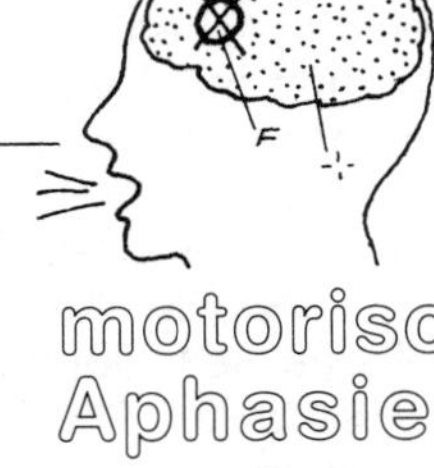

motorische Aphasie F

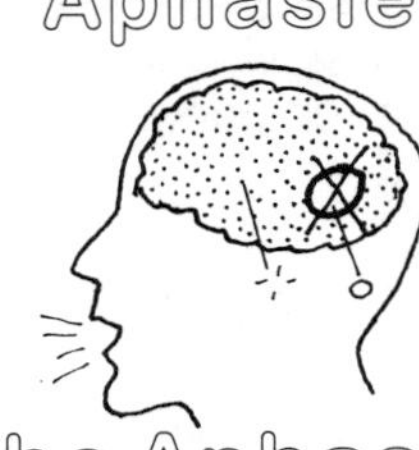

sensorische Aphasie O

STOFFWECHSEL UND DURCHBLUTUNG DES GEHIRNS

Das Gehirn ist ständig aktiv, nicht nur im Wachzustand sondern auch im Schlaf. Daher muß es, ähnlich wie das Herz, kontinuierlich mit Nährstoffen und Sauerstoff (O_2) versorgt werden, deren Antransport über die Hirndurchblutung sichergestellt wird.

GLUKOSE UND O_2 SICHERN DIE HIRNFUNKTION
Im Gegensatz zu anderen Körperorganen (Herz, Skelettmuskel etc.), die auch andere Brennstoffe (z.B. Fettsäuren) einsetzen können, ist das Gehirn zur Deckung seines Energiebedarfs normalerweise ausschließlich auf Glukose angewiesen. Eine ausgeprägte Hypoglykämie (z.B. nach Insulininjektion) kann zu Bewußtlosigkeit, Krämpfen, Koma und sogar Tod führen. Allerdings kann das ZNS nach längerem Fasten (vermutlich über Enzyminduktion) die Fähigkeit entwickeln, auch Ketonkörper als Energiequelle einzusetzen (Fettsäuremetabolismus, Tafel 127) (Neugeborene und Säuglinge besitzen physiologischerweise diese Fähigkeit). Die Abhängigkeit der Hirnfunktion vom Glukosespiegel ist einer der Gründe für die Existenz zahlreicher homöostatischer Regulationsmechanismen (Tafel 125, 126).

Um den erheblichen Bedarf der Neurone an ATP zu sichern, wird der Zitratzyklus (oxydative Phosphorylierung) eingesetzt (Tafel 6). Daher ist das ZNS in besonderer Weise von einer ausreichenden O_2-Zufuhr abhängig. Beim Erwachsenen genügt eine Anoxie (fehlende O_2-Zufuhr) von 10 sec Dauer zum Verlust von Bewußtsein und höheren Hirnfunktionen. Einige Minuten Hypoxie können zu Koma und schweren, irreversiblen Hirnschädigungen führen. Bei Ausfall der Atemzentren der Medulla kann dies auch tödlich sein.

Beim Erwachsenen hat das Gehirn (ca. 1,4 kg) einen Sauerstoffverbrauch von etwa 50 ml/min. Der Energieumsatz des Gehirns (der sich aus dem O_2- Verbrauch ergibt) beträgt also ca. 20% des Energieumsatzes des Gesamtorganismus, obwohl das Hirngewicht nur ca. 2% des Körpergewichts ausmacht. Warum benötigt das Gehirn einen derart hohen Energieumsatz? Seine Funktion beruht auf der Bildung, Weiterleitung, Übertragung und Verrechnung elektrochemischer Potentiale, die auf die Aufrechterhaltung von Ionengradienten (Tafel 10-12) angewiesen sind. Um dies zu ermöglichen, besitzen die Membranen der Neurone mit die größte Dichte von Na/K-Pumpstellen des Organismus. Diese Pumpen sind ATP-abhängig. Sie bestehen aus dem membrangebundenen Enzym Na/K-ATPase, das den größten Teil des im Gehirn produzierten ATP verbraucht (Tafel 10).

Auf zellulärem Niveau haben die Synapsen den größten Energieverbrauch. Daher weisen synapsenreiche Regionen (graue Substanz des Kortex, Basalganglien, andere Kerngebiete) einen hohen, synapsenarme Gebiete (weiße Substanz mit myelinisierten Nervenfasern) hingegen einen niedrigen Energieumsatz auf. Im Bereich der grauen Substanz gibt es unterschiedliche Umsatzraten. Basalganglien und untere Vierhügel haben sehr hohe, Großhirn- und Kleinhirnrinden mittelhohe und Thalamus sowie Kerne des Kleinhirns und der Medulla eine geringere Umsatzrate. Alle liegen jedoch oberhalb des Umsatzes der weißen Substanz, insbesondere derjenigen des Rückenmarks.

HIRNDURCHBLUTUNG
Intensive Gefäßversorgung und höchst effektive Regulation der Hirndurchblutung stellen die Versorgung des Gehirns mit O_2 und Glukose sicher. Die hohe Hirndurchblutung (750 ml/min) beansprucht ca. 15 % des Herzminutenvolumens. Die Durchblutung unterschiedlicher Hirnregionen wird über noch wenig erforschte lokale Faktoren reguliert. Im allgemeinen führt eine Erhöhung neuronaler Aktivität in einer bestimmten Hirnregion zu einem Anstieg der lokalen Durchblutung. Dadurch können O_2 und Glukose vermehrt an- und Metaboliten (saure Valenzen, CO_2) schneller abtransportiert werden.

DURCHBLUTUNG UND LOKALISIERUNG VON HIRNFUNKTIONEN
Die Beziehung zwischen neuronaler Aktivität und Durchblutungsgröße benutzt man dazu, funktionell unterschiedliche Regionen bei wachen Versuchspersonen (VP) zu lokalisieren. Zunächst appliziert man der VP ein inertes radioaktives Gas, z.B. Xenon. Bei der Passage des Blutes durch unterschiedliche Hirnabschnitte kann das Ausmaß der Radioaktivität durch entsprechende Detektoren gemessen werden. Dabei stellte sich heraus, daß die regionale Hirndurchblutung in Abhängigkeit von physiologischen oder psychologischen Gegebenheiten variiert.

In Ruhe zeigen nur die Frontallappen, speziell die prämotorischen Regionen, eine überdurchschnittliche Aktivität. Bei physischer oder psychischer Aktivierung treten regional unterschiedliche Durchblutungsmuster auf. Beim Zusammenballen der rechten Hand nimmt die Aktivität in den sensomotorischen und motorischen Handareae zu, links mehr als rechts. Sensorische Reizung der Hand andererseits erhöht die Aktivität vor allem in der entsprechenden somatosensorischen Area. Einfaches Nachsprechen von Worten erhöht die Aktivität vor allem in der primären somatosensorischen und der motorischen Sprachzone (Lippen, Zunge, Gesicht), während kreatives Sprechen, bei dem auch Denkvorgänge und Ideen eingebracht werden müssen, die Durchblutung in der Wernicke- und der Broca-Area der linken Hemisphäre vermehrt (Tafel 105). Das Lesen eines Textes erhöht die Aktivität in zahlreichen Regionen des Gehirns, nicht nur im visuellen und visuell-assoziativen Areal, sondern auch parieto-temporal einschließlich der Wernicke-Zone, die für das Wortverständnis entscheidend ist. Die Aktivität in den Frontallappen ist nicht nur beim Nachdenken und Problemlösen sowie beim Planen erhöht, sondern auch bei Schmerz und Angst.

Manche psychiatrischen Erkrankungen (z. B. Schizophrenie, Demenz oder Depression) gehen mit einem (z. T. lokal) verminderten Blutfluß und verminderter metabolischer Aktivität einher. Hirnerkrankungen die, wie die Epilepsie, durch Krämpfe aufgrund erhöhter Hirnaktivität gekennzeichnet sind, zeigen einen Anstieg der Durchblutung und der Stoffwechselaktivität.

Hinweise:
Verwenden Sie Rot für I, eine dunkle Farbe für E und eine sehr helle für H.
1. Beginnen Sie links oben und arbeiten Sie weiter an der Skizze rechts oben.
2. Kolorieren Sie dann die Skizzen zu den Umsatzraten, wobei der Sagittalschnitt des Gehirns sozusagen mehrere Ebenen in sich vereinigt. In der Skizze rechts sollten nur die Rahmen angemalt werden, um die Zonen hoher oder niedriger metabolischer Aktivität anzudeuten.
3. Im unteren Teil der Tafel sollen nur die gepunkteten Regionen koloriert werden, die Zonen erhöhter Durchblutung oder Umsatzrate angeben. Malen Sie die Skizze der Großhirnrinde in der Mitte, die die Funktionen von Rindenarealen angibt, nicht an.

GEHIRN IM VERGLEICH MIT DEM GESAMTORGANISMUS

Verglichen mit anderen Körperorganen hat das Gehirn eine sehr hohe Durchblutung und einen sehr hohen Energieumsatz. Trotz eines Anteils von nur 2 % am Körpergewicht beansprucht es 15 % der Gesamtdurchblutung und 20 % des O_2-Verbrauchs des ganzen Körpers.

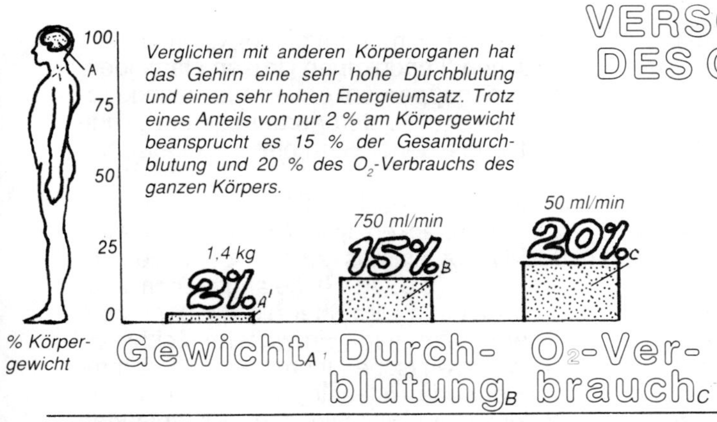

VERSORGUNG DES GEHIRNS.

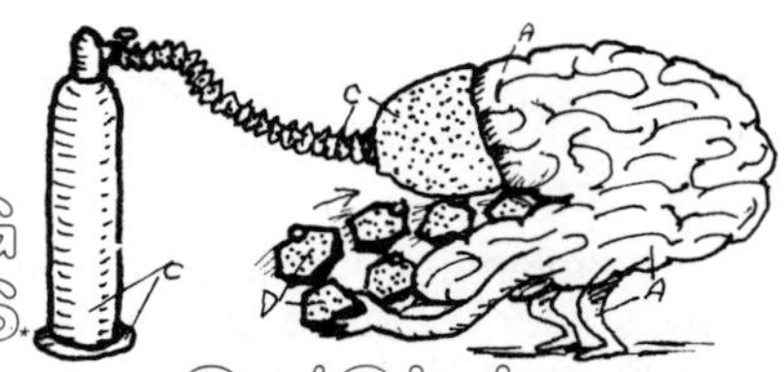

O_2 C/Glukose D

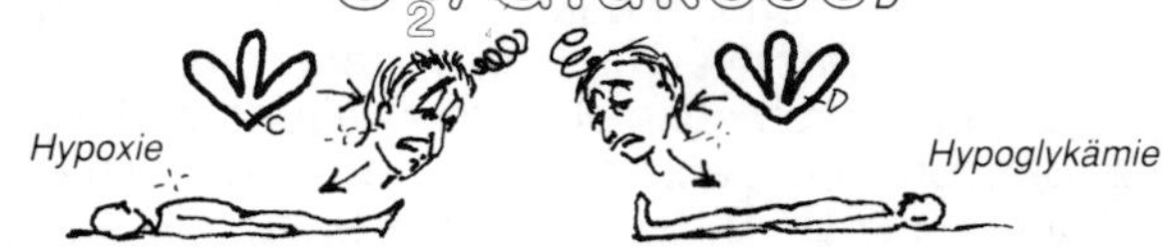

Das Gehirn des Erwachsenen benötigt als Brennstoff fast ausschließlich Glukose. Ein niedriger Glukosespiegel kann zu Verwirrtheit, motorischen Störungen und Koma führen. Neurone haben zahlreiche Mitochondrien und sind abhängig von O_2, mit dessen Hilfe sie Glukose abbauen. Ein Sauerstoffmangel von 10 sec Dauer bewirkt Bewußtlosigkeit (Verlust höherer Hirnfunktionen). Eine Minuten andauernde Hypoxie führt zu permanenten Hirnschäden, Koma oder Tod.

ENERGIEUMSATZ.

sehr hoch E
hoch F
mittel G
niedrig H

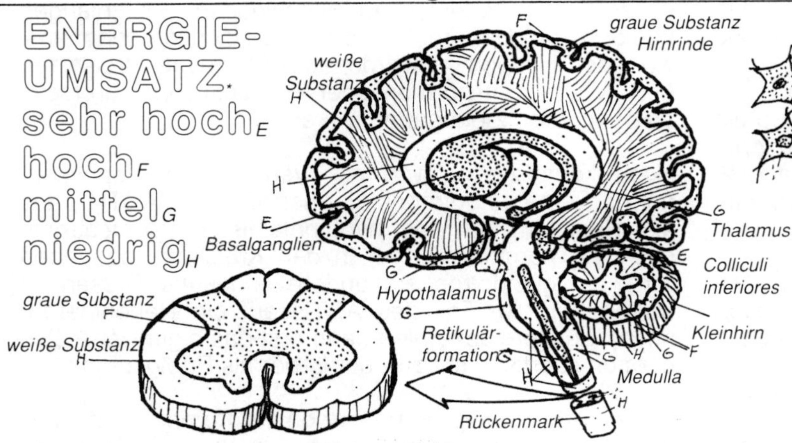

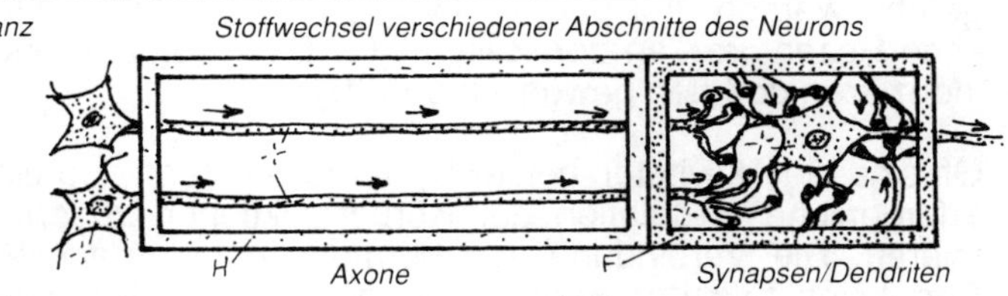

Energieumsatz und Durchblutung sind im Gehirn uneinheitlich. Zonen mit zahlreichen Synapsen und Dendriten (Neuropil) haben einen hohen Umsatz, Axone hingegen einen niedrigen. Groß- und Kleinhirnrinde zeigen hohen Umsatz, die jeweilige weiße Substanz niedrigen. Manche subkortikalen Kerngebiete (Basalganglien, Colliculi inferiores) haben sogar extrem hohe Umsatzraten. Hypothalamus und Medulla nehmen einen Mittelplatz ein, während die weiße Substanz des Rückenmarks die niedrigste Umsatzrate aufweist.

ÄNDERUNGEN VON HIRNDURCHBLUTUNG UND -STOFFWECHSEL

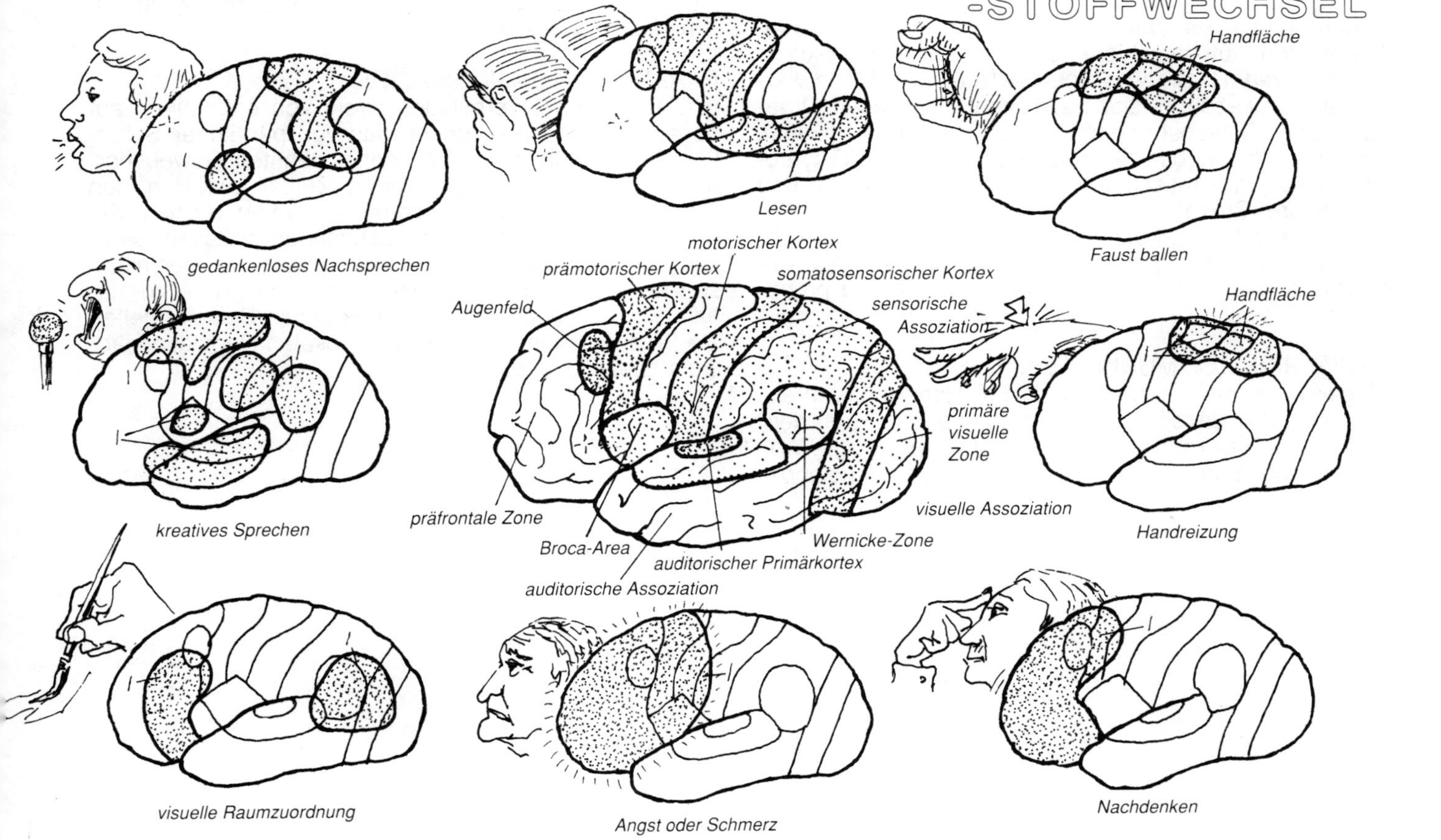

Untersuchungen in neuerer Zeit haben gezeigt, daß unterschiedliche Hirnregionen ihre Durchblutung und ihren Energieumsatz an körperliche und psychische Aktivitäten anpassen. Wenn z.B. eine Versuchsperson die rechte Hand zur Faust ballt, steigt die Durchblutung in der Handregion des linksseitigen motorischen Kortex sowie im zugehörigen Abschnitt des prämotorischen Kortex. Im Ruhezustand und beim Nachdenken ist die Durchblutung frontal höher als parieto-okzipital. Sie steigt sogar noch an bei Konzentration auf bestimmte Aufgaben, bei Angst und Schmerz. Beim Lesen zeigen die visuellen Assoziationszonen und die prämotorische Region für willkürliche Augenbewegungen erhöhte Aktivität. Intensives und kreatives Sprechen, bei dem neue Ideen Ausdruck finden, erhöht die Aktivität im auditorischen und sprachmotorischen Kortex, in der Broca-Zone und im Wernicke-Areal.

ENDOKRINES SYSTEM UND HORMONELLE KOMMUNIKATIONEN

Der Begriff »Organismus« impliziert die »Organisation« (Koordination) seiner Bauteile zu einem funktionellen Ganzen, das in sinnvoller Interaktion mit der Umwelt steht. Nerven- und endokrines System vermitteln diese Funktionen. Das Nervensystem kann die Aktivität innerer Organe durch schnelle Impulsleitung entlang zentraler Bahnen und peripherer Nerven koordinieren. Seine Wirkungen (z.B. Änderungen von Blutdruck, Temperatur und Atmung) sind relativ kurzdauernd. Im Gegensatz dazu arbeitet das endokrine System mit Hormonen als Botenstoffen, deren Wirkungen erst nach Minuten bis Tagen einsetzen und auch länger andauern. Hormone sind körpereigene Substanzen, die in winzigen Mengen aus Zellen endokriner Drüsen dem Blutkreislauf zugeführt werden. Auf dem Blutweg erreichen sie spezifische Rezeptoren an den Zellen ihrer Erfolgsorgane und induzieren dort den gewünschten Effekt.

Oft sind die Aktivitäten beider Systeme verknüpft, um die erforderliche Regulation der Körperfunktionen zu optimieren. Die Verbindung von hormonaler und nervaler Regulation faßt der Begriff »neuroendokrines System« zusammen.

ENDOKRINE DRÜSEN

Endokrine Zellen des Körpers sind häufig zu Verbänden (»endokrine Drüsen«) zusammengefaßt. Die wichtigsten sind Hypophysen (Vorder- und -hinterlappen), Schilddrüse, Nebenschilddrüsen (Epithelkörperchen), Inselapparat des Pankreas, Nebennierenmark und -rinde, männliche und weibliche Keimdrüsen (Testes und Ovarien) sowie die Plazenta.

Andere endokrine Zellen sind einzeln oder in kleinen Aggregaten auf verschiedene Organe nicht-endokriner Funktion verteilt. Die von ihnen sezernierten Stoffe werden als Gewebshormone bezeichnet. Zu diesen Organen (und Gewebshormonen) gehören Niere (Renin, Erythropoetin), Leber (Somatomedin), Thymus (Thymosin), Herz (natriuretisches Peptid), Magen (Gastrin) und Duodenum (Sekretin, Cholecystokinin (CCK)). Auch Hoden und Eierstöcke könnten dieser Kategorie zugerechnet werden, da der größte Anteil dieser Drüsen die Aufgabe hat, männliche und weibliche Gameten zu produzieren.

ENDOKRINE KOMMUNIKATION

Eingangs wurde schon erwähnt, daß Hormone, von endokrinen Drüsenzellen ins Blut abgegeben, auf dem Blutweg ihr Zielorgan erreichen und dort spezifische Wirkungen induzieren, z.B. die Hormone des Inselapparates (Insulin, Glukagon). Eine hormonale Kommunikation kann auch zwischen 2 endokrinen Drüsen stattfinden. Der Hypophysenvorderlappen sezerniert u.a. glandotrope Hormone, die andere »untergeordnete« endokrine Drüsen zur Freisetzung eigener Hormone veranlassen.

NEUROENDOKRINE KOMMUNIKATION

Im einfachsten Fall erstrecken sich Axone bestimmter Nervenzellen des Hypothalamus zum Hypophysenhinterlappen; das Hormon (z.B. ADH) gelangt durch axonalen Transport dorthin und wird über die Blutbahn zum Zielorgan (z.B. Niere) sezerniert. Ein weiterer Schritt ergibt sich, wenn hypothalamische Nervenzellen bestimmte regulatorische Hormone (releasing hormones) in ein spezielles Pfortadersystem einschleusen. Sie gelangen von dort zum Gefäßnetz des Hypophysenvorderlappens, wo sie Hypophysenvorderlappenhormone freisetzen (z.B. Wachstumshormon oder Prolaktin), die ihrerseits an peripheren Zielorganen wirken.

Noch komplizierter wird es, wenn das Hypophysenhormon ein glandotropes Hormon ist (z.B. ACTH), das als Reaktion auf das hypothalamische Corticotropin releasing hormone (CRH) in den Kreislauf abgegeben wird, um glandotrop auf andere endokrine Drüsen zu wirken (z.B. im Fall des ACTH auf die Nebennierenrinde). Letztere sezerniert dann erst das eigentliche Zielhormon (Cortisol) mit z.B. der Leber als Erfolgsorgan.

Ein anderer Subtyp neurohormonaler Kommunikation ist die Freisetzung von Hormonen direkt auf autonome Nervenimpulse hin. Die Hormonsekretion von Nebennierenmark und Zirbeldrüse wird z.B. durch sympathische Reize gesteuert.

PARAKRINE KOMMUNIKATION

Erfolgt die Signalvermittlung direkt von endokrinen auf benachbarte Zellen, spricht man von parakriner Sekretion. Hierzu zählen manche der erwähnten Gewebshormone, die von den parakrinen Zellen direkt in den Extrazellulärraum des Gewebes sezerniert werden. Sie gelangen durch Diffusion zu benachbarten Zellen (parakrin), können aber auch die Ursprungszellen beeinflussen (autokrin). Viele Gewebe weisen parakrine hormonale Kommunikation auf. Als bekanntes Beispiel gelten die Prostaglandine, die an vielen lokalen Regulationsabläufen beteiligt sind.

Hinweise: Verwenden Sie Rot für D und dunkle Farben für H und J.
1. Malen Sie die obere Abbildung an. Die endokrinen Drüsen links (A) erhalten alle dieselbe Farbe, das gleiche gilt für die Spalte rechts (B).

2. Malen Sie in der unteren Abbildung die verschiedenen Formen der hormonalen Kommunikation nacheinander an.

ENDOKRINE DRÜSEN A

Zirbeldrüse 1
Hypophyse 2
Schilddrüse 3
Nebenschilddrüse 4
Pankreas 5
Nebenniere 6
Ovarien 7
Testes 8

Endokrine Drüsen geben Hormone in die Blutbahn ab. Als klassische endokrine Drüsen mit hauptsächlich endokriner Funktion gelten Zirbeldrüse, Hypophyse, Schilddrüse, Nebenschilddrüse, Inselzellapparat des Pankreas, Nebenniere, Testes und Ovarien. In Testes und Ovarien werden auch Gameten gebildet.

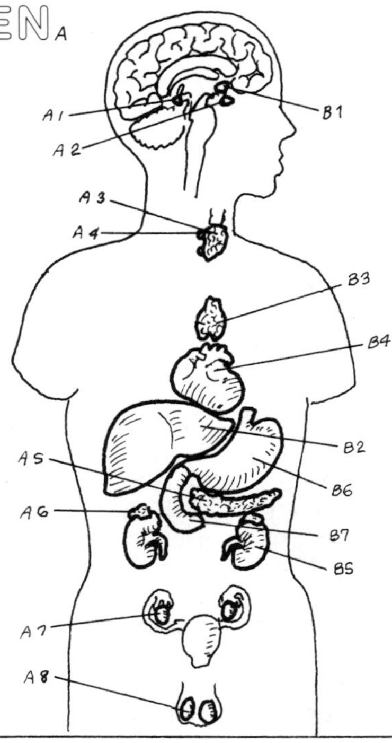

ORGANE MIT PARTIELLER ENDOKRINER FUNKTION B

Hypothalamus 1
Leber 2
Thymus 3
Herz 4
Niere 5
Magen 6
Duodenum 7

Einige Organe enthalten einzelne oder in Aggregaten angeordnete endokrine Zellen, die Hormone freisetzen. Dazu gehören u.a. Hypothalamus, Leber, Thymus, Herz, Niere, Magen und Duodenum sowie Testes und Ovarien. Die Hormone sind oft eng mit der Funktion des entsprechenden Organs verbunden (Gewebshormone).

FORMEN DER HORMONALEN KOMMUNIKATION

1. ENDOKRIN C

Blutkreislauf D

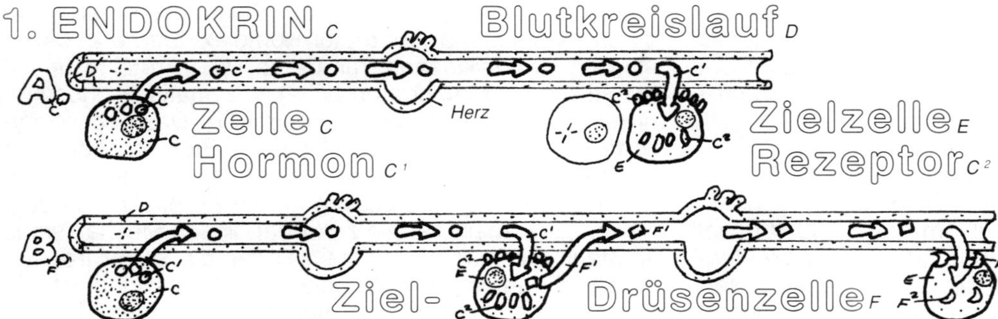

Zelle C
Hormon C'
Zielzelle E
Rezeptor C²
Ziel-hormon F'
Drüsenzelle F
Rezeptor F²

Hormone werden ins Blut abgegeben, um die Funktion eines entfernten Erfolgsorgans (oder Zelle) zu steuern. Bei der einfachsten Form der hormonalen Kommunikation wird ein Hormon von einer endokrinen Zelle ins Blut abgegeben und zu spezifischen Rezeptoren einer Zielzelle transportiert. Weiterhin kann die hormonale Kommunikation 2 endokrine Drüsen betreffen, dabei dient die eine als Erfolgsorgan für die andere. Bei komplizierteren Formen kommt es zur Interaktion Gehirn/endokrine Drüsen. Eine Nervenzelle kann z.B. ein Hormon direkt in die Blutbahn abgeben. Ein Neurohormon kann auch über einen Pfortaderkreislauf die Hypophyse erreichen. Die hypophysäre Zelle sezerniert daraufhin ein Hormon, das entweder direkt auf ein Zielorgan oder glandotrop auf eine andere endokrine Drüse wirkt. Nervenzellen können endokrine Drüsen auch direkt stimulieren.

---

2. NEUROENDOKRIN G

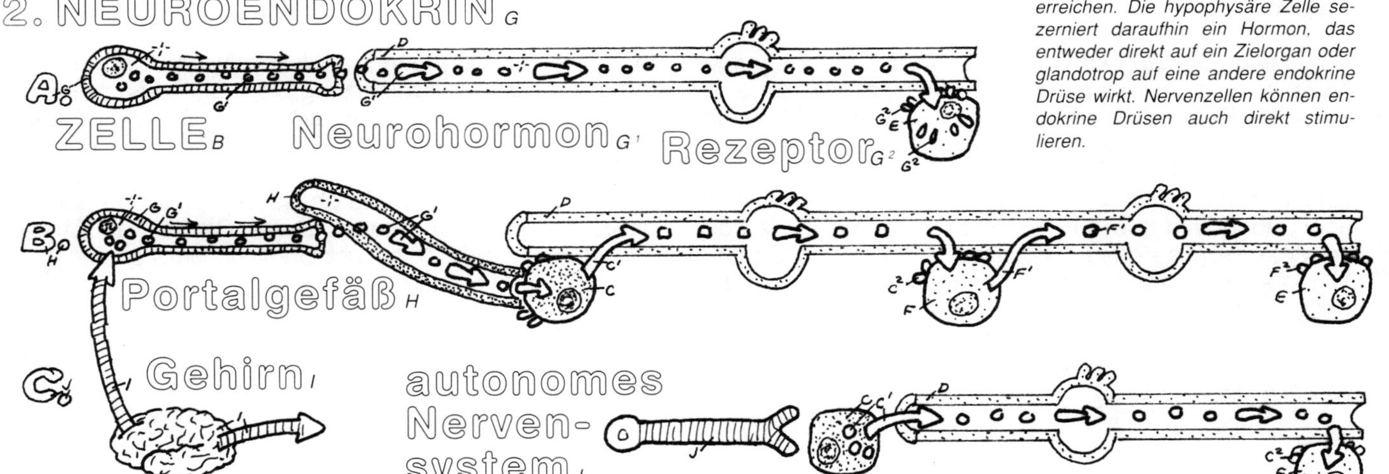

ZELLE B
Neurohormon G'
Rezeptor G²
Portalgefäß H
Gehirn I
autonomes Nerven-system J

---

3. PARAKRIN K
(lokales Gewebemilieu) K

Bei der lokalen hormonalen Kommunikation sezernieren parakrine Zellen Gewebshormone in die extrazelluläre Flüssigkeit. Sie erreichen die benachbarte Zelle durch Diffusion und umgehen damit den Blutkreislauf. Lokale Hormone können auch auf die Sekretion ihrer eigenen Zelle zurückwirken (autokrin).

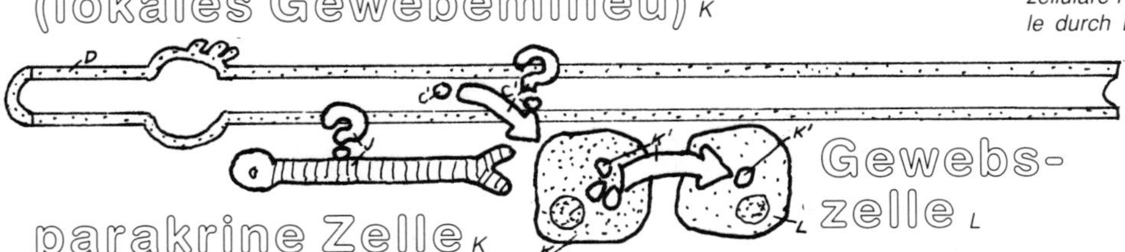

Gewebs-zelle L
parakrine Zelle K
lokales Gewebshormon K'

autokrin M

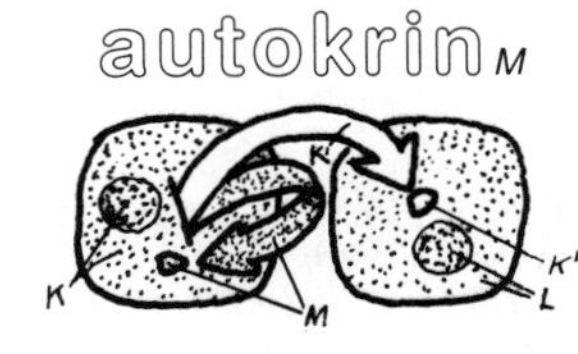

HORMONWIRKUNGEN AUF ZELLULÄRER EBENE

Hormone sind körpereigene Stoffe, die in kleinen Mengen von Zellen endokriner Drüsen abgegeben werden. Sie wirken als Informationsträger und steuern Wachstum, Stoffwechsel und funktionelle Aktivität bestimmter Zellen, Gewebe und Organe. Es gibt zahlreiche Hormone, deren unterschiedliche Wirkungen die Vielfalt der zu regulierenden Körperfunktionen widerspiegeln. Der großen Zahl von Wirkungen liegt jedoch oft ein ähnlicher zellulärer Mechanismus zugrunde.

LANGSAM UND SCHNELL WIRKENDE HORMONE
Hinsichtlich ihres Wirkungsmechanismus lassen sich 2 Hormongruppen unterscheiden. Die erste Gruppe umfaßt die Steroidhormone der Nebenniere und Gonaden sowie die Schilddrüsenhormone. Sie werden in die Zelle eingeschleust und beeinflussen die Aktivität des Kerns und damit die Proteinsynthese. Dies erfordert eine gewisse Zeit. Die Wirkungen dieser Hormone treten daher langsam ein (Stunden bis Tage). Zur zweiten Gruppe gehören die Hormone des Hypothalamus, der Hypophyse, des Pankreas, des Nebennierenmarks und des Gastrointestinaltraktes. Dies sind Peptide oder Katecholamine, die nicht in die Zielzelle eintreten. Statt dessen beeinflussen sie molekulare Mechanismen der Plasmamembran ihrer Zelle, die (meist über second messenger, s.u.) eine Folge von Reaktionen im Zytoplasma auslösen. Im Gegensatz zur ersten Gruppe nimmt der Wirkungseintritt nur Sekunden bis Minuten in Anspruch.

INTRAZELLULÄRE REZEPTOREN
Schilddrüsen- und Steroidhormone werden im Plasma mit hoher Affinität an spezifische Proteine gebunden. Der Großteil der zirkulierenden Hormone (> 90 %) liegt in derart gebundener Form vor und nur eine kleine Menge zirkuliert als freies Hormon. Die Trägerproteine werden in der Leber gebildet. Die Proteinbindung vermindert die Hormonausscheidung durch die Niere (Proteine werden nicht renal filtriert). Außerdem kann so über die Proteinsekretion der »freie« Hormonspiegel reguliert werden.

Von seiner Zielzelle wird das freie Steroidhormon aufgenommen und im Zytoplasma an ein spezifisches zytosolisches Rezeptorprotein gebunden. Es entsteht ein aktivierter Hormon-Rezeptor-Komplex, der in den Kern eingeschleust wird und die Transkription beeinflußt. Es folgt eine gesteigerte Synthese von mRNS, die ins Zytosol abgegeben wird und dort als Matrize zur Synthese spezifischer Proteine dient (Translation). Struktur und Funktion dieser Proteine sind unterschiedlich und hängen vom entsprechenden Steroidhormon und dem Typ des Zielgewebes ab. Die Funktion des jeweiligen Proteins ist für die Art der physiologischen Wirkung des Hormons verantwortlich.

Der zelluläre Wirkungsmechanismus von Schilddrüsen- und Steroidhormonen ist prinzipiell gleichartig. Allerdings wird das in wesentlich höherer Konzentration vorliegende Thyroxin (T_4) in oder an der Zielzelle in Trijodthyronin (T_3) überführt, das das eigentlich aktive Hormon ist. Ebenso wie bei den Steroiden wandert T_3 in Form eines Hormon-Rezeptorkomplexes in den Kern, wo es an einen nukleären Rezeptor gebunden wird. Auch die folgenden Reaktionen laufen für Schilddrüsen- und Steroidhormone gleich ab. Beide werden innerhalb der Zielzelle, aber auch in der Leber gespalten und ihre Metaboliten über die Niere ausgeschieden.

INTRAZELLULÄRE »SECOND MESSENGERS«
Peptidhormone und Katecholamine werden nach Erreichen ihrer Zielzelle an Membranrezeptoren gebunden. Jedes Hormon hat einen oder mehrere spezifische Rezeptoren. Je nach Hormon oder Gewebe bewirkt die Rezeptorbindung nachfolgend einen Anstieg von intrazellulärem zyklischem AMP (cAMP) oder Ca^{2+}. Das entsprechende Hormon ist der »first messenger«, cAMP und Ca^{2+} werden als »second messenger« bezeichnet.

Mit Hilfe der Adenylatzyklase wird cAMP aus ATP synthetisiert. Dieses Enzym der Plasmamembran wird durch den Hormon-Rezeptor-Komplex aktiviert. cAMP aktiviert Proteinkinasen, mit deren Hilfe Proteine (meist Enzyme oder Membranproteine) enzymatisch phosphoryliert werden. Letzteres erfordert ATP. Das phosphorylierte Protein sorgt für die spezifische Stoffwechsel- oder Membranreaktion, die Ausdruck der Hormonreaktion ist. Das Pankreashormon Glukagon und Adrenalin aus dem Nebennierenmark setzen z.B. über diesen Mechanismus vermehrt Glukose aus dem Glykogen der Leber frei. Ein Vorteil derartiger komplizierter Reaktionsfolgen ist ein Verstärkungseffekt. Ein Hormonmolekül löst eine Kaskade sich verstärkender Reaktionen aus, was dazu führt, daß in kurzer Zeit eine wesentlich größere Zahl von Reaktionsprodukten (hier: Glukosemolekülen) zur Verfügung stehen.

In manchen Zellen führt die Bildung eines Hormonrezeptorkomplexes zur Freisetzung von Ca^{2+} aus zellulären Speichern. Sie werden an ein regulatorisches Protein (Calmodulin) gebunden, das dadurch aktiviert wird. Aktiviertes Calmodulin aktiviert sodann Proteinkinasen, die ihrerseits inaktive Proteine phosphorylieren und damit in aktive Enzyme umwandeln. Diese Reaktionen verstärken wie beim cAMP das ursprüngliche Hormonsignal.

Hinweise:
Verwenden Sie Rot für A und dunkle Farben für die Hormone C, I und J.
1. Beginnen Sie mit den horizontalen Linien oben, die den Blutkreislauf darstellen (A) und den Membranen der beiden Zielzellen (B) rechts. Malen Sie dann die intravasalen Plasmaproteine (A') oben an.
2. Kolorieren Sie rechts oben die Steroidhormone (C), die die endokrine Zelle sezerniert (C), und folgen Sie dann den Zahlen 1-12. Für die Schilddrüsenhormone links oben gilt das gleiche (I) mit der Zahlenfolge 1-4.
3. Wenden Sie sich dann den beiden unteren Abläufen (1-6) der Peptide (J) und Katecholamine (J') zu. Schritt 7 führt zur Leber und gilt für beide Hormone.

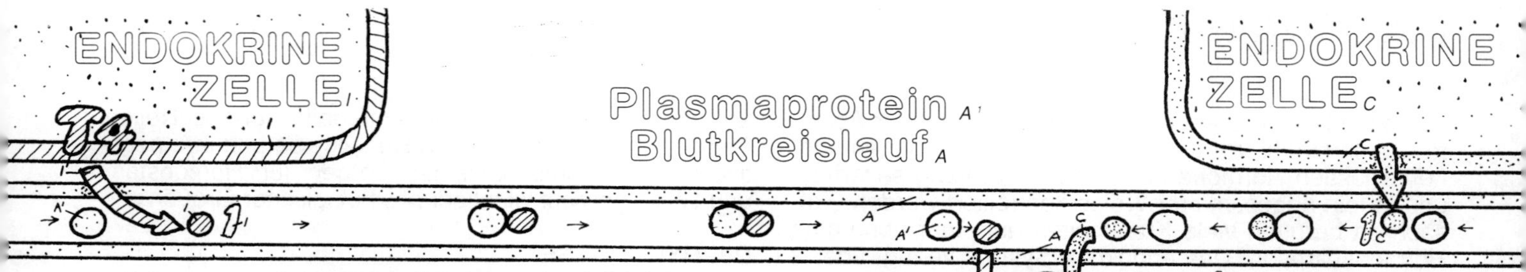

STEROIDE C UND SCHILDDRÜSEN-I HORMONE

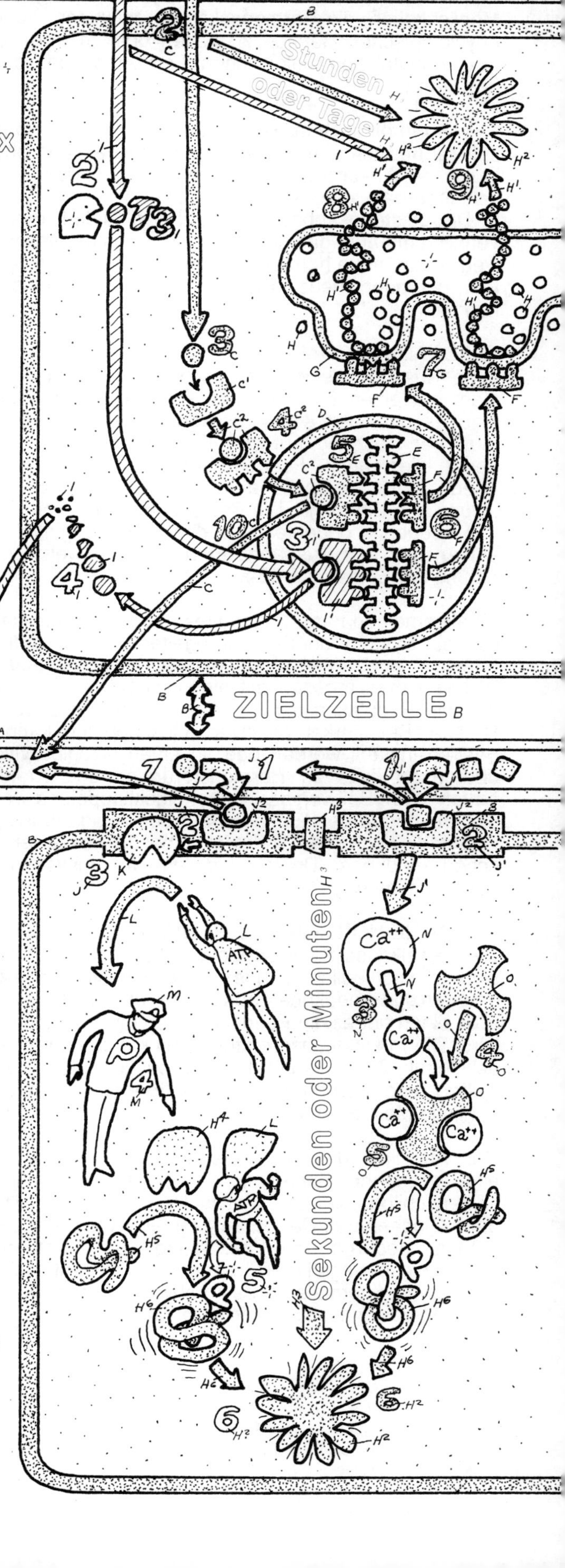

zytosolischer Rezeptor C'-Komplex C²
Zellkern D
DNS E messenger-RNS F
rauhes endoplasmatisches Retikulum G
Aminosäuren H Protein H'
Proteinwirkung H², Zeitdauer H³

Steroide (1) und Schilddrüsenhormone (1) werden ins Blut abgegeben und dort an Plasmaproteine gebunden. Steroide werden in ihre Zielzellen eingeschleust (2) und binden dort an zytosolisches Rezeptorprotein (3). Dieser Komplex (4) tritt in den Zellkern ein und beeinflußt die Transkription der DNS (5), wodurch eine vermehrte Bildung von mRNS (6) angeregt wird. Diese wandern in das Zytoplasma und bewirken die Synthese spezifischer Proteine am endosplasmatischen Retikulum und den Ribosomen (7). Das gebildete Protein vermittelt dann die physiologische Wirkung des Hormons (8). Nach Beendigung der Zellantwort (10) werden die Steroide in der Leber (11) inaktiviert und über die Niere (12) ausgeschieden.

T_3-Rezeptor I'

Thyroxin (T_4, 1) wird in/an der Zielzelle in T_3 (2) überführt. T_3 tritt in den Kern ein und bindet dort an ein spezifisches Rezeptorprotein (3). (Möglicherweise erfolgt die Komplexbildung wie bei Steroiden schon im Zytosol.) Der Komplex bewirkt durch Interaktion mit der DNS die Synthese von mRNS (6) und spezifischen Proteinen (7,9) bei Steroiden. T_3 wird im Zielgewebe (4) und in der Leber (11) inaktiviert und über die Niere (12) ausgeschieden.

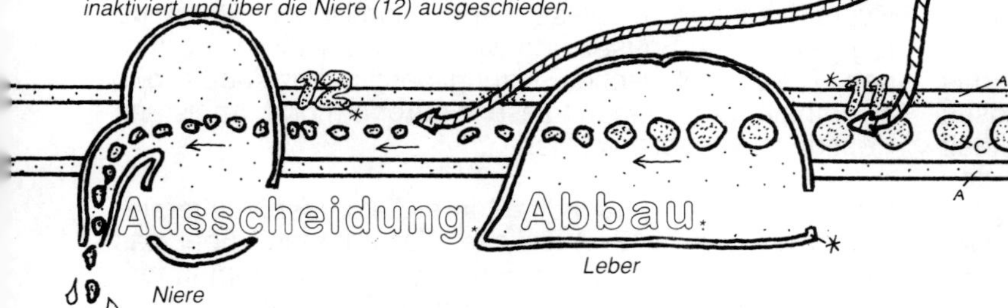

PEPTID-J UND KATECHOLAMIN-J' HORMONE

Hormonrezeptor-Membran J²
Adenylatzyklase K
ATP L ⇨ cAMP M
(second messenger) M
Proteinkinase H⁴
inaktives, H⁵ aktives Protein H⁶

Peptidhormone (1) und Katecholamine (1) werden an spezifische Membranrezeptoren (2) ihrer Zielzellen gebunden. Dieser Komplex aktiviert in der Membran das Enzym Adenylatzyklase (3), das aus ATP innerhalb der Zelle den »second messenger« cAMP (4) synthetisiert. cAMP aktiviert eine Proteinkinase, die Enzyme (5) phosphoryliert. Auf diese Weise aktivierte Enzyme setzen die verschiedenen Hormonwirkungen (6) in Gang.

Calcium (2. mess.) N Calmodulin O

In manchen Zellen bewirkt die Bindung von Peptid- (1) und Katecholaminhormonen (1) an Membranrezeptoren (2) eine Erhöhung des intrazellulären Ca^{2+}-Spiegels (3). In diesen Fällen binden und aktivieren Ca^{2+} als »second messenger« das Protein Calmodulin (4). Dieser Komplex (5) phosphoryliert ebenfalls bestimmte Enzyme und löst damit die Endwirkung der Hormone aus (6).

HORMONELLE REGULATIONSMECHANISMEN

Hormone beeinflussen eine große Zahl zellulärer Abläufe. Damit sie ihren Funktionen exakt nachkommen können, müssen Hormone in optimalem Umfang sezerniert und in fein abgestimmter Weise kontrolliert werden. Tatsächlich beruhen viele Krankheiten auf einer abnormen Hormonsekretion. Das endokrine System verfügt über 2 Möglichkeiten, die Hormonsekretion entweder streng im physiologischen Bereich zu halten oder in Form einer (u.U. ebenfalls physiologischen) Leistungsanpassung zu regulieren.

1. In Form einer Selbstregulierung interagieren Hormonspiegel und die durch das Hormon ausgelösten physiologischen Wirkungen und bestimmen die endokrine Aktivität innerhalb festgesetzter Grenzen.
2. Die Leistungsanpassung nutzt den Einfluß des Nervensystems aus, das sich über die Selbstregulation hinwegsetzen, neue hormonale Reaktionen in die Wege leiten und/oder neue Basissekretionsraten festsetzen kann.

FEEDBACKMECHANISMEN
Jedes funktionierende biologische oder technische System hat einen Eingang und einen Ausgang. Funktioniert es nach Art eines rückkoppelnden Regelkreises, muß der Ausgang auf den Eingang rückwirken. Man nennt dies auch Feedbackkontrolle. Bei negativem Feedback führt eine Zunahme des Ausgangs zur Drosselung des Eingangs. Die Beziehung ist reziprok. Positives Feedback bedeutet eine direkte Abhängigkeit, d.h. ein Anstieg des Ausgangs führt zu einer weiteren Zunahme der Eingangsgröße.

Im allgemeinen fördert negatives Feedback Stabilität, so daß ein System innerhalb geregelter Grenzen aufrechterhalten wird. Alle physiologischen homöostatischen Mechanismen arbeiten mit einem negativen Feedback, z.B. die Regulation der Funktion zahlreicher endokriner Drüsen. Bei starker positiver Rückkopplung kann das System instabil werden oder in einen Circulus vitiosus übergehen, was zu Hormonstörungen und Krankheit führen kann. Bei weniger starker Rückkoppelung werden die Wirkungen des Eingangs auf den Ausgang lediglich verstärkt. Auch dies findet sich bei Regelkreisen zwischen endokrinen Drüsen und dem Nervensystem, z.B. bei Ovulation und Geburt.

EINFACHE HORMONELLE REGULATION
Die Regelkreise der Hormonsekretion unseres Körpers sind unterschiedlich komplex. Im einfachsten Fall ist nur eine einzige endokrine Drüse beteiligt, deren Sekretion über einen negativen Feedbackmechanismus kontrolliert wird. Die Plasmakonzentration stellt die zu kontrollierende Regelgröße dar. Die Information über den Plasmaspiegel wird der endokrinen Zelle über Rezeptoren oder ähnliche Mechanismen zugeführt.

Das Absinken des Ca^{2+}-Spiegels im Plasma löst z.B. eine vermehrte Sekretion von Parathormon aus der Nebenschilddrüse aus. Dieses Hormon setzt Ca^{2+} aus dem Knochen frei. Der daraufhin steigende Ca^{2+}-Spiegel hemmt wiederum die Freisetzung von Parathormon. Durch diese negative Rückkopplung bewegt sich der Ca^{2+}-Spiegel normalerweise im physiologischen Bereich. Ein weiteres Beispiel ist die Regulation des Blutzuckerspiegels durch Hormone der pankreatischen Inselzellen. Diese einfachen hormonalen Regelkreise und ihre negativen Feedbackmechanismen sorgen für Homöostase und Gleichgewicht wichtiger physiologischer Größen.

DIE HYPOPHYSE
Bei komplexeren hormonellen Regulationen wird die Aktivität einer endokrinen Drüse durch die Hormone einer anderen kontrolliert. Bekannte Beispiele sind die Regulation der Schilddrüse, der Nebennierenrinde und der Gonaden durch die Hypophyse. Wenn die Hypophyse entfernt wird, dann atrophieren die Drüsen und reduzieren ihre Hormonproduktion beträchtlich. Die Injektion von Hypohysenextrakten bewirkt eine Regeneration dieser atrophierten Drüsen und die Wiederaufnahme ihrer sekretorischen Aktivität. Diese hypophysären Wirkungen werden durch spezielle glandotrope Hormone vermittelt, die die Zieldrüsen zu Wachstum und Hormonsekretion anregen. Die Hormone der Zieldrüsen ihrerseits sind negativ mit der Hypophyse rückgekoppelt, so daß die Sekretion ihrer entsprechenden tropen Hormone gehemmt wird. Früher galt die Hypophyse als zentral-übergeordnetes Organ, als »Dirigent« einer großen Zahl endokriner Zieldrüsen und der entsprechenden Körperfunktionen. Inzwischen weiß man, daß diese Rolle dem Gehirn zukommt, dem die Hypophyse untergeordnet ist.

ZNS UND ENDOKRINE REGULATION
Die komplexeste neurohormonale Regulation bedeutet Interaktion zwischen Gehirn und endokrinem System. Die Hypophyse ist mit dem Hypothalamus verbunden, einem Zentrum, das die Aufgabe hat, viszerale, emotionale und sexuelle Aktivitäten zu regulieren. Ein spezielles Pfortadersystem zwischen Hypothalamus und Hypophysenvorderlappen leitet die Hormone aus den neurosekretorischen Zellen des Hypothalamus direkt zu den Hypophysenzellen. Diese hypothalamischen Hormone regulieren die Freisetzung von hypophysären Hormonen. Durch elektrische Reizung bestimmter Areale des Hypothalamus können diese Neurohormone (meistens Peptide) freigesetzt werden.

Die Hypophyse - und indirekt ihre Zieldrüsen - unterstehen damit dem ZNS. Auf diese Weise können über das Nervensystem vermittelte Einflüsse, wie Stimmungen, Emotionen, Streß, rhythmische neurale Aktivität, Umgebungsreize (z.B. Licht, Geräusche, Temperatur und Gerüche) auf hypothalamischer Ebene verarbeitet und dem endokrinen System zugeführt werden. Hypophysäre und Zieldrüsenhormone haben negative und positive Feedbackschleifen mit hypothalamischen neurosekretorischen Zellen und modifizieren hierdurch ihre eigene Hormonsekretion. Hypothalamische Neurone enthalten wie hypophysäre Zellen Rezeptoren, die den Bluthormonspiegel messen.

Der Hypophysenvorderlappen ist nicht der einzige Vermittler der ZNS-Kontrolle über das endokrine System. Der Hypothalamus regelt z.B. Wasserhaushalt, Laktation und Geburt, indem er seine Hormone direkt über den Hypophysenhinterlappen ins Blut abgibt. Eine weitere, sehr schnell einstellbare Regulationsmöglichkeit besitzt der Hypothalamus in Form der Modifikation der Aktivität von Sympathikus und Parasympathikus, die verschiedene endokrine Drüsen innervieren.

Hinweise: Verwenden Sie dunkle Farben für A, E, F und G.
1. Arbeiten Sie von oben nach unten. Die Größe der Pfeile entspricht der umgesetzten Stoffmenge.
2. Malen Sie jedes der 3 Systeme hormonaler Regulation an. Arbeiten Sie von oben nach unten.

ALLGEMEINE REGELKREISFUNKTIONEN A

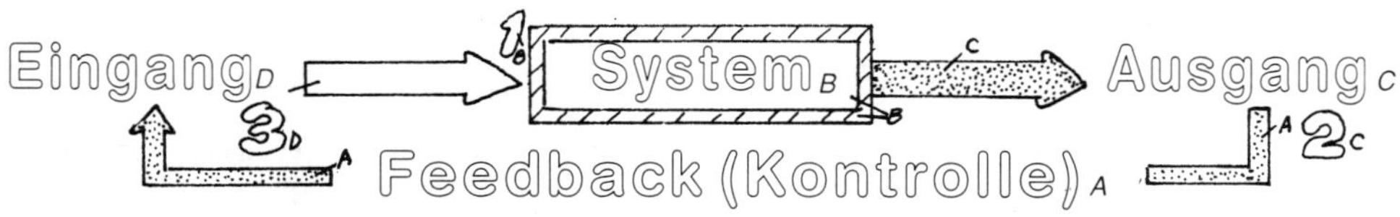

Die Hormonsekretion wird oft über Feedbackmechanismen reguliert. Feedbackregulation heißt, der Ausgang eines Systems wirkt zurück auf den Eingang. Dies erlaubt den endokrinen Systemen die Selbststeuerung.

NEGATIVES FEEDBACK E ⇨ GLEICHGEWICHT E ⇨ E (Homöostase) E

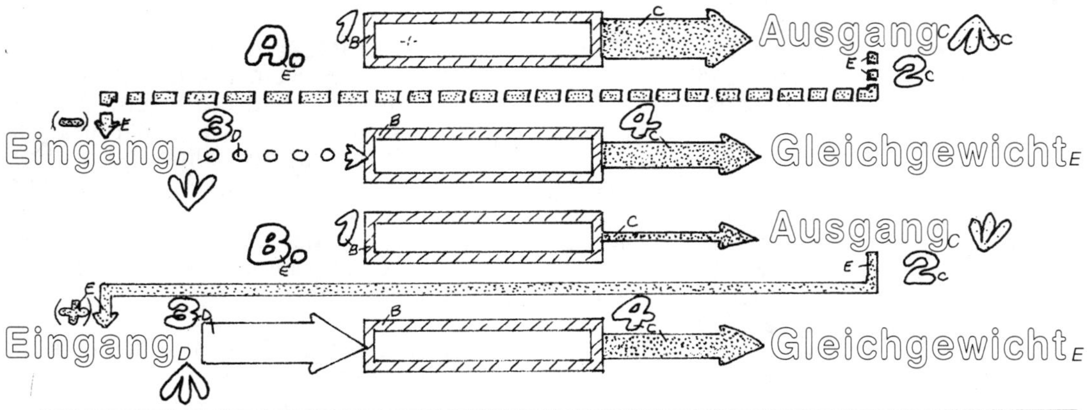

Beim negativen Feedback ist der Eingang invers abhängig vom Ausgang. In A drosselt der Ausgang (2) des Systems (1) über einen negativen Feedbackmechanismus den Eingang (3). Dadurch wird die Größe des Ausgangs verringert (4), bis sich ein Gleichgewicht einstellt. In B führt ein verminderter Ausgang (2) zu einer Zunahme des Eingangs (3), so daß der Ausgang (4) in Richtung eines Gleichgewichtes steigt.

POSITIVES FEEDBACK F ⇨ INSTABILITÄT F ⇨ Circulus vitiosus F

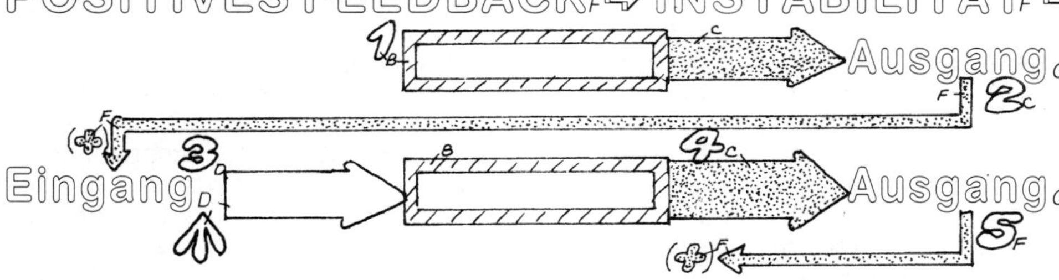

Bei einem positiven Feedback verstärkt der Ausgang (2) eines Systems (1) den ursprünglichen Eingang (3), was zu einem verstärkten Ausgang (4) führt usw. (5). Dieser Regulationstyp kann instabil werden und sich selbst aufschaukeln. Manche physiologischen pulsatilen Sekretionsspitzen werden durch temporär-reversible positive Feedbackregulationen ausgelöst.

EBENEN DER HORMONALEN REGULATION.

1. EINFACHE REGULATION

endokrine Drüsenzelle G
Hormon H Zielzelle I
Hormonwirkung J

2. KOMPLEXE REGULATION

Hypophysenzelle K
tropes Hormon K'
Zieldrüsenzelle G'

3. KOMPLEXE NEUROHORMONALE REGULATION

Umwelt L Gehirn M
hypothalamische neurosekretorische Zelle N
hypothalamisches Hormon N'

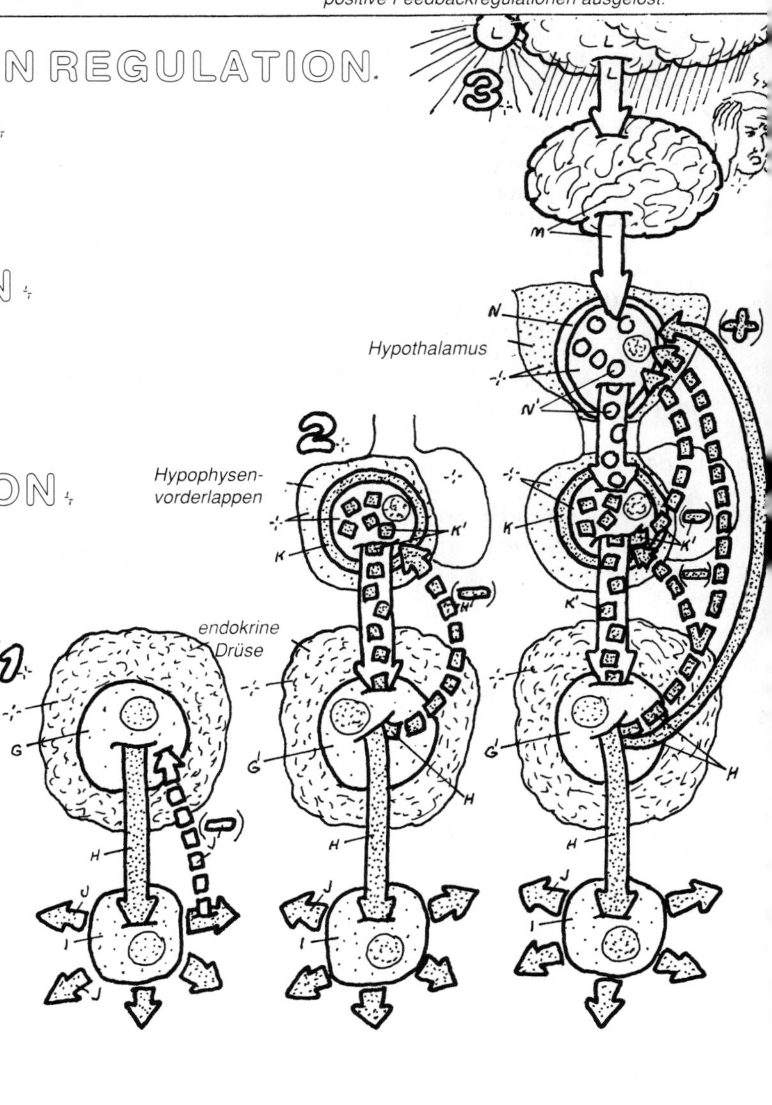

Die einfache hormonale Regulation (1) arbeitet mit einem negativen Feedbackmechanismus, an dem jeweils nur eine endokrine Drüse beteiligt ist. Durch Sekretion des Hormons wird ein bestimmter Blutspiegel aufgebaut, der von den endokrinen Drüsenzellen gemessen wird und die weitere Hormonabgabe regelt. Bei der komplexen hormonalen Regulation (2) ist der Hypophysenvorderlappen und eine seiner Zieldrüsen beteiligt. Ein hypophysäres glandotropes Hormon stimuliert die Sekretion eines Zieldrüsenhormons. Das Hormon der Zieldrüse wirkt seinerseits negativ auf die Hypophyse zurück, so daß die Sekretion des tropen Hormons abnimmt. Komplexe neurohormonale Regulation (3) bedeutet die Regulation der Hypophyse durch übergeordnete Hirnzentren. Neurohormone des Hypothalamus kontrollieren die tropen Hormone der Hypophyse, die ihrerseits Zieldrüsen beeinflussen. Über einen Feedbackmechanismus steuern die Hormone dieser Zieldrüsen die Aktivität von Hypophyse und Hypothalamus und damit die Ausschüttung von Tropinen und Neurohormonen. Auf diese Weise wird das endokrine System von Umgebungsfaktoren und höheren Zentren beeinflußt und kann selbst durch seine Hormone auf das Nervensystem zurückwirken.

HYPOTHALAMUS UND HYPOPHYSEN-HINTERLAPPEN: NEUROSEKRETION

AUFBAU DER HYPOPHYSE
Die Hypophyse, unterhalb des Hypothalamus lokalisiert, ist ein lebenswichtiges Organ. Ihre Hormone üben nicht nur direkte Wirkungen auf Körperorgane aus (z.B. Prolaktin auf die Brustdrüsen, ADH auf die Nieren), sondern regulieren auch die Aktivität verschiedener endokriner Zieldrüsen (z.B. Schilddrüse, Gonaden). Die Hypophyse wird vom Hypothalamus des Gehirns kontrolliert und vermittelt die Einflüsse des ZNS auf den Hormonhaushalt des Körpers.

Sie besteht aus einem Vorderlappen (Adenohypophyse, HVL), einem Hinterlappen (Neurohypophyse, HHL) und einem Zwischenlappen. Beim Menschen fehlt der Zwischenlappen oder er ist rudimentär mit wenigen Zellen unbekannter Funktion. Der Hypophysenstiel verbindet das Gehirn mit der Hypophyse. Diese Tafel konzentriert sich auf Struktur und Funktion des HHL, um das Prinzip der Neurosekretion zu erklären. Die Neurosekretion ist auch für das funktionelle Verständnis des HVL wichtig und bildet den Grundstein der modernen Neuroendokrinologie.

NEUROHYPOPHYSE UND HYPOTHALAMUS
Der HHL der Hypophyse sezerniert 2 Hormone: antidiuretisches Hormon (ADH) und Oxytozin. Der HHL ist keine endokrine Drüse, da er keine echten sekretorischen Zellen enthält. Tatsächlich besteht er als Verlängerung des Hypothalamus hauptsächlich aus Nervenfasern und Nervenendigungen hypothalamischer Neurone. Diese Neurone liegen mit ihren Zellkörpern in 2 Kernen des Hypothalamus und erreichen mit ihren Axonen (Tractus hypothalamo-hypophysealis) über den Hypophysenstiel den HHL.

NEUROSEKRETION
Bei den hypothalamischen Kernen handelt es sich um den Nucl. supraopticus und den Nucl. paraventricularis. Die Neurone dieser Kerne sind typische neurosekretorische Zellen. Die Hormone werden in ihren Zellkörpern synthetisiert, zunächst als hochmolekulare Prohormone, die das eigentliche Hormon und das nichthormonelle Polypeptid Neurophysin enthalten. Diese Molekülkomplexe werden in Vesikel verpackt (Transportgranula, Herring-Körper) und durch axonalen Transport über die entsprechenden Neuriten zum HHL geleitet.

In den Transportgranula wird das Hormon enzymatisch vom Polypeptidanteil abgespalten und in den Axonterminalen der neurosekretorischen Zellen gespeichert. Die Hormonfreisetzung erfolgt durch Aktionspotentiale der neurosekretorischen Zelle, die längs des Neuriten in die Axonterminale fortgeleitet werden. Dort kommt es zum Einstrom von Ca^{2+}, was die Verschmelzung der sekretorischen Vesikel mit der Terminalmembran und damit die Hormonfreisetzung in Extrazellulärraum und Blut bewirkt.

ANTIDIURETISCHES HORMON (ADH)
ADH (Vasopressin) wird vor allem von den Zellen des Nucl. supraopticus hergestellt und sezerniert. Die Bezeichnung Vasopressin für ADH ist wenig glücklich, da blutdrucksteigernde Effekte nur bei extrem hohen Hormonspiegeln vorkommen. ADH reguliert den Wasserhaushalt des Körpers und wird bei Zunahme der Osmolarität freigesetzt, z.B. bei exzessivem Schwitzen, Blutverlust oder osmotischer Diurese (Glukose, Elektrolyte oder Ketonkörper im Urin).

Der Anstieg der Plasmaosmolarität ist das Signal für die ADH-Freisetzung. Spezifische, als Osmorezeptoren tätige Rezeptoren im Hypothalamus messen diesen Anstieg und veranlassen supraoptische Neurone zur Freisetzung von ADH aus dem HHL. ADH bewirkt vor allem an den Sammelrohren der Niere eine erhöhte Wasserpermeabilität. Dadurch wird vermehrt Wasser rückresorbiert, so daß die Plasmaosmolarität sinkt (Tafel 62).

ADH wird auch sezerniert, wenn Mechanorezeptoren (Volumenrezeptoren) im Niederdrucksystem (Vorhöfe) nach Blutungen und Blutverlusten stimuliert werden. Im Extremfall kann ADH auch eine Vasokonstriktion und damit einen Blutdruckanstieg auslösen (vasopressorische Wirkung).

OXYTOZIN
Oxytozin wird vorrangig von den Zellen des Nucl. paraventricularis sezerniert. Die Freisetzung dieses Hormons wird über Mechanorezeptoren in den Brustwarzen und der Zervix als Teil eines neurohormonalen Reflexbogens vermittelt. Sensorische Nerven leiten die Signale der Rezeptoren zum Hypothalamus, wo sie zur Freisetzung von Oxytozin aus dem HHL führen. Während der Geburt verursacht Oxytozin Kontraktionen des Uterus, durch die das Kind ausgetrieben wird (Oxytozin = wehenfördernd). Bei stillenden Frauen bewirkt Oxytozin die Kontraktion des Myoepithels der Brustdrüse (Tafel 150, 151).

Oxytozin und ADH sind Polypeptide mit jeweils 9 Aminosäuren. Ihre Aminosäuresequenz ist bis auf 2 Aminosäuren identisch. Leuzin und Isoleuzin des Oxytozins sind im ADH durch Arginin bzw. Phenylalanin ersetzt.

Hinweise:
Verwenden Sie Rot für J, Purpur für K, Blau für L und dunkle Farben für G.
1. Beginnen Sie in der oberen rechten Ecke, das Profil des Kopfes soll nicht angemalt werden. Wenden Sie sich dann der großen Zeichnung links zu.
2. Malen Sie das Schema der neurosekretorischen Zelle rechts an. Beachten Sie die Äquivalenz von Zellkörper und Axon mit denen der großen Abbildung.
3. Kolorieren Sie unten die 2 Peptidketten.

HYPOTHALAMUS A
Hypophysenstiel B
HYPOPHYSE .
Vorderlappen C
Zwischenlappen D
Hinterlappen E

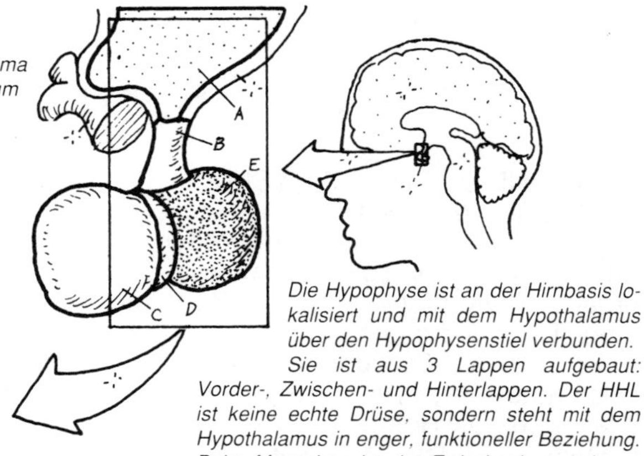

Die Hypophyse ist an der Hirnbasis lokalisiert und mit dem Hypothalamus über den Hypophysenstiel verbunden. Sie ist aus 3 Lappen aufgebaut: Vorder-, Zwischen- und Hinterlappen. Der HHL ist keine echte Drüse, sondern steht mit dem Hypothalamus in enger, funktioneller Beziehung. Beim Menschen ist der Zwischenlappen kaum entwickelt und ohne nennenswerte Funktion.

sensorische Eingänge F

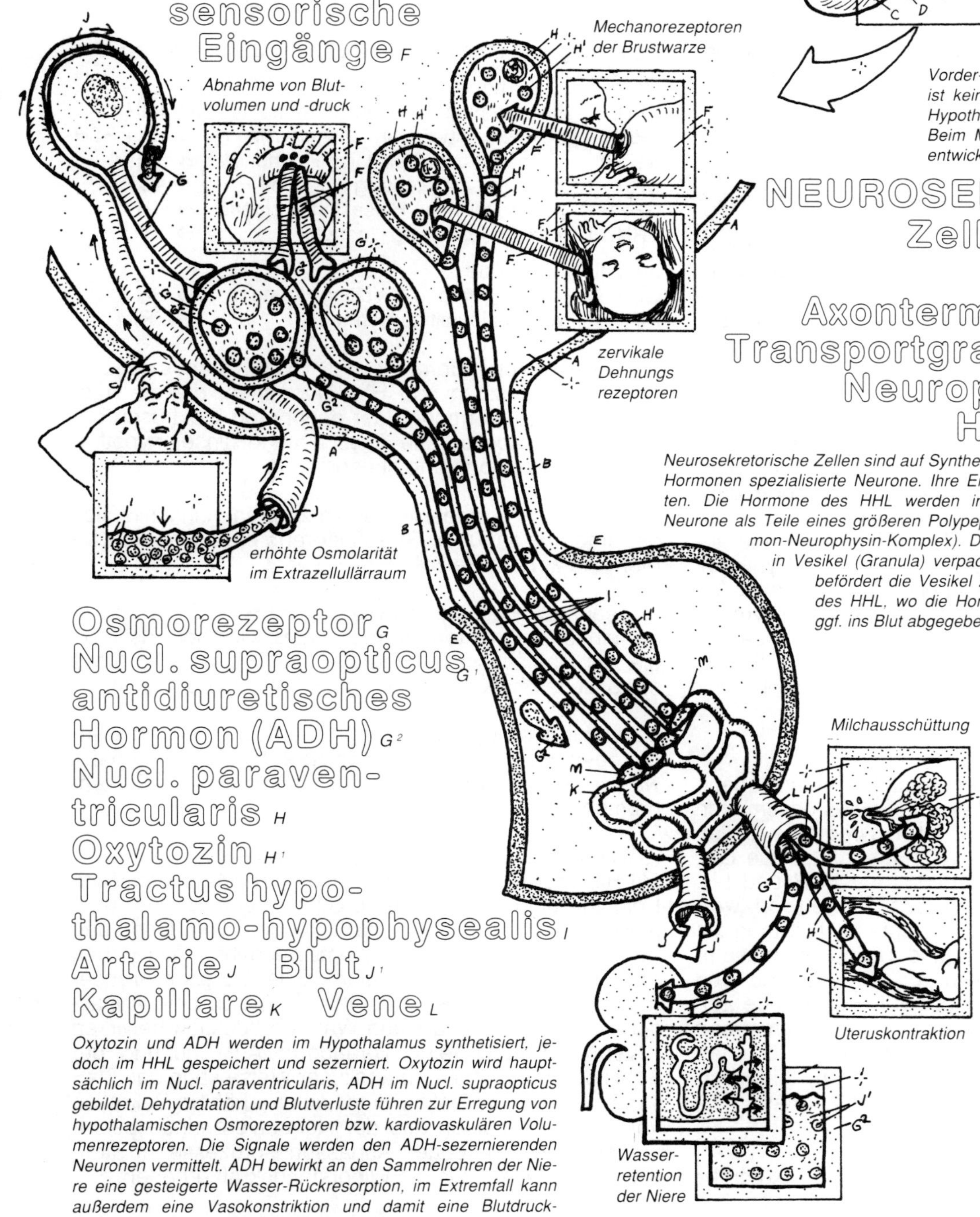

Osmorezeptor G
Nucl. supraopticus G'
antidiuretisches Hormon (ADH) G²
Nucl. paraventricularis H
Oxytozin H'
Tractus hypothalamo-hypophysealis I
Arterie J Blut J'
Kapillare K Vene L

Oxytozin und ADH werden im Hypothalamus synthetisiert, jedoch im HHL gespeichert und sezerniert. Oxytozin wird hauptsächlich im Nucl. paraventricularis, ADH im Nucl. supraopticus gebildet. Dehydratation und Blutverluste führen zur Erregung von hypothalamischen Osmorezeptoren bzw. kardiovaskulären Volumenrezeptoren. Die Signale werden den ADH-sezernierenden Neuronen vermittelt. ADH bewirkt an den Sammelrohren der Niere eine gesteigerte Wasser-Rückresorption, im Extremfall kann außerdem eine Vasokonstriktion und damit eine Blutdrucksteigerung resultieren. Mechanosensorische Signale aus den Brustwarzen und der Zervix stimulieren bei Frauen die Oxytozinfreisetzung. Oxytozin unterstützt die Wehentätigkeit bei der Geburt und die Milchabgabe bei stillenden Frauen.

NEUROSEKRETORISCHE ZELLE
Zellkörper H
Axon I
Axonterminale
Transportgranula, M
Neurophysin O
Hormon P

Neurosekretorische Zellen sind auf Synthese und Freisetzung von Hormonen spezialisierte Neurone. Ihre Erregbarkeit bleibt erhalten. Die Hormone des HHL werden in den Zellkörpern der Neurone als Teile eines größeren Polypeptids synthetisiert (Hormon-Neurophysin-Komplex). Diese Komplexe werden in Vesikel (Granula) verpackt. Axonaler Transport befördert die Vesikel zu den Axonterminalen des HHL, wo die Hormone gespeichert und ggf. ins Blut abgegeben werden.

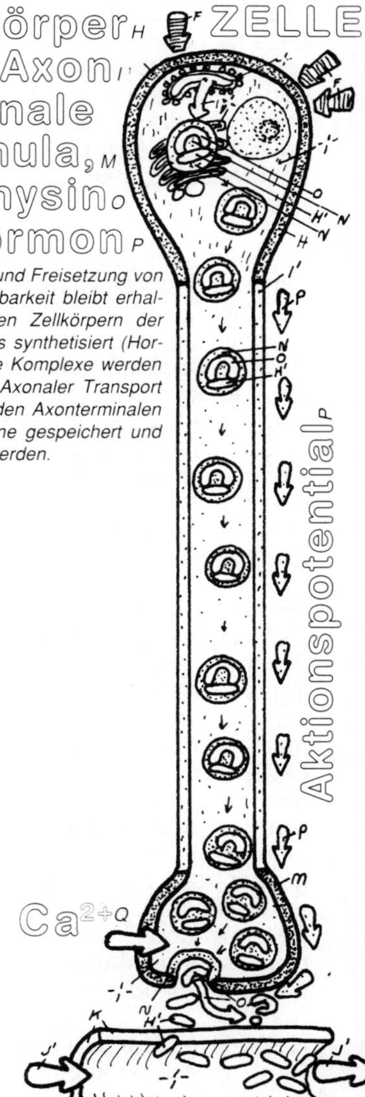

AMINOSÄURESEQUENZ(EN) DER HORMONE DES HHL .

OXYTOZIN H'

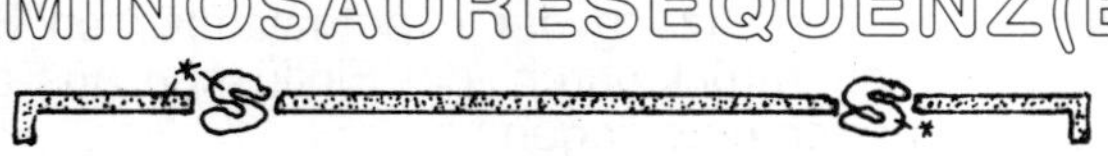

Cys. Tyr Ile H' Gln. Asn. Cys. Pro. Leu H' Gly. NH_2

ADH G'

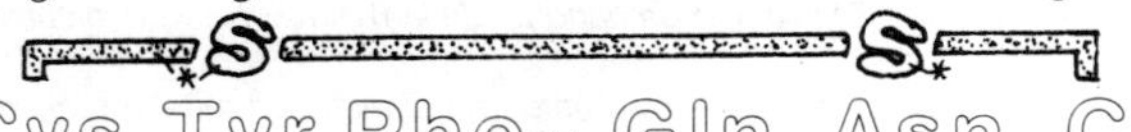

Cys. Tyr Phe G' Gln. Asn. Cys. Pro. Arg G' Gly. NH_2

Oxytozin und ADH sind Peptide mit jeweils 9 Aminosäuren. Leuzin und Isoleuzin des Oxytozins sind im ADH durch Phenylalanin bzw. Arginin ersetzt.

HYPOTHALAMUS UND HYPOPHYSENVORDERLAPPEN

HORMONE DES HYPOPHYSEN-VORDERLAPPENS (HVL)
Diese Hormone regulieren entweder die Aktivität anderer endokriner Drüsen oder wirken direkt auf ein Zielorgan. Thyreotropin (Thyreoidea-stimulierendes Hormon, TSH) und das adrenokortikotrope Hormon (ACTH) wirken auf die Schilddrüse bzw. auf die Nebennierenrinde, das follikelstimulierende Hormon (FSH) und das luteinisierende Hormon (LH) regulieren die Aktivität der Gonaden (Testes und Ovarien). Prolaktin und Wachstumshormon (Growth hormone, GH = Somatotropin, STH) entfalten ihre Wirkung auch direkt an nicht-endokrinen Zielorganen. Prolaktin veranlaßt die exokrine Brustdrüse zur Milchsekretion. GH führt zu anabolen Effekten an Muskeln und Knochen und fördert den Abbau von Fettgewebe. Die anabolen und wachstumsfördernden Wirkungen des GH werden durch Somatomedine vermittelt, die in der Leber gebildet werden. Tierexperimentell läßt sich die Beteiligung mehrerer Substanzen nachweisen, deren Bedeutung im einzelnen noch nicht klar ist.

Alle Hormone des HVL zeichnen sich durch wachstums- und aktivitätsfördernde Wirkung auf die Zellen ihrer Zieldrüsen aus. Daher werden sie als trope oder auch trophe Hormone bezeichnet (thyreotrop, kortikotrop, gonadotrop, somatotrop). Trope Hormone, die andere endokrine Drüsen regulieren, erhöhen Synthese und Freisetzungsrate der entsprechenden Hormone. Auf diese Weise fördert TSH die Freisetzung von Thyroxin, ACTH von Cortisol und FSH und LH von Sexualsteroiden (Östrogen, Progesteron, Testosteron). Die Entfernung des HVL (Hypophysektomie) führt zur Atrophie der Zieldrüsen und zum Ausfall ihrer Hormonsekretion.

ZELLEN DES HVL
Der Hypophysenvorderlappen enthält verschiedene Zellarten, wobei jede für die Sekretion eines bestimmten tropen Hormons verantwortlich ist. Thyreotrope Zellen sezernieren TSH, kortikotrope ACTH, somatotrope GH, mammotrope Prolaktin und gonadotrope FSH und LH. Diese Zelltypen können histologisch differenziert werden. Je nach Farbstofftyp, der sie anfärbt, teilt man sie klassischerweise in azidophile und basophile (zusammengefaßt chromophile) Zellen ein. Thyreotrope und gonadotrope Zellen reagieren basophil, kortikotrope Zellen leicht basophil und somatotrope und mammotrope Zellen azidophil. Zellen, die sich mit diesen Farbstoffen nicht anfärben lassen (chromophobe Zellen), sind entweder unreif oder befinden sich in einer Ruhephase.

HYPOTHALAMISCHE KONTROLLE
Die Hormonsekretion des HVL steht unter der Kontrolle spezifischer hypophyseotroper Hormone, die von bestimmten Neuronen des Hypothalamus freigesetzt werden. Wie beim Hypophysenhinterlappen werden diese Substanzen (hauptsächlich Peptide) in Zellkörpern spezieller sekretorischer Neurone synthetisiert, entlang ihrer Axone transportiert und in extrem kleinen Mengen von den Axonterminalen in ein spezialisiertes kapilläres Portalsystem der Hypophyse abgegeben. Diese Portalgefäße führen die Neurohormone unter Umgehung des allgemeinen Kreislaufes direkt den hypophysären Zellen zu. Je nachdem, ob die hypophysäre Hormonsausschüttung gesteigert oder gehemmt wird, bezeichnet man die hypothalamischen Hormone als Releasing hormones (RH) oder Releasing Factor (RF) bzw. Inhibiting hormones (IH) oder Inhibiting Factor (IF) (Tabelle).

Releasing und Inhibiting Hormone mit Zielhormonen

Releasing Hormone

TRH	Thyreotropin Releasing Hormone	→ TSH
LHRH	Luteinisierendes Hormon Releasing H	→ LH + FSH
(GRH)	= Gonadotropin Releasing Hormone	→ (GRH)
CRH	Corticotropin Releasing Hormone	→ ACTH
GHRH	Growth Hormone Releasing Hormone	→ GH
PRH	Prolactin Releasing Hormone	→ PRL

Inhibiting Hormone

GHIH	Growth Hormone Inhibiting Hormone	→ GH
PIH	Prolactin Inhibiting Hormone	→ PRL

Hypophyseotrope Hormone des Hypothalamus regulieren die Freisetzung von HVL-Hormonen, die die Ausschüttung von Hormonen der peripheren Zieldrüsen beeinflussen (Tabelle). Die Ausschüttung dieser hypothalamischen Hormone erfolgt über:

1. Signale aus anderen Gehirnzentren, einschließlich der Information über Streßfaktoren, endogene Rhythmen und äußere Reize.

2. Feedback-Regulationssysteme. Je nach Plasmaspiegel eines bestimmten Hormons (z.B. Cortisol) justieren die hypothalamischen Neurone die Freisetzung eines spezifischen hypophyseotropen Hormons (z.B. CRH).

Daraufhin wird die Sekretion des entsprechenden glandotropen Hormons der Hypophyse (ACTH) angepaßt, was zu einer veränderten Ausschüttung des Zieldrüsenhormons führt (Cortisol).

KONTROLLE DURCH HÖHERE ZENTREN
Mit Hilfe der RH und IH übt das Gehirn eine dynamische Kontrolle über das endokrine System aus. So bewirken jahreszeitlich bedingte Veränderungen von Licht und Tageslänge bei Tieren eine entsprechende Aktivierung oder Hemmung der Gonaden. Eine Langzeitveränderung der Umgebungstemperatur kann z.B. eine Anpassung von Grundumsatz und Wärmeproduktion bewirken - vermittelt durch eine veränderte Ausschüttung der Schilddrüsenhormone. In ähnlicher Weise kann das ZNS verschiedene Streßfaktoren mit einer erhöhten Sekretion von Glukokortikoiden aus der Nebennierenrinde beantworten. Dadurch können Anpassungsprozesse im Stoffwechsel anlaufen, die die Widerstandskraft erhöhen.

PULSATILE FREISETZUNG
Die Sekretion der meisten Hypophysenhormone erfolgt nicht gleichförmig, sondern pulsatil, d.h. rhythmisch, mit regelmäßigen Sekretionsspitzen. Die Intervalle sind für jedes Hormon spezifisch und bewegen sich von einer bis zu mehreren Stunden. Diese Rhythmen lassen sich auf periodische Freisetzung der hypothalamischen Releasing hormones zurückführen, die Einflüssen aus anderen Gehirnzentren unterliegen.

Hinweise: Verwenden Sie Rot für E, Purpur für F, Blau für G und dunkle Farben für A, B, N und O.
1. Beginnen Sie zur Orientierung mit der kleinen Zeichnung rechts oben und wenden Sie sich dann der großen Abbildung links zu. Kleine Kreise und Vierecke bedeuten hier Hypothalamus- und HVL-Hormone.
Die genauen Bezeichnungen der Hormone stehen in der Liste rechts. Malen Sie zuerst den Hintergrund an und setzen Sie dann die Kreise und Vierecke darüber. Der sechste Zelltyp (chromophobe Zellen) im HVL wird nicht angemalt.
2. Malen Sie die einzelnen Regelkreise unten an. Zieldrüsen mit ihren Hormonen, die über Feedbackmechanismen mit Hypothalamus/Hypophyse verbunden sind, erhalten die Farbe des entsprechenden HVL-Hormons. Die Feedbackpfeile sollen Grau hervorgehoben werden. Beachten Sie die Eintrittsorte der grauen Pfeile in der oberen Abbildung.

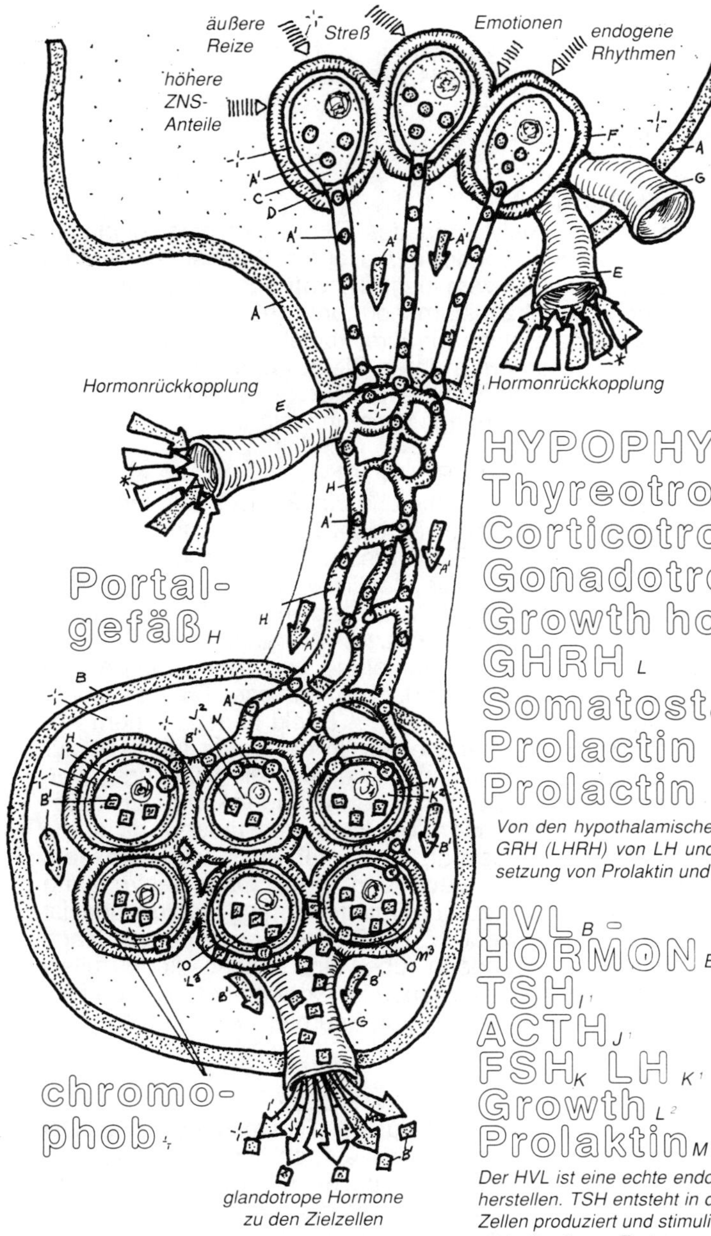

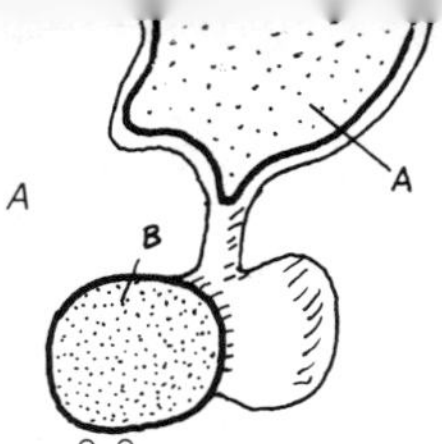

HYPOTHALAMUS A

Neuron C
Axon D
hypophyseotropes Hormon A'
Arterie E Kapillare F Vene G

Hypophyseotrope Hormone werden in spezifischen Neuronen des Hypothalamus synthetisiert und in das Pfortadersystem der Hypophyse freigesetzt. Von dort gelangen sie direkt zu den Zellen des HVL. Sie verursachen entweder Freisetzung oder Hemmung hypophysärer Hormone (Releasing hormone, RH bzw. Inhibiting hormone, IH).

HYPOPHYSEOTROPE HORMONE A'

Thyreotropin releasing hormone, TRH I
Corticotropin releasing hormone, CRH J
Gonadotropin releasing hormone, GRH K
Growth hormone releasing hormone, L GHRH L
Somatostatin, GHIH L'
Prolactin releasing hormone, PRH M
Prolactin inhibiting hormone, PIH M'

Von den hypothalamischen Releasing hormones aktiviert TRH die Freisetzung von TSH, CRH von ACTH, GRH (LHRH) von LH und FSH, GHRH von Wachstumshormon, PRH von Prolaktin. PIH hemmt die Freisetzung von Prolaktin und GHIH von GH.

HVL B - HORMON B'	ZELLTYP B²-	FARB-REAKTION B³-
TSH I'	thyreotrop I²	basophil N
ACTH J'	corticotrop J²	schwach baso. N
FSH K LH K'	gonadotrop K²	basophil N
Growth L²	somatotrop L³	azidophil O
Prolaktin M²	mammotrop M³	azidophil O

Der HVL ist eine echte endokrine Drüse und enthält verschiedene Zellarten, die jeweils ein spezielles Hormon herstellen. TSH entsteht in den thyreotropen Zellen und aktiviert die Schilddrüse. ACTH wird von kortikotropen Zellen produziert und stimuliert die Nebennierenrinde. FSH und LH werden von gonadotropen Zellen sezerniert und stimulieren Testes und Ovarien. GH stammt aus somatotropen Zellen und wirkt direkt oder über die Vermittlung von Somatomedinen auf nichtendokrine Zielzellen. Prolaktin aus mammotropen Zellen stimuliert die Brustdrüsen.

Hormon-Feedback

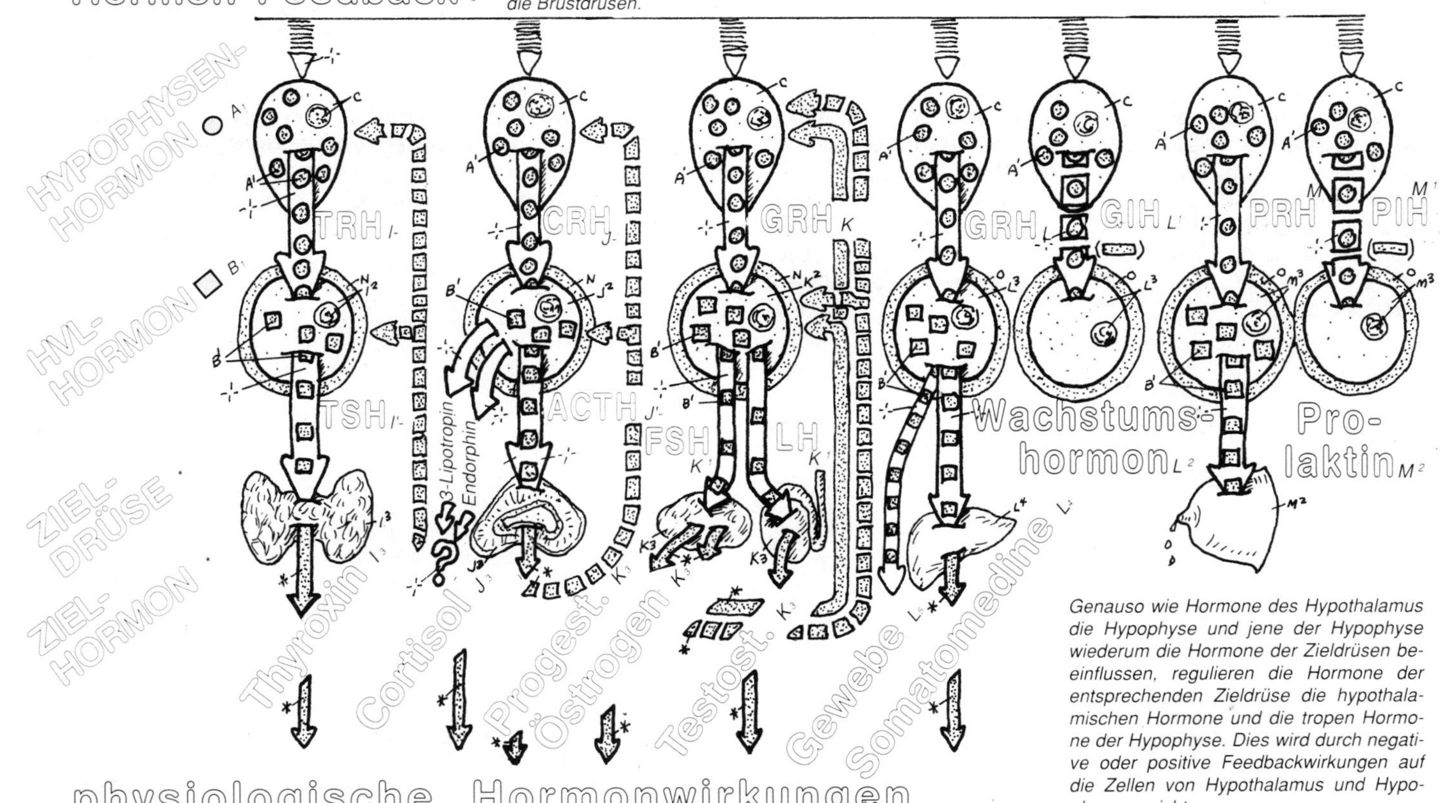

Genauso wie Hormone des Hypothalamus die Hypophyse und jene der Hypophyse wiederum die Hormone der Zieldrüsen beeinflussen, regulieren die Hormone der entsprechenden Zieldrüse die hypothalamischen Hormone und die tropen Hormone der Hypophyse. Dies wird durch negative oder positive Feedbackwirkungen auf die Zellen von Hypothalamus und Hypophyse erreicht.

DAS WACHSTUMSHORMON: EFFEKTE AUF STOFFWECHSEL UND WACHSTUM

Das menschliche Wachstumshormon (GH) ist ein Protein (Polypeptid mit 191 Aminosäuren) und wird von den somatotropen Zellen im Hypophysenvorderlappen (HVL) sezerniert, die den größten Teil der Zellen des HVL darstellen. Die Wirkungen des GH sind zweifacher Art:

1. Förderung des Wachstums von harten (z.B. Knochen) und weichen (z.B. Muskel) Geweben

2. Beeinflussung des Stoffwechsels.

WACHSTUMSWIRKUNG
Eine der klassischen Demonstrationen der Endokrinologie war der Wachstumsstopp, der bei Tieren nach Entfernung des HVL auftrat. Die Injektion von GH führt umgekehrt zu erneutem Wachstum. In den langen Röhrenknochen wachsender Tiere führt die Substitution mit Wachstumshormon zur Verbreiterung der Epiphysenfugen als Zonen des Knochenwachstums (Tafel 115). GH fördert außerdem das Wachstum zahlreicher Weichgewebe.

WACHSTUMSSTÖRUNGEN
Überschüssige Zufuhr bzw. Produktion (bei Hypophysen- oder hypothalamischen Tumoren) von GH im jugendlichen Alter erzeugt Riesenwuchs (Gigantismus). Hypophysäre Riesen erreichen eine Größe von mehr als 2,40 m. Fehlen oder verminderte Produktion von Wachstumshormon im Kindesalter führt umgekehrt zum Zwergwuchs. Hypophysäre Zwerge sind kleinwüchsig bei normaler Kopfgröße und normaler geistiger Entwicklung. Fehlt nur das Gen für GH bei sonst normaler Hypophysenfunktion, kann Kleinwuchs mit normaler Sexualentwicklung gepaart sein. Bei einer anderen Form des Zwergwuchses ist die GH-Freisetzung ausreichend, aber es fehlen Gewebsrezeptoren für GH. Ungewöhnlich kleine Kinder mit nachweisbar niedrigen GH-Spiegeln werden heute mit menschlichem GH behandelt, das mit modernen gentechnologischen Verfahren gewonnen werden kann.

Wenn die Überproduktion von GH erst im Erwachsenenalter eintritt, kommt es zur Deformierung und Verdickung der Knochen, da wegen der bereits verknöcherten Epiphysenfugen kein weiteres Längenwachstum möglich ist. Resultat ist das typische Bild der Akromegalie mit abnormer Vergrößerung der Akren (Hände, Füße, Nase, Kinn, Ohr). Akromegale können auch vergrößerte innere Organe haben. GH beeinflußt nicht das Embryonalwachstum, seine Wirkung beginnt erst nach der Geburt und ist zwischen dem 2. und 12. Lebensjahr besonders ausgeprägt.

SOMATOMEDINE
Die Wachstumswirkung des GH erfolgt nicht direkt an den Geweben, sondern wird durch Wachstumsfaktoren (Somatomedine) vermittelt, die von der Leber unter Einwirkung des Wachstumshormons gebildet werden. Somatomedine gleichen in ihrer molekularen Struktur dem Insulin und fördern in ihren Zielgeweben die Zellproliferation und Proteinsynthese. Der genaue Wirkungsmechanismus ist allerdings noch ungeklärt.

METABOLISCHE WIRKUNGEN
GH beeinflußt den Fett- und Kohlenhydratstoffwechsel. Zum einen fördert es die Lipolyse (Spaltung der Fette, Mobilisierung von Fettsäuren). GH benötigt für diese Wirkungen Cortisol. Die mobilisierten Fettsäuren werden ins Blut freigesetzt und vom Herzen und der Muskulatur gegenüber Glukose bevorzugt verbrannt. In der Muskelzelle fördert GH die Aufnahme von Aminosäuren und hemmt die Einschleusung von Glukose. Dieser insulinantagonistische (diabetogene) Effekt führt zu einem Anstieg des Blutzuckerspiegels. In der Leber führt GH zur Mobilisierung der Glukosereserven. Die Wirkungen von GH sind wichtig bei Streß, anhaltender körperlicher Belastung und besonders bei Hungerzuständen, da durch sie Glukose eingespart bzw. mobilisiert wird, die dem Gehirn sofort zur Verfügung steht. Das Gehirn kann Fettsäuren nicht zur Energiegewinnung nutzen und ist deshalb ausschließlich auf Glukose angewiesen. Nach langen Fastenperioden (über eine Woche) finden allerdings Anpassungsvorgänge im Gehirn statt, die den Einsatz von Ketonkörpern zur Energiegewinnung ermöglichen (Tafel 127, 128).

HYPOTHALAMISCHE KONTROLLE
Bei Mensch und Tier zeigt der Plasmaspiegel von GH erhebliche zeitliche Schwankungen - mit episodenhaften, pulsatilen Sekretionsspitzen mit ca. vierstündigen Abständen. Nachts, kurz nach dem Einschlafen, tritt ein großer Sekretionsgipfel von GH auf, dessen Bedeutung unklar ist. Die GH-Sekretion wird durch 2 hypothalamische Hormone reguliert: Die Freisetzung von GH wird durch das Growth hormone releasing hormone (GHRH) gefördert und durch Somatostatin (Growth hormone inhibiting hormone, GHIH) gehemmt. Man nimmt an, daß GH seine eigene Sekretion durch Feedbackwirkung auf die entsprechenden hypothalamischen Hormone beeinflußt. Ferner ist die GH-Sekretionsrate von der Fettsäure- und Glukosekonzentration des Plasmas abhängig.

Hinweise: Verwenden Sie die dunklen Farben von Tafel 111 für den Hypothalamus (A) und den HVL (D) sowie Gelb für G und Rot für K.
1. Malen Sie die obere Abbildung bis zur Wachstumswirkung (F^1) auf Fettgewebe (G) und Leber (H) an.
2. Wenden Sie sich der oberen rechten Ecke zu.
3. Malen Sie die Effekte auf den Zellstoffwechsel an.
4. Kolorieren Sie die Bildung von Somatomedinen (I) und ihre Wachstumswirkungen.

⇧ GH$_F$ ⇧→ FFS$_K$ ⇧→ Glukose$_L$

HYPOTHALAMUS$_A$
neurosekretor. Zelle$_B$
Growth hormone releasing hormone (GHRH)$_{A'}$
Somatostatin (GHIH)$_C$
HYPOPHYSEN-VORDERLAPPEN$_D$
somatotrope Zelle$_E$
WACHSTUMS-HORMON (GH)$_F$
Fettgewebe$_G$ Leber$_H$
Somatomedine$_I$
Muskelgewebe$_J$
Zellmetabolismus$_{J'}$

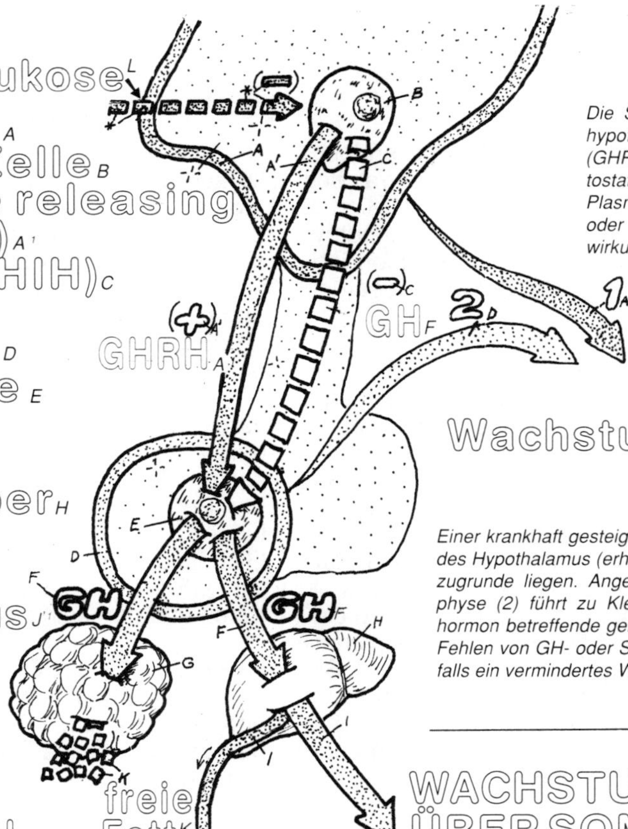

Die Sekretionsrate des GH wird durch das hypothalamische Releasing hormone (GHRH) und das Inhibiting hormone Somatostatin (GHIH) gesteuert. Eine erhöhte Plasmakonzentration von GH, Fettsäuren oder Glukose übt eine negative Feedbackwirkung auf den Hypothalamus aus.

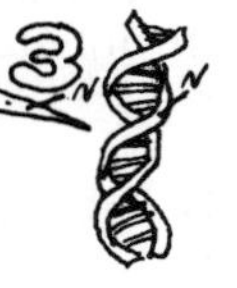

Wachstumsstörungen.

Einer krankhaft gesteigerten Sekretion von GH kann ein Tumor des Hypothalamus (erhöhtes GHRH; 1) oder der Hypophyse (2) zugrunde liegen. Angeborene Hypo- oder Aplasie der Hypophyse (2) führt zu Kleinwuchs. Bestimmte, das Wachstumshormon betreffende genetische Defekte (3, fehlendes GH-Gen, Fehlen von GH- oder Somatomedin-Rezeptoren) können ebenfalls ein vermindertes Wachstum zur Folge haben.

Die GH-Sekretion ist bei Streß erhöht (z.B. anhaltende körperliche Belastung oder Hungerzustand). GH fördert im Fettgewebe die Spaltung der gespeicherten Fette in freie Fettsäuren und Glyzerin (Fettsäure-Mobilisierung).

METABOLISCHE WIRKUNGEN DES GH$_{J'}$

Die mobilisierten Fettsäuren werden ins Blut abgegeben und von Herz und Skelettmuskel für oxydative Phosphorylierung und ATP-Synthese genutzt. Durch diesen erhöhten Fettstoffwechsel wird Glukose eingespart, die besonders dem Gehirn zur Verfügung steht und damit dem Überleben dient.

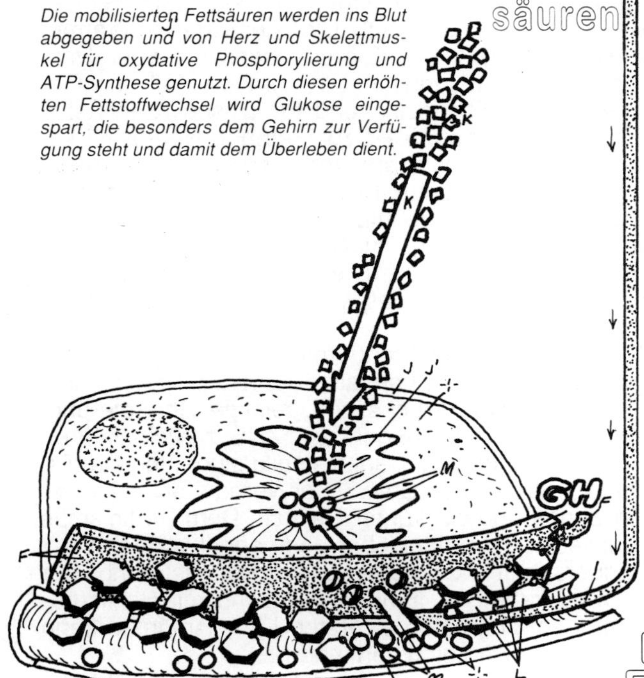

Aminosäuren$_M$ Glukose$_L$

GH fördert die Aufnahme von Aminosäuren durch das Muskelgewebe und hemmt das Einschleusen von Glukose. Dies führt zu einer Hyperglykämie und zu einer Glukoseeinsparung.

WACHSTUMSEFFEKTE ÜBER SOMATOMEDINE$_I$

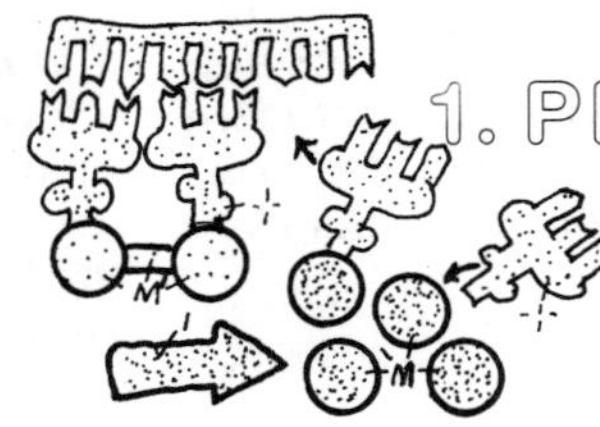

1. PROTEINSYNTHESE$_{M'}$
Aminosäureaufnahme$_M$

GH erhöht über die Bildung von Somatomedinen in der Leber die Aufnahme von Aminosäuren. Es resultiert eine vermehrte Proteinsynthese auf ribosomaler Ebene und damit ein vermehrtes Zellwachstum.

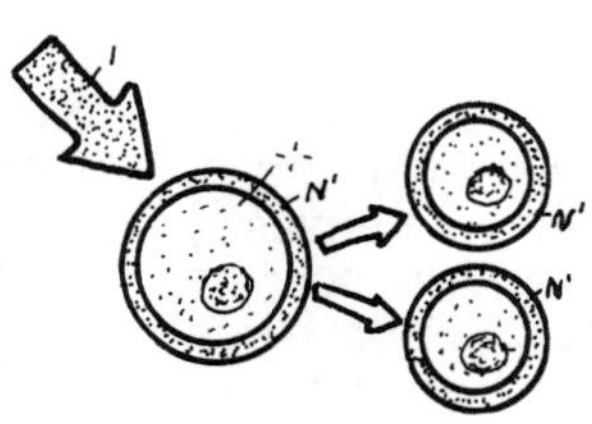

2. ZELL-PROLIFERATION$_N$

GH steigert, unter Vermittlung von Somatomedinen, die mitotische Aktivität der Zielzellen (z.B. in den Epiphysenfugen der langen Röhrenknochen). Dies führt zu einer Proliferation von Knorpel- und Knochenzellen.

3. SKELETTWACHSTUM$_O$

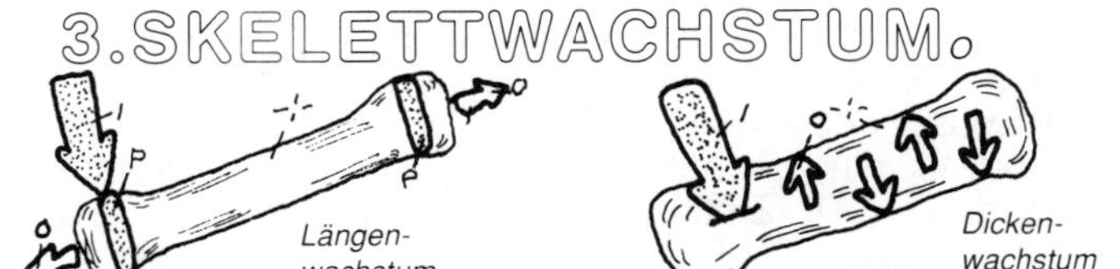

BEI KINDERN: Epiphysenfugen$_P$ GH-Spiegel$_I$

BEI ERWACHSENEN: Akromegalie

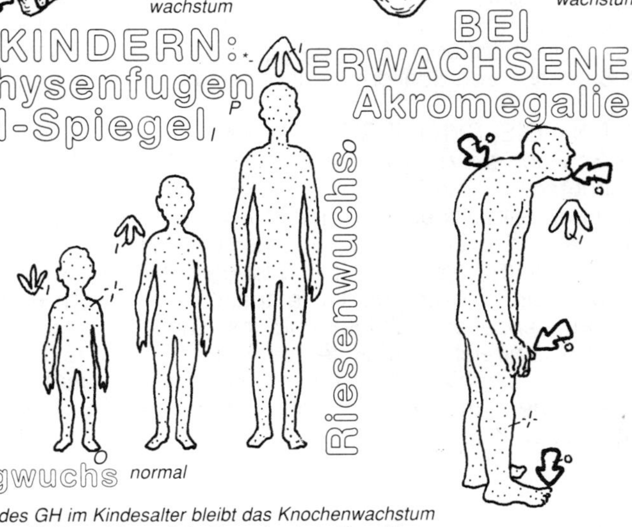

Bei Fehlen des GH im Kindesalter bleibt das Knochenwachstum und damit die Körpergröße zurück (Zwergwuchs). Eine Hypersekretion hat einen Riesenwuchs (Gigantismus) zur Folge, weil die Aktivität der Epiphysenfugen erhöht ist. Bei Erwachsenen sind die Epiphysenfugen verknöchert, so daß eine GH-Hypersekretion zu einer Knochenverdickung führt. Es kommt zu typischen Deformitäten im Bereich von Rücken, Händen, Füßen, Gesicht etc. (Akromegalie).

periodische GH-Sekretionsspitzen$_F$ im Schlaf

Die GH-Sekretion zeigt episodenhafte Spitzen im Abstand von ca. 4 Stunden. Zu Beginn des Tiefschlafs kommt es zu einem phasischen Anstieg des Plasmaspiegels mit nachfolgender Hemmung der Sekretion während der REM-Phasen.

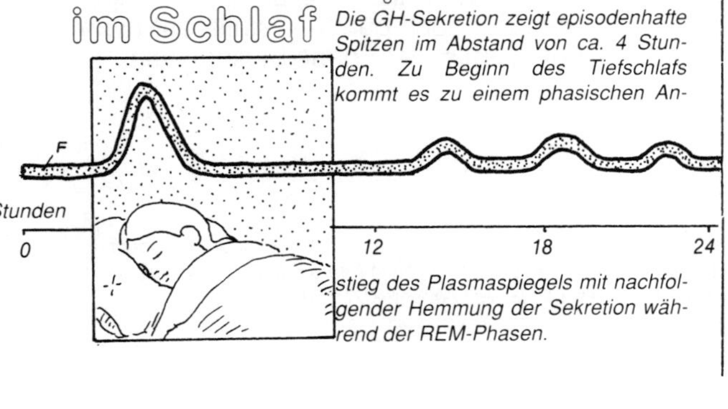

SCHILDDRÜSENSYSTEM

Die Schilddrüse ist eine schmetterlingsförmige endokrine Drüse, die im Halsbereich anterior und lateral des Larynx liegt. Sie ist stark durchblutet und sezerniert 2 strukturell ähnliche Hormone: Thyroxin (T_4, Tetrajodthyronin) und Trijodthyronin (T_3). Es sind die einzigen jodhaltigen Substanzen, die für den Körper von Bedeutung sind.

WIRKUNGEN DER SCHILDDRÜSENHORMONE

Schilddrüsenhormone beeinflussen den Energieumsatz des Körpers. Sie steigern den Energieumsatz (Sauerstoffverbrauch) und die Wärmeproduktion im Herzen, in der Muskulatur, in inneren Organen, nicht jedoch im Gehirn, im Lymphsystem und in den Hoden. Diese kalorische Wirkung der Schilddrüsenhormone ist bei Tieren und Kindern ein sehr wichtiger Faktor der Temperaturregulation; bei Erwachsenen ist sie weniger entscheidend. Die Schilddrüsenhormone aktivieren die Proteinsynthese in zahlreichen Geweben und sind daher unerläßlich für Wachstum und Entwicklung des Körpers. Sie arbeiten synergistisch zum Wachstumshormon und sind eventuell an dessen Synthese in der Hypophyse beteiligt. Wesentlich für das Schilddrüsensystem ist die enge Verbindung zwischen Hormonen und Nervensystem.

Schilddrüsenhormone steigern Herzkraft und -frequenz und erhöhen die vaskuläre Ansprechbarkeit auf Katecholamine. Damit tragen sie dazu bei, den Blutdruck aufrechtzuerhalten. Man nimmt an, daß die Schilddrüsenhormone die Wirkung der Katecholamine auf das Nervengewebe verstärken, wodurch wiederum Hirnfunktion und Verhalten beeinflußt werden.

DIE STEUERUNG DER SCHILDDRÜSE

Synthese und Freisetzung der Schilddrüsenhormone werden durch das Hypophysenhormon TSH (Thyroid stimulating hormone) gesteuert. TSH fördert nicht nur die Hormonsynthese und -sekretion der Schilddrüse, sondern kann auch die Zellzahl erhöhen (Hyperplasie) und die Drüse vergrößern (Hypertrophie). In solchen Fällen bildet sich ein Kropf (Struma). Die TSH-Sekretion unterliegt einem negativen Feedbackeffekt des zirkulierenden Thyroxins auf die Hypophyse sowie der stimulierenden Wirkung des hypothalamischen TRH (Thyreotropin releasing hormone). Ein erhöhter Gehalt an Schilddrüsenhormonen im Plasma bewirkt direkt an der Hypophyse eine Abnahme der TSH-Freisetzung und umgekehrt. Der Einfluß des ZNS erfolgt über die Regulation der TRH-Freisetzungsrate, z.B. als Reaktion auf Umgebungsfaktoren wie Hitze und Kälte. Ein Anstieg des TRH erhöht den TSH-Spiegel im Plasma und damit die Sekretion von Schilddrüsenhormonen.

HISTOLOGIE, SYNTHESE UND SEKRETION

Die Schilddrüse zeigt im histologischen Bild zahlreiche Hohlräume, Follikel genannt. Die Follikelwand besteht aus einer einzelligen Schicht Follikelzellen (Schilddrüsenzellen), das Lumen ist mit einer eiweißartigen Substanz (Kolloid) gefüllt. Im Kolloid ist das hochmolekulare Glykoprotein Thyreoglobulin enthalten, das von den Schilddrüsenzellen gebildet und ins Lumen sezerniert wird. Da zahlreiche Moleküle von T_3 und T_4 in das Thyreoglobulin eingelagert sind, wirkt es im Kolloid als Hormonspeicher. Im Raum zwischen den Follikeln eingebettet laufen Kapillaren.

Die Schilddrüsenzellen besitzen die Fähigkeit, Jodid aktiv aus dem Plasma aufzunehmen und enzymatisch zu atomarem Jod zu oxydieren, das sich an Tyrosinradikale des Thyreoglobulins anlagert. Die Synthese von Thyroxin und T_3 sind das Ergebnis weiterer chemischer Reaktionen dieser Tyrosinanteile. In Thyreoglobulin eingelagert gelangen T_4 und T_3 in die Follikel. Damit die Hormone ausgeschüttet werden können, muß das Kolloid von den Schilddrüsenzellen wieder aufgenommen werden. Dies erfolgt durch Pinozytose. In den Schilddrüsenzellen verbinden sich pinozytotische Vesikel mit Lysosomen, deren Enzyme die Hormone vom Thyreoglobulin freisetzen. T_4 und T_3 diffundieren dann zur Basalmembran der Schilddrüsenzelle und weiter ins Blut. Im Plasma binden sie zum größten Teil an thyroxinbindende Globuline und Albumin. Das biologisch aktivste Molekül ist T_3. Freies T_3 kann in die Zellen des Zielgewebes eintreten und dort seine Wirkung entfalten.

HYPER- UND HYPOTHYREOIDISMUS

Eine Überproduktion von Schilddrüsenhormonen (Hyperthyreoidismus) hängt oft mit einer Autoimmunkrankheit (Basedow-Krankheit) zusammen. In diesem Fall werden Antikörper gegen TSH-Rezeptoren gebildet, wodurch die Schilddrüsenzellen pathologisch stimuliert werden. Menschen mit einer hyperthyreoten Stoffwechsellage haben einen sehr hohen Grundumsatz (Steigerung um bis zu 100 %). Die gesteigerte Wärmeproduktion erschöpft die Energiereserven (Leberglykogen und Körperfett) und führt zu Kräfteverfall und Gewichtsabnahme. Kennzeichnend für dieses Krankheitsbild sind auch vermehrte Reizbarkeit und Nervosität sowie erhöhte kardiovaskuläre und respiratorische Aktivität. Ein typisches Merkmal des Hyperthyreoidismus ist die Protrusio bulbi (Exophthalmus). Bei einigen Kranken ist die Entwicklung einer knotigen Struma zu beobachten. Es kommt aber auch eine diffuse Vermehrung der Follikelzellen auf Kosten des Kolloids vor.

Ein Ausfall der Schilddrüsenhormone (Hypothyreose) im Neugeborenen- und Kindesalter führt zu Kretinismus. Dazu gehören Zwergwuchs und geistige Retardierung, die auf Wachstumsstörungen des ZNS zurückzuführen sind. Typisch für dieses Krankheitsbild sind auch ein dikker Bauch, ein kleiner Unterkiefer verbunden mit einer großen Zunge und ein kurzer Nacken. Dem Kretinismus liegt entweder ein mütterlicher Jodmangel während der Schwangerschaft oder eine Entwicklungsstörung der Schilddrüse zugrunde. Eine Behandlung mit Schilddrüsenhormonen innerhalb der ersten Lebensmonate kann einen Teil der Symptome verhindern.

Bei Erwachsenen führt eine Hypothyreose zu einer Reihe von Symptomen, die der Begriff Myxödem zusammenfaßt. Das Krankheitsbild ist durch verminderte körperliche (Abnahme des Grundumsatzes um bis zu 40%) und geistige Aktivität gekennzeichnet, bis hin zu Psychosyndromen. Zu den äußeren Merkmalen gehören eine teigige Verdickung der Haut, ein aufgequollenes ödematöses Gesicht, eine heisere Stimme und fettiges Haar. Ein Hypothyreoidismus kann nicht nur durch Störungen der Schilddrüse, sondern auch durch Ausfälle auf hypophysärer oder hypothalamischer Ebene bedingt sein.

Hinweise: Verwenden Sie Rot für J und dieselben Farben für Hypothalamus (A) und Hypophysenvorderlappen (C) wie auf den Tafeln 110/111.
1. Beginnen Sie mit der oberen Abbildung. Die chemische Struktur beider Hormone mit dem Ort der Jodierung soll ebenfalls angemalt werden.
2. Beginnen Sie in der mittleren Abbildung mit der Schilddrüse (E). Folgen Sie dann den Zahlen 1-8. Bei Schritt 5 entsteht aus Jodid (K) Jod (F^3), wobei Jod und das angelagerte Tyrosinmolekül eine neue Farbe erhalten. Die Pfeile erhalten die gleiche Farbe wie das jeweils beteiligte Molekül.
3. Kolorieren Sie die Pfeile der unteren Abbildung.

Hypothalamus A
Thyreotropin releasing hormone (TRH) B
HVL C thyreotrope Zelle D
Thyreoidea-stimulierendes Hormon (TSH) E
SCHILDDRÜSE F
THYROXIN (T_4) F[1]
TRIJODTHYRONIN (T_3) F[2]
Zielgewebe G
Sauerstoffverbrauch
Wärmebildung H

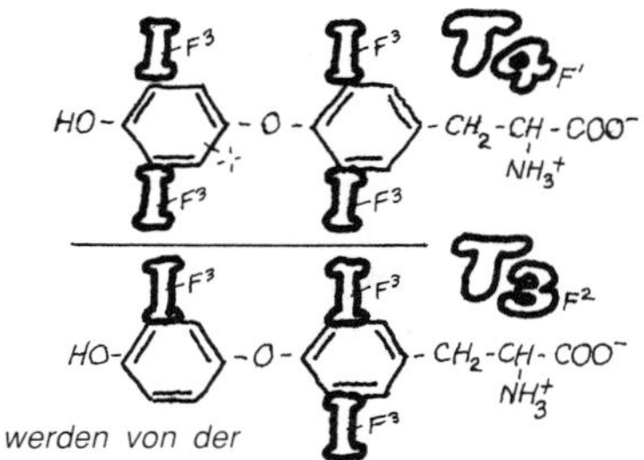

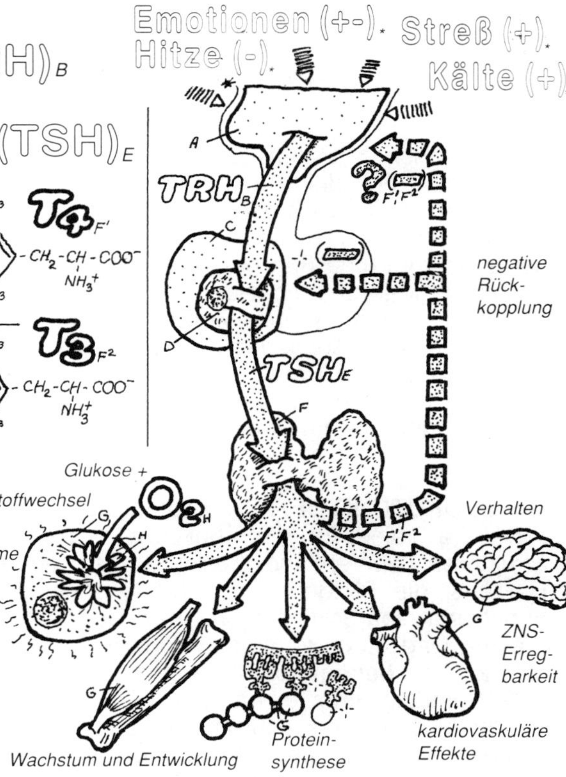

Thyroxin (T_4) und Trijodthyronin (T_3) sind jodhaltige Hormone und werden von der Schilddrüse sezerniert. T_4 wird in die aktive Form T_3 umgewandelt. Das hypophysäre TSH stimuliert die Synthese und Freisetzung der Schilddrüsenhormone. TRH aus dem Hypothalamus kontrolliert die Freisetzung von TSH. T_3 und T_4 beeinflussen die TSH- und TRH-Freisetzung über einen negativen Feedbackmechanismus. Beim Erwachsenen erhöhen sie Grundumsatz und Wärmeproduktion, steigern Proteinsynthese, Herzfrequenz, Herzkraft und Blutdruck und fördern die Ansprechbarkeit bestimmter Gewebe (Herz, Fettgewebe, Gehirn) auf Katecholamine. Bei Kindern stimulieren die Schilddrüsenhormone das Wachstum von Knochen, Muskeln und Nervengewebe. Auf einen ernährungsbedingten Jodmangel reagiert die Schilddrüse mit Hypertrophie und Struma. Einer Struma kann aber auch eine Schilddrüsenüberfunktion zugrunde liegen.

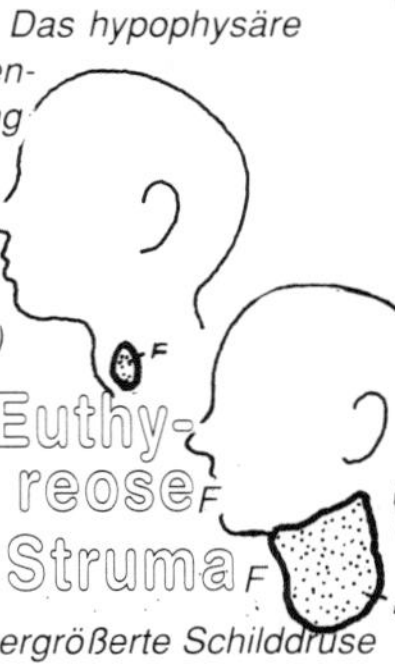

vergrößerte Schilddrüse

SCHILDDRÜSENHOR.: T_4, F[1] T_3 F[2] ∘ I F[3]
PRODUKTION, SPEICHERUNG UND FREISETZUNG F[1]
Follikelzelle E[1]
Kolloid I
Kapillare J
Plasmaproteine J[1]
JODID I^- K JOD I F[3]
Thyreoglobulin L
Tyrosin M

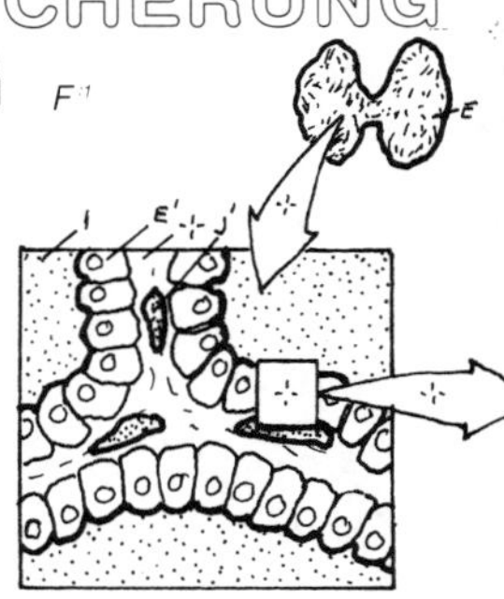

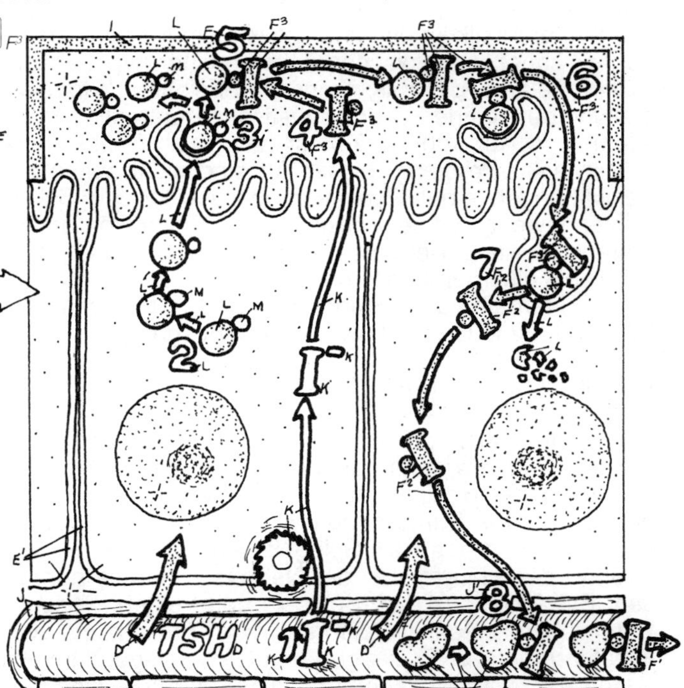

Die Schilddrüse besteht aus zahlreichen Follikeln: Eine einzellige Schicht Epithelzellen umgibt das Kolloid, welches Thyreoglobulin enthält. Schilddrüsenzellen nehmen Jodid aktiv aus dem Plasma auf (1) und oxydieren Jodid zu Jod (2), das in die Tyrosinreste des Thyreoglobulins eingebaut wird, wodurch T_3 und T_4 entstehen (3). Thyreoglobulin mit T_3 und T_4 wird ins Kolloid abgegeben (4) und dient als Hormonspeicher.
Eine Stimulierung durch TSH bewirkt die Endozytose (5) des T_3 und T_4 enthaltenden Thyreoglobulins. Die Hormone werden in Lysosomen (6) vom Protein getrennt und ins Blut (7) abgegeben, wo sie an Proteine gebunden in die Gewebe transportiert werden.

HYPOTHYREOSE F[4]
bei Kindern:
KRETINISMUS F[4]

Ein Ausfall der Schilddrüsenhormone beim Neugeborenen und Kleinkind führt zum Kretinismus: Zwergwüchsigkeit, geistige Retardierung, Dickbäuchigkeit und Fettleibigkeit sowie kleine Unterkiefer mit auffallend großen Zungen, kindliches Erscheinungsbild bleibt erhalten.

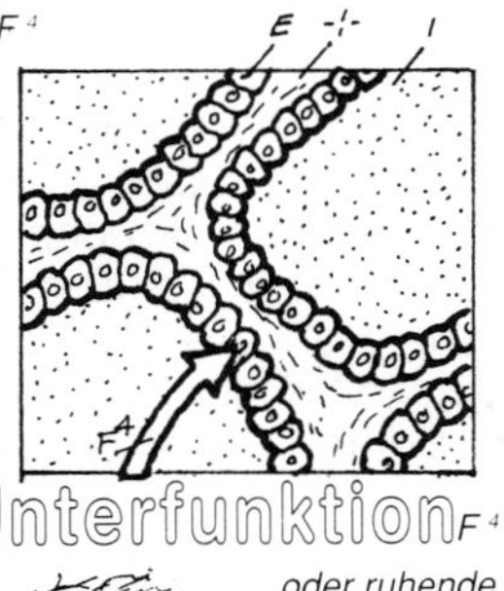

Unterfunktion F[4]
oder ruhende Schilddrüse

bei Erwachsenen:
MYXÖDEM F[4]

Hypoaktive Schilddrüse: schmale flache Zellen und vermehrt Kolloid. Patienten sind verlangsamt, haben eine heisere Stimme und eine verdickte, teigige Haut (Myxödem), Grundumsatz und Kältetoleranz verringert.

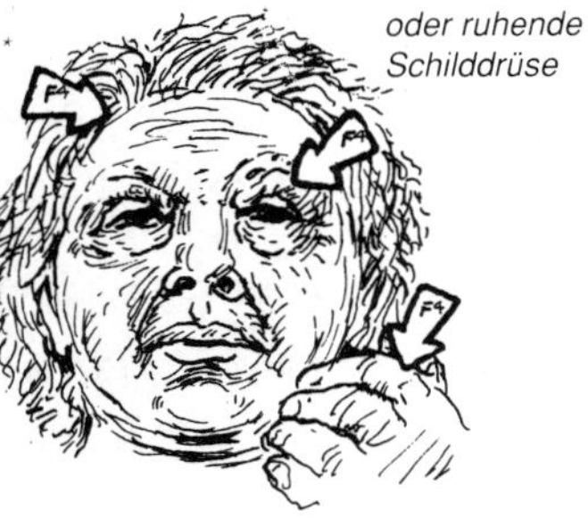

HYPERTHYREOSE F[5]

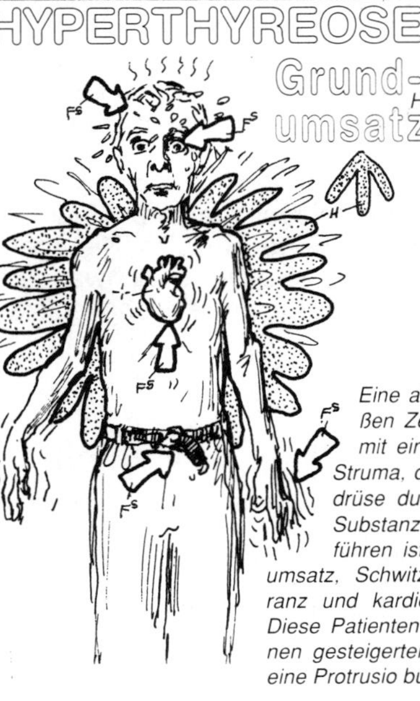

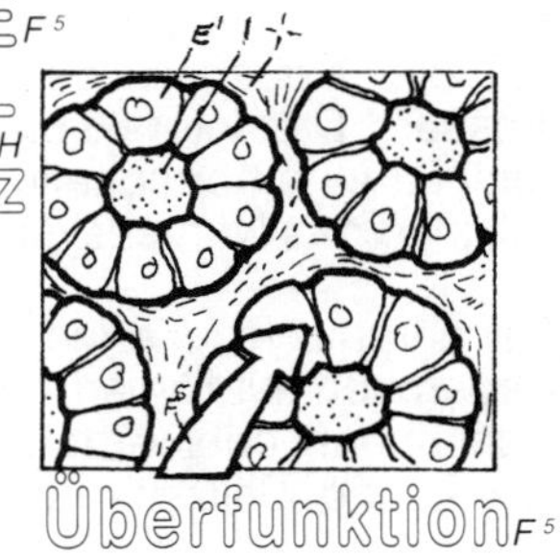

Überfunktion F[5]
Schilddrüse

Eine aktive Schilddrüse besteht aus großen Zellen und wenig Kolloid. Patienten mit einer Hyperthyreose entwickeln eine Struma, die auf eine Stimulation der Schilddrüse durch TSH oder eine TSH-ähnliche Substanz (Basedow-Krankheit) zurückzuführen ist. Das hat einen erhöhten Grundumsatz, Schwitzen, eine verringerte Wärmetoleranz und kardiovaskuläre Störungen zur Folge. Diese Patienten sind dünn, nervös und haben einen gesteigerten Appetit. Gelegentlich findet sich eine Protrusio bulbi (Exophthalmus).

NEBENSCHILDDRÜSE UND REGULATION DES Ca^{2+}-HAUSHALTES

Beim Menschen besteht die Nebenschilddrüse (Epithelkörperchen, Glandulae parathyreoideae) aus 4 kleinen, etwa linsengroßen Körperchen am oberen und unteren Schilddrüsenpol. (Thyreoidea und Parathyreoidea haben keine anatomische und physiologische Verbindung miteinander.) Man unterscheidet 2 Arten von Epithelzellen: Hauptzellen und oxyphile Zellen. Die Hauptzellen reagieren auf einen Abfall des Ca^{2+}-Spiegels im Plasma mit der Sekretion von Parathormon (PTH). Dieses Hormon erhöht über Angriffspunkte in Niere und Knochen den Ca^{2+}-Spiegel. Die Funktion der oxyphilen Zellen ist unklar.

DIE BEDEUTUNG DER CALCIUMIONEN (Ca^{2+})
Freie Ca^{2+} sind für die Funktionsfähigkeit erregbarer Strukturen (Nerven und Muskeln), die Kontraktion des Herzens, die Blutgerinnung und verschiedene andere Funktionen von großer Wichtigkeit. Der Ca^{2+}-Spiegel im Plasma wird durch komplexe hormonale Mechanismen reguliert und beträgt normalerweise 2,5 mmol/l (2,1-2,6). Eine Senkung unter einen kritischen Grenzwert (Hypokalzämie) erhöht die neuromuskuläre Erregbarkeit, vermindert aber die Freisetzung von Neurotransmittern (funktionell erst bei extremen Abfällen bedeutungsvoll). Die Symptomatik ist durch Muskelspasmen (Tetanie) gekennzeichnet. Als typisches Zeichen einer hypokalzämischen Tetanie gilt das Trousseau-Zeichen (Pfötchenstellung der Hände). Durch spastische Kontraktionen der Atem- und Kehlkopfmuskulatur kann der Verlauf rasch tödlich sein. Probleme dieser Art sind nicht selten Nebenwirkungen einer Operation, bei der neben Schilddrüsengewebe versehentlich auch Epithelkörperchen entfernt wurden. Tierexperimentell führt die Exstirpation der Epithelkörperchen ohne parenterale Ca^{2+}-Substitution innerhalb von 4 Stunden zu einem deutlichen Abfall der Plasma-Ca^{2+} mit u.U. letalem Ausgang.

DIE HORMONELLE REGULATION
DES Ca^{2+}-HAUSHALTES
An der Regulation des Ca^{2+} sind 3 Hormone maßgeblich beteiligt: das Parathormon der Nebenschilddrüse, das Calcitonin der Schilddrüse und das Vitamin D-Hormon der Niere. Das Parathormon ist das wichtigste von ihnen. Die Höhe des Ca^{2+}-Spiegels wird von Ca^{2+}-Rezeptoren in den Hauptzellen der Nebenschilddrüse gemessen. Bei Abfall des Ca^{2+}-Spiegels unter einen kritischen Wert lösen diese Detektoren eine Freisetzung von Parathormon aus. Es steigert den Ca^{2+}-Spiegel durch direkten Angriff an Knochen und Niere und über eine indirekte Wirkung auf die Darmschleimhaut. Der angestiegene Ca^{2+}-Spiegel hat eine negative Feedback-Wirkung auf die Nebenschilddrüse, die die Hormonsekretion drosselt. Die Interaktion Ca^{2+}/Parathormon ist ein Beispiel für eine hormonelle Feedback-Regulation ohne Beteiligung des Nervensystems.

Auf chronisch niedrige Ca^{2+}-Spiegel reagieren Epithelkörperchen mit Hypertrophie, z.B. bei Rachitis, Nierenerkrankungen oder erhöhtem Ca^{2+}-Bedarf in Schwangerschaft und Stillzeit. Eine hypertrophierte Nebenschilddrüse reagiert empfindlicher und mit erhöhter Hormonsekretion auf einen Abfall des Ca^{2+}-Spiegels (1%iges Absinken des Ca^{2+} hat einen 100%igen Anstieg der Parathormonkonzentration zur Folge).

Parathormon steigert den Ca^{2+}-Spiegel
im Plasma durch:

1. Aktivierung der Osteoklasten des Knochens. Osteoklasten lösen Calciumionen aus der mineralischen Knochensubstanz heraus, so daß die Flüssigkeit der Knochenmatrix mit Ca^{2+} angereichert wird. Dieses Ca^{2+} wird dann mit dem Plasma ausgetauscht. Eine wesentlich schnellere Erhöhung des Calciumspiegels kann dadurch erreicht werden, daß Ca^{2+} unter Einwirkung von Parathormon aus einem Pool in der Knochenflüssigkeit in das Plasma gepumpt wird. Dieser Transport findet über ein Membransystem statt, das die Knochenflüssigkeit von der extrazellulären Flüssigkeit trennt und das aus den Fortsätzen der Osteozyten und Osteoblasten besteht (Tafel 115).

2. Steigerung der renalen Ca^{2+}-Rückresorption. In diesem Zusammenhang ist wichtig, daß Parathormon daneben die renale Phosphatausscheidung erhöht. Normalerweise ist das Löslichkeitsprodukt von Ca^{2+} und HPO_4^{2-} im Plasma konstant. Dadurch ist das Absinken der Phosphatkonzentration mit einem Anstieg der Ca^{2+}-Konzentration verbunden.

VITAMIN D-HORMON
Vitamin D_3 (Cholecalciferol) kann aus der Nahrung aufgenommen oder bei Einwirkung von UV-Licht in der Haut gebildet werden. Um aktiv zu werden, muß Vitamin D_3 zunächst in der Leber in Position C-25 und dann in der Niere in Position C-1 hydroxyliert werden (1,25-Dihydroxycholecalciferol). Dieses ist das wirksame Vitamin D-Hormon. Beim Absinken des Plasma-Ca^{2+} wird vermehrt Parathormon ausgeschüttet (s.o.), das in der Niere die Bildung von Vitamin D-Hormon verstärkt. Vitamin D-Hormon erhöht die intestinale Ca^{2+}-Resorption dadurch, daß es die Inkorporation von Trägermolekülen für den Ca^{2+}-Transport stimuliert. Außerdem verstärkt es die ossären Wirkungen des Parathormons.

CALCITONIN
Das Hormon Calcitonin (Thyreocalcitonin) wird von den parafollikulären C-Zellen der Schilddrüse gebildet und beim Anstieg des Plasma-Ca^{2+} ausgeschüttet. Calcitonin hemmt die Aktivität der Osteoklasten (verminderte Osteolyse) und fördert die Osteoblastentätigkeit (Ca^{2+}-Einbau in den Knochen). Über diese Parathormon-antagonistische Funktion senkt es den Ca^{2+}-Spiegel. Calcitonin ist für das Wachstum von großer Bedeutung, da im wachsenden Knochen Resorption und Stimulation gehemmt und die Knochenbildung aktiviert werden müssen. Während Schwangerschaft und Laktation schützt Calcitonin die mütterlichen Knochen vor Parathormon-bedingten Ca^{2+}-Verlusten.

Hinweise: Verwenden Sie Rot für E, Gelb für G, eine sehr helle Farbe für den Knochen (P) und eine dunkle Farbe für B.
1. Beginnen Sie oben mit der Schilddrüse (A), der Nebenschilddrüse (B) und der kleinen Zeichnung zum Plasma-Ca^{2+} (E) rechts.
2. Malen Sie den Begriff Parathormon an (B^1) und wenden Sie sich seiner Knochenwirkung zu (P). Kolorieren Sie dann die C-Zellen (O) der Schilddrüse links oben und bearbeiten Sie anschließend Calcitonin (O^1) und PTH von oben nach unten.
3. Folgen Sie der Wirkung von PTH auf das Intestinum (einschließlich Rachitis (I), ganz unten).
4. Malen Sie zuletzt die Niere (M) und die damit verbundenen Strukturen an.

Die Nebenschilddrüse besteht aus 4 kleinen Körperchen, die in das die Schilddrüse umgebende Bindegewebe eingebettet sind. Jede Drüse enthält Hauptzellen und oxyphile Zellen. Hauptzellen produzieren Parathormon. Die Funktion der oxyphilen Zellen ist unklar.

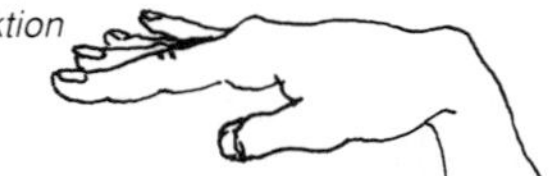

Niedriges Ca^{2+} im Plasma hat Spasmen der Skelettmuskeln zur Folge (hypokalzämische Tetanie). Spasmen der oberen Extremität sind für das Trousseau-Zeichen verantwortlich, (Beugung von Handgelenk und Daumen bei gestreckten Fingern).

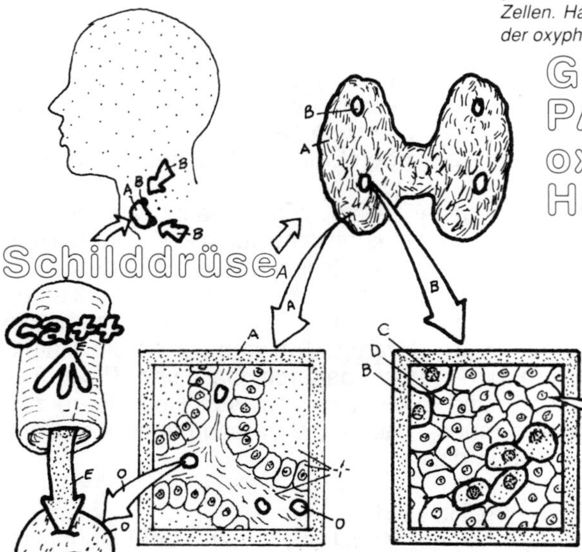

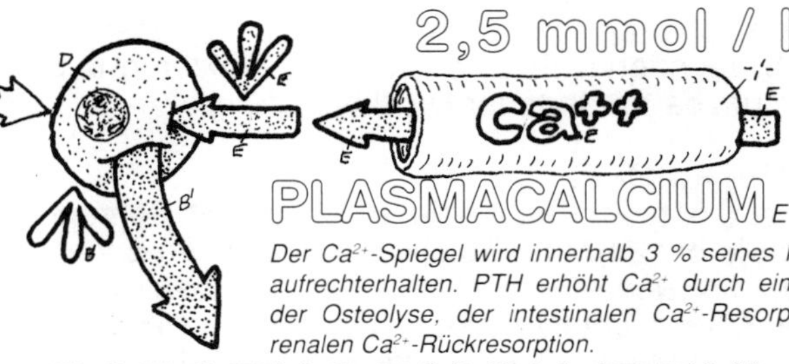

Der Ca^{2+}-Spiegel wird innerhalb 3 % seines Normalwertes aufrechterhalten. PTH erhöht Ca^{2+} durch eine Steigerung der Osteolyse, der intestinalen Ca^{2+}-Resorption und der renalen Ca^{2+}-Rückresorption.

C-Zellen liegen diffus zwischen den Schilddrüsenfollikeln und sezernieren Calcitonin. Es senkt den Ca^{2+}-Spiegel, indem es die Freisetzung von Ca^{2+} aus den Knochen hemmt und den Aufbau von Knochensubstanz fördert.

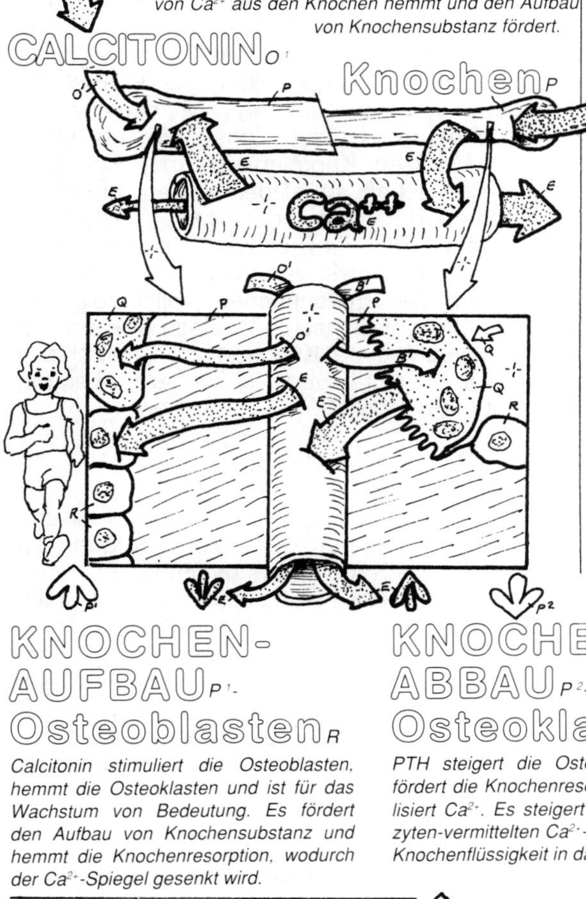

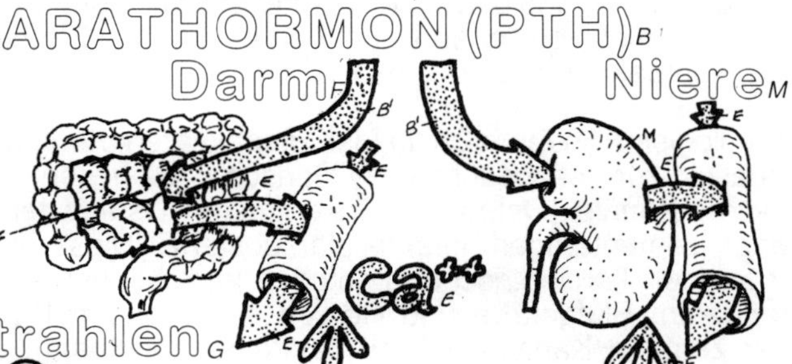

KNOCHEN-AUFBAU P¹ – Osteoblasten R

Calcitonin stimuliert die Osteoblasten, hemmt die Osteoklasten und ist für das Wachstum von Bedeutung. Es fördert den Aufbau von Knochensubstanz und hemmt die Knochenresorption, wodurch der Ca^{2+}-Spiegel gesenkt wird.

KNOCHEN-ABBAU P² – Osteoklasten Q

PTH steigert die Osteoklastenaktivität, fördert die Knochenresorption und mobilisiert Ca^{2+}. Es steigert auch den Osteozyten-vermittelten Ca^{2+}-Transport aus der Knochenflüssigkeit in das Plasma.

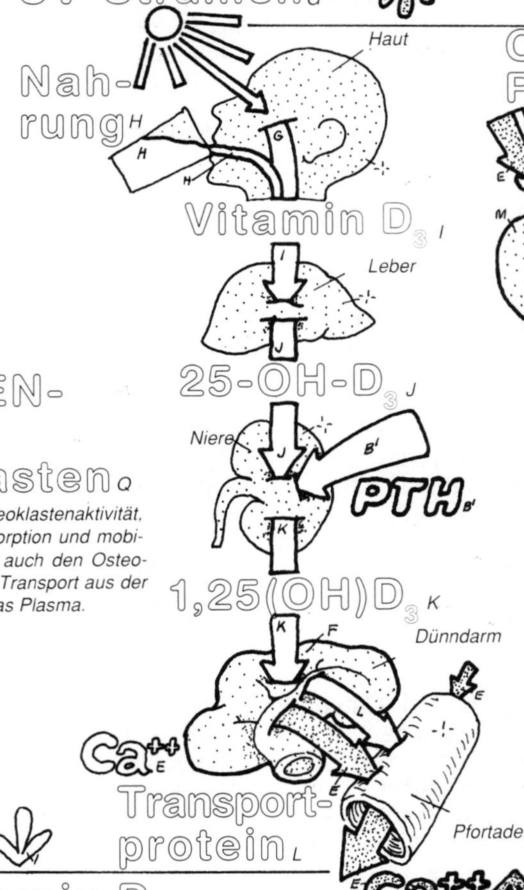

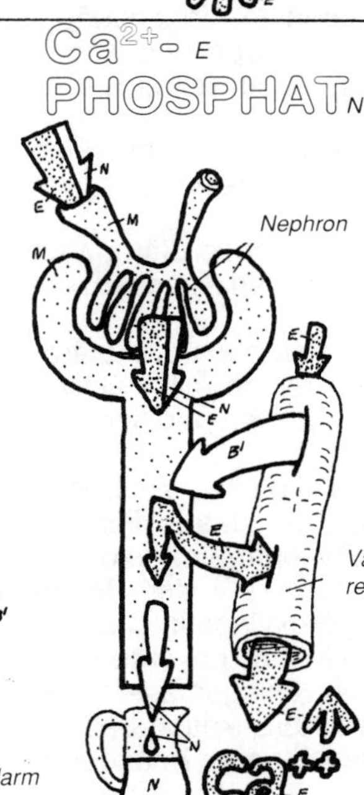

PTH steigert in den Nierentubuli die Ca^{2+}-Rückresorption und Phosphatausscheidung, was den Ca^{2+}-Spiegel im Plasma erhöht.

HYPER-B' PARATHYREOIDISMUS

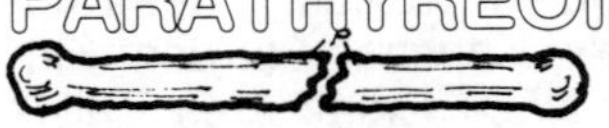

Exzessive PTH-Produktion erhöht die Anzahl der Osteoklasten. Dadurch wird dem Knochen vermehrt Calcium entzogen. Der Knochen wird osteoporotisch und brüchig.

HYPO-B' PARATHYREOIDISMUS

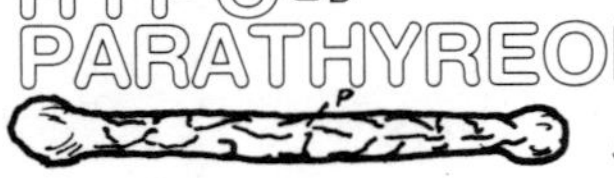

Eine verminderte Sekretion von PTH inaktiviert die Osteoklasten. Der Knochen wird hart, spröde und verliert seine Biegsamkeit.

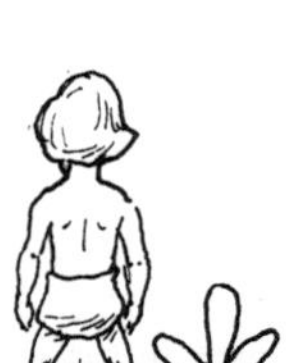

Vitamin D I (Rachitis) I

Alimentärer Vitamin D-Mangel oder das Fehlen von UV-Licht führen zur Rachitis, einer charakteristischen Knochenkrankheit im Kindesalter. Unzureichende Ca^{2+}-Resorption im Darm und mangelnder Aufbau von Knochensubstanz schwächen den wachsenden Knochen, wodurch sich eine typische Verbiegung der langen Knochen an den unteren Extremitäten entwickelt.

In der Haut wird mit Hilfe von UV-Strahlen Cholesterin zu Vitamin D_3 aufgebaut. In Leber und Niere wird es in 1,25 - Dihydroxycholecalciferol umgewandelt. Dieses erhöht am Darmepithel die Ca^{2+}-Resorption.

AUFBAU UND WACHSTUM DES KNOCHENS

Knochen sind Bauteile des Skeletts. Sie stützen den Körper und wirken mit Hilfe von Muskeln als Hebelarme bei Bewegungen. Knochen schützen zudem Gehirn, Rücken- und Knochenmark und speichern Calcium. Bei hormonaler Stimulierung können Ca^{2+} rasch zwischen Plasma und Knochen ausgetauscht werden, so daß größere Schwankungen des Plasmaspiegels unterbleiben (Tafel 114).

Obwohl Knochen primär hart und inaktiv erscheinen, handelt es sich doch um aktives Gewebe mit Nerven- und Gefäßversorgung. Verschiedene Knochenzellen (s.u.) bauen sogar beim Erwachsenen ständig Substanz auf und ab, reparieren den Knochen bei Frakturen und formen ihn um bei veränderter Druckbelastung.

KNOCHENSTRUKTUR
Die Tibia ist das typische Beispiel eines langen Röhrenknochens. Sie hat 2 Köpfe (Epiphysen) und einen Schaft (Diaphyse). Im Querschnitt lassen sich kompakte und kavernöse Anteile unterscheiden: die Substantia compacta bzw. spongiosa. Die Diaphyse von Röhrenknochen besteht vorwiegend aus Kompakta, die Epiphyse aus Kompakta und Spongiosa.

Histologisch finden sich in der diaphysären Kompakta parallel zur Längsachse zylindrische Einheiten, die Havers-Kanäle (Osteone). Sie enthalten Osteozyten in einer zementartigen Interzellulärsubstanz. Diese dicht gepackten konzentrischen Lamellen umschließen einen zentralen, Blutgefäße und Nerven enthaltenden Kanal. Der zentrale Kanal steht mit zahlreichen kleineren Lakunen in Verbindung, die über noch kleinere Verbindungswege den Knochenzellen den Kontakt mit Kapillaren und Nervenfasern erlauben.

Physiologisch gesehen, besteht das Knochengewebe aus 2 Anteilen:

1. einem zellulären Kompartiment mit metabolisch aktiven Knochenzellen und

2. einem extrazellulären Kompartiment in Form der metabolisch inaktiven Knochenmatrix aus organischen und anorganischen Materialien.

Als organischen Bestandteil findet man Kollagenfasern (extrem feste fibröse Proteine) und Grundsubstanz (Glykoproteine und Mukopolysaccharide). Der anorganische Teil der Matrix enthält als Mineralsubstanz Hydroxylapatit ($Ca_{10}[PO_4]_6[OH]_2$). Beim Aufbau von Knochenmatrix werden Hydroxylapatitkristalle an ein Netz von Kollagenfasern und Glykoproteinen angelagert, was als Kalzifikation bezeichnet wird. Die kalzifizierte Matrix verleiht dem Knochen Härte und Festigkeit.

KNOCHENZELLEN
Osteoblasten, Osteozyten und Osteoklasten sind die zellulären Elemente des Knochens. Osteoblasten sind junge Knochenzellen, meist nahe der Knochenoberfläche, die die organische Substanz der Matrix sezernieren. Ihre Aktivität nimmt deutlich ab, wenn sie vollständig von neugebildeter Matrix umgeben sind. In diesem Stadium werden sie als reif angesehen und als Osteozyten bezeichnet. Osteozyten entwickeln lange Fortsätze, die mit anderen Osteozyten in Verbindung treten und den Austausch von Nährstoffen - insbesondere von Calcium - zwischen Blut und Knochen erleichtern.

Der dritte Knochenzelltyp (Osteoklast) ähnelt den Makrophagen. Osteoklasten sind für die Frakturheilung und Neumodellierung von Knochen verantwortlich. Um ihre Aufgabe erfüllen zu können, geben Osteoklasten lysosomale Enzyme (z.B. Peptidase, Kollagenase) in die Knochenmatrix ab. Derartige Enzyme dauen die Matrixproteine an und setzen dadurch Ca^{2+} und PO_4^{2-} frei. Osteoklasten sind auch Angriffsort von Hormonen, z.B. des Parathormons, das Knochenresorption und Ca^{2+}-Mobilisierung fördert.

KNOCHENWACHSTUM
Der Entwicklung von Knochensubstanz geht normalerweise die Bildung von mesenchymalem Knorpel voraus. Das Wachstum der Röhrenknochen beginnt postnatal und setzt sich bis zum Ende der Adoleszenz fort. Das Längenwachstum wird durch die Aktivität zweier Knorpelplatten (Epiphysenfugen) gewährleistet, die zwischen Schaft und Köpfen liegen. Germinative Zellen produzieren hier ständig neue Knorpelzellen, die in Richtung Schaft wandern, wo sie eine Art »Matrize« bilden. Osteoblasten wandern in diese Zonen ein und bilden entlang dieser Matrizen Knochensubstanz. Auf diese Weise wächst der Schaft an beiden Enden, die Köpfe weichen zunehmend auseinander. Mit anhaltendem Längenwachstum werden die Epiphysenfugen schmaler. Sie sind im Kindersalter weit, zunehmend verengt nach der Pubertät und bei Erwachsenen vollständig verschwunden (Epiphysenfugenschluß). Nach diesem Stadium, das für verschiedene Knochen zu unterschiedlichen Zeitpunkten erreicht wird, ist weiteres Längenwachstum nicht mehr möglich.

HORMONELLE REGULATION DES KNOCHENWACHSTUMS
Während der Kindheit regen Schilddrüsen- und Wachstumshormone das Wachstum der Epiphysenfugen an. Androgene fördern das Knochenwachstum in der Pubertät und spielen beim Wachstumsschub eine wichtige Rolle. In der späten Adoleszenz sorgen Androgene jedoch für den Epiphysenschluß und damit für das Ende der Wachstumsphase. Bei Erwachsenen bewirkt eine gesteigerte GH-Produktion ein zusätzliches Dickenwachstum der Knochen, was zum Krankheitsbild der Akromegalie mit ihren typischen Knochendeformationen führt (Tafel 112).

FRAKTURHEILUNG
Nach einer Knochenfraktur bildet sich an dieser Stelle zunächst mesenchymales Knorpelgewebe, aus dem dann durch Kalkeinlagerung Knochenkallus entsteht. Dieser dient als Schablone für die Neubildung des Knochens und schützt den heilenden Knochen vor dem Einwirken deformierender Kräfte. Nach Ersatz des Kallus durch neugebildeten Knochen verdauen Osteoklasten das überschüssige Knochenmaterial und stellen die ursprüngliche Knochenform wieder her.

Hinweise: Verwenden Sie Rot für A, ein helles Gelb oder Braun für B und sehr helle Farben für C und D.
1. Beginnen Sie oben mit der Knochenstruktur. Beachten Sie, daß von den Havers-Kanälen (D^1) nur einer angemalt werden soll.
2. Kolorieren Sie die 3 Arten der Knochenzellen und die 2 darunterliegenden Abbildungen, die ihre Funktion veranschaulichen.
3. Malen Sie die 3 Schritte der Frakturheilung an.
4. Kolorieren Sie unten die hormonale Regulation des Knochenwachstums.

KNOCHENSTRUKTUR

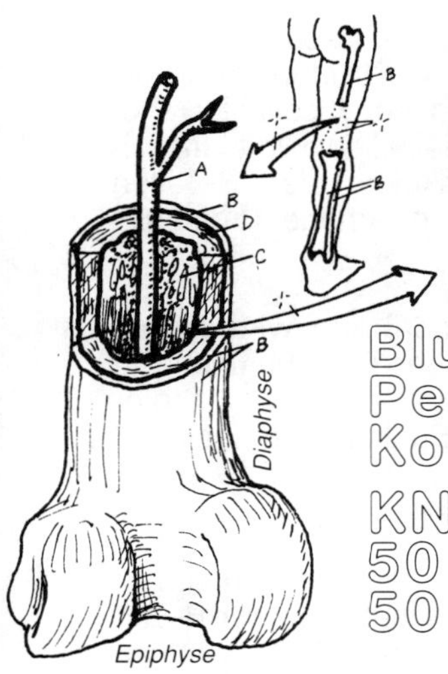

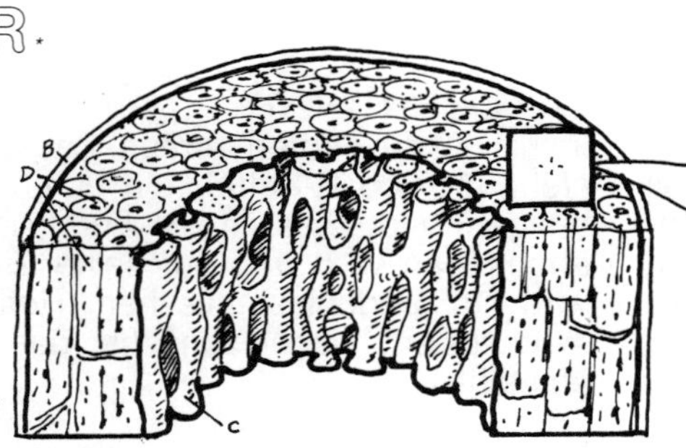

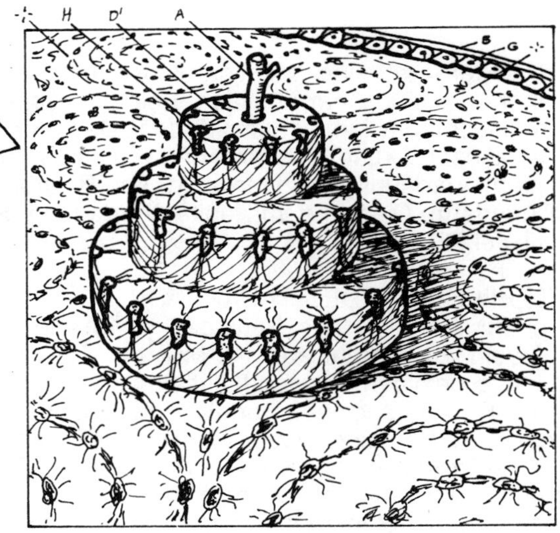

Blutgefäß A
Periost B
Spongiosa C
Kompakta D

KNOCHENMATRIX D'
50 % Kollagen E
50 % Hydroxylapatit F

HAVERS-KANÄLE D'

Spongiosa enthält im Gegensatz zur Kompakta Hohlräume. Ausgereifter Knochen besitzt eine Lamellenstruktur. Verschiedene konzentrische Lamellen bilden eine zylindrische Einheit, den Havers-Kanal (Osteon). Im Zentrum enthält er Blutgefäße und Nervenfasern. Röhrenknochen enthalten eine immense Zahl von Havers-Kanälen, die in der Längsachse ausgerichtet sind.

KNOCHENZELLEN

Osteoblasten G

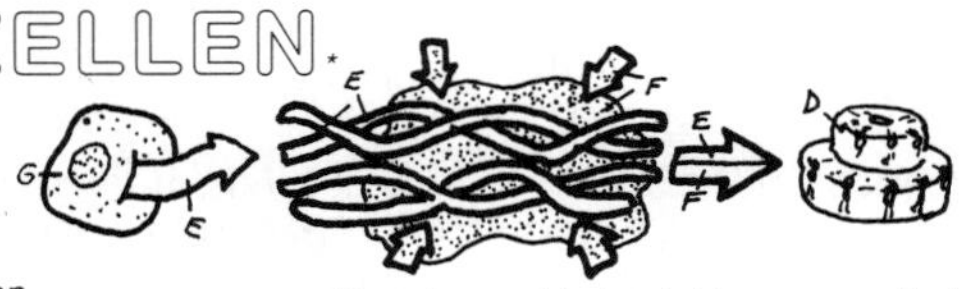

sezernieren Kollagen und bilden dadurch die Knochenmatrix.

Knochenmatrix besteht aus organischen und mineralischen Elementen. Kollagenfasern und Glykoproteine bilden ein Netzwerk, in das Calciumphosphatkristalle eingelagert werden. Auf diese Weise entsteht die harte Knochensubstanz.

Osteozyten H

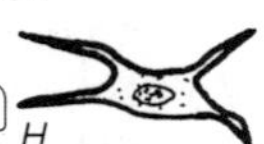

(reife Osteoblasten). Sie sind für den Stoffaustausch über den Blutkreislauf zuständig.

Osteoklasten I

sind mehrkernige, makrophagenartige Zellen, die durch Abgabe von Proteasen Knochenmatrix verdauen.

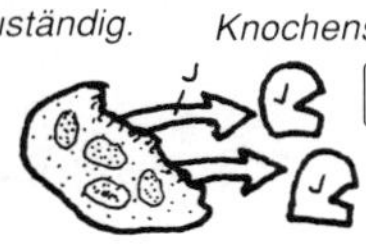

lysosomale Enzyme J

(Kollagenase)

KNOCHENANBAU K

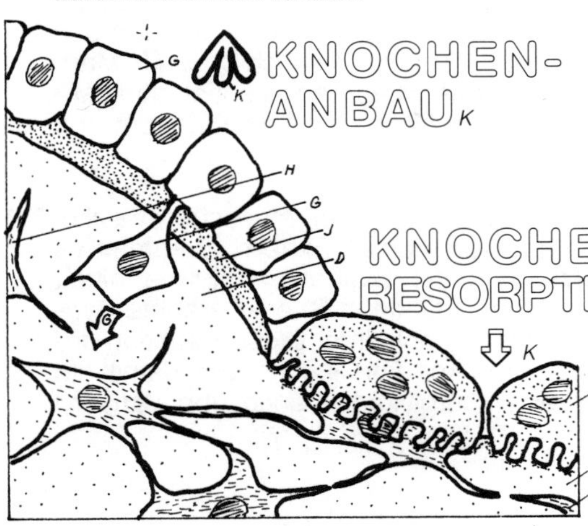

KNOCHENRESORPTION K

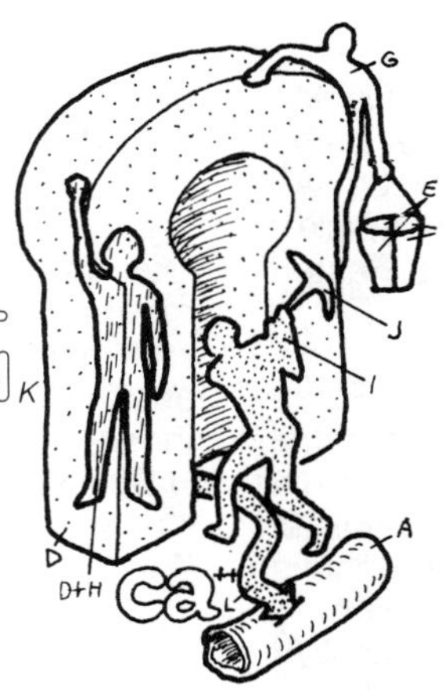

Im Rahmen des Knochenwachstums bilden Osteoblasten Matrixproteine. Die Kalzifikation der Matrix isoliert die Osteoblasten, die zu Osteozyten mit langen Fortsätzen ausreifen. Osteozyten nehmen am Austausch von Nährstoffen und Ca^{2+} teil. Osteoklasten erhalten durch Resorption überschüssiger Materialien die Form des Knochens. PTH regt die Osteoklasten zur Resorption von Knochenmaterial an. Dadurch wird Ca^{2+} frei und kann einen Ca^{2+}-Mangel kompensieren.

FRAKTURHEILUNG

hyaliner Knorpel M

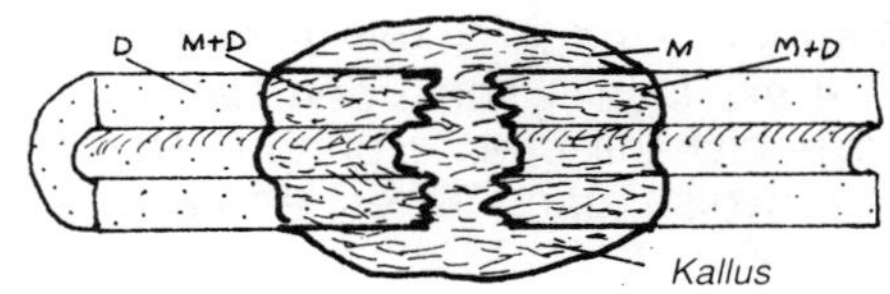

neuer Knochen G'

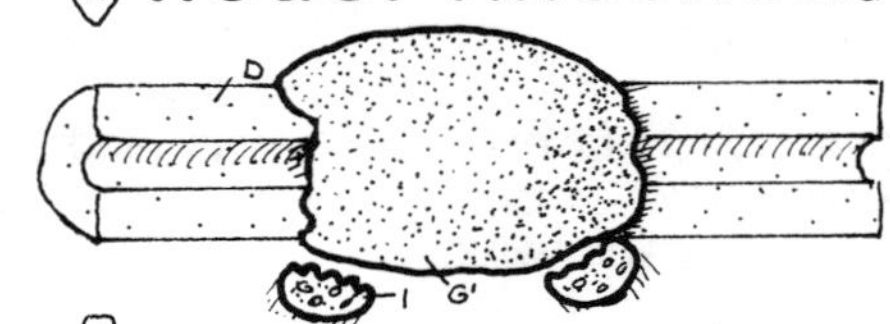

Formgebung G'

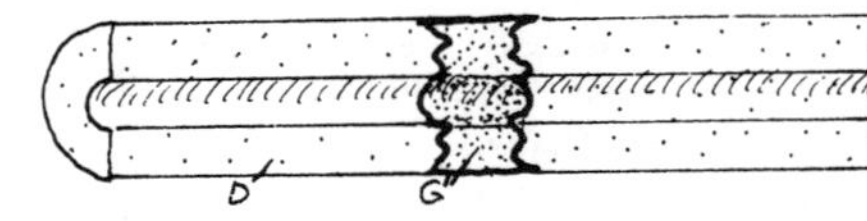

Zwischen den Frakturenden bildet sich aus bindegewebigem Knorpel Kallus, der das Frakturgebiet stabilisiert und eine Matrize für die Neubildung von Knochen liefert. Eingewanderte Knochenzellen sorgen für den Umbau von Kallus zum Knochen. Durch Osteoklasten wird überschüssiges Knochenmaterial abgebaut und die ursprüngliche Form wiederhergestellt.

WACHSTUM. KINDHEIT.

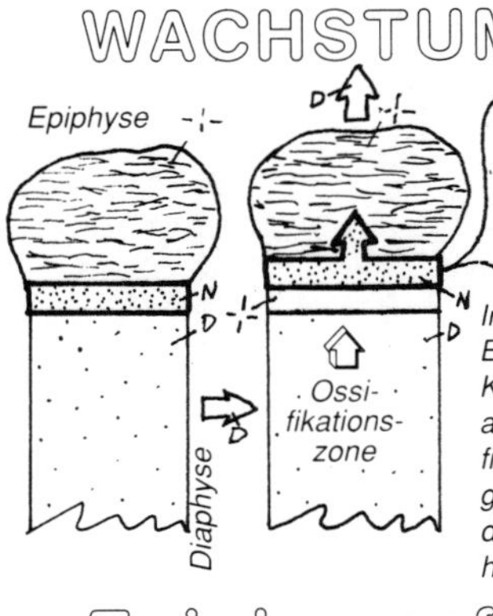

GH O
T_3 + T_4 P
Androgene Q

In der Wachstumsphase werden in den Epiphysenfugen der Röhrenknochen neue Knorpelzellen gebildet. Diese Zellen dienen als Matrize für die Knochenbildung (Ossifikation), durch die sich der Schaft verlängert. Wachstumshormon, Thyroxin und Androgene beeinflussen die Epiphysenfugen hormonell.

Epiphysenfuge N

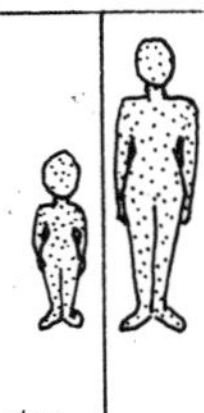

ERWACHSEN.

»Epiphysenfugenschluß«

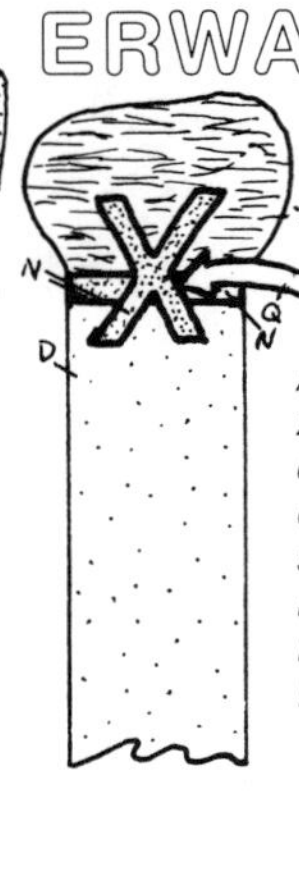

GH O
Androgene Q

Am Ende der Adoleszenz verschmelzen die Epiphysenfugen mit dem Knochen, und das Längenwachstum wird eingestellt. Hohe Androgenspiegel beschleunigen den Epiphysenschluß. Eine erhöhte Produktion von GH stimuliert nur noch das Dickenwachstum des Knochens und führt zu Akromegalie.

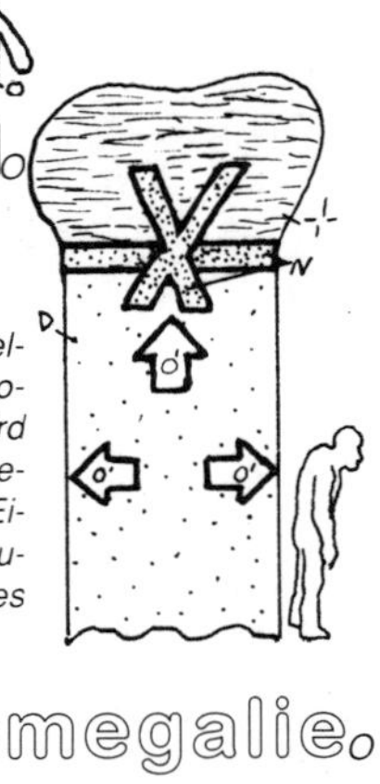

Akromegalie O'

PANKREAS UND INSULINSYNTHESE

Das Pankreas ist eine wichtige Drüse mit gemischt-exokriner und endokriner Funktion. Beim Menschen liegt sie im Bauchraum hinter dem Magen. Der größte Teil (99 %) dieser Drüse hat exokrine Funktion, d.h. er sezerniert Verdauungsenzyme und Na^+-Bikarbonat in den Dünndarm. Dies wird im Kapitel Verdauung besprochen (Tafel 72).

INSELZELLORGAN DES PANKREAS
Den endokrinen Teil des Pankreas bilden die Langerhans-Inseln. Er besteht aus 1-2 Millionen Zellen, die in Gruppen zu einigen Tausend (Inseln) über das ganze exokrine Pankreasgewebe verteilt sind. Die Inseln sind von einem reichhaltigen Netz von Blutkapillaren umgeben. Jede Insel setzt sich aus verschiedenen Zellarten zusammen. Man nimmt an, daß sie für die Sekretion jeweils eines der Pankreashormone verantwortlich sind. Mit speziellen immunozytochemischen Färbemethoden können 3 Zellarten unterschieden werden: A-, B- und D-Zellen (bzw. Alpha-, Beta- und Deltazellen). A-Zellen (ca. 20 %) sind peripher lokalisiert und sezernieren das Hormon Glukagon. B-Zellen befinden sich zentral, stellen ca. 80 % der Zellen und produzieren das Hormon Insulin. D-Zellen (ca. 10 %) bilden das Hormon Somatostatin.

INSULIN, GLUKAGON UND SOMATOSTATIN
Insulin und Glukagon regulieren den Kohlenhydratstoffwechsel und stellen den Blutzuckerspiegel ein. Insulin erleichtert den transmembranösen Glukosetransport, erhöht damit Verfügbarkeit und Umsatz von Glukose in den Zellen. Insulin senkt den Blutzucker, d.h. es agiert als hypoglykämisches Hormon. Der Blutzucker steigt normalerweise nach einer Mahlzeit, woraufhin Insulin ausgeschüttet wird.

Glukagon fördert ebenfalls den Umsatz von Kohlenhydraten. Es steigert die Glykogenolyse in der Leber und führt durch die Mobilisierung von Glukose zum Anstieg des Blutzuckerspiegels, was niedrigen Blutzuckerspiegeln zwischen den Mahlzeiten und während Fastenperioden entgegenwirkt.

Man nimmt an, daß das dritte Pankreashormon (Somatostatin) seine Wirkung lokal als Gewebshormon entfaltet (Tafel 107), indem es die Sekretion von Insulin und Glukagon hemmt. Insulin und Glukagon beeinflussen gegenseitig ihre Sekretion: Glukagon fördert die Insulinsekretion, während Insulin die Glukagonsekretion zu hemmen scheint. (Tafel 117 geht genauer auf die Wirkung von Insulin und Glukagon ein. Die hormonale und neurale Regulation des Kohlenhydratstoffwechsels finden Sie auf den Tafeln 124-126.)

INSULINSYNTHESE
Insulin ist ein Proteohormon, das aus 2 Peptidketten besteht (A- und B-Kette), die durch 2 Sulfidbrücken verbunden sind. Dies ist die Form, in der Insulin ins Blut abgegeben wird und auf seine Zielzellen wirkt. Insulin wird im endoplasmatischen Retikulum der B-Zellen synthetisiert, wobei zunächst das einkettige Proinsulin entsteht.

Durch die Ausbildung von Disulfidbrücken wird dieses lange Peptidmolekül gefaltet. Bei der Einschleusung in die Vesikel des Golgiapparates entsteht durch Proteasen aus Proinsulin Insulin. Die Spaltung erfolgt an 2 Stellen, wobei 1 Insulinmolekül mit A- und B-Kette sowie 1 C-Kette entstehen.

Insulin und das C-Kettenpeptid werden gemeinsam in sekretorischen Vesikeln zur Plasmamembran der B-Zellen transportiert. Dort werden die Vesikel mit ihrem Inhalt durch Exozytose ins Blut abgegeben. Die Funktion der C-Kette ist unklar.

REGULATION DER INSULINSEKRETION
Der Blutzuckerspiegel selbst reguliert durch einen negativen Feedback-Mechanismus die Freisetzung von Insulin aus den B-Zellen. Ein Anstieg des Blutzuckerspiegels, z.B. nach einer Mahlzeit, wird von den B-Zellen gemessen und resultiert – wie erwähnt – in einer vermehrten Sekretion von Insulin. Insulin wird über den Kreislauf zu den Geweben transportiert, fördert dort Glukoseaufnahme und -metabolisierung, und die Blutzuckerkonzentration nimmt ab.

Auf zellulärer Ebene führt die Glukoseaufnahme zu einem Anstieg des intrazellulären ATP. Die Erhöhung des ATP-Spiegels schließt K^+-Kanäle (die sich bei ATP-Mangel öffnen), woraufhin das Membranpotential depolarisiert. Diese Depolarisation führt zum Ca^{2+}-Einstrom und damit zum intrazellulären Ca^{2+}-Anstieg.

Ca^{2+} fördert die Verschmelzung sekretorischer Vesikel mit der Zellmembran. Durch diese Exozytose kommt es zur Insulinfreisetzung in die Blutbahn. Ca^{2+} vermittelt auch länger andauernde Effekte, z.B. eine erhöhte Syntheserate von Insulin im Zytoplasma. Diese Reaktion gewährleistet die Verfügbarkeit von Insulin und damit die Kompensation einer Hyperglykämie auch über längere Zeit (Stunden).

Hinweise: Verwenden Sie Gelb für A, Rot für H, Purpur für I und eine leuchtende Farbe für E.
1. Arbeiten Sie von oben nach unten einschließlich der 2 Reagenzgläser, die den Blutzuckerspiegel symbolisieren.
2. Kolorieren Sie die Insulinsynthese (E^1) aus Proinsulin (M) unten links (Schritt 7 in der gezeichneten B-Zelle).
3. Malen Sie die Einzelschritte der Insulinsynthese in der B-Zelle an. Insulin (E^1) wird dabei durch 2 kürzere Strukturen dargestellt, die die A- (E^2) und die B-Ketten (E^3) der vorhergehenden Zeichnung symbolisieren. Das Innere der Kapillare (I) soll nicht angemalt werden.

PANKREAS$_A$

EXOKRIN: 99 %

Acini$_{A'}$
Ausführungsgang$_B$

ENDOKRIN: 1 %

Langerhans-Inseln$_C$
A-Zellen^{D}Glukagon$_{D'}$
B-ZELLEN^{E}INSULIN$_{E'}$
D-Zellen^{F}Somatostatin$_{F'}$

Milzvene$_G$
Blutzuckerspiegel$_H$

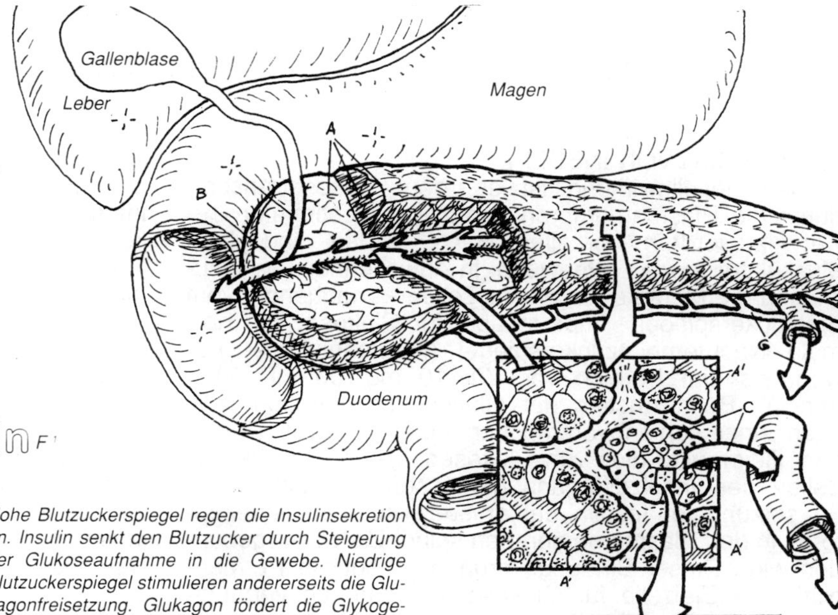

Hohe Blutzuckerspiegel regen die Insulinsekretion an. Insulin senkt den Blutzucker durch Steigerung der Glukoseaufnahme in die Gewebe. Niedrige Blutzuckerspiegel stimulieren andererseits die Glukagonfreisetzung. Glukagon fördert die Glykogenolyse in der Leber und erhöht damit den Blutzuckerspiegel.

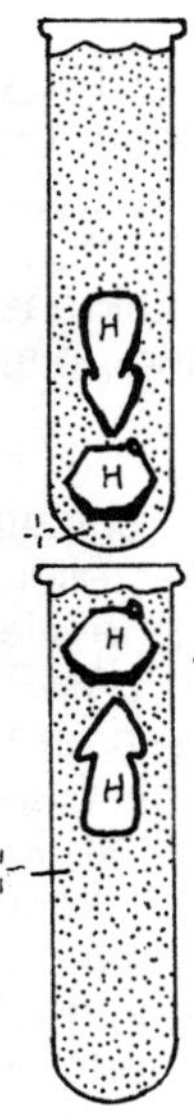

Das Pankreas ist eine große Drüse mit exokriner und endokriner Funktion. Der exokrine Teil (99 %) besteht aus Acini, deren Lumina sich in Ausführungsgängen sammeln. Von ihm werden Verdauungsenzyme und Bikarbonat sezerniert. Die Langerhans-Inseln sind im exokrinen Pankreasgewebe verteilt und stellen den endokrinen Anteil des Pankreas dar. Jede Insel enthält 3 Zelltypen: A-, B- und D-Zellen. A-Zellen sezernieren Glukagon, B-Zellen Insulin und D-Zellen geben Somatostatin ab.

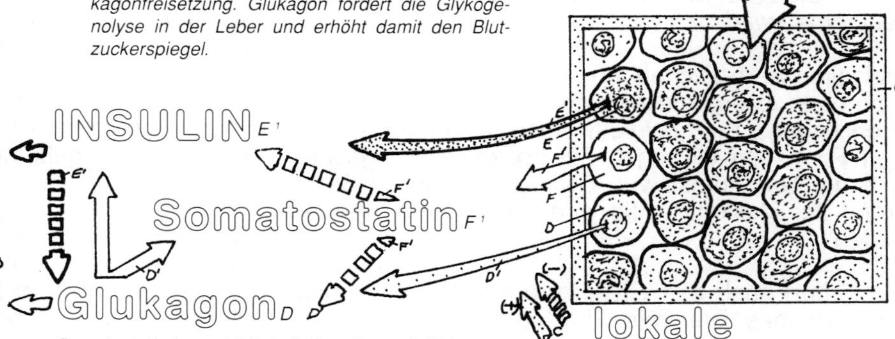

INSULIN$_{E'}$
Somatostatin$_{F'}$
Glukagon$_D$

lokale Hormonwirkung$_C$

Somatostatin hemmt lokal die Insulin- und Glukagonfreisetzung; Insulin hemmt die Glukagonsekretion, während Glukagon die Sekretion von Insulin und Somatostatin stimuliert.

INSULINSYNTHESE$_{E'}$

Kapillare$_I$
Zellmembran$_E$
Glukose$_{9H}$ Rezeptor$_{H'}$
CALCIUMION (Ca^{2+})$_J$
messenger RNS$_K$
rauhes endoplasmatisches Retikulum (ER)$_{9L}$ Proinsulin$_M$
Enzyme$_N$
Golgi-Apparat$_O$
Vesikel$_{O'}$

Eine Glykoseaufnahme (1) führt über einen ATP-Anstieg (2) zum Schließen von K^+-Kanälen, damit zur Depolarisation und einem Anstieg von Ca^{2+} (3) innerhalb der B-Zellen. Ca^{2+} fördert die Exozytose der Insulin enthaltenden Vesikel und setzt damit Insulin innerhalb von Sekunden frei (4).

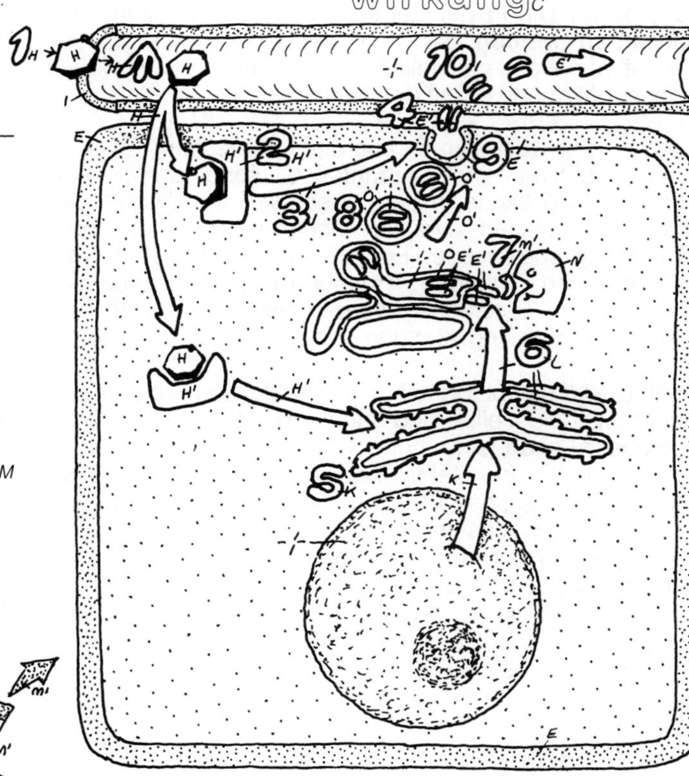

B(Beta-)ZELLE$_E$

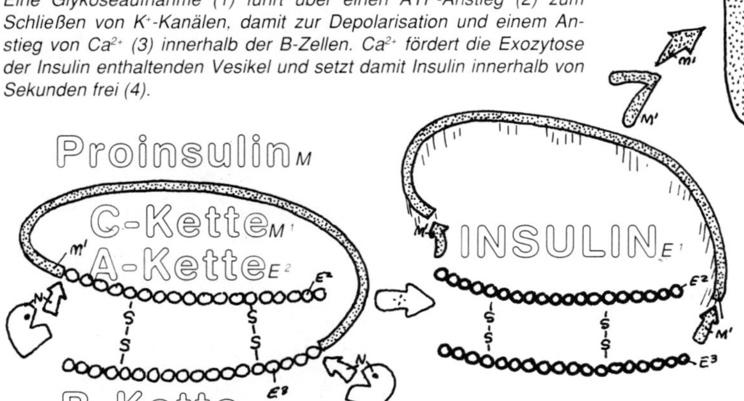

Proinsulin$_M$
C-Kette$_{M'}$
A-Kette$_{E^2}$
B-Kette$_{E^3}$
INSULIN$_{E'}$

Eine anhaltende Hyperglykämie stimuliert die Insulinsynthese. Im Kern (5) bildet sich mRNS, die in das Zytoplasma wandert und dort die Synthese einer langen einzelnen Polypeptidkette (Proinsulin) am rauhen ER (6) bewirkt. Im Golgi-Apparat wird Proinsulin unter Bildung von 2 Disulfidbrücken gefaltet und eine C-Kette in der Mitte abgetrennt (7). Zurück bleibt das Insulinmolekül mit 2 Peptidketten (A und B), die durch 2 Disulfidbrücken zusammengehalten werden. Insulin wird in Vesikeln (8) gespeichert und durch Exozytose (9) ins Blut (10) abgegeben.

PHYSIOLOGIE VON INSULIN UND GLUKAGON

WIRKUNGEN VON INSULIN
Primäre Insulinwirkung ist es, den Glukosetransport durch die Plasmamembran von Zellen bestimmter Gewebe zu fördern: vor allem Herz-, Skelett- und glatte Muskulatur sowie Fettgewebe. In Abwesenheit von Insulin sind die Membranen dieser Zellen - unabhängig vom Blutzuckerspiegel - impermeabel für Glukose. Der normale Nüchternblutzuckerspiegel (Plasmaglukose) bewegt sich im Bereich von 70-110 mg/100 ml (4-5,5 mmol/l). Beim Anstieg der Glukosekonzentration, z.B. nach einer kohlenhydratreichen Mahlzeit (Brot, Kartoffeln, Reis), wird dies von Glukosedetektoren an den B-Zellen des Inselzellorgans gemessen. Es kommt zur Freisetzung von Insulin, das an spezifische Insulinrezeptoren in den Plasmamembranen seiner Zielzellen gebunden wird. Dieser Bindungsvorgang erhöht die Permeabilität der Zielzelle für Glukose, die dadurch vermehrt aufgenommen wird.

Muskelzellen verbrauchen normalerweise Glukose bei ihrer aeroben Energiegewinnung. Intrazellulär wird Glukose entweder direkt oxydiert, um ATP bereitzustellen, oder in Form von Glykogen (Glukosepolymer) gespeichert (s.u.). Der Aufbau von Glykogen erfolgt in Ruhe. Während der Muskelaktivität wird Glykogen in Glukose gespalten.

Insulin fördert auch den Glukosetransport in die Zellen des Fettgewebes. Hier wird Glukose allerdings nicht für die Energiebereitstellung verwendet, sondern pro Mol Glukose entstehen 2 Mol Glyzerin, das dann durch Kopplung mit Fettsäuren Triglyzeride (Speicherform von Fett) bildet. Die in der Leber gebildeten, zirkulierenden Fettsäuren werden der Blutbahn entnommen. Insulin hemmt auch ein spezielles, in Fettzellen vorhandenes Lipaseenzym und damit den Fettabbau.

Insulin wirkt auch direkt auf die Leberzellen. Dies ist jedoch nicht mit einem erhöhten Glukosetransport verbunden, da Glukose in die Leberzellen frei diffundieren kann. Statt dessen stimuliert Insulin die Synthese oder Aktivierung spezifischer Enzyme und fördert damit die Synthese von Glykogen, Proteinen und Fettsäuren aus Glukose. Die Fettsäuren werden vom Fettgewebe für den Aufbau von Triglyzeriden genutzt (Tafel 127, 128).

Insulin hat keinen Einfluß auf die Glukoseaufnahme in Gehirn, Tubuluszellen und intestinale Mukosa, da diese Gewebe a priori eine hohe Permeabilität für Glukose aufweisen. Da das Gehirn seinen Energiebedarf hauptsächlich aus Glukose deckt, hätte eine ständige Abhängigkeit von wechselnder Insulinsekretion erhebliche Konsequenzen für die Hirnfunktionen. Dies ist daran ersichtlich, daß es im Extremfall durch die Injektion einer Überdosis Insulin zu Koma oder sogar Tod kommen kann, weil die hervorgerufene schwere Hypoglykämie zum Energie- und Brennstoffmangel des ZNS führt. Intestinale Mukosa und Nierentubuli haben zwar spezielle Transportmechanismen für Glukose, benutzen diese jedoch nicht zur Energiegewinnung und unterstehen damit nicht der Steuerung durch Insulin.

Als Folge der Insulinwirkung auf Muskeln, Leber und Fettzellen sinkt der Blutzuckerspiegel. Dies messen wiederum die Glukosedetektoren in den B-Zellen, die die Insulinausschüttung verhindern - bis zur nächsten Mahlzeit, die wieder mit einem Anstieg der Plasmaglukose verbunden ist. Dem Zusammenspiel zwischen Blutzucker und Insulin liegt eine einfache hormonelle Regulation mit negativem Feedback ohne Beteiligung des Nervensystems zugrunde.

WIRKUNGEN VON GLUKAGON
Wenn die Plasmaglukose unter ihren Normalwert sinkt, wird Glukagon freigesetzt, z.B. zwischen den Mahlzeiten oder während einer Fastenperiode. Glukosedetektoren in den A-Zellen des Pankreas messen das Absinken des Blutzuckerspiegels und leiten eine erhöhte Sekretion von Glukagon ein.

Glukagon bindet an spezifische Rezeptoren in den Membranen der Leberzellen. Dieser Bindungsvorgang aktiviert das Enzym Adenylatzyklase und erhöht damit die Konzentration von cAMP in den Leberzellen. cAMP wirkt als second messenger und setzt eine Kaskade von Enzymaktivierungen in Gang. Durch diesen Verstärkungseffekt wird innerhalb kurzer Zeit Glykogen effektiv in seine Monomere (Glukose) gespalten. Dieser Ablauf wird Glykogenolyse genannt. Glukagon stimuliert außerdem die Neusynthese von Glukose aus Aminosäuren in der Leber (Glukoneogenese). Dieser Vorgang verläuft langsamer und spielt als Anpassung an längere Fastenperioden eine Rolle.

Durch die Wirkung von Glukagon steigt die Plasmaglukose. Dies sichert den Nachschub für Gehirn und Herz. Der erhöhte Blutzuckerspiegel wirkt über einen negativen Feedback-Mechanismus auf die A-Zellen zurück, deren Glukagonsekretion daraufhin abnimmt, bis der erniedrigte Blutzuckerspiegel eine erneute Glukagonfreisetzung auslöst.

Zusammengefaßt: Insulin und Glukagon haben zwar (ähnlich wie vergleichsweise Sympathikus und Parasympathikus) jeweils entgegengesetzte Wirkungen auf den Blutzuckerspiegel. In ihrer Funktion ergänzen sie sich jedoch mit dem Ziel, den Kohlenhydratstoffwechsel optimal zu regulieren und die Glukoseversorgung der Gewebe zu gewährleisten (Tafeln 118, 124-128).

Hinweise: Verwenden Sie dieselben Farben für Insulin (A) und Glukagon (H) wie auf Tafel 116, Rot für B und Gelb für G.
1. Beginnen Sie mit der Insulinwirkung (A) - der Numerierung folgend. Nummer 1 illustriert den Anstieg der Plasmaglukose durch Essen von Speiseeis. Malen Sie alle Glukose- und Insulinmoleküle an.
2. Kolorieren Sie die Glukagonwirkung. Beginnen Sie bei Nummer 1, einem hungrigen Menschen mit niedrigem Blutzuckerspiegel.

WIRKUNGEN VON INSULIN A

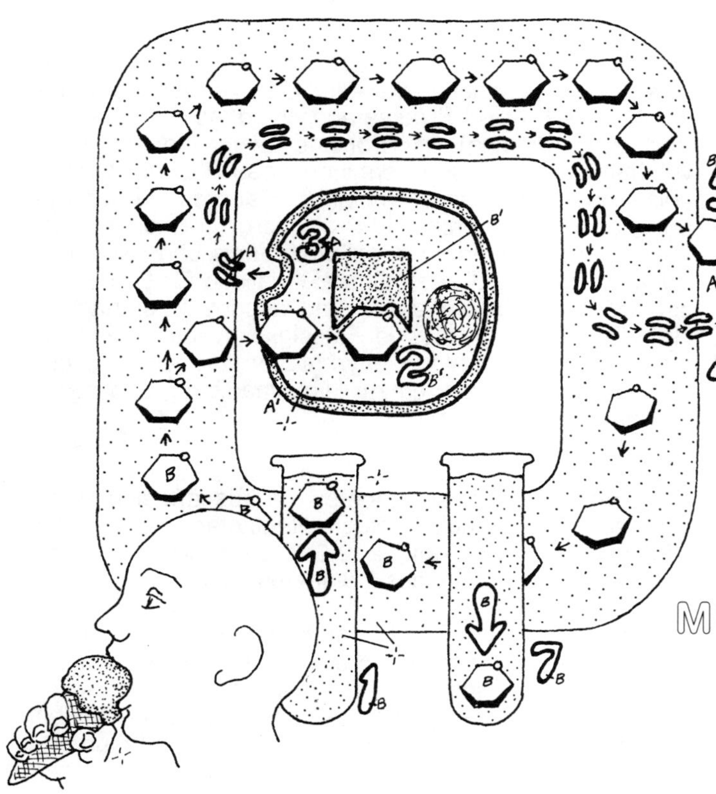

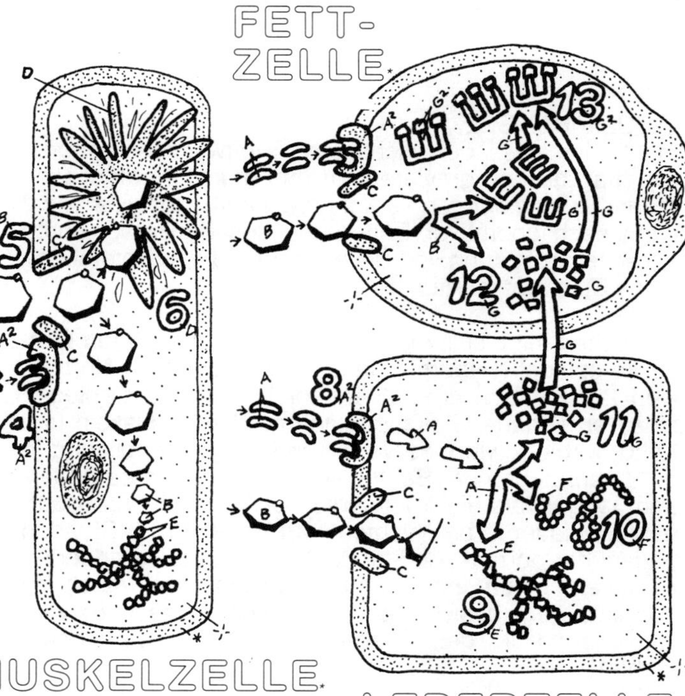

Glukose B
B-ZELLE A'
Glukoserezeptor B'
Insulin A
Insulinrezeptor A²
Glukosetransport C
Zellmetabolismus D
Glykogensynthese E
Proteinsynthese F
Fettsäuresynthese G
Glyzerin G' ⇨ Triglyzeride G²

Nach Nahrungsaufnahme (postprandial, 1) wird der erhöhte Blutzuckerspiegel von Glukosedetektoren (2) in den B-Zellen gemessen und daraufhin Insulin freigesetzt (3). Insulin bindet an Rezeptoren (4) in den Geweben. Dies löst in der Muskulatur einen erhöhten Glukose-Influx (5) aus. Glukose wird entweder für die Energiebereitstellung oxydiert (6) oder in Form von Glykogen (9), Protein (10) oder Fettsäuren (11) gespeichert. Fettsäuren werden von der Leber aus zu den Fettzellen transportiert (12). Insulin steigert den Glukose-Influx in Fettzellen und fördert die Bildung von Glyzerin und Fettsäuren aus Glukose, die dann zu Triglyzeriden verestert und in dieser Form gespeichert (13) werden.

WIRKUNGEN VON GLUKAGON H

A-ZELLE H1 Glukagon H
Glukagonrezeptor H²
Enzymkaskade I
Glykogen E'

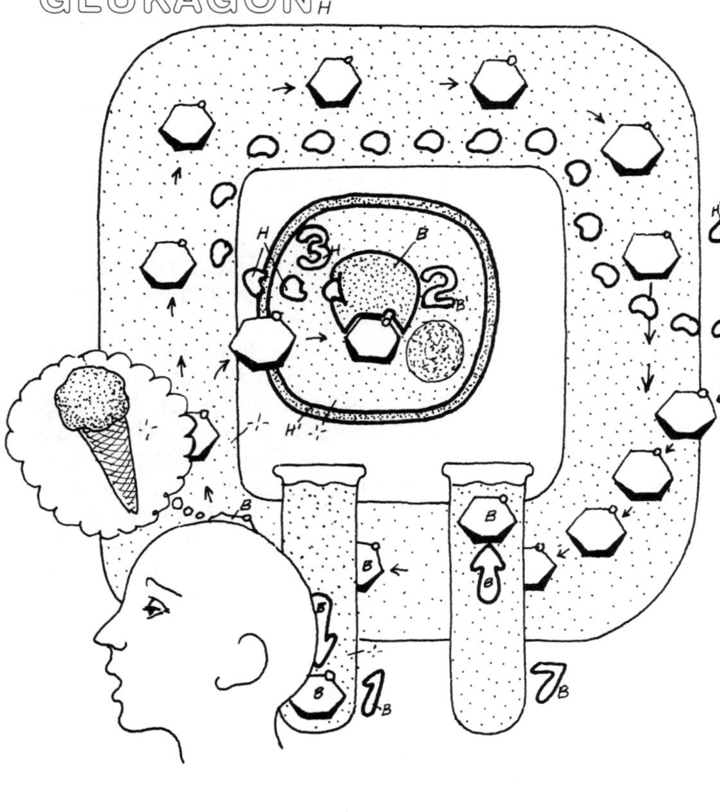

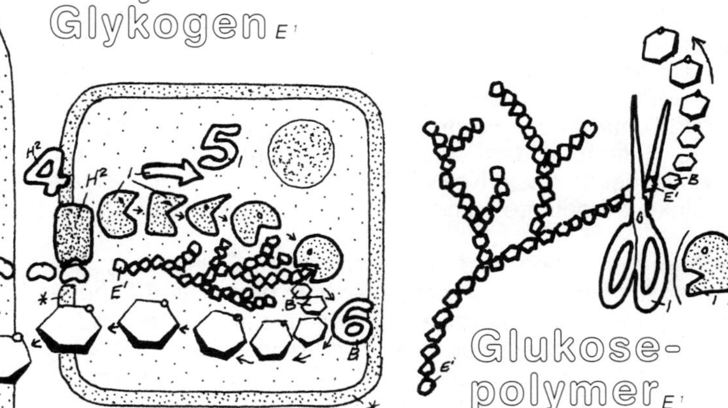

Zwischen den Mahlzeiten fällt der Blutzuckerspiegel (1). Dies registrieren Glukosedetektoren in den A-Zellen (2), die die Freisetzung von Glukagon (3) auslösen. Durch die Bindung von Glukagon an seine Rezeptoren (4) in den Membranen der Leberzellen wird der cAMP-Spiegel in den Hepatozyten erhöht. cAMP aktiviert eine Enzymkaskade (5), die darauf spezialisiert ist, Glykogen in Glukose zu spalten (6). Glukose wird in die Blutbahn abgegeben, wodurch sich der Blutzuckerspiegel (7) erhöht und die Glukoseversorgung der Gewebe sichergestellt wird.

INSULINMANGEL: DIABETES MELLITUS

INSULINMANGEL
Insulin ist eines der wichtigsten Stoffwechselhormone, wie man an den gravierenden und manchmal tödlichen Mangelerscheinungen erkennen kann. Insulinmangel kann nach operativer Entfernung des Pankreas, durch toxische Zerstörung von B-Zellen oder durch Entstehung eines Diabetes mellitus auftreten.

Menschen mit Insulinmangel haben einen erhöhten Blutzuckerspiegel (Hyperglykämie, gegenüber dem Normalwert 2- bis 4fach erhöht). Dieser Hyperglykämie liegen eine verminderte Glukoseaufnahme durch Muskeln und Fettgewebe sowie eine verminderte Glykogenbildung in der Leber zugrunde. Bei Insulinmangel dauert es außerdem länger, bis die Plasmaglukose nach Nahrungsaufnahme wieder ihren Nüchternwert erreicht (6-8 Stunden gegenüber normal 1-2 Stunden). Auf dieser verringerten Fähigkeit, einen erhöhten Blutzuckerspiegel rasch zu normalisieren, basiert der Glukosetoleranztest. Er wird zur Diagnostik des Diabetes genutzt (Tafel unten rechts).

Bei Insulinmangel wenden sich die glukoseverarmten Muskelzellen anderen Energiequellen zu. Fett- und Proteinreserven werden zu oxydativer Phosphorylierung und Energieproduktion herangezogen, was zu Muskelhypotrophie, Schwäche und Gewichtsverlust führt. Der Gewichtsverlust wird durch Vorgänge im Fettgewebe verstärkt: Bei Insulinmangel reduziert sich nicht nur die Glukoseaufnahme in die Fettzellen, sondern die hormonsensitive Lipase wird enthemmt. Dadurch werden die gespeicherten Triglyzeride vermehrt gespalten und Fettsäuren mobilisiert.

Der Verlust von Körperfett erklärt das charakteristisch niedrige Gewicht junger Diabetiker oder Menschen mit Insulinmangel. Aufgrund des mangelhaften Ernährungszustandes der Gewebe wird diese Krankheit auch als »Hungerzustand im Überfluß« bezeichnet.

Die Mobilisierung von Fettsäuren liefert zwar Brennstoff für das nach Energie hungernde Herz- und Muskelgewebe. Die exzessive Produktion von Fettsäuren führt jedoch, besonders in der Leber, zur Bildung von Ketonsäuren (Ketonkörper), die in die Blutbahn gelangen (Ketonämie) und zur Ketoazidose führen. Diese Situation muß ernstgenommen werden, weil sie unbehandelt eine metabolische Azidose hervorruft. Die erhöhte Blutazidität unterdrückt Hirnfunktionen (Koma), wobei letztlich die Hemmung des Atemzentrums zum Tode führt. Die Ausscheidung von Ketonkörpern im Urin erhöht noch die Glukose-bedingte osmotische Diurese (s. unten).

Beim Gesunden wird die zirkulierende Glukose im Glomerulus filtriert und anschließend im proximalen Tubulus vollständig rückresorbiert. Daher ist der Urin normalerweise zuckerfrei. Bei einer Hyperglykämie mit Werten über 170 mg Glukose/100 ml Blut wird die Reabsorptionskapazität der Nierentubuli überschritten. Die nicht resorbierte Glukose wird mit dem Urin ausgeschieden und führt zu einem typischen Kennzeichen von Diabetes mellitus und Insulinmangel: Glukosurie.

Die Glukosurie hat 2 Konsequenzen: Polyurie und Polydipsie. Die Glukosemoleküle im Urin verursachen eine osmotische Diurese (Wasserausscheidung aufgrund osmotischer Wirkung) mit Polyurie (vergrößertes Harnvolumen). Die Polyurie vermindert das Plasmavolumen und erhöht die Plasmaosmolarität. Dadurch werden hypothalamische Durstzentren aktiviert; es kommt zur krankhaften Steigerung des Durstgefühls und damit der Trinkmenge (Polydipsie). Charakteristisch für Diabetiker sind häufiges Wasserlassen und ausgeprägter nächtlicher Durst. Der exzessive Flüssigkeitsverlust kann zu einer schwerwiegenden Dehydratation mit osmotischem Schock führen, indem es zur Hirnschädigung und damit zu Koma und Tod kommt.

DIABETES
Das Krankheitsbild des Diabetes mellitus läßt sich historisch sehr weit zurückverfolgen. Heutzutage sind in den USA und in Mitteleuropa ca. 2-5 % der Bevölkerung betroffen. Man unterscheidet 2 Diabetestypen:

1. Der juvenile Typ (Typ I) manifestiert sich bei Kindern und jungen Erwachsenen. Hier liegt ein absoluter Insulinmangel vor. Ätiologisch diskutiert man einen Autoimmunprozeß ohne genetische Ursache. Unbehandelt führt der Typ I-Diabetes über Ketoazidose und Volumenmangelschock zum Tod. Die Behandlung dieser Diabetesart besteht in der Injektion von Insulin.

2. Der Erwachsenendiabetes (Typ II) tritt normalerweise bei Übergewichtigen über 40 auf. Auffallend ist die familiäre Häufung. Dieser Diabetestyp ist durch einen relativen Insulinmangel gekennzeichnet, da die absoluten Blutspiegel sogar die Normalwerte übersteigen können. Bei ständiger Überernährung - verbunden mit Fettsucht - bildet sich möglicherweise aufgrund der anhaltend hohen Insulinproduktion eine periphere Insulinresistenz aus (d.h. »down-Regulation« der Rezeptoren an den Zielzellen). Das verfügbare Insulin kann seine Wirkung nicht entfalten und führt zu Symptomen (Hyperglykämie, Glukosurie, Polydipsie und Gewichtsverlust), wie sie auch bei Insulinmangel auftreten. Eine Ketonämie entsteht allerdings nicht. Diese Patienten können mit Insulin behandelt werden. Oft reicht jedoch eine einfache Gewichtsreduktion schon aus, um die diabetische Stoffwechsellage erheblich zu verbessern. Der Erwachsenendiabetes führt unbehandelt zu Gefäßschäden, die u.a. Organkomplikationen nach sich ziehen, z.B. Erblindung, Atherosklerose, Herzattacken, Nierenkrankheiten und Gangrän.

Die pathologischen Abläufe beim Diabetiker können durch regelmäßige Behandlung mit Insulin gestoppt werden; in gewissem Ausmaß sind sie sogar reversibel. Insulin wurde früher ausschließlich aus tierischem Material (Schwein, Rind) gewonnen. Eine Hauptkomplikation derartiger Insuline resultiert aus ihrer antigenen Wirkung. Sie induzieren eine Antikörperproduktion, durch die sie allmählich an Effektivität verlieren. Der Forschung ist es gelungen, mit Hilfe von Molekularbiologie und Gentechnologie Humaninsulin zu produzieren, gegen das keine Antikörper gebildet werden. Entwickelt wurden auch Insulinpumpen, die subkutan implantiert werden und Insulin exakt dosiert nach jeder Mahlzeit abgeben.

Hinweise: Verwenden Sie Purpur für A, Rot für B, Gelb für F und eine dunkle Farbe für I.
1. Beginnen Sie mit der Überschrift: »Hungerzustand« und der Membran der schrumpfenden Körperzelle in der oberen linken Ecke. Folgen Sie dann der Numerierung und beginnen Sie mit dem Glukosespiegel ganz oben bei 1. Es ist vorteilhaft, alle Glukose- (B), Ketonkörper (I) und Wassermoleküle (J) in der Abbildung anzumalen.
2. Kolorieren Sie den Glukosetoleranztest unten rechts.

DIABETES

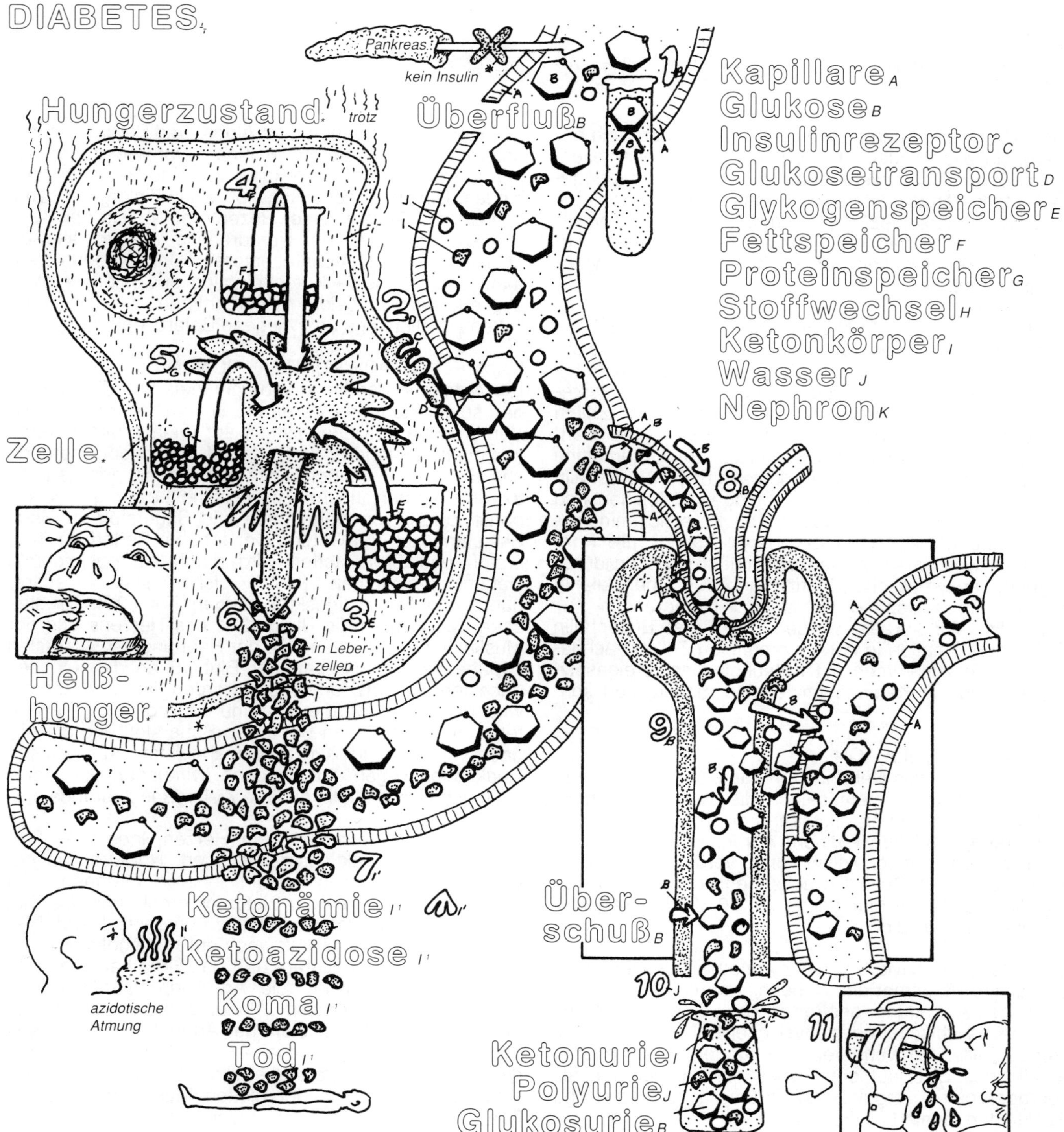

AZIDOSE I

Bei einer durch einen Insulinmangel verursachten Hyperglykämie (1) ist die Glukoseaufnahme in Fett- und Muskelzellen reduziert (2). Zellen mit Glukosemangel greifen ihre eigenen Glykogen- (3), Fett- (4) und Proteinspeicher (5) an, um Energie zu gewinnen. Ein reduziertes Glukoseangebot in hypothalamischen Hungerzentren führt zu Heißhunger (Hyperphagie). Der exzessive Verbrauch von Fettsäuren bewirkt die Bildung von Ketonkörpern in der Leber (6), die Ketongeruch der Ausatmungsluft, Ketonämie und eine erhöhte Blutazidität verursachen (7). Unbehandelt führt die Ketonämie zu Koma und Tod.

DEHYDRATATION J

Bei einer Hyperglykämie können die Nierentubuli das exzessive Angebot an filtrierter Glukose nicht rückresorbieren (8). Die überschüssige Glukose tritt in den Urin über (Glukosurie, 9) und verursacht eine osmotische Diurese (Polyurie, 10). Polyurie führt zur Reduktion des Plasmavolumens und damit zu Durst und gesteigerter Flüssigkeitsaufnahme (Polydipsie, 11). Unbehandelt folgen Dehydratation, osmotischer Schock und schließlich der Tod.

POLYDIPSIE J

(exzessives Trinkverhalten)

GLUKOSE-TOLERANZTEST B

Diabetiker haben erhöhte Nüchternblutzuckerwerte. Beim Glukosetoleranztest wird auf nüchternen Magen eine bestimmte Menge Glukose zugeführt. Beim Diabetiker steigt daraufhin der Blutzuckerspiegel auf deutlich höhere Werte als beim Gesunden und normalisiert sich wesentlich langsamer.

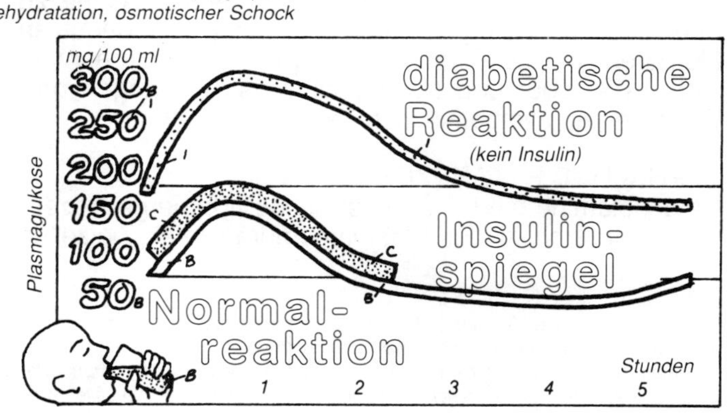

NEBENNIERENMARK: KATECHOLAMINE UND STRESS

Die Nebennieren sind paarig angelegt und oberhalb der Nieren lokalisiert. Jede besteht aus 2 Drüsenanteilen, der äußeren Nebennierenrinde und dem innen gelegenen Mark. Trotz unterschiedlichen embryonalen Ursprungs, unterschiedlicher Struktur und hormonaler Sekretion kann man die Funktion beider Drüsen hinsichtlich ihrer Reaktion auf Streßsituationen als synergistisch ansehen.

CHROMAFFINE ZELLEN UND KATECHOLAMINE

Das Nebennierenmark ist eine Art modifiziertes sympathisches Ganglion und wird dem sympathischen Anteil des vegetativen Nervensystems zugerechnet. Als sekretorische Zellen entsprechen die chromaffinen Zellen postganglionären sympathischen Neuronen, die Dendriten und Axone verloren haben (Tafel 25). Chromaffine Zellen enthalten Vesikel, die Adrenalin und Noradrenalin enthalten. Diese zählen zu den biogenen Aminen und werden (zusammen mit Dopamin) als Katecholamine zusammengefaßt. Ausgehend von der Aminosäure Phenylalanin werden sie in den chromaffinen Zellen durch folgende enzymatische Schritte gebildet: Phenylalanin → p-Tyrosin → Dopa → Dopamin → Noradrenalin → Adrenalin. Vor kurzem wurden das Opiat Enkephalin und andere Peptide in den chromaffinen Zellen nachgewiesen, die zusammen mit Katecholaminen freigesetzt werden und die Katecholamineffekte modifizieren können.

NEURALE REGULATION

Bei Stimulation des Nebennierenmarkes durch das sympathische Nervensystem setzen die Vesikel Adrenalin und Noradrenalin in die Blutbahn frei, die dann ihre Hormonwirkung entfalten können. Adrenalin und Noradrenalin werden wahrscheinlich von 2 verschiedenen Zelltypen sezerniert. Beim Erwachsenen beträgt der Anteil des Adrenalins am Marksekret ca. 80 %, der Rest entfällt auf Noradrenalin.

Eine intensive Aktivierung des sympathischen Nervensystems schließt immer das Nebennierenmark mit ein, z.B. bei Angst, Aufregung, anstrengender körperlicher Arbeit (d.h. bei psychischer oder physischer Belastung). In derartigen Fällen konvergieren Erregungen verschiedener Anteile des ZNS auf den Hypothalamus, der u.a. als übergeordnetes Regulationszentrum für sympathische Reaktionen fungiert (Tafel 101).

Vom Hypothalamus steigen Erregungen zum Rückenmark ab und aktivieren dort präganglionäre sympathische Neurone. Die präganglionären Fasern treten in die beidseits der Zirbeldrüse perlschnurartig angeordneten sympathischen Ganglien (Grenzstrang) ein. Aus ihren synaptischen Terminalen setzen sie Azetylcholin frei, welches die beidseits der Wirbelsäule liegenden postganglionären Neurone erregt. Diese senden Axone zu den viszeralen Organen und der Haut und benutzen Noradrenalin als Transmitter. Das Nebennierenmark wird dabei über den N. splanchnicus von langen präganglionären sympathischen Fasern versorgt.

ALPHA- UND BETAREZEPTOREN

Katecholamine binden an spezifische adrenerge Rezeptoren, die sich in der Plasmamembran ihrer Zielzellen befinden und bei denen man Alpha- und Betarezeptoren unterscheidet. Noradrenalin bindet vorwiegend an Alpharezeptoren, Adrenalin kann an beide Rezeptortypen binden. Die spezifische Reaktion eines Zielorgans hängt von Art und Anzahl seiner Rezeptoren ab. Da der Sympathikus postganglionär Noradrenalin freisetzt, aktiviert er vorzugsweise Alpharezeptoren. Das Nebennierenmark schüttet beide Katecholamine aus (s.o.); infolgedessen werden beide Rezeptortypen aktiviert, über Adrenalin allerdings überwiegend Betarezeptoren.

KAMPF- UND ABWEHRREAKTIONEN

Die Aufgaben des Nebennierenmarkes und die Wirkungen seiner Hormone werden in Zusammenhang mit der Vorbereitung des Organismus auf unerwartete Streßsituationen verständlich (z.B. Kampf, Flucht oder körperliche Belastung). In derartigen Situationen erfordert die extreme körperliche und psychische Leistung eine erhöhte Zufuhr von Nährstoffen und Sauerstoff zu Herz, Skelettmuskel und Gehirn. Der erhöhte Bedarf an Sauerstoff und Brennstoffen wird durch ein gesteigertes Herzminutenvolumen (HMV) sichergestellt (Herzfrequenz und Kontraktionskraft steigen, Tafel 39). Zur gleichen Zeit werden die Blutgefäße des Herzens und der Muskulatur erweitert und die der Haut und der viszeralen Organe verengt, so daß der Blutfluß an den Ort des höchsten Bedarfs umverteilt werden kann. Weiterhin wird die Atemaktivität erhöht und die Bronchiolen erweitert, um den erhöhten Bedarf an Sauerstoff und die Abgabe von Kohlendioxyd zu gewährleisten. Allen diesen Reaktionen liegen verschiedene Wirkungen von Adrenalin und Noradrenalin auf ihre Zielorgane zugrunde.

Adrenalin wirkt vor allem am Herzen, indem es Frequenz und Kontraktionskraft steigert. Noradrenalin bewirkt an den Arteriolen und inneren Organen eine Konstriktion, wodurch der Blutdruck erhöht und das Blut in Richtung Muskulatur und Gehirn umgeleitet wird. Diese unterschiedlichen Reaktionen auf Katecholamine lassen sich dadurch erklären, daß das Herz hauptsächlich Betarezeptoren enthält, die Arteriolen von Haut und Viszera jedoch vor allem Alpharezeptoren. Die glatte Muskulatur der Bronchiolen, der Arteriolen des Herzens und der Muskulatur enthalten Betarezeptoren. Wenn diese Rezeptoren durch Adrenalin aktiviert werden, führt dies zur Erschlaffung der glatten Muskulatur und zur Dilatation der Gefäße und Bronchiolen.

Zur Sicherung des Stoffwechsels müssen die arbeitenden Gewebe vermehrt mit Nährstoffen versorgt werden. Adrenalin fördert den Abbau von Glykogen in der Leber und Fett im Fettgewebe, so daß Glukose und Fettsäuren als Brennstoffe mobilisiert werden. Schließlich stimulieren die Katecholamine direkt im ZNS das aszendierende retikuläre System (»arousal reaction« mit erhöhter Aufmerksamkeit sowie Zunahme der Wachsamkeit und Erregbarkeit). Ebenso erweitert sich als Ausdruck der Aktivierung des Sympathikus die Pupille, womit möglicherweise das Dämmerungssehen verbessert wird.

Insgesamt stellen Nebennierenmark und sympathisches Nervensystem komplementäre Bausteine des sympathikoadrenalen Systems mit synergistischer Arbeitsweise dar.

Hinweise: Verwenden Sie Rot für K und leuchtende Farben für C und D.
1. Beginnen Sie mit den kleinen oberen Abbildungen.
2. Malen Sie dann den mittleren Teil an. Beachten Sie dazu die 4 Inputs des Gehirns links oben. Die Überschriften und quergestrichelten Pfeile sollen grau angemalt werden.
3. Benutzen Sie in der unteren Abbildung durchgehend eine Farbe für Noradrenalin (D) und eine andere für Adrenalin (C). Malen Sie damit alle Katecholaminwirkungen und die entsprechenden Zahlen an.

NEBENNIERENMARK$_B$

Nebennieren$_A$

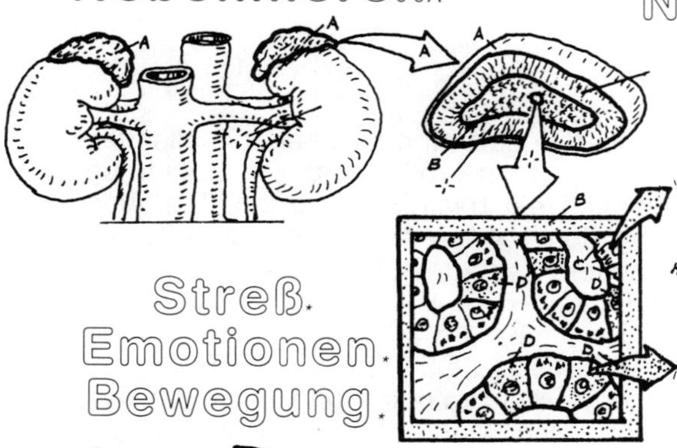

Nebennierenrinde

Streß.
Emotionen.
Bewegung.

KATECHOLAMINE.

Adrenalin (A)$_C$ 80%^{C}

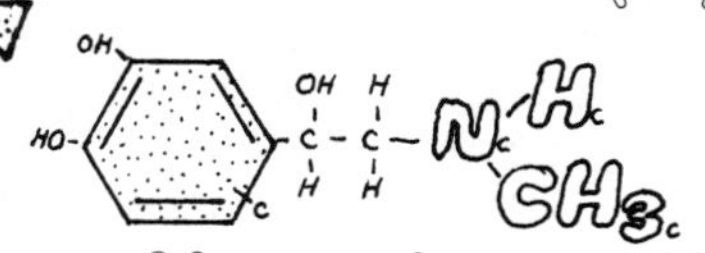

Das Nebennierenmark als innerer endokriner Anteil der Nebenniere ist Teil des sympathischen NS. Seine chromaffinen Zellen sezernieren die Katecholamine Adrenalin (A) und Noradrenalin (NA). Der überwiegende Teil (80 %) der sezernierten Katecholamine ist Adrenalin. Diese Hormone werden aus der Aminosäure Phenylalanin gebildet, in Vesikeln gespeichert und beim Auftreten von Streßfaktoren ausgeschüttet, die das sympathische Nervensystem stimulieren.

Noradrenalin$_D$ (NA)$_D$ 20%^{D}

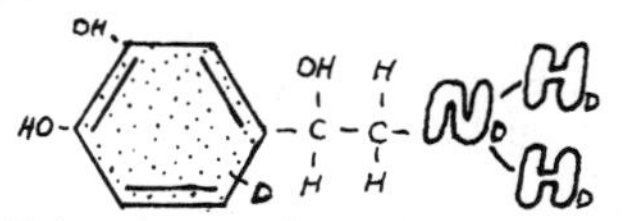

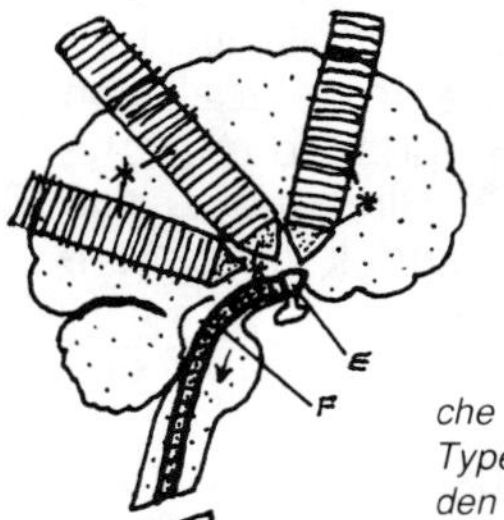

Chromaffine Zellen des Nebennierenmarkes sind modifizierte postganglionäre Sympathikusneurone. Sympathische Fasern setzen nur NA frei, während chromaffine Zellen sowohl A als auch NA abgeben. Reize, die das sympathische Nervensystem erregen, aktivieren auch das Nebennierenmark. An den Zielzellen werden A und NA an spezifische alpha- und betaadrenerge Rezeptoren gebunden. Manche Gewebe enthalten Alpha-, manche Betarezeptoren und manche beide Typen. A hat eine größere Affinität zum Betatyp, während NA meistens an den Alpharezeptor bindet. Die relative Dichte von Alpha- bzw. Betarezeptoren bestimmt die jeweilige Reaktion des Zielorgans auf Katecholamine.

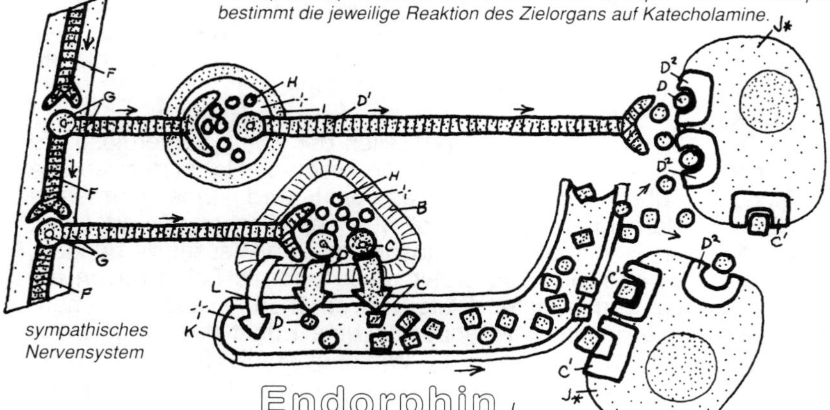

Endorphin$_L$

Gehirn/Hypothalamus$_E$
Rückenmark$_F$
prägangl. Neuron$_G$
Azetylcholin$_H$
symp. Ganglion$_I$
postgangl. Neuron$_{D'}$
NORADRENALIN$_D$
Zielzelle$_{J*}$
Alpharezeptor$_{D^2}$
Betarezeptor$_{C'}$
Nebennierenmark$_B$
ADRENALIN$_C$
NORADRENALIN$_D$
Blutgefäß$_K$

KAMPF, FLUCHT ODER BEWEGUNG.

NORADRENALIN:$_D$

A. Vasodilatation$_D$ (Haut/innere Organe)

B. Verdauungsaktivität$_D$ ⇩

C. Glykogenolyse$_D$ ⇧

D. Lipolyse$_D$ ⇧ (Fettsäure-Mobilisierung)

E. HMV$_D$ ⇧ (Frequenz ↑; Kraft ↑)

F. »arousal reaction«$_D$ (ZNS)

G. Piloerektion$_D$

H. Blutdruck$_D$ ⇧

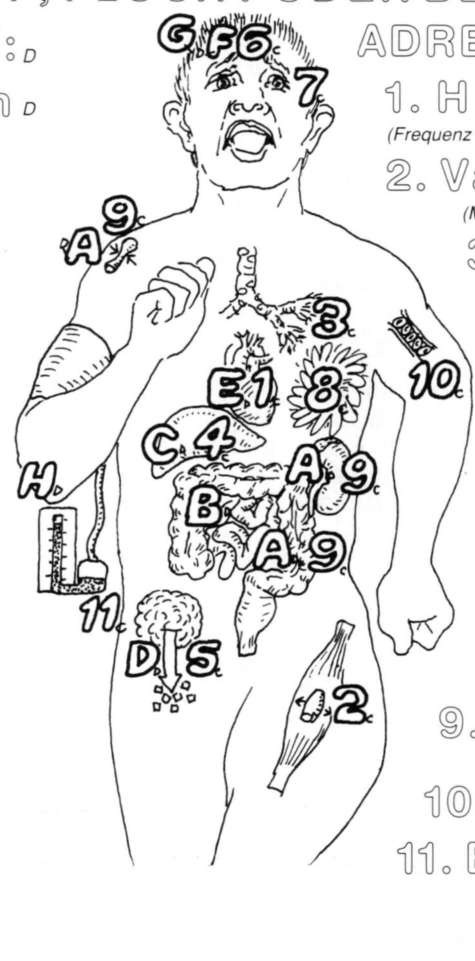

ADRENALIN:$_C$

1. HMV$_C$ ⇧ (Frequenz ↑; Kraft ↑)

2. Vasodilatation$_C$ (Muskeln)

3. Bronchodilatation$_C$

4. Glykogenolyse$_C$ ⇧

5. Lipolyse$_C$ ⇧

6. »arousal reaction«$_C$

7. Mydriasis$_C$

8. Grundumsatz$_C$ ⇧

9. Vasokonstriktion$_C$ (Haut/innere Organe)

10. Blutgerinnung$_C$ ⇧

11. Blutdruck$_C$ ⇧

DIE NEBENNIERENRINDE: FUNKTIONEN VON ALDOSTERON

Im Inneren der Nebennieren liegt das Adrenalin- und Noradrenalin-sezernierende Nebennierenmark (Tafel 119). Die äußere Rinde sezerniert eine Reihe von Steroidhormonen (Kortikosteroide).

ZONEN DER NEBENNIERENRINDE UND IHRE HORMONE
Histologisch wird die Nebennierenrinde in 3 Zonen eingeteilt, von denen jede ein spezifisches Kortikosteroid mit einer bestimmten Funktion sezerniert. Die äußerste Zona glomerulosa produziert Aldosteron. Dies ist ein Mineralokortikoid und an der Regulation des Elektrolythaushaltes (Na^+, K^+), des Blutdrucks und des Blutvolumens beteiligt. Im mittleren Teil liegt die Zona fasciculata, die Glukokortikoide (z.B. Cortisol) bildet. Diese greifen besonders bei Streß in den Glukosemetabolismus ein. Die an das Mark angrenzende innere Zona reticularis sezerniert Sexualsteroide (Androgene). Diese Tafel wird sich auf Aldosteron und seine Wirkung auf Elektrolythaushalt und Blutdruck konzentrieren.

DIE BEDEUTUNG VON NATRIUM UND KALIUM
Na^+ ist der am höchsten konzentrierte Elektrolyt des Extrazellulärraums. Es ist ubiquitär an Membranfunktionen beteiligt, insbesondere bei erregbaren Nerven- und Muskelzellen (Tafel 10-15). Die Na^+-Konzentration spielt außerdem eine entscheidende Rolle in der Regulation von Flüssigkeitshaushalt und Blutdruck. Ein Absinken des Natriumspiegels hat deshalb schwerwiegende Folgen für wichtige Körperfunktionen.

K^+ ist das wichtigste intrazelluläre Ion. Ein Anstieg der K^+-Konzentration im Plasma führt zu Störungen der Herz- und Hirnfunktion, evtl. sogar mit tödlichem Ausgang. Der K^+-Spiegel wird deshalb im Plasma auf niedrige Werte eingestellt. Aldosteron spielt für die Konstanthaltung der Na^+- und K^+-Spiegel eine entscheidende Rolle. Das Fehlen von Aldosteron als Folge einer Entfernung der Nebennieren (Adrenektomie) führt zum Tode, wenn nicht rechtzeitig eine Substitution eingeleitet wird.

WIRKUNGEN
UND FREISETZUNG VON ALDOSTERON
Aldosteron wirkt hauptsächlich an den Tubuluszellen der Nieren, in denen es über messenger RNS die Synthese von Membranproteinen induziert. Diese Proteine dienen als Träger bzw. Kanäle für Na^+. Sie steigern die luminale Na^+-Aufnahme in die Zelle und damit die Aktivität der Na^+-K^+-ATPase, die Na^+ ins Interstitium bringt und K^+ ins Tubuluslumen befördert (Tafel 61, 65).

Na^+-Mangel und K^+-Anstieg im Plasma erhöhen die Aldosteronproduktion der Nebenniere. Ebenso gelten Blutverlust sowie Absinken von Blutvolumen und Blutdruck (Faktoren, die die Nebennierendurchblutung vermindern) als starke Stimuli der Aldosteronfreisetzung.

Ein Anstieg des K^+-Spiegels führt zu einer schnellen und ausgeprägten Aldosteronsekretion, da die Zellen der Zona glomerulosa direkt beeinflußt werden. Die Aldosteronfreisetzung durch einen erniedrigten Na^+-Spiegel hingegen hält längere Zeit an, da sie in mehreren Reaktionsschritten erfolgt.

RENIN-ANGIOTENSIN-ALDOSTERON-SYSTEM
Bei Abnahme der K^+-Konzentration und Einschränkung der Nierendurchblutung (z.B. infolge von Blutverlust) wird aus dem juxtaglomerulären Apparat Renin freigesetzt. Renin ist eine Protease, die intravasal von Angiotensinogen, einem von der Leber gebildeten Polypeptid, Angiotensin I abspaltet. Ein in Blut und Lunge vorhandenes »Converting-Enzym« wandelt Angiotensin I in das Oktapeptid Angiotensin II um.

Angiotensin II erfüllt 2 Funktionen:
1. Es sorgt für einen direkten Blutdruckanstieg aufgrund einer Konstriktion der Arteriolen und einer damit verbundenen Steigerung des peripheren Widerstandes, weil Angiotensin II eine Bindung mit Rezeptoren der glatten Arteriolenmuskulatur eingeht (Tafel 42).

2. Es stimuliert in den Zellen der Zona glomerulosa die Freisetzung von Aldosteron, wodurch Na^+ in den renalen Tubuli verstärkt rückresorbiert wird. Eine vermehrte Natriumreabsorption ist aus osmotischen Gründen mit einer vermehrten Reabsorption von Wasser verbunden, so daß sich das Blutvolumen und als Folge davon ein ggf. erniedrigter Blutdruck erhöhen. Dieser volumen- und druckregulierende indirekte Effekt des Aldosterons zeigt einen langsamen Wirkungseintritt (Stunden), ist jedoch - im Gegensatz zur oben beschriebenen direkten Angiotensin II-Wirkung - relativ stabil und von längerer Dauer. Aldosteron fördert außerdem die Reabsorption von Na^+ in den Zellen der Speichel- und Schweißdrüsen.

Die deletären Symptome nach Ausschaltung der Nebennierenrinde bei Mensch und Tier beruhen vor allem auf dem Aldosteronmangel. Der Na^+-Verlust führt zu Funktionsstörungen von Herz und Gehirn, Dehydratation und Schock und schließlich zum Tode. Ein Patient kann nur durch exogene Zufuhr von Aldosteron verbunden mit Zufuhr von Na^+ und Flüssigkeit gerettet werden. Ratten mit einer Nebenniereninsuffizienz entwickeln spontan eine gesteigerte Salzaufnahme. Man erklärt dies mit einer höheren Empfindlichkeit der Geschmacksknospen für Salz.

Ein Anstieg des Ka^+-Spiegels stimuliert direkt die Freisetzung von Aldosteron aus den Zellen der Zona glomerulosa. Aldosteron reduziert den K^+-Spiegel im Plasma, weil sich der tubuläre Austausch von K^+ gegen Na^+ erhöht (Tafel 61).

Hinweise: Verwenden Sie Rot für E und sehr helle Farben für A, B, C.
1. Beginnen Sie mit den Zonen der Nebennierenrinde.
2. Fahren Sie fort mit der Na^+-Regulation durch Aldosteron und folgen Sie dem initialen Blutdruckabfall (und Na^+-Verlust) bis zur Na^+-Rückresorption unten.
3. Kolorieren Sie die Kaliumregulation durch Aldosteron und das Schema des Nephrons rechts. Hier wird die Wirkung von Aldosteron auf Na^+ und K^+ zusammengefaßt.

NEBENNIERENRINDE: Kortikosteroide

ZONA GLOMERULOSA A
Mineralokortikoid: Aldosteron A'

ZONA FASCICULATA B
Glukokortikoid: Cortisol B'

ZONA RETICULARIS C
Sexualsteroide: Androgene, C¹ / Östrogene C²

Nebennierenmark

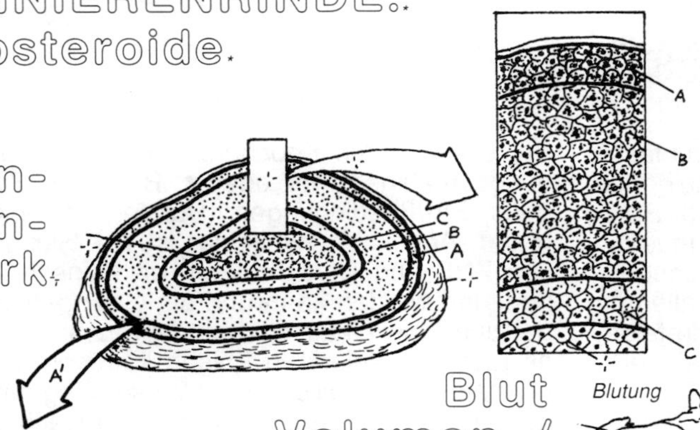

ALDOSTERON: A' Na⁺-Regulation D

Blut Volumen E / Druck E'

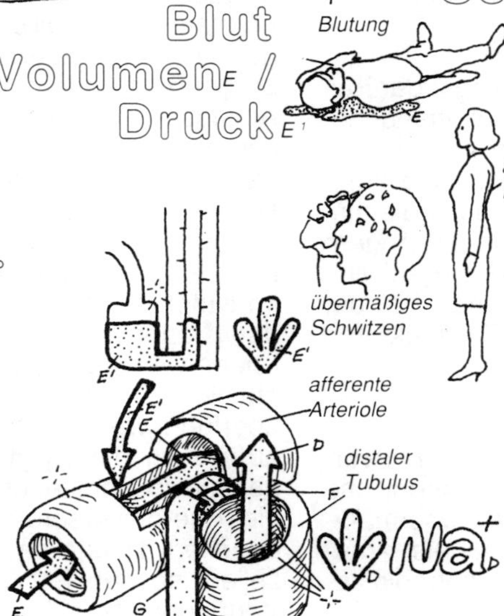

juxtaglomerulärer Apparat F

Aldosteron steigert die tubuläre Rückresorption von Na⁺, erhöht damit dessen Plasmaspiegel und führt zum Anstieg von Blutvolumen und zur Kompensation eines zuvor erniedrigten Blutdrucks. Eine Verminderung von Na⁺ oder Blutvolumen wird vom juxtaglomerulären Apparat gemessen und in eine intravasale Freisetzung von Renin umgesetzt. Renin spaltet enzymatisch Angiotensinogen (von der Leber gebildet) in ein kürzeres Polypeptid, Angiotensin I. In der Lunge wird Angiotensin I in ein kleineres und hochaktives Peptid, Angiotensin II, überführt.

Renin G

Angiotensinogen H

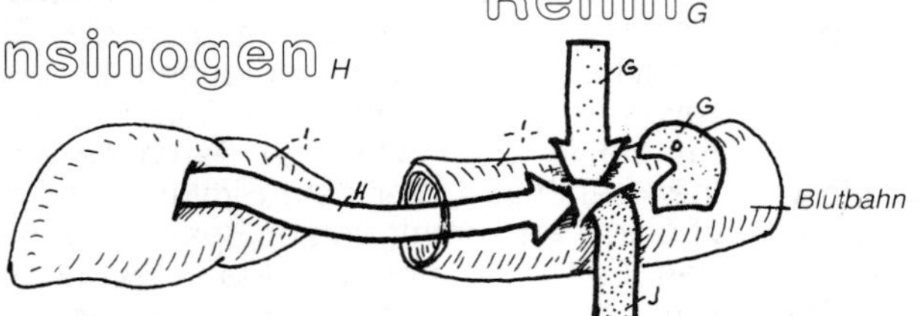

Angiotensin II wirkt vasokonstriktorisch und blutdrucksteigernd. Es stimuliert auch die Freisetzung von Aldosteron aus der Nebennierenrinde und erhöht damit die Na⁺-Rückresorption. Wasser folgt osmotisch bedingt nach. Die Steigerung des Na⁺- und Flüssigkeitsspiegels kompensieren das zuvor erniedrigte Na⁺, das Blutvolumen und damit auch den Blutdruck.

Angiotensin I J

Converting Enzym I

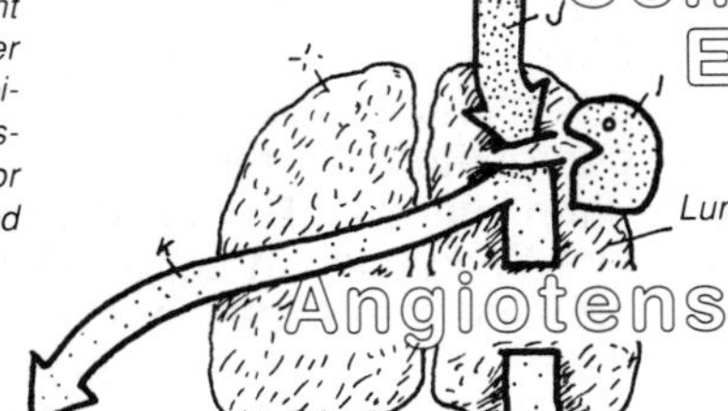

Angiotensin II K

Vasokonstriktion K (rasch) K

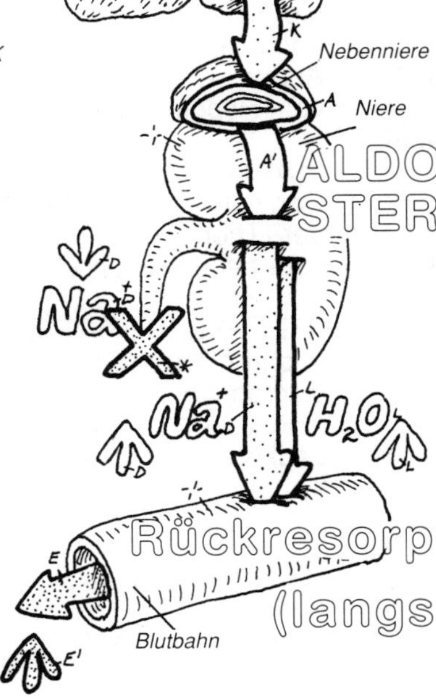

ALDOSTERON A'

Rückresorption D (langsam) D

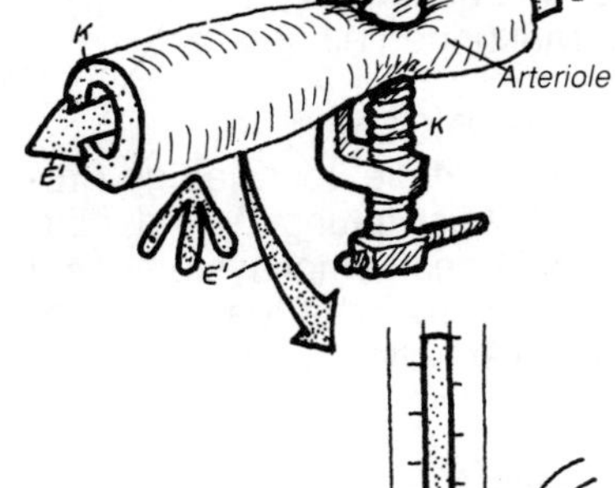

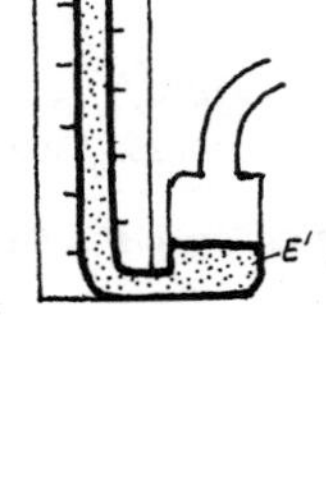

ALDOSTERON: A' K⁺-REGULATION M

Aldosteron erniedrigt den K⁺-Spiegel im Plasma. Ein K⁺-Anstieg wird von der Nebennierenrinde registriert und stimuliert die Freisetzung von Aldosteron. Aldosteron fördert in der Niere die Ausscheidung von K⁺, das gegen vermehrt rückresorbiertes Na⁺ ausgetauscht wird.

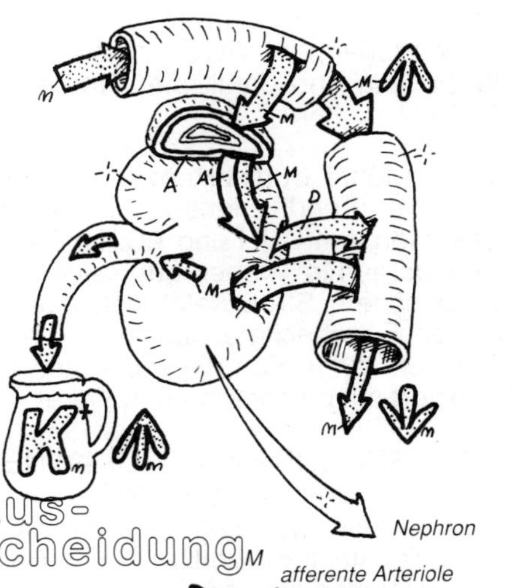

Ausscheidung M

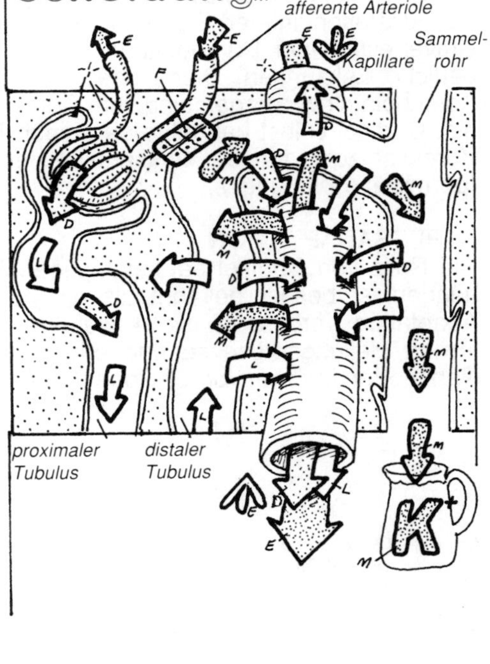

DIE NEBENNIERENRINDE: CORTISOL UND STRESS

Cortisol ist das wichtigste Steroidhormon der Zona fasciculata. Seine bekannteste Wirkung ist ein gesteigertes Glukoseangebot, insbesondere für Gehirn und Herz. Dies wird durch Aktivierung des Proteinkatabolismus mit Bildung von Glukose aus Aminosäuren (Glukoneogenese) erreicht. Die Glukoneogenese erfolgt vor allem in der Leber. Wegen ihrer Funktion im Kohlenhydratstoffwechsel bezeichnet man Cortisol und verwandte Steroide als Glukokortikoide.

Die Wirkungen von Cortisol gehen allerdings darüber weit hinaus. Viele Effekte (z.B. auch die Glukoneogenese) ermöglichen es dem Organismus, sich auf »Alarmsituationen« einzustellen. Einige Reaktionen sind kurzdauernd und gehen mit Wirkungen der Katecholaminausschüttung aus dem Nebennierenmark einher. Andere Cortisoleffekte sind davon unabhängig und zeigen eine längere Wirkdauer. Aufgrund seiner Aufgaben bei der Abwehr von schädlichen und bedrohlichen Streßfaktoren ist dieses Hormon lebensnotwendig.

REGULIERUNG DER SEKRETION

Zahlreiche Streßsituationen, z.B. Kälte, Hunger, Blutverlust, Operationen, Infektionen, akute und chronische Schmerzzustände, Frakturen, Entzündungen, übermäßige körperliche Belastung und sogar emotionale Traumen führen zur Freisetzung von CRH (Corticotropin releasing hormone) aus dem Hypothalamus. CRH stimuliert die Freisetzung des Polypeptids ACTH (adrenokortikotropes Hormon, Kortikotropin) aus dem Hypophysenvorderlappen. ACTH seinerseits aktiviert die Zona fasciculata und damit die Synthese und Sekretion von Cortisol.

Eine erhöhte Cortisolkonzentration reduziert über einen negativen Feedbackmechanismus im Hypothalamus die Sekretion von CRH und ACTH. Der Cortisolspiegel stellt sich daraufhin wieder auf seinen Normalwert ein. Bei chronischem Streß setzt sich das ZNS allerdings über diesen Feedbackmechanismus hinweg, da bei kontinuierlicher Stimulation die Zona fasciculata selektiv hypertrophiert mit entsprechend höherer Cortisolsekretion.

CORTISOL UND KATECHOLAMINEFFEKTE

In vielen Fällen setzt die Nebenniere bei akutem Streß über den Sympathikus auch Katecholamine frei. Infolge einer Konstriktion von Darm- und Hautgefäßen und einer Vasodilatation in der Skelettmuskulatur dient dies der Umverteilung der Durchblutung für bevorstehende körperliche Leistungen. Diese speziellen streßbezogenen Katecholaminwirkungen sind vom Cortisolspiegel abhängig. Cortisol selbst hat keine derartigen Effekte, ist aber Voraussetzung für die Wirksamkeit der Katecholamine (permissive Wirkung, s.u.).

STRESSADAPTATION

Die Rolle von Cortisol bei langfristigen Anpassungsvorgängen ist besser bekannt als die bei akuten. Diese Adaptation verbessert die Abwehrkräfte des Körpers, fördert Heilungsprozesse und erhöht das Angebot an Nährstoffen in Form von Glukose und Aminosäuren.

Bei einem durch Knochenbrüche verletzten und bewegungsunfähigen Tier oder z. B. einem Schiffbrüchigen unter Streßbedingungen (Hunger, Müdigkeit, Sonnenbrand, Angst, Verzweiflung) ist die Glukoseversorgung von ZNS und Herz bedroht, da keine Nahrung aufgenommen werden kann und die Glykogenspeicher in Leber und Muskulatur bald aufgebraucht sind. Damit kann es rasch zu deletären Folgen kommen, da das Gehirn normalerweise völlig auf die Versorgung mit Glukose angewiesen ist. Regenerierendes oder wachsendes Gewebe benötigt andererseits eine adäquate Versorgung mit Aminosäuren. Daher sind die cortisolbedingte Aminosäurenmobilisation und Glukoneogenese zur Kompensation dieser streßbedingten Mangelzustände von entscheidender Bedeutung.

Eine erhöhte Cortisolsekretion aktiviert in Muskulatur, im lymphatischen- und im Bindegewebe (Knochen etc.) den Katabolismus der labilen Proteinreserven. Die mobilisierten Aminosäuren gelangen in die Leber, wo sie desaminiert (Entfernung der Aminogruppe) und in Glukose überführt werden (Glukoneogenese). Cortisol stimuliert außerdem die Synthese von Enzymen der Glukoneogenese in der Leber. Die entstandene Glukose sichert die Energieversorgung von Gehirn und Herz. Cortisol reduziert zusätzlich die Glukoseaufnahme in Muskelzellen, so daß für Gehirn und Herz mehr Glukose zur Verfügung steht.

Nicht alle der durch den Proteinabbau freigesetzten Aminosäuren finden Eingang in die Glukoneogenese. Manche werden Geweben zugeführt, in denen Regenerationsvorgänge stattfinden. Andere werden in der Leber für die lebensnotwendige Synthese von Plasmaproteinen benötigt. Unter dem Einfluß von Cortisol und Katecholaminen kommt es zur Spaltung von Triglyzeriden in den Fettzellen und zur Mobilisierung von Fettsäuren. Diese können in Muskulatur und Herz für die Energiegewinnung genutzt werden.

PERMISSIVE WIRKUNG UND TAGESPERIODIK

Einige Wirkungen des Cortisols sind »permissiver« Art, d.h. manche biochemische Prozesse erfordern für einen geordneten Ablauf die Anwesenheit von Cortisol. Nur dann können z.B. Glukagon und das Wachstumshormon ihre Wirkungen in Leber (Glykogenolyse) und Fettgewebe (Lipolyse) entfalten. Für die durch Katecholamine bedingte Vasokonstriktion gilt das gleiche. Im übrigen zeigt die Sekretion von Cortisol eine Tagesperiodik mit den höchsten Werten am Morgen und den niedrigsten am Abend. Dieser streßunabhängige zyklische Ablauf wird vom Hypothalamus kontrolliert (Tafel 101).

PHARMAKOTHERAPIE

Cortisol wird in größeren, pharmakologischen Dosen bei der Therapie wundbedingter Entzündungen, Allergien oder bei rheumatischen Erkrankungen eingesetzt.

STRESSBEDINGTE ERKRANKUNGEN

In chronischen Streßsituationen hat die übermäßige Produktion von Cortisol negative Auswirkungen und führt z. B. zu Magenulzera, Athrophie des Lymphsystems und Leukopenie mit konsekutiver Schwäche des Immunsystems, Hypertonie und vaskuläre Störungen.

Hinweise: Verwenden Sie Rot für C, Gelb für I und dieselbe Farbe für die Zona fasciculata wie auf Tafel 120 (A).
1. Beginnen Sie oben links und malen Sie den Cortisol-sezernierenden Bereich der Nebennierenrinde an (A1). Gehen Sie dann zum streßbedingten Blutdruckabfall oben rechts (C) über und folgen Sie den Reaktionen 1-10.
2. Wenden Sie sich jetzt den numerierten metabolischen Reaktionen 1-9 zu. Beginnen Sie mit dem niedrigen Blutzuckerspiegel im Reagenzglas, der hier durch Hunger ausgelöst ist.
3. Kolorieren Sie unten die Überschriften, die Tablette, die Kapsel und die Injektionsnadel.

ZONA FASCICULATA A

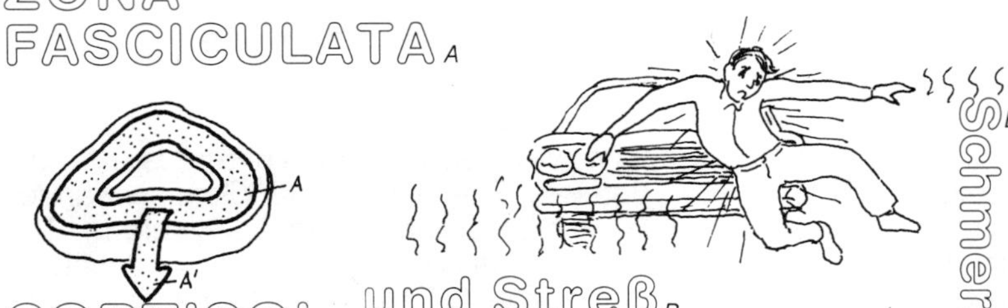

CORTISOL A' und Streß B

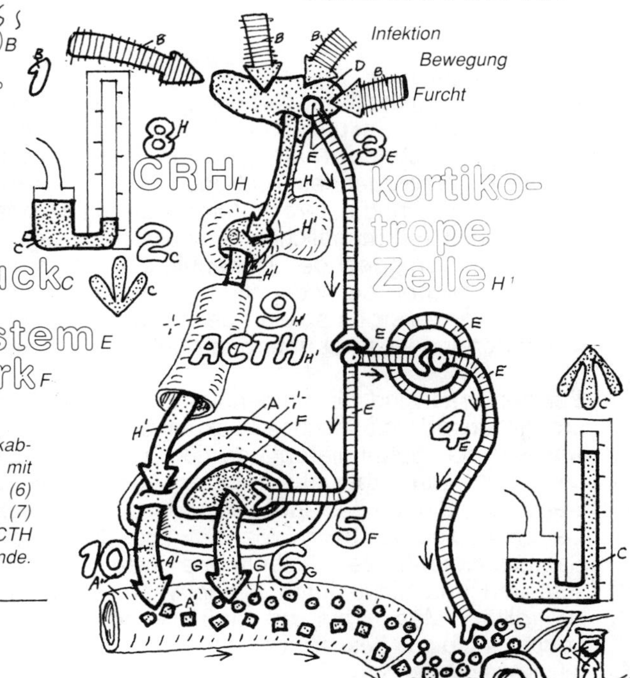

Hypothalamus D

LANGSAM. D **SCHNELL.**

LANGSAM	SCHNELL
CRH H und ACTH H'	symp. Nervensystem E
NNR A	Nebennierenmark F
Cortisol A'	Katecholamine G

Als Reaktion auf Schmerz und Streßfaktoren (1), z.B. Angst, verletzungsbedingten Blutdruckabfall, akute Überbelastung (2), aktiviert der Hypothalamus das sympathische NS (3) mit postganglionären Axonen (4) und Nebennierenmark (5). Dadurch werden Katecholamine (6) freigesetzt, die den erniedrigten Blutdruck rasch erhöhen sowie Glukose und Fettsäuren (7) mobilisieren. Gleichzeitig sezerniert der Hypothalamus CRH (8), so daß die Hypophyse ACTH ausschüttet (9). ACTH stimuliert die Ausschüttung von Cortisol (10) aus der Nebennierenrinde. Katecholamine und Cortisol wirken bei der Anpassung an Streßsituationen synergistisch.

STOFFWECHSELREAKTION

Fett- und Proteinabbau.

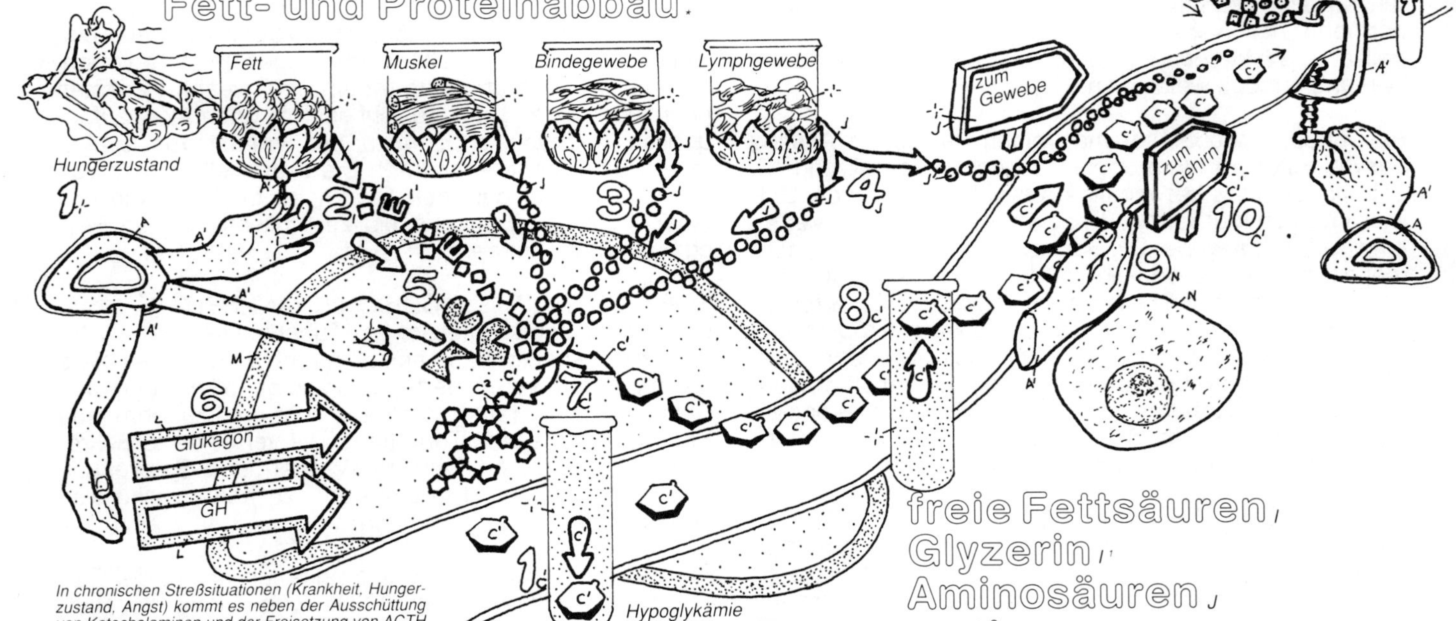

freie Fettsäuren I
Glyzerin I'
Aminosäuren J
Enzymsynthese K
Hormone L Leber M
Glukoneogenese. Glukose C'
Glykogen C² Körperzelle N

In chronischen Streßsituationen (Krankheit, Hungerzustand, Angst) kommt es neben der Ausschüttung von Katecholaminen und der Freisetzung von ACTH und Cortisol zu einer Hypertrophie der Nebenniere. Cortisol unterstützt die Katecholamine bei der Mobilisierung von Fettsäuren (2), die von Herz und Leber verbraucht werden. Cortisol bewirkt in Muskulatur, Knochen und lymphatischem Gewebe einen vermehrten Proteinabbau mit Mobilisierung von Aminosäuren (3). Diese werden von der Leber aufgenommen oder für Regenerationsprozesse eingesetzt (4). Cortisol induziert in der Leber die Bildung von Enzymen, die an der Glukogenese beteiligt sind (Glukoneogenese) (5). Außerdem unterstützt es die Wirkungen von Glukagon und Wachstumshormon (6). Durch Glukoneogenese (7) entstandene Glukose wird ins Blut abgegeben und erhöht den Blutzuckerspiegel (8). Cortisol vermindert auch die Glukoseaufnahme der Muskulatur und anderer peripherer Gewebe (9), wodurch mehr Glukose für Gehirn (10) und Herz zur Verfügung steht.

PHARMAKOLOGISCHE EFFEKTE:

entzündungshemmend bei: A'

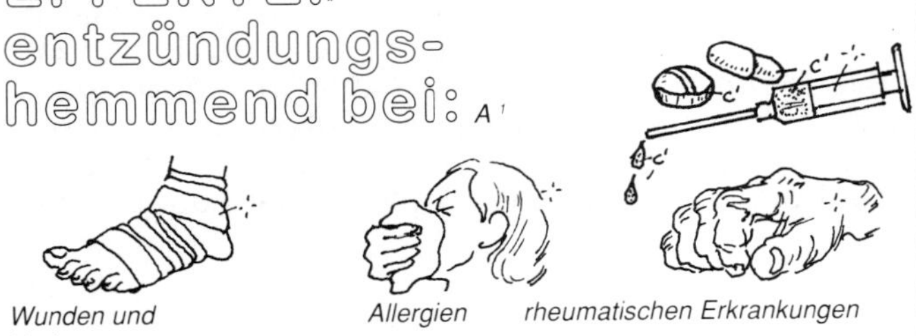

Wunden und Verletzungen — Allergien — rheumatischen Erkrankungen

In großen Dosen lindert Cortisol die durch Infektion, Allergie und rheumatische Gelenkaffektionen entstandenen Entzündungssymptome. Mit Ausnahme der Förderung von Wundheilung trägt Cortisol wahrscheinlich nicht zu physiologischen entzündungshemmenden Reaktionen bei.

CHRONISCHE STRESSEINWIRKUNG:.

andauernde Cortisolsekretion A'

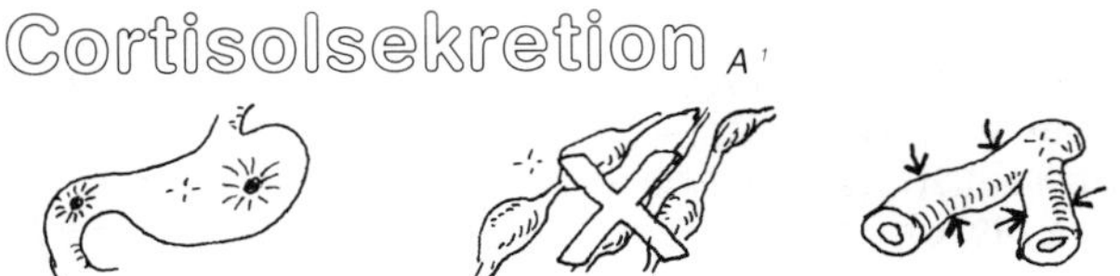

Magen — lymphatische Atrophie — Hypertonie vaskuläre Störungen

Lang andauernde und übermäßige Cortisolsekretion findet normalerweise als Reaktion auf chronische Streßsituationen statt. Die damit verbundene erhöhte Sekretion von Magensaft und/oder erhöhte Säureempfindlichkeit können in Magen und Duodenum zu Ulzera führen. Ebenso kann es zu einer schweren Leukopenie und Lymphknotenatrophie kommen, was die Widerstandskraft gegen bakterielle Infektionen u.U. erheblich reduziert. Ein chronischer Cortisolüberschuß kann auch Hypertonie und vaskuläre Störungen auslösen.

DIE NEBENNIERENRINDE: SEXUALSTEROIDE UND HORMONSTÖRUNGEN

ANDROGENE
Die innerste Schicht der Nebennierenrinde (Zona reticularis) produziert Sexualsteroide, hauptsächlich Androgene, jedoch auch kleine Mengen von Östrogen und Progesteron. Vorwiegendes Androgen ist das 17-Ketosteroid Dihydroepiandrosteron. Verglichen mit Testosteron, dem wichtigsten männlichen Sexualhormon der Hoden, sind die Androgene der Nebenniere deutlich weniger wirksam. Wegen der wesentlich größeren Menge testikulären Testosterons spielen beim Mann die Nebennierenandrogene eine nur untergeordnete Rolle (Tafel 144).

Bei der Frau sind die Nebennieren jedoch der Hauptproduktionsort männlicher Sexualhormone. Östrogen wird von der Nebennierenrinde nur in geringen Mengen sezerniert, kann aber aus anderen Androgenen im Gewebe oder Blut umgewandelt werden (z. B. Ursache des Östrogenspiegels beim Mann). Die Sekretion von Sexualsteroiden der Nebenniere wird durch ACTH stimuliert und nicht durch hypophysäre Gonadotropine kontrolliert. Man nimmt an, daß die adrenalen Androgene die Libido (Sexualtrieb) der Frau beeinflussen. Unter physiologischen Bedingungen haben die Sexualhormone der Nebenniere allerdings vor allem metabolische Wirkungen, insbesondere eine anabolische Wirkung auf den weiblichen Körper.

Bei Kindern beobachtet man einen deutlichen Anstieg der Sekretion von Androgenen zwischen dem 7. und 15. Lebensjahr. Dies hat wichtige Auswirkungen auf die Entwicklung von Muskulatur, Knochenwachstum und Verteilung von Fettgewebe. Die vor der Pubertät rasch zunehmende Androgenproduktion (Adrenarche) kann auf Änderungen der Enzymsysteme der Zellen der Zona reticularis oder auf Wirkungen eines speziellen Tropins aus dem HVL beruhen. Eine anomale Sekretion der adrenalen Sexualhormone aufgrund von Enzymstörungen, Atrophie oder Tumoren hat dramatische Auswirkungen. Fehlen oder Überschuß eines dieser Hormone führt zu typischen Krankheitsbildern der Medizin.

ADRENOGENITALES SYNDROM
Die Androgene der Nebenniere haben nur geringgradige maskulinisierende Effekte, wie an Eunuchen deutlich wird, die trotz ihrer Androgene aus der Nebenniere ein sehr weibliches Erscheinungsbild aufweisen. Aufgrund von Tumoren oder zellulär-enzymatischen Defekten können allerdings Androgene übermäßig produziert werden. So können Enzyme, die z.B. normalerweise Androgene in Cortisol umwandeln, ausfallen. Unter diesen Umständen sezernieren die Zellen der Nebenniere statt Cortisol Androgene. Der verminderte Cortisolspiegel im Plasma löst über einen negativen Feedbackmechanismus die Sekretion von ACTH aus, was die Nebenniere anregt, noch mehr Androgen zu produzieren. Es entsteht ein Circulus vitiosus, der den Körper mit Androgenen überflutet.

Bei erwachsenen Frauen führt dies zum Hervortreten von sekundären männlichen Geschlechtsmerkmalen, z.B. Hirsutismus (männlicher Behaarungstyp bei der Frau), Entwicklung von Muskulatur und männlichem Körperbau (aufgrund veränderter Verteilung des Körperfetts), einer tieferen Stimmlage und Genitalveränderungen (Krankheitsbild: adrenogenitales Syndrom). Bei Mädchen kommt es neben der Virilisierung (»Vermännlichung«) zum vorzeitigen Schluß der Epiphysenfugen. Jungen zeigen eine scheinbar vorzeitige Pubertät bei fehlender Hodenentwicklung und vorzeitigem Schluß der Epiphysenfugen (Tafel 115). Derartige Patienten sind als Kinder relativ groß und als Erwachsene relativ klein.

CORTISOLÜBERSCHUSS: CUSHING-SYNDROM
Eine massive Überproduktion von Cortisol kann zum Morbus Cushing führen. Ihm liegen entweder Tumore der Nebenniere, ACTH-produzierende Tumore der Hypophyse oder CRH-produzierende Tumore des Hypothalamus zugrunde. Die wichtigsten klinischen Zeichen eines erhöhten Cortisolspiegels sind: Fettsucht (s.u.), erhöhter Blutdruck (Hypertonie), erhöhter Blutzuckerspiegel, vermehrter Proteinkatabolismus mit Muskelabbau und -schwäche und Entkalkung der Knochen (Osteoporose). Mesenchymale Defekte bedingen Striae in der Haut und Wundheilungsstörungen.

Das Fettgewebe wird von den Extremitäten auf den Stamm umverteilt. Fettansammlungen an Abdomen, Rücken, Nacken und Gesicht sind bei diesen Patienten charakteristisch. Das Gesicht ist oft ödematös aufgequollen (Mondgesicht), wozu der Verlust von subkutanem Bindegewebe beiträgt. Die Krankheit wird oft von Verhaltens- und geistigen Störungen begleitet, die von einer einfachen Euphorie bis zur vollentwickelten Psychose reichen können.

KORTEXATROPHIE: ADDISON-KRANKHEIT
Durch Karzinome, Infektionen (Tuberkulose) oder Autoimmunkrankheiten kann es zur Atrophie der Nebenniere kommen, mit verminderter Produktion aller Hormone. Diese Addison-Krankheit ist eine sehr ernstzunehmende Erkrankung, die zum Tode führt. Die verminderte Sekretion von Aldosteron führt zu Wasser- und Salzverlust, Dehydratation, zur Hypotonie und zu kardiovaskulären und neurologischen Störungen.

Bei einer verminderten Cortisolsekretion nimmt die Glukoneogenese in der Leber ab. Deswegen kann der Blutzuckerspiegel beim Fasten nicht aufrechterhalten werden. Bei Hypokortisolismus fehlen dem Körper die schützenden streßkorrelierten Cortisolwirkungen und die voll ausgeprägten Katecholaminreaktionen. Der Körper kann auf einfache Streßfaktoren (z.B. Kälte, Hunger) nicht mehr adäquat reagieren, so daß Schock und sogar Tod die Folge sein können - unbehandelt sterben die meisten Patienten aufgrund einer Abwehrschwäche gegen Infektionskrankheiten.

Die reduzierten Cortisolspiegel der Addison-Patienten führen zu erhöhter Ausschüttung von ACTH und MSH (Melanozyten-stimulierendes Hormon). MSH stammt ebenfalls aus den kortikotropen Zellen der Hypophyse. Dieses Hormon bewirkt eine vermehrte Pigmentierung der Haut - ein klassisches Symptom der Addison-Krankheit.

Hinweise: Verwenden Sie Rot für G, Gelb für F und Hellbraun für H und dieselben Farben für die Zona reticularis (A), Cortisol (D) und Aldosteron (I).
1. Malen Sie die Abbildung oben mit den Sexualhormonen an. Ovarien (C) und Hoden (B^1) erhalten dieselbe Farbe wie ihre zugehörigen Hormone.
2. Kolorieren Sie die 3 Beispiele der Nebennierenrindenstörungen. Beginnen Sie mit dem adrenogenitalen Syndrom. Bearbeiten Sie jedes Symbol mit dem entsprechenden Anstieg oder Abfall. Beginnen Sie bei der Addison-Krankheit mit dem totalen Funktionsausfall der Nebennierenrinde links oben.

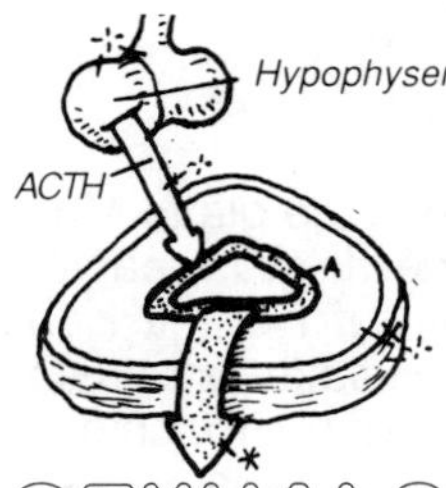

Zona reticularis A

SEXUALSTEROIDE: Androgen B Östrogen C Progesteron C'

Die Zona reticularis der Nebennierenrinde sezerniert bei beiden Geschlechtern Steroide: Androgene, Östrogene und Progesteron. Adrenale Androgene sind wesentlich weniger wirksam als Testosteron.

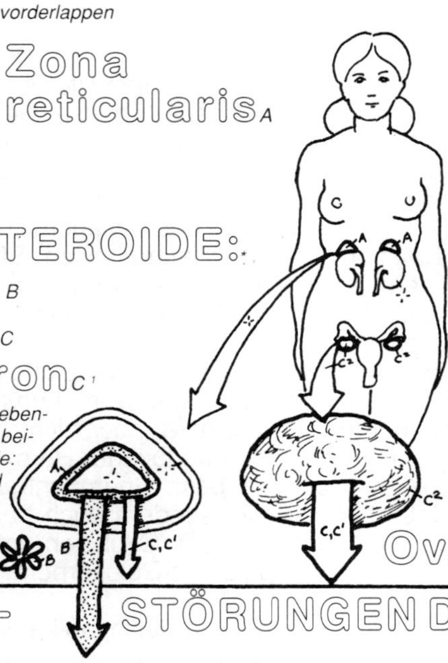

Bei der Frau entstammen die Androgene ausschließlich der Nebennierenrinde. Sie spielen eine Rolle bei der Libido und vor allem bei anabolischen Prozessen und bei Muskel- und Knochenwachstum während der Pubertät. Beim Mann wird in der Nebenniere Östrogen gebildet. Aus Androgenen können beim Erwachsenen auch intravasal Östrogene gebildet werden. ACTH stimuliert die Sekretion der adrenalen Sexualsteroide. Während der Pubertät steigt die Freisetzung der adrenalen Androgene signifikant an (Adrenarche). Vermutlich wird dies durch die Sekretion eines speziellen Hypophysenfaktors ausgelöst.

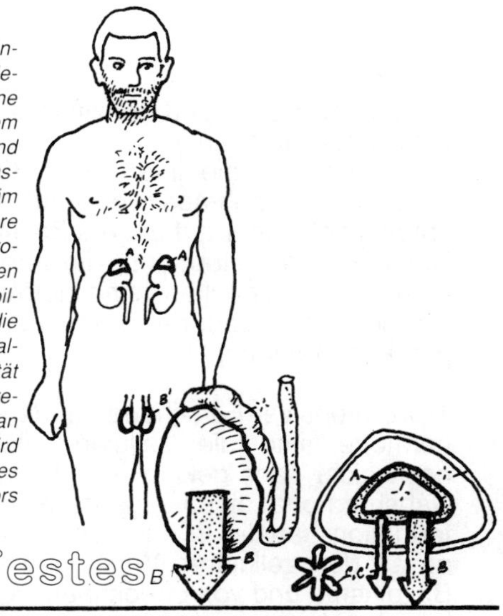

STÖRUNGEN DER NEBENNIERENFUNKTION ⇧.⇩.

1. adrenogenitales Syndrom: ANDROGEN B ⇧

Eine exzessive Sekretion adrenaler Androgene bewirkt bei der Frau einen maskulinisierenden Effekt (adrenogenitales Syndrom). Beim Mädchen führt dies zur frühzeitigen Entwicklung männlicher Geschlechtsmerkmale (Virilisierung). Beim Jungen zeigt sich eine isosexuelle Frühreife mit Entwicklung von Muskulatur, Skelett und Genitalien. Durch vorzeitigen Schluß der Epiphysenfugen kommt es zum Kleinwuchs (»Herkulesknaben«).

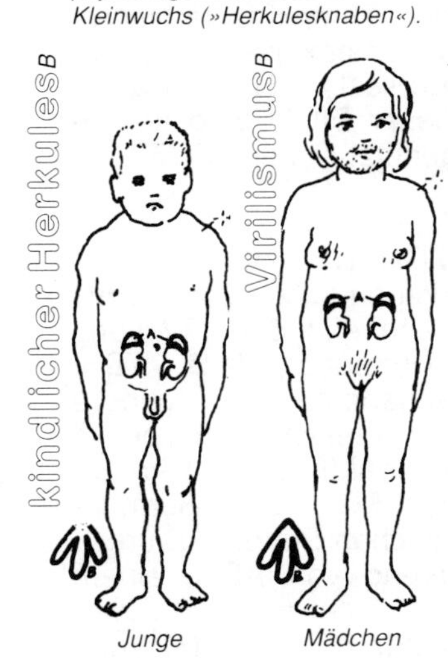

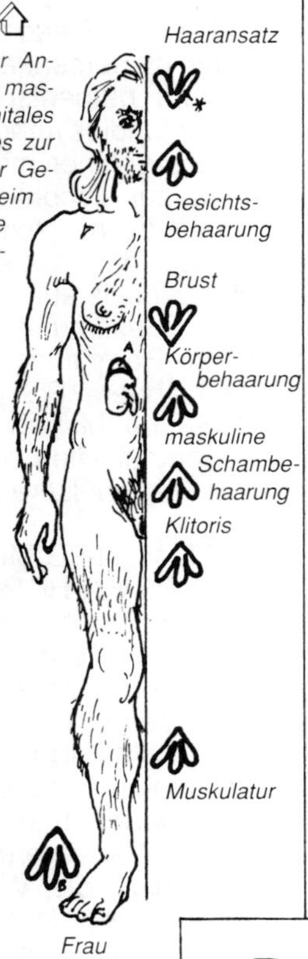

2. Cushing-Syndrom CORTISOL D ⇧

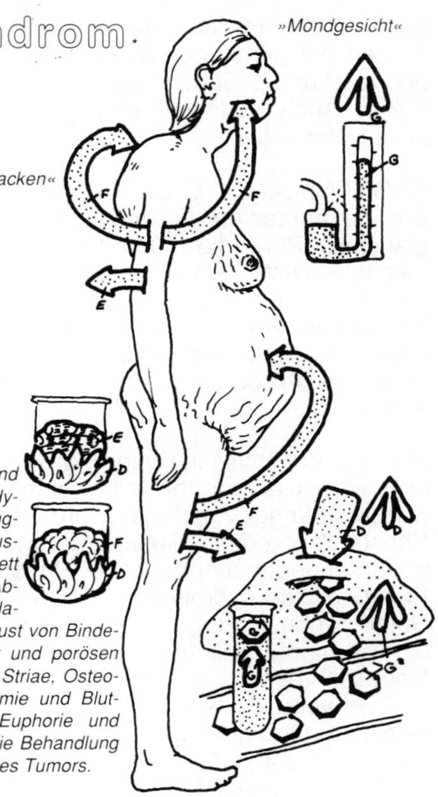

Protein E
Fett F
Blutdruck G
Blutzucker G¹
Glukose G²

Eine exzessive Cortisolsekretion aufgrund von Tumoren der Nebenniere oder von Hypophyse/Hypothalamus führt zum Cushing-Syndrom. Proteinkatabolismus führt zu Muskelschwund mit körperlicher Schwäche. Fett wird von Gesäß und Oberschenkeln an Abdomen, Rücken, Genick und Gesicht verlagert (Stiernacken, Mondgesicht). Ein Verlust von Bindegewebe führt zu einer verdünnten Haut und porösen Knochen (Hautödem, blaue Flecken und Striae, Osteoporose). Es entwickeln sich Hyperglykämie und Bluthochdruck. Müdigkeit, Schlaflosigkeit, Euphorie und Psychosen können ebenfalls auftreten. Die Behandlung der Wahl ist die chirurgische Entfernung des Tumors.

3. Addison-Krankheit: ALDOSTERON I ⇩ I CORTISOL ⇩ D SEXUALSTEROIDE ⇩

Die Addison-Krankheit beruht auf einer Atrophie der Nebenniere. Durch den Aldosteronmangel werden dem Körper Na und Wasser entzogen, was zu Hypotension, Dehydratation und ggf. zum Schock führt. Der Verlust an Cortisol verursacht eine Hypoglykämie und die Unfähigkeit, auf Streßfaktoren zu reagieren. Infektionen, Hunger und Kälte können eine Addison-Krise provozieren, die unbehandelt tödlich verläuft. Die gesteigerte Produktion von ACTH und MSH führt zu verstärkter Hautpigmentierung.

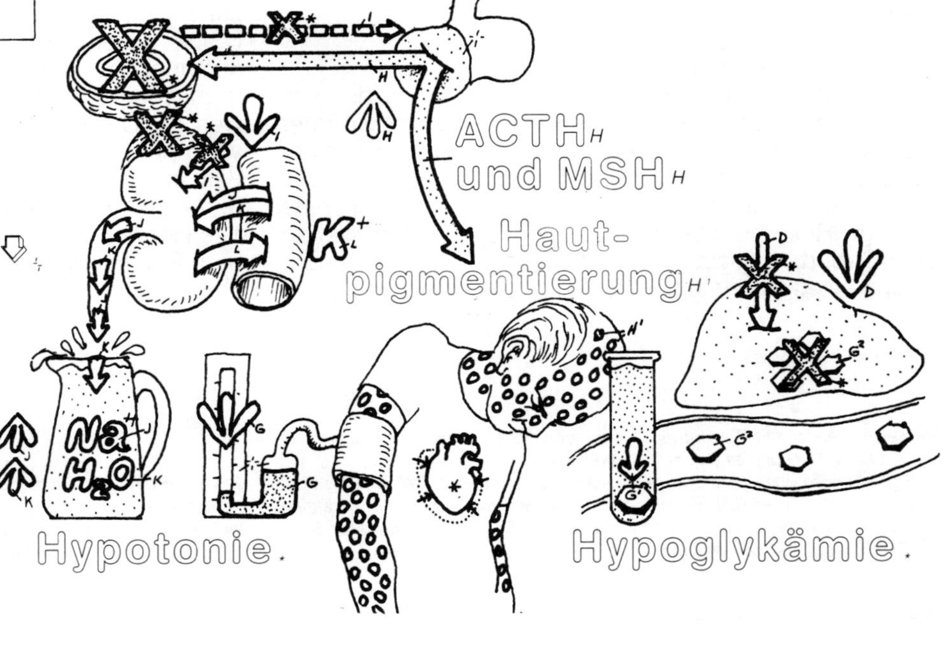

GEWEBSHORMONE
Gewebshormone sind spezifische, hochaktive und normalerweise kurzlebige chemische Botenstoffe, die von Zellen lokal in die interstitielle Flüssigkeit abgegeben werden. Sie nehmen von dort Einfluß auf ihre Ursprungszelle oder auf andere Zellen in der unmittelbaren Nachbarschaft. Hormone, die ihre Wirkung an der Ursprungszelle entfalten, sind autokrine Hormone. Wenn Hormone benachbarte Zellen beeinflussen, haben sie parakrine Wirkung (Tafel 107).

Trotz intensiver Forschung auf dem Gebiet der Gewebshormone sind die zellulären Wirkungsmechanismen noch nicht ganz geklärt. In manchen Fällen bilden Gewebshormone einen eigenständigen hormonellen »Informationskanal«. In anderen Fällen sind lokale Hormone an den zellulären Wirkungen von Stoffen aus dem Blutplasma und von endokrinen Hormonen beteiligt. Viele Erkrankungen sind mit einer Fehlfunktion der Gewebshormone verbunden. Auch einige wichtige Medikamente (z.B. Azetylsalizylsäure) greifen im Stoffwechsel oder an den Rezeptoren lokaler Hormone an. Zu den Stoffen mit parakriner Wirkung gehören Prostaglandine und verwandte Substanzen (Thromboxane und Leukotriene). Auch Stoffe wie Serotonin und Histamin entfalten lokale Wirkungen.

PROSTAGLANDINE: STRUKTUR UND BIOSYNTHESE
Die bekanntesten Gewebshormone sind die Prostaglandine (PG), die 1930 von Kurt von EULER aus menschlichem Samen isoliert wurden und in der (falschen) Annahme, sie entstammten der Prostata, nach ihr benannt wurden. Die PG bilden eine ganze Familie chemisch nahe verwandter Substanzen. Viele, wenn nicht alle Körperzellen können einige dieser PG freisetzen.

PG sind Abkömmlinge von ungesättigten C_{20}-Fettsäuren (z.B. Arachidonsäure) mit einem zyklischen Kohlenwasserstoffring. Arachidonsäure ist ein Bestandteil der Phospholipide der Zellmembran und wird mit Hilfe einer membrangebundenen Lipase (Phospholipase A), die die Phospholipide hydrolysiert und synthetisiert, freigesetzt. Unter Einbeziehung verschiedener Enzyme wird sie dann zum interzellulären Aufbau benutzt. Wichtigste Unterklassen der PG sind PGE und PGF, aber auch andere PG-Typen (PGA-PGI) sind bekannt. Arachidonsäure selbst kann vom Körper nicht synthetisiert werden, sondern muß mit der Nahrung zugeführt werden. Ein ernährungsbedingter Mangel dieser essentiellen Fettsäure führt - vermutlich aufgrund eines PG-Mangels - zu Erkrankungen.

PROSTAGLANDINWIRKUNGEN
Die zuerst von EULER beschriebene Wirkung der aus Samenflüssigkeit isolierten PG war eine Kontraktion der Uterusmuskulatur. Diese Wirkung mag beim Spermientransport in die weiblichen Eileiter von Bedeutung sein. Vom Uterus selbst freigesetzte PG spielen auch eine wichtige Rolle bei Uteruskontraktionen während Wehen und Geburt. Klinisch werden bestimmte PG zur Auslösung eines Aborts eingesetzt (Tafel 150).

PG beeinflussen neben dem Uterus auch die glatte Muskulatur anderer Organe. Ebenso wie der Uterus reagiert z.B. die glatte Muskulatur des Darms auf PG mit Kontraktionen. Andere PG können eine Relaxation auslösen, z.B. an der glatten Muskulatur der Bronchiolen (Bronchodilatation) oder mancher Blutgefäße (Vasodilatation). Diese dilatatorischen Effekte sind bei der Therapie von vaskulären (Hypertonie) und respiratorischen Störungen (Asthma) wichtig.

Neben ihren Effekten auf die glatte Muskulatur erfüllen PG eine ganze Reihe von Funktionen in anderen Körpergeweben. Einige, aber nicht all ihre Effekte hängen mit Wirkungen endokriner Hormone zusammen. PG spielen nicht nur beim Spermientransport und bei der Geburt eine Rolle, sondern auch bei weiteren Schritten der Fortpflanzung, z.B. Ovulation, Implantation des Embryos und Atrophie des Gelbkörpers (Tafel 145, 149).

Weiterhin sind PG an der hypothalamischen Regulation der Körpertemperatur und an der Thrombozytenaggregation im Rahmen der Blutgerinnung beteiligt. Bei Freisetzung von PG im Hypothalamus steigt die Körpertemperatur u.U. bis auf fieberhafte Werte (Tafel 134). Die antipyrogene (fiebersenkende) Wirkung von Azetylsalizylsäure beruht dementsprechend auf einer Hemmung der Prostaglandinsynthese. Auch bei Entzündungen, einschließlich solcher mit Gelenkbeteiligung (Tafel 139), kommt es zur Produktion von PG und Leukotrienen. Der analgetische (schmerzlindernde) Effekt von Azetylsalizylsäure bei Gelenkentzündungen beruht wahrscheinlich ebenfalls auf einer Hemmung der Prostaglandinsynthese. Bestimmte PG hemmen die Blutgerinnung durch Hemmung der Thrombozytenaggregation, während andere PG (Thromboxane) diese fördern (Tafel 138). Im Magen drosseln PG die Säuresekretion der Parietalzellen. Dieser Effekt wird für die Behandlung von Magenulzera genützt (Tafeln 69, 77).

INTERAKTIONEN VON PG MIT cAMP
UND MIT ENDOKRINEN HORMONEN
Bestimmte PG entfalten ihre Wirkung in Verbindung mit endokrinen Hormonen. Manche können z.B. die Wirkung von Hypophysenvorderlappen-Hormonen (z.B. TSH, ACTH, Prolaktin; Tafel 108) nachahmen, insbesondere den Anstieg von cAMP in den Zielzellen. In Fällen, in denen Hypophysenhormone den cAMP-Spiegel herabsetzen, antagonisieren manche PG diese Hormonwirkung. Auf diese Weise verursachen PG eine Diurese - antagonisieren also die Wirkung von ADH, einem Hypophysenhinterlappen-Hormon (Tafel 62, 110). Zwischen PG und second messengern wie cAMP und cGMP scheint eine enge Interaktion zu bestehen. Bestimmte Hormone (first messengers) aktivieren Rezeptormechanismen ihrer Zielzellen, wodurch PG freigesetzt werden. Diese PG aktivieren in den gleichen (autokrine Wirkung) oder benachbarten (parakrine Wirkung) Zellen das membranständige Enzym Adenylatzyklase. Der resultierende Anstieg von cAMP vermittelt die Wirkung des Hormons als first messenger. Auf diese Weise können PG Hormonwirkungen verstärken oder abschwächen, je nachdem welcher PG-Typ oder second messenger (cAMP oder cGMP) beteiligt ist.

Hinweise: Verwenden Sie Rot für C, eine leuchtende Farbe für E^2, sehr helle Farben für A, D, G und eine dunkle Farbe für B.
1. Beginnen Sie oben links und vervollständigen Sie diese Abbildung bis zum zentralen großen Pfeil (E^2). Beachten Sie, daß Gewebshormone (E) parakrine (E^1) oder autokrine (F) Wirkung haben. Die PG (E^2) erhalten auf dieser Seite die Farbe der parakrinen Wirkung.

2. Vervollständigen Sie die verschiedenen Wirkungen der PG und der mit ihnen verwandten Gewebshormone Thromboxan (E^3) und Leukotrien (E^4). Dabei sollen die Zeichnungen nicht angemalt werden, wohl aber die PG-Pfeile und die Symbole für Zu- und Abnahme.

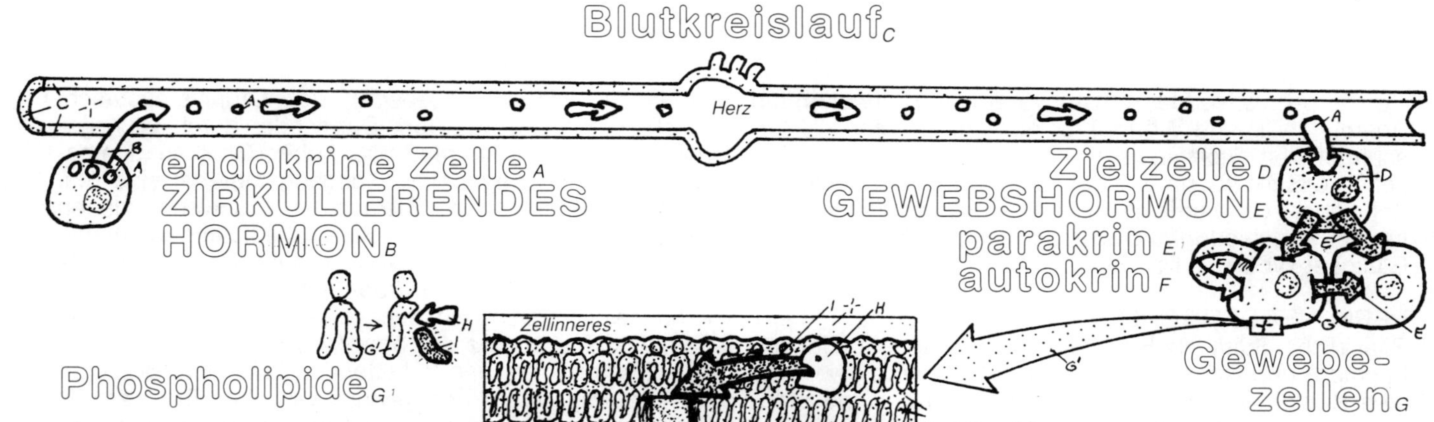

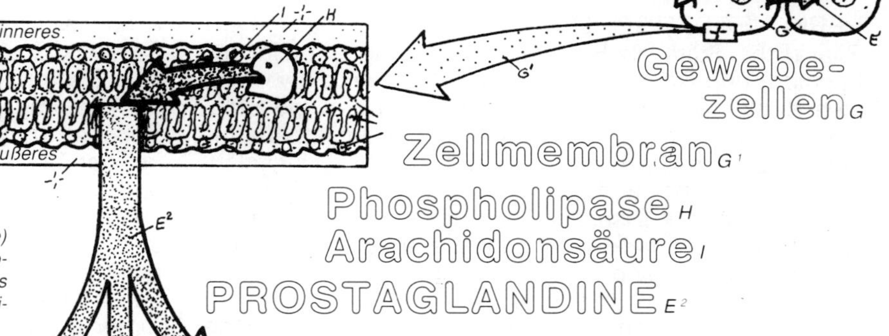

Gewebshormone werden in den Extrazellulärraum abgegeben, um auf die Ursprungs- (autokriner Effekt) oder benachbarte Zelle (parakriner Effekt) zu wirken. PG sind typische parakrine Hormone. Zur Biosynthese von PG, wird Arachidonsäure (C_{20}-Fettsäure) durch Hydrolyse (Phospholipase) aus Membranphospholipiden gebildet. Mit Hilfe weiterer Enzyme entstehen aus Arachidonsäure verschiedene Prostaglandine, die dann freigesetzt werden.

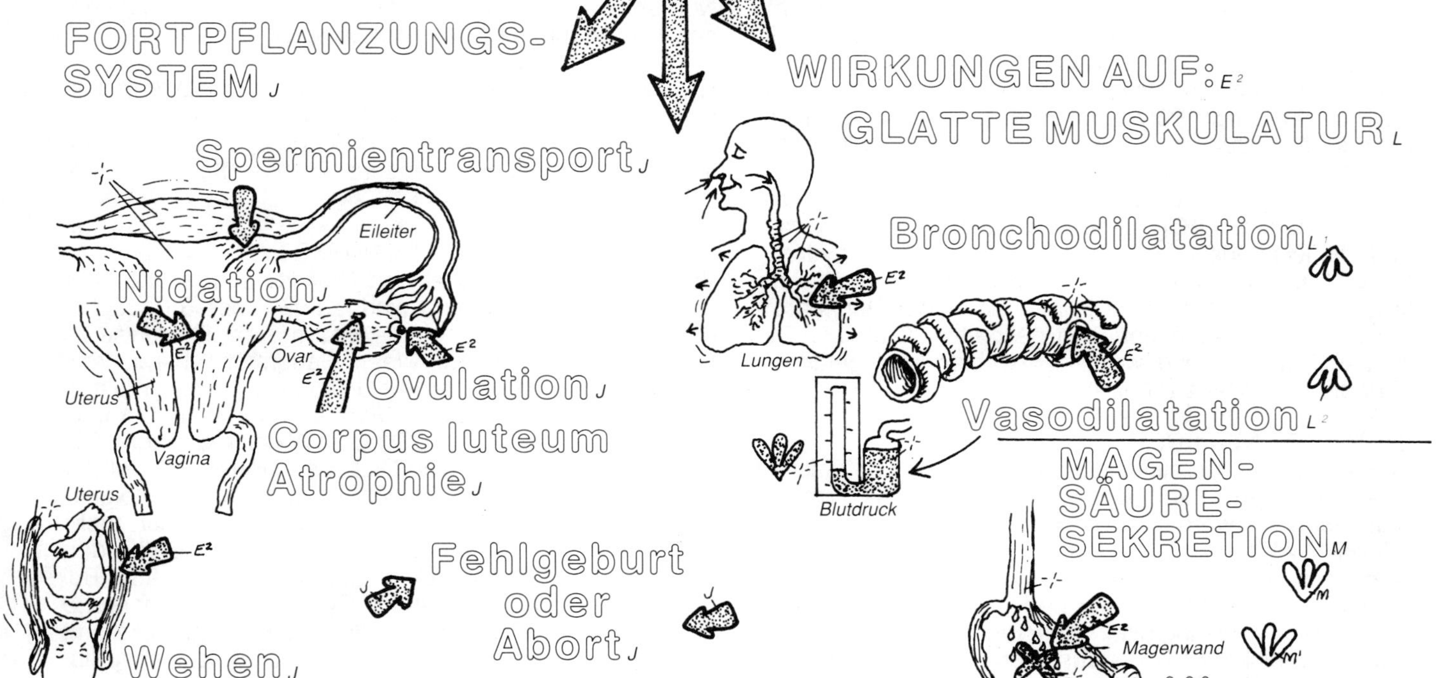

Im Fortpflanzungssystem fördern manche PG Spermientransport, Ovulation, Nidation und Wehentätigkeit. Sie können für Fehlgeburten verantwortlich sein und werden eingesetzt, um einen Abort auszulösen. PG sind auch am prämenstruellen Syndrom beteiligt. Einige PG relaxieren die viszerale glatte Muskulatur (Broncho- und Vasodilatation). Im Magen hemmen PG die Säuresekretion und schützen auf diese Weise vor Ulzera. Im Hypothalamus fördern bestimmte PG die Wärmeproduktion, bei starker Freisetzung kommt es zu Fieber. Die fiebersenkende Wirkung von Azetylsalizylsäure beruht auf der Hemmung der PG-Synthese. Aus den Gefäßwänden stammende PG hemmen die Blutgerinnung durch Hemmung der Thrombozytenaggregation. Andere PG, die aus Thrombozyten freigesetzt werden (Thromboxane), fördern Aggregation und Gerinnselbildung. Leukotriene sind spezielle PG, die von Mast- oder weißen Blutzellen freigesetzt werden und allergische und entzündliche Reaktionen fördern.

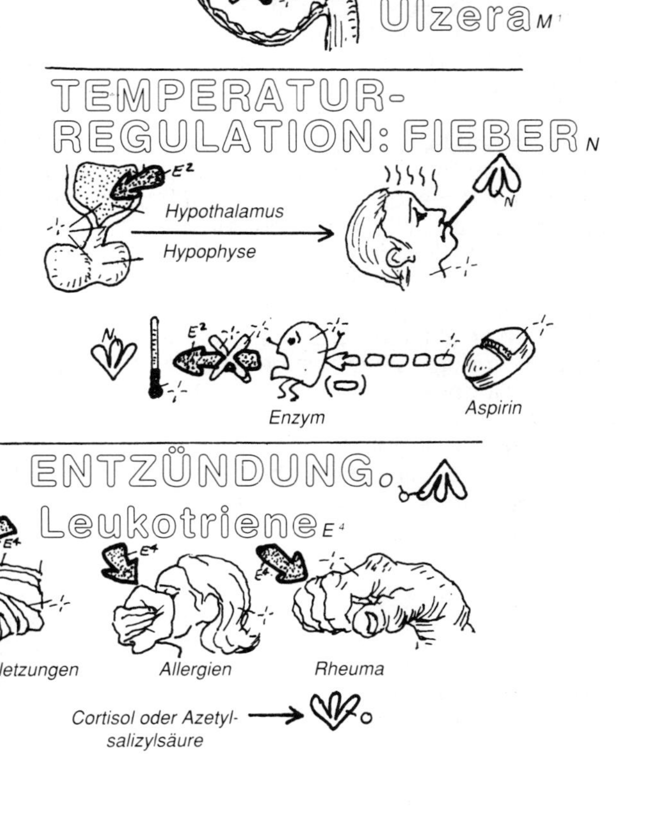

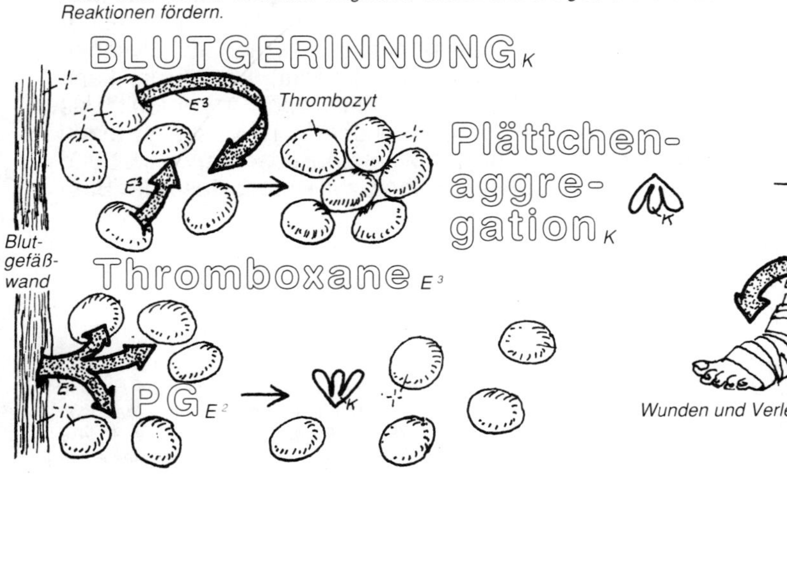

KOHLENHYDRATSTOFFWECHSEL

Der Körper verwendet Kohlenhydrate als Brennstoff, um Energie (ATP und Wärme) zu gewinnen. Tafel 124 beschreibt den Stoffwechsel von Kohlenhydraten, insbesondere Glukose, unter folgenden Aspekten: Funktionen der Leber, Umwandlung in andere Nährstoffe, Verwertung in verschiedenen Geweben (zum Mechanismus der Glukoseoxydation, Tafel 5, 6).

HERKUNFT DER KOHLENHYDRATE
Pflanzliche Stärke (z.B. in Getreide, Kartoffeln, Hülsenfrüchten) und Rohr- bzw. Rübenzucker sind die wichtigsten Kohlenhydrate unserer Nahrung. In den Industrieländern wird knapp die Hälfte des Kalorienbedarfes durch Kohlenhydrate gedeckt, in den Entwicklungsländern sind sie bei weitem die wichtigste Energiequelle. Milch enthält das Disaccharid Laktose, obwohl tierische Nahrungsmittel im allgemeinen keine ergiebigen Kohlenhydratlieferanten sind.

Kohlenhydrate kommen vor als Monosaccharide (überwiegend Hexosen: Glukose, Galaktose, Fruktose), als Oligosaccharide (aufgebaut aus 2 bis höchstens 20 Zuckerresten) oder als Polysaccharide (Polymere aus mehreren hundert Zuckerresten). Die Nahrungsmittel enthalten hauptsächlich Polysaccharide (Stärke) und Disaccharide (Milchzucker, Rübenzucker), während Monosaccharide (Glukose und Fruktose in Trauben und Früchten) und Oligosaccharide (in Glykolipiden und Glykoproteinen) mengenmäßig unbedeutend sind. Poly-, Oligo- und Disaccharide werden im Dünndarm durch hydrolytische Enzyme (Glykosidasen: Amylase aus dem Pankreas, Disaccharidasen im Bürstensaum der Dünndarmmukosa) zu Monosacchariden gespalten. Glukose, Galaktose und Fruktose werden resorbiert und gelangen über die Pfortader zur Leber.

GLUKOSE UND LEBER
In der Leber werden Galaktose und Fruktose so rasch in Glukose umgewandelt, daß sie normalerweise nicht im Blut gefunden werden. Mit »Blutzucker« ist »Glukose« gemeint. Während der absorptiven Phase stammt sie direkt aus der Nahrung, sonst aus Glykogen, der Speicherform von Glukose in der Leber. Nur die Leber ist in der Lage, in Abhängigkeit vom Blutzuckerspiegel Glukose zu speichern und freizusetzen. Die Zellen der verschiedenen Gewebe decken ihren Glukosebedarf direkt aus dem Blut, ohne daß sie - mit Ausnahme der Muskelzellen - einen wesentlichen Glukosevorrat in Form von Glykogen anlegen.

Nach einer kohlenhydratreichen Mahlzeit steigt der Glukosegehalt im Pfortaderblut an, was zu einer vermehrten Glukoseaufnahme durch die Leber führt. Eine erhöhte hepatozelluläre Glukosekonzentration fördert die Umwandlung von Glukose in Glykogen (Glykogensynthese). Die Glukosereste werden in Form verzweigter Ketten miteinander verknüpft, so daß eine baumartige, kugelförmige Struktur entsteht, die über viele endständige Glukosereste verfügt. Wenn einige Stunden nach der letzten Mahlzeit der Blutzuckerspiegel absinkt, werden Glukosereste wieder abgespalten (durch Phosphorolyse, wobei Glukosephosphat entsteht) und dann als freie Glukose an das Blut abgegeben (Glykogenolyse). Glykogensynthese und Glykogenolyse stehen unter hormonaler Kontrolle.

Wenn sich der Glukosebedarf des Organismus nicht durch Resorption aus dem Darm oder durch Glykogenolyse decken läßt, muß die Leber Glukose synthetisieren (Glukoneogenese). Ausgangsmaterial sind u.a. Aminosäuren nach ihrer Freisetzung aus körpereigenen Proteinen (Proteolyse). Zum Beispiel entsteht aus Alanin nach Transaminierung Pyruvat, aus dem durch partielle Umkehr der Glykolyse Glukose aufgebaut wird. Pyruvat kann selbstverständlich auch direkt aus Laktat entstehen. Als Endprodukt der anaeroben Glykolyse wird es von Erythrozyten und arbeitenden Skelettmuskeln an das Blut abgegeben und gelangt zur Leber. Ein weiteres Substrat für die Synthese von Glukose ist Glyzerin, das bei der Spaltung von Triglyzeriden (Lipolyse) in Leber- und Fettzellen freigesetzt wird. Die für die Glukoneogenese erforderlichen Enzyme sind in der Leber, zum Teil auch in der Niere, vorhanden. Um die Zeit zwischen den Mahlzeiten zu überstehen, ist die hepatische Glukoneogenese (vorwiegend aus Alanin, Laktat und Glyzerin) erforderlich. Längere Hungerphasen können nur überlebt werden, wenn zusätzlich auch die renale Glukoneogenese (vorwiegend aus Glutamin) einsetzt.

Einige Gewebe und Zellen (Gehirn, Erythrozyten) dekken ihren Energiebedarf ausschließlich mit Glukose. Andere (Herz, Skelettmuskulatur) bevorzugen zwar Glukose, können aber auch andere Brennstoffe verwerten, z.B. Fettsäuren und Laktat.

GLUKOSEVERBRAUCH IM MUSKEL
Vom arbeitenden Muskel wird Glukose sehr schnell aus dem Blut aufgenommen und zu Glukose-6-Phosphat (G6P) aktiviert, das durch die Enzyme der Glykolyse zu Pyruvat abgebaut wird. Wenn Sauerstoff ausreichend zur Verfügung steht (aerobe Glykolyse), wird Pyruvat in mitochondrialen Prozessen (Pyruvat-Oxydation, Zitratzyklus, Atmungskette) zu CO_2 und Wasser oxydiert. Die glykolytische Spaltung von Glukose in Pyruvat liefert nur wenig ATP (2 ATP pro Glukose). Durch die nachfolgenden mitochondrialen Oxydationen wird wesentlich mehr ATP erzeugt (36 ATP pro Glukose). ATP wird von den Muskeln zur Arbeitsleistung gebraucht (Tafel 23). Bei Sauerstoffmangel entsteht aus Pyruvat Laktat (anaerobe Glykolyse). Bei länger dauernder Muskeltätigkeit kommt es zur zellulären Anhäufung von Laktat, das ins Blut übertritt, zur Leber gelangt und dort für Glukoneogenese verwertet wird. Der Kreislauf aus Laktatproduktion in der Muskulatur, Glukoneogenese in der Leber, erneute Aufnahme von Glukose im Muskel und Glykolyse heißt nach seinen Entdeckern Cori-Zyklus.

Im ruhenden Muskel wird aus G6P Glykogen aufgebaut. Umgekehrt werden bei schwerer Muskelarbeit vom Glykogen Glukosereste als G6P abgespalten, die direkt - ohne vorherige Aktivierung - glykolytisch abgebaut werden. Die Energieausbeute der Glykolyse ist jetzt höher (3 ATP pro Glukoserest aus gespeichertem Glykogen statt 2 ATP pro Glukose aus dem Blut). Der Muskel kann keine Glukose abgeben, weil ihm das Enzym fehlt, das in der Leber G6P in Glukose überführt. Muskelglykogen wird deshalb nur für den eigenen Bedarf verwendet und leistet keinen direkten Beitrag zur Homöostase der Blutglukose.

Hinweise: Verwenden Sie Rot für A, Hellblau für D, Blau für G, Lila für K und eine helle Farbe für H.
1. Beginnen Sie oben mit den 3 verschiedenen Kohlenhydratmolekülen. Kolorieren Sie das Glykogenmolekül (E) mit einer anderen Farbe als das einzelne Glukosemolekül (A).
2. Gehen Sie in der Reihenfolge der Zahlen vor und beginnen Sie mit dem Eintritt der 3 Monosaccharide (A, B, C) in die Portalvene rechts oben. Beachten Sie die Umwandlung von Galaktose (B) und Fruktose (C) in Glukose (A). Alle Stadien des Glukosemetabolismus in der arbeitenden Muskelzelle unten erhalten die Farbe der Muskulatur (L).

Monosaccharide (einfache Zucker)

Glukose, Galaktose und Fruktose sind die wichtigsten Monosaccharide. Es sind Hexosen, die ineinander umgewandelt werden können.

Oligosaccharide (2-10 Zuckerreste)

Oligosaccharide enthalten 2 oder mehr (bis zu 20) Zuckerreste. Wichtige Disaccharide sind Laktose oder Milchzucker (Glukose-Galaktosid), Saccharose oder Rohr- bzw. Rübenzucker (Glukose-Fruktosid) und Maltose oder Malzzucker (Glukose-Glukosid).

Polysaccharide

Polysaccharide sind Polymere aus mehreren hundert Zuckerresten. Die in der pflanzlichen Stärke enthaltenen Polysaccharide (Amylose, Amylopektin) sind Hauptkohlenhydratquelle des Menschen. Glykogen, ein stark verzweigtes Glukosepolymer, ist der Glukosespeicher in tierischen Zellen, vor allem in Leber und Muskel.

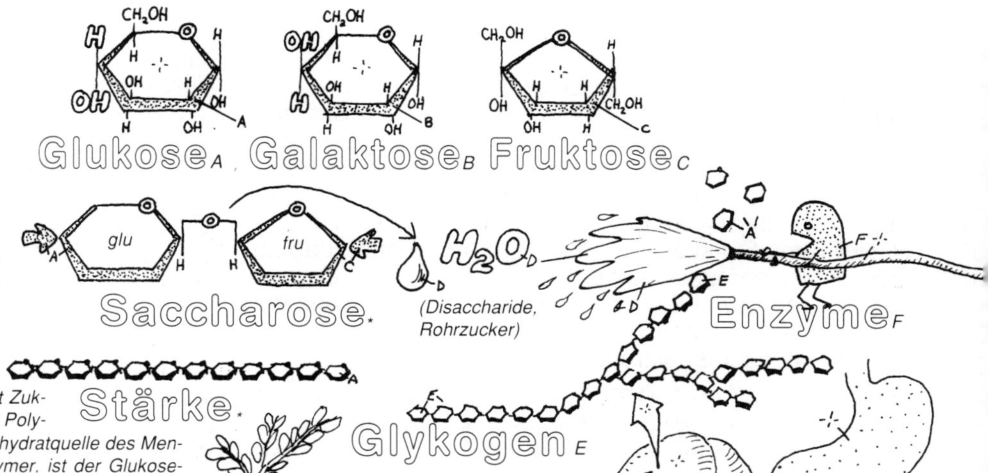

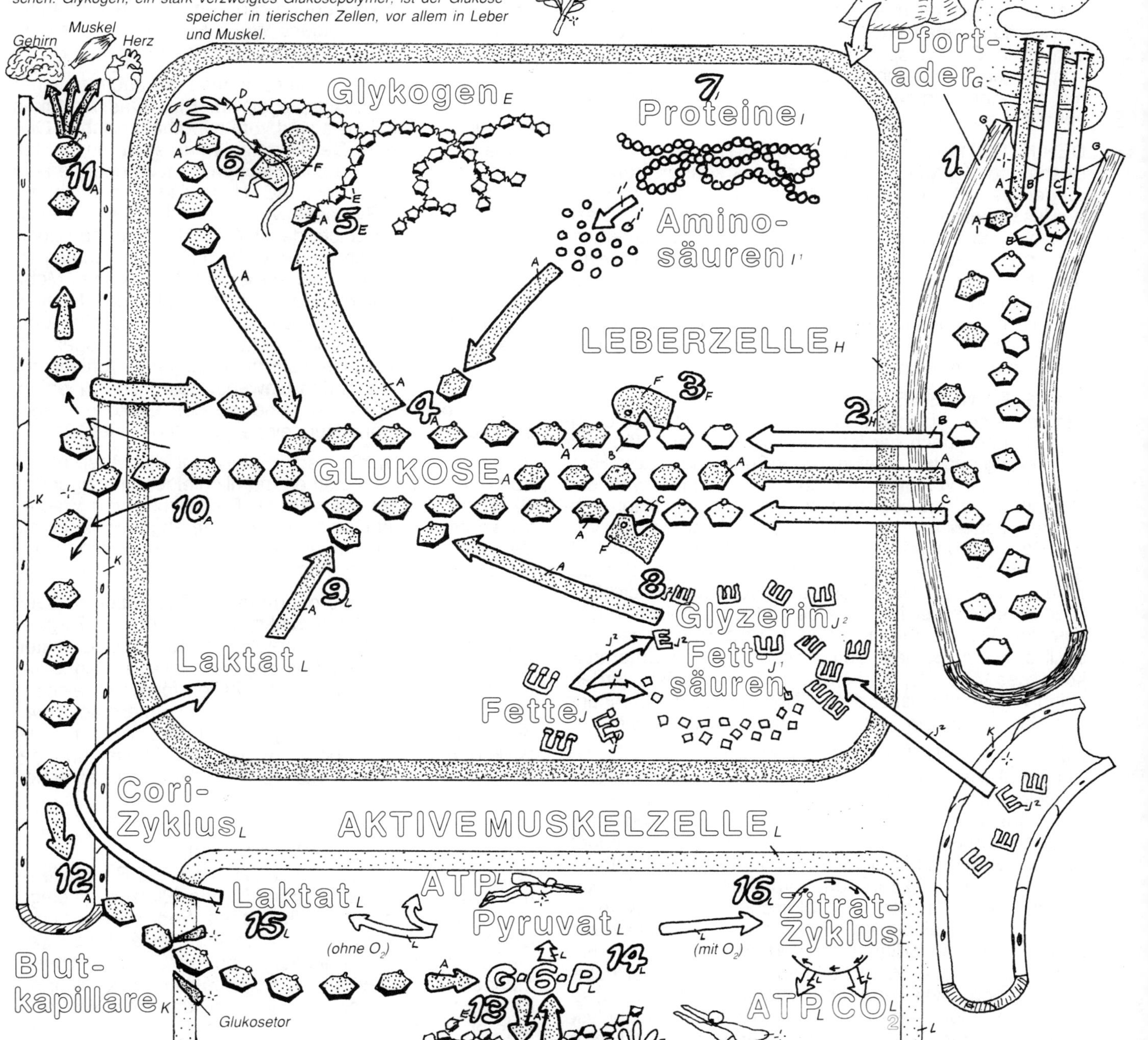

Polysaccharide (Amylose, Amylopektin) und Disaccharide (Maltose, Laktose, Saccharose) werden im Dünndarm mit Hilfe der Verdauungsenzyme (Glykosidasen) zu den Monosacchariden Glukose, Galaktose und Fruktose abgebaut (1), die über die Pfortader zur Leber gelangen (2). Fruktose und Galaktose (3) werden dort mittels spezifischer Enzyme in Glukose umgewandelt (4). Bei hohem Glukoseangebot wird Glukose als Glykogen gespeichert (Glykogensynthese) (5). Bei Glukosebedarf wird Glykogen wieder in Glukose gespalten (Glykogenolyse) (6). Glukose kann in der Leber aus nicht-zuckerartigen Stoffen synthetisiert werden (Glukoneogenese): aus Aminosäuren (freigesetzt aus Proteinen, Proteolyse, 7), aus Glyzerin (entsteht beim Abbau der Triglyzeride, Lipolyse, 8) oder aus Laktat (stammt aus der anaeroben Glykolyse anderer Zellen, 9). Leberglukose und Blutglukose stehen miteinander im Gleichgewicht (10). Zwischen den Mahlzeiten oder beim Hungern sorgt die Leber - zuerst durch Glykogenolyse und dann durch Glukoneogenese - für einen konstanten Blutzuckerspiegel und gewährleistet die Versorgung glukoseabhängiger Zellen, insbesondere im Gehirn (11). Glukose wird von Muskelzellen aufgenommen (12) und zu G6P phosphoryliert, das entweder für den Aufbau von Glykogen genutzt (Glykogensynthese, 13) oder zu Pyruvat abgebaut (Glykolyse, 14) wird. ATP wird erzeugt u.a. durch Glykolyse und verbraucht u.a. für die Glykogensynthese. Bei Sauerstoffmangel entsteht aus Pyruvat Laktat (anaerobe Glykolyse, 15). Laktat wird auf dem Blutwege zur Leber transportiert und dort unter Energieverbrauch zu Glukose zurückverwandelt (Cori-Zyklus). Aerob wird Pyruvat im Zitratzyklus (16) zu CO_2 oxydiert. Der dabei freigesetzte Wasserstoff wird in der Atmungskette mit hohem ATP-Gewinn zu Wasser verbrannt.

NERVALE REGULATION DES BLUTZUCKERS

DIE NOTWENDIGKEIT EINES KONSTANTEN BLUTZUCKERSPIEGELS
Für alle Zellen unseres Körpers ist Glukose ein Substrat für die Energieerzeugung. Es ist der bevorzugte Brennstoff für Herz- und Skelettmuskel und das alleinige Nährsubstrat für Gehirn (mit Ausnahme ketotischer Zustände) und Erythrozyten. Die zentrale Rolle von Gehirn und Herz für das Funktionieren des Körpers verlangt, daß zu jeder Zeit eine ausreichende Versorgung dieser Organe mit Glukose gewährleistet ist. Dies ist der Fall, wenn die Blutglukose auf einen Spiegel um 1 g pro Liter (80-110 mg/100 ml Plasma) einreguliert wird.

DIE MECHANISMEN DER GLUKOSEHOMÖOSTASE
Die Regulation erfolgt teils über nervale, teils über neurohormonale Mechanismen. Zusammen mit den rein hormonalen Mechanismen (Tafel 126) liefern sie ein komplexes homöostatisches System mit der Aufgabe, den optimalen Glukosespiegel wiederherzustellen, sollte er vom normalen Bereich abweichen. Tafel 125 befaßt sich mit nervalen und neurohormonalen Mechanismen, die vor allem dann eingreifen, wenn der Blutzucker abfällt.

DER HYPOTHALAMISCHE GLUKOSTAT
Bestimmte Neurone im Hypothalamus können Veränderungen des Blutzuckerspiegels wahrnehmen. Sie bilden gewissermaßen ein glukostatisches Zentrum. Diese Neurone haben einen intensiven Stoffwechsel (zu erkennen an einem hohen Sauerstoff- und Glukoseverbrauch), so daß Veränderungen der Glukosekonzentration einen Einfluß auf die Stoffwechselleistung haben (Tafel 132). Diese Neurone sind wahrscheinlich die einzigen Nervenzellen im Gehirn, die Insulin für die Glukoseaufnahme benötigen.

HUNGER UND SÄTTIGUNGSGEFÜHL
Ein deutliches Absinken des Glukosespiegels, wie es einige Stunden nach der letzten Mahlzeit eintritt, führt zur Aktivierung des hypothalamischen Fütterungs- bzw. Hungerzentrums, wodurch der Appetit gesteigert wird und Verhaltensweisen angeregt werden, die auf Nahrungssuche ausgerichtet sind. Letztlich kommt es zur vermehrten Nahrungsaufnahme (Tafel 101,132) mit der Folge, daß der Glukosespiegel wieder ansteigt. Die dadurch ausgelöste Sekretion von Insulin fördert die Glukoseaufnahme der Neurone des hypothalamischen Glukostaten. Der Appetit nimmt ab und ein Sättigungsgefühl stellt sich ein. Beides, Sättigungsgefühl und Unterdrükkung des Appetits, kann ebenfalls ausgelöst werden, wenn bestimmte sensorische Nerven auf die Dehnung des Magens bei der Nahrungsaufnahme ansprechen.

DIE AUFGABE DER KATECHOLAMINE
Ein Abfall des Blutzuckerspiegels zwischen den Mahlzeiten wird vom glukostatischen Zentrum mit einer Reihe von Reaktionen beantwortet, die einem weiteren Abfall entgegenwirken bzw. den Blutzuckerspiegel anheben sollen, falls es nicht zur Nahrungsaufnahme kommt. Der Glukostat aktiviert zuerst das hypothalamische Zentrum für die Kontrolle des sympathischen Nervensystems. Das führt zur Freisetzung von Noradrenalin (aus sympathischen Nervenendigungen) und Adrenalin (aus dem Nebennierenmark). Katecholamine steigern in der Leber die Glykogenolyse und im Fettgewebe die Lipolyse. Durch die sofort einsetzende hepatische Glykogenolyse wird direkt der Blutzuckerspiegel erhöht und Glyzerin durch Lipolyse als Substrat für die Glukoneogenese bereitgestellt. Zudem werden die Fettsäuren von der Muskulatur verbraucht, so daß sich Glukose für Gehirn und Herz einsparen läßt.

WACHSTUMSHORMON UND CORTISOL
Wird die Nahrungsaufnahme hinausgeschoben oder regelrecht gefastet oder schwere Dauerarbeit geleistet, so kommt es meist zu einem beträchtlichen Absinken des Blutzuckerspiegels. Der Hypothalamus reagiert dann mit Freisetzung eines Peptidhormons (GRH), das im Hypophysenvorderlappen die Sekretion von Wachstumshormon stimuliert (Tafel 112). Wachstumshormon wirkt auf die Zellen des Fettgewebes, wodurch ebenfalls Fettsäuren und Glyzerin mobilisiert werden. Wie bereits angesprochen, läßt sich mit Fettsäuren Glukose einsparen und mit Glyzerin Glukose synthetisieren. Außerdem wirkt Wachstumshormon auf das Muskelgewebe, indem es dort die Glukoseverwertung drosselt und die Aufnahme von Aminosäuren steigert. Wachstumshormon verbessert somit die Glukoseversorgung des Gehirns.

Nach dem gleichen Schema kommt es auch zu einer Erhöhung des Cortisolspiegels im Blut: Das Absinken des Blutzuckerspiegels wird vom hypothalamischen Glukostaten registriert. Der Hypothalamus setzt ein Peptidhormon frei (CRH), das im Hypophysenvorderlappen die ACTH-Sekretion auslöst. ACTH bewirkt in der Nebennierenrinde die Synthese von Cortisol. Dieses Glukokortikoid ist erforderlich, damit Wachstumshormon überhaupt auf Fettzellen einwirken kann (sogenannter permissiver Effekt). Cortisol fördert außerdem die Mobilisierung von Aminosäuren aus Proteinen des Muskel- und Bindegewebes (Proteolyse) und ermöglicht somit deren Verwertung bei der hepatischen Glukoneogenese. Ähnlich dem Wachstumshormon hemmt Cortisol die Glukoseaufnahme in den Geweben, die nicht unbedingt auf Glukose angewiesen sind, so daß Glukose zugunsten von Gehirn und Herz eingespart wird (Tafel 121).

Wenn der hypothalamische Glukostat das Ansprechen des Regelkreises registriert, nämlich einen ansteigenden Blutzuckerspiegel, so wird die Freisetzung von Wachstumshormon und Cortisol sukzessive abgeschwächt, bis der Blutzuckerspiegel wieder absinkt und es erneut zur Hormonausschüttung kommt.

Im Gegensatz zur neurohormonalen Regulation bei Glukosemangel erfolgt bei Glukoseüberschuß die Regulation vorwiegend über pankreatische Hormone. Unmittelbar nach Nahrungsaufnahme wird Insulin freigesetzt, das die Glukoseaufnahme der Zellen fördert. Gleichzeitig wird die Sekretion von Glukagon unterdrückt, wodurch in der Leber die Glykogenolyse sistiert und die Glykogensynthese überwiegt. Bei der Freisetzung der Pankreashormone ist das Nervensystem nicht entscheidend beteiligt.

DIE AUSWIRKUNGEN EINER SCHWEREN HYPOGLYKÄMIE
Wenn der Hungerzustand anhält und diese Regulationsmechanismen versagen, dann fällt der Blutzuckerspiegel zwangsläufig unter einen kritischen Wert. Unter solchen Umständen beginnt die Herzleistung schwächer zu werden, aber auch die Funktionen des ZNS sind in zunehmenden Maße gestört: die Sprache wird undeutlich, die Bewegungen werden unkoordiniert, das Bewußtsein ist getrübt, Krämpfe können auftreten. Bei einer weiteren Abnahme des Blutzuckers kommt es zu Bewußtseinsverlust und Koma. ATP-Mangel in den Zentren des Hirnstamms führt schließlich zu Atemstillstand und Tod.

Hinweise: Verwenden Sie Rot für A und dieselben Farben für Glyzerin (C), Leber (O) und Glykogen (P) wie auf Tf.124. Benutzen Sie eine dunkle Farbe für B.
1. Beginnen Sie bei 1 oben links in der Abbildung, die auf einen Abfall des Blutzuckerspiegels hinweist (A¹). Kolorieren Sie diesen Anteil des Kreislaufsystems (A, A¹) und gehen Sie bis zur unteren Bildmitte im Uhrzeigersinn vor.
2. Malen Sie den Hypothalamus (B) und den Glukostat (A²) an. Wenden Sie sich jetzt der 2 zu und folgen Sie ihr bis zur Leber, malen Sie jedoch noch nicht die Reaktionen innerhalb der Leber an.
3. Bearbeiten Sie 3, 4 und 5 genauso.
4. Kolorieren Sie in der Leber die Umwandlung der Substanzen in Glukose und ihre Freisetzung ins Blut. Folgen Sie dieser kompensatorischen Reaktion auf den niedrigen Blutzucker.

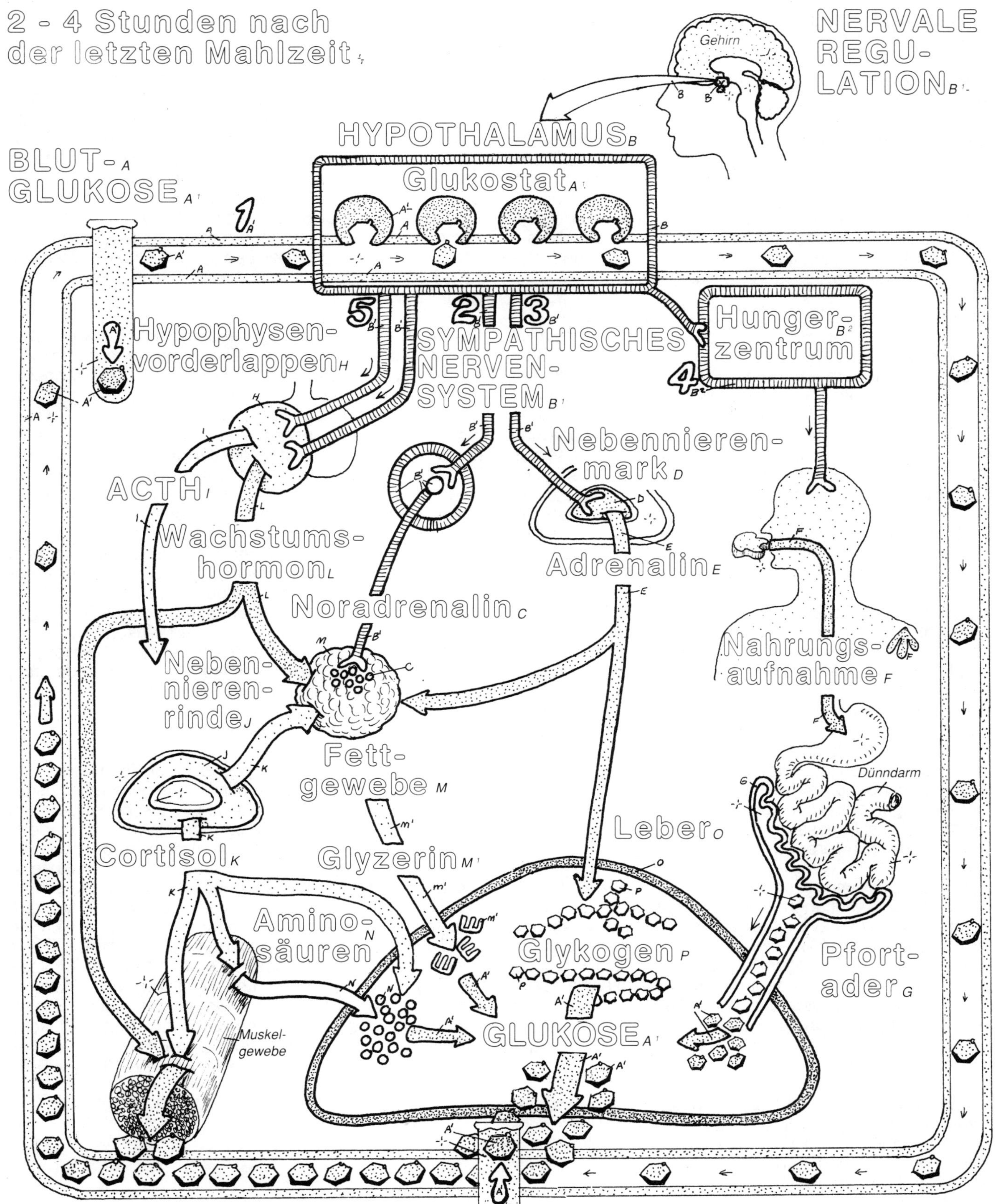

2 - 4 Stunden nach der letzten Mahlzeit kommt es aufgrund des kontinuierlichen Glukoseverbrauchs der Gewebe - insbesondere des Gehirns - zu einem Abfall des Blutzuckerspiegels (1). Dies wird von glukostatartigen Neuronen im Hypothalamus wahrgenommen, die nun eine Reihe von kompensatorischen Reaktionen auslösen. Durch Aktivierung des Sympathikus wird Noradrenalin aus Nervenendigungen (2) und Adrenalin aus dem Nebennierenmark (3) freigesetzt. Adrenalin stimuliert die Glykogenolyse in der Leber und die Lipolyse in Fettgewebe, wodurch Glukose, Fettsäuren und Glyzerin ins Blut gelangen. Die mobilisierten Fettsäuren werden vor allem von Muskelzellen verwertet. Glyzerin wird in der Leber zu Glukose umgewandelt. Durch Glykogenolyse, Glukoneogenese und Glukoseeinsparung verlangsamt sich die Abnahme des Blutzuckerspiegels. Im weiteren Verlauf kommt es zur Aktivierung der hypothalamischen Hungerzentren (4) was zur Nahrungsaufnahme führt. Die nun einsetzende Glukoseabsorption im Darm läßt den Blutzuckerspiegel wieder ansteigen. Wird die Nahrungsaufnahme jedoch hinausgezögert und der Blutzuckerspiegel sinkt noch weiter ab, so wird über den Hypothalamus die Freisetzung von Wachstumshormon und ACTH aus dem Hypophysenvorderlappen ausgelöst (5). Wachstumshormon fördert die Lipolyse im Fettgewebe und drosselt die Glukoseaufnahme in der Muskulatur. ACTH bewirkt in der Nebennierenrinde die Synthese und Freisetzung von Cortisol, das erforderlich ist, damit Wachstumshormon auf das Fettgewebe einwirken kann. Cortisol vermindert die Glukoseaufnahme der Muskelzelle, steigert die Kapazität der Glukoneogenese in der Leber (durch Induktion der Synthese von Schrittmacherenzymen) und stimuliert den Proteinkatabolismus im Muskel (Proteolyse), wodurch der Leber Aminosäuren für die Glukoneogenese zur Verfügung gestellt werden. Eine vermehrte Glukoseproduktion in der Leber und ein verminderter Glukoseverbrauch im Muskel bewirken zusammen einen Anstieg des Blutzuckerspiegels. Dadurch ist die Glukoseversorgung vitaler Organe, wie Gehirn und Herz, langfristig gewährleistet.

HORMONALE REGULATION DES BLUTZUCKERS

Tafel 126 faßt die Wirkungen aller Hormone zusammen, die an der Regulation des Blutzuckerspiegels beteiligt sind. Hypoglykämie ist ein lebensbedrohlicher Zustand. Es ist deshalb von vitaler Bedeutung, wenn viele Hormone sich die Aufgabe der Blutzuckersteigerung teilen und wenn dies über verschiedene Mechanismen geschieht. Nur ein einziges Hormon, Insulin, hat eine blutzuckersenkende Wirkung. Die Leber als Speicher- und Produktionsorgan für Glukose ist auch Zielorgan für die Hormone, die an der Regulation des Blutzuckers und des Kohlenhydratstoffwechsels beteiligt sind.

HORMONE, DIE DEN BLUTZUCKER SENKEN

Insulin wird in den B-Zellen der Langerhans-Inseln im Pankreas gebildet. Es wird sezerniert, wenn der Blutzuckerspiegel kurz nach einer Mahlzeit ansteigt. Insulin fördert in Muskel- und Fettgewebe die Glukoseaufnahme, im Fettgewebe die Umwandlung von Glukose in Fettsäuren und in der Leber die Glykogensynthese und -speicherung. Insulin treibt gewissermaßen Glukose aus dem Blut in die Zellen, in die Speicher, und senkt dadurch den Blutzuckerspiegel (Tafel 117). Schilddrüsenhormon kann zwar durch Steigerung des Grundumsatzes ebenfalls eine Hypoglykämie verursachen. Es ist jedoch an der komplexen Regulation des Blutzuckerspiegels nicht beteiligt (Tafel 113).

HORMONE, DIE DEN BLUTZUCKER ERHÖHEN

Vier Hormone haben eine blutzuckersteigernde Wirkung: Glukagon aus den A-Zellen der Langerhans-Inseln im Pankreas, Adrenalin aus dem Nebennierenmark, Wachstumshormon aus dem Hypophysenvorderlappen, Cortisol aus der Nebennierenrinde. Adrenalin und Glukagon wirken sehr schnell und sind vor allem für die Kurzzeitregulation des Blutzuckerspiegels zwischen den Mahlzeiten verantwortlich. Die Wirkungen von Cortisol und Wachstumshormon setzen dagegen langsamer ein und halten länger an. Sie regulieren langfristig den Blutzuckerspiegel als Anpassung an Streßsituationen, z.B. bei Hunger oder schwerer Dauerarbeit.

Obwohl sie chemisch sehr unterschiedlich sind, führen Adrenalin und Glukagon zu einem Anstieg der zellulären Konzentration des zyklischen AMP (cAMP). Als »second messenger« löst cAMP eine Reaktionskaskade aus, an deren Ende die Glykogen-Phosphorylase aktiviert wird. Vom Glykogen werden dadurch Glukosemoleküle abgespalten (Glykogenolyse) und ins Blut abgegeben, so daß eine Hypoglykämie ausgeglichen werden kann. Adrenalin und Glukagon entspeichern, was durch Insulin gespeichert wurde!

Wachstumshormon und Cortisol wirken dagegen nur indirekt und verzögert auf den Blutzucker ein. Über mehrere Mechanismen wird die Neusynthese von Glukose in der Leber gefördert und der Glukoseverbrauch in der Muskulatur gehemmt.

Cortisol beschleunigt den Proteinabbau, vor allem in der Skelettmuskulatur. Dadurch kommt es zur Freisetzung von Aminosäuren als glukoplastische Substrate. Zusätzlich induziert es in der Leber die Synthese von Enzymen, die für die Glukoneogenese verantwortlich sind. In der Muskulatur drosselt Cortisol die Glukoseaufnahme und damit den Glukoseverbrauch (Tafel 121). Wachstumshormon stimuliert im Fettgewebe die Lipolyse, wodurch Glyzerin und Fettsäuren mobilisiert werden (Tafel 112). Glyzerin wird in der Leber zu Glukose umgewandelt, Fettsäuren werden in der Muskulatur als Energiequelle anstelle von Glukose verwertet.

Die hepatische Glukoneogenese ist folglich sowohl über eine Kapazitätserweiterung (Enzyminduktion durch Cortisol) gesteigert, als auch über das Substratangebot (Aminosäuren aus der Muskulatur bzw. Glyzerin aus dem Fettgewebe als Folge der Wirkung von Cortisol bzw. Wachstumshormon). Außerdem wird Glukose in der Muskulatur zugunsten der Gewebe eingespart, die bei ihrer Energiegewinnung auf Glukose angewiesen sind - zum einen durch verminderte Glukoseaufnahme, zum andern durch gesteigerte Fettsäureverwertung.

Adrenalin und Wachstumshormon entspeichern im Fettgewebe das unter Insulineinfluß gespeicherte Fett. Hinsichtlich Lipolyse und ihrer Folgen haben beide ähnliche Wirkungen. Sie unterscheiden sich jedoch in Wirkungseintritt und Wirkdauer. Die verzögert einsetzende, aber länger anhaltende Wirkung des Wachstumshormons ist langfristig für das Überleben von größerer Bedeutung als die Kurzzeitregulation durch Adrenalin.

DIE AUFGABE DER LEBER IN DER GLUKOSEHOMÖOSTASE

Die Leber ist das Hauptorgan bei der Regulation des Blutzuckerspiegels. Sie ist mit Enzymsystemen ausgestattet, die Glykogen in Glukose (Glykogenolyse) und Glukose in Glykogen (Glykogensynthese) umwandeln, die Glukose aus Glyzerin und Aminosäuren synthetisieren (Glukoneogenese) und die außerdem Glukose in Fettsäuren umwandeln (Lipogenese), so daß überschüssige Kohlenhydrate als Fett gespeichert werden können. Über die Pfortader hat die Leber einen direkten Zugriff auf die im Dünndarm resorbierten Kohlenhydrate. Diese Funktionen macht die Leber zu einem Zentrum für Speicherung, Entspeicherung und Synthese von Glukose. Sie ist zudem als einziges Organ mit einem Enzym (G6Pase) ausgestattet, das G6P zu freier Glukose hydrolysiert. Damit kann sie im Gegensatz zum Muskel die entspeicherte oder neu synthetisierte Glukose ins Blut abgeben.

Hinweise: Alle Überschriften dieser Bildtafel erscheinen ebenfalls auf Tafel 125. Sie sollten deshalb trotz unterschiedlichen Buchstabenbezeichnungen die gleiche Farbe erhalten.

1. Beginnen Sie oben links mit den langen Pfeilen für die verschiedenen Hormone: Glyzerin (F) und Aminosäuren (G).

2. Kolorieren Sie oben rechts die 3 primären Glukoseverbraucher.

3. Malen Sie die 2 Hormone an, die den Blutzuckerspiegel senken.

4. Kolorieren Sie unten die hormonellen Einflüsse auf die Leber.

HORMONE, DIE DEN BLUTZUCKERSPIEGEL ERHÖHEN.

Glukagon und Adrenalin stimulieren in der Leber die Glykogenolyse, wodurch die Blutglukose ansteigt. Wachstumshormon mobilisiert Glyzerin aus dem Fettgewebe, das in der Leber in Glukose umgewandelt wird. Cortisol setzt Aminosäuren aus Geweben frei und fördert in der Leber ihre Umwandlung zu Glukose. Cortisol und Wachstumshormon vermindern die Glukoseaufnahme in der Muskulatur, wodurch indirekt der Glukosespiegel im Blut ansteigt. Schilddrüsenhormone (Thyroxin = T_4, Trijodthyronin = T_3) können durch Steigerung der intestinalen Kohlenhydratabsorption ebenfalls den Blutzuckerspiegel anheben.

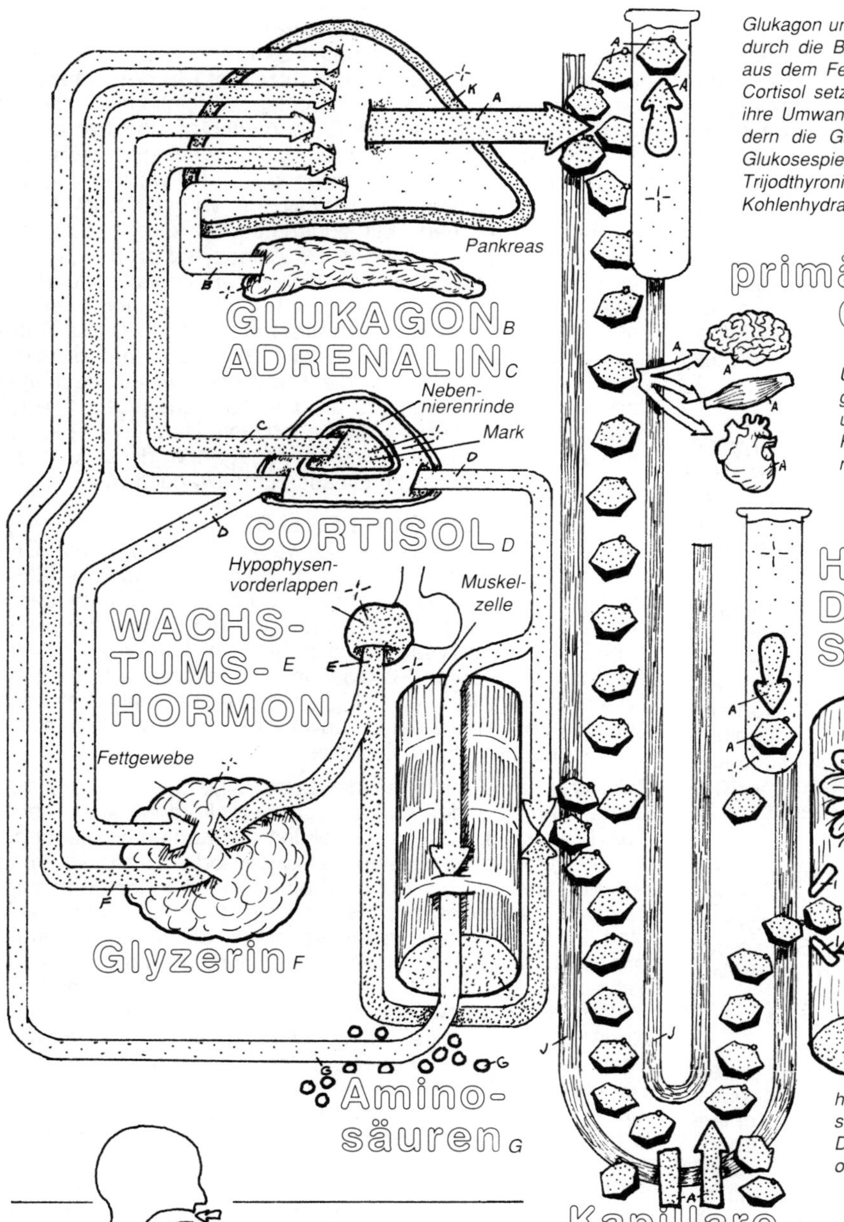

primäre Glukoseverbraucher A

Unter normalen Bedingungen sind Gehirn und Nervengewebe allein auf Glukose als Brennstoff angewiesen. Herz- und Skelettmuskeln bevorzugen ebenfalls Glukose. Unter Ruhebedingungen oder in der Erholungsphase nach schwerer Arbeit können sie aber auch Fettsäuren verbrennen.

HORMONE, DIE DEN BLUTZUCKERSPIEGEL SENKEN.

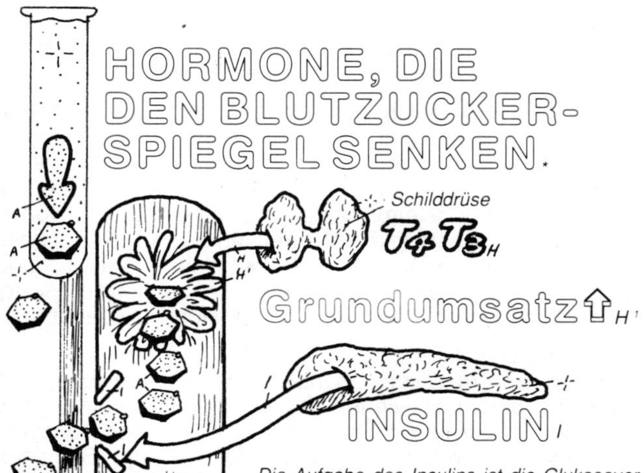

Die Aufgabe des Insulins ist die Glukoseversorgung der Gewebe. Insulin erhöht die Glukoseaufnahme in Muskeln und Fettgewebe und fördert die Glykogenbildung in der Leber. Es ist das einzige Hormon, das den Blutzuckerspiegel senken kann. Die Schilddrüsenhormone (T_4, T_3) bewirken durch allgemeine Stoffwechselsteigerung ebenfalls ein Absinken des Blutzuckerspiegels. Dies trifft jedoch in der Regel nur bei Hyperthyreoidismus oder während der Anpassung an Kälte auf.

DIE LEBER ALS GLUKOSTAT K

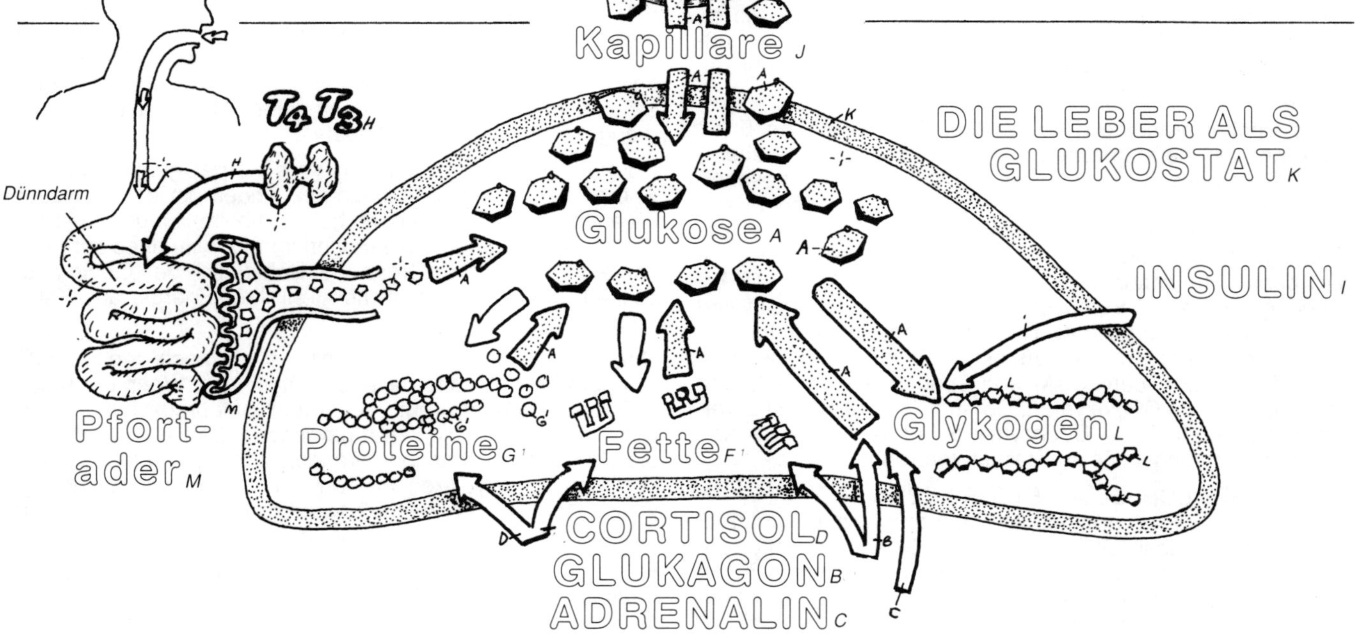

Die Leber ist das Hauptorgan der Glukosehomöostase. Sie ist gewissermaßen ein »Glukostat«: Sie kann andere Monosaccharide (Galaktose, Fruktose), Glyzerin aus dem Fettabbau, Aminosäuren aus dem Proteinkatabolismus und Laktat aus der anaeroben Glykolyse in Glukose umwandeln. Die Leber speichert Glukose in Form von Glykogen (Glykogensynthese) und mobilisiert danach wieder Glukose (Glykogenolyse). Sie ist das einzige Organ, das Glukose-6-Phosphatase (G6Pase) enthält und somit Glukose ins Blut abgeben kann. Zahlreiche Hormone, einschließlich Insulin, Glukagon, Cortisol, Adrenalin und Schilddrüsenhormone, wirken auf die Leber ein und beeinflussen diese Stoffwechselprozesse.

FETTSTOFFWECHSEL

FETTGEWEBE UND FUNKTION DER FETTE
Körperfett dient als Brennstoff, als Energiespeicher, als thermischer und elektrischer Isolator und zur »Hohlraumausfüllung«(sog. Organfett). Fettähnliche Substanzen, die Glyko- und Phospholipide, sind die Strukturkomponenten von Membranen. Das Depotfett wird tropfenförmig im Zytosol der Zellen des Fettgewebes (Adipozyten) gespeichert. Entgegen der verbreiteten Vorstellung ist Fettgewebe nicht stoffwechselträge, sondern ein sehr stoffwechselaktives Organ, das ständig Fette auf- und abbaut und empfindlich auf hormonelle Reize reagiert (Tafel 132). Das Organ »Fettgewebe« befindet sich im Bauchraum (im großen Netz), um Muskulatur, Herz und andere Organe sowie unter der Haut. Das subkutane Fett ist hervorragend zur Wärmeisolierung geeignet (vgl. die dicken Fettschichten der Meeressäugetiere).

CHEMIE DER FETTE
Fette sind Triglyzeride, Ester aus dem dreiwertigen Glyzerin und jeweils 3 Fettsäuren (FS). FS sind lange Kohlenwasserstoffketten mit einer endständigen Säuregruppe (Carboxylgruppe). Man unterscheidet gesättigte (z.B. Palmitin-, Stearinsäure) und ungesättigte FS. Letztere haben eine oder mehrere Doppelbindungen (z.B. Öl-, Linol-, Linolensäure).

Gesättigte FS oberhalb von C10 sind bei Körpertemperatur fest. Da Körperfette aber flüssig sein müssen, überwiegen die ein- und mehrfach ungesättigten FS. Ölsäure (C18, eine Doppelbindung) ist die häufigste Fettsäure in pflanzlichen und tierischen Nahrungsfetten und im Depotfett unseres Körpers. Linolsäure (ungesättigte C18-Fettsäure mit 2 Doppelbindungen) gilt als »essentiell«, da sie nicht in ausreichender Menge vom menschlichen Organismus synthetisiert werden kann und deshalb mit der Nahrung zugeführt werden muß.

ABBAU UND AUFBAU VON FETTEN
Triglyzeride werden vorwiegend in Leber, Fettgewebe, Dünndarm aus einem aktivierten Glyzerinmolekül (Glyzerinphosphat) und 3 aktivierten Fettsäureresten (Acetyl-Coenzym A) unter Energieverbrauch aufgebaut (Veresterung). Sie werden umgekehrt mit Hilfe von Lipasen hydrolytisch zu freiem Glyzerin und freien FS gespalten (Lipolyse) (Tafel 128).

FETTE ALS ENERGIEQUELLE
Fette sind ideale Substanzen zur Energiespeicherung, da sie ohne Hydrathülle (Wasser) gespeichert werden und einen mehr als doppelt so hohen Brennwert haben als Kohlenhydrate (39 kJ/g Fett, 18 kJ/g Kohlenhydrat). Einige Organe sind - dank ihrer hohen Aktivität von Enzymen der β-Oxydation - sehr gut ausgerüstet, um FS als Energiequelle zu nutzen. An der Spitze steht die Leber. Herz- und Skelettmuskel verwerten ebenfalls FS, insbesondere in Ruhephasen und bei Dauerbelastungen (Tafel 23).

Beide Lipolyseprodukte (Glyzerin und FS) werden zur Energiegewinnung herangezogen. Glyzerin wird in der Leber - nicht im Fettgewebe - zunächst aktiviert (Glyzerinphosphat) und in die Glykolyse auf der Stufe der Triosephosphate eingeschleust (Tafel 6). Von dort aus wird entweder Glukose (Glukoneogenese) oder Pyruvat (Glykolyse) gebildet. Pyruvat wird dann mitochondrial zu CO_2 und Wasser unter ATP-Erzeugung oxydiert. FS müssen ebenfalls zunächst aktiviert werden (Acetyl-Coenzym A). Nach Transport in die Mitochondrien werden dort im Prozeß der β-Oxydation sukzessive Essigsäurereste (Acetyl-CoA) abgespalten. Acetyl-CoA wird im Zitratzyklus zu CO_2 oxydiert. Der in β-Oxydation und Zitratzyklus freigesetzte (an Coenzyme gebundene) Wasserstoff wird in der Atmungskette zu Wasser verbrannt (Tafel 6).

FETTSTOFFWECHSEL IM FETTGEWEBE
Nach einer kohlenhydrathaltigen Mahlzeit wird die im Blut reichlich vorhandene Glukose von den Zellen des Fettgewebes aufgenommen und zu Glyzerin und FS umgewandelt, die dann zu Triglyzeriden verestert werden. Nach einer fettreichen Mahlzeit steigt der Gehalt an Chylomikronen im Blut an. Chylomikronen sind Protein-Lipid-Komplexe, die zu den Lipoproteinen gehören und die Triglyzeride, Cholesterin und Phospholipide im Blut transportieren. (Chylomikronen sind so groß, daß sie das Licht streuen, was Ursache für die Trübung des Serums nach fettreicher Mahlzeit ist.) In den Kapillaren von Fettgewebe und Leber sitzen Lipoproteinlipasen, die aus diesen Komplexen Triglyzeride herausholen und hydrolysieren. (Die Chylomikronen werden dadurch kleiner und das Serum wieder klar.) Die dabei freigesetzten FS werden von den Adipozyten aufgenommen, mit Glyzerin verestert und als Triglyzeride gespeichert. Mit zunehmender Anreicherung der Triglycerid-Tröpfchen werden die Adipozyten größer (sie hypertrophieren), was zu immer dickeren Fettpolstern führt. Ist dieser Vorgang exzessiv gesteigert und hält er lange Zeit an, so entsteht Übergewicht (Obesitas) (Tafel 132). Durch Adrenalin und andere Hormone (Tafel 128) werden in den Adipozyten die Lipasen aktiviert, die Triglyzeride wieder gespalten und ihre Hydrolyseprodukte an das Blut abgegeben. Die FS werden von der Leber, aber auch von Herz- und Skelettmuskulatur verbraucht. Glyzerin dagegen wird nur von der Leber verwertet, wo es zu Glukose umgewandelt wird.

FETTSTOFFWECHSEL IN DER LEBER
Die Leber kann - wie das Fettgewebe - Triglyzeride aus Glukose synthetisieren und speichern, obwohl die Speicherfähigkeit normalerweise begrenzt ist und die Leber nicht als Langzeitspeicher gedacht ist. Weiterhin hat die Leber eine große Kapazität zur Lipolyse und ist außerdem das Organ mit der höchsten Aktivität für β-Oxydation. Die besondere Bedeutung der Leber liegt in ihrer Fähigkeit, Fette, Kohlenhydrate und Aminosäuren ineinander umzuwandeln, nicht möglich ist die Umwandlung von FS in Glukose.

Zwei wichtige Funktionen der Leber sind die Synthese von Cholesterin und der Aufbau von Ketonkörpern aus Acetyl-CoA (Tafel 128, 129). Als Reaktion auf Kohlenhydratmangel in der Nahrung, exzessive Fettzufuhr oder Entspeicherung des Fettgewebes bei Hunger kommt es zu einer überschießenden β-Oxydation der FS mit Anhäufung von Acetyl-CoA. Statt in den Zitratzyklus eingeschleust zu werden, werden jetzt 2 Moleküle Acetyl-CoA kondensiert und ergeben Acetessigsäure (Acetoacetat). Aus Acetoacetat entstehen durch Hydrogenierung bzw. spontane Decarboxylierung die Ketonkörper Hydroxybuttersäure (β-Hydroxybutyrat) bzw. Aceton. Nach Verlassen der Leber werden diese Substanzen zum Teil über die Nieren in den Urin ausgeschieden, zum größeren Teil aber von extrahepatischen Organen als energieliefernde Substrat aufgenommen. Bei starkem Anstieg der Ketonkörperkonzentration im Blutplasma auf über 1 mM (n = < 0,1 mM), kann auch das Gehirn aus Ketonkörpern ATP gewinnen. Bei einem extremen Anstieg im Blut (Ketose) kann die Pufferungskapazität für Wasserstoffionen überfordert sein, so daß es zur (metabolischen) Azidose oder Ketoazidose kommt, z.B. beim Koma eines unbehandelten Insulinmangel-Diabetes (Typ 1-Diabetes).

Normalerweise werden wenig Ketonkörper gebildet und zur Energiegewinnung herangezogen. Anders ist es bei Neugeborenen, in der Schwangerschaft und beim Hungern. Mit steigender Ketonkörperkonzentration im Blut kommt es zur Adaption extrahepatischer Organe, einschließlich des Gehirns, die schließlich einen wesentlichen Teil ihrer Energie aus Ketonkörpern beziehen.

Deshalb funktioniert das Gehirn auch nach mehrtägigem Hungern bei stark abgefallener Blutglukose. Wenn der Körper (z.B. beim Hungern) auf verstärkte Fettsäureoxydation angewiesen ist, »kaut« die Leber gewissermaßen »vor«, indem sie die schwierig zu transportierenden und von vielen Organen schlecht zu oxydierenden langkettigen FS in kleine, gut wasserlösliche und deshalb auch gut zu transportierende, leicht verwertbare Ketonkörper umwandelt.

Bei Stoffwechselgesunden kommt es auch bei exzessiver Fettsäureoxydation selten zu schwerer Ketose mit Azidose. Acetoacetat stimuliert bei höheren Konzentrationen die Insulinsekretion, so daß die Mobilisierung von FS aus dem Fettgewebe und folglich auch die Ketogenese reduziert wird.

Hinweise: Verwenden Sie Rot für I, Gelb für C, helle Farben für Glyzerin (A) und FS (B) und Hellblau für D.
1. Kolorieren Sie oben das Material zur Struktur der Fette. Beachten Sie, daß im Triglyzeridwürfel alle Buchstaben die Triglyzeridfarben erhalten sollen (C).
2. Gehen Sie beim Fettmetabolismus in der Reihenfolge der Zahlen vor und beginnen Sie beim Verzehr des Hamburgers. Schritt 7 endet mit der Bildung von Glukose in der Leber. Wenden Sie sich dann 8 in der Zelle rechts unten zu. Kehren Sie nach der Bearbeitung von 13 zum Glukosemolekül (14) zurück.

CHEMISCHE STRUKTUR DER FETTE.

Triglyzeride (TG) sind Ester aus Glyzerin (Gly) und 3 Fettsäuren (FS). TG liegen in flüssiger Form vor, wenn ihre FS kürzere Ketten und Doppelbindungen enthalten.

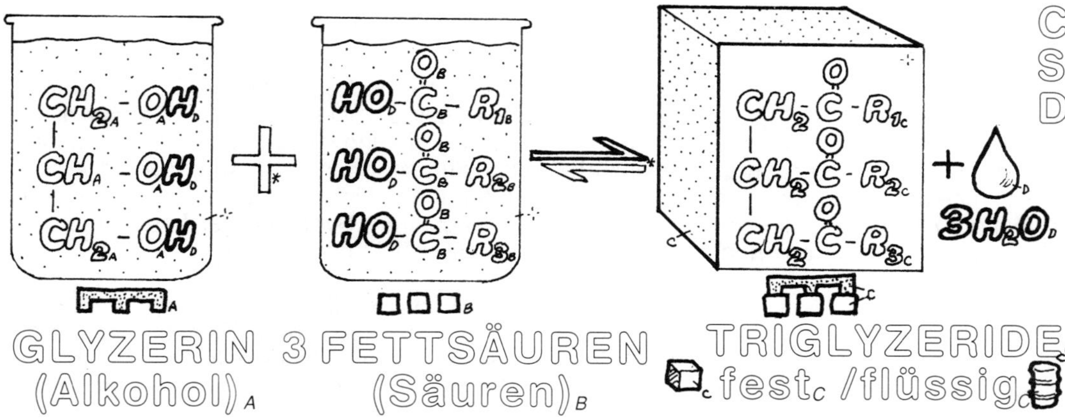

Triglyzeride (TG) sind Ester des dreiwertigen Alkohols Glyzerin (Gly) mit 3 Fettsäuren (FS). TG sind flüssig, wenn ihre FS entweder kurzkettig und/oder ungesättigt sind. Die Nahrungs-TG (1) werden im Blut in Form von Chylomikronen (2) transportiert. In den Kapillaren von Leber und Fettgewebe spaltet das Enzym Lipoprotein-Lipase die in den Chylomikronen enthaltenen TG zu FS und Gly (3). In Adipozyten werden FS wieder verestert (4) und als TG gespeichert (5). Bei Glukosemangel werden durch Lipolyse FS und Gly mobilisiert (6). Gly wird von der Leber aufgenommen und daraus Glukose gebildet (7). FS werden von Leber, Herz und Muskel verwertet (8). Durch β-Oxydation entsteht aus FS Acetyl-CoA (AC) (9), das zur ATP-Gewinnung genutzt wird (10). In der Leber ist AC der Baustein für die Cholesterinsynthese (11): Aus überschüssigem AC werden Ketonkörper (KK) gebildet (12). Sie werden über die Nieren ausgeschieden sowie von Muskel und Gehirn verwertet (13). Bei hoher Kohlenhydratzufuhr wandelt die Leber Glukose zu FS, Gly und schließlich zu TG um (14), die dort nur vorübergehend gespeichert werden, bevor sie zur langfristigen Speicherung ins Fettgewebe transportiert werden.

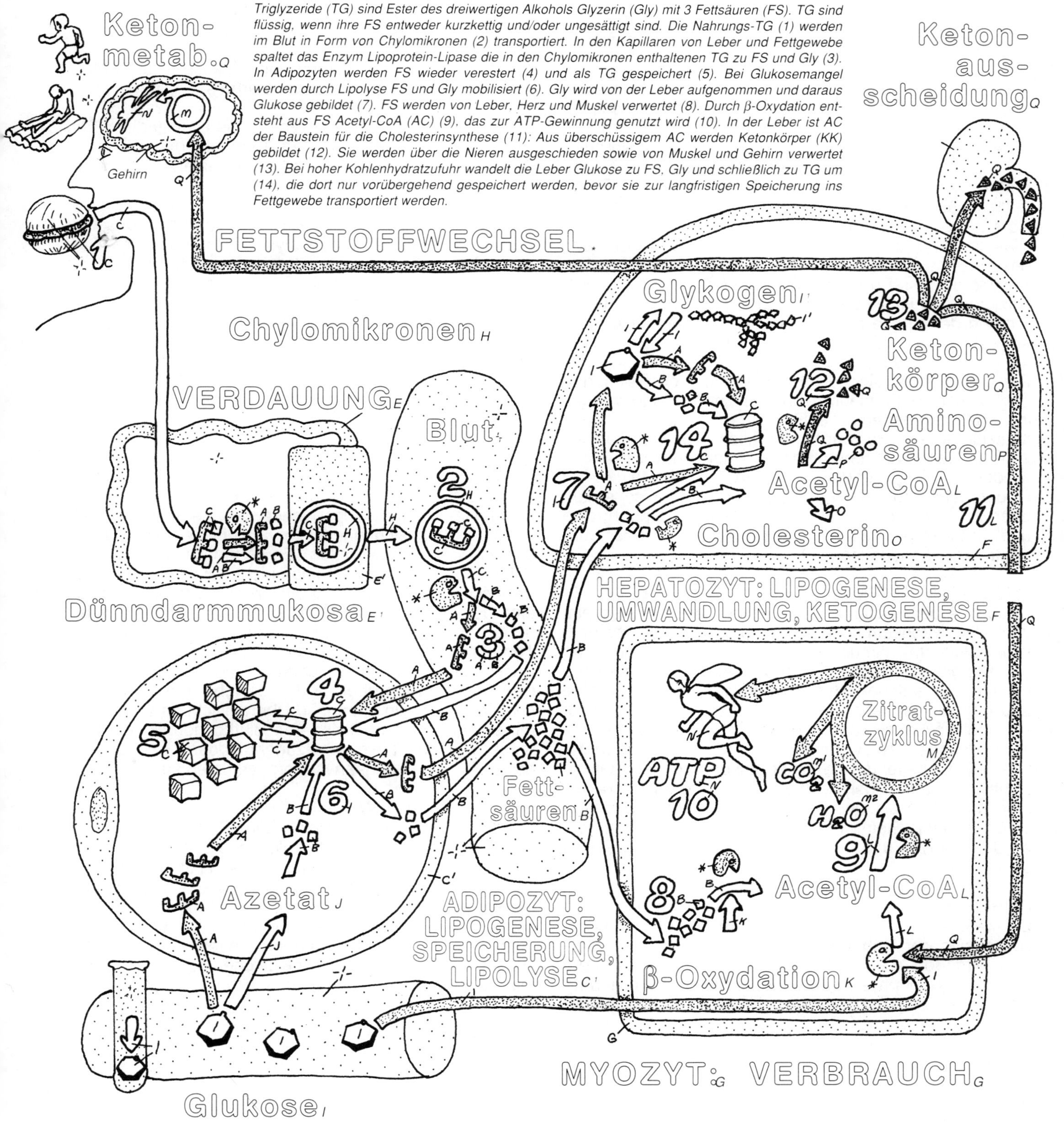

REGULATION DES FETTSTOFFWECHSELS

DIE WECHSELBEZIEHUNG VON FETTEN UND KOHLENHYDRATEN

Die Hauptaufgabe von Kohlenhydraten und Fetten ist die Versorgung der Zellen mit Brennstoff. Kohlenhydrat- und Fettstoffwechsel sind eng miteinander verbunden. Viele der nervalen und hormonalen Faktoren, die den Kohlenhydratstoffwechsel regulieren, regulieren auch den Fettstoffwechsel.

REGULATION DER LIPOLYSE

Die Regulation des Fettstoffwechsels läßt sich am Beispiel eines Langstreckenläufers oder eines hungernden Menschen veranschaulichen. Bei beiden werden in der gegebenen Situation keine Kohlenhydrate aus dem Darm resorbiert, so daß die Konstanthaltung des Blutzuckerspiegels gefährdet ist. Der Abfall der Glukose löst eine Antwort des hypothalamischen Glukostaten aus. Es kommt zur Aktivierung des sympathischen Nervensystems und damit zur Freisetzung von Katecholaminen aus adrenergen Nervenendigungen (Noradrenalin) und Nebennierenmark (Adrenalin). Adrenalin und Noradrenalin stimulieren die Zellen des Fettgewebes zu gesteigerter Lipolyse. Dies wird erreicht über eine cAMP-vermittelte Aktivierung der Lipasen. Durch Bindung des Adrenalins an einen spezifischen Rezeptor auf der Plasmamembran kommt es zunächst zur Aktivierung des Enzyms Zyklase, das ATP in cAMP überführt. Der Anstieg der cAMP-Konzentration im Adipozyten löst eine Kaskade von Reaktionen aus, an deren Ende die Überführung der Lipase aus der inaktiven in die aktive Form steht (Regulation durch Interkonversion eines Enzyms).

Die Lipase katalysiert die Hydrolyse der gespeicherten Triglyzeride in Fettsäuren und Glyzerin. Beide werden ins Blut abgegeben. Die Fettsäuren dienen Herz und Muskulatur als Brennstoff. Vor allem aber werden sie von der Leber aufgenommen und dort entweder sofort wieder zu Triglyzeriden verestert, mit Proteinen zu Lipoproteinkomplexen verpackt und ins Blut sezerniert oder zu Ketonkörpern abgebaut. Beides, Lipoproteine und Ketonkörper, sind wichtige energieliefernde Substrate für extrahepatische Organe.

WACHSTUMSHORMON

Dauern Arbeitsleistung oder Hunger an, so erscheint vermehrt Wachstumshormon im Blut. Der hypothalamische Glukostat stimuliert bei anhaltender Erniedrigung der Blutglukose die Freisetzung eines Peptidhormons (GRH), das auf den Hypophysenvorderlappen einwirkt und dort die Sekretion von Wachstumshormon bewirkt. Die lipolytische Wirkung von Wachstumshormon setzt - im Unterschied zu Adrenalin - nur sehr langsam, dafür aber langanhaltend und stark ausgeprägt ein. Offensichtlich wird die Lipolyse über einen anderen Mechanismus ausgelöst als beim Adrenalin. Wachstumshormon induziert wahrscheinlich die Synthese von Proteinen, die an der Lipolyse und ihrer zellulären Steuerung beteiligt sind.

CORTISOL

Ein weiteres Hormon mit lipolytischer Wirkung ist Cortisol, das in der Nebennierenrinde produziert wird. Cortisol wird dort durch ACTH freigesetzt, das wiederum aus dem Hypophysenvorderlappen nach Stimulierung durch das entsprechende Peptidhormon (CRH) ausgeschüttet wird. Der lipolytische Effekt von Cortisol kommt auf verschiedene Weise zustande. Wichtig ist vor allem seine »permissive Wirkung«: Cortisol muß vorhanden sein, ehe Wachstumshormon und Adrenalin ihre lipolytische Wirkung entfalten können. Möglicherweise induziert Cortisol zunächst die Synthese der Lipase, so daß mehr Enzymprotein aktiviert werden kann.

INSULIN UND FETTSPEICHERUNG

Im Gegensatz zu Katecholaminen, Wachstumshormon und Cortisol, welche die Fettdepots entspeichern, fördert Insulin die Speicherung von Fett. Es wird nach einer kohlenhydratreichen Mahlzeit vom Pankreas sezerniert. Ein wichtiges Zielorgan ist das Fettgewebe, wo das Hormon 3 Wirkungen hat:

1. erhöht Insulin den Eintritt von Glukose in die Adipozyten (Aktivierung des Glukose-Carriers).

2. wird ein Schrittmacherenzym für die Umwandlung von Glukose in Fettsäuren aktiviert (Pyruvatdehydrogenase). Aus beiden Effekten resultiert eine gesteigerte Lipogenese.

3. bewirkt Insulin eine Inaktivierung der hormonsensitiven Lipase, so daß die Lipolyse unterdrückt wird. Daraus folgt, daß die Adipozyten unter dem Einfluß von Insulin die Tendenz haben, Fett zu speichern. Mit diesem Mechanismus paßt sich der Körper an ein erhöhtes Nahrungsangebot an: »In Zeiten der Fülle« (mit hohem Insulinspiegel) werden Kohlenhydrate als Fett gespeichert und das Depotfett vor Entspeicherung geschützt, damit in »Zeiten der Dürre« (mit niedrigem Insulinspiegel) der Körper mit Brennstoff versorgt werden kann.

OBESITAS

Eine Abnormität des Fettstoffwechsel tritt bei ansonsten gesunden Menschen auf, die sich überkalorisch ernähren und zu wenig bewegen. Bei ihnen ist die Lipolyse verlangsamt und die Lipogenese beschleunigt. Die Fettdepots bauen sich unentwegt auf, bis sie den Normbereich weit überschreiten. Es kommt zu Übergewicht (Obesitas), das sich allerdings nicht bei allen Menschen entwickelt. Es muß zusätzlich zur Lebensweise noch eine genetische Komponente vorliegen. Möglicherweise haben die zu Übergewicht neigenden Menschen die Tendenz, bei Streßsituationen mit einer geringeren Ausschüttung von lipolytischen Hormonen zu reagieren, bzw. sie verfügen über ein Fettgewebe, das sehr empfindlich auf Insulin anspricht. Übergewicht ist verbunden mit einem erhöhten Risiko von Bluthochdruck und Diabetes und damit ein ernstzunehmendes Gesundheitsrisiko, das die Lebenserwartung verkürzen kann.

GEWICHTSABNAHME

Der natürliche Weg, überschüssiges Fett zu verlieren, ist körperliche Arbeit und unterkalorische Ernährung, damit der Körper lipolytische Hormone ausschütten und durch Lipolyse die Fettdepots mobilisieren kann. Dieses Vorgehen ist besonders wirksam, wenn auf rasch resorbierbare Zucker in der Nahrung verzichtet wird, so daß Insulin sich auf einen niedrigen Spiegel einstellt. Insulin schützt die Fettdepots vor Entspeicherung und programmiert die Adipozyten zur Lipogenese.

Hinweise:
Verwenden Sie Rot für F, Lila für E und dieselben Farben für die Fettsäuren (B), Glyzerin (C), Triglyzeride (D) und die Leber (L) wie auf Tafel 127.
1. Beginnen Sie oben und folgen Sie den Zahlen 1-5 zur Fett- (D¹) und Leberzelle (L), ohne die Wirkungen in diesen Zellen anzumalen. Kolorieren Sie dann 6 und 7 und folgen Sie den Elementen in der Kapillare zur Leberzelle.
2. Kolorieren Sie die untere Abbildung bei 1 beginnend.

NERVALE UND HORMONALE REGULATION DES FETTSTOFFWECHSELS

Fettsäure (FS)
Glyzerin (Gly)
Triglyzeride (TG)
Kapillaren
Glukose (Gluk)

Hypoglygämie (1), verursacht durch körperliche Arbeit oder Hungern, aktiviert den Hypothalamus. Es kommt zur Freisetzung von Noradrenalin (NA) aus sympathischen Fasern (2) und Adrenalin (A) aus dem Nebennierenmark (3). NA und A wirken auf die Adipozyten ein. Über eine Aktivierung der hormonsensitiven Lipase kommt es zur gesteigerten Lipolyse. Länger andauernder Streß führt zur Freisetzung von Peptidhormonen (GRH und CRH) (14) aus dem Hypothalamus, die in der Hypophyse die Sekretion von Wachstumshormon (GH) und ACTH (5) auslösen. ACTH setzt Cortisol aus der Nebennierenrinde frei. Bei Anwesenheit von Cortisol steigert GH die Lipolyse in den Fettzellen (6), wodurch FS und Gly mobilisiert werden. Gly wird in der Leber zu Glukose umgewandelt. FS werden von Herz und Muskulatur (7) als Brennstoff verbraucht. In der Leber (8) werden FS zu Ketonkörpern abgebaut. Cortisol verstärkt die Ketogenese. Bei längerem Hungern können Gehirn und andere Gewebe Ketonkörper zur Energiegewinnung verbrennen.

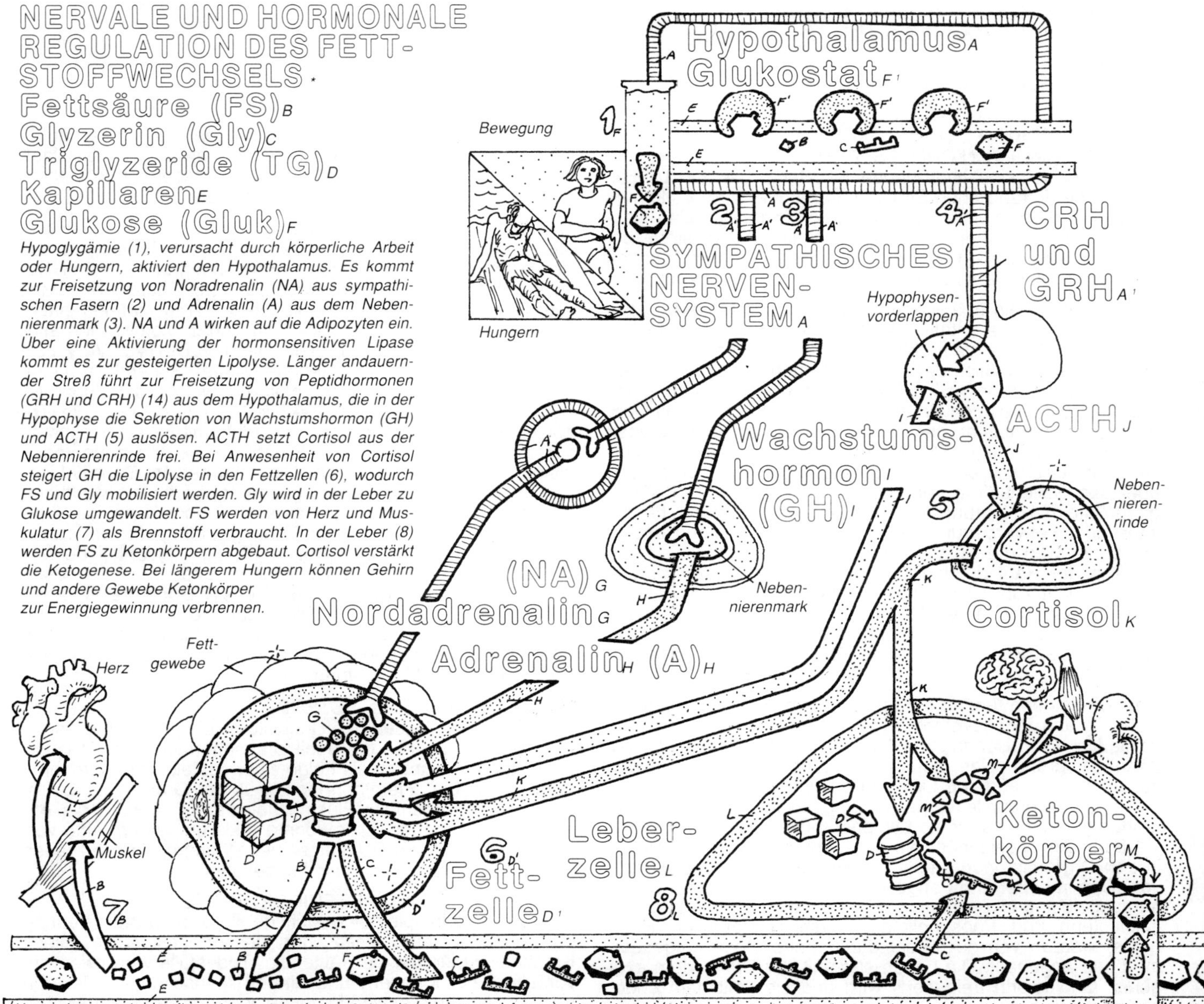

HORMONALE REGULATION

FETTVERLUST

Körperliche Aktivität (1) stimuliert den Energieverbrauch und die Sekretion lipolytischer Hormone (2), wodurch in den Fettdepots TG mobilisiert werden (3). FS und Gly (4) werden ins Blut abgegeben. Die lipolytischen Hormone verhindern gleichzeitig die Speicherung von TG (5).

FETTSPEICHERUNG

Überkalorische Ernährung zusammen mit Bewegungsmangel stimuliert die Freisetzung von Insulin (6). Insulin fördert die Glukoseaufnahme der Adipozyten (7), hemmt die Wirkung der Lipase (8) und aktiviert wichtige Enzyme der Lipogenese, so daß die Synthese von TG gesteigert ist und Fette sich akkumulieren (9). Dadurch kommt es zur Hypertrophie der Adipozyten und schließlich zur Fettsucht (10).

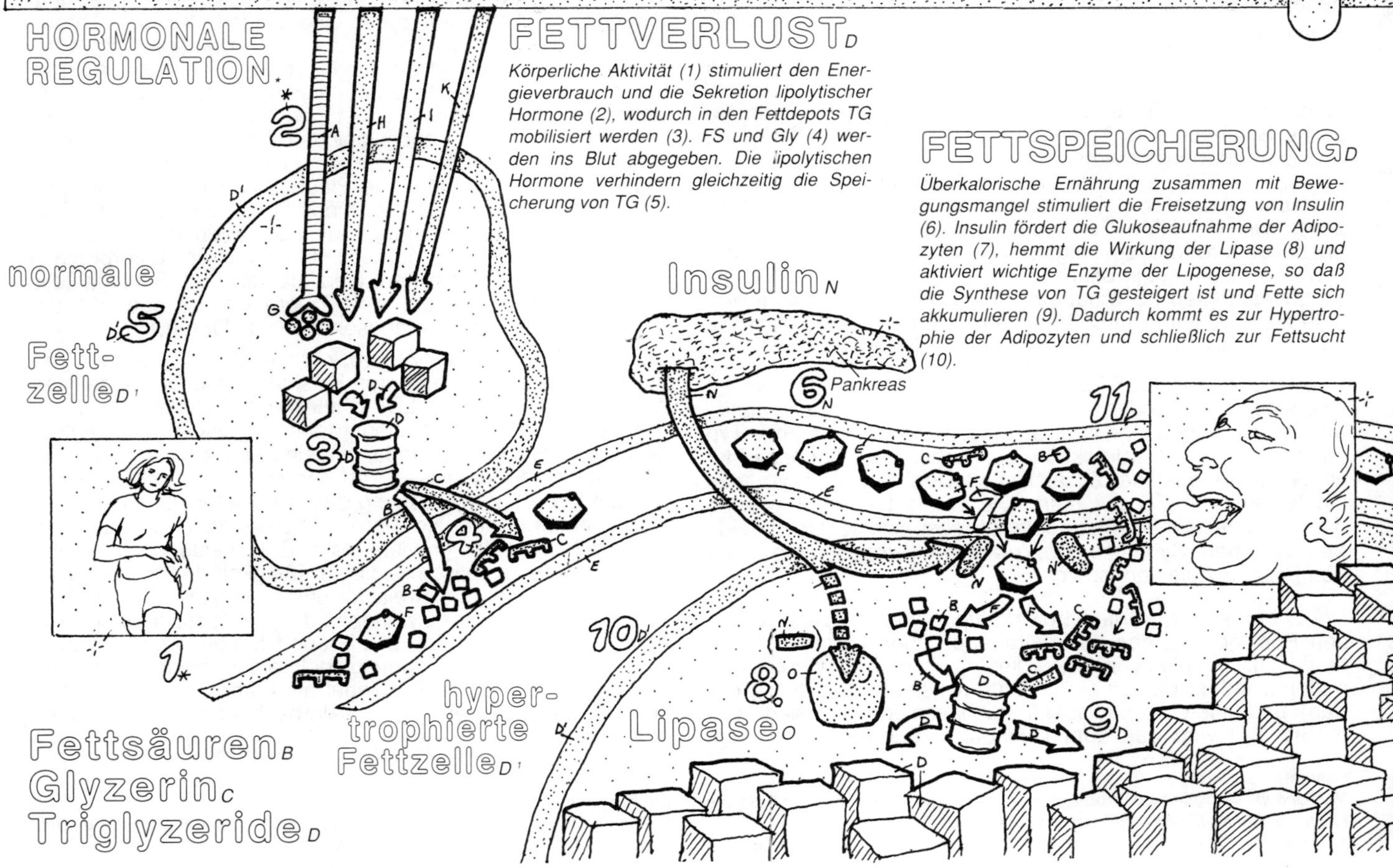

Fettsäuren
Glyzerin
Triglyzeride

PHYSIOLOGIE VON CHOLESTERIN UND LIPOPROTEINEN

CHEMIE, HERKUNFT UND VERWENDUNG VON CHOLESTERIN
Cholesterin ist eine hydrophobe Substanz, die den Lipiden (Klasse der fettähnlichen Stoffe) zugerechnet wird. Es kommt in allen Geweben unseres Körpers vor und ist in allen Nahrungsmitteln tierischen Ursprungs enthalten. Cholesterin besteht aus einem viergliedrigen zyklischen Kohlenwasserstoff mit einer Kohlenwasserstoffkette und einer Alkoholgruppe.

Cholesterin ist ein überwiegend hydrophobes Molekül. Dank der Alkoholgruppe enthält es aber auch einen hydrophilen Bereich, so daß es als wichtige Strukturkomponente in Membranen - einschließlich der Myelinscheiden der Nervenfasern - eingebaut werden kann. Cholesterin wirkt membranstabilisierend, indem es den Raum ausfüllt, der durch FS mit Doppelbindungen entsteht, die sich nicht so eng aneinanderlegen können wie gesättigte FS. Weiterhin ist Cholesterin die Vorstufe für Gallensäuren, die in der Leber gebildet werden und über den Gallensaft in den Dünndarm gelangen. Dort emulgieren sie die Nahrungsfette - eine Voraussetzung für die intestinale Fettverdauung. Ebenfalls aus Cholesterin und in der Leber wird die Vorstufe für Vitamin D_3 synthetisiert, die dann in der Haut durch Ringspaltung unter der Einwirkung von UV-Licht zum wirksamen Vitamin umstrukturiert wird. In den Gonaden und in der Nebennierenrinde ist Cholesterin die Ausgangssubstanz für die Synthese der Steroidhormone (Androgene, Östrogene, Gestagene, Glukokortikoide, Mineralokortikoide).

Das Cholesterin unseres Körpers stammt aus 2 Quellen: Nahrung und Eigensynthese. In der Nahrung kommt es ausschließlich in tierischen Produkten vor (Eigelb, Leber, Fleisch, Käse). Aufgrund seiner hohen Fettlöslichkeit wird Cholesterin zusammen mit anderen Lipiden im Dünndarm resorbiert und mit einer Eiweißhülle verpackt. Eingeschlossen in Chylomikronen gelangt es über die Lymphgefäße (Ductus thoracicus) ins Blut. Die Triglyzeride, die den überwiegenden Lipidanteil in den Chylomikronen darstellen, werden in den Kapillaren - vor allem in Leber und Fettgewebe - durch Lipoproteinlipasen herausgelöst und gespalten. Sie enthalten jetzt relativ viel Cholesterin und Phospholipide. Diese Restpartikel (Remnants) werden von der Leber durch Endozytose aufgenommen und abgebaut. Die Leber ist somit der Ort, in dem exogenes Cholesterin freigesetzt wird und sich mit dem endogenen mischt.

CHOLESTERINSYNTHESE
Die Eigensynthese des Cholesterins findet in der Leber sowie in extrahepatischen Geweben (z.B. Nebennierenrinde und Gonaden) statt. Beim Menschen überwiegt die extrahepatische Synthese. Die Synthese beginnt mit Acetyl-CoA (C2) und läuft über Hydroxymethylglutaryl- (HMG-) CoA (C6), Mevalonsäure (C6), aktiviertes Isopren (C5) und Squalen (C30) hin zum Cholesterin. Das Schrittmacherenzym dieses Prozesses ist die HMG-CoA-Reduktase. Fettreiche Ernährung (insbesondere mit gesättigten FS) fördert die Cholesterinsynthese. Daher sind pflanzliche Öle mit ihrem hohen Gehalt an ungesättigten FS ernährungsphysiologisch zu empfehlen, sofern sie nicht im Übermaß verzehrt werden, da diese möglicherweise die Cholesterinsynthese reduzieren.

LEBER UND CHOLESTERIN
Cholesterin, entweder aus den Chylomikronen-Remnants, aus der Eigensynthese oder aus Lipoproteinen vom HDL-Typ (siehe unten), unterdrückt in der Leber die Synthese der HMG-CoA-Reduktase. Zusätzlich aktiviert es ein Enzym, das Cholesterin mit FS verestert. Die Cholesterinester werden dann intrazellulär in Lipidtröpfchen gespeichert. Über beide Mechanismen (Synthese und Veresterung) reguliert die Leber den Plasmacholesterinspiegel.

Die Leber ist der größte Cholesterinpool des Körpers. In diesen Pool gelangt das aus extrahepatischen Organen anflutende HDL-Cholesterin. Aus diesem Pool wird Cholesterin entfernt, indem daraus Gallensäuren gebildet (etwa 1 g pro Tag) und mit dem Gallensaft ausgeschieden werden. Der größte Teil wird aus dem Dünndarm reabsorbiert, gelangt über die Pfortader wieder zurück zur Leber und wird erneut in den Gallensaft ausgeschieden (enterohepatischer Kreislauf, etwa 10 g pro Tag). Nur ca. 10 % der sezernierten Gallensäuren wird mit den Faeces ausgeschieden.

CHOLESTERIN UND LIPOPROTEINE
Die Leber nimmt nicht nur überschüssiges Cholesterin aus den extrahepatischen Geweben (über Lipoproteine vom HDL-Typ) auf, sondern versorgt diese auch mit Cholesterin. Dazu wird Cholesterin zusammen mit sehr viel Triglyzerid in einem Protein-Lipid-Komplex verpackt, der den Chylomikronen ähnlich ist. Es sind die Lipoproteine vom VLDL-Typ (Very Low Density Lipoproteins, sehr geringe Dichte). Sie enthalten eine Eiweißkomponente (Apolipoprotein C), welche die Lipoproteinlipasen in den Kapillaren aktiviert, so daß diese die Triglyzeride spalten können und die Zellen mit FS als Brennstoff versorgt werden. Die VLDL-Komplexe werden zunehmend kleiner (Lipoproteine vom IDL-Typ, Intermediate Density Lipoproteins, mittlere Dichte) und geben etliche ihrer Eiweißkomponenten ab, bis sie schließlich fast nur noch diejenige Komponente enthalten, die für die Bindung an Plasmamembranen verantwortlich ist (Apolipoprotein B). Ihr Lipidanteil besteht schließlich fast nur aus Cholesterin und Cholesterinester (Lipoproteine vom LDL-Typ, Low Density Lipoproteins, geringe Dichte). Sie binden an LDL-Rezeptoren extrahepatischer Gewebe, werden durch Endozytose aufgenommen und in den Lysosomen abgebaut. Ihr Cholesterin dient vorwiegend dem Aufbau von Membranen.

HORMONE UND CHOLESTERIN
Hormone beeinflussen den Cholesterinspiegel im Blutplasma. Zum Beispiel senken die Schilddrüsenhormone das Plasmacholesterin, vermutlich als Folge einer gesteigerten Aufnahme durch die Leber. Steroidhormone aus der Gruppe der Östrogene senken ebenfalls Plasmacholesterin, während die Androgene es erhöhen. Dies könnte erklären, warum eine vorzeitige Arteriosklerose häufiger bei Männern als bei Frauen auftritt. Die Mechanismen sind unbekannt.

CHOLESTERIN UND ARTERIOSKLEROSE
Das Cholesterin spielt eine wichtige Rolle bei der Entstehung der Atherosklerose, einer Form der Arteriosklerose. Diese Krankheit ist für fast die Hälfte aller Todesfälle verantwortlich, vor allem bei Männern und älteren Menschen. Cholesterin wird in die Arterienwände eingelagert, was endothelschädigend wirkt. An der zerstörten Oberfläche heften sich Thrombozyten und Fibrin an. Im fibrosierten Bezirk lagert sich Cholesterin zusammen mit Calciumionen ab. Es entstehen harte, kalzifizierte Cholesterinplaques, die zur Verhärtung der Arterienwände, zu Elastizitätsverlust und zur Unfähigkeit führen, Blutdruckänderungen auszugleichen. Plaques in den Nierenarterien sind eine der Ursachen eines chronisch erhöhten Blutdrucks (Hypertonus). Die Plaques können schließlich so weit in das arterielle Lumen hineinragen, daß sie den Blutstrom behindern (Ischämie) oder die Bildung von Blutgerinnseln auslösen und dadurch den Blutstrom unterbrechen (Thrombose). Die meisten Herzinfarkte und Schlaganfälle sind entweder direkt auf eine Atherosklerose oder die dadurch verursachten Thrombosen zurückzuführen.

Für die Entstehung der Atherosklerose ist nach heutiger Vorstellung ein ständig erhöhter Plasmacholesterinspiegel verantwortlich, wobei das LDL-Cholesterin (auf dem Weg von der Leber zu den extrahepatischen Geweben) wesentlich leichter in die Gefäßwände eingelagert wird als das HDL-Cholesterin (auf dem Weg von den extrahepatischen Geweben zur Leber). Zur Erhöhung des Plasmacholesterins tragen viele Faktoren bei, ein hoher Cholesteringehalt ist wahrscheinlich nicht der gravierendste. Entscheidender ist wahrscheinlich die genetisch bedingte Fähigkeit des Individuums, den Stoffwechsel und Kreislauf des Cholesterins zu regulieren, entweder bei der Synthese oder bei Ausscheidung, Aufnahme durch die Zellen etc. Frauen haben, wahrscheinlich aufgrund höherer Östrogenspiegel, einen niedrigeren LDL- und einen höheren HDL-Spiegel als Männer, was die Ursache für die geringere Atherosklerosehäufigkeit bei Frauen sein könnte.

Hinweise:
Verwenden Sie dieselben Farben für B und K wie auf Tafel 128. Benutzen Sie Lila für D, Rot für M und eine leuchtende Farbe für A.
1. Kolorieren Sie ganz oben die chemische Struktur des Cholesterins und die Funktionen im Körper oben rechts.
2. Gehen Sie in Reihenfolge der Zahlen vor und beginnen Sie mit der Verdauung von Fetten und Cholesterin aus der Nahrung.

CHOLESTERIN A

Triglyzeride B

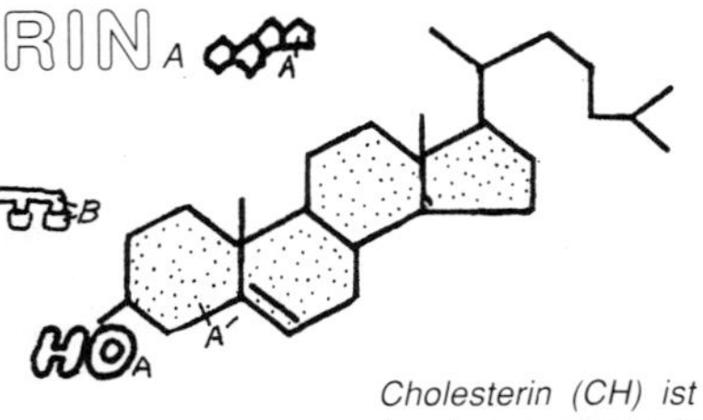

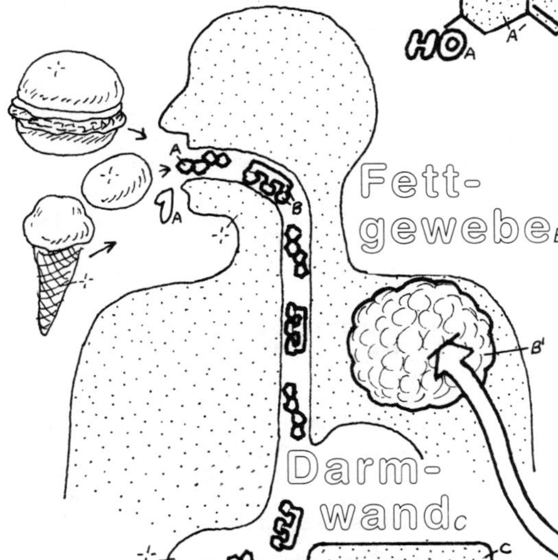

Fett-gewebe B'

Cholesterin (CH) ist ein Lipid, bestehend aus einem hydrophoben zyklischen Kohlenwasserstoff (Steran) mit hydrophober Seitenkette und einer hydrophilen Alkoholgruppe. CH wird aus Acetyl-CoA synthetisiert oder aus tierischen Nahrungsmitteln bezogen. CH dient als Ausgangssubstanz für Gallensäuren in der Leber, für Steroidhormone in Gonaden und Nebennierenrinde und für Vitamin D in Leber und Haut. CH ist Bestandteil der Membranen, einschließlich der Myelinscheiden der Nervenfasern, und stabilisiert deren hydrophoben Zusammenhalt.

VERWENDUNG VON CHOLESTERIN A

Gallensäure A

Steroid-hormone A

Plasmamembran A

Myelin A

Haut A

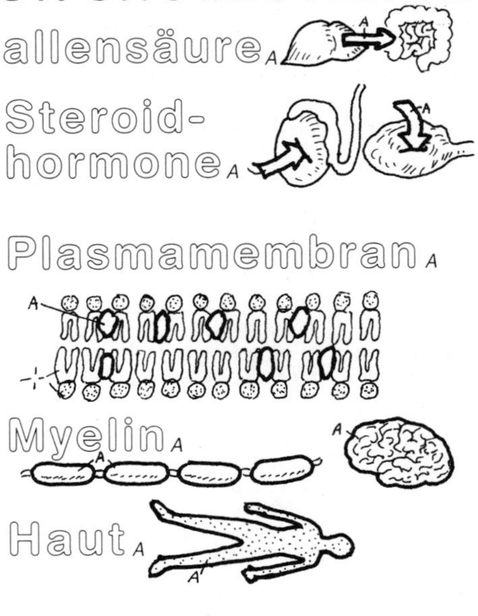

Darm-wand C

Gallen-säure A'

Kapillaren D

LEBERZELLE K

GEWEBSZELLE L

ATHEROSKLEROSE A²

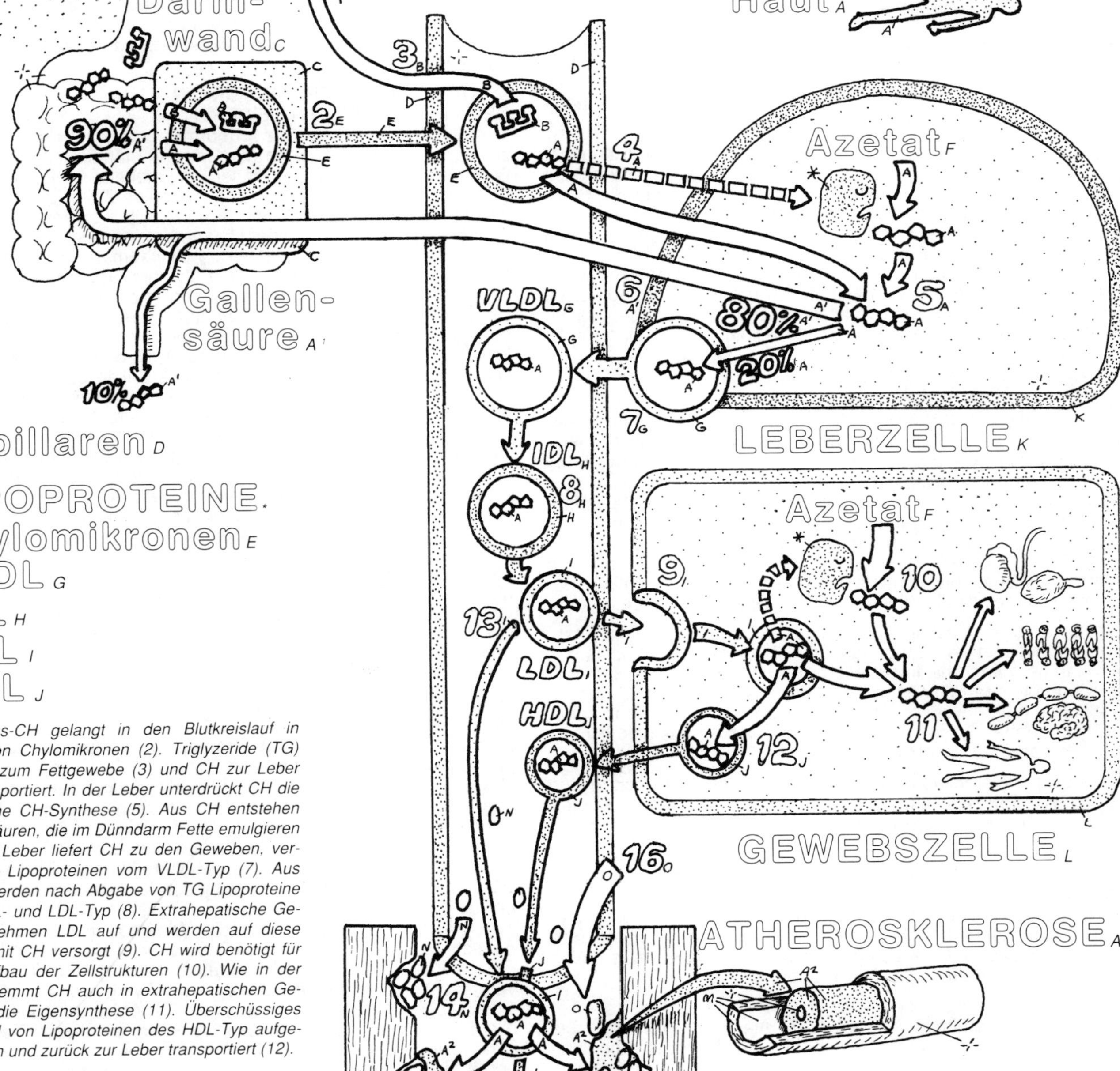

LIPOPROTEINE

Chylomikronen E

VLDL G

IDL H

LDL I

HDL J

Nahrungs-CH gelangt in den Blutkreislauf in Form von Chylomikronen (2). Triglyzeride (TG) werden zum Fettgewebe (3) und CH zur Leber (4) transportiert. In der Leber unterdrückt CH die endogene CH-Synthese (5). Aus CH entstehen Gallensäuren, die im Dünndarm Fette emulgieren (6). Die Leber liefert CH zu den Geweben, verpackt in Lipoproteinen vom VLDL-Typ (7). Aus VLDL werden nach Abgabe von TG Lipoproteine vom IDL- und LDL-Typ (8). Extrahepatische Gewebe nehmen LDL auf und werden auf diese Weise mit CH versorgt (9). CH wird benötigt für den Aufbau der Zellstrukturen (10). Wie in der Leber hemmt CH auch in extrahepatischen Geweben die Eigensynthese (11). Überschüssiges CH wird von Lipoproteinen des HDL-Typ aufgenommen und zurück zur Leber transportiert (12).

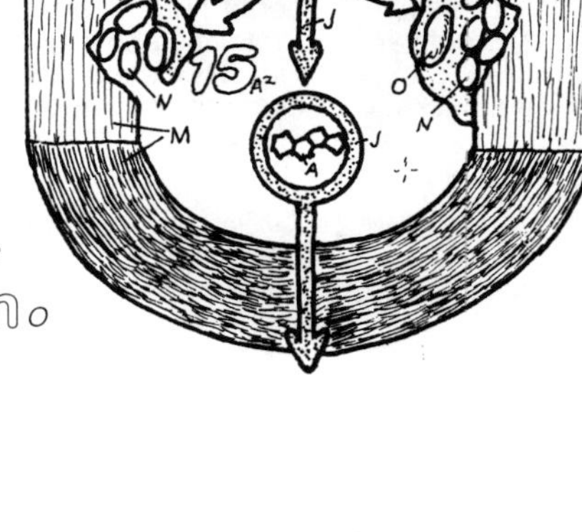

Arterienwand M

Blut

Thrombozyt N

Plaque A²

Calcium O

CH in Form von LDL (13) trägt zur Entstehung der Arteriosklerose (Atherosklerose) bei. Veränderungen der inneren Arterienwand fördert die Anlagerung von Thrombozyten und die Fibrinisierung (14). In diese Läsionen werden CH aus LDL (15) und Calcium (16) eingelagert. Es entstehen harte Plaques, die die Arterien verhärten, deren Elastizität vermindern und die Blutströmung behindern, den Blutdruck erhöhen und die Entstehung von Thrombosen fördern. Plaques in Herz und Gehirn sind Hauptursache für Herzinfarkte und Schlaganfälle.

PROTEINSTOFFWECHSEL

AUFBAU, VIELFALT UND BEDEUTUNG
Proteine (Eiweiße) sind maßgeblich beteiligt an Struktur und Funktion der Zellen und Gewebe. Dagegen haben sie nur einen geringen Anteil an der Versorgung des Körpers mit Energie. Proteine bestehen aus einer Vielzahl verschiedener Aminosäuren (AS), die kettenförmig miteinander verknüpft sind (Tafel 4).

Alle AS enthalten je eine Amino- und Carboxylgruppe. Die Carboxylgruppe einer Aminosäure kann mit der Aminogruppe einer anderen unter Wasserabspaltung eine Säureamidbindung eingehen, die man wegen ihrer besonderen Eigenschaften Peptidbindung nennt, welche die Ausbildung von Wasserstoffbrücken ermöglicht. Zwei über eine Peptidbindung verknüpfte AS nennt man Dipeptid, drei über zwei Bindungen verknüpfte Tripeptid (z.B. Glutathion). Oligopeptide sind Peptidketten aus wenigen (bis zu 20), Polypeptide aus sehr vielen (bis zu 1000) AS. Proteine sind Polypeptide mit über 50 AS.

Die Zahl der AS ist groß, aber nur 20 sind im genetischen Code enthalten und kommen in allen Proteinen vor. Von diesen 20 AS kann der menschliche Organismus 12 synthetisieren, wobei das Ausgangsmaterial in der Regel Glukose ist. Die übrigen 8 AS müssen notwendigerweise mit der Nahrung zugeführt werden (essentielle AS: Valin, Leucin, Isoleucin, Phenylalanin, Tryptophan, Methionin, Threonin, Lysin).

Der Körper erhält die essentiellen AS aus tierischen und pflanzlichen Nahrungsmitteln. Die biologische Wertigkeit eines Nahrungsproteins wird bestimmt durch die Menge, die von diesem Protein täglich zugeführt werden muß, um den Bedarf an essentiellen AS zu decken (je weniger, um so höher die Wertigkeit).

Die Nahrungsproteine werden im Dünndarm durch Verdauungsenzyme (Proteasen) zu den einzelnen AS abgebaut, die dann von der Dünndarmmukosa aufgenommen werden und über die Pfortader zur Leber gelangen. Die Proteasen werden als inaktive Vorstufen im Pankreas synthetisiert und aufgrund von hormonalen (Sekretin) und nervalen (Vagus) Reizen sezerniert. Erst im Dünndarm werden sie durch die Wirkung eines spezifischen Enzyms (Enterokinase) aktiviert. Es handelt sich um die Endopeptidasen Trypsin, Chymotrypsin und Elastase und um die Exopeptidasen Carboxy- und Aminopeptidase (letztere nur in der Dünndarmmukosa).

DIE ROLLE DER LEBER IM PROTEINSTOFFWECHSEL
Die freien AS in den Leberzellen (hepatischer Pool) werden genutzt zur Synthese der lebereigenen Proteine sowie der Proteine im Blutplasma. Aus diesem Pool werden sie auch zur Synthese von Glukose (Glukoneogenese) und Fett entnommen sowie zum Abbau zu CO_2 und Wasser unter Gewinn von ATP. Der hepatische Pool steht im Austausch mit dem Pool der freien AS im Blutplasma, der sich wiederum mit dem Pool in den Zellen der verschiedenen Organe austauscht. Die Leber ist das Zentrum für Synthese, Abbau und Umwandlung der AS und beeinflußt dadurch die Proteinsynthese in den verschiedenen Organen.

Zusätzlich zur Produktion für den eigenen Bedarf (vor allem Enzyme) synthetisiert die Leber fast alle Proteine des Blutplasmas (Ausnahme: sämtliche Immunglobuline und einige Komponenten der Lipoproteine). Plasmaproteine hepatischen Ursprungs sind:
1. Albumin (verantwortlich für den Transport von Fettsäuren anderer hydrophober Stoffe, für die Aufrechterhaltung des onkotischen Druckes sowie für die pH-Pufferung),

2. Globuline (verantwortlich für den spezifischen Transport von Hormonen, Fetten, Cholesterin, Metallionen, z.B. Eisen, Kupfer, außerdem für die unspezifische Abwehr, z.B. Lysozym, Komplementsystem),

3. Faktoren der Blutgerinnung (Fibrinogen, Proenzyme der Gerinnungskaskade und der Fibrinolyse).
Die menschliche Leber produziert täglich bis zu 50 g Plasmaproteine. Störungen der Leberfunktion (z.B. Hepatitis) wirken sich sehr empfindlich auf die Zusammensetzung der Plasmaproteine aus (nachweisbar durch die Elektrophorese).

AS werden abgebaut, indem sie in der Regel zuerst zu einer Ketosäure transaminiert werden (z.B. Alanin zu Pyruvat). Die Trennung der Aminogruppe vom Kohlenstoffgerüst ist aber erst dann vollzogen, wenn nachfolgend eine oxydative Desamininierung stattfindet (z.B. Glutamat zu Ketoglutarat). Die so entstandenen Ketosäuren werden im Zitronensäurezyklus zu CO_2 oxydiert. Der dabei freigesetzte Wasserstoff wird in der Atmungskette unter Gewinnung von ATP zu Wasser verbrannt.

Normalerweise werden die AS aber vom Katabolismus ausgespart, da sie für die Proteinsynthese dringender benötigt werden. Kohlenhydrate und Fette sind die bevorzugten Brennstoffe. Lediglich nach Nahrungsentzug, beim Hungern, werden AS vermehrt abgebaut. Dies geschieht entweder nach vorheriger Umwandlung in Glukose (in der Leber) oder direkt in den extrahepatischen Geweben. In letzterem Falle muß die dort abgespaltene Aminogruppe vorübergehend entgiftet werden (entweder Glutaminsynthese oder Transaminierung zu Pyruvat). Gebunden an Glutamin oder Alanin gelangt sie zur Leber, wo die endgültige Entgiftung zu Harnstoff erfolgt.

Eine Überfüllung des hepatischen Pools der freien AS infolge gesteigerter Anlieferung über die Pfortader führt - nach Transaminierung gekoppelt mit oxydativer Desamininierung - zu Glukoneogenese und Lipogenese (Tafel 121, 127).

Beim Abbau der AS entsteht als Endprodukt das toxische Ammoniak. Als starke Base würde es den Säure-Basen-Haushalt stören und eine Alkalose verursachen. Außerdem könnte es Enzyme amidieren und deren Funktion beeinträchtigen. Ammoniak muß also in den extrahepatischen Geweben durch Glutaminsynthese und in der Leber durch Harnstoffsynthese entgiftet werden. Aus Glutamin wird wieder Ammoniak freigesetzt (Glutaminase) - entweder in der Leber, wo anschließend die endgültige Entgiftung zu Harnstoff erfolgt, oder in der Niere, wo Ammoniak in den Urin ausgeschieden wird.

METABOLISMUS DER PROTEINE IN DEN VERSCHIEDENEN GEWEBEN
Für Wachstum oder Ersatz im normalen Umsatz (turn over) der zellulären Proteine müssen die Gewebe ständig mit AS aus der Blutbahn versorgt werden. Dieser Pool steht im Gleichgewicht mit dem hepatischen Pool der freien AS. Jede Zelle, ganz gleich in welchem Gewebe oder Organ, produziert ihre eigenen, für diesen Zelltyp spezifischen Proteine. Ununterbrochen werden sie an den Ribosomen synthetisiert und in den Lysosomen wieder abgebaut. Die Umsatzgeschwindigkeit hängt ab vom Gewebe und von der Art des Proteins. Leberenzyme haben in der Regel einen hohen Umsatz (Halbwertszeit oft nur wenige Stunden). Strukturproteine dagegen haben nur einen niedrigen Umsatz (z.B. Knochenkollagen, Halbwertszeit einige Monate). Neben den Enzymen für Hauptstoffwechselprozesse, die für alle Zellen obligatorisch sind (z.B. Laktatdehydrogenase), enthalten die verschiedenen Gewebe in ihren Zellen Proteine, die für sie charakteristisch sind und die die besonderen Funktionen der betreffenden Zellen ausführen. So synthetisieren z.B. nur Plasmazellen die Immunglobuline. Hämoglobin, das Sauerstoff-transportierende Protein der Erythrozyten, wird in den Erythroblasten synthetisiert. Kollagen, das bei weitem häufigste Protein des Säugetierorganismus, wird von Zellen des Stützgewebes (Osteoblasten, Fibroblasten u.a. in Knochen, Knorpeln, Sehnen, Haut) synthetisiert, sezerniert und extrazellulär für seine Funktion im jeweiligen Gewebe modifiziert. Aktin und Myosin sind die kontraktilen Proteine der Muskelzellen. Nur während länger dauerndem Hungern werden solche typischen Gewebsproteine als Brennstoff verwertet. Die Proteine im Herzen und im Gehirn bleiben auch in solch extremen Notsituationen vom allgemeinen Abbau weitgehend ausgespart.

HORMONELLE REGULATION DES PROTEINSTOFFWECHSELS
Hormone beeinflussen den Proteinstoffwechsel auf vielfältige Weise. Wachstumshormon und Insulin steigern in bestimmten Geweben (z.B. Muskulatur) sowohl die Aufnahme von AS als auch die Proteinbiosynthese. Schilddrüsenhormone regulieren ebenfalls: Im Herzen steigern sie die Proteinsynthese durch Vermehrung der Ribosomen; in Leber und Niere induzieren sie spezifische Proteine, u.a. die Natrium-Kalium-ATPase. Thyroxin und Wachstumshormon sind nicht nur jedes für sich wichtige Hormone des Proteinstoffwechsels, sondern sie wirken dazu auch synergistisch in ihrer anabolen Wirkung. Bei verminderter Ausschüttung ist die Proteinsynthese verlangsamt. Dies führt zur Retardierung bis zum vollkommenen Wachstumsstillstand und verursacht verschiedene Formen von Zwergwuchs (Tafel 112, 113). Die Androgene aus Hoden und Nebenniere stimulieren vor allem im Knochen und im Muskel die Proteinsynthese. Diese Wirkung ist besonders wichtig für den Wachstumsschub in der Pubertät (Tafel 144). Cortisol aus der Nebennierenrinde fördert den Proteinkatabolismus in vielen Geweben. In der Leber bewirkt es jedoch eine erhöhte Aufnahme von AS und induziert die Synthese der spezifischen Glukoneogenese-Enzyme (Tafel 121).

Hinweise: Verwenden Sie eine leuchtende Farbe für A, Rot für H und sehr helle Farben für I und J.
1. Malen Sie die chemischen Formeln in der oberen Abbildung an.
2. Kolorieren Sie die 4 Schritte zur Proteinstruktur.
3. Gehen Sie in der Abbildung zum Proteinmetabolismus in der Reihenfolge der Zahlen vor, nachdem Sie Leber (I), Gewebszelle (J) und Blutgefäße (H) angemalt haben.
4. Beachten Sie bei der hormonellen Regulation, daß Wachstumshormon, Somatomedin und Insulin zusammenarbeiten und deshalb dieselbe Farbe erhalten.

CHEMISCHE STRUKTUR.

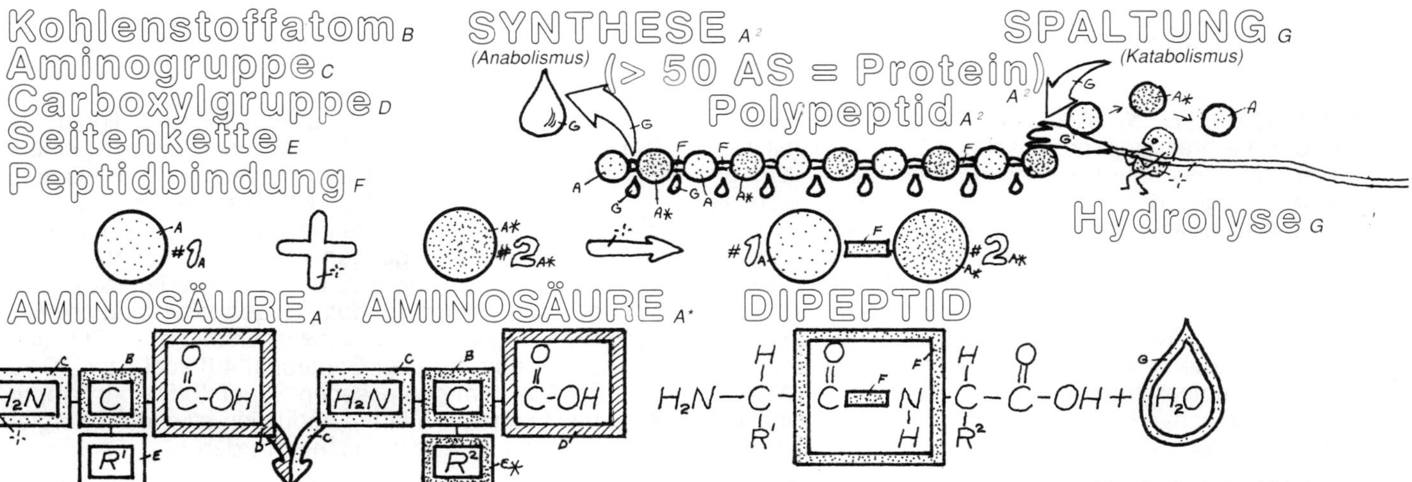

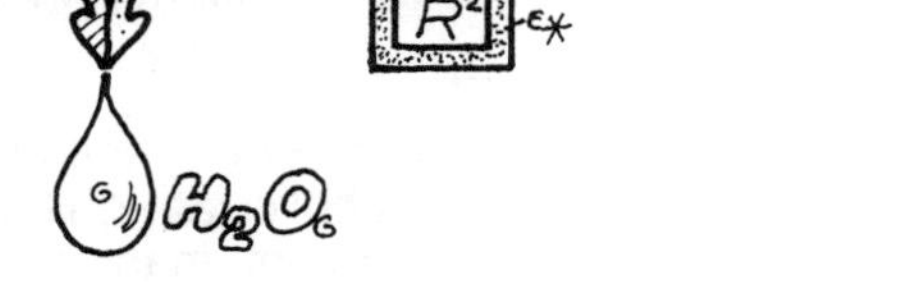

Proteine (PR) sind Ketten aus Aminosäuren (AS), die durch Peptidbindungen zusammengehalten werden. 20 AS kommen in allen Proteinen vor. PR sind verantwortlich für die zellulären Strukturen und Funktionen. Strukturproteine, z.B. Kollagen, haben meist einen fibrillären Aufbau. Funktionsproteine, z.B. Enzyme, Antikörper, sind dagegen globulär aufgebaut.

PROTEINSTOFFWECHSEL.

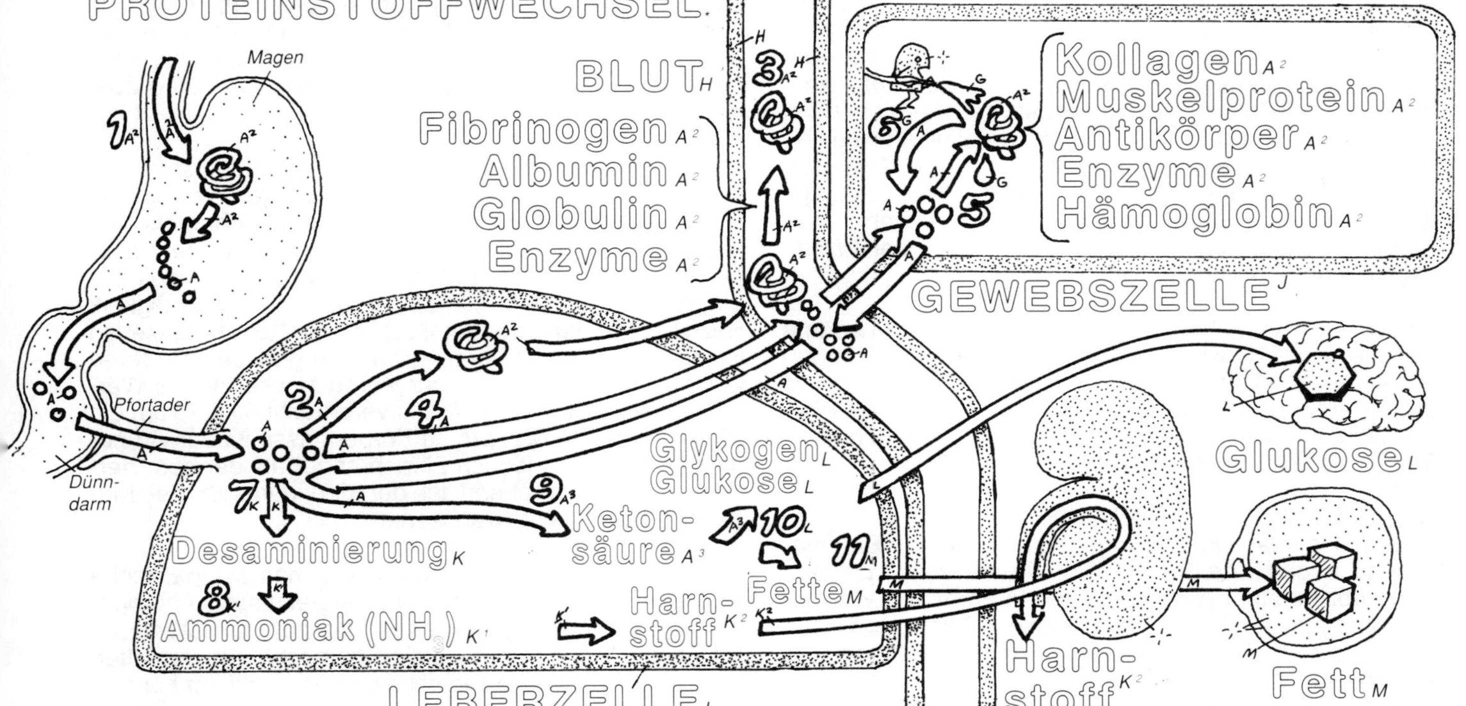

Nahrungsproteine (1) werden zu AS abgebaut, resorbiert und über die Pfortader zur Leber transportiert. Die Leber benutzt AS, um PR für eigene Zwecke (2) oder für den Export (3) zu synthetisieren. Fibrinogen, Albumin und Globuline sind Plasmaproteine. Der hepatische Aminosäurepool steht im Austausch mit dem Pool im Blut (4), der wiederum mit dem Pool in den Geweben austauscht. Die Zellen verschiedener Gewebe verwenden AS, um ihre eigenen PR (5) zu synthetisieren (Kollagen im Knochen, Myosin im Muskel etc.). Lysosomen können die zellulären PR wieder zu AS abbauen (6). AS werden in der Leber desaminiert (7). Dabei entsteht das toxische Ammoniak (NH_3) (8), das deshalb in den ungiftigen Harnstoff umgewandelt werden muß. Harnstoff wird schließlich über die Nieren ausgeschieden. Durch Desaminierung überschüssiger AS entstehen in der Leber Ketosäuren (9), die in Glukose und Glykogen (10) oder in Fette (11) umgewandelt werden können. Glykogen wird gespeichert, während die Glukose für die Versorgung von Gehirn, Herz und Erythrozyten an das Blut abgegeben wird. Fette werden zum Fettgewebe transportiert und dort gespeichert.

HORMONELLE REGULATION.

Hormone kontrollieren den PR-Stoffwechsel. GH, Somatomedine und Insulin steigern die AS-Aufnahme und PR-Synthese in den Geweben. Androgene und Schilddrüsenhormone erhöhen ebenfalls die PR-Synthese. Cortisol fördert die PR-Synthese in der Leber und stimuliert den PR-Katabolismus in Muskulatur und Bindegewebe.

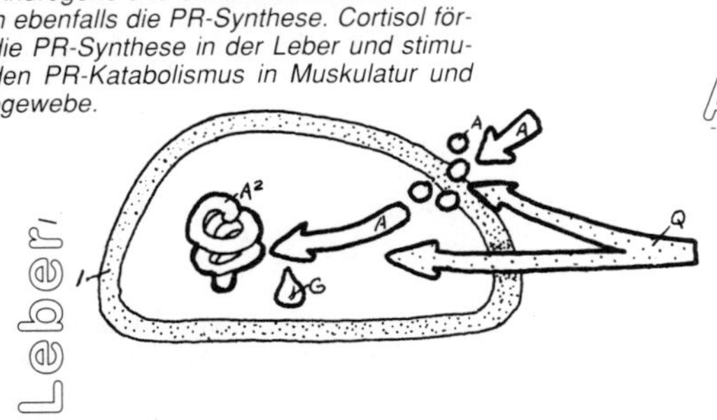

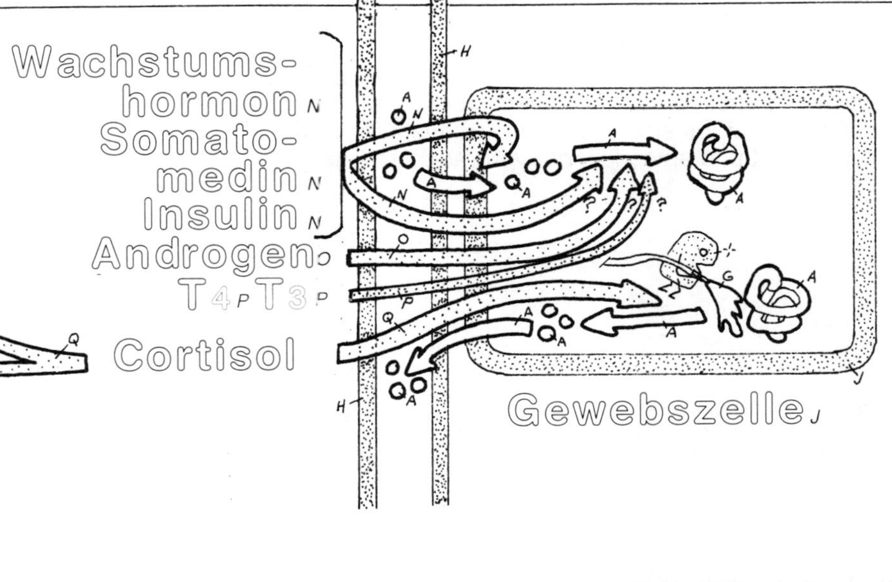

STOFFWECHSEL, WÄRME-PRODUKTION UND GRUNDUMSATZ

BRENNSTOFFE, WÄRMEPRODUKTION UND ARBEIT
Bei der Verbrennung organischer Materialien mit Luftsauerstoff entstehen Kohlendioxid und Wasser. Die gesamte Energie, die in den chemischen Bindungen der Kohlenwasserstoffmoleküle steckt, wird dabei in Form von Wärme frei, ohne daß Arbeit geleistet wird. Der Wirkungsgrad dieses Vorgangs (d.h. das Verhältnis von geleisteter Arbeit zur Gesamtwärmeproduktion) ist gleich Null. In einem Kraftwerk z.B. wird durch Verbrennung von Kohle zuerst Wärme erzeugt und Wasser erhitzt. Über die Temperaturdifferenz (Wasserdampf - Wasser) wird dann mechanische Arbeit geleistet, indem eine Turbine einen Generator antreibt.

WÄRMEPRODUKTION UND KÖRPERARBEIT
Der Körper leistet Arbeit und benötigt dafür Energie, die er durch Verbrennung von Nährstoffen (Kohlenhydrate, Fette) bezieht. Durch Oxydation wird ein Teil der chemischen Energie als Wärme freigesetzt. Ein anderer Teil wird durch Kopplung von Oxydation und Phosphorylierung zu einem energiereichen Phosphorsäureanhydrid im ATP, mit dessen Energie chemische (Synthesen), mechanische (Muskelkontraktion), osmotische (Konzentrierung) und elektrische (Nervenaktivität) Arbeit verrichtet wird. Wie bei allen Maschinen arbeitet auch unser Körper nicht mit einem hohen Wirkungsgrad. Die beim Stoffwechsel zwangsläufig entstehende Wärme ist jedoch nicht völlig nutzlos: sie hält den Körper warm. Dies ist bei wechselwarmen Tieren ein Vorteil, bei Warmblütern eine notwendige Voraussetzung.

Auch die zur Verrichtung der zellulären Arbeit verwertete Energie des ATP wird letztlich zu Wärme. Der Energiegehalt eines Nährstoffes, der durch Verbrennung als Wärme freigesetzt wird, entspricht somit auch der Wärme, die nach seiner Oxydation im Körper - mit und ohne Arbeitsleistung - entsteht.

KALORIEN UND KALORIMETRIE
Aufgrund dieser Überlegungen läßt sich der Energieverbrauch des Körpers als Wärmeproduktion messen. Es ist üblich, alle Energieprozesse in Form von Wärmeeinheiten auszudrücken. Eine Kalorie (1000 cal = 1 kcal) ist definiert als die Wärmemenge, die notwendig ist, um 1 g Wasser um 1 Grad Celsius (genauer: von 14,5 auf 15,5 °C) zu erwärmen. Die heute üblicherweise verwendete Grundeinheit ist Joule (Newtonmeter; 1 cal = 4,2 Joule).

Die genaueste Methode zur Messung des Energieverbrauchs des Körpers ist die direkte Kalorimetrie, bei der die Wärmemenge gemessen wird, die der Körper während einer bestimmten Zeit abgibt. Dazu befindet sich eine unbekleidete Person in einem wärmeisolierten Raum. Die vom Körper abgegebene Wärme erwärmt Wasser, das in Röhren durch diesen Raum fließt. Der Temperaturanstieg des Wassers (Differenz zwischen Ausstrom und Einstrom) wird in Kalorien (bzw. Joule) ausgedrückt und entspricht der verbrauchten Energie.

Eine andere Methode ist die indirekte Kalorimetrie (Spirometrie), bei der der Sauerstoffverbrauch mit einem Spirometer aufgezeichnet wird. Sauerstoff wird aus dem Spirometertank über ein Mundstück eingeatmet. Das bei der Oxydation von Nährsubstraten entstehende CO_2 wird durch Natronlauge gebunden. Die Abnahme des Gasvolumens im Tank wird durch ein Meßgerät aufgezeichnet und entspricht dem Sauerstoffverbrauch. Bei der Verbrennung von Kohlenwasserstoffen zu CO_2 und Wasser werden pro Liter Sauerstoff 4,8 kcal bzw. 20 kJ erzeugt. Aus dem gemessenen Sauerstoffverbrauch pro Zeiteinheit kann die Wärmeproduktion bzw. der Energieverbrauch der Person berechnet werden.

GRUNDUMSATZ
Mit solchen kalorimetrischen Methoden wird der Grundumsatz (»basal metabolic rate«, BMR) des Körpers bestimmt. Darunter versteht man den Energieverbrauch, den der Körper zur Aufrechterhaltung seiner Funktionen bei minimaler Verrichtung von äußerer Arbeit (d.h. in Ruhe und in liegender Position) benötigt. Im Mittel beträgt er beim Erwachsenen ca. 2000 kcal/Tag bzw. 8000 kJ/Tag. Dies würde z.B. dem Brennwert von 500 g Zukker entsprechen.

Viele Faktoren beeinflussen den Grundumsatz. Im Schlaf befindet er sich auf einem niedrigen, bei psychischer und physischer Aktivität auf einem hohen Niveau. Beim Gehen ist der Energieverbrauch des Körpers doppelt so hoch wie im Sitzen, beim Laufen mindestens 3fach höher als beim Gehen - je nach Geschwindigkeit. Bezieht man den Grundumsatz auf die Körpermasse, so ist sie bei kleinen Tieren größer wegen der größeren Oberfläche im Verhältnis zur Körpermasse, die zu Wärmeverlusten führt. (Eine Maus verbraucht 4 kcal/Tag, ein Pferd 5000 kcal/Tag; pro kg Körpermasse ist der Grundumsatz der Maus jedoch 20fach höher als der des Pferdes.) Dementsprechend ist der Grundumsatz bei Kindern höher als bei Erwachsenen.

Hormone und andere Faktoren, z.B. das sympathische Nervensystem, regulieren den Energieumsatz. Androgene (Testosteron u.a.) werden für den höheren Grundumsatz beim Mann verantwortlich gemacht. Am erhöhten Umsatz bei Schwangeren scheinen Schilddrüsenhormon und Progesteron beteiligt zu sein. Der niedrigere Grundumsatz beim älteren Menschen wird auf eine geringere sympathische Aktivität und Katecholaminsekretion zurückgeführt. Selbst die Nahrungsaufnahme steigert den Energieumsatz, wobei Verdauung und Resorption der Nährstoffe (unabhängig von ihrer Verwertung) eine große Auswirkung haben. Diese postprandiale Zunahme des Energieumsatzes (»spezifisch dynamische Wirkung der Nährstoffe«) ist bei Proteinen besonders stark ausgeprägt.

Hinweise:
Verwenden Sie Rot für B, eine leuchtende Farbe für C und Hellblau für F.
1. Beginnen Sie mit der Nahrungsaufnahme und folgen Sie diesem Vorgang auf der Abbildung. Gehen Sie genauso bei der Reagenzglasreaktion rechts vor.
2. Kolorieren Sie die 2 Methoden zur Messung des Energieumsatzes.
3. Malen Sie die Faktoren an, die den Energieumsatz beeinflussen. Jede Überschrift erhält eine andere Farbe.

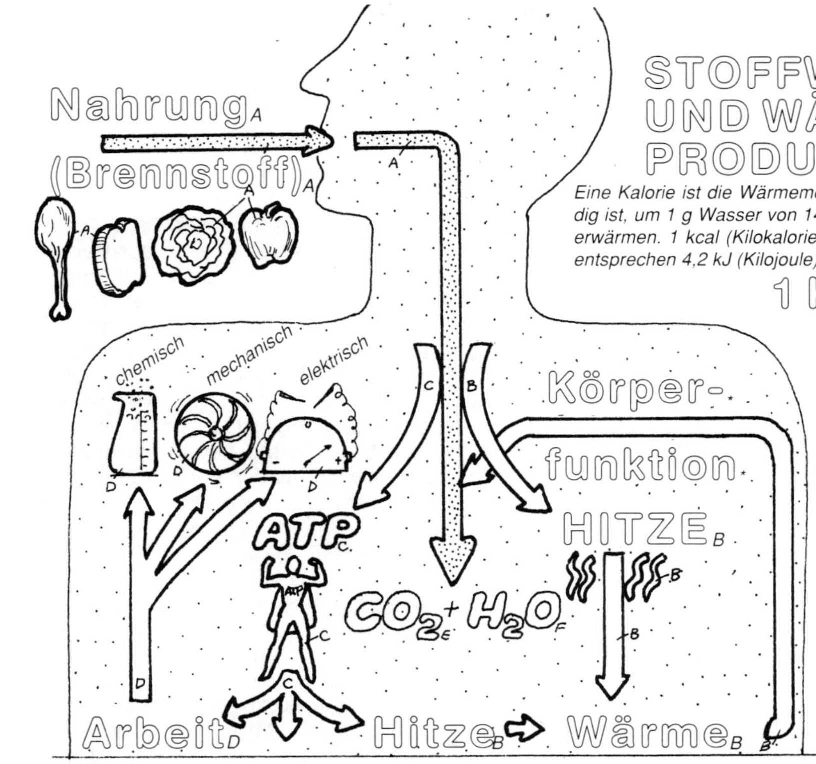

STOFFWECHSEL UND WÄRME-PRODUKTION

Eine Kalorie ist die Wärmemenge, die notwendig ist, um 1 g Wasser von 14,5 auf 15,5 °C zu erwärmen. 1 kcal (Kilokalorie) = 1000 Kalorien entsprechen 4,2 kJ (Kilojoule).

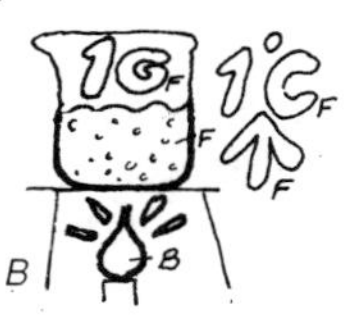

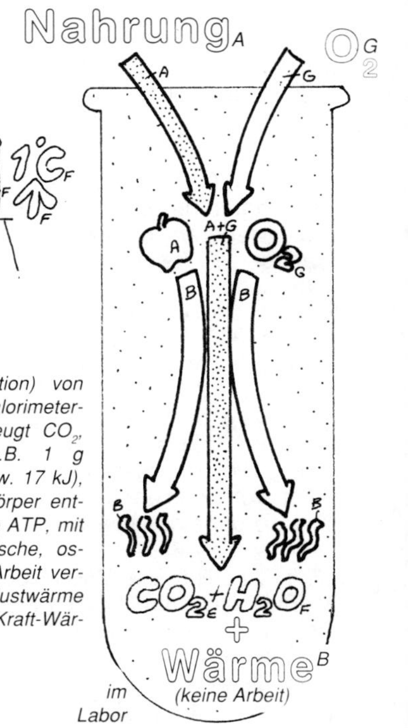

Die Verbrennung (Oxydation) von Nährstoffen in einer Kalorimeterbombe (Abb. rechts) erzeugt CO_2, Wasser und Wärme (z.B. 1 g Glukose ergibt 4,1 kcal bzw. 17 kJ), jedoch keine Arbeit. Im Körper entsteht zusätzlich zur Wärme ATP, mit dem mechanische, chemische, osmotische und elektrische Arbeit verrichtet wird. Mit der Verlustwärme wird der Körper erwärmt (Kraft-Wärme-Kopplung).

im Körper

im Labor

MESSUNG DES ENERGIEUMSATZES

direkte Methode: Kalorimetrie H

(Wärmeproduktion)

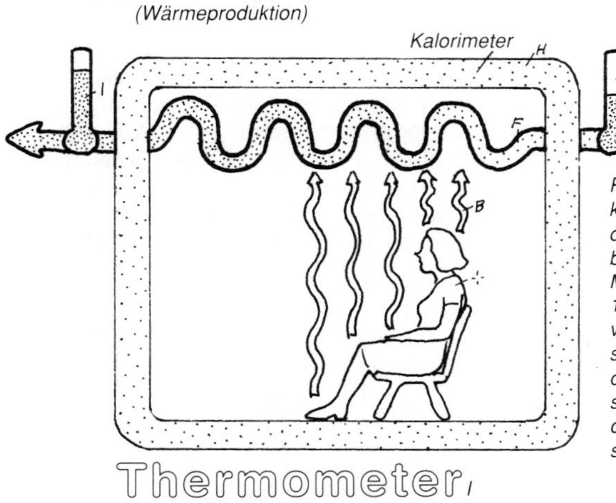

Unter Energieumsatz versteht man die Oxydation von Nährstoffen pro Zeiteinheit. Der Energieumsatz unter Ruhebedingungen (im Liegen, keine Nahrungsaufnahme) ist der Grundumsatz (»basal metabolic rate«, BMR). Er kann mit 2 Methoden gemessen werden:
1. direkt durch Kalorimetrie: Die vom Körper abgegebene Gesamtwärme wird gemessen, indem man den Temperaturanstieg des Wassers, das durch den Kalorimeterraum fließt, registriert.

indirekt: J

(O₂-Verbrauch)

Spirometrie J

2. indirekt durch Spirometrie: Das Volumen des verbrauchten Sauerstoffs wird gemessen und als Kalorien ausgedrückt (ein Liter O_2 entspricht 4,82 kcal).

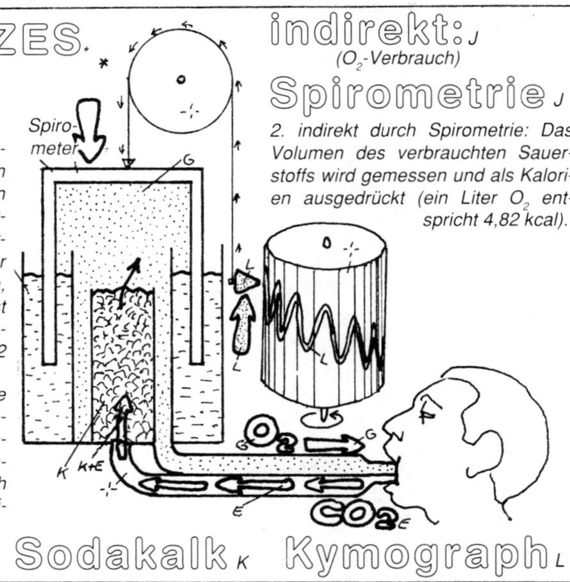

FAKTOREN, DIE DEN ENERGIEUMSATZ BEEINFLUSSEN

Masse und Oberfläche M

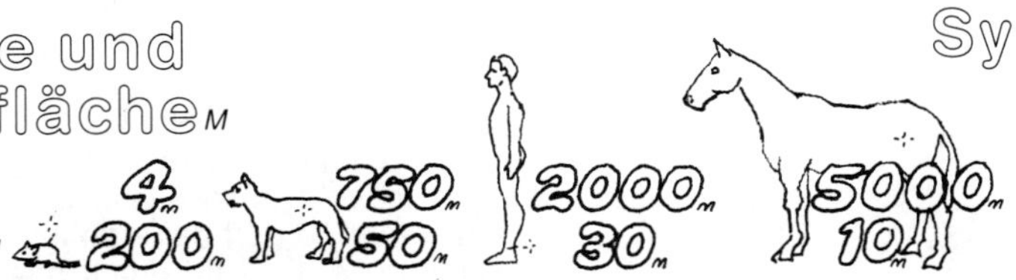

Der Energieumsatz nimmt mit der Körpermasse zu. Bezogen auf das Gewicht (Kalorien/kg) haben kleinere Tiere einen höheren Umsatz als große, da sie im Verhältnis zur Masse eine größere Oberfläche besitzen.

Aktivität N

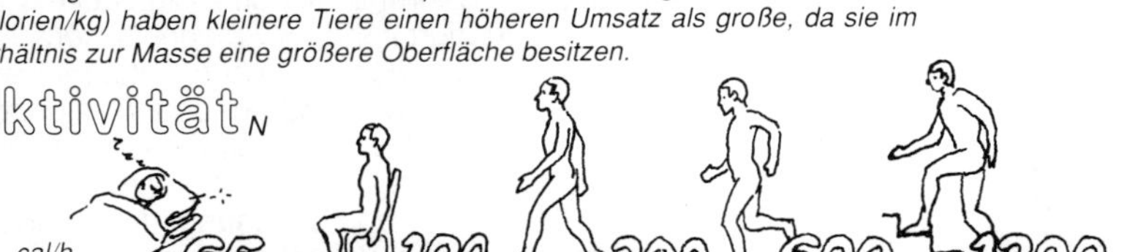

Durch Muskelaktivität wird der Energieumsatz gesteigert, denn die Muskulatur ist einer der größten Energieverbraucher des Körpers. Beim Schlafen ist der Umsatz am geringsten; er steigt mit der Intensität der körperlichen Arbeit.

Geschlecht und Alter O

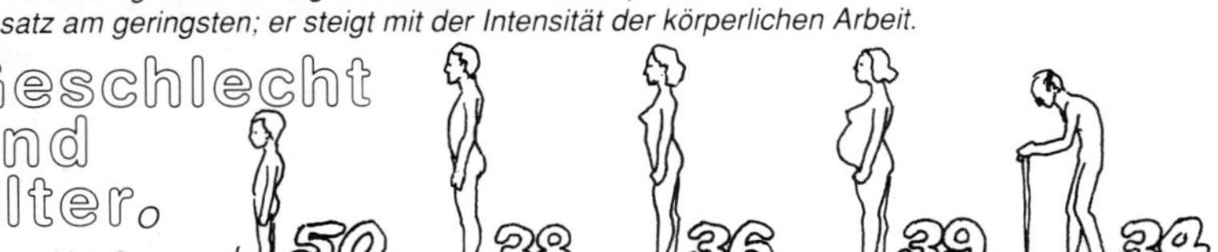

Der Energieumsatz, bezogen auf die Körperoberfläche, nimmt mit zunehmendem Alter ab. Bei Erwachsenen hat der Mann einen höheren Umsatz als die Frau (Wirkung der Androgene). Den höchsten Umsatz haben Schwangere (Wirkung von Schilddrüsenhormonen und Progesteron).

Sympathikus + Hormone P

Sympathische Aktivität bedeutet die Freisetzung von Adrenalin aus dem Nebennierenmark und Noradrenalin aus den Nervenfasern. Dadurch wird der zelluläre Metabolismus stimuliert und der Energieumsatz gesteigert. Schilddrüsenhormone haben den stärksten Einfluß auf den Grundumsatz, gefolgt von Sexualhormonen (Androgene) und Wachstumshormon. Ein charakteristisches Symptom bei Hyperthyreose ist der gesteigerte Energieumsatz mit verstärkter Wärmeproduktion.

Nahrungsaufnahme Q

Nahrungsaufnahme kann den Energieumsatz bis zu 30 % steigern, besonders bei eiweißreicher Ernährung. Bei Hunger ist der Umsatz erheblich verringert.

Körpertemperatur R

Mit jedem Grad, um den sich die Körpertemperatur erhöht, steigt der Energieumsatz um ca. 15 %.

Umgebungstemperatur klimatische Anpassung S

Jede Abweichung der Raumtemperatur vom optimalen Bereich (20 °C) erhöht den Energieumsatz.

NAHRUNGSAUFNAHME, ENERGIEHAUSHALT, ÜBERGEWICHT UND HUNGER

BRENNSTOFFE UND BRENNWERT
Der Körper bezieht seine Energie aus organischen Stoffen. Dazu gehören nahezu alle Fette (außer Cholesterin und Wachse), Proteine und Kohlenhydrate (außer Zellulose u.a. pflanzliche Strukturkohlenhydrate). Sie haben unterschiedliche Brennwerte (= Wärmemenge, die bei vollständiger Verbrennung zu CO_2 und Wasser frei wird). Bei Kohlenhydraten und Proteinen enthält 1 g jeweils das Energieäquivalent von 4,1 kcal bzw. 17 kJ, bei Fetten dagegen mehr als das Doppelte (9,3 kcal/g bzw. 39 kJ/g). Da Fette zudem ohne Hydrathülle vorliegen, läßt sich mit ihnen äußerst kompakt Energie speichern. Die Speicherung einer äquivalenten Energiemenge in Form von Kohlenhydraten (zusammen mit Wasser) würde dem Körper eine etwa 4mal größere Last aufbürden.

DER KALORISCHE WERT VON
BRENN- UND NÄHRSTOFFEN
Ein erwachsener Mann von 70 kg Körpergewicht hat einen Kohlenhydratspeicher von insgesamt 300 g, der sich auf 10-20 g Glukose im Blut und Interzellulärraum, 60-80 g Leberglykogen und 150-300 g Muskelglykogen verteilt. Etwa 14 % des Körpergewichtes besteht aus Proteinen (9-11 kg), von denen höchstens 3 kg als Brennstoffe verwertet werden können. (Ein Verlust von mehr als einem Drittel der Funktionsproteine beim Hungern ist mit dem Leben nicht vereinbar.) Etwa 18 % des Körpergewichtes sind Depotfette (10-15 kg), die - im Gegensatz zu den Proteinen - ganz als Energiequelle genutzt werden können. Der Gesamtbrennwert der sofort verfügbaren (Blutglukose, Blutlipide), rasch mobilisierbaren (Leberglykogen, Muskelglykogen) und langsam mobilisierbaren (Depotfett, Eiweiße) Brennstoffe beträgt beim Normalgewichtigen etwa 120.000 kcal bzw. 500.000 kJ. Davon entfallen weniger als 1 % auf Kohlenhydrate und etwa 10 % auf Proteine. Depotfett ist der Hauptenergiespeicher.

Beim gesunden Menschen, der eine dem Energie- und Bausteinbedarf angemessene Ernährung bekommt, sind die Brennstoffdepots in der Bilanz konstant, obwohl sie einem großen Umsatz unterliegen. Die Blutglukose, zum Beispiel, hat eine Halbwertszeit von weniger als 30 Minuten. Auch das Depotfett im Fettgewebe unterliegt einer ständigen Speicherung und Entspeicherung. Die normalerweise ausgeglichene Bilanz verschiebt sich bei über- oder unterkalorischer Ernährung.

Ein gesunder Körper befindet sich im Gleichgewicht zwischen Energieaufnahme (Nahrungsaufnahme) und Energieverbrauch (Arbeitsleistungen, Wärmeproduktion). Bei einem Erwachsenen mit gleichmäßiger Arbeitsweise ist in der Regel das Gewicht stabil, denn Nahrungsaufnahme und Energieverbrauch passen sich einander an. Ein Bauarbeiter, der schwere körperliche Arbeit verrichtet, wird z.B. mehr Nahrung konsumieren als ein Büroangestellter mit gleichem Körpergewicht.

FETTSPEICHERUNG UND ÜBERGEWICHT
Übersteigt die Nahrungsaufnahme den Energiebedarf, so speichert der Körper die zur Zeit nicht benötigte Energie in Form von Fett. Ein Überschuß an Kohlenhydraten wird hierfür in die besser speicherbaren Triglyzeride umgewandelt. Beim Hungern wird das Fettdepot dann wieder entspeichert. 12-18 % des Körpergewichtes als Fett bei Männern bzw. 18-24 % bei Frauen gelten als normal und sind für die Gesundheit unabdingbar. Eine wesentliche Verminderung des Körperfetts kann vielfältige Störungen nach sich ziehen, z.B. Fertilitätsstörungen bei Frauen.

Andererseits ist die exzessive Speicherung von Fett (Adipositas) gesundheitsschädlich, insbesondere bei Menschen, die eine genetische Veranlagung zu Diabetes und/oder Hypertonus haben. Vom noch nicht schädlichen Übergewicht bis zur gefährlichen Fettsucht gibt es fließende Übergänge, wobei die Grenze individuell verschieden ist. Wenn das Körpergewicht aber 30 % des Normalgewichts überschreitet (d.h. wenn die Menge des Depotfetts das Dreifache der Norm erreicht), handelt es sich in jedem Falle um eine gesundheitsschädigende Form des Übergewichts. Bei Erwachsenen führt in der Regel Fettspeicherung zu einer Vergrößerung, nicht zur Vermehrung der Zellen im Fettgewebe (hypertrophe Adipositas). Solch ein Zustand kann relativ leicht durch zeitweilig unterkalorische Ernährung rückgängig gemacht werden. Anders ist es bei Kindern, bei denen eine überkalorische Ernährung nicht nur zur Vergrößerung, sondern auch zur Vermehrung der Fettzellen führt (hyperplastisch-hypertrophe Adipositas), was wahrscheinlich irreversibel ist. Als Erwachsene haben sie später die Neigung, exzessives Übergewicht mit den damit verbundenen pathologischen Konsequenzen zu entwickeln.

MOBILISIERUNG DER BRENNSTOFFE
IM HUNGERZUSTAND
Bei anhaltender Nahrungskarenz (Fasten, Hungern) werden alle Brennstoffreserven des Körpers mobilisiert, um das Überleben des Körpers - insbesondere die Funktionen von Gehirn und Herz - zu sichern. Dabei werden die wenigen hundert Gramm Kohlenhydrate (Glukose und Glykogen) schon innerhalb des ersten Tages aufgebraucht. Um Erythrozyten und Nervenzellen mit Glukose zu versorgen, setzt bereits einige Stunden nach der letzten Nahrungsaufnahme die hepatische Glukoneogenese ein, zunächst vorwiegend aus Laktat und Alanin. Wenn der Insulinspiegel sinkt und der Glukagonspiegel steigt, setzt allmählich die Mobilisierung der Fettdepots ein. Während der nächsten Tage und Wochen schaltet der Körper zunehmend auf die Verbrennung von Fett um. Die Leber »kaut vor«, indem sie langkettige Fettsäuren partiell abbaut und daraus Ketonkörper produziert, die als wasserlösliche Verbindungen leicht transportierbar sind und von vielen Organen (selbst vom Gehirn) als energielieferndes Substrat akzeptiert werden. Das bei der Lipolyse im Fettgewebe freigesetzte Glyzerin wird bei längerem Hungern zum bevorzugten Substrat für die Glukoneogenese. Nach 1-2 Monaten kommt es schließlich auch zum Abbau von Strukturproteinen in Muskulatur und Knochen.

Beim Hungern sinkt der Grundumsatz ab, Glukoneogenese und Ketogenese sind gesteigert. Die massive Verwertung der gesteigerten Brennstoffe führt zu Gewichtsverlust. Alle Körpergewebe, mit Ausnahme von Gehirn und Herz, sind betroffen. Die Dauer der Hungerperiode, die der Körper gerade noch tolerieren kann (vorausgesetzt, die Zufuhr von Wasser, Mineralstoffen und Vitaminen ist ausreichend), hängt von der Größe seiner angelegten Fettdepots, aber auch von seiner Fähigkeit ab, Fett zu mobilisieren und weitgehend auf Fettsäureoxydation umzuschalten, um Funktionsproteine vor dem Verlust zu bewahren.

REGULATION DER NAHRUNGSAUFNAHME
Zwei Zentren im Hypothalamus regulieren die Nahrungsaufnahme und regulieren indirekt auch Gewichtszunahme und -verlust: Das Hungerzentrum fördert bei erhöhter Aktivität Appetit und Nahrungsaufnahme. Es wird durch das Sättigungszentrum gehemmt, dessen Neurone auf den Blutzucker reagieren. Seine Aktivität wird durch hohe Spiegel erhöht und durch niedrige gesenkt. Bei niedrigem Blutzuckerspiegel wird die Hemmung des Hungerzentrums durch das Sättigungszentrum aufgehoben, so daß ein Hungergefühl entsteht und der Drang zur Nahrungsaufnahme übermächtig wird. Stimulation von Sinneszellen im Mund und Dehnung des Magens während der Nahrungsaufnahme verringern die Aktivität im Hungerzentrum. Der Appetit läßt nach. Dieser Effekt wird verstärkt, wenn nach Absorption der Nahrung der Blutzuckerspiegel steigt und das Sättigungszentrum stimuliert, das nun seinerseits das Hungerzentrum stark hemmt, so daß die Nahrungsaufnahme beendet wird. Bestimmten Formen von Fettsucht (Adipositas) und Magersucht (Anorexia nervosa) können Störungen dieser Regelkreise der Nahrungsaufnahme zugrunde liegen.

Hinweise: Verwenden Sie Gelb für A, Rot für C , dunkle Farben für F, G und J.
1. Malen Sie die beiden oberen Abbildungen an. Bearbeiten Sie dann die rechte Seite der Bildtafel einschließlich der Abbildung vom Hungerzustand.

2. Wenden Sie sich nun der Regulation der Nahrungsaufnahme zu. Die gepunktete Linie bei 2 weist daraufhin, daß die normale Hemmwirkung (9) aufgehoben ist.

BRENNWERTE DER NAHRUNG.

Fette A
Proteine B
Kohlenhydrate C

Der Brennwert von Fetten beträgt 9 kcal/g im Vergleich zu 4 kcal/g für Proteine (PR) und Kohlenhydrate (KH). Der Körper (70 kg) besteht zu 18 % aus Fetten, zu 14 % aus PR und zu 0,7% aus KH. Das gesamte Fett (12-15 kg), aber nur ein Drittel der Proteinmenge (3 kg) können als Brennstoffe verwertet werden. Der Gesamtbrennwert der Körperreserven beträgt ca. 120.000 kcal und wird zu 84 % durch Fett bereitgestellt, zu 15 % durch PR und < 1 % durch KH.

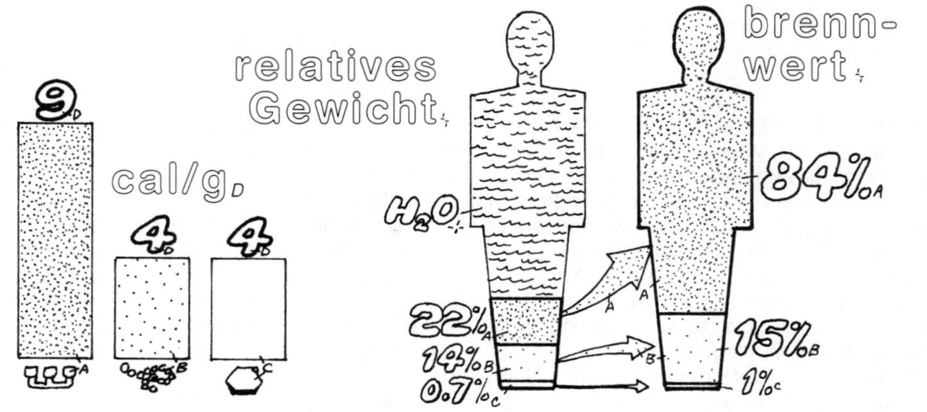

AUSWIRKUNGEN DES ENERGIEAUSTAUSCHES.

Um ein optimales und konstantes Körpergewicht zu halten, müssen Energieaufnahme (Nahrungsaufnahme) und Energiebedarf (Arbeit, Wärme) im Gleichgewicht sein. Übersteigt die Aufnahme den Bedarf, wird die überschüssige Energie vor allem in Form von Fett gespeichert; es entwickelt sich Übergewicht. Ist die Aufnahme geringer als der Bedarf, so werden die Depots abgebaut, es kommt zu Gewichtsverlust.

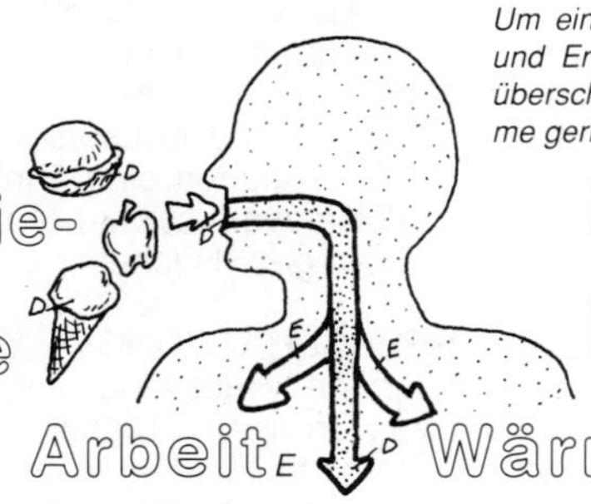

Energieaufnahme D > Energiebedarf E

Energieaufnahme D = Energiebedarf E

Energieaufn. D < Energiebedarf E

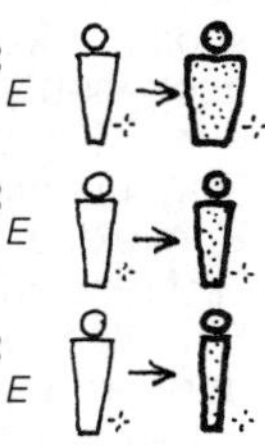

REGULATOREN DER NAHRUNGSAUFNAHME.

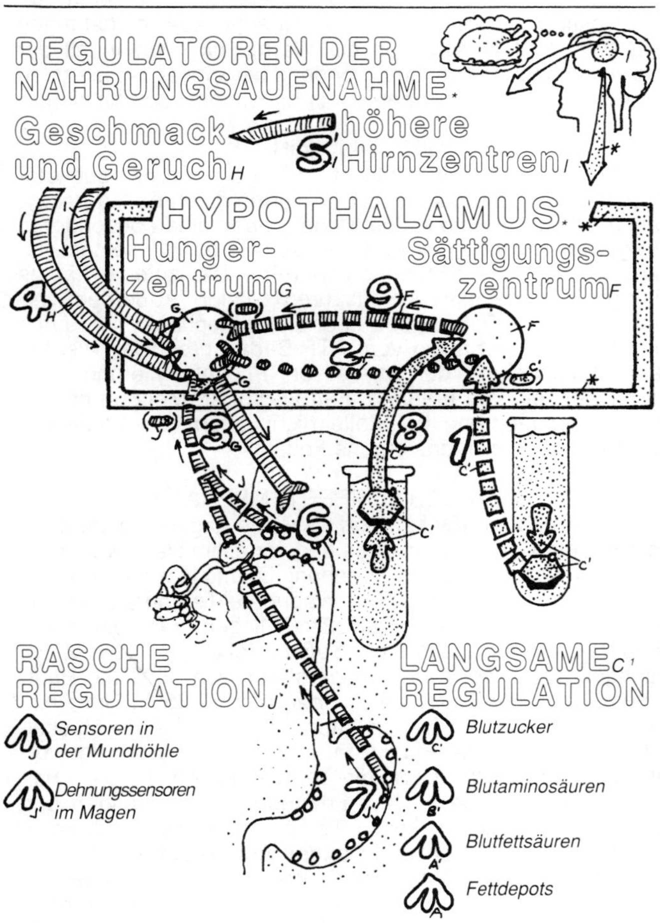

Um das Energiegleichgewicht aufrechtzuerhalten, muß die Nahrungsaufnahme reguliert werden. Dafür sorgen Hunger- und Sättigungszentrum im Hypothalamus. Die Neuronen des Sättigungszentrums (Glukostat) reagieren sensibel auf Veränderungen des Blutzuckers (1). Ein Absinken der Blutglukose verringert die Aktivität dieser Neurone, wodurch die Hemmwirkung auf das Hungerzentrum entfällt (2). Der Appetit wird stimuliert (3). Geruch, Geschmack (4) und Vorstellung vom Essen stimulieren ebenfalls das Hungerzentrum (5). Essen führt zur Aktivierung von sensorischen Nerven in der Mundhöhle (6) und zur Dehnung des Magens (7), wodurch das Hungerzentrum gehemmt wird. Die Absorption der Nährstoffe bewirkt einen Anstieg des Blutzuckerspiegels (8) und damit eine Aktivitätssteigerung des Sättigungszentrums, das ebenfalls das Hungerzentrum hemmt (9). Bei zunehmenden Fettdepots wird das Hungerzentrum weniger leicht stimulierbar (10).

Normalgewicht Fettsucht A'

Fett-zellen A'

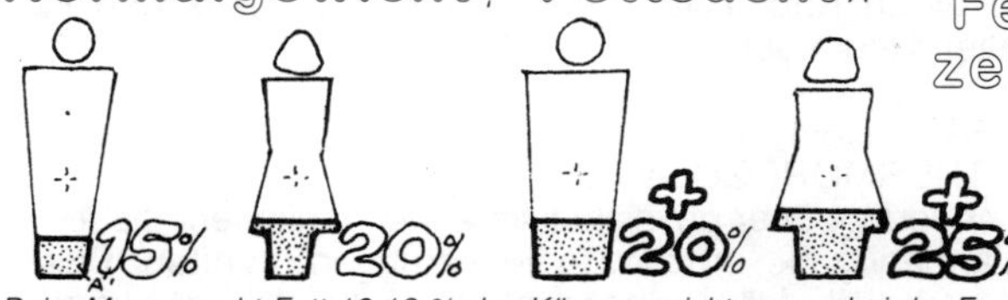

Beim Mann macht Fett 12-18 % des Körpergewichtes aus, bei der Frau 18-24 %. Werte über 20 % bei Männern und 26 % bei Frauen sind Anzeichen von Fettsucht und insofern von Krankheitswert, da Übergewicht zu Bluthochdruck (Hypertonus) und Stoffwechselkrankheiten (Diabetes mellitus) führen kann.

hypertrophe Adipositas A'

Fettsucht kann sich in einer Größenzunahme der Fettzellen äußern (Hypertrophie). Normalerweise tritt dies bei überkalorischer Ernährung auf und ist leicht durch eine kalorienreduzierte Kost rückgängig zu machen.

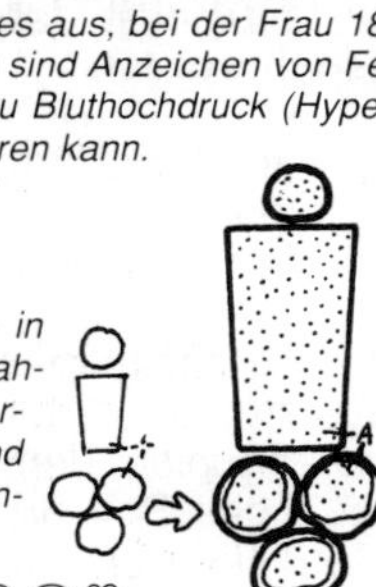

hyperplastisch-hypertrophe Adipositas A'

Bei Fettsucht können nicht nur die Fettzellen vergrößert, sondern auch vermehrt sein (Hypertrophie mit Hyperplasie). Man nimmt an, daß es zur Hyperplasie nur bei überkalorischer Ernährung in der Kindheit kommt. Die Zahl der in der Entwicklungsphase angelegten Fettzellen läßt sich nicht wieder verringern.

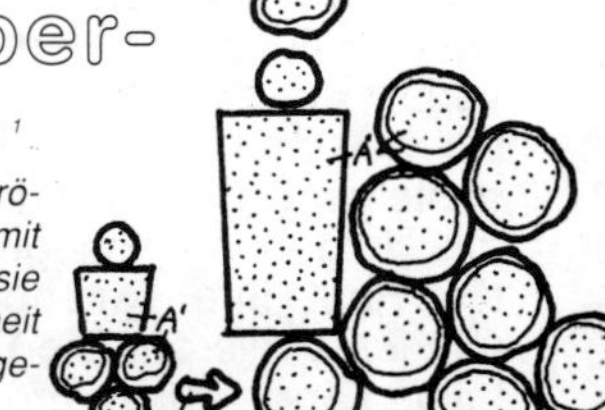

HUNGER.

1. Tag C

1.-6. Woche A

ab 2. B Monat

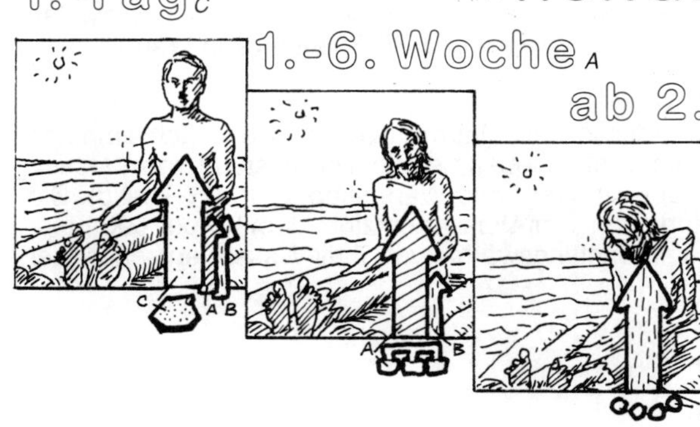

Hungern führt zum Abbau der Brennstoffreserven. Die geringen KH-Reserven werden bereits am ersten Tag aufgebraucht. Dann werden Fette mobilisiert. Zuletzt erfolgt der Abbau von Strukturproteinen. Gehirn und Herz bleiben lange Zeit davon verschont.

KÖRPERTEMPERATUR, WÄRMEPRODUKTION UND WÄRMEVERLUST

GEWINN UND VERLUST VON WÄRME
Säugetiere und Vögel sind homoiotherme Lebewesen, d.h. sie haben eine konstante Körpertemperatur (meist um 37°C). Um die Temperatur eines Körpers konstant zu halten, muß zwischen Wärmegewinn und Wärmeverlust ein Gleichgewicht bestehen. Die Wärmeproduktion des Körpers setzt sich zusammen aus einem konstanten Anteil, der bei Oxydationsprozessen in den viszeralen Organen anfällt, und einem variablen Anteil. Letzterer kann durch muskuläre Aktivität (Muskelzittern, Bewegung) und durch nervale und hormonelle Faktoren erhöht werden (z.B. durch Stimulierung des Sympathikus, durch Katecholamine und Schilddrüsenhormone). Auch die Aufnahme von Nahrung - vor allem Proteinen - steigert die Wärmeproduktion.

MECHANISMEN DES WÄRMEAUSTAUSCHES
Neben der Eigenproduktion gewinnt der Körper Wärme aus externen Quellen. Diese Art des passiven Wärmeaustausches erfolgt durch Strahlung (Sonne), durch Konvektion, ausgehend von nahegelegenen Quellen (z.B. Heizung), und durch Konduktion bei direktem Kontakt mit einem warmen Gegenstand (Haut in Kontakt mit Heizdecke). Konduktion, Konvektion und Strahlung können auch in entgegengesetzter Richtung wirken und den Wärmeverlust des Körpers erhöhen. Ein Wärmeverlust findet statt, wenn der Körper Außentemperaturen ausgesetzt ist, die unter seiner Eigentemperatur liegen. (Beim Sitzen auf einem kalten Stuhl wird z.B. die Sitzfläche durch Konduktion erwärmt. Die Raumtemperatur erhöht sich durch Konduktion, wenn sich viele Menschen in einem kalten Raum befinden.)

DIE AUFGABE DER HAUT
BEI DER THERMOREGULATION
Der Körper verfügt über physiologische Mechanismen, die aktiv die Wärmeabgabe erhöhen oder verringern können. Das Organ Haut spielt dabei eine zentrale Rolle. Wärme kann abgegeben werden:

1. durch direkten Wärmeaustausch zwischen Umgebung und dem Blut, das durch die Haut fließt und
2. durch Verdunstung von Wasser auf der Hautoberfläche.

Die Haut enthält spezielle Blutkapillaren (thermoregulatorische Anastomosen) für den Wärmeaustausch mit der Umgebung. Da sie nicht dem Stoffaustausch mit dem Gewebe dienen, muß das Blut nicht ständig in ihnen fließen. Bei Kälte schließen sie sich (kutane Vasokonstriktion), wodurch die Durchblutung der Haut erheblich reduziert und der Wärmeverlust auf ein Mindestmaß herabgesetzt wird. Bei Hitze sind sie vollständig geöffnet (kutane Vasodilatation). Durch diese gesteigerte Durchblutung der Haut wird vermehrt Wärme an die Umgebung abgegeben. Mit diesem Mechanismus kann die Haut ihre Durchblutung innerhalb von 2 Größenordnungen variieren: Die Durchblutung bei maximaler Vasodilatation kann 100mal größer sein als bei Vasokonstriktion. Unter Umständen kann bis zu 10 % des gesamten Herzminutenvolumens durch die Haut fließen. Mit den thermoregulatorischen Gefäßen besitzt der Körper somit einen effizienten Mechanismus zur Abgabe und Rückhaltung von Wärme.

VERDUNSTUNG
Die zweite Möglichkeit, Wärme über Haut und Schleimhäute der Atemwege abzugeben, ist die Verdunstung von Wasser. Wasser hat eine sehr hohe Wärmekapazität (0,6 kcal/g). Die Verdunstung von 1 ml Wasser entzieht dem Körper 600 Kalorien (die Verdunstungswärme von 7 ml Wasser entspricht der Verbrennungswärme von 1 g Glukose). Dies erfolgt (a) durch Perspiratio insensibilis bei niedrigen und (b) durch aktives Schwitzen bei hohen Temperaturen. Bei der Perspiratio insensibilis diffundiert Wasser durch Hautzellen und Poren nach außen und verdunstet so rasch, daß sich keine Schweißtropfen bilden. Auf diesem Wege verliert der Körper mehr als 0,5 l Wasser pro Tag, was einer Wärmeabgabe von mehr als 300 kcal entspricht - etwa 15 % der Wärmeproduktion des Grundumsatzes.

SCHWITZEN
Wenn die Körpertemperatur über 37°C ansteigt, beginnt die aktive Sekretion von Wasser und Salzen durch die Schweißdrüsen. Dadurch nehmen Wasserverdunstung und Wärmeverlust erheblich zu. Schweißdrüsen sind exokrine Drüsen, die in großer Zahl über die Haut verstreut sind, besonders zahlreich auf Stirn, Handflächen und Fußsohlen. Tiere ohne Schweißdrüsen (z.B. Hunde) erreichen eine ähnliche Zunahme von Verdunstung und Wärmeverlust über eine Steigerung des Luftstromes in den Atemwegen (Hecheln).

BEDEUTUNG DER KÖRPERBEHAARUNG
Die Körperbehaarung liefert der Haut eine weitere Möglichkeit, den Wärmeverlust zu verringern. Dieser Mechanismus ist zwar von geringer Bedeutung für den Menschen, jedoch von großer für Pelztiere. Bei Kälte stellen sich die Haare auf (Piloerektion), wodurch Luft im Haargewebe eingefangen wird. Das Blut tauscht nun die Wärme nicht mehr mit der kalten Umgebungsluft aus, sondern mit dieser isolierenden Luftschicht. Beim Menschen erfüllt Kleidung diese Funktion.

FETTE UND THERMOREGULATION
Die Haut selbst isoliert schlecht, nicht dagegen das subkutane Fettpolster. Es erzeugt zudem Wärme durch Fettsäureoxydation. Säuglinge und kleine Kinder haben einen besonderen Fettgewebstyp (braunes Fett), dessen Farbe von seinem hohen Gehalt an Mitochondrien herrührt. Demzufolge hat es eine große Kapazität zur Fettsäureoxydation. Außerdem verfügt das braune Fettgewebe über einen Mechanismus, durch den Wärme unabhängig vom ATP-Bedarf produziert werden kann: Entkopplung der oxydativen Phosphorylierung. Das Vorhandensein von braunem Fett in großen Mengen erklärt, warum Neugeborene bei Kälte nicht zittern. Im Laufe der Kindheit verliert sich das braune Fett.

SCHWANKUNGEN DER KÖRPERTEMPERATUR
Nur im Körperkern (Gehirn und viszerale Organe) beträgt die Temperatur 37°C. Extremitäten und vor allem Haut haben - je enger der Kontakt mit der Umgebung ist und je weiter sie vom Kern entfernt sind - wesentlich niedrigere Temperaturen. Bei einer Zimmertemperatur von 21°C liegen z.B. die Hauttemperaturen von Hand bzw. Fuß bei etwa 28° bzw. 21°C. Dagegen liegen bei Außentemperaturen von 35°C die Hauttemperaturen der Extremitäten ebenfalls bei 35°C. Die einzige Wärmequelle der Extremitäten ist bei fehlender Muskelaktivität der arterielle Blutfluß aus dem Körperkern, der vermutlich nicht ausreicht, um die Temperatur bei 37°C zu halten. Erfrierungen bis hin zur Frostgangrän an Händen und Füßen, die bei extrem kalten Temperaturen auftreten kann, sind die Folge einer unzureichenden Anlieferung von Wärme in diese Regionen. Auch die Temperatur im Körperkern ist nicht konstant. Es gibt tageszeitliche Schwankungen (zirkadianer Zyklus) mit morgendlichen Tiefstwerten (36,7°C) und abendlichen Höchstwerten (37,2°C).

Hinweise: Verwenden Sie Hellblau für F, Braun für J, Rot für L und dunkle Farben für A und G.
1. Kolorieren Sie die Überschriften A-F und die entsprechenden Strukturen in der Abbildung rechts oben. Malen Sie dann die Abbildung darunter an. Vervollständigen Sie das Material zur Perspiration (F[1]) links.
2. Malen Sie die Zeichnungen über Piloerektion und braunes Fett an.
3. Bearbeiten Sie nun die Abbildung unten. Beginnen Sie mit dem mittleren Teil und wenden Sie sich dann den außen gelegenen extremen Temperaturen zu.

Temperatur des Körperkerns A (T) A

Stoffwechsel in den viszeralen Organen erzeugt Wärme. Durch ein Gleichgewicht zwischen Wärmeerzeugung und -abgabe wird die Temperatur (T) im Körperkern konstant bei 37 °C gehalten.

Haut als Wärmeisolator B

Die Haut vermittelt den Wärmeaustausch zwischen Körperkern und Umgebung. Durch spezielle thermoregulatorische Mechanismen (Regelung der Durchblutung von Anastomosen) kann die Haut ihre isolierende Kapazität verändern.

Strahlung C

Wärmeaustausch des Körpers mit entfernten Objekten von unterschiedlicher Temperatur (z.B. Heizkörper, Sonne).

Konduktion D

Direkter Kontakt mit heißen oder kalten Gegenständen.

Konvektion E

Die Bewegung der Luft in einem Raum erhöht den Wärmeaustausch zwischen Körper und Umgebung.

Verdunstung F

Durch Verdunstung von Wasser an der Körperoberfläche wird Wärme abgegeben (Verdunstungswärme 0,6 kcal/g Wasser).

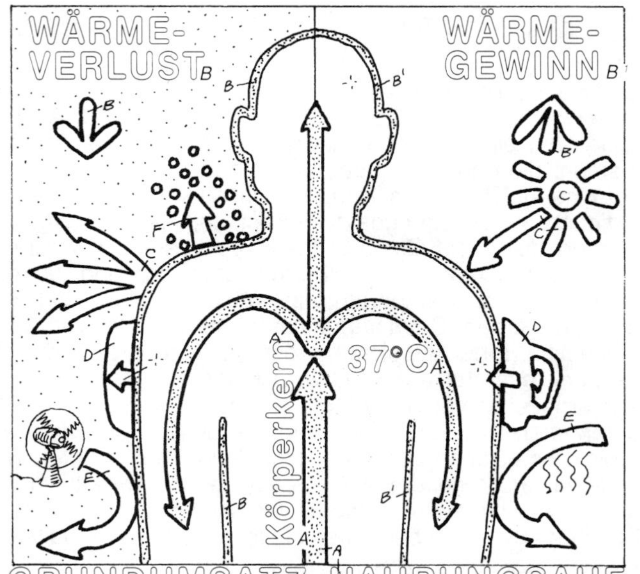

GRUNDUMSATZ, NAHRUNGSAUFNAHME UND MUSKELAKTIVITÄT A

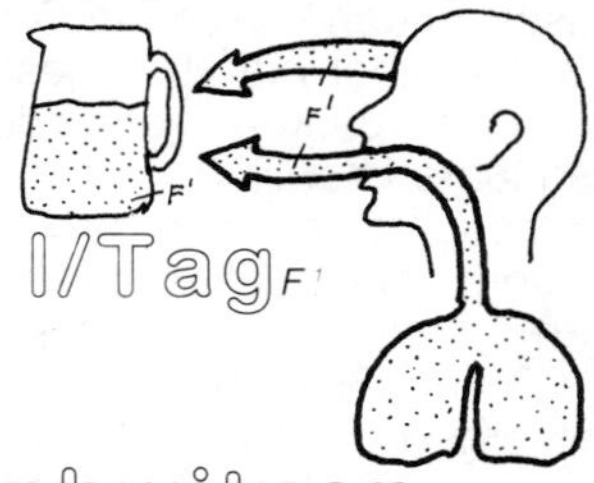

6 l/Tag F'

PERSPIRATIO INSENSIBILIS F'

Die Verdunstung von Wasser an den Körperoberflächen (Haut, Atemwege) ist der wichtigste Weg zur Wärmeabgabe. Bei kühler Außentemperatur (unter 20 °C) verdunstet Wasser, ohne daß Schweißtropfen auf der Haut entstehen (Perspiratio insensibilis). Nähert sich die Umgebungstemperatur der Körpertemperatur, beginnen Wasser- und Salzsekretion der Schweißdrüsen (Schwitzen). Die Verdunstung von Schweiß erhöht die Wärmeabgabe. Hunde haben keine Schweißdrüsen und verlieren Wasser und Wärme durch Hecheln.

Schwitzen F²

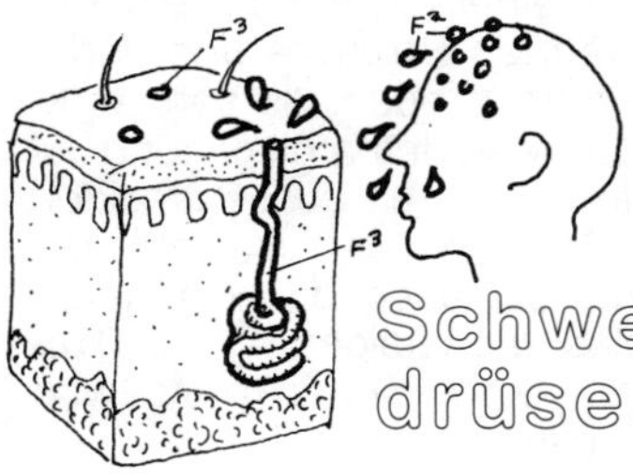

Schweißdrüse F³

Körpertemperatur *

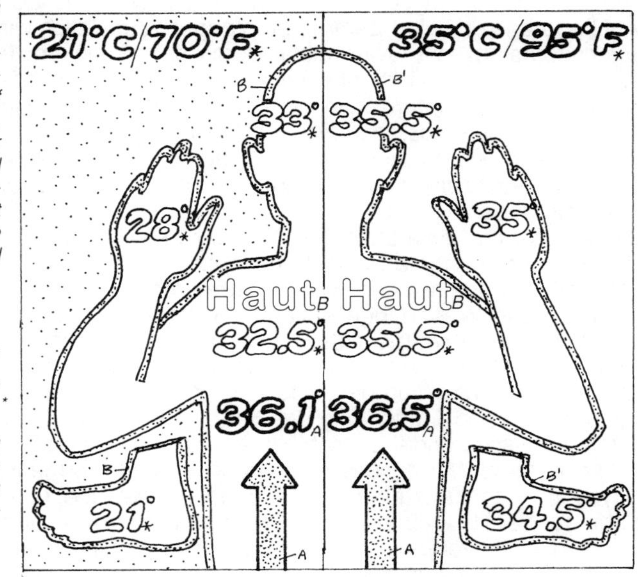

Nahrungsaufnahme, Muskelaktivität, Strahlung von Sonne, Heizung etc. bringen einen Wärmegewinn. Zudem kann Wärme durch Kontakt mit warmen oder kalten Gegenständen gewonnen, aber auch verloren werden. Haare und Kleidung vermindern den Wärmeverlust, Schwitzen und Verdunstung erhöhen ihn.

PILOEREKTION G

Haarschaft G'

Muskel H

Luftpolster I

Bei Pelztieren richten sich bei Kälte die Haare auf (Piloerektion), wodurch die Tiefe der isolierenden Luftschicht erhöht und der Wärmeverlust gering gehalten wird. Beim Menschen erfüllt die Kleidung diese Funktion.

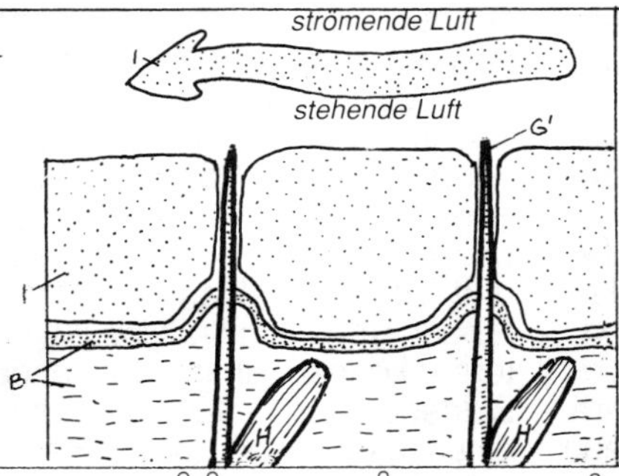

BRAUNES FETT J

Fettzelle J', Mitochondrium J²

Tröpfchen von Speicherfett K

Ein spezieller Fettgewebstyp (braunes Fett), der reich an Mitochondrien ist, kann durch Lipolyse und Fettsäureoxydation viel Wärme erzeugen. Das braune Fett ist am Rücken, besonders im Bereich der Schulterblätter, lokalisiert. Es ist bei Neugeborenen am stärksten ausgebildet und verliert sich im Laufe der Kindheit.

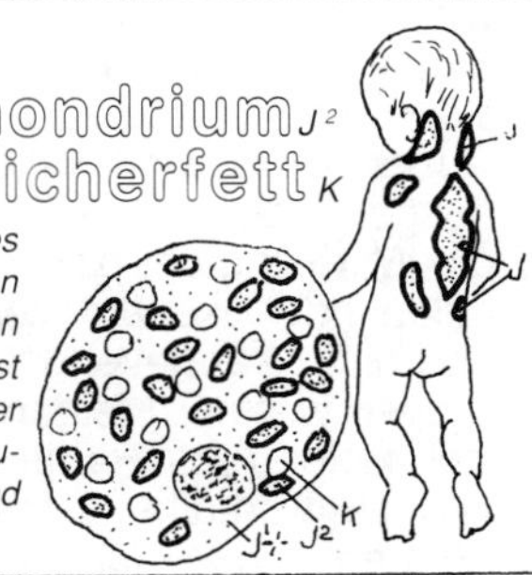

Umgebungstemperatur

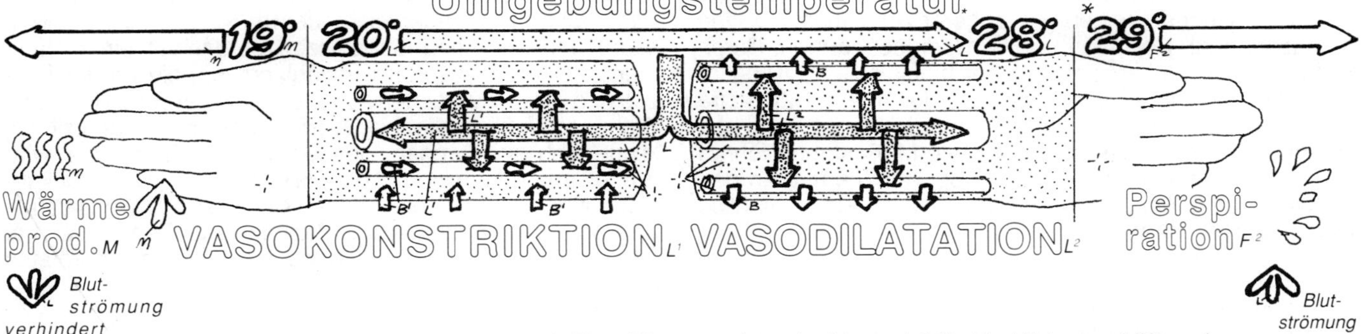

Die Haut enthält für den Wärmeaustausch spezielle Blutgefäße (Anastomosen ohne Stoffaustausch). Bei Kälte ziehen sich diese Gefäße zusammen, so daß Hautdurchblutung und Wärmeabgabe verringert werden. In einer warmen Umgebung erweitern sie sich, so daß Hautdurchblutung und Wärmeabgabe gesteigert sind. Zudem wird Flüssigkeit für die Schweißdrüsen bereitgestellt. Kutane Vasodilatation und Vasokonstriktion werden durch sympathische Nervenfasern gesteuert.

DIE REGULATION DER KÖRPERTEMPERATUR

Der menschliche Körper hält seine Kerntemperatur mit Hilfe verschiedener Mechanismen konstant bei 37°C. Als Reaktion auf einen Temperaturabfall verfügt er über Mechanismen, die den Wärmegewinn erhöhen bzw. den -verlust vermindern. Bei einem Temperaturanstieg laufen diese Reaktionen in entgegengesetzter Richtung. Diese Vorgänge werden durch ein Zentrum im Hypothalamus kontrolliert, das die Funktion eines Thermostaten hat und dessen Neurone durch Temperaturänderungen in Haut und Blut aktiviert werden. Der Thermostat ist auf den Sollwert 37°C eingestellt. Eine Abweichung löst Reaktionen aus, die die Körpertemperatur auf 37°C zurückführen. Dieser Thermostat arbeitet in Verbindung mit anderen hypothalamischen, autonomen und kortikalen thermoregulatorischen Zentren. Einige Reaktionen zur Thermoregulation laufen unter Vermittlung des autonomen Nervensystems unwillkürlich ab, andere werden neurohormonal vermittelt, wiederum andere beruhen auf teils unbewußtem, teils bewußtem Verhalten.

REAKTIONEN AUF KÄLTEREIZE
Beim Duschen mit kaltem Wasser z.B. fällt die Hauttemperatur rasch ab, wodurch die Kälterezeptoren in der Haut stimuliert werden. Die Impulsfrequenz dieser Rezeptoren nimmt mit abfallender Hauttemperatur zu. Ihre Signale werden sowohl vom hypothalamischen Thermostat als auch von höheren kortikalen Zentren empfangen. Zusätzlich wird der hypothalamische Thermostat durch das Absinken der Bluttemperatur aktiviert, obwohl dies nur ein schwaches Signal ist (siehe unten). Die verschiedenen Zentren lösen nun Reaktionen aus, die die Wärmebildung fördern. Im Vordergrund steht dabei die Aktivierung sympathischer Zentren. Gleichzeitig werden Zentren gehemmt, die für die Wärmeabgabe zuständig sind.
Die Aktivierung sympathischer Zentren bewirkt: (1) Konstriktion der Hautgefäße nach Freisetzung von Noradrenalin aus sympathischen Fasern, wodurch Durchblutung der Haut und Wärmeabgabe vermindert werden; (2) Steigerung des Energieumsatzes infolge vermehrter Adrenalinsekretion und der daraus resultierenden Erzeugung von Wärme; (3) Kontraktion der feinen Muskeln im Bereich der Haarwurzeln und Aufrichtung der Haare (Piloerektion), wodurch die isolierende Luftschicht an der Hautoberfläche vergrößert und Wärmeverlust verringert wird; (4) vermehrte Oxydation von Fettsäuren im braunen Fettgewebe (allerdings nur bei Neugeborenen und kleinen Kindern). Zusätzlich wird ein Zitterzentrum im Hypothalamus aktiviert, das bestimmte motorische Zentren im Gehirnstamm stimuliert. Diese lösen wiederum eine unwillkürliche Kontraktion der Skelettmuskeln (Kältezittern) mit einer beträchtlichen Wärmeerzeugung aus.
Außerdem bewirkt Kälte Verhaltensänderungen, die darauf ausgerichtet sind, Wärmeverluste zu minimieren und/oder die Wärmezufuhr bzw. -produktion zu steigern. Zusammenrollen oder -kauern verkleinert z.B. die Körperoberfläche und hilft, Wärmeverluste einzuschränken, desgleichen das Tragen warmer Kleidung oder auch körperliche Aktivitäten, z.B. Reiben der Hände oder Laufen. Bewußtes und unbewußtes Verhalten dieser Art ist gesteuert durch höhere Zentren (Cortex und limbisches System) als Antwort auf unangenehme Kälteempfindungen. Bei Kindern, weniger bei Erwachsenen, steigert ein längerer Aufenthalt in kalten Klimazonen die Sekretion von Schilddrüsenhormon. Durch Absinken des Wirkungsgrades der biologischen Oxydationen (d.h. für die gleiche Arbeit werden mehr Nährstoffe verbrannt und mehr Sauerstoff verbraucht) ist dann die Wärmeproduktion gesteigert. All diese Maßnahmen führen zu einer Erwärmung des Körpers. Bei Annäherung an den Sollwert durch den Thermostaten werden sie allmählich wieder abgeschaltet.

REAKTIONEN AUF WÄRMEREIZE
Wenn der Körper großer Wärme bzw. Hitze (Sonnenbad, Nähe eines Feuers, übermäßig warme Kleidung) ausgesetzt ist, so steigt die Temperatur von Haut und Blut. Wärmerezeptoren in der Haut übermitteln den Anstieg an den hypothalamischen Thermostaten. Sie sind aber weniger effektiv als - im umgekehrten Falle - die Kälterezeptoren, u.a. weil sie in geringerer Zahl vorhanden sind. Ein wesentlich wirksameres Signal für die Steuerung des Thermostaten sind dagegen die Temperaturänderungen im Blut. (Bei Kältereizen kommt es zur Vasokonstriktion. Bei gedrosselter Durchblutung ist die Wärmeabgabe und demzufolge auch der Temperaturabfall im Blut als Signal für den Hypothalamus nur gering.) In diesem Falle löst der hypothalamische Thermostat kompensatorische Maßnahmen aus, die teils die Wärmeabgabe steigern, teils die Wärmeproduktion verringern.
Dazu gehört zunächst eine Dämpfung der Aktivität des sympathischen Nervensystems (verantwortlich für Vasokonstriktion). Es kommt zur kutanen Vasodilatation und zur Senkung des Energiestoffwechsels in den viszeralen Organen. Dadurch ist die Wärmeabgabe über die Haut gesteigert und die Wärmeproduktion im Körperkern vermindert. Wenn die Hitzeeinwirkung besonders intensiv ist, wird ein bestimmter Zweig des autonomen Nervensystems - die cholinergen sympathischen Fasern, die Acetylcholin freisetzen - aktiviert. Diese Fasern innervieren die Schweißdrüsen und stimulieren sie zur Schweißsekretion. Schwitzen steigert die Wärmeabgabe erheblich, es ist der wirksamste unwillkürliche Mechanismus, mit dem der Mensch einen Wärmestau bekämpft. (Mit einem Liter Schweiß verliert der Körper 600 kcal an Wärme.) Bewußte und unbewußte Verhaltensänderungen können ebenfalls sehr wirksam sein. Ein erhitzter Mensch wird lethargisch und ist bestrebt, sich ruhig zu verhalten, sich mit ausgestreckten Extremitäten niederzulegen. Dadurch wird sowohl die Wärmeproduktion eingeschränkt als auch die Wärmeabgabe über eine größere Oberfläche gesteigert. Durch Tragen leichter Kleidung, Luftfächeln, kalte Getränke etc. wird die Wärmeabgabe ebenfalls begünstigt.

FIEBER
Ein Anstieg der Temperatur des Körperkerns um ein bis mehrere Grad Celsius tritt bei bestimmten Krankheiten unter Beteiligung des Immunsystems auf. Bakterielle Toxine können z.B. Leukozyten zur Produktion von Pyrogenen stimulieren. Ein besonders wirksames Pyrogen ist das von Makrophagen freigesetzte Interleukin I. Diese Pyrogene bewirken im hypothalamischen Thermostat eine Anhebung des Sollwertes (z.B. von 37° auf 40°C). Um diesen neuen Wert zu erreichen, steigert der Patient durch Muskelzittern seine Wärmeproduktion. Zudem wird die Wärmeabgabe infolge kutaner Vasokonstriktion eingeschränkt. (Beachte: Beim Fieberanstieg sieht der Patient blaß aus und fühlt sich kalt an!)
Fieber ist eine natürliche Abwehrreaktion. Hohe Temperaturen können unter Umständen die Lebensfähigkeit der Bakterien beeinträchtigen oder ihre Toxine zerstören. Allerdings kann sehr hohes Fieber (über 42°C) einen Hitzeschock verursachen, der bei fehlender Behandlung zum Tode führt. Der fiebersenkende Effekt von Acetylsalizylsäure und ähnlichen Substanzen beruht auf einer Hemmung der Synthese von Prostaglandinen, die an der Freisetzung von Pyrogenen aus Leukozyten beteiligt sind. Wenn schließlich die bakterielle Infektion ausgeheilt ist, klingt auch die Pyrogensekretion ab. Der Thermostat wird wieder auf seinen normalen Sollwert von 37°C zurückgestellt. Nun versucht der Körper sich durch Vasodilatation und Schwitzen abzukühlen. (Beachte: Bei Fieberabfall hat der Patient eine feuchte, warme Haut und ein gerötetes Gesicht!)

Hinweise: Verwenden Sie Rot für D und dunkle Farben für A, B und E.
1. Kolorieren Sie ganz oben die Titel: Wärmeabgabe und Wärmeproduktion und ihre dazugehörigen Symbole für »Zunahme« und »Abnahme«. Diese Symbole erscheinen auf der ganzen Seite und fassen das Ergebnis jedes Faktors im thermischen Anpassungsprozeß zusammen.
2. Malen Sie die dem Abfall der Umgebungstemperatur folgenden Vorgänge an. Halten Sie sich an die Buchstabenfolge C-J.
3. Wenden Sie sich nun der Anpassung an eine Steigerung der Umgebungstemperatur ganz unten zu.
4. Bearbeiten Sie zuletzt die beiden Abbildungen zur Fieberentstehung. Beginnen Sie mit der oberen.

Wärmeabgabe A ⇧A Zunahme ⇩A Abnahme Wärmeproduktion B ⇧B Zunahme ⇩B Abnahme

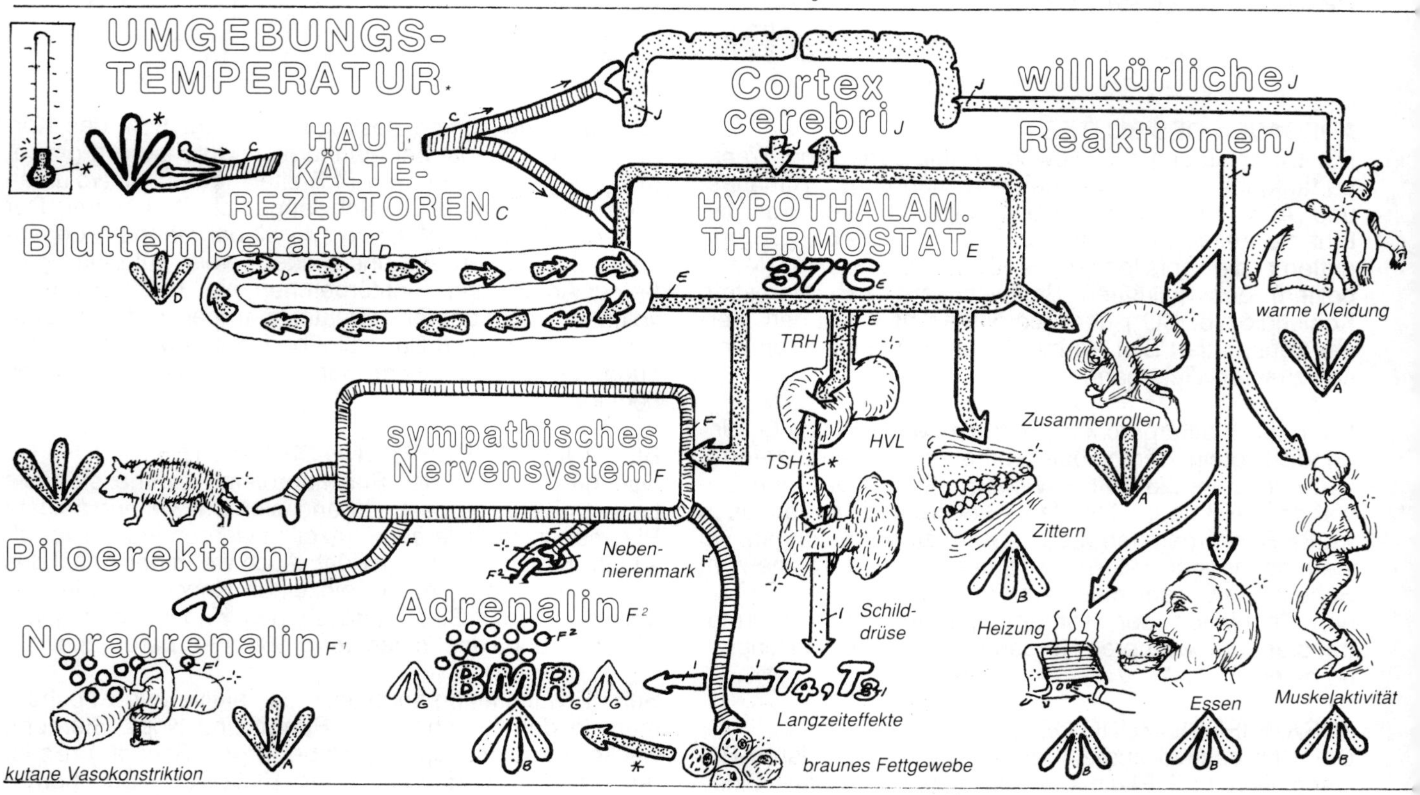

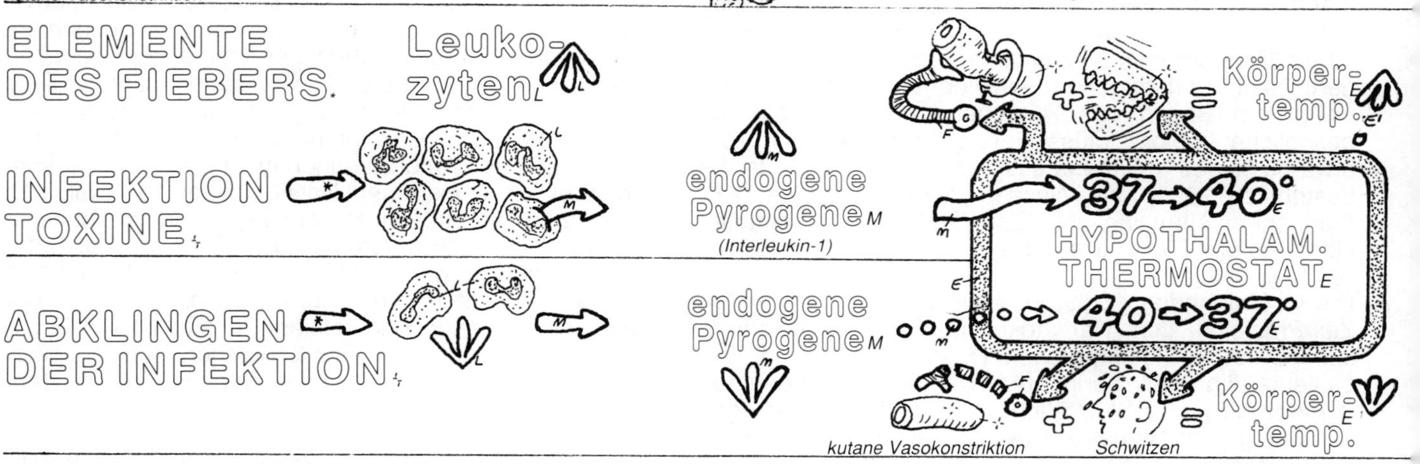

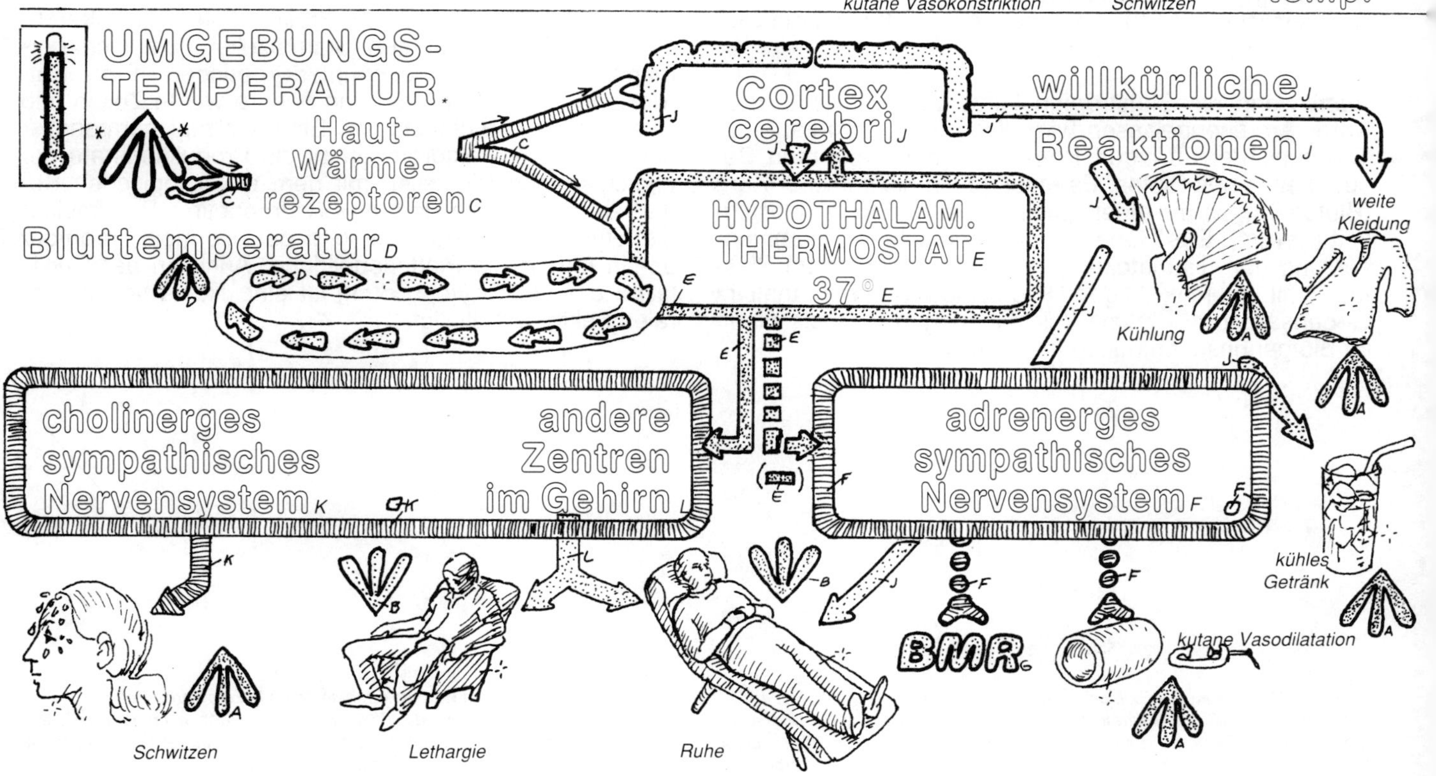

BILDUNG, ZUSAMMENSETZUNG UND AUFGABEN DES BLUTES

AUFGABEN DES BLUTES
Die Durchblutung der Gewebe erfüllt zahlreiche Transportaufgaben und gewährleistet Ernährungs-, Atmungs- und Abwehrfunktionen. Über Kapillaren versorgt das Blut die Zellen mit Nährstoffen und Sauerstoff (O_2) und entfernt die anfallenden Stoffwechselprodukte (Metaboliten) des zellulären Stoffwechsels (z.B. Harnstoff, Kohlendioxyd, CO_2) über die Nieren bzw. Lungen. Ferner transportiert Blut Hormone von den endokrinen Drüsen zu ihren Zielorganen.

Die roten Blutkörperchen (Erythrozyten), die das O_2-bindende Protein Hämoglobin enthalten, transportieren O_2 von der Lunge zu den Geweben und CO_2 von den Geweben zur Lunge. Mit dem Blutstrom gelangen auch weiße Blutkörperchen (Leukozyten) zu Verletzungen, wo sie eindringende Mikroorganismen und ihre Toxine zum Schutz des Organismus zerstören. Außerdem ist Blut an der Regulation der Körpertemperatur durch Wärmetransfer vom wärmeren Körperkern zur kälteren Peripherie beteiligt.

ZUSAMMENSETZUNG DES BLUTES
Das Blut besteht aus 2 Kompartimenten: zellulären Bestandteilen und Plasma als flüssigem Medium. Diese beiden Anteile können durch Zentrifugieren des Blutes in einem Glasröhrchen (Hämatokritröhrchen) getrennt werden. Nach Zentrifugation resultiert ein rotes Zell-Präzipitat am Boden des Röhrchens und eine darüber befindliche farblose Flüssigkeit. Dieser Überstand, der etwa 55 % des Volumens ausmacht, ist das Plasma. Es besteht zu 90 % aus Wasser, in dem Proteine (z.B. Fibrinogen, Albumine und Globuline) sowie Nährstoffe, Hormone und Elektrolyte gelöst sind.

Die verbleibenden 45 % bestehen aus dem erwähnten Zell-Präzipitat, dem Hämatokrit, dessen Hauptbestandteil die roten Blutkörperchen (Erythrozyten) sind. Die zahlenmäßig weit geringeren weißen Blutkörperchen (Leukozyten) und Blutplättchen (Thrombozyten) tragen nur wenig zum Hämatokrit bei und erscheinen als dünne, gelbliche Schicht zwischen dem roten Hämatokrit und dem Plasmaüberstand.

Auch wenn ein Blutstropfen kurze Zeit außerhalb des Körpers stehengelassen wird, kommt es »spontan« zur Trennung der flüssigen Phase von den geformten Bestandteilen des Blutes. Es entsteht ein dichter roter Kern (Blutgerinnsel) mit einer umgebenden farblosen Flüssigkeit (Serum). Das Gerinnsel ähnelt in seiner Zusammensetzung dem Hämatokrit, das Serum gleicht dem Plasma - mit einem wichtigen Unterschied: Serum enthält im Gegensatz zum Plasma kein Fibrinogen, das als Fibrin im Blutgerinnsel enthalten ist (Tafel 138).

Das Gesamtvolumen des Blutes beträgt 8 % des Körpergewichts. Es ist bei Männern im Durchschnitt größer (5,6 Liter) als bei Frauen (4,5 Liter), deren Blutvolumen allerdings während der Schwangerschaft zunimmt. Der höhere Hämatokrit-Wert von 45 % bei Männern gegenüber 42 % bei Frauen und Kindern weist auf einen größeren Anteil roter Blutkörperchen hin. Größeres Blutvolumen und höherer Hämatokrit tragen dem höheren Energieumsatz und Sauerstoffbedarf des Mannes Rechnung, die durch relativ größere Muskelmasse und -arbeit bedingt sind.

BILDUNG UND URSPRUNG DES BLUTES
Den größten Teil der Plasmaproteine synthetisiert die Leber; diverse andere Organe steuern weitere gelöste Plasmabestandteile bei. Blutzellen werden jedoch vor allem im Knochenmark gebildet. Auch wenn der Anteil des Knochenmarks an einem einzelnen Knochen gering erscheint, ist die Gesamtmasse des Knochenmarks beträchtlich und bildet eines der größten Körperorgane.

Beim Erwachsenen findet sich das aktive rote Knochenmark in den Knochen von Rumpf und Kopf (Sternum, Beckenknochen, Rippen, Wirbelkörper, Schädel). Es ist der primäre Bildungsort der Blutzellen. Bei heranwachsenden Kindern befindet sich rotes Knochenmark auch in den Röhrenknochen der unteren Extremitäten (Femur und Tibia). Beim Erwachsenen stellen diese Knochen sekundäre Blutbildungsorte dar, die wieder aktiviert werden, wenn die primären Bildungsorte die bedarfsabhängigen Anforderungen nicht mehr erfüllen können. Dies ist in extremen Notsituationen der Fall, z.B. nach größerem Blutverlust oder Zerstörung produktiver Knochenmarkzellen durch ionisierende Strahlung. Unter solchen Bedingungen können auch das ruhende gelbe Knochenmark, Leber und Milz Blutzellen bilden. In der frühen embryonalen und fetalen Periode ist die Leber sogar Hauptquelle roter Blutkörperchen, wenig später beteiligt sich die Milz an der fetalen Erythrozytenproduktion.

Blutzellen entstehen durch Proliferation und Differenzierung von pluripotenten Stammzellen, die sich permanent im roten Knochenmark befinden. Eine Entwicklungslinie bildet rote, eine andere weiße Zellen und eine dritte die Blutplättchen. Eine Vielzahl hormoneller und humoraler Faktoren stimmt die Produktionsrate der verschiedenen Blutzellen mit dem physiologischen Bedarf ab. Das renale Hormon Erythropoetin z.B. stimuliert die Erythrozytenproduktion und das Hormon Thrombopoetin fördert die Plättchenbildung. Auch an der Regulation der Leukozytenbildung ist eine Reihe von humoralen Faktoren beteiligt.

Hinweise: Verwenden Sie Gelb oder eine sehr helle Farbe für A und Rot für D.
1. Beginnen Sie mit den Illustrationen im oberen Teil. Malen Sie die Überschriften derjenigen Elemente grau an, die 2 % des Plasmas ausmachen. Diese Bestandteile erhalten dann in der Abbildung unten links individuelle Farben.
2. Kolorieren Sie die geformten Elemente. In der Praxis entspricht die Zahl der roten Blutkörperchen dem Hämatokrit, beide erhalten die Farbe Rot.
3. Malen Sie die Bildungsorte der Blutzellen im roten Knochenmark an. Beachten Sie, daß Feten und Jugendliche unterschiedliche primäre Bildungsorte haben, die dementsprechend angemalt werden sollen.
4. Kolorieren Sie die Transportfunktionen des Blutes.

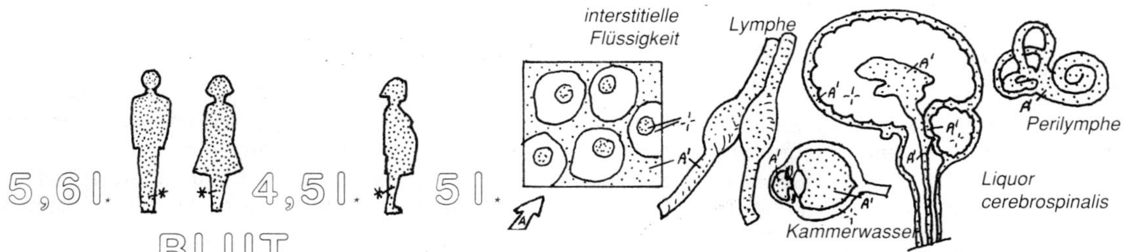

Körperzellen sind von interstitieller Flüssigkeit umgeben, die ein Teil der extrazellulären Flüssigkeit (EZF) ist. EZF weist in unterschiedlichen Geweben weitgehend gleiche Zusammensetzung auf. Links sind neben dem Blutplasma weitere Beispiele extrazellulärer Flüssigkeitsräume gezeigt.

BLUT.

Zusammensetzung ähnlich A

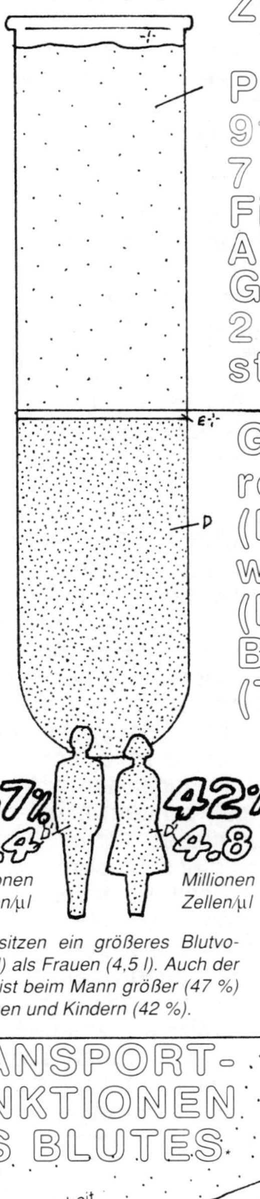

PLASMA 55 % A
91 % Wasser B
7 % Proteine C
Fibrinogen C¹
Albumin C²
Globuline C³
2 % Elektrolyte, Nährstoffe und Hormone.

Setzt man Blut Antikoagulantien zu und zentrifugiert es in einem Röhrchen, so wird es in einen klaren, flüssigen Überstand (Plasma 55 %) und eine darunter liegende, dichte zelluläre Phase (Hämatokrit 45 %) getrennt. Plasma setzt sich aus Wasser, speziellen Proteinen, Elektrolyten, Hormonen und Nährstoffen zusammen. Der Hämatokrit besteht aus roten und weißen Blutzellen sowie Blutplättchen.

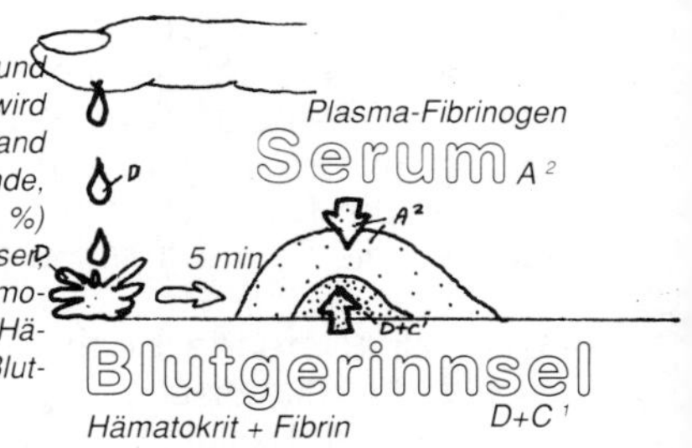

Ein stehender Blutstropfen trennt sich bald in eine klare, flüssige Phase (Serum) und eine rote dichte Phase aus Zellen (Gerinnsel). Die Zusammensetzung des Serums entspricht der des Plasmas ohne Fibrinogen, das Gerinnsel dem Hämokrit plus Fibrin.

GEFORMTE ELEMENTE (HÄMATOKRIT D) 45 % D

rote Blutkörperchen – 5 Mill./µl D¹
(Erythrozyten) D¹
weiße Blutkörperchen – 9000/µl E
(Leukozyten) E
Blutplättchen – 250.000/µl F
(Thrombozyten) F

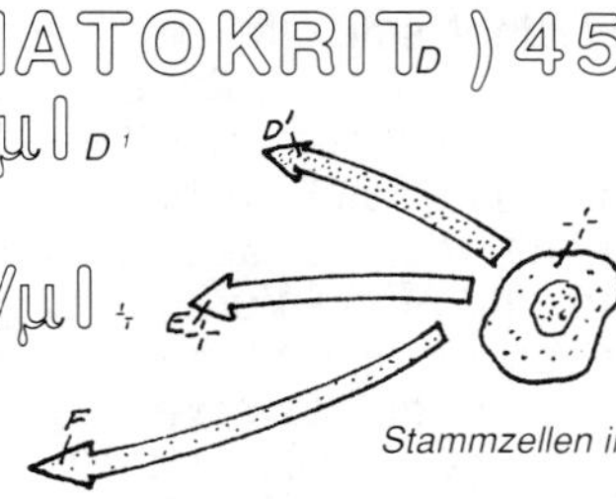

ROTEN KNOCHENMARK D²

Plasma löst und transportiert spezifische Proteine, Hormone, Nährstoffe sowie Elektrolyte und liefert ein flüssiges Medium für die Blutzellen. Das Plasmavolumen wird über die Nieren reguliert. Plasmaproteine werden in der Leber gebildet, Blutzellen hauptsächlich im Knochenmark. Rote Blutkörperchen enthalten Hämoglobin, das Sauerstoff bindet und zu den Geweben transportiert. Blutplättchen sind für die Blutgerinnung wichtig. Weiße Blutkörperchen verteidigen den Körper gegen Infektionen.

Männer besitzen ein größeres Blutvolumen (5,6 l) als Frauen (4,5 l). Auch der Hämatokrit ist beim Mann größer (47 %) als bei Frauen und Kindern (42 %).

BILDUNGSORTE: D²

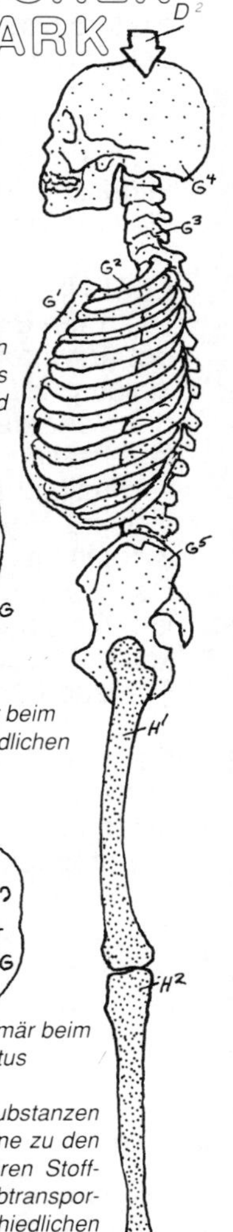

PRIMÄR G

Sternum G¹, Rippen G², Wirbelkörper G³, Schädel G⁴, Becken G⁵

Beim Erwachsenen werden die Blutzellen im roten Knochenmark produziert. Primärer Bildungsort ist das Mark in Sternum, Rippen, Wirbelkörpern, Schädel und Becken.

SEKUNDÄR H

Femur H¹, Tibia H²

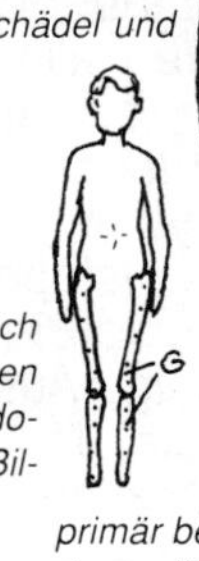

Falls notwendig, können die Blutzellen auch im Mark von Femur und Tibia gebildet werden (sekundäre Bildungsorte). Während der Adoleszenz sind beide zusätzliche primäre Bildungsorte.

TERTIÄR I

Leber I¹ und Milz I²

In Notsituationen (exzessiver Blutverlust oder Degeneration des Knochenmarks) können Leber und Milz Blutzellen bilden. In der Embryonalentwicklung sind diese Organe die primären Bildungsorte der Blutzellen.

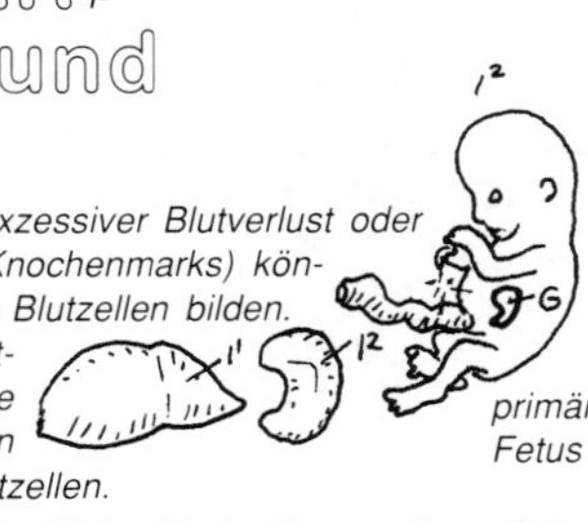

TRANSPORTFUNKTIONEN DES BLUTES

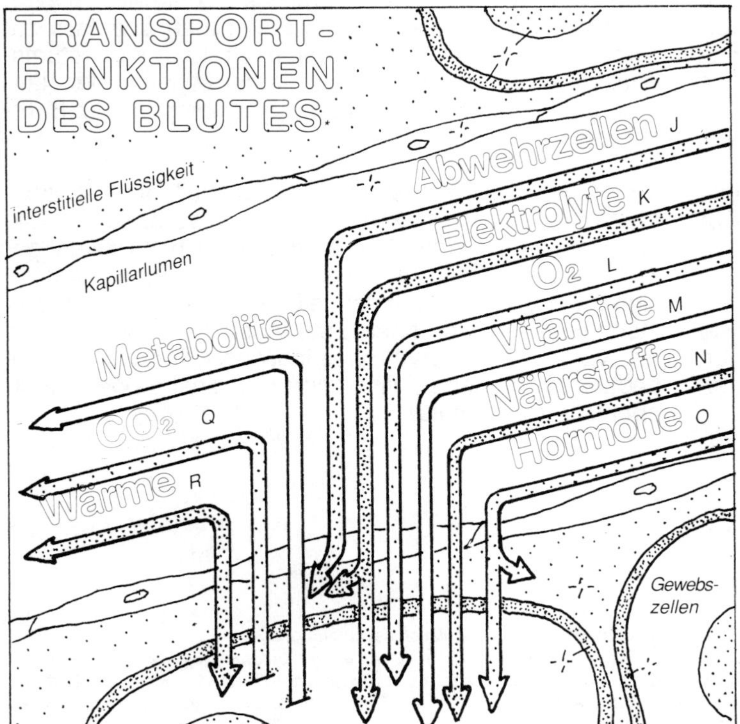

Die Hauptfunktion des Blutes ist der Transport von Substanzen und Blutzellen. So werden O_2, Nährstoffe und Hormone zu den Geweben befördert und die Metaboliten des zellulären Stoffwechsels (z.B. CO_2, Harnstoff) von den Geweben abtransportiert. Blut tauscht außerdem Wärme zwischen unterschiedlichen Geweben aus und transportiert weiße Blutkörperchen zu Wunden und Infektionsorten.

DIE ROTEN BLUTKÖRPERCHEN

STRUKTUR UND FUNKTION
Rote Blutkörperchen (Erythrozyten) stellen die zahlenmäßig größte Zellpopulation des Blutes (insgesamt 30.000 Billionen). Sie transportieren die Atemgase, insbesondere O_2. Ihre Form ist in hohem Maße funktionell. Zirkulierende Erythrozyten gleichen bikonkaven Scheiben mit einem Durchmesser von 7,5 µm und einer Randdicke von 2 µm (Dicke im Zentrum 1 µm). Rote Blutkörperchen können Form und Größe verändern und damit ihre Passage durch enge und gekrümmte Kapillarabschnitte verbessern. Die normal bikonkave Form erleichtert die Diffusion von O_2 und CO_2 in die Zelle und optimiert die Bindung an Hämoglobin.

Reife, zirkulierende Erythrozyten enthalten weder Kern noch zytoplasmatische Organellen. Statt dessen ist der gesamte intrazelluläre Raum mit dem O_2-bindenden Protein Hämoglobin (Hb) beladen. Hb besteht aus 1 Proteinteil (Globin) und 4 Pigmentmolekülen (Häm). Jedes Häm ist mit einer von 4 Polypeptidketten des Globins verbunden. Entscheidend für die Funktion sind 4 Eisenatome (Fe), die - jeweils 1/Häm - zentral in diesem angeordnet sind. Im zweiwertigen Zustand (Fe^{2+}) wird O_2 ohne Wertigskeitsänderung von Fe^{2+} reversibel an das Häm angelagert. Auf diese Weise kann jedes Hb-Molekül 4 O_2-Moleküle binden und transportieren. Der Hb-Gehalt des Blutes bestimmt dessen O_2-Transportkapazität. Eine Veränderung dieser Größe läßt sich entweder auf einen verminderten Hb-Gehalt der Erythrozyten oder auf eine verringerte Erythrozytenzahl zurückführen (s.u.). Blut enthält normalerweise ca. 140-160 g Hämoglobin/l beim Mann und 120-150 g/l bei der Frau, insgesamt also ca. 800 g/Person. Neben Hb enthalten Erythrozyten die kontraktilen und als Zytoskelett dienenden Proteine Tubulin und Aktin, welche die beschriebenen Formveränderungen ermöglichen. Rote Blutkörperchen sind auch mit den Enzymen für die anaerobe Glykolyse ausgestattet und verfügen über bestimmte regulatorische Stoffe, z.B. DPG (2,3-Diphosphoglyzerat), die die O_2-Bindung an das Hb beeinflussen (Tafel 48, 49).

LEBENSZYKLUS
Die roten Blutkörperchen werden im Knochenmark gebildet (Erythropoese). Dort befindliche pluripotente Stammzellen proliferieren und differenzieren sich und stellen so die Vorfahren aller Typen von Blutzellen dar. Die Vorläuferzellen der Erythrozyten (= Erythroblasten) sind kernhaltig. Innerhalb weniger Tage differenzieren sie sich zu Erythrozyten, indem sie Hb synthetisieren, im Zytoplasma »stapeln« und dabei ihren Kern verlieren. Dann erst sind die roten Blutkörperchen ausgereift und funktionsfähig. Aus dem Knochenmark ausgeschleust, kommen sie im Blutkreislauf ihrer O_2- und CO_2-Transportfunktion nach.

Mehrere Faktoren regulieren die Erythrozytenproduktion, wobei der arterielle O_2-Druck die größte Rolle spielt. Bei niedrigem pO_2, z.B. in großer Höhe, wird das Hormon Erythropoetin in der Niere freigesetzt. Erythropoetin steigert im Knochenmark die Erythropoese.

Erythrozyten zirkulieren 100-120 Tage im Blut. Sie sind dann einem Alterungsprozeß unterworfen und werden von den Gewebsmakrophagen (große weiße Blutkörperchen) phagozytiert und zerstört. Makrophagen befinden sich in den Kapillaren von Leber und Milz. Hb der zerstörten Zellen wird in Aminosäuren und Häm, Häm in Fe und Bilirubin gespalten. Im Knochenmark wird Fe für die Hb-Synthese wieder verwendet. Bilirubin wird als Gallenpigment von der Leber in die Galle und von dort über den Darm ausgeschieden. Ein geringer Teil der Gallenpigmente wird reabsorbiert, rezirkuliert und schließlich über die Niere ausgeschieden.

ANÄMIEN
Anämien sind Krankheiten, die mit einem reduzierten Hb-Gehalt des Blutes und damit einer verringerten O_2-Transportkapazität einhergehen. Die Folgen einer Anämie reichen von leichter Müdigkeit bis zum Tod. Eine Anämie kann vielfältige Ursachen haben, z.B. Blutverluste aufgrund schwerer Menstruation, innere Blutungen aus einem gastrointestinalen Ulkus, verletzungsbedingte Blutung oder Ausfall der Erythrozytenbildung im Knochenmark (z.B. durch hohe Strahlendosen, bestimmte Medikamente, Toxine, Viren).

Auch Ernährungsfehler oder Störungen im Verdauungstrakt können eine Anämie auslösen. Das Fehlen von Vitamin B_{12} (Cyanocobalamin), einer Substanz, die für die Erythropoese erforderlich ist, kann zu einer schweren Störung der Erythrozytenbildung führen. Vitamin B_{12} ist in Nahrungsmitteln tierischen Ursprungs vorhanden (Leber), fehlt jedoch in pflanzlichen Nahrungsmitteln. Eine streng vegetarische Diät kann daher einen schweren Vitamin B_{12}-Mangel verursachen, der schließlich zum Krankheitsbild der perniziösen Anämie führt. Allerdings beruht die perniziöse Anämie nur selten auf einem alimentären Vitamin B_{12}-Mangel, sondern meistens auf einer verringerten Resorption dieses Vitamins. Im Magen wird ein Protein sezerniert (Intrinsic factor), das die Vitamin B_{12}-Resorption fördert. Fehlt der Intrinsic factor z.B. bei einer Magenerkrankung oder nach chirurgischer Entfernung des Magens, kann mit der Nahrung aufgenommenes Vitamin B_{12} nur ungenügend resorbiert werden. Dies ist mit einer verringerten Hb-Synthese und Erythrozytenbildung verbunden (perniziöse Anämie). Alimentärer Mangel an Folsäure und Eisen führt ebenfalls zur Anämie. Während Schwangerschaft und Wachstumsphase besteht erhöhter Bedarf an derartigen in der Nahrung enthaltenen Stimulantien der Erythropoese (z.B. Eisen, Vitamine).

Die Sichelzellanämie ist eine Erbkrankheit, die insbesondere unter der schwarzen Bevölkerung verbreitet ist. Sie ist durch einen erhöhten Abbau der Erythrozyten gekennzeichnet. Sichelzellen kleben zusammen, hämolysieren und werden sehr schnell durch Makrophagen zerstört. Funktionsstörungen oder Ausfall der Nieren sind mit verminderter Erythropoetinbildung verbunden. Die dadurch verringerte Stimulation der Erythropoese führt ebenfalls zur Anämie.

Hinweise:
Verwenden Sie Rot für alle A-Strukturen und dunkle Farben für B, D und J.
1. Kolorieren sie die obere Abbildung. Beachten Sie die 4 Hämmoleküle (B), die die O_2-Moleküle tragen (H) und hier durch einen Pfeil dargestellt sind.
2. Malen Sie den Vorgang der Erythropoese in der Reihenfolge der Zahlen an.
3. Kolorieren Sie die Regulation der Erythropoese.
4. Bearbeiten Sie zuletzt die verschiedenen Anämien, die auf eine Verminderung der Erythrozytenzahl zurückgehen. Beachten Sie sorgfältig die Buchstabenbezeichnungen der Überschriften! Sie werden nicht alle rot angemalt.

ROTE BLUTKÖRPERCHEN (Erythrozyten) A

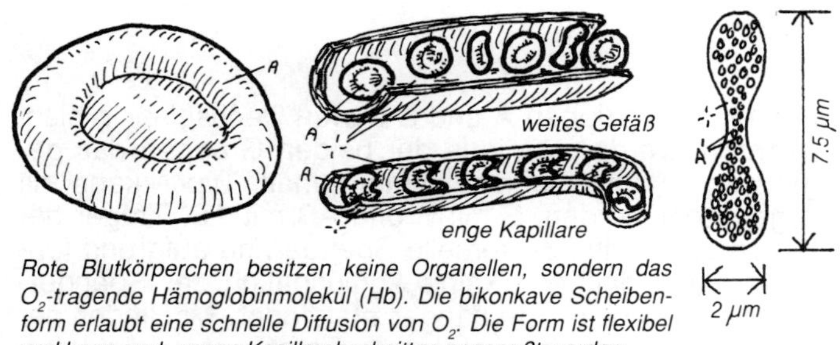

Rote Blutkörperchen besitzen keine Organellen, sondern das O_2-tragende Hämoglobinmolekül (Hb). Die bikonkave Scheibenform erlaubt eine schnelle Diffusion von O_2. Die Form ist flexibel und kann auch engen Kapillarabschnitten angepaßt werden.

HÄMOGLOBIN A'

4 Polypeptidketten A²

4 Häm B

160g/l A' 140g/l A'

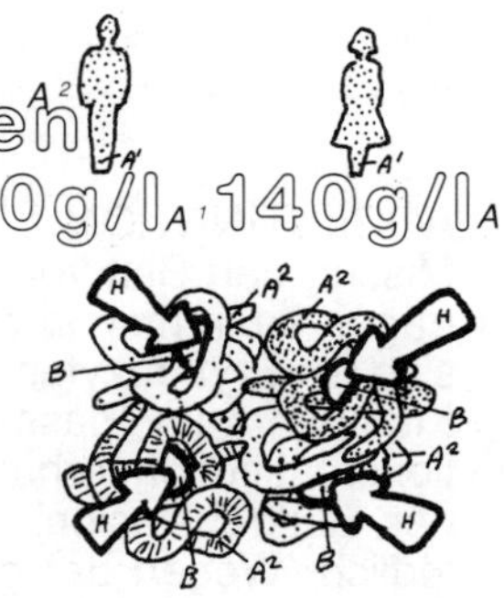

Der Proteinteil des Hb ist Globin, das aus 4 Untereinheiten (2 α-Ketten und 2 β-Ketten) besteht.
Jede Untereinheit enthält 1 Häm mit jeweils 1 Fe, das in zweiwertigem Zustand (Fe^{2+}) 1 O_2-Molekül binden kann.

ERYTHROPOESE A³

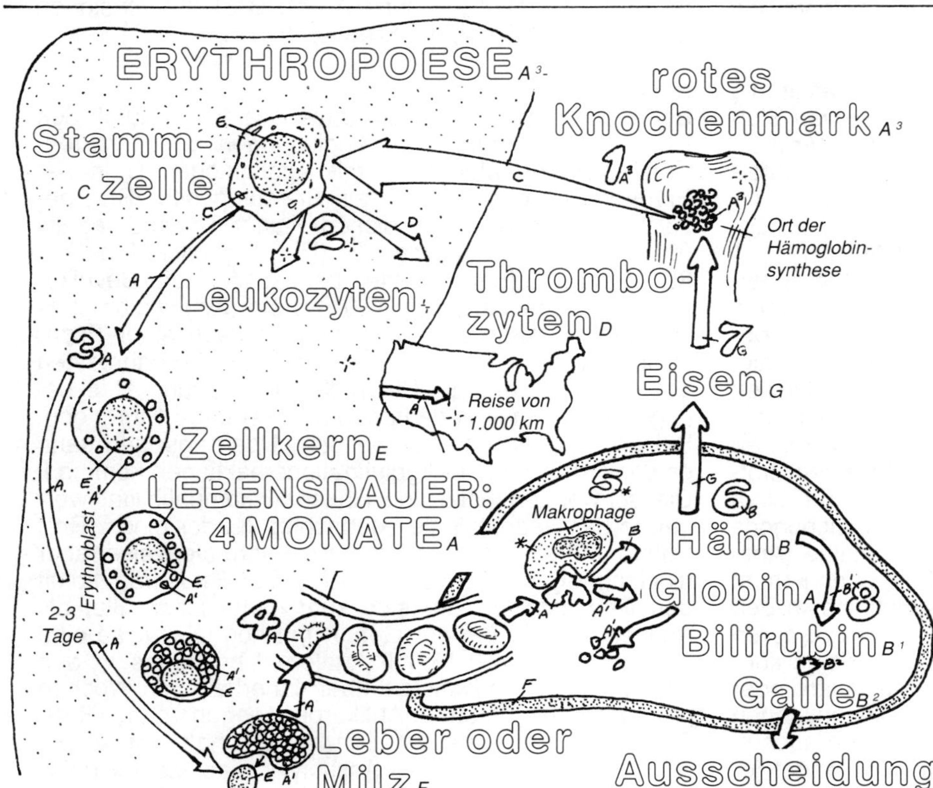

Die Bildung von Erythrozyten (Erythropoese) erfolgt beim Erwachsenen im roten Knochenmark (1). Die Teilung der Stammzellen (2) führt zu kernhaltigen Vorläuferzellen der Erythrozyten (Erythroblasten) (3). Innerhalb von 2-3 Tagen füllen sich diese mit Hb, verlieren ihren Kern und treten in den Kreislauf ein (4). Nach 4 Monaten werden die alten Erythrozyten durch Makrophagen in Leber und Milz zerstört (5). Hb wird abgebaut, Fe vom Häm abgespalten (6) und für die Häm- und Hb-Synthese im Knochenmark wiederverwendet (7). Der verbleibende Rest des Häms wird zu Bilirubin metabolisiert (8) und über Galle oder Niere ausgeschieden.

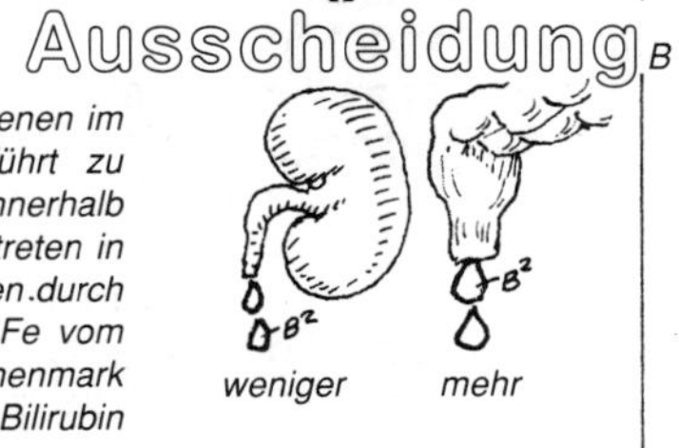

REGULATION

Die Erythropoese wird durch das von der Niere sezernierte Hormon Erythropoetin reguliert. Ein Abfall des pO_2 im Blut (z.B. nach einer Blutung oder in großer Höhe) löst die Freisetzung von Erythropoetin aus. Dieses Hormon stimuliert die Proliferation der Stammzellen im Knochenmark und damit die Erythrozytenbildung. Die vermehrte Erythrozytenzahl erhöht den O_2-Spiegel.

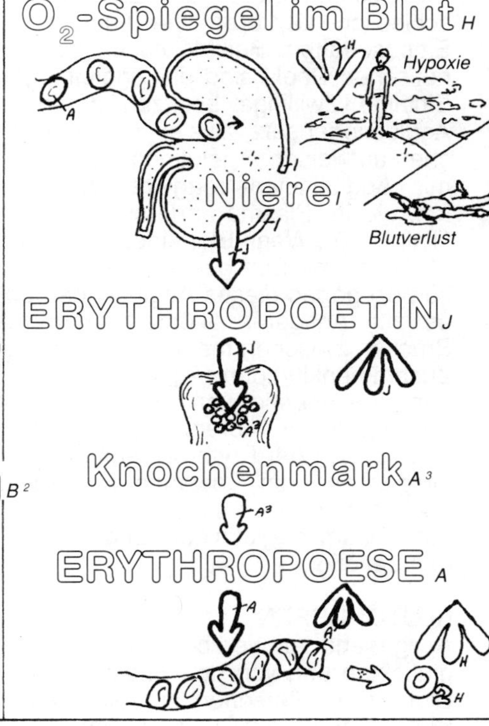

URSACHEN DER ANÄMIE A

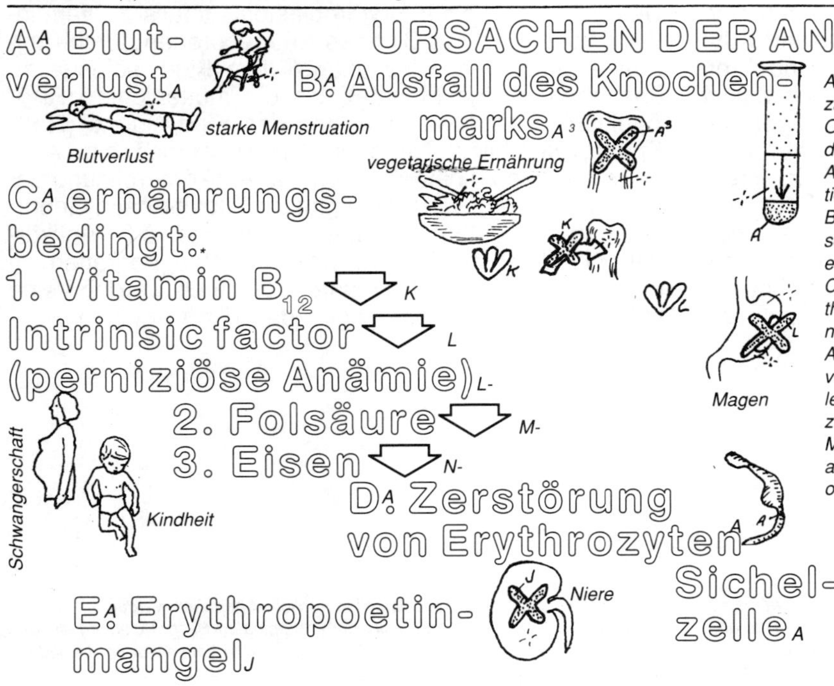

Anämien sind Erkrankungen, bei denen Hb oder Erythrozytenzahl herabgesetzt sind und deren Symptome auf mangelhafter O_2-Versorgung der Gewebe beruhen. Anämien haben verschiedene Ursachen:

A. Äußere oder innere Blutungen, häufige, zu starke Menstruation mit großem Blutverlust.

B. Krankheiten des Knochenmarks (Aplasie, z.B. durch spezifische Erkrankungen, Strahlenexposition oder toxische Chemikalien).

C. Alimentäre Störungen: Weil Fe und Vitamin B_{12} für die Erythropoese besonders wichtig sind, kann eine verminderte Aufnahme von Fe oder Vitamin B_{12} eine Anämie verursachen. Die Anämieform aufgrund von Vitamin B_{12}-Mangel (z.B. streng vegetarische Kost), heißt perniziöse Anämie. In den meisten Fällen liegt einer perniziösen Anämie ein Mangel an Intrinsic factor zugrunde. Dieses Glykoprotein wird von den Parietalzellen der Magendrüsen sezerniert und für die Resorption von Vitamin B_{12} aus der intestinalen Mukosa benötigt. Bei schwerer Gastritis oder Totaloperation des Magens fällt der Instrinsic factor aus.

Während der Schwangerschaft und der kindlichen Entwicklung ist der Bedarf an Fe und Vitamin B_{12} erhöht.

D. Anämie kann aber auch die Folge einer vermehrten Zerstörung abnormer Erythrozyten sein (z.B. Sichelzellanämie).

E. Schließlich können auch Nierenerkrankungen wegen des damit verbundenen Erythropoetinmangels zur Anämie führen.

AGGLUTINATION DES BLUTES UND BLUTGRUPPEN

AGGLUTINATION
Mischt man Blut von zwei Menschen auf einem Objektträger, kann man in ca. 70 % der Fälle beobachten, daß sich die Erythrozyten zusammenballen und sich als feste Klumpen vom Plasma trennen. Eine solche Agglutinationsreaktion innerhalb des Körpers, z.B. im Rahmen einer Bluttransfusion, ist für den Organismus potentiell tödlich. Wegen der großen Bedeutung für die klinische Praxis hat sich die Forschung bemüht, Physiologie und Genetik dieses Phänomens aufzuklären.

Menschen haben unterschiedliche, genetisch bestimmte Blutgruppen. Das Blut von Menschen der gleichen Blutgruppe kann ohne nachteilige Konsequenzen (Agglutination) gemischt (transfundiert) werden, das unterschiedlicher Gruppen nicht.

ZELLPHYSIOLOGIE DER AGGLUTINATION
Die Zellmembranen der Erythrozyten enthalten unterschiedliche Glykoproteine (Agglutinogene) mit antigenen Eigenschaften. Bei Individuen eines gemeinsamen genetischen Pools sind die Agglutinogentypen gleichartig. Eineiige Zwillinge besitzen demgemäß den gleichen Agglutinogensatz, zweieiige können einen unterschiedlichen aufweisen. Agglutinogene eines Menschen können mit »Agglutininen« reagieren, Antikörper-ähnlichen Stoffen, die im Plasma anderer Individuen vorhanden sind. (Tafel 140). Wenn Blut eines spezifischen Agglutinogens (Antigen) mit Blut gemischt wird, das Agglutinine (Antikörper) gegen dieses Agglutinogen enthält, dann kommt es zur Antigen-Antikörperreaktion: Agglutinine bilden Brücken zwischen mehreren Erythrozyten, was zu deren Zusammenklumpen (Agglutination) führt. Als Folge können eine Anämie, vor allem aber ernste vaskuläre oder Störungen der Nierenfunktion auftreten. Die antigenen Substanzen der Erythroyztenmembran kommen auch in einigen anderen Geweben vor. Agglutination findet jedoch nur mit Blut statt, weil sie das Zusammentreffen von Plasmaagglutininen und Erythrozytenagglutinogenen benötigt.

BLUTGRUPPEN
Ausgehend von verschiedenen Agglutinogenen und Agglutininen und von den Effekten, die beim Mischen von Blut zweier Personen auftreten, konnten verschiedene Blutgruppen identifiziert werden. Am bekanntesten sind das AB0- und das Rhesus- (Rh-)System. Das AB0-System basiert auf 2 Agglutinogenen (A und B) und ihren korrespondierenden Agglutininen und setzt sich aus 4 Blutgruppen zusammen: A, B, AB und 0. Träger der Blutgruppe A besitzen das Agglutinogen A auf ihrer Erythrozytenmembran und das Agglutinin B in ihrem Plasma. Menschen der Blutgruppe B sind durch das Agglutinogen B und das Agglutinin A gekennzeichnet. Mitglieder der Gruppe AB tragen beide Agglutinogene, jedoch keine Agglutinine. Im Gegensatz dazu hat die Gruppe 0 keines der beiden Agglutinogene, jedoch beide Agglutinine im Plasma.

Blut der Blutgruppen A und B dürfen wechselseitig nicht gemischt werden, da jede der beiden Gruppen das gegenteilige Agglutinin im Plasma enthält. Typ A kann mit A gemischt werden, B mit B und AB mit AB. Träger der Blutgruppe 0 sind universelle Spender, da aufgrund fehlender Agglutinogene keine Agglutination der Spendererythrozyten beim Empfänger stattfindet. Mitglieder der Gruppe AB gelten als universelle Empfänger, da sie aufgrund fehlender Agglutinine A und B Bluttransfusionen der anderen 3 Gruppen akzeptieren.

DAS RHESUS-SYSTEM
Ein anderes wichtiges Blutgruppensystem ist durch den Rhesusfaktor (Antigen D, Agglutinogen D) charakterisiert. Blut von Menschen mit Agglutinogen D in der Erythrozytenmembran wird als Rhesus-positiv (Rh^+) bezeichnet, solches ohne diesen Faktor Rhesus-negativ (rh-). In Europa findet man die (Rh^+)-Eigenschaft bei ca. 85 % und (rh^-)-Eigenschaften bei ca. 15 % der Bevölkerung. Im Gegensatz zum AB0-System (Agglutinine stets vorhanden) treten D-Agglutinine erst nach einer Exposition des (rh^-)-Trägers gegenüber (Rh^+)-Erythrozyten auf (Sensibilisierung). Die erste Übertragung Rhesus-ungleichen Blutes verläuft daher meist ohne Störungen. Bei der zweiten und bei weiteren Übertragungen kann es dann zu schweren Agglutinationsreaktionen kommen. Die schwersten Fälle von Rhesus-Inkompatibilität werden in der Neonatologie beobachtet. Kinder eines (Rh^+) Vaters und einer (rh^-) Mutter haben normalerweise (aber nicht immer) die Eigenschaft (Rh^+). Der Fetus trägt somit den Rhesusfaktor, der sich zum mütterlichen Blut als Antigen verhält. Bei der Geburt tritt normalerweise eine geringe Menge (10-15 ml) fetalen (Rh^+)-Blutes in den (rh^-) mütterlichen Kreislauf über. Innerhalb von Wochen produziert die Mutter Antikörper gegen das (Rh^+)-Agglutinin. Bei erneuter Schwangerschaft mit einem (Rh^+)-Fetus können diese Antikörper diaplazentar übertreten und eine Agglutination und Lyse der fetalen Erythrozyten auslösen (Erythroblastosis fetalis oder Morbus haemolyticus neonatorum). Dies kann über die entstehende schwere Anämie zu zerebralen Schäden oder intrauterinem Tod führen. Häufigkeit und Schwere dieser Komplikation steigen mit jeder weiteren (Rh^+)-Schwangerschaft.

Um die Folgen einer Erythroblastosis fetalis zu vermindern, kann man das Blut des Neugeborenen durch (rh^-)-Blut austauschen. Dies erlaubt dem Kind, solange zu überleben (einige Monate), bis die mütterlichen (Rh^+)-Agglutinine abgebaut sind und das Kind eigene (Rh^+)-Erythrozyten bildet. Neuerdings versucht man, eine Anti-D-Prophylaxe zu betreiben, die die Antikörperbildung der (rh^-)-Mutter verhindert. Man gibt unmittelbar nach Geburten und Fehlgeburten Anti-D-γ-Globuline, d.h. Antikörper, die die (Rh^+)-Erythrozyten des Neugeborenen im mütterlichen Kreislauf zerstören. Dadurch werden keine mütterlichen Antikörper gegen das (Rh^+)-Agglutinin gebildet.

Hinweise: Verwenden Sie Rot für D.
1. Kolorieren Sie oben die 4 Blutgruppen. Beachten Sie, daß das Plasmaprotein (E) in den Röhrchen nicht angemalt werden soll. Die Pfeile im unteren Bereich der Röhrchen weisen auf mögliche Transfusionskombinationen hin.
2. Wenden Sie sich rechts der Blutgruppenuntersuchung zu. Die verklumpenden Erythrozyten oben rechts sollen farblich abgehoben werden.
3. Kolorieren Sie im Kästchen links die prozentualen Blutgruppenverteilungen bei den verschiedenen Rassen. Der Kopf der schematisierten Individuen (Kreis) soll nicht angemalt werden.

BLUTAGGLUTINATION

ERYTHROZYT ANTIGENE: A B 0 BLUTGRUPPEN

Agglutinogen A

Agglutinogen B

BLUTPLASMA ANTIKÖRPER:

Agglutinin A

Agglutinin B

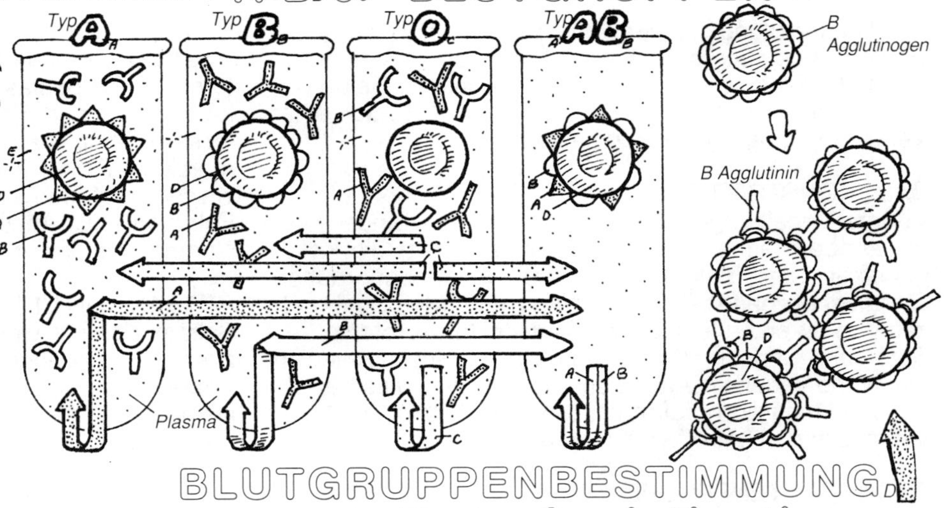

Die Agglutination beruht auf einer Reaktion von Glykoproteinen (Agglutinogenen) der Erythrozytenmembran eines Individuums mit spezifischen Plasmaproteinen (Agglutininen) eines anderen Individuums. Die gleichzeitige Reaktion von Agglutininen mit Agglutinogenen einer größeren Zahl von Erythrozyten führt zur Agglutination. Agglutionationsreaktionen sind Immunreaktionen: Agglutinogene entsprechen Antigenen, Agglutinine Antikörpern.

BLUTGRUPPENBESTIMMUNG

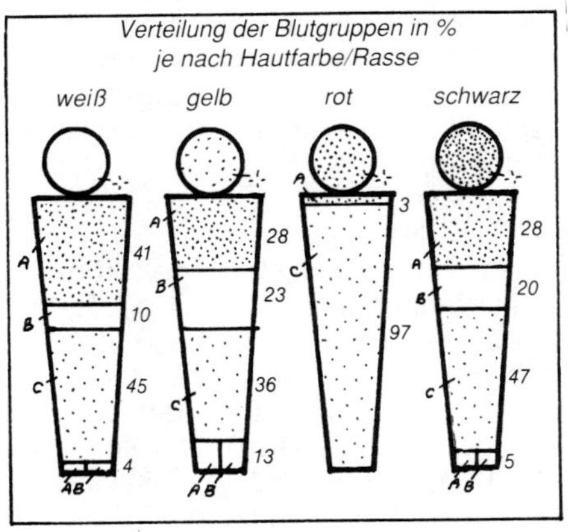

Die Blutgruppen des Menschen lassen sich mit Hilfe zweier Glykoproteine der Erythrozytenmembran (Agglutinogen A und B) in 4 Haupttypen einteilen. Bei Agglutinogen A ergibt sich Blutgruppe A, bei Agglutinogen B Blutgruppe B, Menschen mit beiden Agglutinogenen tragen die Blutgruppe AB. Erythrozyten der Blutgruppe 0 haben weder A- noch B-Agglutinogene. Umgekehrt enthält das Plasma der Gruppe A Agglutinin B, Plasma des Typ B-Blutes Agglutinin A. Im Plasma der Blutgruppe AB gibt es kein Agglutinin A oder B; im Plasma der Blutgruppe 0 sind beide Agglutinine vorhanden. Ein Mensch mit Blutgruppe 0 kann allen anderen Blutgruppen Blut spenden (universeller Spender). Er selbst darf jedoch nur Blut der Gruppe 0 erhalten, weil seine Agglutinine Blut aller anderen Gruppen agglutinieren. Träger des Typs AB vertragen entsprechend Blut aller Blutgruppen (universeller Empfänger), können jedoch nur einem anderen AB-Typ spenden. Blut der Gruppe A darf nicht mit Blut der Gruppe B gemischt werden und umgekehrt, da es zur Agglutination kommt.

Blutgruppeneigenschaften werden vererbt. Eineiige Zwillinge besitzen dieselbe Blutgruppe. Verschiedene Menschenrassen unterscheiden sich beträchtlich hinsichtlich Blutgruppenhäufigkeit.

Agglutination (Verklumpung)

SERUM A SERUM B

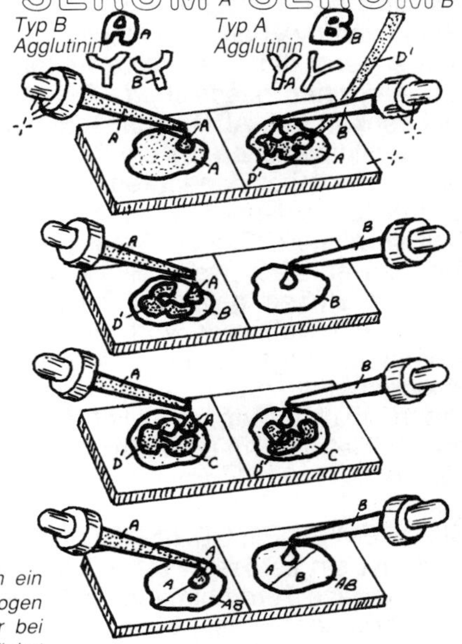

Zur Blutgruppenbestimmung mischt man einen Tropfen Blut mit einem Tropfen eines käuflichen Antiserums, das Antikörper gegen die Agglutinogene A oder B enthält. (Jede Blutgruppe ist hier auf einem separaten Objektträger dargestellt.) Das Ergebnis läßt sich je nach positiver oder negativer Agglutination ablesen.

RHESUS-SYSTEM

Rh⁺-Antigene:

Anti-Rh⁺ Antikörper

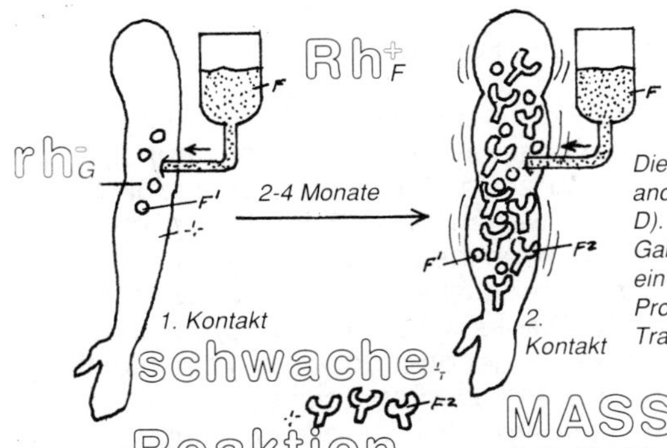

Die Erythrozyten der meisten Menschen enthalten noch ein anderes Agglutinogen, den Rhesusfaktor (Rh^+, Agglutinogen D). Blut einer (rh^-)-Person agglutiniert nicht unmittelbar bei Gabe (Rh^+)-Blutes. Der Empfänger produziert darauf zunächst ein Anti (Rh^+)-Agglutinin als Antikörper gegen das fremde Protein (Rh^+)- Erythrozyten des Spenders. Bei einer zweiten Transfusion von (Rh^+)-Blut kommt es zur Agglutination.

MASSIVE REAKTION (AGGLUTINATION)

MORBUS HAEMOLYTICUS NEONATORUM

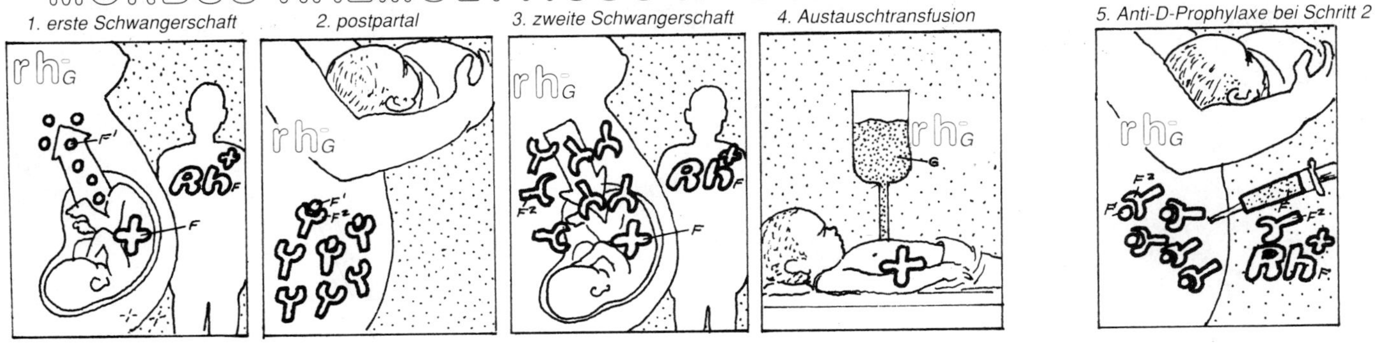

1. erste Schwangerschaft
2. postpartal
3. zweite Schwangerschaft
4. Austauschtransfusion
5. Anti-D-Prophylaxe bei Schritt 2
rh-
Rh+

(1) Ein (Rh^+)-Vater und eine (rh^-)-Mutter zeugen ein (Rh^+)-Kind. Den Rhesusfaktor tragende fetale Erythrozyten können bereits während der Schwangerschaft, aber auch erst bei der Geburt in den mütterlichen Kreislauf übertreten. (2) In einem Zeitraum von Monaten produziert die Mutter Anti-(Rh^+)-Antikörper (Agglutinin). (3) Bei einer zweiten Schwangerschaft treten diese Antikörper in den fetalen Kreislauf über und verursachen dort eine Agglutination (Erythroblastosis fetalis, Morbus haemolyticus neonatorum). (4) Das Blut des Neugeborenen muß durch (rh^-)-Blut ersetzt werden, um die mütterlichen Anti-Rh zu eliminieren. Schließlich sind keine mütterlichen Rh-Antikörper mehr vorhanden und das Kind bildet sein eigenes (Rh^+)-Blut. (5) Als Prophylaxe gilt die postpartale Anti-D-Prophylaxe, bei der Anti-D-γ-Globuline gegeben werden, die die kindlichen (Rh^+)-Erythrozyten zerstören. Damit entfällt die mütterliche Anti-D-Antikörperbildung.

BLUTGERINNUNG

Die Durchblutung der Gewebe bedingt, daß bei jeder Gewebsverletzung sehr schnell Blut austritt. Wegen der vitalen Bedeutung des Blutes haben sich eine Reihe von Mechanismen entwickelt, die den Blutverlust nach einer Verletzung möglichst gering halten.

VASOKONSTRIKTION
Äußere Verletzungen betreffen oft nicht nur Bindegewebe, sondern auch Blutgefäße. Letzteres legt die Kollagenfasern der Blutgefäßwand frei. An diesen rauhen Oberflächen haften Thrombozyten, rupturieren und setzen den potenten lokalen Vasokonstriktor Serotonin frei. Serotonin führt zur Kontraktion glatter Muskelzellen in der Wand verletzter Arteriolen und Arterien. Dies bedeutet eine Reduktion (ggf. auch eine Einstellung) des Blutstromes in den betroffenen Gefäßabschnitten.

TROMBOZYTENPFROPF UND BLUTGERINNSEL
Die Vasokonstriktion ist ein zwar effektiver, aber zeitlich begrenzter blutstillender (hämostatischer) Vorgang. Diesem initialen Abwehrschritt folgt eine längerdauernde Reaktion, bei der sich ein Blutpfropf bildet. Dieser verschließt die verletzte Stelle vorübergehend, bis die Gefäßwand verheilt. Die Ruptur der Thrombozyten setzt an der verletzten Stelle eine weitere in den Vesikeln der Thrombozyten gespeicherte Substanz, ADP (Adenosindiphosphat) frei. ADP verursacht eine Adhäsion benachbarter Blutplättchen an die bereits haftenden Thrombozyten (Thrombozytenaggregation). Das Aggregat wächst und bildet schließlich einen Pfropf, der den Austritt von Blut verhindert. Dieser Pfropf gleicht einem Blutgerinnsel, das entsteht, wenn Blut einige Zeit außerhalb des Körpers stehen gelassen wird. Er wird anschließend durch ein Netzwerk von Fibrinfasern verstärkt. Das Fibrinnetz fängt Erythrozyten und Thrombozyten ein, wodurch eine feste und wirkungsvolle Barriere entsteht. Ursprünglich locker, verfestigt sich das Fibrinnetz zunehmend (Retraktion) und wird nun als Blutgerinnsel bezeichnet.

BIOCHEMIE DER GERINNSELBILDUNG
Fibrin ist ein fibröses Protein, das durch die Einwirkung der Protease Thrombin aus Fibrinogen (Profibrin), einem zirkulierenden Protein der Leber, entsteht. Thrombin ist normalerweise im Blut in seiner inaktiven Form als Prothrombin präsent. Die Aktivierung von Prothrombin, die Schlüsselreaktion im Gerinnungsmechanismus, erfordert Ca^{2+} und den Faktor X (zehn). Die Aktivierung des Faktors X kann über 2 Wege erfolgen:

1. Beim intrinsischen vaskulären System wird der im Blut vorhandene Faktor XII aktiviert, der seinerseits über eine Kaskade anderer plasmatischer Gerinnungsfaktoren den Faktor X aktiviert.

2. Das extrinsische (Gewebs-)System wird durch die bei einer Gewebsverletzung frei werdenden Gewebsfaktoren (Thromboplastin) in Gang gesetzt. Thromboplastin kann direkt den Faktor X aktivieren. Das ursprünglich lockere Fibrin wird durch einen anderen weiteren Plasmafaktor (Faktor XIII) mechanisch verfestigt. Normalerweise verhindern zirkulierende gerinnungshemmende Faktoren (z.B. Antithrombin, Heparin) die Thrombinaktivierung und Gerinnselbildung.

RETRAKTION UND AUFLÖSUNG DES GERINNSELS
Sobald sich ein Gerinnsel gebildet hat, beginnt es sich zusammenzuziehen (Retraktion). Dies ist ein aktiver Prozeß, bei dem ATP verbraucht wird und sich Aktinfilamente in den Fortsätzen der Thrombozyten zusammenziehen. Durch Verkürzung der Fortsätze wird das im Gerinnsel enthaltene Plasma ausgepreßt. Da das Gerinnsel an den Wundrändern anhaftet, führt die Retraktion die Wundränder näher zusammen, was die Hämostase verbessert und die Wundheilung erleichtert. Im letzten Stadium wird das Blutgerinnsel durch die enzymatische Wirkung von Plasmin (Fibrinolysin) aufgelöst, das das Fibrinnetz andaut. Plasmin entsteht aus seiner inaktiven Vorstufe Plasminogen.

STÖRUNGEN DER BLUTGERINNUNG
Bestimmte Krankheiten oder Ernährungsstörungen können die Blutgerinnung beeinträchtigen und damit ein Risiko bedeuten. Die Gruppe der Hämophilien (Bluterkrankheit) besteht aus erblichen Krankheiten, bei denen eine unzureichende Hämostase zu langdauernden Blutverlusten nach Verletzungen führt. Ursache dieser Symptomatik ist das Fehlen oder die erniedrigte Aktivität jeweils eines Gerinnungsfaktors. Am häufigsten wird die Hämophilie A beobachtet (75 %), die durch einen Mangel an Faktor VIII gekennzeichnet ist und überwiegend Männer betrifft. Die Behandlung der Hämophilie erfolgt heutzutage durch gentechnologische Herstellung und Substitution des fehlenden Faktors.

Eine andere Ursache von Gerinnungsstörungen ist eine herabgesetzte Thrombozytenzahl (Thrombozytopenie) aufgrund einer verminderten Thrombozytenproduktion im Knochenmark (z.B. wegen einer Schädigung durch ionisierende Strahlen, Krankheiten und toxische Substanzen). Ein weiterer Grund ist ein ernährungsbedingter Mangel an Vitamin K. Dieses Vitamin wird normalerweise über die Nahrung aufgenommen oder von intestinalen Bakterien produziert, es nimmt nicht direkt an der Blutgerinnung teil, sondern wird für die Synthese des Prothrombins in der Leber benötigt. Neugeborene haben wegen ihrer noch fehlenden Darmflora einen Vitamin K-Mangel und sind deshalb bei Verletzungen gefährdeter als Erwachsene.

Hinweise: Verwenden Sie Rot für A und dunkle Farben für I und L.
1. Malen Sie die Abbildungen 1-5 zur Gerinnselbildung vollständig an. Kolorieren Sie das Material zu den beiden Gerinnungssystemen unterhalb der Abbildungen 3 und 4 erst, wenn Sie Abbildung 5 abgeschlossen haben. In den Abbildungen 1 und 2 soll das Blut (A) als einheitliche Flüssigkeit angemalt werden, während in 3-5 nur Erythrozyten (A¹) und Thrombozyten (E) koloriert werden sollen.
2. Bearbeiten Sie weiter unten die beiden Gerinnungssysteme einschließlich der Auflösung des Blutgerinnsels.
3. Malen Sie die 3 Ursachen einer Gerinnungsstörung an.

BILDUNG DES BLUTGERINNSELS.

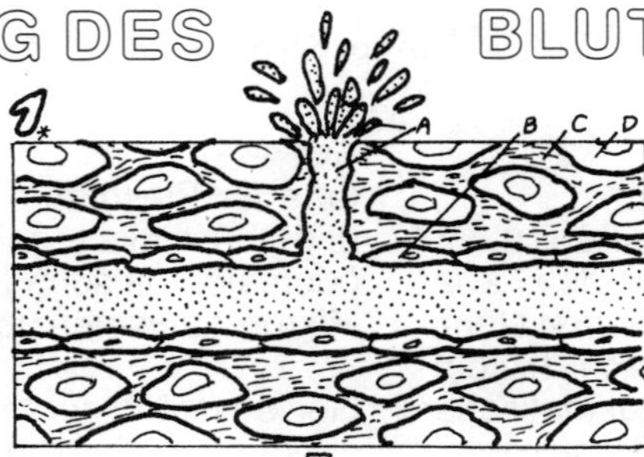

Blut, A Erythrozyten A'
Endothelzellen B
Kollagenfaser C
glatter Muskel D
Thrombozyten E
Vasokonstriktor D'
ADP F
Pseudopodium G

1. Gefäßwandverletzung.

Die Verletzung (Schnitt) eines Blutgefäßes löst normalerweise eine Reaktionsfolge aus, die zur Bildung eines Blutgerinnsels führt. So wird die Verletzung abgedichtet und Blutverlust verhindert (Hämostase).

2. Vasokonstriktion.

Bei Adhäsion der Thrombozyten an die Kollagenfasern der Wundränder wird Serotonin aus den Thrombozyten freigesetzt und so eine kräftige Vasokonstriktion ausgelöst.

3./4. Bildung eines Thrombozytenpfropfes.

Der Kontakt von Thrombozyten mit Kollagen setzt außerdem ADP frei, das weitere Thrombozyten anzieht und die Bildung von Pseudopodien stimuliert. Die Pseudopodien befähigen Thrombozyten zur Adhäsion, wodurch ein vorläufiger Pfropf entsteht und weiterer Blutverlust verhindert wird.

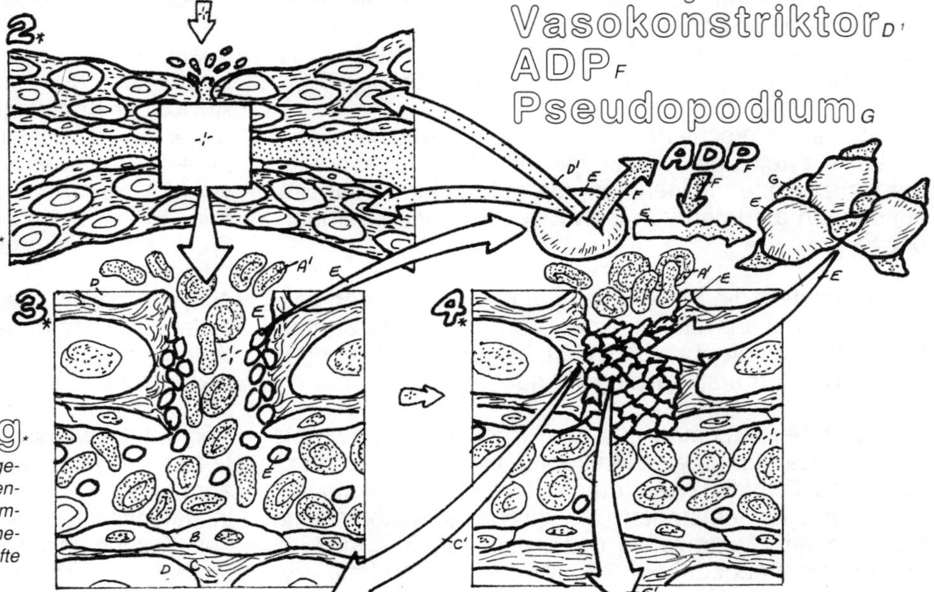

5. Gerinnselbildung.

Das Plasmaprotein Fibrinogen wird zu Fibrin umgewandelt. Fibrin bildet ein dreidimensionales Maschenwerk aus, das Erythrozyten und Blutplättchen zusammenhält. Das so entstandene Blutgerinnsel ist mechanisch stabiler und sorgt für eine dauerhafte Blutstillung.

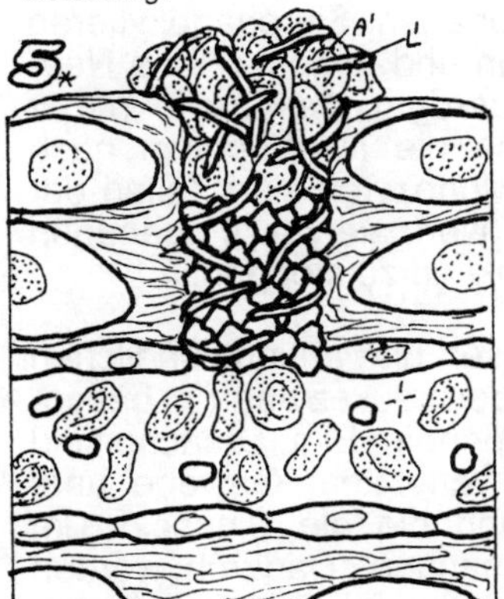

EXTRINSISCHES (Gewebe) SYSTEM C'

INTRINSISCHES (Blut) SYSTEM E'

H Thromboplastin

FAKTOR XII I

Ca++ J

GERINNUNGSFAKTOREN I' andere Faktoren

I² FAKTOR X

Prothrombin K

Thrombin K'

Fibrin L'

L Fibrinogen (zirkulierend)

Leber

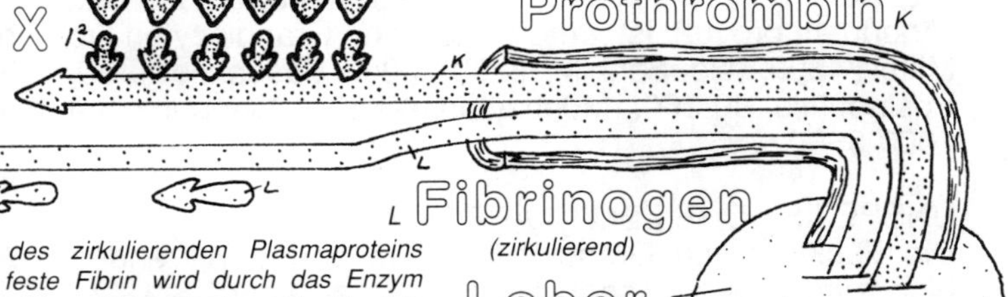

BLUTGERINNSEL A²

Blutger.-Retraktion A³ (Pseudopodien) G

Plasminogen M

Plasmin M'

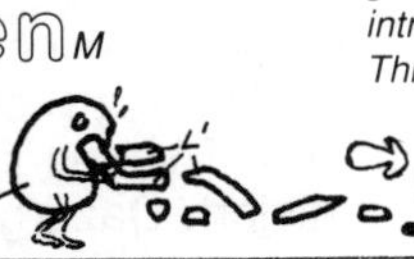

GERINNSELAUFLÖSUNG A²

Die Umwandlung des zirkulierenden Plasmaproteins Fibrinogen in das feste Fibrin wird durch das Enzym Thrombin katalysiert. Thrombin entsteht aus der Vorstufe Prothrombin durch die Wirkung des aktivierten Faktor X. Faktor X kann auf 2 Wegen aktiviert werden, wobei über eine Kettenreaktion verschiedene andere Faktoren eingebunden werden: extrinsische (Gewebs-)Faktoren oder intrinsische (Plasma-)Faktoren. Verletztes Gewebe setzt Thromboplastin frei, die anderen Faktoren (insbesondere Ca²⁺) werden vom Blut geliefert. Bei der Wundheilung zieht sich das Gerinnsel durch Kontraktion der Pseudopodien zusammen (Retraktion). Um das Gerinnsel aufzulösen, muß das Fibrinnetz durch das Enzym Plasmin angedaut werden. Plasmin entsteht aus der inaktiven Vorstufe Plasminogen.

GERINNUNGSSTÖRUNGEN.

Hämophilie.

Hämophilie ist eine Erbkrankheit, bei der das Fehlen eines oder mehrerer Gerinnungsfaktoren zur Verlangsamung der Blutgerinnung führt.

Gerinnungsfaktoren I'

L' Fibrin

Thrombozytopenie.

Bei der Thrombozytopenie ist die Bildung der Blutplättchen im Knochenmark gestört. Dieser Blutplättchenmangel verhindert die Blutgerinnung.

Plättchenbildung E

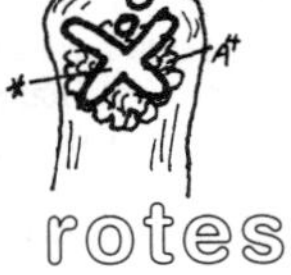

rotes Knochenmark A⁴

Vitamin K-Mangel.

Vitamin K wird über die Nahrung oder von intestinalen Darmbakterien bereitgestellt und ist für die Prothrombinsynthese in der Leber und damit für die Blutgerinnung notwendig.

Prothrombin K

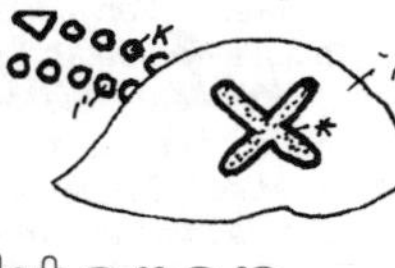

Gerinnungsfaktoren I'

LEUKOZYTEN: ABWEHRSYSTEM DES KÖRPERS

LEUKOZYTENTYPEN UND IHRE AUFGABEN
Es gibt mehrere Typen von Leukozyten (weiße Blutkörperchen), die sich morphologisch unterscheiden, aber gemeinsam Teil eines unspezifischen Abwehrsystems gegen mikrobielle Infektionen sind. Je nach histologischem Vorhandensein spezifischer zytoplasmatischer Granula teilt man die Leukozyten ein in Granulozyten (enthalten neutrophile, eosinophile oder basophile Granula) sowie nicht granulierte Zellen, zu denen Monozyten, Makrophagen und Lymphozyten gehören.

Funktionell unterscheidet man 2 andere Kategorien:
1. Leukozyten, die an unspezifischen, angeborenen Immunreaktionen teilnehmen, die auf Infekten oder Entzündungen aufgrund von Gewebsverletzungen beruhen, und

2. Leukozyten, die Funktionsträger des erworbenen spezifischen Immunsystems sind. Vertreter letzterer sind hauptsächlich die Lymphozyten, während die übrigen Leukozyten zur ersten Kategorie gehören.

Granulozyten stammen aus dem Knochenmark, wo sie ebenso wie Monozyten/Makrophagen (sowie Erythrozyten und Thrombozyten) durch proliferative Teilung von Vorläuferzellen entstehen, die ihrerseits Abkömmlinge pluripotenter Stammzellen des Knochenmarks sind. In den Kreislauf abgegeben, nehmen die meisten Leukozyten an angeborenen, unspezifischen Abwehrreaktionen gegen Infektionserreger sowie Gewebsverletzungen und -entzündungen teil. Die (weniger zahlreichen) Lymphozyten entstehen im lymphatischen Gewebe aus Vorläuferzellen, die ebenso wie die Vorläufer der anderen Leukozyten Abkömmlinge der allgemeinen Stammzellen im Knochenmark sind. In den lymphatischen Organen (Milz, Lymphknoten, Thymus usw.) differenzieren und spezialisieren sie sich auf ihre Hauptaufgabe: Die erworbene spezifische Immunabwehr.

Die Zahl der verschiedenen Leukozytenarten im Blut (Angaben pro µl) ist unterschiedlich: Granulozyten im Mittel 4200, Neutrophile 2200-7000, Basophile 0-50, Eosinophile 80-360, Monozyten 80-600, Lymphozyten 1000-3600.

UNSPEZIFISCHE ZELLULÄRE IMMUNITÄT
Die Funktion von Granulozyten und phagozytierenden Monozyten/Makrophagen zeigt sich bei einer Gewebsverletzung. Nach einer Verletzung des protektiven Epithelgewebes, das den Körper bedeckt, können Mikroorganismen (z.B. Bakterien) in den Körper eindringen, ihre Toxine freisetzen und eine lokale Infektion erzeugen. Dies stimuliert Mastzellen (den Basophilen ähnlich, aber gewebsständig), ihre Heparin und Histamin enthaltenden Granula zu entleeren. In der näheren Umgebung zirkulierende Basophile verhalten sich genauso. Heparin verhindert die Blutgerinnung und Histamin verursacht Vasodilatation und erhöhte Permeabilität der lokalen Gefäße für Plasmaproteine und Blutzellen. Plasmaproteine und Flüssigkeit gelangen in die Wunde, die dadurch ödematös anschwillt und das weitere Eindringen von Mikroorganismen verlangsamt.

Gewebsständige Makrophagen phagozytieren die eindringenden Mikroorganismen etc. und zerstören sie (»erste Verteidigungslinie«). Phagozytose bedeutet, daß über die Bildung von Pseudopodien und nachfolgende Endozytose Mikroorganismen, Zelltrümmer und Antigen-Antikörper-Komplexe in die Zelle aufgenommen und dort abgebaut werden. Dazu wird das endozytierte Material in die Lysosomen inkorporiert und durch deren Enzyme verdaut. Auch Neutrophile werden von der Verletzung angezogen. Nach einigen Stunden steigt deren Zahl im Blut beträchtlich an, insbesondere in der Nähe des Infektionsortes. Die Neutrophilen bilden Pseudopodien aus, die ihnen den Durchtritt zwischen den Endothelzellen der Kapillaren ermöglichen (Diapedese). In der Wunde phagozytieren sie dann ebenso wie Gewebsmakrophagen (»zweite Verteidigungslinie«).

Können Gewebsmakrophagen und Neutrophile die Infektion nicht ausreichend eindämmen, so wandern agranuläre Monozyten ebenfalls mittels Diapedese zum Infektionsort. Junge zirkulierende Monozyten haben einen Durchmesser von 12-20 µm. Nach Verlassen der Blutbahn vergrößern sie sich innerhalb 1 Stunde und ähneln dann den Gewebsmakrophagen. Sie phagozytieren nun ebenfalls Mikroorganismen und abgestorbene Neutrophile. Monozyten sind außerdem die Quelle neuer Gewebsmakrophagen, die wie die Neutrophilen nach der Phagozytose absterben. Monozyten sind Zellen der »dritten Verteidigungslinie«. Normalerweise genügen diese 3 Zelltypen, um eine Infektion zu stoppen.

Im Rahmen dieser antiinfektiösen und antientzündlichen Reaktionen steigt die Anzahl der Leukozyten (insbesondere der phagozytierenden Typen) im Blut. Ursache sind humorale Faktoren, die aus verletztem Gewebe und/oder Leukozyten stammen und die die Sinusoide im Knochenmark durchlässiger machen. Dadurch werden frische Neutrophile und Monozyten ins Blut freigesetzt. Die Phagozyten werden durch Chemotaxis oder ähnliche Leitmechanismen von der Verletzung angezogen.

Allmählich proliferieren auch die Fibroblasten des Bindegewebes, schirmen das verletzte Gewebe ab und beginnen es zu ersetzen. Es entsteht ein Eiterherd, der Flüssigkeit, abgestorbene Zellen und tote Mikroorganismen enthält. Der Eiter entleert sich entweder oder wird von Makrophagen beseitigt. Wenn diese unspezifischen, schnellen, angeborenen Abwehrreaktionen nicht ausreichen, um die Infektion zu bekämpfen, dann werden durch Übertritt von Toxinen ins Blut weitere Abwehrmechanismen aktiviert. Dazu gehören Fieber und insbesondere Lymphozytenreaktionen, die erworbene Immunreaktionen vermitteln (Tafel 140).

Hinweise: Verwenden Sie Rot für A, Purpur für J, sehr helle Farben für C-H und dunkle Farben für I, K und N.
1. Kolorieren Sie oben die verschiedenen weißen Blutkörperchen. Beginnen Sie mit ihrem Ursprung im roten Knochenmark (A).
2. Malen Sie die unspezifischen Reaktionen auf Mikroorganismen an. Folgen Sie den numerierten Überschriften. Malen Sie im zweiten und dritten Kästchen zuerst den Hintergrund und die größeren Strukturen an, bevor Sie sich den kleineren wie Proteinen (K) oder Mikroorganismen (I) zuwenden. Kolorieren Sie im dritten Kästchen die kleinen Histaminmoleküle sowie die Mastzellen (E1). Malen Sie die 6 an, jedoch nicht den Pfeil, der den Austritt von Flüssigkeit in das Gewebe symbolisiert.
3. Bearbeiten Sie zuletzt die vergrößerte Abbildung zur Phagozytose und die Makrophagenwirkung darunter.

WEISSE BLUTKÖRPERCHEN

Weiße Blutkörperchen (Leukozyten) verteidigen den Körper gegen Infektionserreger (Bakterien, Viren). Die meisten Leukozyten entstammen undifferenzierten Stammzellen des Knochenmarks. Lymphozyten proliferieren primär in den lymphatischen Organen (Thymus, Milz, Lymphknoten).

rotes Knochenmark A

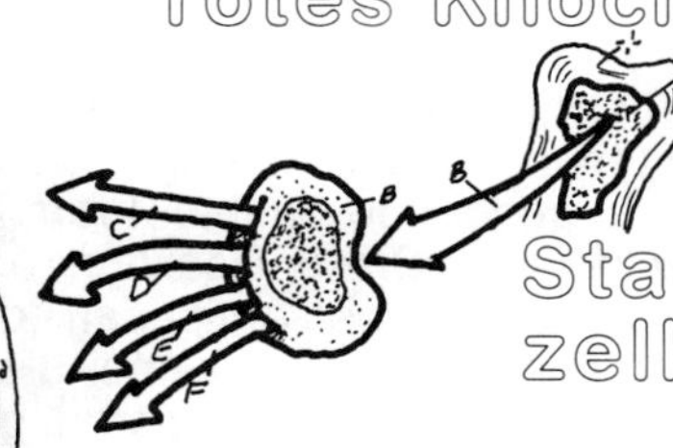

Stammzelle B

Lymphsystem

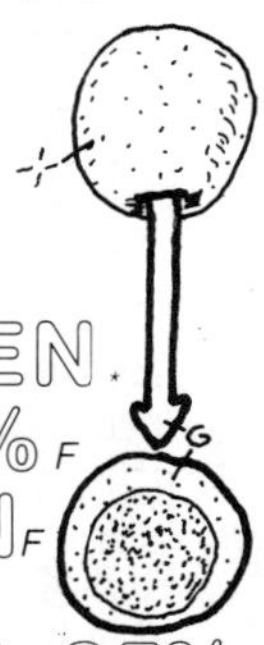

GRANULOZYTEN

neutrophile C 55-70% C

eosinophile D 2-4% D

basophile E 0,5-1% E

Mastzellen E'

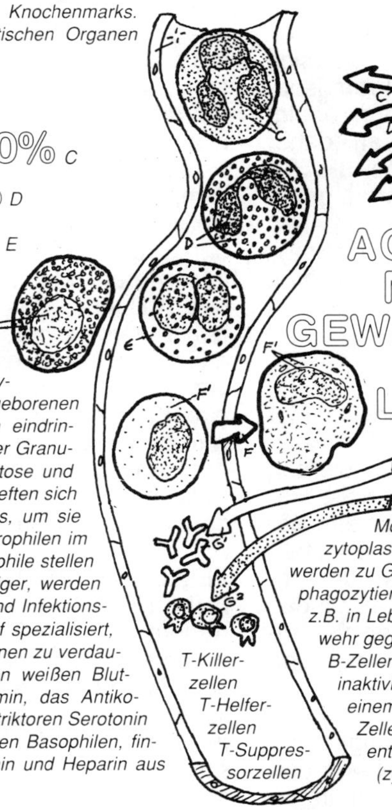

Granulozyten (Neutrophile, Eosinophile, Basophile) stellen die Mehrzahl der weißen Blutkörperchen. Sie sind durch Granula im Zytoplasma und polymorphe Kerne gekennzeichnet. Granulozyten und Monozyten sind Funktionsträger der angeborenen Immunabwehr (Entzündung, Phagozytose) gegen eindringende Mikroorganismen. Die überwiegende Zahl der Granulozyten sind Neutrophile. Diese sind zur Phagozytose und Diapedese befähigt. Sie erkennen z.B. Bakterien, heften sich an, vergrößern sich und bilden Pseudopodien aus, um sie aufzunehmen und zu verdauen. Die Zahl der Neutrophilen im Blut steigt nach einer Infektion beträchtlich. Eosinophile stellen 2-4 % der Blutleukozyten. Sie phagozytieren weniger, werden aber besonders stark chemotaktisch von Wund- und Infektionsherden angezogen. Möglicherweise sind sie darauf spezialisiert, komplexe Produkte von Antigen-Antikörper-Reaktionen zu verdauen. Basophile haben den kleinsten Anteil an den weißen Blutkörperchen. Sie setzen den Vasodilatator Histamin, das Antikoagulans Heparin und möglicherweise die Vasokonstriktoren Serotonin und Bradykinin ins Blut frei. Mastzellen gleichen den Basophilen, finden sich aber nur im Gewebe. Sie setzen Histamin und Heparin aus ihren Granula frei.

AGRANULÄRE ZELLEN

MONOZYTEN F 3-8% F

GEWEBSMAKROPHAGEN F'

LYMPHOZYTEN G 20-25% G

B-LYMPHOZYTEN G' Antikörper

T-LYMPHOZYTEN G²

Monozyten haben einen einzelnen großen Kern und kaum zytoplasmatische Granula. Sie dringen in verletztes Gewebe ein und werden zu Gewebsmakrophagen, die Bakterien und abgestorbenes Gewebe phagozytieren. Monozyten gelten als Quelle aller Gewebsmakrophagen, z.B. in Leber und Lunge. Lymphozyten sind an der erworbenen Immunabwehr gegen spezifische Viren und Bakterien beteiligt. Sie bilden 2 Typen: B-Zellen produzieren spezifische Antikörper, die Bakterien und Viren inaktivieren können (humorale Immunität). Die Antikörper werden von einem spezialisierten Typ der B-Zellen (Plasmazellen) sezerniert. T-Zellen greifen alle fremden Zellen an (zellvermittelte Immunität). Sie entstammen dem Thymus und werden unterteilt in Killer- (zytotoxisch), Helfer- und Suppressorzellen.

ANGEBORENE, UNSPEZIFISCHE IMMUNANTWORT: ENTZÜNDUNG H UND PHAGOZYTOSE C

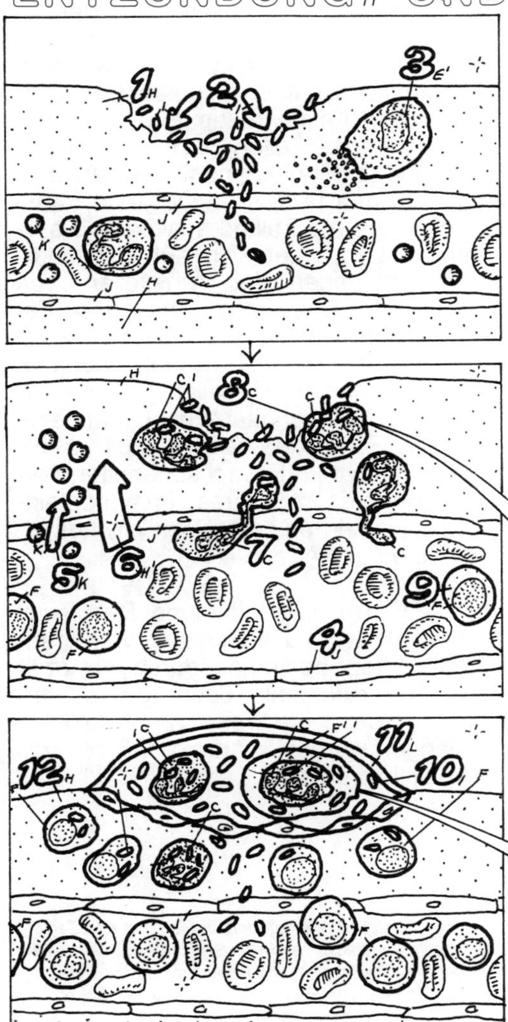

1. H Gewebszerstörung H
2. I Mikroorganismen treten ein I
3. E' Mastzellen setzen Histamin frei E'
4. J Vasodilatation J
5. K Proteinpermeabilität K ⇧
6. H' Gewebe schwillt an H'
7. C Diapedese der Neutrophilen C
8. C Phagozytose der Erreger C
9. F Monozyten folgen F
10. I Absterben der Erreger I
11. L Entwicklung des Eiterherdes L
12. H Gewebsneubildung H

Nach einer Verletzung (1) dringen Bakterien ins Gewebe ein (2). Lokale Mastzellen setzen Histamin frei (3), was zu Vasodilatation (4) und erhöhter Kapillardurchlässigkeit führt. Austretende Plasmaproteine und Flüssigkeit (5) verursachen ein lokales Ödem (6). Gewebsmakrophagen phagozytieren die Bakterien. Als nächstes verlassen Neutrophile über Diapedese die Blutgefäße (7) und beginnen massiv zu phagozytieren (8). Bei ausgedehnteren Verletzungen wandern Blutmonozyten zur Verletzung (9), werden in Makrophagen umgewandelt, die die Neutrophilen unterstützen (10). Der sich entwickelnde Eiterherd enthält abgestorbene Zellen (11) und wird entweder nach außen entleert oder bei der Gewebsregeneration von Epithelzellen und Fibroblasten ersetzt (12).

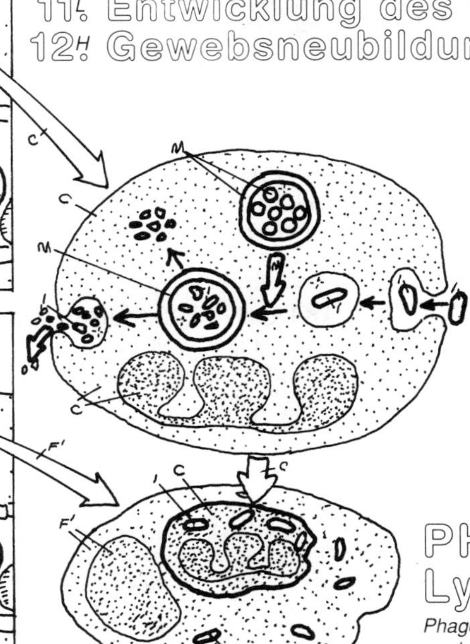

PHAGOZYTOSE C

Lysosomen M

Phagozyten inkorporieren Bakterien und verdauen sie mit ihren Lysosomen.

LYMPHOZYTEN UND ERWORBENE IMMUNITÄT

Im Gegensatz zu Phagozyten sind Lymphozyten an einer komplizierteren Immunreaktion beteiligt, die sich langsam und spezifisch gegen bestimmte Fremdsubstanzen (Antigene) entwickelt. Diese Reaktion erfolgt nur nach einer Exposition gegenüber Antigenen (daher die Bezeichnung erworbene Immunität), wobei die Fähigkeit, auf spezifische Antigentypen zu reagieren, genetisch determiniert ist. Es gibt 2 Arten von erworbenen Immunreaktionen, die von unterschiedlichen Lymphozyten vermittelt werden: humorale (antikörpervermittelte) und zelluläre Immunität.

HUMORALE IMMUNREAKTION:
FUNKTION DER B-LYMPHOZYTEN
Bakterien dringen z.B. nach einer Verletzung ins Blut ein. Die Bakterienwand enthält Proteine oder Polysaccharide, die vom Körper als fremd erkannt werden (= Antigene). Ihre Anwesenheit erkennen spezielle Rezeptormoleküle an der Oberfläche bestimmter zirkulierender Lymphozyten (B-Lymphozyten). Das »B« steht für Bursa Fabricii, einem lymphatischen Organ der Vögel, das diese Zellen produziert. Beim Menschen gilt das Knochenmark als Quelle der B-Zellen. Jeder B-Lymphozyt enthält nur einen Typ eines Antigenrezeptors und kann nur auf ein bestimmtes Antigen reagieren.

In den Lymphknoten wird das eindringende Antigen von den B-Zellen aufgespürt, die daraufhin sensibilisiert und in größere sekretorische Zelltypen (Plasmazellen) umgewandelt werden. Die Plasmazellen proliferieren und bilden einen Klon, dessen Zellen sämtlich ein spezifisches Protein (Antikörper) synthetisieren, das ins Plasma abgegeben wird. Die Antikörper erkennen die Antigenmoleküle, binden an sie und inaktivieren sie. Dieser Prozeß entwickelt sich über Tage bis Wochen.

Nach Inaktivierung der Antigene nimmt die Zahl der Antikörper in der Regel ab. Bei neuerlichem Kontakt mit demselben Antigen kommt es häufig zu einer schnelleren und intensiveren Antikörperproduktion, da das Immunsystem »gelernt« hat, diesem besonderen Antigen wirksam zu begegnen. Diese verstärkte Reaktion vermittelt ein besonderer Plasmazelltyp (Gedächtniszelle), der von B-Zellen beim ersten Kontakt mit dem Antigen gebildet wird. »Gedächtniszellen« sind in der Lage, den Antikörper zu synthetisieren - allerdings nicht beim ersten Kontakt. Erst bei einer wiederholten Exposition mit dem gleichen Antigen werden sie – dann aber sehr schnell – aktiviert und bilden zahlreiche Klone, um große Mengen des Antikörpers zu produzieren. Gedächtniszellen sind auch an der Immunität nach Impfungen beteiligt. Hier exponiert man den Organismus mit einer geringen Menge abgestorbener (z.B. tote Pockenviren) oder abgeschwächter Antigene mit der Absicht, das Immunsystem zu sensibilisieren und Gedächtniszellen auszubilden. Bei einer späteren Exposition mit demselben Antigen (z.B. während einer Pockeninfektion) erfolgt dann eine schnelle und intensive Antikörperproduktion.

BIOCHEMIE DER ANTIKÖRPER-ANTIGEN-REAKTION
Antikörper sind Proteinmoleküle (Immunglobuline, Ig) mit einerseits konstanten, andererseits variablen Strukturelementen. Jeder Antikörper ist annähernd Y-förmig mit je 2 schweren und 2 leichten Ketten: Die schweren Ketten stellen die Komponente dar, die alle Antikörper besitzen. Die leichten Ketten stellen die an die schweren Ketten gelagerten Arme des Y dar und bilden den individuellen und funktionell spezifischen Teil des Moleküls. Antikörper haben 2 Bindungsstellen, je 1 pro spezifischen Arm, über die sie mit dem Antigen interagieren können. Antikörper können Antigene entweder durch direkte Bindung, gefolgt von einer Präzipitation (Agglutination), inaktivieren oder durch Maskierung der aktiven Zonen des Antigens. Das gleiche Ziel kann auch indirekt erreicht werden, indem Antigene das Komplementsystem aktivieren. Letzteres ist ein komplexes, aus Glykoproteinen bestehendes Enzymsystem, dessen Aktivierung eine Kette chemischer Reaktionen auslöst. Die Reaktion wird durch die Kombination eines Antikörpermoleküls mit dem Antigen ausgelöst und besteht aus einer raschen Aktivierung zahlreicher Enzyme, die die antigentragenden Mikroorganismen abbauen oder agglutinieren.

ZELLULÄRE IMMUNANTWORT:
FUNKTION DER T-LYMPHOZYTEN
Andere, nämlich T-Lymphozyten (T von Thymus), sind an erworbenen Immunreaktionen durch direkten Angriff und Zerstörung fremder Zellen beteiligt. Zu T-Zellreaktionen kommt es bei der Abwehr gegen langsam wirkende Bakterien, z.B. Tuberkulose, Pilzinfektionen. T-Zellen sind auch an der Abstoßung transplantierter Organe und an der Eliminierung von Krebszellen im Körper beteiligt.

Wird Gewebe eines Organismus in einen anderen (sogar derselben Art) transplantiert, sensibilisieren die Antigene im Transplantat bestimmte T-Zellen innerhalb der Lymphknoten des Empfängers. Die sensibilisierten T-Zellen proliferieren und bilden T-Effektorzellen. Die wichtigste Gruppe unter ihnen bilden die zytotoxischen oder T-Killerzellen. Sie enthalten an ihrer Oberfläche antikörperähnliche Substanzen (Antigenrezeptoren), die die Oberflächenantigene fremder Zellen (z.B. des Transplantats) erkennen und binden können. T-Killerzellen können lysosomale Enzyme in die fremde Zelle transferieren und dadurch Lyse und Zelltod auslösen. Die T-Zell-vermittelte Immunität gründet sich auf die Unterscheidung von Eigenantigenen der Wirtszellen, von Fremdantigenen in fremden und Krebszellen. Diese Fähigkeit, Eigen- von Fremdmaterial zu unterscheiden, wird sehr früh im Leben erworben (Fetal-/Neonatalperiode), wenn die Vorstufen der T-Zellen in den Thymus einwandern und dieses lymphatische Organ eine Zeitlang besiedeln. Die Entfernung des Thymus im frühen Kindesalter, jedoch nicht im Erwachsenenalter, verursacht ein sehr schweres zelluläres Immundefekt-Syndrom. Beim Erwachsenen unterliegt der Thymus einer fettigen Degeneration und Atrophie.

Bei Patienten mit AIDS (Acquired Immune Deficiency Syndrome) ist die Zahl der T-Zellen stark verringert. AIDS ist ein viral (HIV-Viren) bedingtes, durch Blut bzw. Blutprodukte sowie Sexualkontakte übertragbares Immundefektsyndrom, das bis heute weder prophylaktisch noch kurativ angegangen werden kann, so daß das voll ausgeprägte Krankheitsbild stets letal endet.

Hinweise: Verwenden Sie dieselben Farben für Mikroorganismen/Antigen (A) wie auf Tafel 139. Nehmen Sie Rot für den Blutkreislauf (H), obwohl es sich bei dem Ausschnitt im Kästchen oben links um eine Kapillare handelt, die normalerweise purpur ist. Der Lymphknoten (C) erhält dieselbe Farbe wie die Lymphozyten auf Tafel 139, die B- und T-Lymphozyten sollen hier jedoch unterschiedlich farblich abgesetzt werden.

1. Beginnen Sie oben mit dem Kästchen links und folgen Sie dann den Zahlen. Kolorieren Sie die Lymphozytenproduktion und die Speicherorte. Bearbeiten Sie das schematische Material zu Antikörpern und Komplementsystem. Beachten Sie beim Anmalen der Tabelle zur Immunisierung, daß die im oberen großen Lymphknoten gezeigte Gedächtniszelle (G) für die Vermehrung der Antikörper verantwortlich ist.

ERWORBENE IMMUNITÄT: SPEZIFISCHE ANTIKÖRPERREAKTION A

Mikroorganismen/Antigen B
B-LYMPHOZYT A
AG-Rezeptor B'
Plasmazelle D
Klon D' Antikörper E
Blutkreislauf F
Gedächtniszelle G

Antigene (AG) sind Proteine oder Polysaccharide auf der Oberfläche von Mikroorganismen oder Fremdzellen, die in den Körper eindringen (1). In den Lymphknoten werden die AG von Rezeptoren an B-Lymphozyten (BZ) aufgespürt (2). Jede BZ ist genetisch darauf programmiert, auf ein ganz bestimmtes AG zu reagieren. Sensibilisierte BZ wandeln sich in Plasmazellen (PZ) um (3). PZ teilen sich und bilden einen Klon (4). Der Klon produziert schnell zahlreiche Antikörper (AK) (5). Jeder AK ist spezifisch auf ein AG ausgerichtet. Der AK zirkuliert in Lymphe und Blut, lagert sich AG an und inaktiviert es (6). AK können AG direkt über das Komplementsystem inaktivieren(7). Hierbei erfolgt eine Reihe von Enzymreaktionen im Plasma, die die direkte Wirkung der AK erleichtern sowie Chemotaxis und entzündliche Reaktionen fördern, die zu Lyse oder Phagozytose der AG-Zellen führen.

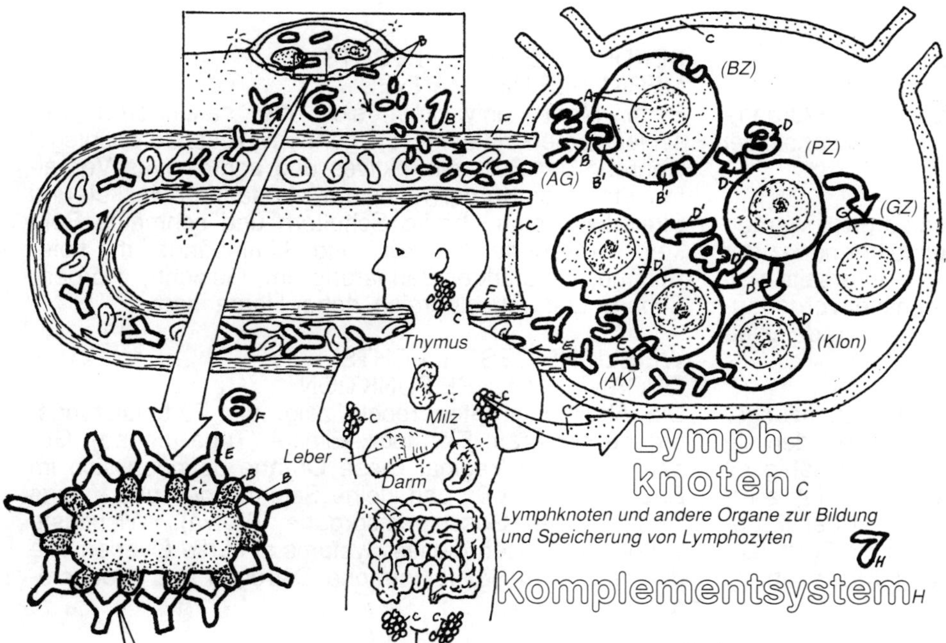

Lymphknoten C

Lymphknoten und andere Organe zur Bildung und Speicherung von Lymphozyten

Komplementsystem H

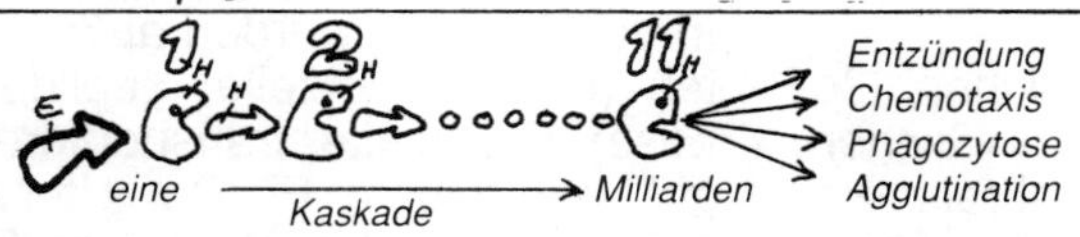

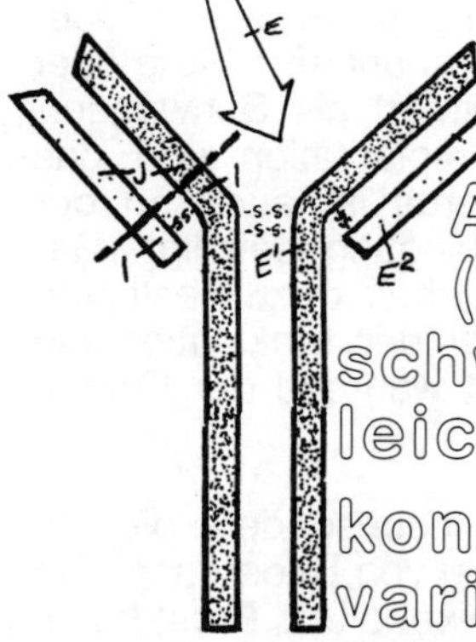

ANTIKÖRPER E
(Immunglobulin Ig) E
schwere Kette E'
leichte Kette E
konstanter Teil I
variabler Teil J

AK sind Proteine (Immunglobulin Ig) mit 2 oder mehreren Untereinheiten. Jede Untereinheit besteht aus einer schweren und einer leichten Polypeptidkette. Dabei besitzt jedes Ig einen konstanten (bei allen AK gleich) und einen variablen Teil (in jedem AK unterschiedlich). Der variable Teil ermöglicht dem AK das Erkennen verschiedener AG (Selektivität und Spezifität).

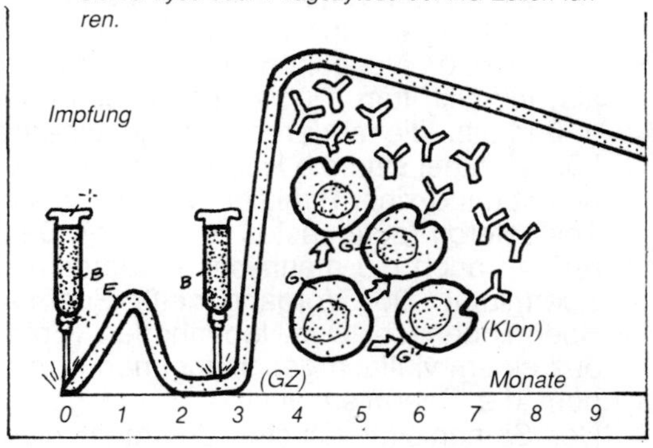

Bei einer Sensibilisierung werden einige Lymphkozyten in Gedächtniszellen umgewandelt (GZ), die in den Lymphknoten verbleiben. Erneuter Antigenkontakt ruft in GZ eine ausgeprägte verstärkte AK-Produktion hervor, was zu einer schnellen Inaktivierung der AG führt. Die Reaktion der GZ ist Grundlage von Immunisierung und Impfung.

ERWORBENE IMMUNITÄT: ZELLULÄRE IMMUNANTWORT K

Gewebe B²
T-LYMPHOZYT K
sensibilisierte T-Zelle K'
T-Killer-Zelle K²
AG-Rezeptor B'
Lysosom L
T-Helferzelle M
Lymphokine N
T-Suppressorzelle O

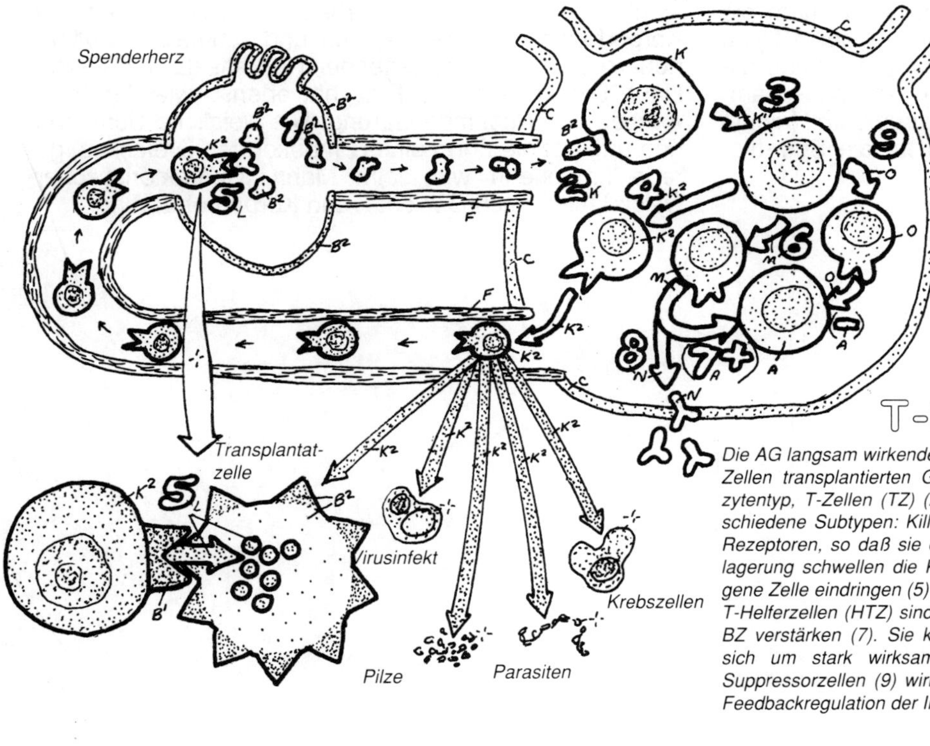

Die AG langsam wirkender Bakterien (Tuberkulose), Pilze, Krebszellen und von Zellen transplantierten Gewebes (1) sensibilisieren einen anderen Lymphozytentyp, T-Zellen (TZ) (2). Sensibilisierte TZ proliferieren (3) und bilden verschiedene Subtypen: Killer- (zytotoxische) TZ (KTZ, 4) enthalten AK-ähnliche Rezeptoren, so daß sie die AG fremder Zellen binden können. Nach der Anlagerung schwellen die KTZ an und produzieren Lysosomen, die in die antigene Zelle eindringen (5) und sie abtöten (z.B. Abstoßung des Transplantates). T-Helferzellen (HTZ) sind ein anderer TZ-Typ (6), die die AK-Produktion durch BZ verstärken (7). Sie können auch Lymphokine produzieren, bei denen es sich um stark wirksame, AK-ähnliche Substanzen handelt (8). Die T-Suppressorzellen (9) wirken den HTZ entgegen und vermitteln eine negative Feedbackregulation der Immunantwort.

DAS FORTPFLANZUNGSSYSTEM: EINE EINFÜHRUNG

GESCHLECHT UND FORTPFLANZUNG
Diese Tafel konzentriert sich auf das Fortpflanzungssystem, das der Arterhaltung dient. Aufbau und Organe des Genitalsystems sind strukturell und funktionell bei beiden Geschlechtern unterschiedlich.

Wachstum und Funktion der Geschlechtsorgane werden durch männliche und weibliche Sexualhormone der Sexualdrüsen (Gonaden) beeinflußt, die ihrerseits von gonadotropen Hormonen des Hypophysenvorderlappens abhängen. Ohne sie erlischt die Funktion der Zieldrüsen und -organe, die dann atrophieren.

Obwohl die verschiedenen Organe des Fortpflanzungssystems schon beim Embryo angelegt sind, werden sie erst während der Pubertät aktiv. Die Funktionsfähigkeit dieser Organe bleibt bei der Frau über 30-35 Jahre erhalten und wird erst nach der Menopause in der 5. Lebensdekade eingestellt. Beim Mann nimmt die Fortpflanzungsfähigkeit mit fortschreitendem Alter langsam ab.

MÄNNLICHE FORTPFLANZUNGS-ORGANE UND IHRE FUNKTION
Die Abbildung unten links zeigt die männlichen Geschlechtsorgane mit Hoden, Prostata, Samenbläschen, Samenleiter, Nebenhoden, Glandula bulbourethralis, Penis und Skrotum. Penis und Skrotum mit Hoden liegen außerhalb, die anderen Organe innerhalb der Bauchhöhle. Dabei sind die Hoden (Testes) die einzigen Organe mit endokriner Funktion. Sie sezernieren das Hormon Testosteron (potentestes Androgen). Daneben produzieren sie auch die männlichen Gameten (Spermatozoon, Spermium). Der Vorgang heißt Spermatogenese oder Spermiogenese. Der Nebenhoden (Epididymis) besteht aus einem vielfach geschlungenen Kanälchensystem, in dem die Spermien ausreifen und gespeichert werden. Der Samenleiter (Ductus deferens) dient als Leitungssystem für ihre Freisetzung während der Ejakulation, die bei sexueller Erregung des Mannes stattfindet. Prostata und Samenbläschen sind exogene Drüsen, die das »Plasma« der Samenflüssigkeit produzieren. Dieses Transportmedium ist für Aktivität und Überleben der Spermien innerhalb des weiblichen Genitaltraktes von Bedeutung. Der Penis mit seinen Schwellkörpern dient als Einführungsorgan. Er leitet die Spermien durch die Harnröhre (Urethra) und deponiert sie in der Vagina nahe der Zervix. Das sackförmige Skrotum enthält die Hoden und gewährleistet durch Ausdehnen und Zusammenziehen den optimalen Temperaturbereich (einige Grad unterhalb der Körpertemperatur) für die Spermiogenese.

SEKUNDÄRE GESCHLECHTS-MERKMALE DES MANNES
Beim Mann entwickeln sich die sekundären Geschlechtsmerkmale mit steigendem Testosteronspiegel während der Pubertät: aktives und aggressives Verhalten, stärkeres Körperwachstum, verstärktes Muskel- und Skelettwachstum, breite Schultern und schmales Becken, vergrößerter Kehlkopf und Stimmbänder mit tiefer Stimme, verstärkte Behaarung im Gesicht-, Körper-, Scham- und Achselbereich, hoher Haaransatz.

WEIBLICHE GESCHLECHTS-ORGANE UND IHRE FUNKTION
Die Abbildung unten rechts zeigt die Fortpflanzungsorgane der Frau: Eierstock, Eileiter (Tuba uterina), Gebärmutter und Vagina. Diese Organe befinden sich im Bauchraum. Große und kleine Schamlippen und Klitoris sind äußere Geschlechtsorgane (Vulva). Wichtigste endokrine Drüsen dieses Systems sind die Ovarien, die die weiblichen Sexualhormone Östrogen und Progesteron sezernieren.

In den Ovarien werden außerdem die weiblichen Gameten (Ovum = Eizelle) gebildet und freigesetzt (Oogenese). Die Eileiter transportieren das unbefruchtete oder ggf. befruchtete Ei. Der Uterus liefert als Schwangerschaftsorgan ein Nest für die Implantation und das Wachstum des Embryo. Der Uterus ist auch an der Wehentätigkeit während der Entbindung beteiligt (Geburt). Die Vagina ist mit ihrem Aufbau dazu bestimmt, den eindringenden Penis und bei der Ejakulation die Spermien aufzunehmen. Sie dient während der Entbindung als Geburtskanal.

Die äußeren Geschlechtsorgane, insbesondere die Klitoris, sind für die Erregung der Frau von Bedeutung. Die weibliche Brust besteht aus Fettgewebe und Brustdrüse, die die Milch für die Ernährung des Neugeborenen bereitstellt.

DIE SEKUNDÄREN GESCHLECHTS-MERKMALE DER FRAU
Östrogene oder fehlende Androgene sind für die Entwicklung der weiblichen Geschlechtsmerkmale verantwortlich: vermehrtes Unterhautfettgewebe (weibliche Körperformen), breites Becken und schmale Schultern, höhere Stimme, vorn liegender Haaransatz und weiche Haut. Die erwachsene Frau hat ebenso wie der Mann Achsel- und Schambehaarung. Die weibliche Schambehaarung hat die Form eines umgekehrten Dreieckes, gerade umgekehrt wie beim Mann. Charakteristischerweise fehlen auch Gesichts- und Körperbehaarung.

Hinweise: Verwenden Sie dunkle Farben für C und H. Beginnen Sie mit dem männlichen Fortpflanzungssystem. Verwenden Sie dieselbe Farbe für die jeweilige Struktur in der vorderen und seitlichen Ansicht.

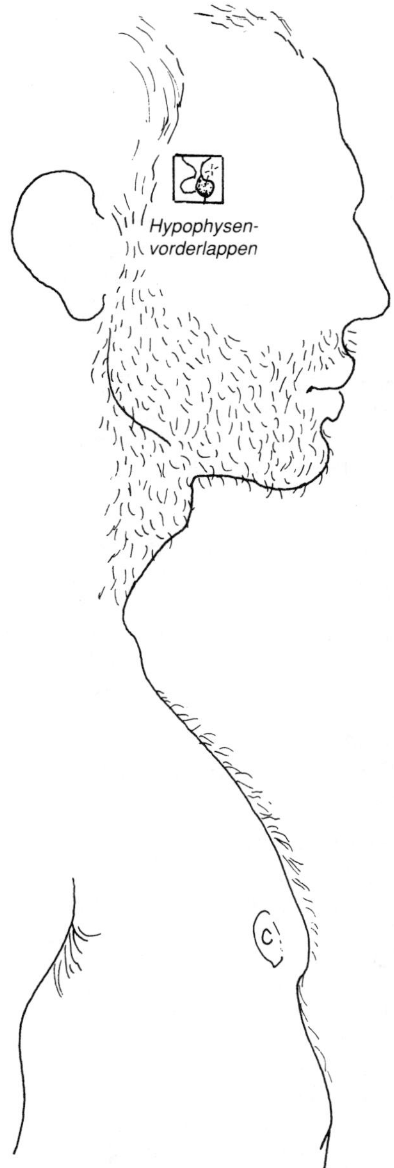

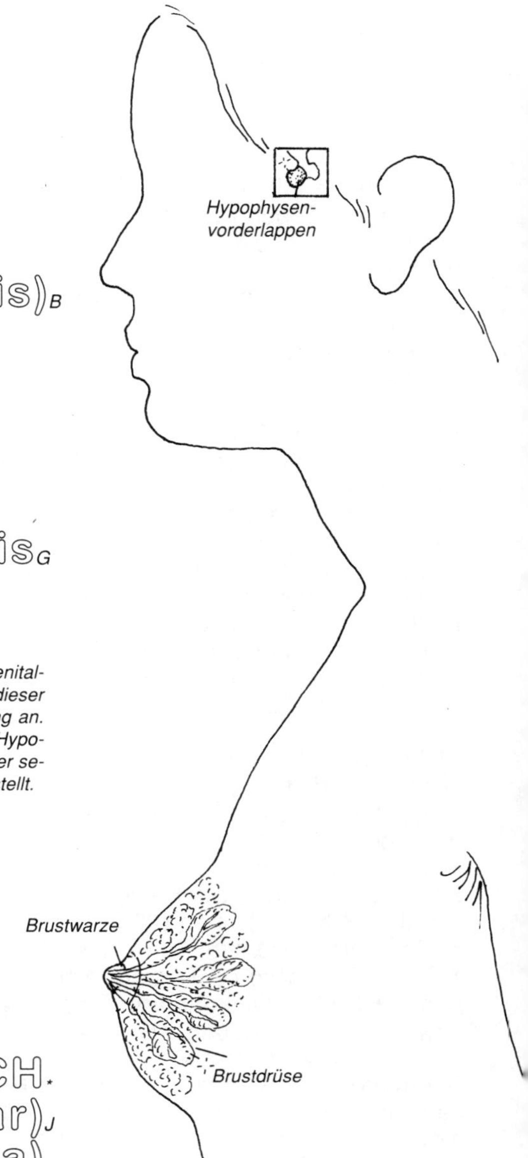

MÄNNLICH.

Hoden (Testis) A
Nebenhoden (Epididymis) B
Samenleiter (Ductus deferens) C
Samenbläschen D
Ductus ejaculatorius E
Prostata F
Glandula bulbourethralis G
Harnröhre (Urethra) H
Penis I

Die kleine Abbildung in der Mitte links zeigt das männliche Genitalsystem von vorne, die Abbildung darunter einen Längsschnitt dieser Strukturen. Die Pfeile deuten die Richtung der Spermienbewegung an. In der Umrißzeichnung des Mannes oben ist im Kopfbereich die Hypophyse abgebildet, die die Aktivität der Gonaden reguliert. Einige der sekundären männlichen Geschlechtsmerkmale sind ebenfalls dargestellt.

WEIBLICH.

Eierstock (Ovar) J
Eileiter (Tuba uterina) K
Gebärmutter (Uterus) L
Vagina M

Die mittlere Abbildung rechts zeigt das weibliche Genitalsystem von vorne. Die Pfeile zeigen die Bewegungsrichtung der Eizelle vom Ovar zur Uterushöhle. Beachten Sie die Fimbrien des Eileiters. Spermien gelangen durch die Zervix in den Uterus. In der unteren Abbildung ist ein Sagittalschnitt der inneren und äußeren weiblichen Genitalorgane zu sehen. Beachten Sie die Lage der Vagina zwischen Rektum und Blase bzw. Harnröhre und die birnenförmige, muskuläre Struktur des Uterus.

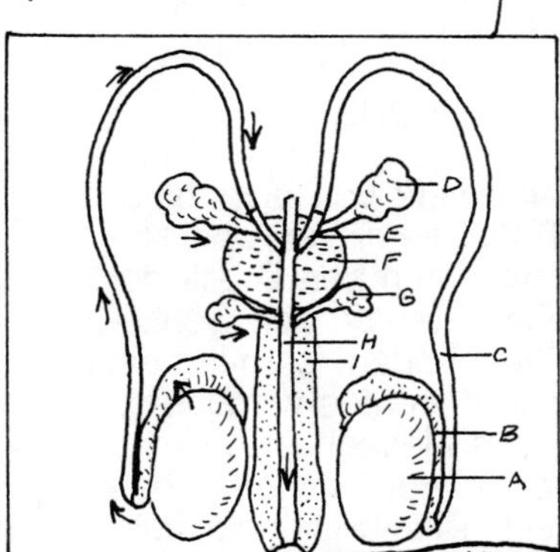

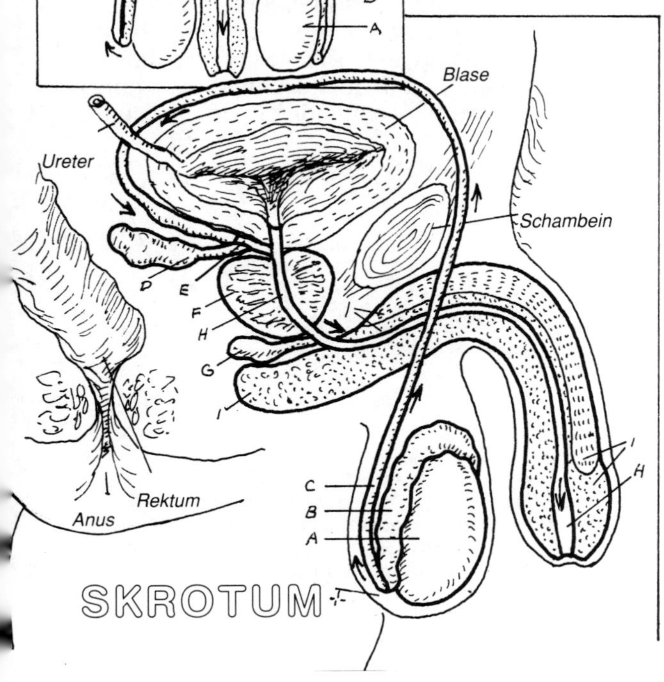

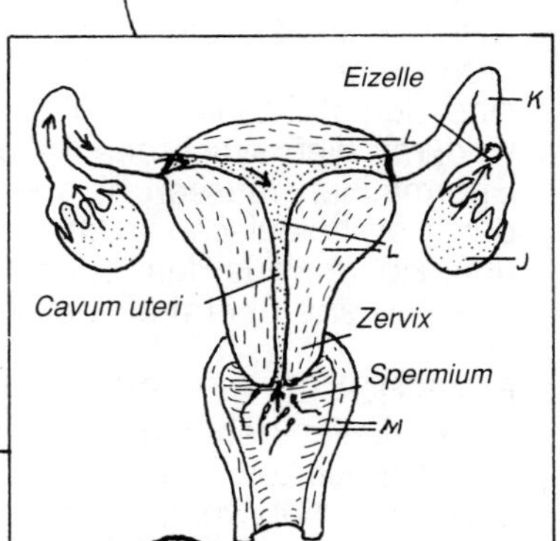

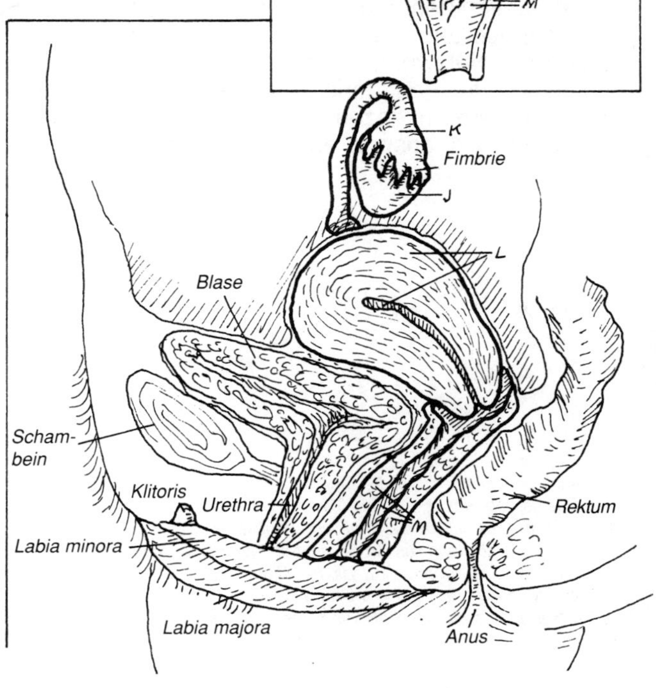

FUNKTION DER HODEN: PRODUKTION VON SPERMIEN

Die Hoden erfüllen 2 Funktionen: 1. Die Spermatogenese, d.h. die Bildung der männlichen Gameten (Spermatozoen) und 2. die Sekretion des männlichen Sexualhormons Testosteron. Die Spermatogenese erfolgt in den Tubuli seminiferi. Testosteron wird von den Leydig-Zwischenzellen produziert, die jeweils gruppenweise im lockeren Bindegewebe zwischen den Tubuli seminiferi angeordnet sind.

AUFBAU DER HODEN
Jeder Hoden ist in zahlreiche Lobuli unterteilt, wobei jeder 1-4 stark geschlängelte Tubuli seminiferi enthält. Diese Tubuli haben einen Durchmesser von etwa 0,2 mm und eine Länge von bis zu 70 cm. Jeder Tubulus ist von einer Basalmembran umgeben, die ein komplex aufgebautes, inneres Epithel unterstützt. Innerhalb des Epithels - in direkter Nachbarschaft zur Basalmembran - liegen die Stammzellen der Spermatogenese, die Spermatogonien und ein hochspezialisierter Typ von Epithelzellen (Sertoli-Zellen).

SPERMATOGENESE
Hierbei handelt es sich um einen komplizierten Entwicklungsprozeß, dem die mitotische und meiotische Teilung der Spermatogonien und ihrer Tochterzellen zugrunde liegt. Er erfordert die unterstützende Funktion der Sertoli-Zellen. Jede Spermatogonie ist eine diploide Zelle mit 46 Chromosomen (22 Paare von Autosomen und 1 Paar Heterosomen, d.h. Geschlechtschromosomen: XY). Die mitotische Teilung eines Spermatogoniums bringt 2 Tochterzellen hervor. Eine davon lagert sich der Basalmembran an und erhält somit den germinativen Pool, während die andere nach innen wandert (primäre Spermatozyte). Sie tritt in die zweite Reifeteilung (Meiose) ein, wodurch sekundäre Spermatozyten und Spermatiden produziert werden. Spermatiden sind haploide Zellen, mit 22 Autosomen und jeweils 1 Geschlechtschromosom: X oder Y. Die spermatogenetischen Zellen sind durch Zytoplasmabrücken miteinander verbunden, wodurch eine synchrone Teilung gewährleistet wird. Die Spermatiden müssen sich einem komplizierten Prozeß der morphologischen Differenzierung (Spermiogenese) unterziehen, aus dem sie als strukturell und funktionell spezialisierte Spermatozoen hervorgehen.

FUNKTIONEN DER SERTOLI-ZELLEN
Sertoli-Zellen nehmen in mehrfacher Weise an der Spermatogenese teil. Sie sitzen auf der Basalmembran und bilden ein Netzwerk, in dem die Vorstufen der Samenzellen von der Peripherie zum Lumen des Tubulus wandern. Außerdem sezernieren sie eine Flüssigkeit, die den Spermientransport erleichtert. Schließlich unterstützen sie die Ernährung des Samenepithels durch Produktion entsprechender Stoffe, da Spermatozyten und Spermatiden keine Blutversorgung haben. Sie sorgen dafür, daß aus dem Blut stammende Zellen und Substanzen (Antikörper) nicht in Kontakt mit den Spermien treten, die Fremdantigene enthalten. Genauso wird auf der anderen Seite der Übertritt dieser Antigene in die Blutbahn verhindert (Bluthodenschranke). Eine weitere Aufgabe der Sertoli-Zellen besteht darin, die bei der Spermiogenese entstandenen Zytoplasmateile und Zelltrümmer zu verdauen, die bei der Umwandlung von Spermatiden und Spermatozoen anfallen.

Diese Funktionen erfordern alle Testosteron, das den Sertoli-Zellen direkt von den Leydig-Zwischenzellen durch die Basalmembran geliefert wird. Testosteron wird außerdem für die Entwicklung der Stammzellen in den Tubuli und für die Ausreifung der Spermien im Nebenhoden benötigt. Um eine hohe lokale Testosteronkonzentration aufrechtzuerhalten, produzieren und sezernieren die Sertoli-Zellen ein spezielles Protein ins Lumen (androgenbindendes Protein, ABP), das als Rezeptor und Reservoir für Testosteron wirkt.

EINFLÜSSE AUF DIE SPERMIENBILDUNG
Mangelernährung, Alkoholismus, Cadmiumsalze und Medikamente können die Spermatogenese beeinträchtigen. Bei einigen Tieren (z.B. Ratten), jedoch nicht beim Menschen, ist Vitamin E für die Spermatogenese essentiell. Physikalische Faktoren, z.B. Röntgenstrahlen und hohe Temperaturen, einschließlich erhöhter Körpertemperatur, beeinträchtigen die Spermatogenese. Tatsächlich ist die Spermatogenese der einzige Vorgang im Körper, dessen Temperaturoptimum einige Grade unterhalb der Kerntemperatur liegt. Bei 37°C würde sich das germinative Epithel zurückbilden, Leydig-Zwischenzellen und Hormonproduktion allerdings unberührt bleiben.

NEBENHODEN UND SPERMIENREIFUNG
Nach Freisetzung ins Lumen werden Spermien durch das Rete testis transportiert (Netzwerk von anastomosierenden Gängen zwischen Tubuli seminiferi und Nebenhoden). Dieser Transport wird durch den Druck der testikulären Flüssigkeit unterstützt, die von den Sertoli-Zellen produziert wird. Der Nebenhoden ist mit dem Rete testis über spezielle Ductuli efferentes verbunden. Während ihrer Passage durch den Nebenhoden treten die Spermien in die letzten Stadien ihrer biochemischen und physiologischen Reifung ein. Die vollständig ausgereiften Spermien werden auf dem Höhepunkt einer sexuellen Erregung aus dem Nebenhoden in den Ductus deferens ausgestoßen.

Hinweise: Verwenden Sie dieselben Farben für Hoden (A), Nebenhoden (D) und Ductus deferens (E) wie auf Tafel 141. Verwenden Sie Rot für G.
1. Beginnen Sie mit der kleinen schematischen Zeichnung oben rechts und wenden Sie sich dann der größeren Abbildung links davon zu. Beachten Sie, daß die 3 herausragenden Kanälchen (Tubuli seminiferi, B [1]) Bestandteile der Lobuli sind (B) und aus diesem Grund dieselbe Farbe erhalten.
2. Kolorieren Sie die Vergrößerung des Tubulusausschnittes in der Mitte. Beginnen Sie unten. Die interstitiellen Zellen (F) sind außerhalb des Tubulus zu sehen. Sie sezernieren Testosteron (F [1]) sowohl in die Sertoli-Zellen (O) als auch in eine anliegende Blutkapillare (G). Die verschiedenen Zellen innerhalb des Tubulus sind mit Buchstaben gekennzeichnet, und hier sollen Zytoplasma und Kern angemalt werden. Beachten Sie den großen Kern und das Zytoplasma der Sertoli-Zellen (O), die den Hintergrund zu den kleineren angrenzenden Zellen bilden.
3. Kolorieren Sie die Stadien der Spermatogenese. Beginnen Sie mit dem sich teilenden Spermatogonium (K). Hier sollen alle Strukturen angemalt werden.

TESTIS$_A$ Lobulus$_B$ Rete testis$_C$ Nebenhoden$_D$ Samenstrang$_E$

Jeder Hoden besitzt zahlreiche Lobuli, die stark geschlängelte Samenkanälchen (Tubuli seminiferi) enthalten. In diesen Tubuli werden die männlichen Gameten (Spermatozoen) gebildet. Diese werden ins Lumen der Tubuli freigesetzt und über das Rete testis zum Nebenhoden transportiert (H). Nach der endgültigen Ausreifung im Nebenhoden werden die Spermien während des Orgasmus in den Ductus deferens ausgestoßen (untere H-Pfeile).

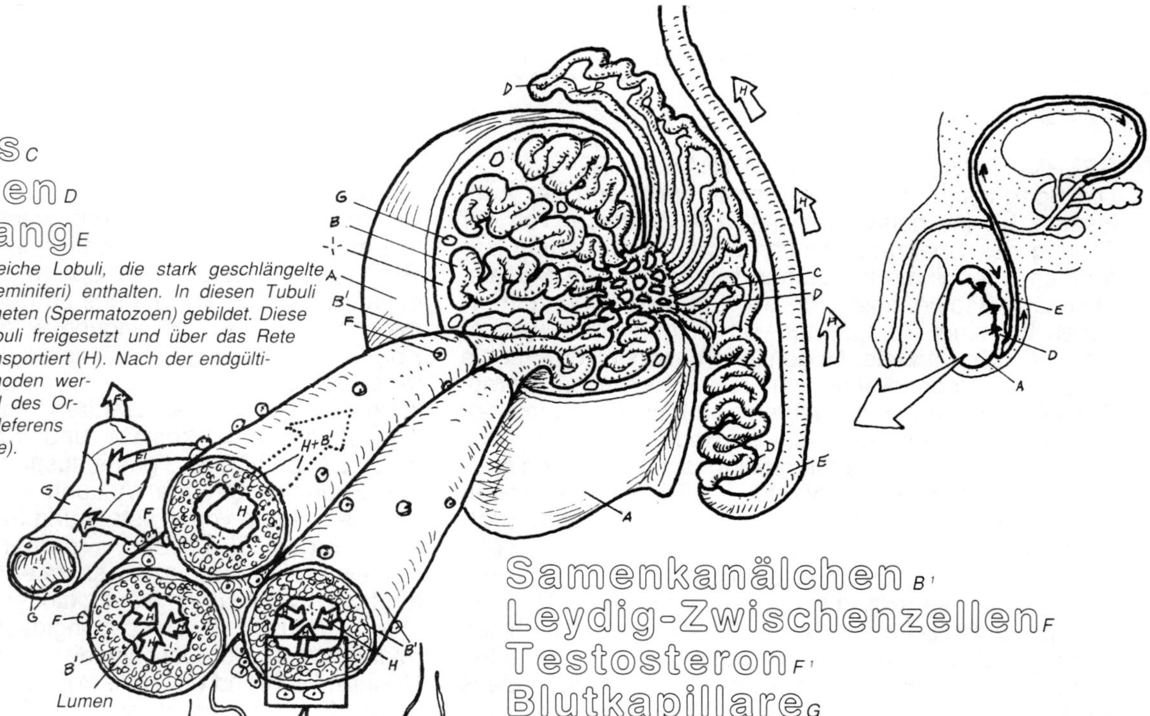

Samenkanälchen$_{B'}$ Leydig-Zwischenzellen$_F$ Testosteron$_{F'}$ Blutkapillare$_G$

Die Leydig-Zwischenzellen, die sich zwischen den Tubuli befinden, sezernieren das männliche Sexualhormon Testosteron in die Blutkapillaren (F-Pfeile). Die Spermatogenese erfordert ebenfalls die Anwesenheit von Testosteron.

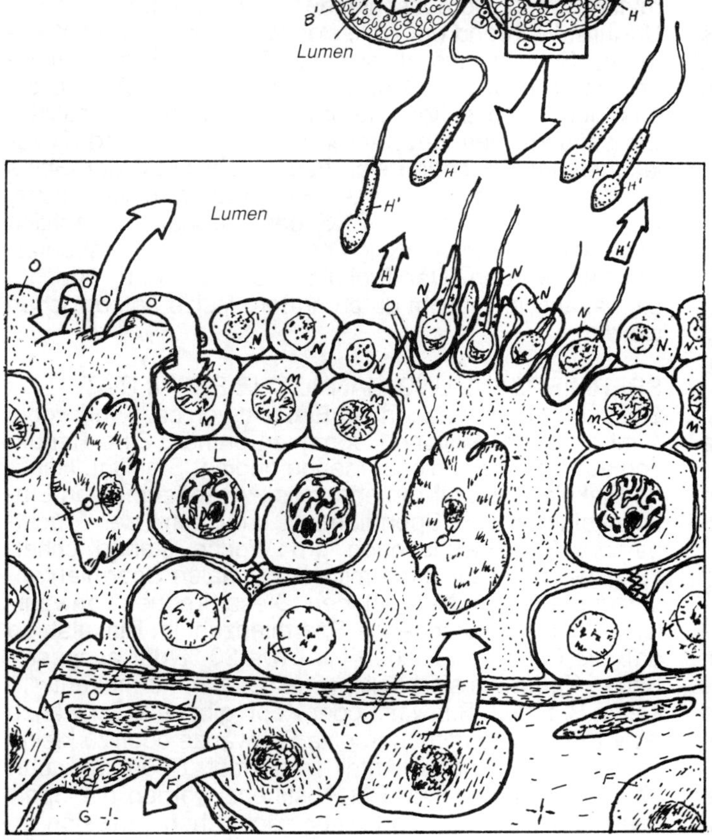

SPERMIENBILDUNG$_{H}$ myoide Zelle$_I$ Basalmembran$_J$ Spermatogonium$_K$ primäre Spermatozyte$_L$ sekundäre Spermatozyte$_M$ Spermatide$_N$ Spermatozoen$_{H'}$ Sertoli-Zelle$_O$ / ABP$_{O'}$

Die Spermatogenese findet in den Samenkanälchen statt. Spermatogonien sind der Basalmembran angelagert und durchlaufen folgende Teilungsstadien: primäre und sekundäre Spermatozyte, gefolgt von den Spermatiden. Die Spermatiden müssen sich bis zur Entstehung eines Spermatozoons noch weiteren morphologischen Veränderungen unterziehen. Spermatozoen sind hochdifferenzierte, spezialisierte Zellen, die für die Fortbewegung mit einem Schwanz (Flagellum) ausgerüstet sind. Sertoli-Zellen produzieren das androgenbindende Protein und spielen eine entscheidende Rolle beim Ablauf der Spermatogenese.

STADIEN DER SPERMATOGENESE$_H$

46$_{K'}$ Chromosomen$_{K'}$ 23$_{N'}$ Chromosomen$_{N'}$

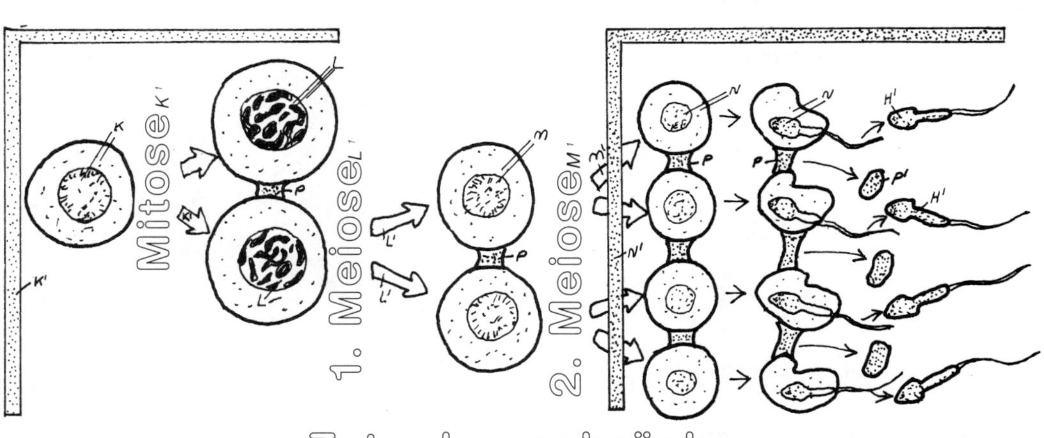

Zytoplasmabrücke$_P$ Residualkörper$_{P'}$

Spermatozoen enthalten nur die Hälfte der Chromosomenzahl eines Spermatogoniums (aufgrund der Reduktionsteilung oder Meiose). Spermatogonien (diploid) teilen sich zunächst durch Mitose, um zur Arterhaltung primäre Spermatozyten zu produzieren. Jede diploide (2n) Spermatozyte teilt sich zunächst durch Meiose, wodurch tetraploide Spermatozyten (4n Chromosomen) entstehen. Durch 2 weitere meiotische Teilungen werden 4 haploide (nChromosomen) Spermatiden/ Spermatozoen gebildet. Zytoplasmatische Brücken zwischen den verschiedenen spermatogenetischen Zellen (Klon) gewährleisten eine synchrone Teilung. Nach Abstoßung ihrer zytoplasmatischen Überreste (Residualkörper) werden die Spermatozoen ins Lumen freigesetzt.

SAMEN UND SPERMIENFREISETZUNG

SPERMIENPRODUKTION UND TRANSPORT
Die Spermienproduktion im Hoden findet von der Adoleszenz bis ins hohe Alter statt. Die Zeitdauer von der Teilung des Spermatogoniums bis zur Freisetzung des fertigen Spermiums ins Lumen beträgt ca. 2,5 Monate. Optimale Bedingungen für die Spermienbildung herrschen bei einer Temperatur von einigen Grad weniger als 37°C. Die Lage der Hoden innerhalb der Körperhöhle würde zur Degeneration der Tubuli seminiferi führen. Das Skrotum ist ein mit Nerven und Muskeln ausgestatteter »Sack«, der nicht nur die Hoden außerhalb des Körpers hält, sondern auch reflektorisch, in Abhängigkeit von der Umgebungstemperatur die Distanz der Hoden zum Körper reguliert. Die ins Lumen freigesetzten Spermien sind zwar morphologisch reif, können sich jedoch weder bewegen noch ein Ei befruchten. Diese Fähigkeiten erreichen sie erst durch eine weitere biochemische und physiologische Reifung während der 2wöchigen Passage durch den Nebenhoden. Die ausgereiften Spermien sammeln sich im Schwanz des Nebenhodens am Beginn des Ductus deferens. Von hier aus werden sie mobilisiert, mit der Samenflüssigkeit vereint und schließlich während des Orgasmus aus der Urethra des Penis ausgestoßen.

SAMEN
Dabei handelt es sich um eine milchig-trübe Flüssigkeit, die die Spermien und die Samenflüssigkeit (Samenplasma) enthält. Das Samenplasma ist wässrig und stammt aus Prostata und Samenbläschen. Die Samenbläschen liefern die Nährstoffe für die Spermienaktivität (Fruktose, Vitamine) und Prostaglandine, die den Spermientransport unterstützen. Die Prostata stellt alkalische Substanzen (Bikarbonat), Enzyme (Phosphatase, Fibrinolysin), Proteine (Fibrinogen) und Mineralien (Zink) bereit. Diese Substanzen sind wichtig, um saure Valenzen der Vagina zu neutralisieren und damit das Überleben der Spermien im weiblichen Genitaltrakt zu sichern.

EREKTION
Während einer sexuellen Erregung kommt es zur Erektion des Penis, die das Eindringen des Penis in die Vagina ermöglicht. Der Erektion liegt eine Dilatation der Arteriolen zugrunde, wodurch größere Blutmengen in die Schwellkörper des Penis (Corpus cavernosum und spongiosum) einströmen. Das Anschwellen dieser Gewebe verhindert den Blutausstrom durch eine Komprimierung der Venen. Dies führt zur Versteifung und Erektion des Penis. Die Erektion wird durch den Parasympathikus vermittelt, der durch taktile Reizung des Penis oder anderer erogener Zonen sowie durch absteigende Meldungen vom Gehirn (ausgelöst durch visuelle, auditorische und Geschmacksreize, bestimmte Gedanken und Vorstellungen) stimuliert wird. Das Kontrollzentrum des Erektionsreflexes liegt im sakralen Rückenmark. Die Stärke der Erektion nimmt mit steigendem Alter ab.

EJAKULATION
Die Austreibung des Samens während des Orgasmus teilt man in 2 Phasen ein: Emission und Ejakulation. Bei der Emission werden die Spermien vom Nebenhoden entlang des Ductus deferens zu den Ductuli ejaculatorii transportiert. Diese Bewegung wird durch rhythmische Kontraktionen der glatten Muskulatur des Ductus deferens ermöglicht und durch sympathische Nerven der lumbalen Rückenmarkszentren kontrolliert. Auch die Kontraktion von Prostata und Samenbläschen wird durch sympathische Signale ausgelöst. Dadurch können den Spermien bei ihrer Ankunft in den Ductuli ejaculatorii die Sekrete von Prostata und Samenbläschen zugesetzt werden. Gleichzeitig wird über den Nervus pudendus ein Reflexzentrum im sakralen Mark aktiviert. Dies führt zu rhythmischen Kontraktionen der basalen Penisanteile (Musculus bulbospongiosus) und damit zum rhythmischen Herausschleudern des Samens aus der Urethra. Während der Emission wird die Urethra mit Hilfe von Schleim und alkalischem Sekret aus den bulbourethralen (Cowper-) Drüsen gleitfähig gemacht und die aus der Urinpassage stammende Säure neutralisiert. Die sensorischen Rezeptoren für Emissions- und Ejakulationsreflexe befinden sich hauptsächlich an der Glans penis. Dabei ist das spinale Reflexzentrum vergleichsweise wenig durch das ZNS beeinflußbar. Tatsächlich kann die Erektion willkürlich oder z.B. durch Angst unterbrochen werden. Der Ejakulationsreflex kann jedoch - einmal aktiviert - nicht durch äußere Reize unterbrochen werden.

SPERMIENZAHL UND MÄNNLICHE FERTILITÄT
Gesunde Männer haben ein Ejakulat von ca. 3 ml, wobei 1 ml etwa 100 Millionen Spermien enthält. Eine Reduktion auf ein Viertel dieser Menge bedingt Sterilität. Häufige Ejakulationen führen ebenfalls zur Abnahme von Ejakulatvolumen und Spermienzahl und damit der Fruchtbarkeit. 3-4 Ejakulationen pro Woche stehen schätzungsweise im Einklang mit der normalen Spermienfreisetzung aus dem Nebenhoden. Diese Frequenz gewährleistet eine entsprechende Spermienzahl im Ejakulat, so daß die Fertilität gesichert ist. Etwa 20 % der ausgestoßenen Spermien sind üblicherweise nicht normal entwikkelt (z.B. fehlen Schwanz oder Kopf, gibt es 2 Schwänze oder Köpfe, zusammengerollte Schwänze oder zu kleine Köpfe). Ein höherer Anteil abnormer Spermien führt ebenfalls zur Sterilität. Bei Abstinenz werden die Spermien entweder während einer nächtlichen Emission im Zusammenhang mit sexuellen Träumen freigesetzt oder im Nebenhoden gespeichert. Dort sind sie Alterungsprozessen unterworfen, sterben ab und werden durch Makrophagen abgebaut.

Hinweise: Verwenden Sie dunkle Farben für A und C.
1. Malen Sie die Überschriften der Zahlenfolge nach an. Beginnen Sie mit dem Anstieg der Umgebungstemperatur (A'), wodurch sich Skrotum (A) und Hoden (B) absenken.
2. Kolorieren Sie die Abbildung zur neuralen Regulation mit der Überschrift: Eingänge.

Skrotum A
Testis B
Tubulus seminiferus B¹
Spermium C
Epididymis D
Ductus deferens E
Samenbläschen F
Prostata G
Glandula bulbourethralis H
Urethra I
EREKTION DES PENIS.
sensorischer Nerv J
parasympathischer Nerv K
Schwellkörpergewebe L
EJAKULATION DES SAMENS.
sympathischer Nerv M
Musculus bulbospongiosus N

(1) Der optimale Temperaturbereich für die Spermienbildung liegt einige Grad unterhalb der Körpertemperatur von 37°C. Das Skrotum hält den Hoden in einer entsprechenden Distanz zum Körper. (2) Die Spermienbildung findet in den Hoden statt und dauert ca. 2 Monate. (3) Die gebildeten Spermien werden kontinuierlich ins Lumen der Tubuli seminiferi freigesetzt. Sie werden dann zum Nebenhoden transportiert, wo sie innerhalb der nächsten 2 Wochen vollständig ausreifen. (4) Kontraktionen des Ductus deferens transportieren die Spermien in die Ductuli ejaculatorii. Dort werden sie mit den Sekreten von Prostata und Samenbläschen gemischt und durch die Urethra ausgestoßen. (5) Die Samenbläschen sezernieren Nährstoffe. (6) Die Prostata produziert Proteine, Enzyme und alkalische Substanzen, um das Überleben der Spermien zu sichern. (7) Die bulbourethralen Drüsen sezernieren ein schwach alkalisches Gleitmittel, das den Spermientransport erleichtert. (8) Die Blutfüllung spezieller erektiler Gewebe ermöglicht die Erektion des Penis (Corpus cavernosum und Corpus spongiosum). (9) Kontraktionen des Musculus bulbospongiosus transportieren den Samen durch die Urethra.

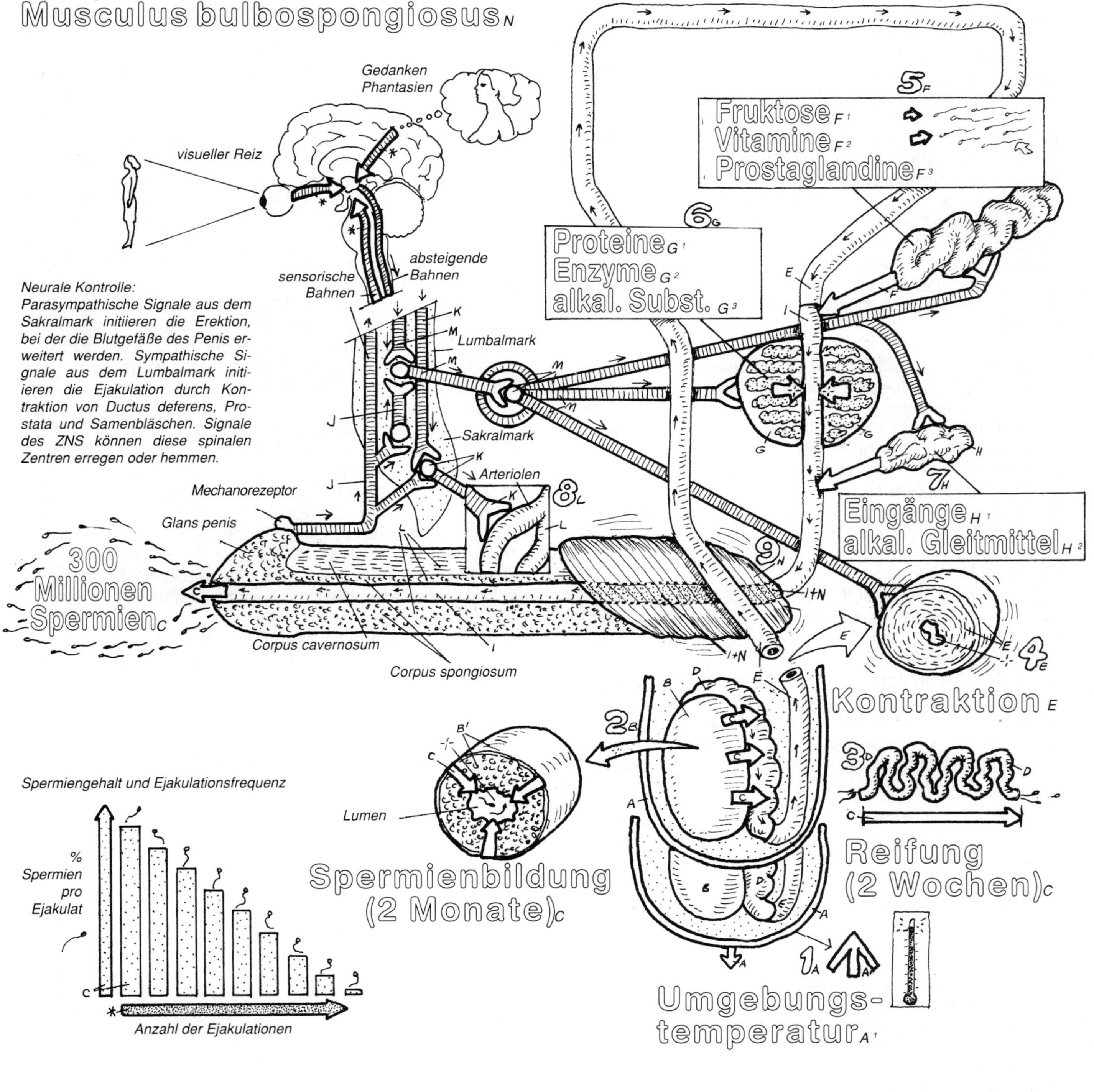

Neurale Kontrolle: Parasympathische Signale aus dem Sakralmark initiieren die Erektion, bei der die Blutgefäße des Penis erweitert werden. Sympathische Signale aus dem Lumbalmark initiieren die Ejakulation durch Kontraktion von Ductus deferens, Prostata und Samenbläschen. Signale des ZNS können diese spinalen Zentren erregen oder hemmen.

TESTOSTERONWIRKUNGEN UND HORMONALE REGULATION DER HODENFUNKTION

TESTOSTERONWIRKUNGEN

Das männliche Sexualhormon Testosteron ist ein Steroidhormon, das in den Leydig-Zwischenzellen aus Cholesterin hergestellt wird. Dabei gilt Cholesterin als Vorstufe für alle Steroidhormone. Die Hydroxyl- (OH) und Keton-Gruppen (CO) des Testosterons sind besonders wichtig. Eine chemische Modifikation kann die Wirksamkeit dieses Hormons stark verändern oder es in ein anderes Steroidhormon umwandeln. Testosteron beeinflußt:

1. reproduktive Organe und sekundäre Geschlechtsmerkmale und zeigt
2. in vielen Geweben eine allgemeine anabole Wirkung.

In der frühen Pubertät beginnen die gonadotropen Zellen des Hypophysenvorderlappens (HVL) steigende Mengen von follikelstimulierendem (FSH) und luteinisierendem Hormon (LH) zu sezernieren. FSH stimuliert die Sertoli-Zellen (vor allem die Bildung des Androgen-bindenden Proteins, ABP) und möglicherweise auch die Keimzellen, wodurch die Spermatogenese gefördert wird. LH bewirkt an den Leydig-Zwischenzellen die Sekretion von Testosteron. Es kommt während der Adoleszenz zu steigender Plasmakonzentration mit Gipfelwerten zu Beginn des 3. Lebensjahrzehnts. Testosteron fördert Wachstum und Entwicklung der primären Geschlechtsorgane (Hoden, Penis etc.) und der akzessorischen Geschlechtsdrüsen (Prostata, Samenbläschen etc.). Es stimuliert die Entwicklung der sekundären Geschlechtsmerkmale (Stimme, Gesichts- und Körperbehaarung, verstärktes Muskel- und Skelettwachstum) und beeinflußt vermutlich Gehirnzentren, die die sexuelle Aktivität regulieren. Dadurch wird der Jugendliche zum Mann. Er kann sexuell aktiv sein, Spermien produzieren und Kinder zeugen. Beim Erwachsenen bewirkt die ständige Testosteronsekretion:

1. die Aufrechterhaltung der Spermatogenese und der Sekretion von Nebenhoden, Prostata und Samenbläschen,
2. die Förderung der anabolischen Aktivität und der Kraft in Muskeln und Knochen,
3. die verstärkte Produktion von Erythrozyten im Knochenmark und
4. die Förderung der Libido und eines normalen aggressiven Verhaltens.

HORMONALE
REGULATION DER HODENFUNKTIONEN

Beim Mann wird Testosteron kontinuierlich sezerniert (ca. 10 mg pro Tag). Dies bewirkt ein negativer Feedbackmechanismus auf Hypothalamus und HVL: Ein Anstieg des Testosteronspiegels über einen bestimmten Wert hemmt die hypothalamische Sekretion des Gonadotropin releasing hormone (GRH), wodurch der LH-Ausstoß des HVL reduziert wird. Dies führt zur Abnahme der Testosteronproduktion und damit zur Reduktion des Plasmaspiegels. Ein Absinken des Plasmaspiegels unter einen bestimmten Wert löst den umgekehrten Vorgang aus. Durch Krankheit und Streß nimmt die Testosteronproduktion ab. Vermutlich spielt hier die Beeinflussung des Hypothalamus eine Rolle.

Die Spermienbildung im Hoden untersteht zum Teil der Regulation durch FSH aus dem HVL. Außerdem ist LH wichtig, weil es die Testosteronsekretion kontrolliert. FSH regt die Sertoli-Zellen zur Sekretion von ABP an. ABP bindet Testosteron und sorgt für eine ausreichende lokale Verfügbarkeit dieses Hormons. Dies ist insofern von Bedeutung, als die Aktivität der Sertoli-Zellen und die Ausreifung der spermatogenetischen Zellen in den Tubuli seminiferi sowie der Spermien innerhalb des Nebenhodens Testosteron erfordert. Die Sertoli-Zellen produzieren das Hormon Inhibin, das in der Hypophyse über einen negativen Feedbackmechanismus die Freisetzung von FSH reguliert. Vielleicht wird es möglich, Inhibin in Zukunft als Kontrazeptivum für Männer einzusetzen, da es die Spermienproduktion reduzieren kann.

STÖRUNGEN DER HODENFUNKTION

Die Funktion der Hoden nimmt mit fortschreitendem Alter kontinuierlich ab, aber sexuell aktive und fruchtbare Männer hohen Lebensalters sind keine Seltenheit. Als Hypogonadismus bezeichnet man eine Mindersekretion der Hoden, die häufig auf eine verminderte Hypophysenfunktion zurückzuführen ist. Beim Eunuchoidismus fehlen entweder die Hoden oder es besteht von Kindheit an ein Mangel an Leydig-Zwischenzellen. Beides bedeutet eine sehr niedrige Androgenproduktion. Ohne Testosteron entwickeln sich die sekundären männlichen Geschlechtsmerkmale nicht. Deshalb haben Eunuchen ein weibliches Erscheinungsbild, einschließlich Entwicklung von Skelett und Muskulatur. Sie sind jedoch relativ groß, mit langen Extremitäten, da sich der Schluß der Epiphysenfugen in den langen Röhrenknochen am Ende der Pubertät verzögert (fehlende Androgenwirkung).

In seltenen Fällen - und dann meist aufgrund von Tumoren in Hypothalamus oder Hypophyse - kommt es schon während der Kindheit zur sexuellen Entwicklung (Pubertas praecox). In diesen Fällen führen ungewöhnlich hohe Testosteronspiegel zur vorzeitigen Entwicklung der sekundären männlichen Geschlechtsmerkmale einschließlich gesteigerter Muskelbildung. Der Epiphysenfugenschluß erfolgt jedoch vorzeitig, so daß das Endresultat ein proportionierter Kleinwuchs ist (»Herkulesknaben«).

Bei manchen Männern kann eine übermäßige Testosteronproduktion mit einer Übererregbarkeit und einer abnormen Aggressivität verbunden sein. Bei bestimmten Gewohnheitsverbrechern kann durch Entfernung der Hoden (Kastration) oder Behandlung mit antiandrogenen Medikamenten eine Beruhigung und Reduzierung der Häufigkeit der Vergehen erreicht werden.

Hinweise: Verwenden Sie Rot für B und eine dunkle Farbe für A.
1. Beginnen Sie mit den Testosteronwirkungen (A), auf die die 3 Pfeile aus der Zwischenzelle (G) in der rechten Mitte der Bildtafel hinweisen. Kolorieren Sie die entsprechenden Bestandteile der chemischen Struktur des Testosterons und die verschiedenen Pfeile, die die Wirkungen innerhalb des Körpers verdeutlichen.
2. Wenden Sie sich den Überschriften oben zu.

HORMONELLE REGULATION DER HODENFUNKTION.

Hypothalamus C
Gonadotropin releasing hormone D
Hypophysenvorderlappen E
luteinisierendes Hormon (LH) F
Leydig-Zwischenzelle G
follikelstimulierendes Hormon (FSH) H
Sertoli-Zelle I
Androgen-bindendes Protein (ABP) J
Inhibin K

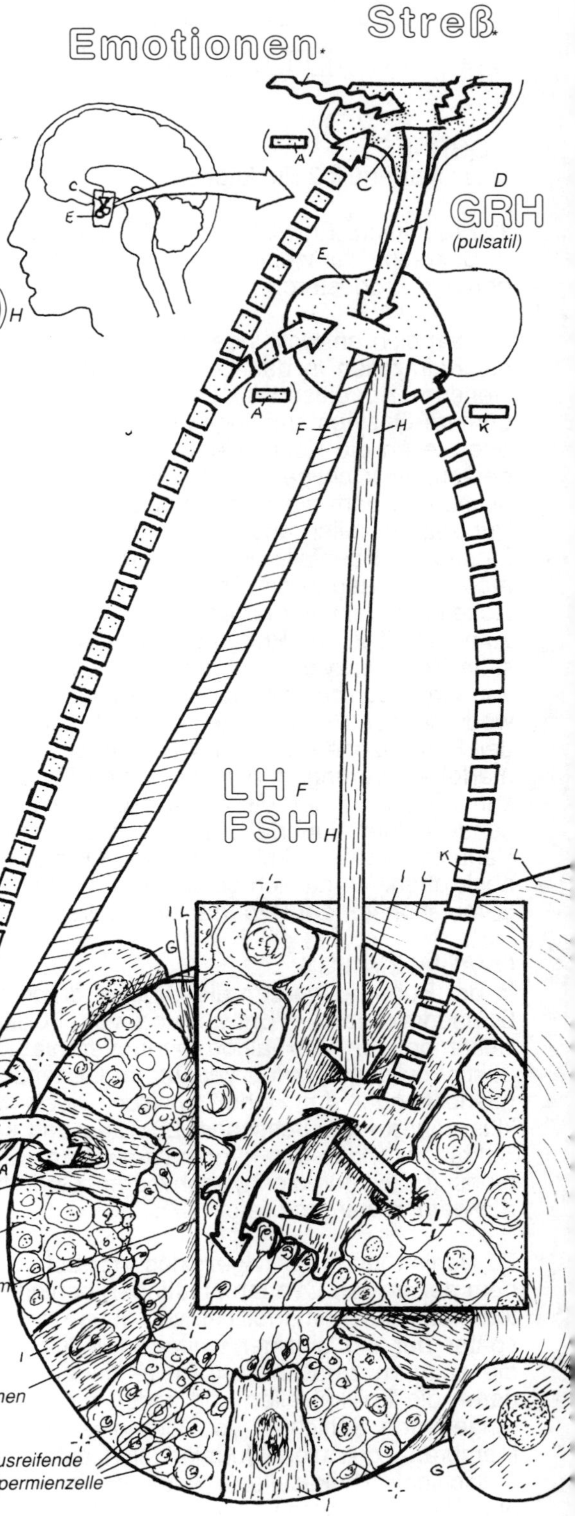

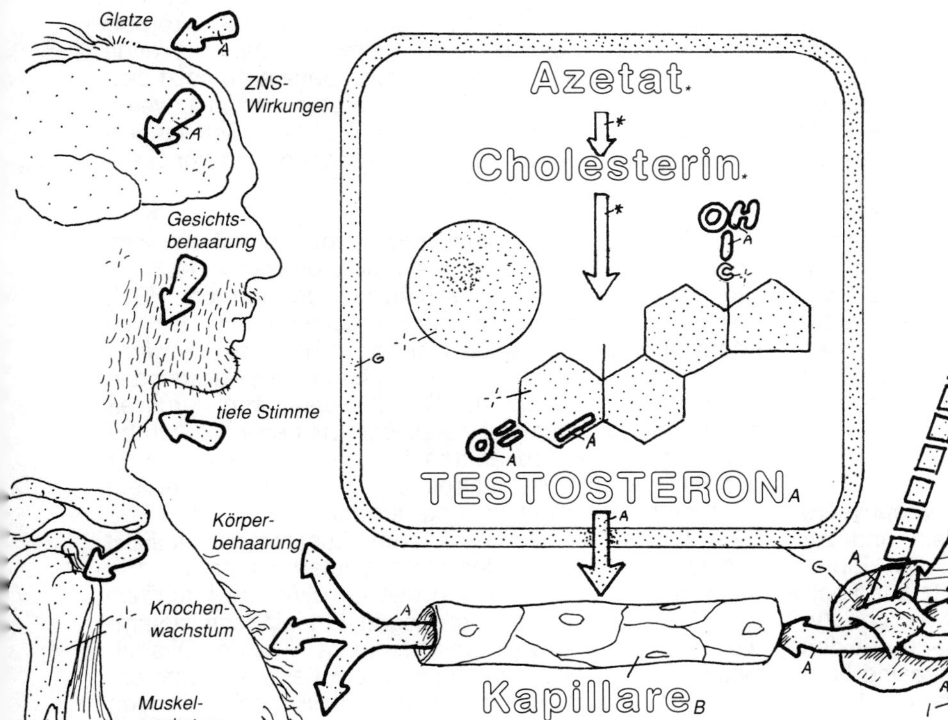

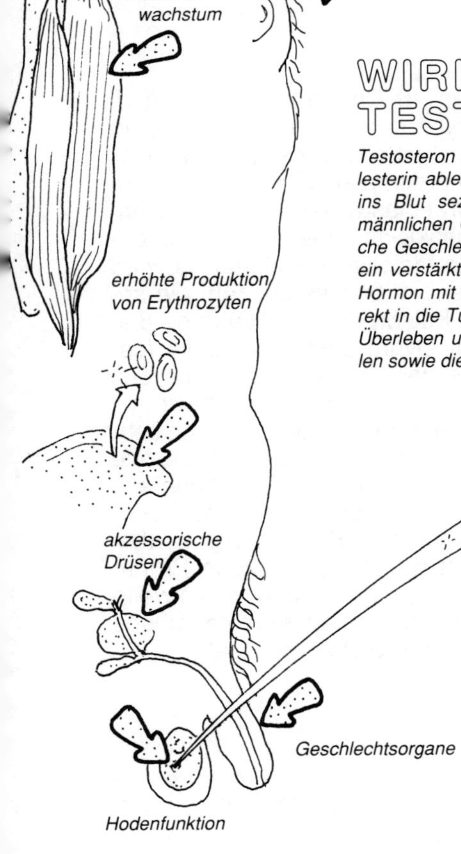

WIRKUNGEN VON TESTOSTERON A

Testosteron (T) ist ein Steroidhormon, das sich vom Cholesterin ableitet. Es wird von den Leydig-Zwischenzellen ins Blut sezerniert, um Wachstum und Erhaltung der männlichen Geschlechtsorgane sowie sekundäre männliche Geschlechtsmerkmale zu fördern. Letzteres bedeutet ein verstärktes Knochen- und Muskelwachstum. T ist ein Hormon mit zahlreichen anabolen Wirkungen. Es wird direkt in die Tubuli seminiferi sezerniert und unterstützt dort Überleben und Ausreifung der spermatogenetischen Zellen sowie die Funktionen der Sertoli-Zellen.

Tubulus seminiferus L
SPERMATOGENESE.

Die Spermatogenese wird durch FSH aus dem Hypophysenvorderlappen reguliert. FSH stimuliert die Sekretion des ABP aus den Sertoli-Zellen. T wird an ABP gebunden, so daß jeweils hohe T-Konzentrationen innerhalb der Sertoli-Zellen und im Lumen der Tubuli aufrechterhalten werden. Inhibin ist ein von den Sertoli-Zellen sezerniertes Proteinhormon, das die Freisetzung des hypophysären FSH hemmt. Hypophysäres LH stimuliert die Sekretion von T aus den Leydig-Zwischenzellen. T hemmt die LH-Sekretion (negativer Feedback über Hypothalamus und Hypophyse). GRH (Hormon des Hypothalamus) reguliert FSH- und LH-Freisetzung und vermittelt ZNS- und psychische Einflüsse an die Gonaden.

FUNKTIONEN DER OVARIEN: EIPRODUKTION UND OVULATION

OOGENESE
Das Ovar erfüllt 2 Funktionen:

1. Produktion, Entwicklung und Freisetzung der Eizelle,
2. Sekretion der weiblichen Geschlechtshormone Östrogen und Progesteron.

In dem sich entwickelnden weiblichen Embryo wandern die Keimzellen in das Ovar, wo sie durch Mitose proliferieren. Auf diese Weise werden pro Ovar ca. 1 Million primäre Oozyten angelegt. Nach dieser pränatalen Periode stellen die Keimzellen ihre Vermehrung ein. Hierin besteht ein wichtiger Unterschied zum männlichen Organismus, in dem die Spermatogonien sich erst nach der Pubertät zu teilen beginnen und dies bis ins hohe Alter fortsetzen. Ebenfalls noch vor der Geburt treten die primären Oozyten in die Prophase der ersten meiotischen Reifeteilung ein, verharren jedoch in diesem Stadium bis zum Eintritt in die Pubertät. Erst dann wird der meiotische Teilungszyklus fortgeführt. Die primäre Oozyte ist von einer Schicht follikulärer Granulosazellen umgeben, wodurch der Primärfollikel entsteht. Sie sind locker in der Rindenzone des Ovars verteilt. Die Anzahl der Primärfollikel verringert sich von vielen Millionen pro Ovar zum Zeitpunkt der Geburt auf ca. einige Hunderttausende in der Pubertät. Die Ursache dieses spontanen Verlustes von Follikeln und ihrer Oozyten (Atresie) ist noch offen. Vermutlich spielt die mangelnde hormonelle Stimulation vor der Pubertät eine Rolle.

OVARIALZYKLUS
In der Pubertät werden die Ovarien durch hypophysäre Gonadotropine zur Entwicklung von Follikeln und zur Sekretion von Sexualhormonen veranlaßt. Die Eiproduktion in den Ovarien verläuft im Gegensatz zur Spermienbildung in den Hoden zyklisch. Dieser weibliche Zyklus dauert im Durchschnitt 28 Tage und kann auf den Sekretionszyklus des hypothalamischen Releasing Hormons (GRH) für die hypophysären Gonadotropine zurückgeführt werden (Tafel 147).

Zu Beginn jedes 28-Tagezyklus, der zufallsverteilt in einem der beiden Ovarien stattfindet, beginnt das Wachstum mehrerer Primärfollikel, von denen sich eine Woche später nur ein einziger weiterentwickelt, während sich die anderen zurückbilden. Im reifenden Follikel proliferieren die Follikelzellen und bilden mehrere die Oozyte umgebende Schichten von Granulosazellen. Um diese Membrana granulosa formiert sich später eine andere Zellschicht (Thekazellen), wobei beide Schichten durch eine Basalmembran voneinander getrennt sind. Die Granulosazellschicht umgibt einen Hohlraum (Antrum), der mit einer hyaluronsäurehaltigen Flüssigkeit (antrale Flüssigkeit) gefüllt ist. Im sprungreifen Follikel (Graaf-Follikel) wird die Eizelle durch eine ihr eng anliegende dichte Granulosazellschicht (Cumulus oophorus) gebildet. Eine homogene Glashaut (Zona pellucida) umgibt den mit Flüssigkeit gefüllten Dotterraum, in dem die Eizelle frei schwebt. In unmittelbarer Umgebung der Zona pellucida sind die Cumuluszellen so angeordnet, daß sie mit ihren nach außen gerichteten Fortsätzen die Corona radiata bilden.

OVULATION
Am 12.-13. Zyklustag treten die Granulosazellen durch die nun einsetzende Ödembildung weit auseinander, so daß Eizelle und der sie umgebende Eihügel nur noch leicht haften. Am 14. Tag (Zyklusmitte) hat der sprungreife (Graaf-) Follikel seinen größten Durchmesser erreicht (bis zu 2 cm) und kann die Oberfläche des entsprechenden Ovars etwas dehnen. Schließlich reißt die Oberfläche des Follikels an seinem höchsten Punkt ein. Durch den Follikelinnendruck wird die Oozyte mit dem Cumulus oophorus und der antralen Flüssigkeit in die Peritonealhöhle nahe den Fimbrien des Eileiters ausgeschwemmt (Ovulation). Die im Ovar zurückbleibenden Follikelzellen werden in das Corpus luteum (Gelbkörper) umgewandelt, dessen volle Ausreifung ca. 1 Woche dauert. Kommt es zu einer Schwangerschaft, setzt sich diese Entwicklung fort. Der Gelbkörper wächst weiter und gewährleistet die Aufrechterhaltung der Schwangerschaft. Bleibt eine Konzeption aus, degeneriert der Gelbkörper zum Corpus albicans.

Die Zeitdauer des Wachstums vom primären zum sprungreifen Follikel wird als Follikelphase bezeichnet. Sie wird durch das follikelstimulierende Hormon (FSH) des Hypophysenvorderlappens reguliert. Auch das hypophysäre luteinisierende Hormon (LH) ist für das follikuläre Wachstum - insbesondere für seine sekretorische Aktivität - von Bedeutung. Die Ovulation wird durch einen LH-Sekretionsgipfel ausgelöst. LH bewirkt durch einen nicht genau bekannten Mechanismus die Ruptur des Follikels und die Austreibung der Eizelle. Außerdem sorgt es für die Umwandlung der zurückbleibenden Follikelzellen in das Corpus luteum. Zusammen mit FSH hält LH die Funktion des Corpus luteum aufrecht. Bildung und Aufrechterhaltung des Gelbkörpers innerhalb des Ovarialzyklus faßt der Begriff Lutealphase zusammen. Beim Menschen kommt es in ca. 1 % der Ovarialzyklen zu multiplen Ovulationen, die bei einer Befruchtung zur Geburt von mehreiigen Zwillingen, Drillingen etc. führen.

TEILUNGSSTADIEN DER EIZELLE
Die primäre Oozyte enthält 46 Chromosomen (diploid) und tritt während der embryonalen Entwicklung in die erste Reifeteilung ein, verharrt jedoch in der Prophase. In der Pubertät, unter dem hormonalen Einfluß von FSH, LH und dem Sekret der Granulosazellen, nimmt die primäre Oozyte ihre Teilungsaktivität wieder auf und beginnt zu wachsen. Die erste meiotische Reifeteilung wird kurz vor der Ovulation beendet, und es entsteht die sekundäre Oozyte mit einem Polkörperchen. Während dieser Teilung erhält die zum Ovum bestimmte Zelle (sekundäre Oozyte) die Hälfte der Chromosomen und das gesamte Zytoplasma. Das Polkörperchen ist zwar mit dem gleichen Chromosomenanteil, jedoch mit nur sehr wenig Zytoplasma ausgestattet. Die sekundäre Oozyte tritt während der Ovulation in die zweite Reifeteilung ein, die sie bis zur Metaphase durchläuft. Die zweite Reifeteilung wird nur beendet, wenn eine Befruchtung stattfindet. In diesem Fall entsteht der reife, weibliche Pronukleus mit 23 Chromosomen (haploid) und das zweite Polkörperchen. Bei Teilung des ersten Polkörperchens werden also insgesamt 3 Polkörperchen gebildet.

Hinweise: Verwenden Sie Gelb für G und benutzen Sie durchweg helle Farben.
1. Beginnen Sie oben rechts, indem Sie die »2 Millionen« Eizellen anmalen.
2. Kolorieren Sie den Konzentrationsverlauf des follikelstimulierenden Hormons (B [1]) und dann die Entwicklung eines einzelnen Follikels. Beginnen Sie mit einem Primärfollikel (B [1]) Malen Sie nach dem Erreichen des 14. Zyklustages das luteinisierende Hormon (G [3]) und die dazugehörige Entwicklung des Corpus luteum an (G).
3. Kolorieren Sie ganz unten die Stadien der Oogenese.

primäre Oozyte A
Granulosazellen B
Antrum, antrale Flüssigkeit C
Thekazellen, D Zona pellucida E
Cumulus oophorus F
sekundäre Oozyte (Ovum) A'

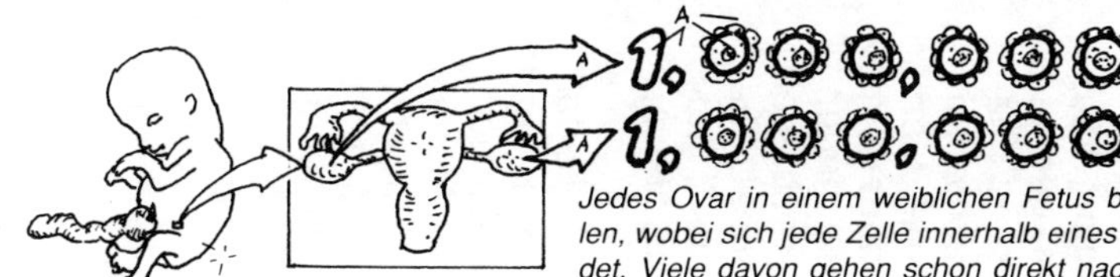

Jedes Ovar in einem weiblichen Fetus besitzt Millionen potentieller Eizellen, wobei sich jede Zelle innerhalb eines Primordialfollikels (Primär-) befindet. Viele davon gehen schon direkt nach der Geburt zugrunde (Atresie). Von der Pubertät bis zum 50. Lebensjahr werden ca. 500 Eizellen durch eine Ovulation zur Befruchtung freigegeben (ca. 13 pro Jahr für 35 Jahre). Der Rest der Primordialfollikel wird atretisch.

OVARIALZYKLUS

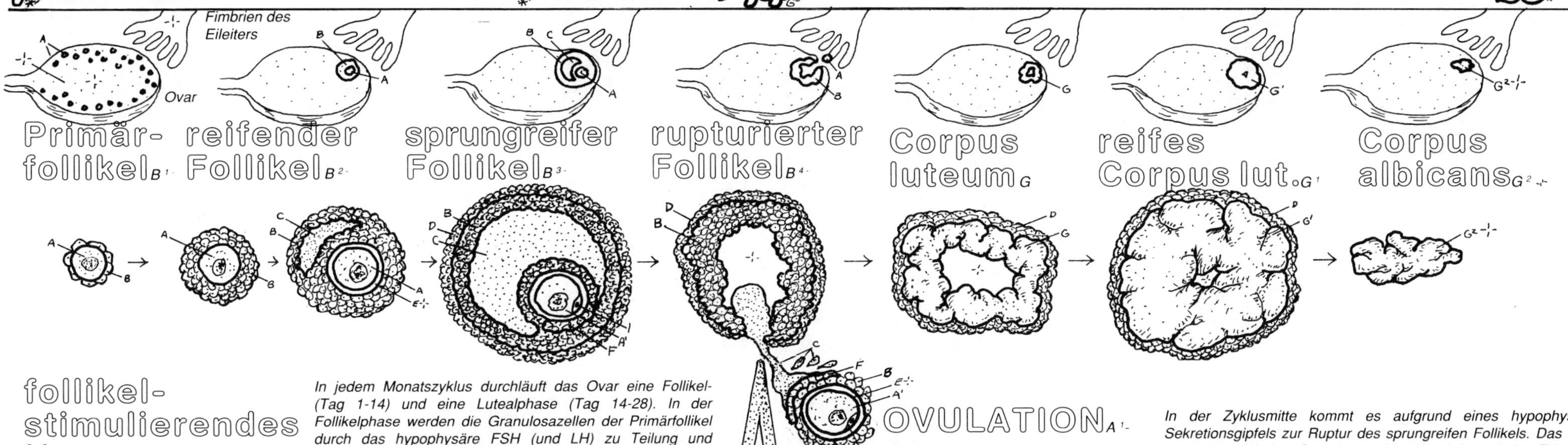

follikel-stimulierendes Hormon B⁵

In jedem Monatszyklus durchläuft das Ovar eine Follikel- (Tag 1-14) und eine Lutealphase (Tag 14-28). In der Follikelphase werden die Granulosazellen der Primärfollikel durch das hypophysäre FSH (und LH) zu Teilung und Wachstum angeregt. Der reifende Follikel zeichnet sich durch einen Hohlraum (Antrum) aus, der von einer Östrogen-sezernierenden Schicht von Thekazellen umgeben ist. Die Eizelle wächst in dieser Phase und entwickelt sich zur sekundären Oozyte mit der Zona pellucida und umgebenden Schichten von Follikelzellen (Cumulus oophorus).

luteinisierendes Hormon G³

In der Zyklusmitte kommt es aufgrund eines hypophysären LH-Sekretionsgipfels zur Ruptur des sprungreifen Follikels. Das Ovum wird zusammen mit dem Cumulus oophorus und der antralen Flüssigkeit ausgestoßen (Ovulation). In der Lutealphase entwickeln sich die verbleibenden Zellen des Follikels als Reaktion auf eine LH-Stimulation zum Corpus luteum. Dieser wächst etwa 1 Woche lang und sezerniert Progesteron und Östrogen. Findet keine Befruchtung statt, degeneriert das Corpus luteum (Corpus albicans).

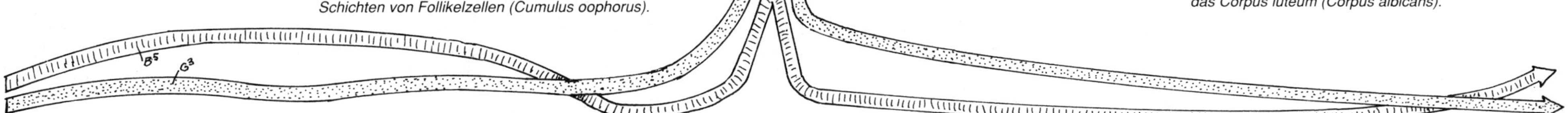

1 FOLLIKELPHASE 14 LUTEALPHASE 28

TAGE B⁵

STADIEN DER OOGENESE A-

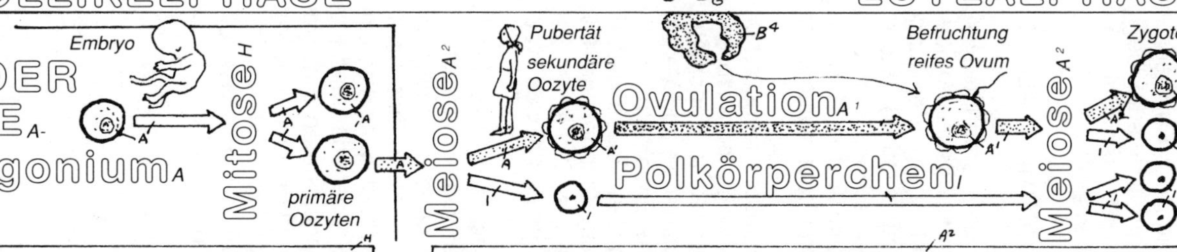

Im weiblichen Embryo teilen sich Oogonien und bilden die diploiden primären Oozyten. Letztere beginnen die Entwicklung zum haploiden Ovum durch Eintritt in die erste Reifeteilung, die jedoch zunächst nur bis zur Prophase vollzogen wird. Erst in der Pubertät kommt es zu einer weiteren Teilungsaktivität. Die sekundären Oozyten entstehen erst kurz vor der Ovulation. Eine der zwei sekundären Oozyten ist klein und besitzt keine nennenswerte Funktion (Polkörperchen); die andere wird zum großen Ovum, das später mit der Ovulation freigesetzt wird. Die zweite Reifeteilung wird nur nach einer Befruchtung vollzogen. Dabei entsteht ein weiteres Polkörperchen und der weibliche Pronukleus.

FUNKTIONEN DER OVARIEN: SEKRETION WEIBLICHER SEXUALHORMONE

WEIBLICHE SEXUALHORMONE
Hierbei handelt es sich um die Steroidhormone Östrogen (Östradiol) und Progesteron, die in den Ovarien aus Cholesterin gebildet werden. Östradiol enthält 2 Hydroxylgruppen, Progesteron dagegen 2 Ketongruppen. Während der Follikelphase wird die kombinierte Stimulation des Follikels durch die Hypophysenvorderlappen-Hormone FSH und LH mit einer Sekretion von Östrogen beantwortet. Während des zweiten Viertels des Ovarialzyklus steigt der Östrogenspiegel im Blut kontinuierlich bis zu seinem Spitzenwert am 12.-13. Tag. Nach der Ovulation sinkt die Östrogenproduktion aufgrund der Transformation der Follikelzellen in Luteinzellen wieder ab, wird jedoch bis in die 3. und 4. Woche hinein fortgesetzt. Die Stimulation des Corpus luteum durch LH und FSH bewirkt eine Progesteronsekretion der Lutealzellen. Progesteron ist also während der Follikelphase im peripheren Blut nicht nachweisbar, sondern erscheint erst nach der Ovulation, wenn LH mit der Stimulation des Corpus luteum beginnt. Die Progesteronsekretion erreicht ihren Spitzenwert in der Mitte der Lutealphase (Tag 20-22).

ENDOMETRIALZYKLUS
Im Verlauf des weiblichen Zyklus entfalten Östrogen und Progesteron ihre Wirkungen hauptsächlich am Endometrium (uterine Mukosa). Diese Schleimhautauskleidung beherbergt den jungen Embryo nach der Befruchtung (Implantation). Aus diesem Grund ist das Endometrium zyklischen Veränderungen unterworfen. Die Schleimhaut wird in Erwartung des Embryos auf-, aber wieder abgebaut, wenn keine Befruchtung stattgefunden hat.

Östrogen stimuliert im Endometrium die Proliferation der Basalmembranzellen, so daß eine dicke Mukosa sowie zahlreiche Endometriumdrüsen aufgebaut werden. Spiralarterien und Venen wachsen aus dem Myometrium in das Endometrium. Diese Vorgänge finden in der proliferativen Phase des Endometrialzyklus statt (Tag 6-14). Zum Zeitpunkt der Ovulation hat das Endometrium seine größte Dicke erreicht (ca. 5 mm). Das Myometrium nimmt an diesen Wachstumsvorgängen kaum teil.

Nach der Ovulation beginnen die Zellen des wachsenden Corpus luteum Progesteron zu sezernieren. Dieses Hormon wirkt hauptsächlich auf die Endometriumdrüsen, deren sekretorische Aktivität es fördert. Dieses Sekret ist reichhaltig an Proteinen und Glykogen und besonders für Überleben und Ernährung sowie für die Haftung des eingenisteten Embryos von Bedeutung. Progesteron ist für die Entwicklung einer Schwangerschaft unabdingbar. Der Abschnitt des Endometrialzyklus, der unter dem Einfluß der Progesteronwirkung steht, heißt Sekretionsphase.

MENSTRUATION
Bleibt eine Befruchtung aus, so fehlen die hormonellen Einflüsse für die Unterstützung des Corpus luteum, die zu diesem Zeitpunkt normalerweise vom Embryo stammen (s. Tafel 147). Die Degeneration des Corpus luteum verringert Östrogen- und Progesteronproduktion, und das Endometrium schrumpft. Die Blutzufuhr wird gedrosselt, es entsteht eine lokale Ischämie (ischämische Phase). Das Endometrium kann nicht länger aufrechterhalten werden, kollabiert um den 28. Tag, und die Menstruation setzt ein. Die menstruelle Phase dauert im Durchschnitt 5 Tage. Diese Phase wird durch neuerliches Follikelwachstum und steigende Östrogenspiegel in der nächsten Follikelphase des Ovars beendet. Die menstruelle Phase ist zwar die letzte Phase des Endometrialzyklus, jedoch die erste Phase des Ovarialzyklus.

Die menstruellen Zyklen beginnen in der Pubertät (Menarche) etwa zwischen dem 12. und 13. Lebensjahr. Diese ersten Zyklen sind normalerweise anovulatorisch. Im allgemeinen erfolgt die letzte Menstruation (Menopause) um das 52. Lebensjahr herum. Sie ist auf eine Erschöpfung der Ovarialfunktion zurückzuführen und signalisiert das Ende der reproduktiven (aber nicht sexuellen) Aktivität. Während der Schwangerschaft und manchmal auch in der Stillperiode finden keine menstruellen Zyklen statt.

ANDERE ÖSTROGENWIRKUNGEN
Östrogen entfaltet seine Wirkung nicht nur am Endometrium, sondern stimuliert auch die Entwicklung der ausgeprägten Schleimhautfältelung des Eileiters sowie die Zilienbildung der Epithelzellen. Diese Zilien unterstützen den Eitransport. Östrogen verstärkt auch die FSH-Wirkung auf das follikuläre Wachstum. Während der Pubertät steigert Östrogen (zusammen mit Androgenen der Nebenniere) die Calciumablagerung im Knochen und stimuliert das Knochenwachstum. Es fördert auch die Entwicklung von Uterus, Vagina, Eileiter sowie Brustdrüsen. Östrogene bewirken eine weichere Haut und fördern die subkutane Fettablagerung insbesondere an Brust und Gesäß, wodurch die typisch weiblichen Körperformen entstehen. Auch für die knöcherne Ausformung eines weiteren Beckens sowie für den Epiphysenfugenschluß der langen Röhrenknochen sind Östrogene verantwortlich.

Hinweise: Verwenden Sie dieselben Farben für FSH (A) und LH (C) wie auf Tafel 145. Benutzen Sie Rot für E und Blau für H.
1. Beginnen Sie mit der untersten Abbildung. Verfolgen Sie den Beitrag des FSH zum Wachstum der Follikelzellen in die nächsthöhere Abbildung zum Sexualhormonzyklus. Kolorieren Sie die Östrogenbestandteile. Kehren Sie dann zum LH und der lutealen Phase des Ovarialzyklus zurück. Das Corpus luteum erhält die LH-Farbe, das aus den Luteinzellen stammende Progesteron jedoch eine andere Farbe. Kolorieren Sie die Bausteine des Progesteron.
2. Wenden Sie sich nun dem oberen Abschnitt zu. Beginnen Sie links oben und malen Sie die schematische Zeichnung des Uterus an. Das Endometrium wird hier in der menstruellen Phase dargestellt und soll wie das Blut die Farbe Rot erhalten. Malen Sie dann die Vergrößerung der Uteruswand an. Das Endometrium soll nicht angemalt werden, damit die Strukturen besser hervortreten. Kolorieren Sie die kleinen Kreise, die auf die Sekretion der uterinen Drüsen hinweisen.
3. Kolorieren Sie die Phasen des Menstruationszyklus. Achten Sie auf die Farbkombination in der sekretorischen Phase. Die numerierten Zyklustage sollen ebenfalls angemalt werden.

UTERUS

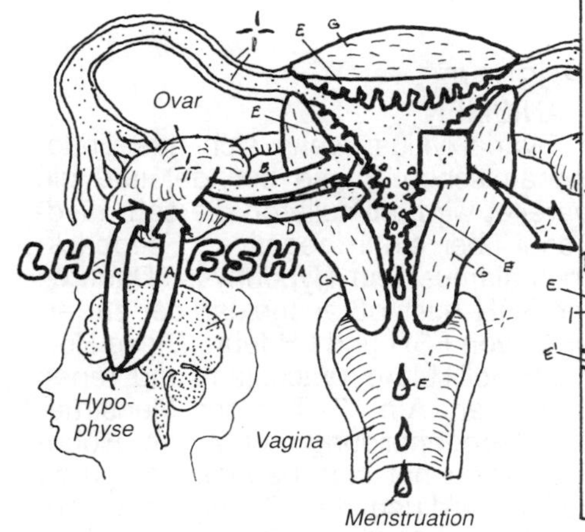

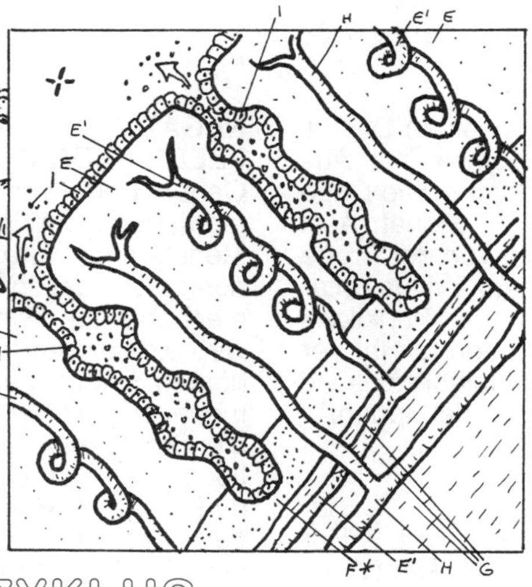

Endometrium E
Basalmembran F*
Myometrium G
Spiralarterie E'
Vene H
uterine Drüse J

Der Uterus besitzt die Form und Größe einer Birne. Er ist mit den Eileitern und mit der Vagina über die Zervix verbunden. Die Uteruswand besteht aus 2 Schichten, einer muskulären (Myometrium) und einer mukösen (Endometrium). Das Endometrium setzt sich aus einer persistierenden Basalmembran und einer funktionellen Schicht zusammen, die kontinuierlich auf- und wieder abgebaut wird. Das Endometrium enthält uterine Drüsen, Spiralarterien, Venen und Oberflächenepithel.

MENSTRUATIONSZYKLUS (endometrial)

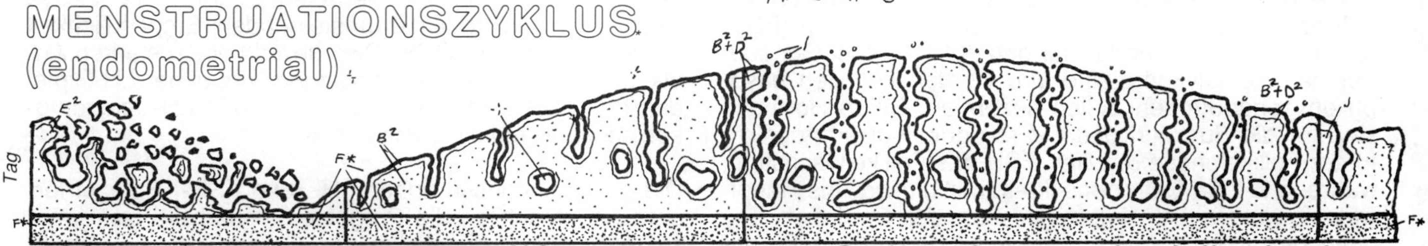

1 Menstruationsphase E²

In den ersten 5 Tagen des Ovarialzyklus schilfert sich das Endometrium ab. Die Menstruationsflüssigkeit besteht aus abgestorbenen Zellen und Blut.

6 Proliferationsphase B²

Zwischen dem 6. und 14. Tag (Proliferationsphase) wird das Endometrium wieder aufgebaut, Drüsen ausgebildet und die vaskuläre Versorgung wiederhergestellt.

14 Sekretionsphase D²

Nach der Ovulation sezernieren die Endometriumdrüsen unter dem Einfluß von Progesteron eine uterine Flüssigkeit, die für die Entwicklung des Embryos erforderlich ist.

ischämische Phase 27/28 J

Wenn keine Befruchtung stattfindet, nimmt die Östrogen- und Progesteronproduktion ab. Die Durchblutung des Endometriums wird gedrosselt (ischämische Phase), was die Abschilferung des Endometriums und die Blutung (Menstruation) verursacht.

ZYKLUS DER SEXUALHORMONE

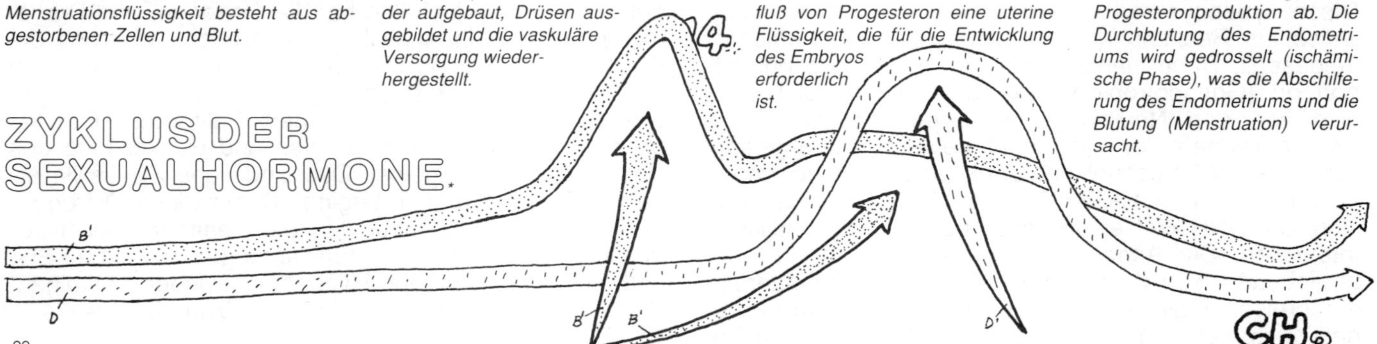

ÖSTROGEN B'

Östrogene (hauptsächlich Östradiol) werden als wichtigste weibliche Sexualhormone vom Ovar produziert. Sie sind für die proliferative Phase des Endometriums verantwortlich. Östradiol wird sowohl von Follikelzellen als auch vom Corpus luteum sezerniert.

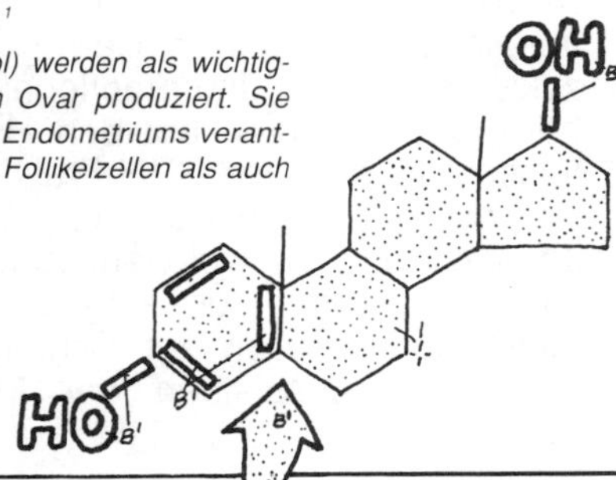

PROGESTERON D'

Progesteron ist ein anderes weibliches Sexualhormon und wird von den Luteinzellen des Corpus luteum produziert. Es erscheint im peripheren Blut nach der Ovulation und stimuliert die Sekretion der uterinen Endometriumdrüsen (Sekretionsphase).

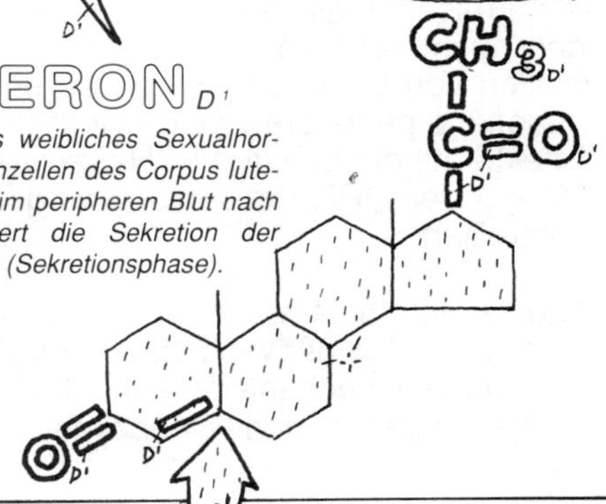

OVARIALZYKLUS

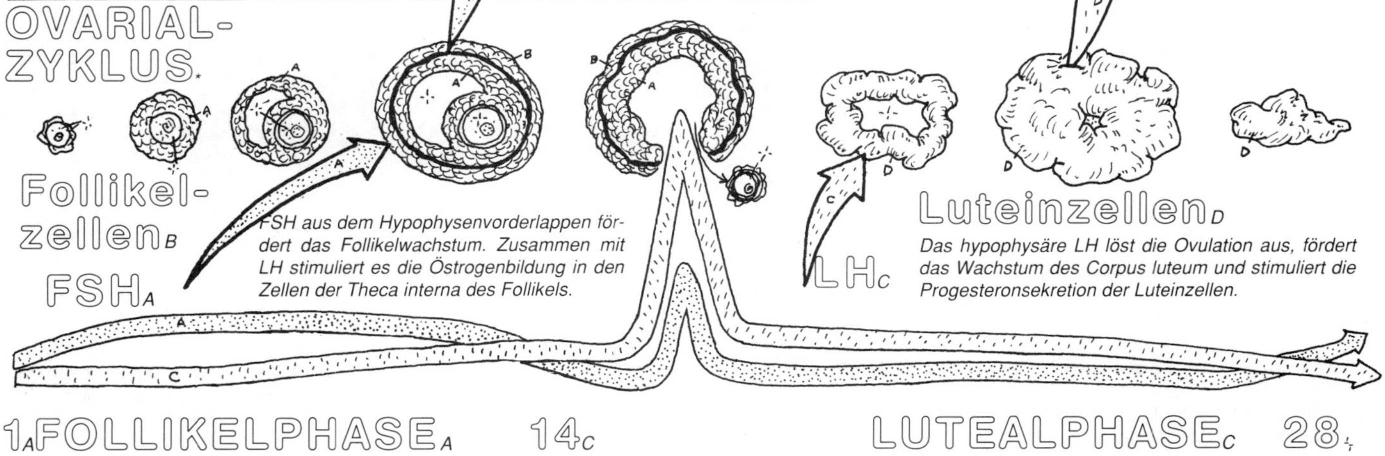

Follikelzellen B

FSH A

FSH aus dem Hypophysenvorderlappen fördert das Follikelwachstum. Zusammen mit LH stimuliert es die Östrogenbildung in den Zellen der Theca interna des Follikels.

LH C

Luteinzellen D

Das hypophysäre LH löst die Ovulation aus, fördert das Wachstum des Corpus luteum und stimuliert die Progesteronsekretion der Luteinzellen.

1 FOLLIKELPHASE A 14 C LUTEALPHASE C 28

HORMONELLE REGULATION DER OVARIALFUNKTION

Im Gegensatz zu den Abläufen im Hoden ist die Ovarialfunktion ein zyklischer Vorgang. Ein Zyklus mit Ausreifung des Follikels, Ovulation und Bildung sowie Degeneration des Corpus luteum dauert einen Monat. Auch die Östrogensekretion im Follikel, gefolgt von der Progesteronbildung im Corpus luteum, ist einem Zyklus unterworfen. Tafel 147 beschäftigt sich mit der Funktionsweise der »hypothalamischen Uhr« und den mit ihr verbundenen Feedbackwirkungen der Ovarialhormone auf das System Hypothalamus-Hypophysenvorderlappen.

HYPOHYSENVORDERLAPPEN UND SEINE GONADOTROPINE

Der Hypophysenvorderlappen (HVL) sezerniert 2 Hormone, die die Funktion des Ovars regulieren. Dabei handelt es sich um das follikelstimulierende Hormon (FSH) und das luteinisierende Hormon (LH). Diese Gonadotropine sind Glykoproteine und werden von den basophilen gonadotropen Zellen sezerniert. Beide Hormone sind für die Funktion des Ovars unbedingt erforderlich. In der Follikelphase reguliert FSH das Follikelwachstum, während LH die Östrogensekretion stimuliert. Als Hauptwirkungen des LH sind Auslösung der Ovulation, Bildung des Corpus luteum sowie Förderung der Progesteron- und Östrogenbildung in der zweiten Zyklushälfte zu nennen.

HYPOTHALAMISCHE KONTROLLE

Diese hypophysären Gonadotropine werden normalerweise als Reaktion auf ein Signal des Hypothalamus freigesetzt. Dabei handelt es sich um ein Peptidneurohormon (Gonadotropin releasing hormone, GRH). Es wird von den Neuronen des Hypothalamus in das Pfortadersystem der Hypophyse freigesetzt und gelangt auf diesem Weg schnell und direkt zu den gonadotropen Zellen, die mit speziellen GRH-Rezeptoren ausgestattet sind. Die GRH-Freisetzung erfolgt pulsatil in stündlichen Intervallen. Die Anpassung an wechselnden Gonadotropinbedarf wird durch Verkürzung oder Verlängerung der Freisetzungsintervalle erreicht. Dabei ist im einzelnen noch nicht klar, wie GRH die unterschiedliche Sekretion von LH und FSH regulieren kann. Bei Primaten haben die peripheren Sexualhormonspiegel auch direkte Effekte auf die LH- und FSH-Sekretion des HVL. Art und Menge der GRH-Freisetzung wird von 2 Mechanismen kontrolliert:

1. eine hypothalamische »Uhr«, die die Zyklusdauer und den Zeitplan der wichtigsten Vorgänge bestimmt und
2. Feedbackmechanismen der Sexualhormone auf Hypothalamus und Hypophyse.

NEGATIVE UND POSITIVE FEEDBACKMECHANISMEN

Gegen Ende des Ovarialzyklus, wenn sich das Endometrium in der ischämischen Phase befindet und die Menstruation vorbereitet wird, stimulieren die sehr niedrigen Östrogenspiegel über einen negativen Feedbackmechanismus Hypothalamus und Hypophyse. Dadurch wird ein vermehrter GRH-Ausstoß ausgelöst, der zur erhöhten Sekretionsrate von FSH und LH führt. Diese Hormone stimulieren das follikuläre Wachstum und regen die Östrogenproduktion an. Am 12. Tag des Menstruationszyklus ist die Östrogenbildung auf ihrem Höhepunkt, die FSH-Produktion hat sich dagegen aufgrund der negativen Feedbackwirkung des Östrogens verringert. Die Östrogenspitzenwerte führen über eine positive Rückkoppelung zu einer ansteigenden Empfindlichkeit der Hypophyse auf GRH. Dies bewirkt einen starken Anstieg der LH- und FSH-Freisetzung, wobei der LH-Gipfel den des FSH weit übersteigt. Die hohen LH-Spiegel lösen schließlich die Ovulation aus.

Die postovulatorisch hohen LH- (und FSH-) Spiegel fördern hauptsächlich die Progesteron- und die Östrogensekretion durch die Zellen des Corpus luteum. Schrittweise stellt sich das System wieder auf eine negative Rückkoppelung ein. Die ansteigenden Progesteron- und Östrogenspiegel in Hypothalamus und Hypophyse bewirken eine Abnahme der LH- und FSH-Produktion. In der Mitte der Zyklushälfte hat die Östrogen- und Progesteronsekretion ihren Höhepunkt erreicht, während die FSH- und LH-Spiegel parallel dazu gesunken sind. Bei Ausbleiben einer Befruchtung wird durch die niedrigen LH- und FSH-Spiegel und andere Faktoren, z.B. lokal produzierte Prostaglandine, Lyse und Rückbildung des Corpus luteum ausgelöst. Das Ende des Zyklus ist erreicht, die Menstruation beginnt. Der niedrige Östrogenspiegel wirkt nun kontinuierlich der Hemmung der hypothalamischen GRH-Freisetzung entgegen, wodurch FSH- und LH-Produktion der Hypophyse wieder ansteigen. Diese Vorgänge leiten den nächsten Ovarialzyklus ein.

Krankheit, Mangelernährung, Streßfaktoren und emotionale Belastungen greifen in den Ablauf des Ovarialzyklus ein. Streß und emotionale Krisen wirken über höhere Gehirnzentren auf den Hypothalamus und beeinflussen die pulsatile GRH-Freisetzung. Oft resultiert eine Hemmung, die die FSH- und LH-Produktion verringert. Je nachdem, zu welchem Zeitpunkt die Streßfaktoren einwirken, kommt es aufgrund einer fehlenden Endometriumproliferation zur Schmier- und Abbruchblutung oder zum Ausbleiben der Menstruation (sekundäre Amenorrhöe).

Hinweise: Verwenden Sie dieselben Farben für FSH (B), LH (E), Östrogen (G) und Progesteron (H) wie auf Tafel 146. Benutzen Sie helle Farben für A und C.
1. Kolorieren Sie die große Abbildung in Bildmitte.
2. Malen Sie die 3 Abbildungen darunter an. Dabei sollen nur die dick umrandeten Teile der Hormonkurven farblich abgesetzt werden. Der dazugehörige Bereich des Endometriums soll grau angemalt werden. Die gepunktete Linie in der linken Abbildung soll einen sinkenden Östrogenspiegel andeuten. Die gestrichelten Linien in der rechten Abbildung bedeuten eine Hemmung der FSH- und LH-Sekretion.
3. Kolorieren Sie zuletzt die Zeichnung oben rechts.

Hypothalamus A
Gonadotropin releasing hormone (GRH) B
Hypophysenvorderlappen C
follikelstimulierendes Hormon (FSH) D
luteinisierendes Hormon (LH) E

OVAR F
Östrogen G
Progesteron H

Der Hypophysenvorderlappen setzt zur Regulation der Ovarialfunktion 2 gonadotrope Hormone frei, FSH und LH. Diese beiden Hormone stimulieren gemeinsam Follikelwachstum und Östrogensekretion während der Follikelphase. LH löst die Ovulation aus und kontrolliert die Lutealphase durch Stimulation des Corpus luteum mit seiner Progesteronsekretion. Die Sekretion der hypophysären Gonadotropine untersteht der Kontrolle durch das Gonadotropin releasing hormone (GRH) des Hypothalamus. Die Freisetzung dieses Hormons erfolgt pulsatil, wird jedoch auch durch Feedbackeffekte der Sexualhormone auf den Hypothalamus beeinflußt. Emotionen und Streß beeinträchtigen die GRH-Sekretion und führen zu Störungen bei Ovulation und Menstruationszyklus.

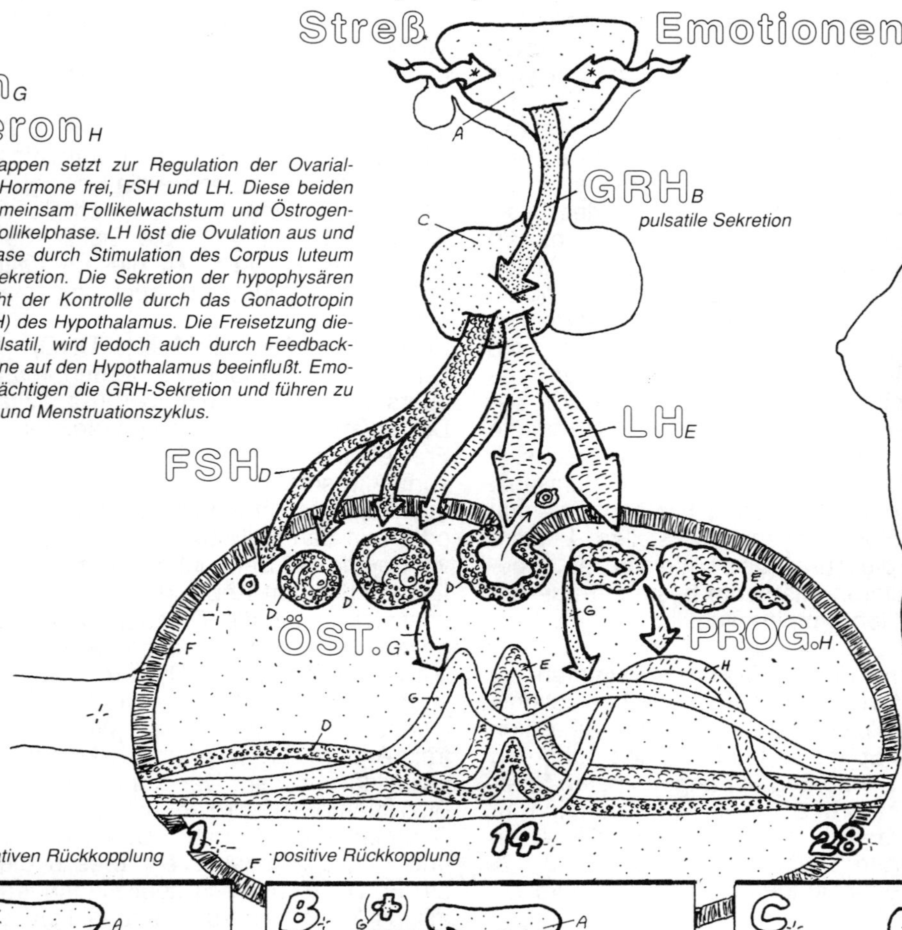

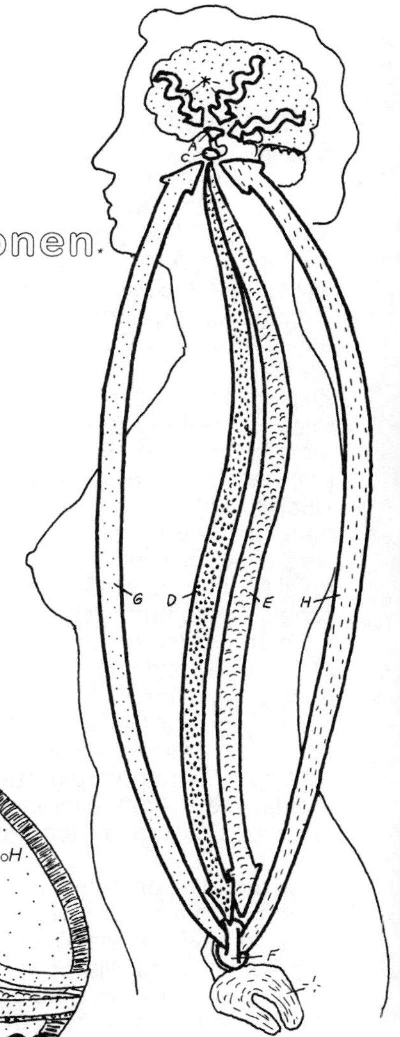

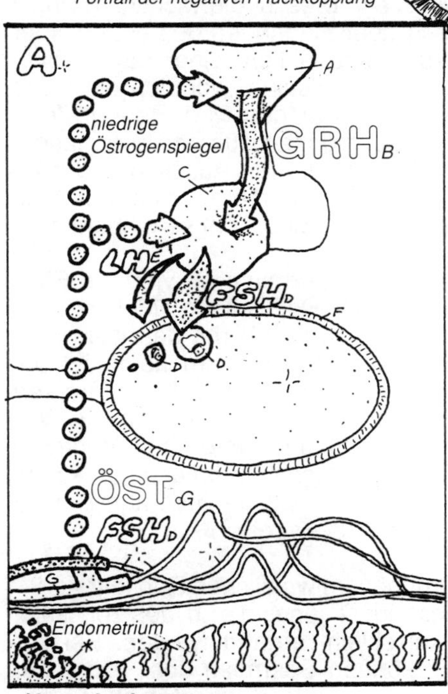

niedriger Östrogenspiegel G

Niedrige Östrogenspiegel während der Menstruation wirken der gehemmten GRH-Freisetzung entgegen, wodurch die FSH- und LH-Produktion angeregt wird (s. C). Der FSH- und LH-Anstieg regt das Follikelwachstum an und erhöht die Östrogenspiegel mit Spitzenwerten am 12. Zyklustag.

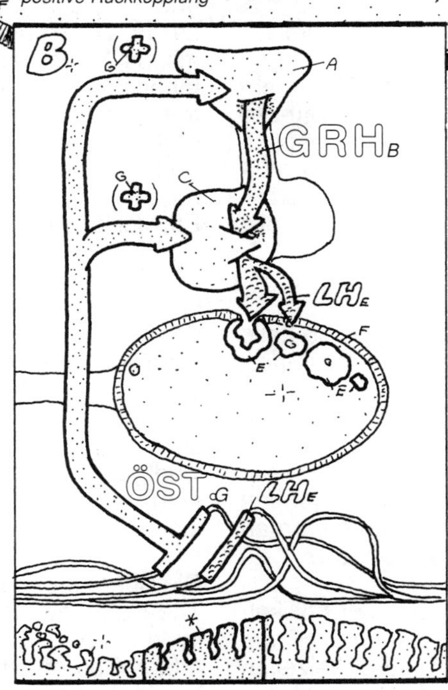

hoher Östrogenspiegel G

Ohne Progesteron verursacht der Östrogengipfel einen plötzlichen starken LH-Anstieg (positive Rückkoppelung am 14. Tag). Hohe LH-Spiegel lösen die Ovulation und anschließend das Wachstum des Corpus luteum aus. Es kommt zu einem Anstieg von Progesteron und Östrogen mit Gipfelwerten am 22. Tag.

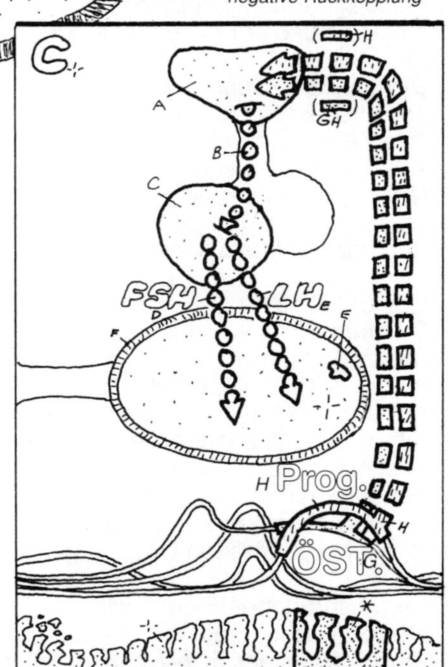

hoher Östrogen- G und hoher Progesteronspiegel H

Bleibt eine Befruchtung aus, werden LH- und FSH-Freisetzung aufgrund der hohen Östrogen- und Progesteronspiegel gehemmt (negative Rückkoppelung). Reduzierte Gonadotropinspiegel führen zur Involution des Corpus luteum mit Abnahme der Sexualhormonproduktion und Menstruation. Es beginnt ein neuer Zyklus wie in A gezeigt.

DIE BEFRUCHTUNG DER EIZELLE

FUNKTION DER SPERMIEN
Das voll ausgereifte menschliche Spermatozoon besitzt einen abgeflachten, birnenförmigen Kopf, der hauptsächlich aus dem Kern mit dem genetischen Material (Chromatin, DNS) besteht. Der Kopf wird vorne vom Akrosom bedeckt, einem mehrschichtigen, modifizierten lysosomalen Sack, der verschiedene lytische Enzyme enthält, z.B. Hyaluronidase und Akrosin. Diese Enzyme erleichtern dem Spermium die Perforation der Eimembran. Der Hals schließt mit einer Basalplatte an den Zellkern und enthält das proximale Zentriol, das für die Bildung der Teilungsspindeln nach Eindringen des Spermatozoons in die Eizelle bereitsteht. Der Schwanz (60 µm lang, 1 µm dick) besteht aus einem kurzen Mittelstück (5 µm), einem langen Hauptstück (50 µm) und einem kurzen Endstück (5 µm). Das Hauptstück ist der bewegliche Teil des Schwanzfadens. Ein spezieller kontraktiler Apparat befähigt das Flagellum zu seinen typischen, wellenförmigen Schwimmbewegungen. Er besteht aus 9 Paaren peripherer Mikrotubuli, die 2 zentrale Mikrotubuli umgeben. Diese Filamente erstrecken sich über die gesamte Länge von Mittelstück und Schwanz. Die Energie für die Kontraktion dieser Filamente stammt aus ATP, das die Mitochondrien bereitstellen. Letzere sind spiralförmig um die Tubuli des Mittelstückes angeordnet. Die mikrotubulären Filamente bestehen aus Aggregaten des kontraktilen Proteins Tubulin.

Nach der Deponierung in der Vagina schwimmen die Spermien durch die Zervix und treten in die Uterushöhle ein. Dort bewegen sie sich in alle Richtungen, weil es keinen Reiz gibt, der die Spermien in die richtige Tube (Ort der Befruchtung) leitet. Aufgrund der ungerichteten Spermienbewegung ist eine große Anzahl von Spermien für die Befruchtung erforderlich. Von den 300 Millionen in der Vagina abgelagerten Spermien erreichen nur 0,1 % die Tube und nur ein paar Hundert die Eizelle (Ovum).

Menschliche Spermien bewegen sich mit einer Durchschnittsgeschwindigkeit von 3 mm/min. Für die Strecke von Zervix bis Tube würde also ca. 1 Stunde benötigt. Aus Tierexperimenten ist bekannt, daß Spermien den Eileiter in wenigen Minuten erreichen können. Möglicherweise spielen Kontraktionen der Uteruswand eine Rolle (z.B. durch Prostaglandine im Sperma induziert).

DIE EIZELLE
Die menschliche Eizelle (Ovum) ist eine sehr große Zelle (bis zu 200 µm im Durchmesser) verglichen mit dem Spermium, dessen Kopf nur 5 µm dick ist. Dies ist vor allem auf den großen Zytoplasmagehalt der Eizelle zurückzuführen. Hauptaufgabe der Spermien ist das Einbringen ihrer genetischen Information in die Eizelle. Die Eizelle hat dagegen die zusätzliche Funktion, den ganz jungen Embryo zu ernähren. Die benötigten Nährstoffe werden in zytoplasmatischen Granula gespeichert (Dotter).

Die gesprungene Eizelle wird von einer Schicht Follikelzellen (Corona radiata) umgeben, die Ernährung und Stoffwechsel der Eizelle gewährleisten. Die Follikelzellen sind klein und werden durch Hyaluronsäure (ein Mukopolysaccharid) zusammengehalten. Die Eizelle wird von der Zona pellucida umgeben, einer transparenten, gallertartigen Membran mit einer Dicke von etwa 5 µm. Die Zona pellucida ist radiär von fingerartigen Fortsätzen (Mikrovilli) der anliegenden Follikelepithelzellen durchzogen, so daß ein Stoffaustausch stattfinden kann. Sie hat auch eine mechanische Stützfunktion für den Embryo.

Die Eizelle hat keine eigene Motilität. Nach der Ovulation folgt sie (und mit ihr Corona radiata und Cumulus oophorus) dem Sog, den die Bewegungen der Tube und des Fimbrientrichters hervorrufen. In der Tube wird das Ei durch peristaltische Bewegungen der Tubenmuskulatur und den Zilienschlag des Flimmerepithels zum Uterus befördert. Für die Kontraktion der Tubenwand und für die Bildung sowie die Schlagbewegung der Zilien ist Östrogen erforderlich. Innerhalb von Stunden nach der Ovulation erreicht die Eizelle den ampullären Abschnitt des Eileiters. Zu diesem Zeitpunkt hat sie die optimale Reife für die Befruchtung erreicht.

FERTILISATION (BEFRUCHTUNG)
Um befruchtungsfähig zu werden, müssen die Spermien zuerst einen Reifungsprozeß (Kapazitation) durchlaufen. Der außen gelegene Glykoproteinmantel, der bisher die Freisetzung akrosomaler Enzyme verhindert hat, wird vom Akrosom entfernt. Die Substanzen, die die Spermienkapazitation induzieren, stammen aus dem Eileiter oder aus den Follikelzellen des Cumulus oophorus. Die vor Beginn des Befruchtungsvorganges ablaufenden Veränderungen am Kopf des Spermatozoons, die als Voraussetzung für die Durchdringung der Zona pellucida gelten, werden als akrosomale Reaktionen bezeichnet. Mit Hilfe des Enzyms Hyaluronidase wird die Hyaluronsäure aufgelöst. Dadurch werden die Follikelzellen voneinander getrennt und der Weg für das Spermium ist frei. Andere Enzyme (z.B. Akrosin) können die Zona pellucida auflösen. Der Kontakt des Spermiums mit der Eizellmembran wird durch spezielle Rezeptoren für Spermatozoen verstärkt. Das Spermium dringt mit Kopf und Schwanz in das Ei ein. Dies ist die wichtigste Phase der Fertilisation. Nach dem Eindringen des ersten Spermiums kommt es zur Zonareaktion, einer rasch ablaufenden Härtung der Zona pellucida, wodurch die Penetration weiterer Spermien verhindert wird. Bei der Zonareaktion treten einige Substanzen aus den zytoplasmatischen Granula der Eizelle aus. Ein Ausbleiben der Zonareaktion führt zur Polyspermie, die mit einer normalen Entwicklung des befruchteten Eies nicht vereinbar ist.

Die Penetration durch das Spermium aktiviert die Eizelle: Sie vollendet die zweite Reifeteilung (Meiose), teilt das zweite Polkörperchen ab und bildet den weiblichen Pronukleus. Der Spermienschwanz wird aufgelöst und der kondensierte Spermienkopf lockert sich zum Vorkern auf. Das letzte Stadium der Fertilisation ist die Verschmelzung der männlichen und weiblichen Vorkerne, wodurch männliche und weibliche Chromosomen kombiniert werden. Die befruchtete Eizelle mit dem jetzt diploiden Chromosomensatz heißt Zygote.

Die Spermatozoen können im weiblichen Genitaltrakt 3-4 Tage überleben, besonders jene, die in der zervikalen Mukosa vom Zervikalschleim ernährt werden. Bei korrekter Gefriertechnik können Spermien über Jahre aufbewahrt werden, wobei ihre Befruchtungsfähigkeit erhalten bleibt. Die menschliche Eizelle hat eine kürzere Lebensdauer (ca. 6-12 Std. nach der Ovulation). Findet keine Befruchtung statt, altert die Eizelle sehr schnell und degeneriert. Der optimale Befruchtungszeitpunkt ist innerhalb der ersten 12 Stunden nach der Ovulation.

Hinweise: Verwenden Sie helle Farben für D, G, H und M-R.
1. Beginnen Sie mit dem Eileiter. Malen Sie die winzigen Spermien (F) an, die zum und im Eileiter schwimmen. Kolorieren Sie die zugehörigen Zahlen. Malen Sie die 2 Vergrößerungen rechts davon an.
2. Kolorieren Sie die Abbildungen vom Spermatozoon (F).
3. Wenden Sie sich nun dem Ovum und den unten abgebildeten 5 Stadien der Befruchtung zu. Die gepunktete Linie in der letzten Abbildung weist auf den sich auflösenden Spermienschwanz hin.

Die in der Vagina deponierten Spermien gelangen durch die Zervix in den Uterus und von dort aus in die Eileiter. Sie bewegen sich in alle Richtungen, so daß ein Befruchtungsvorgang eine große Anzahl von Spermien erfordert. Von den 300 Millionen Spermien aus dem Ejakulat erreichen 0,1 % den Eileiter und ca. 100 den ampullären Bereich, in dem der Kontakt mit der Eizelle stattfindet. Durch Prostaglandine ausgelöste Kontraktionen des Uterus erleichtern den Spermientransport.

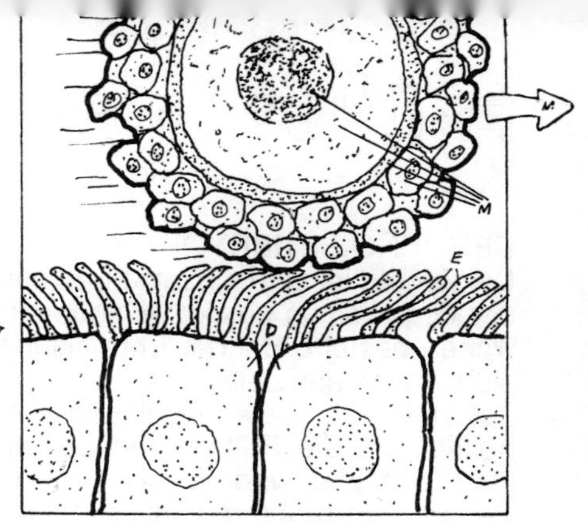

TUBA UTERINA A

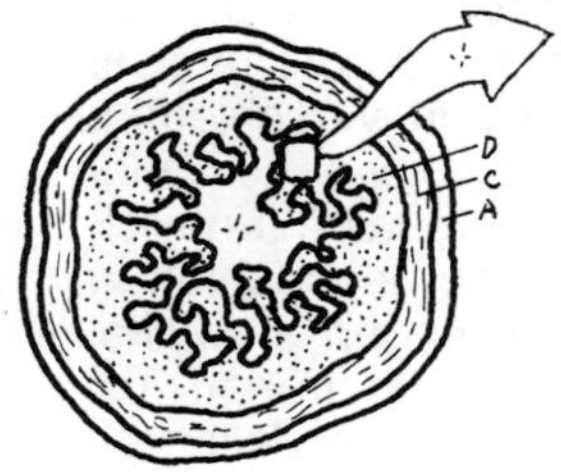

Das Ei besitzt keine Eigenbeweglichkeit. Kontraktionen der glatten Eileitermuskulatur verursachen Bewegungen des Fimbrientrichters, wodurch die reife Eizelle aus der Peritonealhöhle in den Eileiter gelangt. Diese Kontraktionen sind am stärksten zum Zeitpunkt der Ovulation und treiben zusammen mit dem Zilienschlag (in der Eileitermukosa) das Ei in Richtung Uterus.

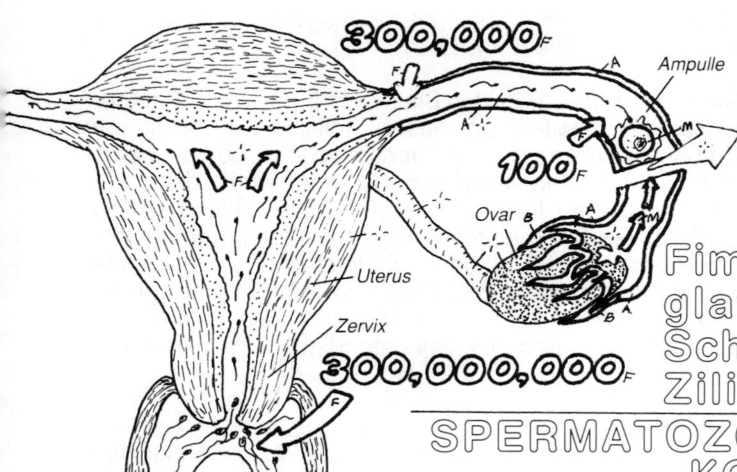

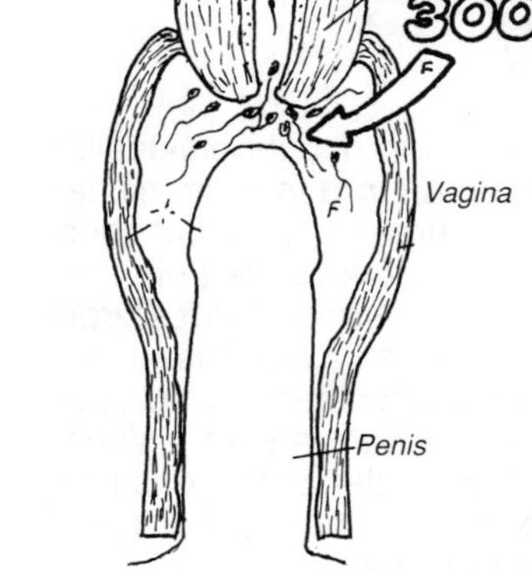

Fimbrien B
glatter Muskel C
Schleimhautfalten D
Zilien E

SPERMATOZOON F

KOPF
Akrosom G
Nukleus H
HALSSTÜCK
Zentriolen I
MITTELSTÜCK
Mitochondrien J
SCHWANZ
Hauptstück K
Endstück L

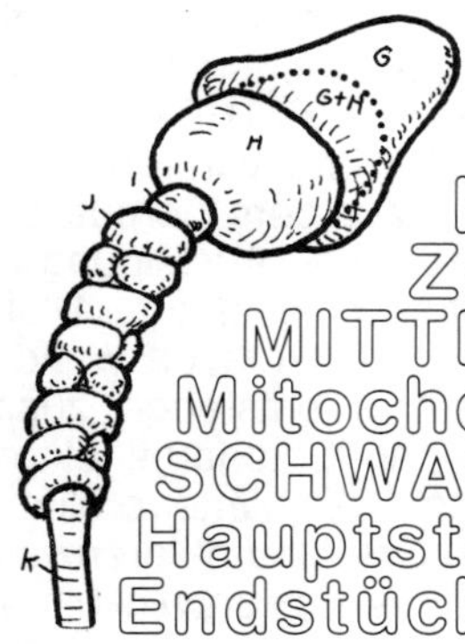

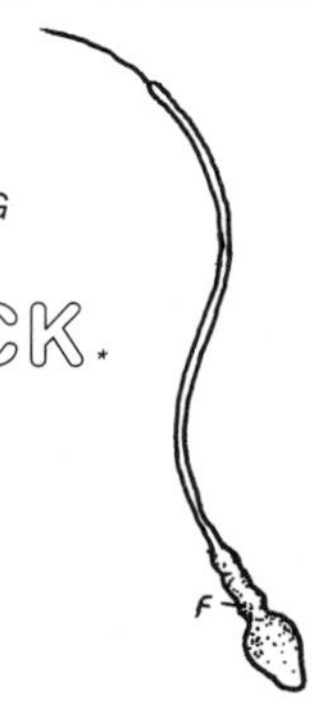

Spermien besitzen Kopf, Halsteil, Mittelstück und Schwanz. Der Kopf besteht aus dem innen gelegenen Kern und dem übergestülpten Akrosom. Der Halsteil enthält die Zentriolen, in denen die kontraktilen Fibrillen des Schwanzes verankert sind. Im Mittelstück befinden sich die Mitochondrien. Axial angeordnete Filamente verlaufen vom Halsteil zum Endstück des Schwanzes und ermöglichen die Kontraktionen des Schwanzes und damit Motilität des Spermiums.

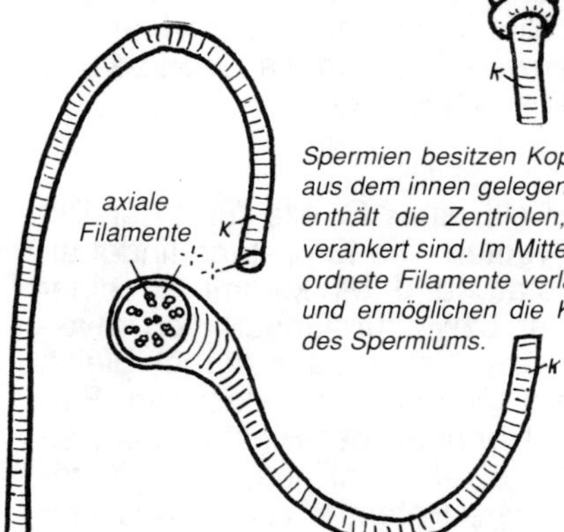

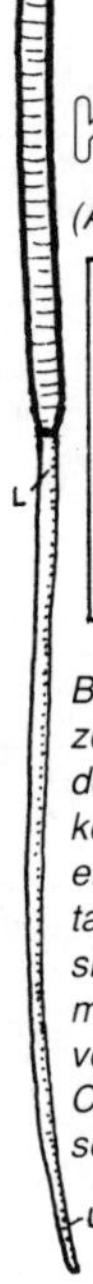

OVUM (Ei) M

N Follikelzellen
O Hyaluronsäure
P Zona pellucida
Q Zytoplasma
R Nukleus

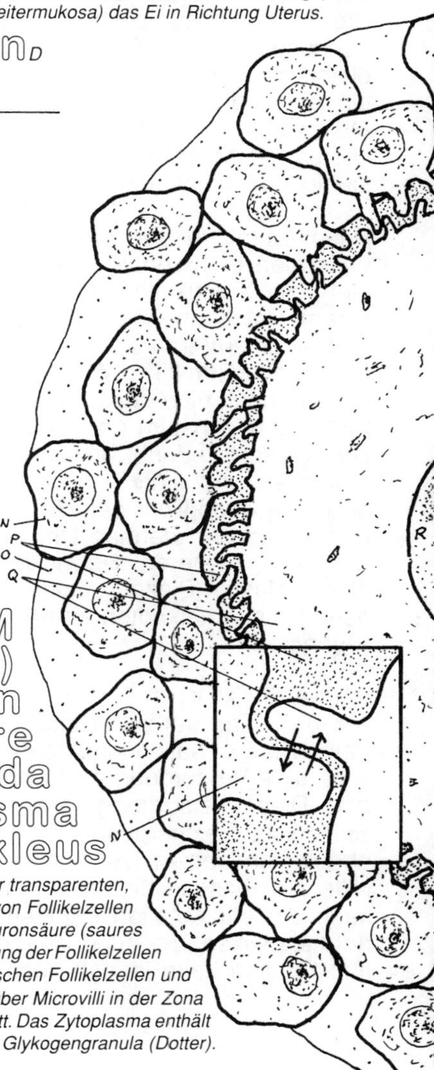

Das menschliche Ei ist eine große Zelle (200 µm), die von einer transparenten, gallertartigen Membran (Zona pellucida) und Aggregaten von Follikelzellen (Corona radiata) umgeben ist. Hyaluronsäure (saures Mukopolysaccharid) bewirkt die starke Haftung der Follikelzellen untereinander. Der Stoffaustausch zwischen Follikelzellen und Zytoplasma findet über Microvilli in der Zona pellucida statt. Das Zytoplasma enthält Proteine, Fett, Glykogengranula (Dotter).

Kapazitation

(AKROSOMALE REAKTION)

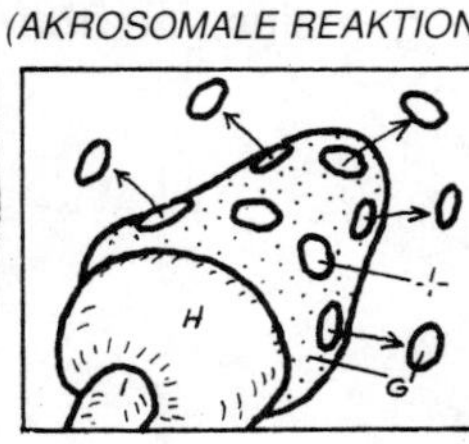

Bevor das Spermium die Eizelle befruchten kann, muß der das Akrosom bedeckende Glykoproteinmantel entfernt werden (Kapazitation). An diesem Vorgang sind Substanzen und Enzyme beteiligt, die im Eileiter von den Follikelzellen des Cumulus oophorus freigesetzt werden.

Enzymwirkung

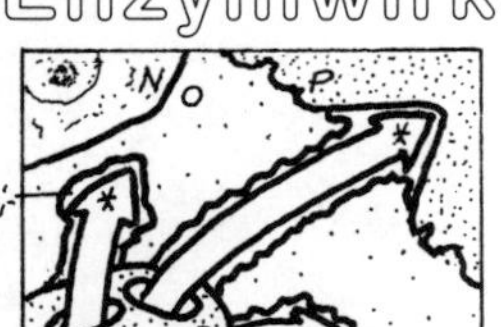

Akrosomale Enzyme (z.B. Hyaluronidase, Akrosin) verdauen die das Ei umhüllenden Membranen und machen den Weg für das Spermium frei. Hyaluronidase löst Hyaluronsäure, wodurch die Follikelzellen getrennt werden, Akrosin löst die Zona pellucida.

Fertilisation

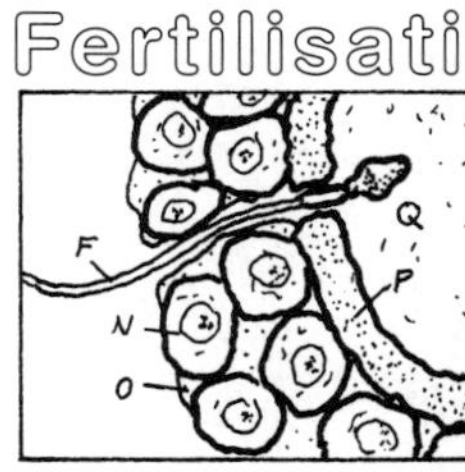

Die Verschmelzung von Spermien, Plasmamembran und Eizelle führt zur Aufnahme des gesamten Spermiums in das Ei. Dieser Vorgang aktiviert die Eizelle und löst die wichtigsten Reaktionen der Befruchtung aus.

Zonareaktion

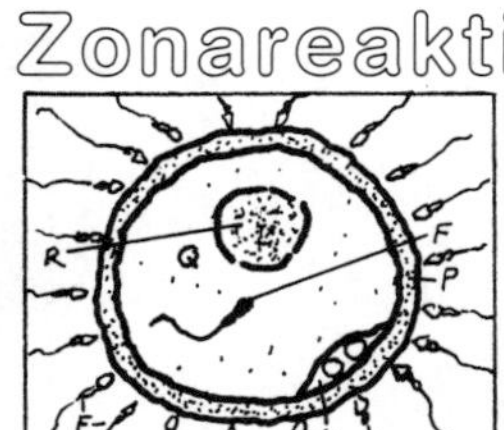

Nach dem Eindringen eines Spermiums wird die Zona pellucida undurchlässig für andere Spermien (Zonareaktion).

Verschmelzung der Pronuklei

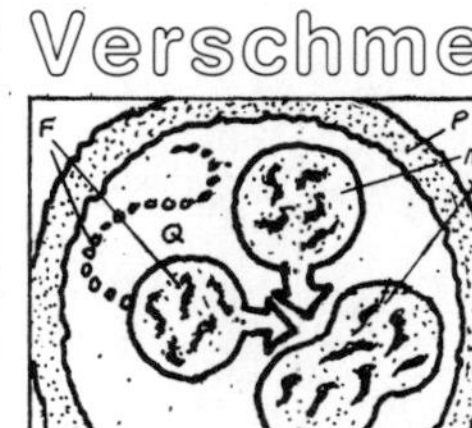

Mit dem Eintritt des Spermiums vollendet die Eizelle die zweite Reifeteilung (Meiose), teilt das zweite Polkörperchen ab und bildet den weiblichen Pronukleus. Der Spermienschwanz degeneriert, und der kondensierte Spermienkopf lockert sich zum Vorkern auf. Die beiden Vorkerne verschmelzen zur Zygote.

FRÜHSTADIEN DER EMBRYONALENTWICKLUNG

DER JUNGE EMBRYO
Die Zygote ist eine einzelne und einfache Zelle, während der Organismus aus verschiedenartigen Zellen und Geweben besteht. Bei der Entwicklung der Zygote müssen sich daher die Zellen vermehren und in verschiedene Zelltypen und Gewebe differenzieren. Diese Vorgänge bestimmen die Frühstadien der embryonalen Entwicklung. Zunächst wird eine Zellproliferation beobachtet: Im Verlauf von mehreren mitotischen Teilungen entwickelt sich die Zygote zur Morula. Während der frühen Teilungsstadien (Furchungsteilung) behalten die Zellen ein einheitliches Erscheinungsbild. Die sich teilenden Zellen verbrauchen den Zytoplasmavorrat der Zygote, d.h. die Kern-Zyptoplasma-Relation verschiebt sich zugunsten des Kerns und die Zellen werden zunehmend kleiner. Die Gesamtmasse bleibt dabei gleich, so daß die Morula genauso groß ist wie die Zygote. Die Zona pellucida bleibt ebenfalls erhalten. Während der Furchungsteilungen wird der junge Embryo durch Zilienschlag der Mukosa und Kontraktionen des Eileiters in Richtung Uterus transportiert. Am 4. Tag erreicht er im Morulastadium das Cavum uteri.

Beim Eintritt in den Uterus beginnen sich die bisher uniformen embryonalen Zellen zu trennen, und es entsteht ein flüssigkeitsgefüllter Hohlraum mit einer sich an einem Pol befindenden Zellgruppe (Embryonalknoten) und einer äußeren Zellschicht (Trophoblast). In diesem frühen Stadium (Tag 5) heißt der Embryo Blastozyste und hat noch eine Zona pellucida, die aber bald degeneriert und Wachstum und Ausdehnung des Embryos bis zur Spätform erlaubt, in der sich die Trophoblastzellen abflachen und aktiv werden. Die Auflösung der Zona pellucida ermöglicht dem Embryo, Nährstoffe und Sauerstoff aus der uterinen Umgebung zu beziehen. Während der späteren Entwicklung entstehen aus dem Trophoblasten Plazenta und Eihäute (z.B. Amnion). Aus dem Embryonalknoten entwickelt sich der eigentliche Embryo.

IMPLANTATION
Am 6.-7. Tag verbindet sich das Ei mit dem Endometrium. Dies ist notwendig, da das weitere Wachstum eine verstärkte Versorgung mit Nährstoffen und Wasser erfordert. Diese Versorgung kann nur über den mütterlichen Blutkreislauf sichergestellt werden. Die Zellen des Trophoblasten setzen lysosomale Enzyme frei, mit deren Hilfe die Blastozyste das Endometrium arrodiert; dann kann die Implantation erfolgen. Der bevorzugte Ort ist normalerweise die fundusnahe Uterushinterwand, die Implantation kann jedoch auch an verschiedenen ektopen Stellen in Eileiter, Zervix oder der Peritonealhöhle stattfinden. Ektope Implantate sind normalerweise nicht lebensfähig. Eine Eileiterschwangerschaft ist gefährlich für die Mutter, da das Wachstum des Embryos zu einer Ruptur von Blutgefäßen mit lebensgefährlicher Blutung in die Bauchhöhle führen kann.

Nach der Einnistung der Blastozyste heilt das zerstörte Endometriumepithel an dieser Stelle und bedeckt den Embryo vollständig. Der menschliche Embryo wächst also nicht im Uteruskavum, sondern innerhalb der Endometriumschicht. Nach der Implantation bildet der Trophoblast die Chorionzotten. Diese Zotten sorgen für den Austausch von Nährstoffen, Blutgasen und Metaboliten zwischen speziellen Blutsinus und mütterlichen Blutgefäßen. Später entsteht aus Chorionzotten und mütterlichen Blutgefäßen als eigenständiges Organ die Plazenta.

FUNKTION DES HCG
Nach der Implantation wird von den Trophoblastzellen der Chorionzotten ein Peptidhormon in den mütterlichen Blutkreislauf abgegeben, das »human chorionic gonadotropin« (HCG). HCG wirkt wie LH und fördert die kontinuierliche und verstärkte Östrogen- und Progesteronsekretion aus dem Corpus luteum des Ovars. Diese Hormone bewirken Ausbildung und Aufrechterhaltung einer Graviditätsschleimhaut. Während der ersten Woche nach der Implantation wandelt sich der Embryonalknoten um. Es entstehen zunächst 2 und schließlich 3 Keimblätter (Entoderm, Ektoderm, Mesoderm). Die Zellen dieser Keimblätter proliferieren, verlagern sich an bestimmte Orte und differenzieren sich in die Gewebe und Organe des sich entwickelnden Embryos.

MEHRLINGSGEBURT
Die Ovulation von mehr als einer Eizelle führt zur Bildung von 2 oder mehr Zygoten. Die Einnistung findet an verschiedenen Stellen statt, und es kommt zu einer Mehrlingsschwangerschaft bzw. zur Geburt von zweieiigen Zwillingen. Das Geschlecht kann dabei gleich oder unterschiedlich sein. Kommt es jedoch im Furchungsstadium zu einer Trennung der Blastomeren, so entstehen eineiige Zwillinge oder Drillinge. Alle Blastomeren haben das genetische Potential zur Entwicklung eines vollständigen Individuums. Diese Embryos besitzen einen gemeinsamen genetischen Ursprung (Genotyp) und damit gleiches Geschlecht und gleichen Phänotyp. Eineiige Zwillinge können eine gemeinsame Plazenta besitzen.

Hinweise: Verwenden Sie Rot für P und durchweg helle Farben. Nur L, N und O erhalten dunkle Farben. Benutzen Sie Ihre hellsten Farben für H und M.
1. Beginnen Sie mit dem Eintritt des Eies in den Eileiter. Die Überschriften Zona pellucida (K) und Polkörperchen (L) befinden sich rechts oben. Die Numerierungen der Tage erhalten die Farbe Grau. Kolorieren Sie die ektopen Implantationsstellen (N), die mit großen Sternen markiert sind.
2. Fahren Sie fort mit der Blastozyste (6. Tag) und dem vollständig implantierten Ei (12. Tag). Malen Sie das Endometrium (M) in den großen Zeichnungen an, ehe Sie die lysosomalen Enzyme (O) (6. Tag) punktieren.
3. Kolorieren Sie die 3 Hormonwirkungen unten rechts.
4. Wenden Sie sich zuletzt der Zwillingsentstehung zu.

FRÜHSTADIEN DER ENTWICKLUNG*

Ovum A
Fertilisation B
Zygote C
Zweizellstadium D
Vierzellstadium E
Achtzellstadium F

Morula G
Frühform der Blastozyste (5)*
Embryonalknoten H
Hohlraum der Blastozyste I
Trophoblast J
Spätform der Blastozyste (6)*

Zona pellucida K
Polkörperchen L
Endometrium M

ektope Implantationen N

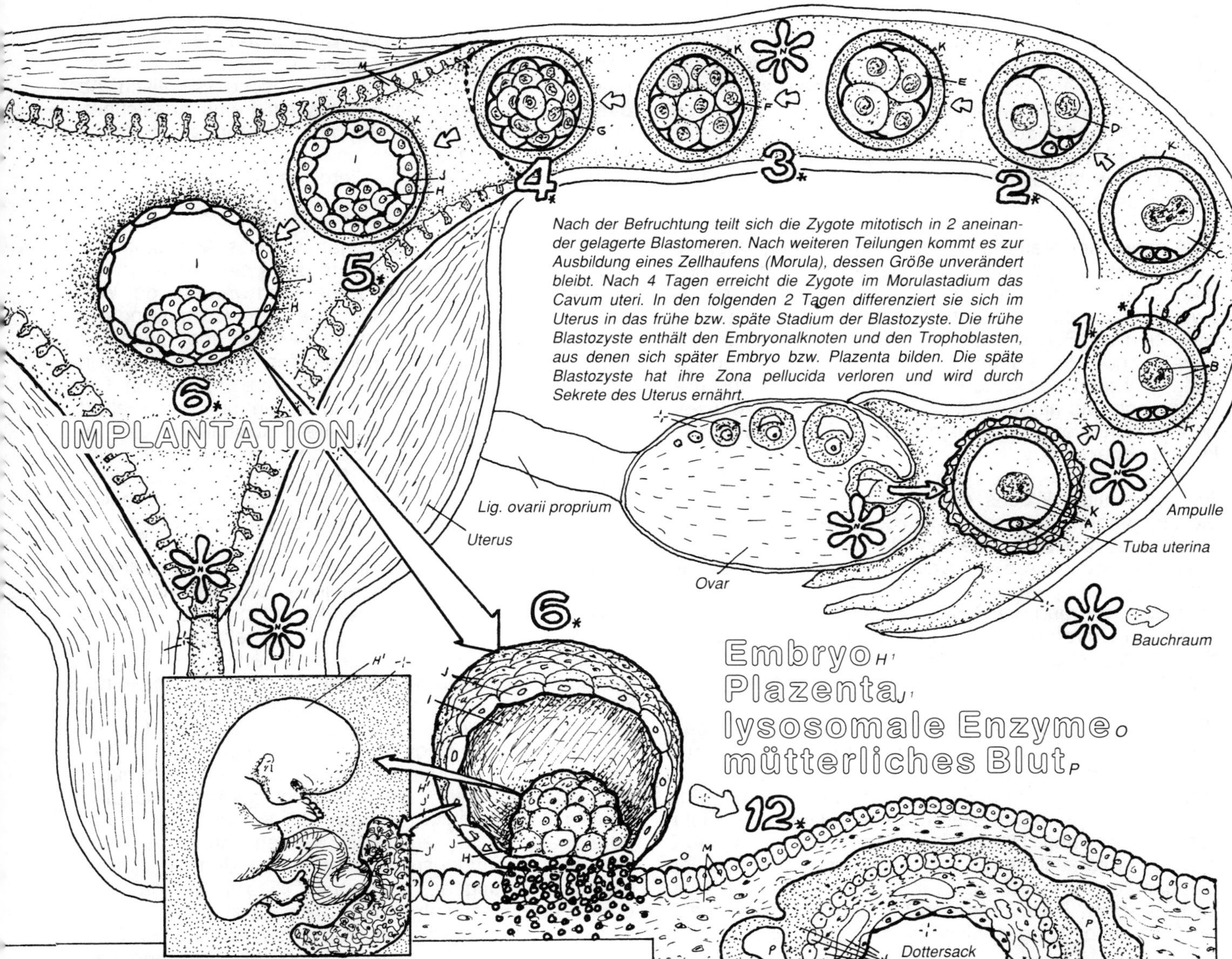

Nach der Befruchtung teilt sich die Zygote mitotisch in 2 aneinander gelagerte Blastomeren. Nach weiteren Teilungen kommt es zur Ausbildung eines Zellhaufens (Morula), dessen Größe unverändert bleibt. Nach 4 Tagen erreicht die Zygote im Morulastadium das Cavum uteri. In den folgenden 2 Tagen differenziert sie sich im Uterus in das frühe bzw. späte Stadium der Blastozyste. Die frühe Blastozyste enthält den Embryonalknoten und den Trophoblasten, aus denen sich später Embryo bzw. Plazenta bilden. Die späte Blastozyste hat ihre Zona pellucida verloren und wird durch Sekrete des Uterus ernährt.

Embryo H'
Plazenta J'
lysosomale Enzyme O
mütterliches Blut P

ENTSTEHUNG VON ZWILLINGEN*

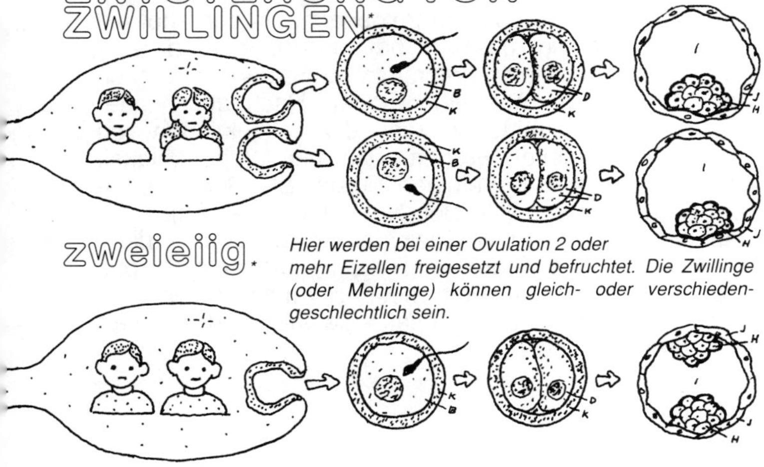

zweieiig*

Hier werden bei einer Ovulation 2 oder mehr Eizellen freigesetzt und befruchtet. Die Zwillinge (oder Mehrlinge) können gleich- oder verschiedengeschlechtlich sein.

eineiig*

Sie entstehen aufgrund einer Trennung der Blastomeren im Furchungsstadium. Eineiige Zwillinge sind durch gleiches Geschlecht, gleichen Geno- und Phänotyp gekennzeichnet.

Am 6.-7. Tag setzt der Trophoblast Enzyme frei, die das Endometrium arrodieren, so daß die Implantation erfolgen kann. Der bevorzugte Ort ist hierbei die Uterushinterwand, es können jedoch auch ektope Implantationen in Eileiter, Zervix etc. stattfinden. Nach der Einnistung bildet der Trophoblast Chorionzotten, die den Austausch von Nährstoffen und Blutgasen mit dem mütterlichen Blut ermöglichen. Das Hormon HCG stammt aus den Chorionzotten und stimuliert das Corpus luteum.

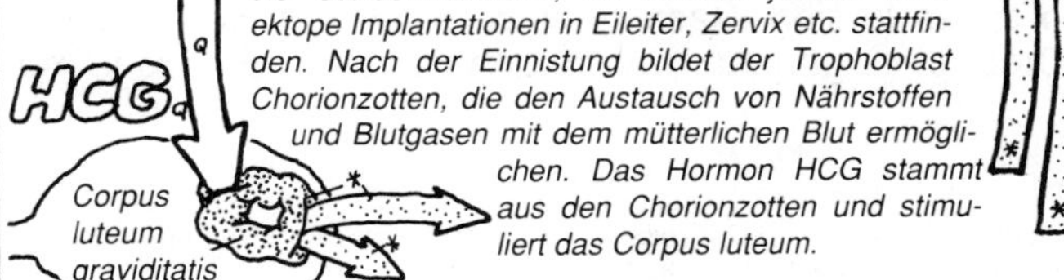

Östrogen*
Progesteron*

SCHWANGERSCHAFT UND GEBURT

SCHWANGERSCHAFT

Der erfolgreichen Implantation folgt die Entwicklung spezieller Zellen in der noch unausgereiften Plazenta, die ein LH-ähnliches Gonadotropin (HCG, human chorionic gonadotropin, oder Choriongonadotropin) in das mütterliche Blut abgibt. Dieses Hormon ist ein Signal des jungen Embryos an das mütterliche Corpus luteum. Als Reaktion auf diese hormonelle Stimulation wächst das Corpus luteum weiter zum Corpus luteum graviditatis, das während der Schwangerschaft größere Mengen Progesteron und Östrogen sezerniert. Östrogen und Progesteron sind nicht nur für Aufrechterhaltung und Wachstum des Endometriums von Bedeutung, sondern hohe Östrogenspiegel fördern Wachstum und Proliferation des Myometriums (Muskelwand des Uterus). Beide Hormone stimulieren auch das Wachstum der Brust (Brustdrüse und Fettdepot).

Im Verlauf der weiteren Plazentaentwicklung übernehmen andere, durch HCG stimulierte Zellen die zunehmende Produktion von Östrogen und Progesteron. Im zweiten Trimester der Schwangerschaft gewinnt diese Sekretion an Gewicht, so daß der Beitrag der Ovarien zunehmend an Bedeutung verliert. Der HCG-Spiegel steigt während des ersten Trimesters und fällt anschließend nach und nach wieder. Ovarien und Plazenta werden jedoch weiter zur Östrogen- und Progesteronsekretion angeregt.

Ab der zweiten Woche nach der Konzeption hemmen die steigenden Östrogen- und Progesteronspiegel über eine negative Rückkoppelung die Sekretion der hypophysären Gonadotropine. Wenn FSH und LH fehlen, ist die Entwicklung weiterer Follikel mit anschließender Ovulation während der Schwangerschaft unmöglich. Unter hohen Östrogen- und Progesteronspiegeln bleibt zudem die Menstruation aus. Dieses Zeichen weist bei einer gesunden Frau auf eine Schwangerschaft hin.

Die meisten Schwangerschaftstests basieren auf dem Nachweis von HCG im mütterlichen Blut und Urin. Früher behandelte man dazu Labortiere mit dem Urin der zu testenden Frauen. Im Falle einer Schwangerschaft führte der Test bei diesen Tieren zur Eiablage oder Gelbkörperentwicklung. Der Nachweis gonadotroper Wirkungen im Tierversuch wurde von immunologischen Bestimmungsmethoden verdrängt. Eine Schwangerschaft kann im Blut schon 8-10 Tage und im Urin 2 Wochen nach der Konzeption festgestellt werden.

Vor kurzem wurde bei schwangeren Frauen ein anderes Proteohormon entdeckt, das ähnliche Eigenschaften wie Wachstumshormon und Prolaktin aufweist. Dieses Hormon heißt HCS (human chorionic somatomammotropin oder Chorionsomatomammotropin) und wird von der Plazenta im Verlauf der Schwangerschaft in steigenden Mengen ins mütterliche Blut sezerniert. HCS fördert die Fettsäureverwertung der mütterlichen Gewebe und vermindert damit die mütterliche Insulinausschüttung. Auf diese Weise können Glukose und Aminosäuren für den Fetus eingespart werden, dessen Wachstum von diesen Substanzen abhängt. HCS ist also indirekt an der Kontrolle des fetalen Wachstums beteiligt. Ein HCS-Mangel würde eine geringere Verfügbarkeit von Glukose und Aminosäuren für den Fetus mit der Folge eines geringeren Wachstums bedeuten. Vermutlich ist HCS auch am Wachstum der mütterlichen Brustdrüsen beteiligt.

Während der embryonalen Phase (Woche 1-8) umfaßt die Entwicklung vor allem Proliferation und Differenzierung von Zellen und Geweben. Danach kommt es zur Organogenese (Bildung der Organe und Organsysteme). Die wichtigsten Organe werden in der 4.-8. Woche ausgebildet. Hinsichtlich der Wirkung von Medikamenten und anderen teratogenen Substanzen auf die embryonale Entwicklung ist diese Phase besonders kritisch. Ab dem 3. Monat wird der Embryo als Fetus bezeichnet. Die Fetalperiode (3.-9. Monat) ist vor allem durch Wachstum charakterisiert; in einigen Organsystemen dauert die Differenzierung allerdings noch an.

GEBURT

Unter dem Einfluß von Östrogen wird das Wachstum der Uterusmuskulatur angeregt, um den Fetus während der Schwangerschaft zu beherbergen und während der Wehen auszutreiben. Dabei kommt es zur Vermehrung der Muskelfasern durch mitotische Teilung, aber auch zur Hypertrophie. Schon zu Beginn des 4. Monats lassen sich schwache Kontraktionen des Uterus feststellen. Die eigentlichen kraftvollen, rhythmischen und zur Geburt führenden Kontraktionen der Uterusmuskulatur treten jedoch erst ca. 270 Tage nach der Konzeption auf. Der genaue Mechanismus der Geburtseinleitung ist noch nicht völlig geklärt. Sicher sind die Hormone Östrogen, Oxytozin sowie Prostaglandine und Relaxin beteiligt.

Einige Tage vor der Geburt kommt es zum Abfall des Progesteronspiegels im mütterlichen Blut, der möglicherweise auf metabolische Veränderungen in der Plazenta zurückzuführen ist. Ohne seinen Gegenspieler Progesteron steigert Östrogen die Erregbarkeit der Uterusmuskulatur und leitet Wehen ein. Kurz vor Einsetzen der Kontraktionen steigt der Prostaglandinspiegel im Blut. Die Prostaglandine stammen aus den uterinen Drüsen und bewirken am Myometrium eine Steigerung der Kontraktilität. Während der Entbindung wird die Zervix durch den tiefertretenden kindlichen Kopf gedehnt, wodurch zervikale Dehnungsrezeptoren aktiviert und ein neurohormonaler Reflex ausgelöst werden. Afferenzen von zervikalen Dehnungsrezeptoren regen den Hypothalamus zur Bildung des Hormons Oxytozin an, das aus dem Hypophysenhinterlappen freigesetzt wird. Im Verlauf der Schwangerschaft wurde die Anzahl der Oxytozinrezeptoren durch die Wirkung von Östrogen vermehrt. Oxytozin bewirkt am Uterus kraftvolle Kontraktionen. Es wird solange freigesetzt, bis der Kopf die Zervix vollständig passiert hat und das Kind ausgetrieben ist. Oxytozin unterstützt außerdem kurz nach der Geburt die Austreibung der Nachgeburt oder Plazenta. Die Entbindung kann durch Injektionen von Oxytozin eingeleitet werden, das die Wehentätigkeit unterstützen kann. Bei einigen Tieren (z.B. Schafen) liefern Steroide aus der fetalen Nebenniere das Signal für den Wehenbeginn. Der Erleichterung der Geburt dient ein weiteres Peptidhormon (Relaxin) aus dem Corpus luteum. Relaxin lockert die mesenchymalen Verbindungen der Symphyse und Ileosakralgelenke und erweitert so den Beckenring.

Hinweise: Verwenden Sie dieselben Farben für die ersten 4 Hormone (A-D) wie auf den vorigen Tafeln. Wählen Sie eine dunkle Farbe für F und N und eine helle Farbe für O.

1. Beginnen Sie mit den Überschriften in der oberen Hälfte und kolorieren Sie das gesamte Material innerhalb des großen Rechteckes (einschließlich der Monatszahlen). Kolorieren Sie dann die Abbildung der Schwangeren, beginnen Sie mit der Sekretion von HCG. Beachten Sie das große Wort Plazenta. Der HCG-Pfeil deutet auf die Sekretion durch und Stimulierung der Plazenta hin, größere Mengen Östrogen, Progesteron und HCS zu produzieren. Letzteres wird durch die senkrechten Pfeile symbolisiert.

2. Malen Sie die Abbildung zur Entbindung an. Beginnen Sie bei dem Sternchen. Vervollständigen Sie zuerst die linke Zeichnung. Die Zervixwand soll nicht angemalt werden.

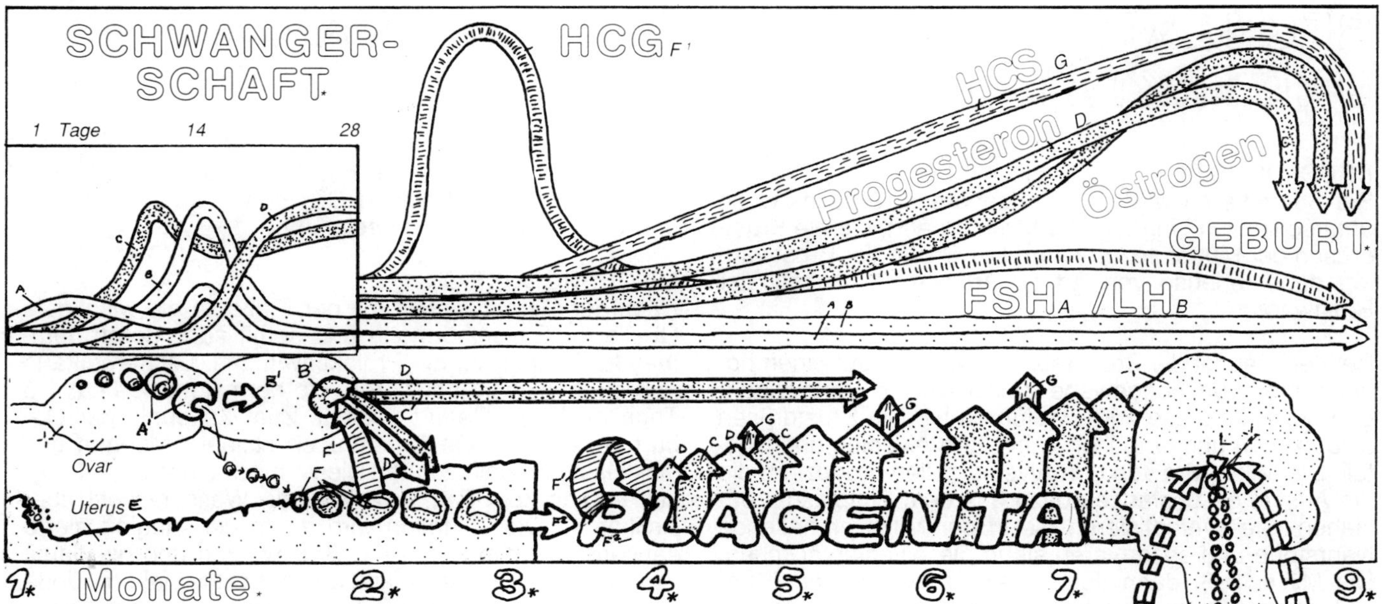

In der Schwangerschaft sezernieren zuerst das Corpus luteum und anschließend die Plazenta als Reaktion auf HCG zunehmende Mengen von Östrogen und Progesteron. Dadurch wird das Wachstum von Endo- und Myometrium sowie der Brüste und Brustdrüsen gefördert. HCS aus der Plazenta reduziert die mütterliche Insulinausschüttung und fördert damit die ausreichende Glukoseversorgung des Fetus. Hohe Östrogen- und Progesteronspiegel hemmen über eine negative Rückkoppelung FSH- und LH-Freisetzung. Dadurch wird ein Follikelwachstum mit anschließender Ovulation verhindert und der Menstruationszyklus aufgehoben.

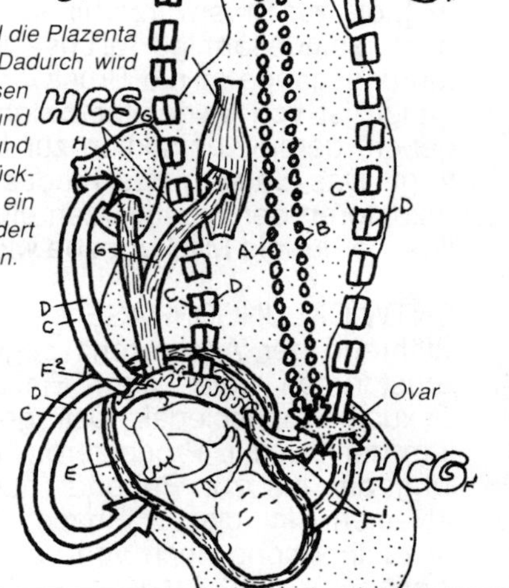

FSH A /Follikel A¹
LH B /Corpus luteum B¹
Östrogen C Progesteron D
Endometrium E Trophoblast F
Human chorionic gonadotropin (HCG) F¹
Plazenta F²
Human chorionic somatomammotropin (HCS) G
Brustdrüse H mütterliches Gewebe I

GEBURT

Kurz vor der Entbindung fällt der Progesteronspiegel ab, so daß Östrogen die Erregbarkeit der Uterusmuskulatur steigern kann. Prostaglandine aus dem Uterus zeigen einen ähnlichen Effekt wie Östrogen. Der zunehmende Druck des fetalen Kopfes aktiviert zervikale Dehnungsrezeptoren, die dem Hypothalamus signalisieren, Oxytozin zu bilden, das dann aus dem Hypophysenhinterlappen freigesetzt wird. Östrogen erhöht während der Schwangerschaft die Zahl der Oxytozinrezeptoren. Oxytozin bindet an einen Rezeptor und löst starke Uteruskontraktionen aus. Nach dem Durchtritt des Kopfes entspannen sich die Dehnungsrezeptoren, die Freisetzung von Oxytozin verringert sich. Nach der Geburt unterstützt Oxytozin die Austreibung der Plazenta (Nachgeburt). Oxytozininjektionen sind in der Klinik hilfreich, um eine zu schwache Wehentätigkeit zu verstärken.

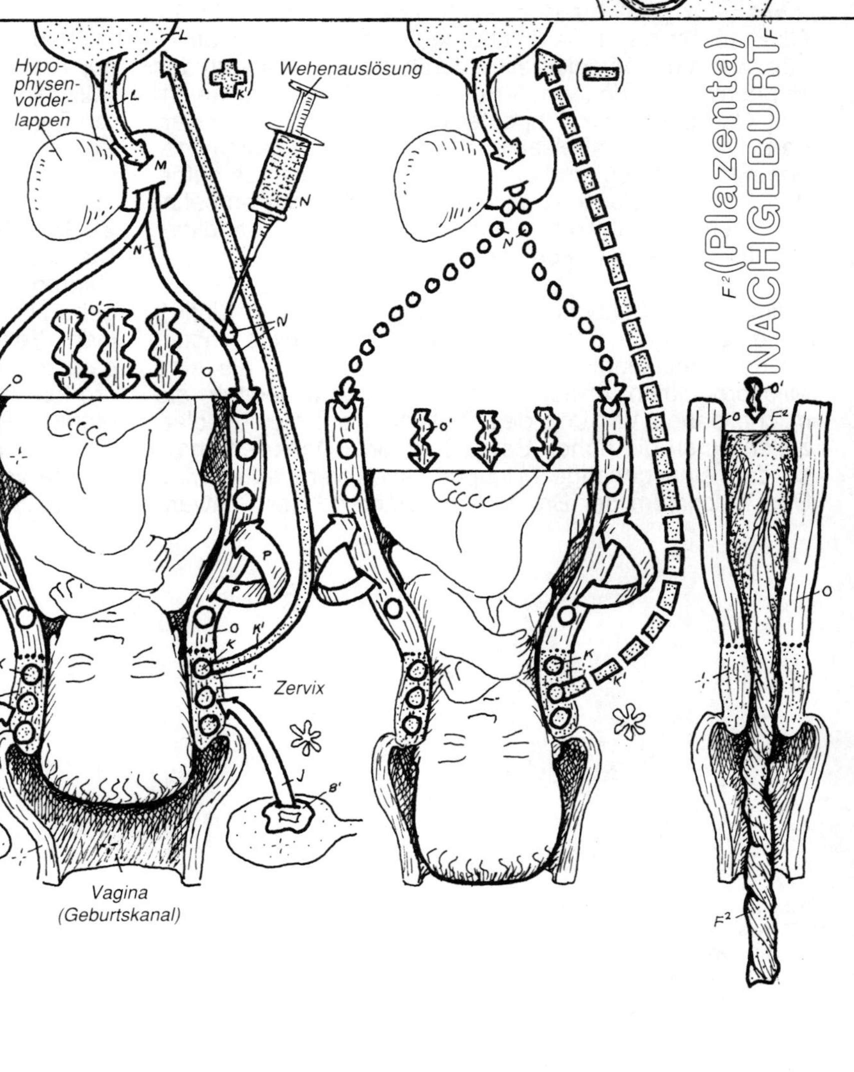

Östrogen C
Relaxin J
zervikale Dehnungsrezeptoren K
sensorische Afferenzen K¹
Hypothalamus L
Hypophysenhinterlappen M
Oxytozin N
Oxytozin-Rezeptoren N¹
Myometrium O
Kontraktion O¹
Prostaglandin P

REGULATION VON BRUSTENTWICKLUNG UND LAKTATION

BRUSTDRÜSEN
Bei Säugetieren wird das Neugeborene je nach Rasse unterschiedlich lang von der Milch ernährt, die die Brustdrüsen der Mutter sezernieren. Die Größe der Brust variiert dabei ebenso von Art zu Art wie die Anzahl der Brustwarzen.

Bei der Frau ist die Brust relativ groß, was auf einen hohen Anteil von Fettgewebe zwischen den Verzweigungen der Brustdrüse zurückzuführen ist. Die Brustdrüsen sind exokrin und enthalten zahlreiche Alveolen und Ductuli. Die Milch wird von den Alveolarzellen produziert, die die Ausgangssubstanzen dazu aus dem Blutplasma beziehen. Sie synthetisieren die in der Milch enthaltenen Nährstoffe und sezernieren sie in die Alveolarsäckchen. Die Milch fließt dann durch kleinere Milchgänge (Ductuli), die zur Brustwarze hin konvergieren. Nach Erweiterung (spindelförmige Milchsäckchen) münden die Ausführungsgänge in die Brustwarze. Die Wand der Milchgänge ist von Myoepithelzellen (glatte Muskulatur) umgeben, deren Kontraktion zur Entleerung der Milch beiträgt. Das Saugen des Kindes aktiviert über Mechanorezeptoren der Brustwarzen einen neuroendokrinen Reflex, der für die Milchabgabe wichtig ist.

ENTWICKLUNGSPHASEN
Während der Adoleszenz beginnt die Entwicklung der Brustdrüsen unter dem Einfluß steigender ovarieller Sexualhormonspiegel. Östrogene fördern das Wachstum der Ductuli. Progesteron beschleunigt die Entwicklung der bis zur Pubertät nur spärlich ausgebildeten Alveolen. In dieser Phase hängt die Wirkung der Sexualhormone noch von verschiedenen anderen Hormonen ab (z.B. Insulin, Wachstumshormon, Prolaktin, Glukokortikoide). Eine Milchproduktion kann nur stattfinden, wenn die Alveolarzellen durch größere Mengen des Hypophysenvorderlappen-Hormons Prolaktin bei niedrigen Östrogen- und Progesteronspiegeln stimuliert werden. Die Prolaktinfreisetzung wird durch Dopamin gehemmt und durch ein Hormon des Hypothalamus gefördert. In der Adoleszenz und bei Nichtschwangeren befinden sich die Alveolarzellen durch niedrige Prolaktinspiegel in inaktivem Zustand.

Während der Schwangerschaft treten unter dem Einfluß hoher Östrogen- und Progesteronspiegel sowie ansteigender Prolaktinmengen Veränderungen ein, die eine Milchproduktion ermöglichen. Dabei wird jedoch die milchbildende Wirkung des Prolaktins auf die Alveolarzellen durch die hohen Sexualhormonspiegel gehemmt, so daß eine unnötige Milchproduktion vermieden wird. Das Wachstum der Brustdrüsen während der Schwangerschaft wird auch durch das Plazentahormon chorionic somatomammotropin (HCS) sowie Cortisol, Insulin und Wachstumshormon beeinflußt.

MILCHPRODUKTION
Nach der Geburt entfällt mit der Plazenta die wichtigste Quelle für Sexualhormone und somit auch deren hemmender Einfluß auf die Prolaktinwirkung. Letzteres kann nun die Laktation induzieren, die normalerweise ca. 1-3 Tage nach der Geburt beginnt. Zum Zeitpunkt der Geburt sezernieren die Brustdrüsen kleinere Mengen des dickflüssigen Kolostrums. Diese milchähnliche Flüssigkeit enthält kein Fett, relativ wenig Wasser, wohl aber Antikörper. Die Laktation wird durch die sauginduzierte sensorische Stimulation der Brustwarzen und die damit verbundene Prolaktinsekretion aufrechterhalten. Jede Saugphase bewirkt eine Sekretionsspitze des hypothalamischen Prolactin releasing hormone und eine verminderte Abgabe von Dopamin in das portale Gefäßsystem. Prolaktin kann jetzt vermehrt freigesetzt werden und bewirkt eine gesteigerte Milchproduktion.

AUSSCHÜTTUNG DER MILCH
Die mechanische Stimulation der Brustwarzen verstärkt nicht nur die Milchproduktion, sondern auch deren -abgabe. Die Ejektion der sezernierten Milch in die Alveolen und Ductuli erfordert die Kontraktion der myoepithelialen Zellen, die die Milchgänge umgeben. Die Kontraktion dieser Muskelzellen wird durch die Wirkung des Hormons Oxytozin aus dem Hypophysenhinterlappen vermittelt. Durch den Saugreiz erzeugte sensorische Impulse werden zum ZNS geleitet, aktivieren dort das System Hypothalamus-Hypophysenhinterlappen und bewirken eine Oxytozinausschüttung. Wenn die sensorischen Stimuli aus den Brustwarzen fehlen, führt dies zur Anhäufung der sezernierten Milch in der Brustdrüse (Milchstau). Dieser Vorgang kann zu einer schmerzhaften Entzündung der Milchgänge führen und über längere Zeit die Milchproduktion reduzieren und einen Drüsenumbau auslösen.

ZUSAMMENSETZUNG DER MILCH
Die Muttermilch gilt als komplette und ausreichende Nahrungsquelle für die ersten Lebensjahre eines Neugeborenen. Sie setzt sich aus Kohlenhydraten, Proteinen, Fett, Vitaminen, Mineralstoffen und Wasser zusammen. Muttermilch enthält - verglichen mit Kuhmilch - größere Mengen Milchzucker, Laktose und geringere Mengen Protein bei etwa gleichem Fettanteil. Der Mineralstoff- und Vitamingehalt der Muttermilch ist mit Ausnahme von Eisen und Vitamin D den Erfordernissen eines optimalen Wachstums angepaßt.

Hinweise: Verwenden Sie dieselben Farben für Östrogen (F) und Progesteron (G) wie auf Tafel 150.
1. Kolorieren Sie nacheinander die Stadien der Brustentwicklung. Beachten Sie die zunehmende Größe des Prolaktinpfeils (J), der auf die zunehmende Ausschüttung hinweist. In der Abbildung zur Schwangerschaft blockiert ein Teil des freigesetzten Östrogens (F) die Prolaktinwirkung (J) auf die Brust. In der Abbildung zur Laktation ist in der Vergrößerung die Abgabe von Milchtröpfchen aus den Alveolen zu sehen. Diese sollen nicht angemalt werden.
2. Kolorieren Sie das Vergleichsdiagramm zwischen Mutter- und Kuhmilch.

DIE BRUST*
Milchgang A
Fettgewebe B
Alveole C
Brustwarze D
Mechanorezeptor D'
myoepitheliale Zelle E

HORMONE*
Östrogen F Progesteron G
Prolactin inhibiting hormone H
(Dopamin) H
Prolactin releasing hormone I
Prolaktin J
Human chorionic somatomammotropin (HCS) K
Glukokortikoid L
Insulin M
Wachstumshormon N

ADOLESZENZ*

In der frühen Pubertät sind die Brustdrüsen nur gering entwickelt. Die Brust enthält wenig subkutanes Fettgewebe. Während der Adoleszenz fördert Östrogen die Entwicklung der Milchgänge und die Ablagerung von Fettgewebe, während Progesteron die Entwicklung der Alveolen induziert. Dazu ist die Anwesenheit von Wachstumshormon, Glukokortikoiden und Insulin erforderlich. In dieser Phase ist die Prolaktinsekretion aus dem Hypophysenvorderlappen sehr niedrig, was auf den starken inhibitorischen Effekt des Prolactin inhibiting hormone (Dopamin) zurückzuführen ist.

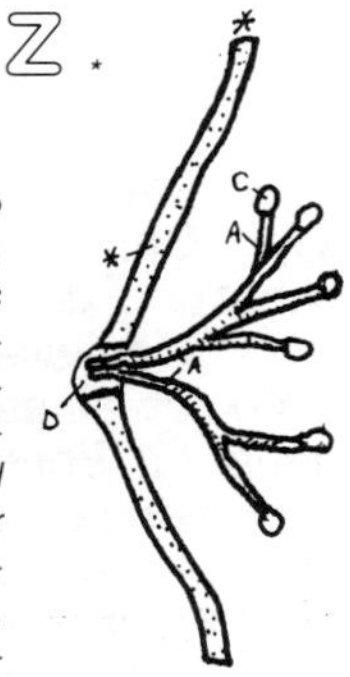

JUNGE FRAU*

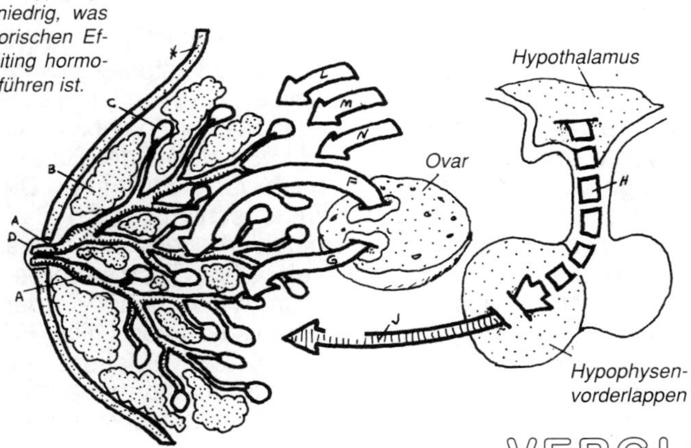

VERGLEICH VON* MUTTER- P UND KUHMILCH Q

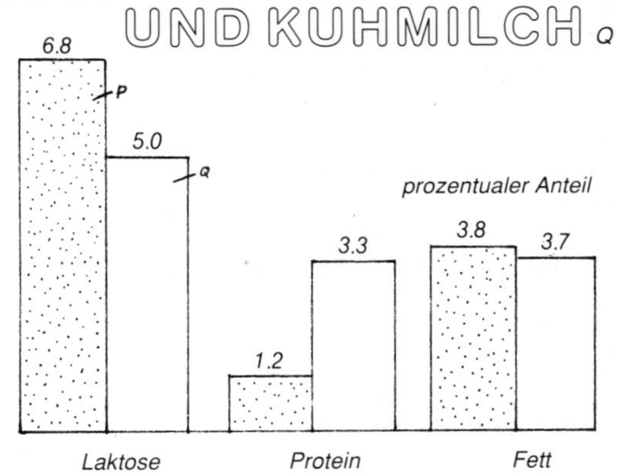

Die Muttermilch enthält alle für das kindliche Wachstum notwendigen Nährstoffe: Kohlenhydrate (Laktose), Proteine, Fette, Mineralstoffe und Vitamine. Kuhmilch enthält dieselben Nährstoffe, jedoch in etwas anderer Zusammensetzung.

SCHWANGERSCHAFT*

Während der Schwangerschaft wird das Wachstum der Brustdrüse durch steigende Östrogen- und Progesteronspiegel entscheidend gefördert. Plazentares Somatomammotropin und Insulin tragen ebenfalls zum Wachstum bei. Eine Milchsekretion schon während der Schwangerschaft aufgrund von ansteigenden Prolaktinspiegeln wird durch eine direkt hemmende Wirkung der hohen Östrogen- und Progesteronspiegel verhindert.

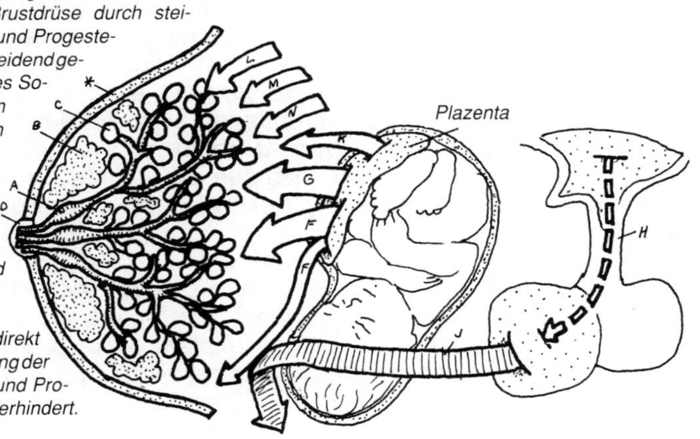

LAKTATION*

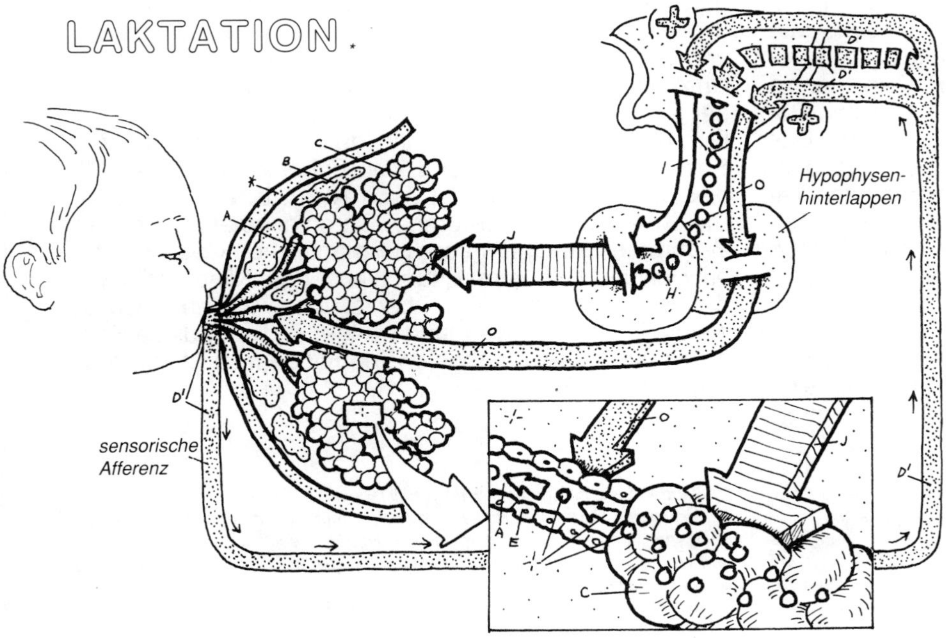

MILCHBILDUNG: J
Prolaktin J

AUSSCHÜTTUNG DER MILCH: O
Oxytozin O

Nach der Geburt sinken die Östrogen- und Progesteronspiegel rasch ab. Ihr Hemmeffekt entfällt, so daß Prolaktin die Laktation induzieren kann. Durch den Saugreiz des Kindes werden sensorische Rezeptoren in Brustwarze und Areola stimuliert. Die Impulse werden zum Hypothalamus geleitet und verursachen dort eine gesteigerte Sekretion des Prolactin releasing hormone. Es kommt zu einer vermehrten Prolaktinausschüttung und somit einer andauernden Milchproduktion. Die Freisetzung von Oxytozin aus dem Hypophysenhinterlappen wird ebenfalls durch den Saugreiz induziert. Oxytozin fördert die Kontraktion der myoepithelialen Zellen in den Milchgängen und damit eine aktive Entleerung der Brust.

GESCHLECHTSBESTIMMUNG UND -ENTWICKLUNG

GESCHLECHTSCHROMOSOMEN
Bei Säugetieren gibt es ein männliches und ein weibliches Geschlecht. Die individuelle Geschlechtsbestimmung findet primär auf genetischer (chromosomaler) Ebene während der Befruchtung statt. Sie hängt von der Kombination der beiden Geschlechtschromosomen X und Y ab. Normale männliche Individuen besitzen in den Kernen ihrer Zellen zusätzlich zu 22 Paaren von Autosomen ein X- und ein Y-Chromosom. Als Ergebnis der Meiose während der Spermatogenese können Spermatozoen entweder ein X- oder ein Y-Chromosom tragen, jeweils in Kombination mit 22 Autosomen. Weibliche Zellen enthalten dagegen 22 Autosomenpaare und 1 X-Chromosomenpaar. Auf diese Weise können aus einer meiotischen Teilung einer primären Oozyte nur X-Chromosomen-tragende Zellen hervorgehen. Zum Zeitpunkt der Konzeption ergibt die Befruchtung einer Eizelle durch ein Spermium mit X-Chromosom eine Zygote mit der Kombination XX (weiblich), während ein Y-tragendes Spermium die Kombination XY erzeugt (männlich). Der Vater bestimmt also das genetische Geschlecht. Obwohl sich X- und Y-tragende Spermien morphologisch und physiologisch etwas unterscheiden, waren bisher Trennungsversuche nicht erfolgreich. Eigentlich müßte die Anzahl dieser beiden Spermientypen gleich sein; aus bisher unbekannten Gründen (möglicherweise ein geringeres Gewicht der Y-Spermien) werden jedoch mehr männliche Zygoten gebildet. Man leitet dies daraus ab, daß nicht nur die Mehrheit der Spontanaborte männliche Keime sind, sondern auch die Geburtsrate von Jungen zu Mädchen durchschnittlich 107 : 100 beträgt.

GESCHLECHTSCHROMATIN
Das individuelle Geschlecht kann auch durch die Anwesenheit des Barr-Körperchens in weiblichen und des F-Körpers (»Fluoreszenz-Körperchen«) in männlichen Zellen bestimmt werden. Das Barr-Körperchen (Sexchromatin) ist das kondensierte, inaktive zweite X-Chromosom, das der Kernmembran innen anliegt (eines der beiden X-Chromosomen wird im Verlauf der frühen Embryoentwicklung inaktiviert). Der F-Körper ist Teil des Y-Chromosoms und kann fluoreszenzmikroskopisch nachgewiesen werden.

ENTWICKLUNG DER GONADEN
Bis zur 6. Woche ist beim Embryo kein Zeichen einer sexuellen Differenzierung zu sehen. Beide Geschlechter haben die gleiche primitive, indifferente Gonadenanlage, die sich in beide Richtungen entwickeln kann. Als Mediator der Testesanlage wird ein H-Y-Antigen angesehen, welches ein membrangebundenes Protein männlicher Zellen ist. Seine Produktion in der primordialen Gonade wird durch Y-chromosomale Gene induziert. Das H-Y-Antigen verursacht die Zerstörung der Gonadenzone, wodurch sich die Markzone zum embryonalen Testis entwickeln kann. Die dort entstehenden Leydig-Zellen sezernieren Testosteron und einen weiteren Faktor, den Oviduktregressor (Anti-Müllergang-Faktor, AMF).

ENTWICKLUNG DER GESCHLECHTSORGANE
Bei beiden Geschlechtern existieren zunächst verschiedene Gangsysteme, die gleichzeitig angelegt sind (Wolff- und Müller-Gänge). Beim männlichen Individuum entwickeln sich unter dem Einfluß der Leydig-Zwischenzellen aus dem Wolff-Gang die inneren Genitalien bei gleichzeitiger Rückbildung der Müller-Gänge (Vorläufer der inneren weiblichen Genitalien). Beim weiblichen Embryo kommt es bei Fehlen eines Y-Chromosoms und damit des H-Y-Antigens zur Entwicklung der primordialen Rindenzone zum embryonalen Ovar. Es hat keine sekretorische Funktion. Ohne Oviduktregressor und Testosteron degenerieren die Wolff-Gänge, während die Müller-Gänge und andere Strukturen die weiblichen inneren und äußeren Genitalien bilden.

SEXUALDIFFERENZIERUNG DES HYPOTHALAMUS
Unter dem Einfluß von Testosteron wird auch das fetale Gehirn maskulinisiert. Für den Hypothalamus bedeutet dies einen kontinuierlichen (nicht zyklischen) Sekretionsmodus von FSH und LH. Bei der Ratte findet dies in den ersten Tagen nach der Geburt statt. Die Differenzierung des Hypothalamus schließt auch die Induktion eines männlichen Sexualverhaltens ein, das sich nach der Pubertät manifestiert. Ohne Testosteron entwickelt sich der Hypothalamus zum weiblichen Typ, der durch zyklische Regulationsmechanismen von GRH, FSH und LH sowie durch weibliches Sexualverhalten gekennzeichnet ist. Die Wirkungen der Sexualhormone auf die sexuelle Reifung während der Pubertät beschreiben die Tafeln 122 und 144.

STÖRUNGEN DER SEXUELLEN ENTWICKLUNG
Individuen mit eindeutigem chromosomalem Geschlecht und dazu passenden Keimdrüsen, aber abweichenden sekundären Geschlechtsmerkmalen werden als Pseudohermaphroditen bezeichnet. Wenn ein weiblicher Embryo hohen Androgenspiegeln ausgesetzt ist (z.B. Tumor der Nebennierenrinde), sind die Menschen weiblich und besitzen Ovarien, der Phänotyp und die äußeren Genitalien sind jedoch durch eine unterschiedlich ausgeprägte Virilisierung gekennzeichnet (weibliche Pseudohermaphroditen).

Während der Meiose kann zufällig eine unterschiedliche Verteilung der Geschlechtschromosomen auf die Gameten stattfinden. Dabei entsteht eine Zygote mit einem fehlenden Geschlechtschromosom oder eine mit zusätzlichen Chromosomen. Die Gene des X-Chromosoms sind für das Überleben wesentlich; Embryos mit fehlenden X-Chromosomen gehen spontan ab. Individuen mit 3 oder mehr X-Chromosomen heißen »Superfemales« und können fertil sein. Bei der X-0-Verteilung (kein Y-Chromosom, Turner-Syndrom) sind die Gonaden entweder nicht entwickelt oder abnorm. Die äußeren Genitalien bleiben weiblich infantil, da eine Stimulation mit Sexualhormonen während der Pubertät ausbleibt. Mit diesem Krankheitsbild ist auch Kleinwuchs verbunden. Die Kombination mehrerer X-Chromosomen mit einem Y-Chromosom führt immer zur männlichen Geschlechtsentwicklung mit dem Phänotypus des Klinefelter-Syndroms. Aufgrund des überzähligen X-Chromosoms bleibt die Hodenentwicklung weitgehend aus, diese Patienten sind also mangels Spermiogenese nicht fortpflanzungsfähig.

Hinweise:
Verwenden Sie sehr helle Farben für D, E, J und K. Wählen Sie für Östrogen (Q), Progesteron (G), FSH (N) und LH (O) die Farben der vorigen Tafeln.
1. Beginnen Sie unten mit dem ausgereiften Testis bzw. Ovar. Kolorieren Sie die langen Pfeile an den Seiten bis zur oberen Abbildung, wo die primären Spermatozyten und Oozyten die entsprechenden Farben erhalten. Achten Sie in der oberen Abbildung sorgfältig auf die Buchstabenbezeichnungen.
2. Wenden Sie sich nun dem Embryonalstadium zu. Beginnen Sie mit den sich entwickelnden Hoden. Bearbeiten Sie dabei zuerst den in der Abbildung rechts gelegenen, dann den links dargestellten Hoden. Beachten Sie bei letzterem, daß die gesamte Struktur mit Ausnahme der Leydig-Zellen (G) die Farbe des Markes erhält (E).
3. Kolorieren Sie zuletzt das neonatale und das Pubertätsstadium.

BEFRUCHTUNGSPHASE

genetische Geschlechtsbestimmung

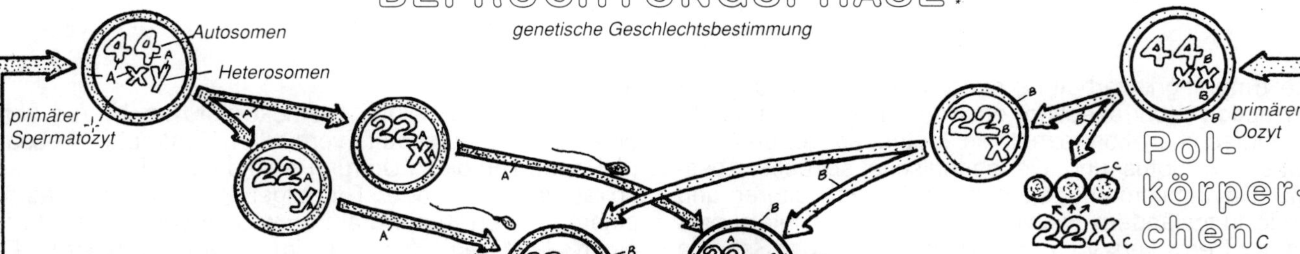

Die Kombination der Geschlechtschromosomen bestimmt das individuelle genetische Geschlecht. Aus der Meiose der Spermatozyten (XY) gehen 2 Spermientypen hervor, von denen einer ein X-, der andere ein Y-Chromosom enthält. Die Meiose

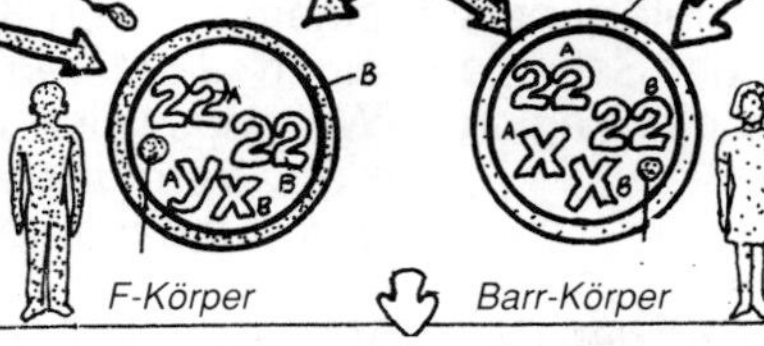

der primären Oozyten (XX) erbringt nur einen Eizellentypus (X). Bei der Befruchtung einer X-tragenden Eizelle durch ein X-tragendes Spermium entsteht eine XX-Zygote (weiblich), bei der Befruchtung mit einem Y-tragenden Spermium eine XY-Zygote (männlich).

EMBRYONALE PHASE

Differenzierung der Gonaden und akzessorischer Organe

Entwicklung der Hoden A¹

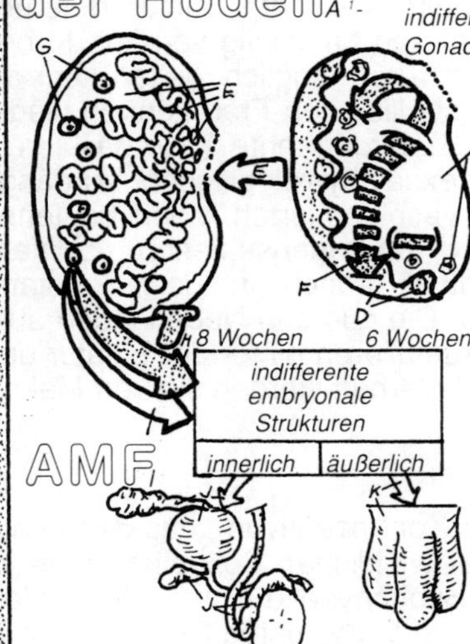

Rinde D Mark E
H-Y-Antigen F
Leydig-Zelle G
Testosteron H AMF I
inneres Genitale J
äußeres Genitale K

Entwicklung B¹ des Ovars

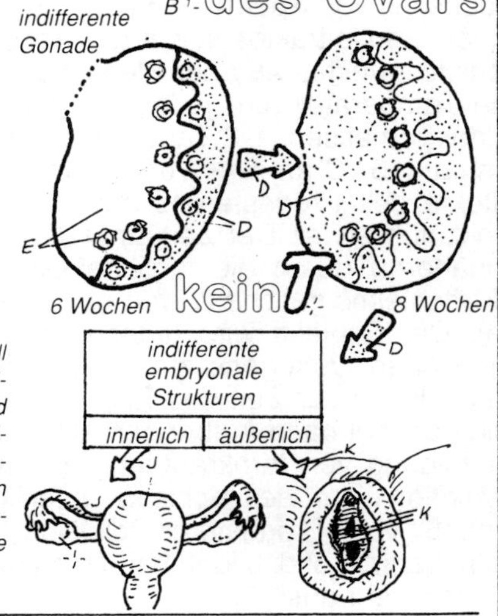

Die frühe Gonade besitzt Rinde und Mark und kann sich sexuell in beide Richtungen entwickeln. Ein H-Y-Antigen in der männlichen Gonade fördert die Rückbildung des Rindenbezirkes und die Entstehung von Hoden aus dem Markbereich. Beim weiblichen Embryo bewirkt das Fehlen des H-Y-Antigens die Entstehung des Ovars aus dem Rindenbezirk. Embryonale Hoden sezernieren Testosteron und AMF, so daß sich aus indifferenten Strukturen männliche Genitalien entwickeln. Ohne Testosteron und AMF entwickelt sich ein weibliches Genitale.

NEONATALE PHASE

Entwicklung des Gehirns

indifferenter Hypothalamus

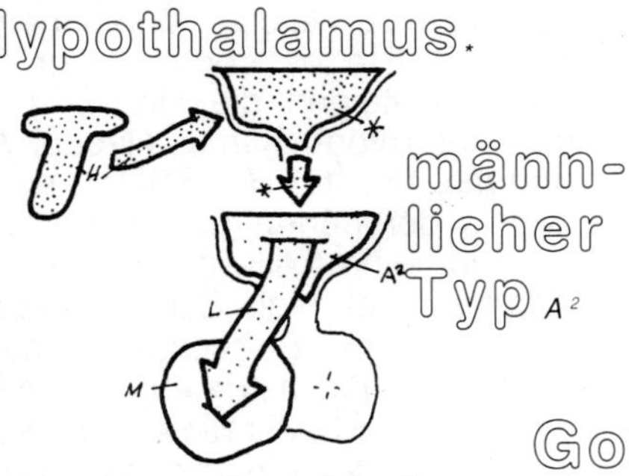

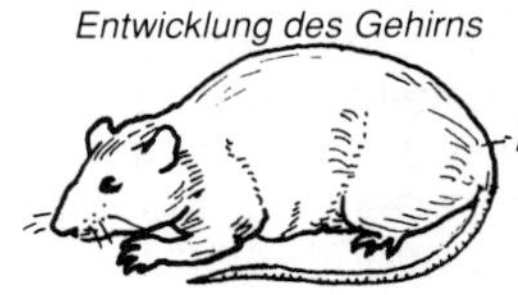

Bei Tieren besitzt der Hypothalamus zum Zeitpunkt der Geburt die Fähigkeit, sich in beide Richtungen zu entwickeln. Testosteron fördert die Entwicklung des männlichen Typus. Wenn Testosteron fehlt, wird der weibliche Hypothalamustyp ausgeprägt (zyklische GRH-Freisetzung).

indifferenter Hypothalamus

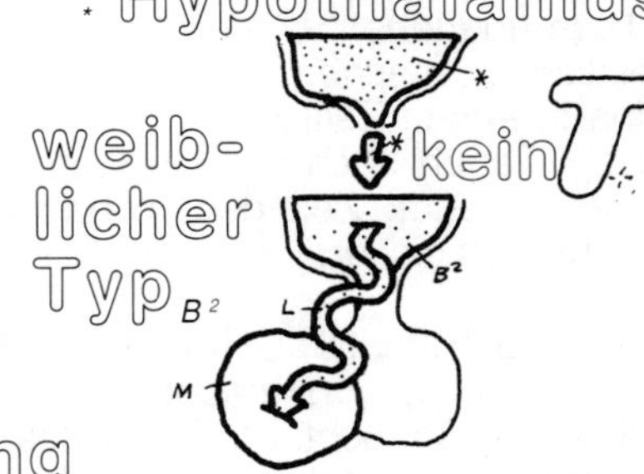

Gonadotropin releasing hormone L
Hypophysenvorderlappen M

kontinuierlich A²

zyklisch B²

PUBERTÄTSPHASE

sexuelle Ausreifung

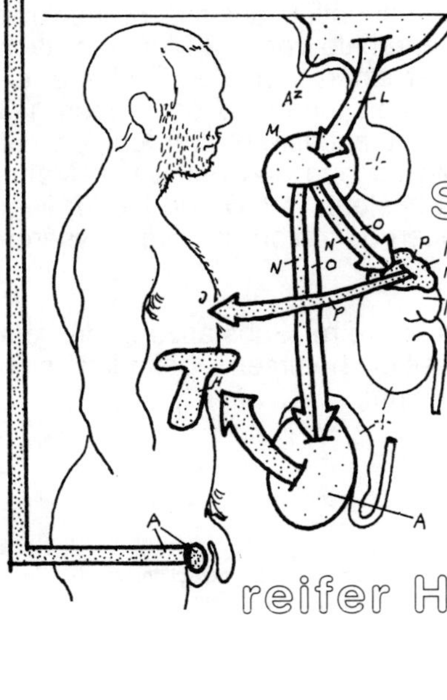

FSH N LH O
Sekretion der Nebenniere P
Östrogen Q
Progesteron R

Während der Pubertät reifen die hypothalamischen Kontrollmechanismen. Als Reaktion auf hypophysäres FSH und LH sezernieren die Gonaden Östrogen im weiblichen und Testosteron im männlichen Organismus. Dies bewirkt Wachstum und Ausreifung der Geschlechtsorgane sowie Entwicklung der sekundären Geschlechtsmerkmale. Androgene der Nebennierenrinde sind am Skelettwachstum beim Mädchen und beim Wachstum der Scham- und Achselbehaarung bei beiden Geschlechtern beteiligt.

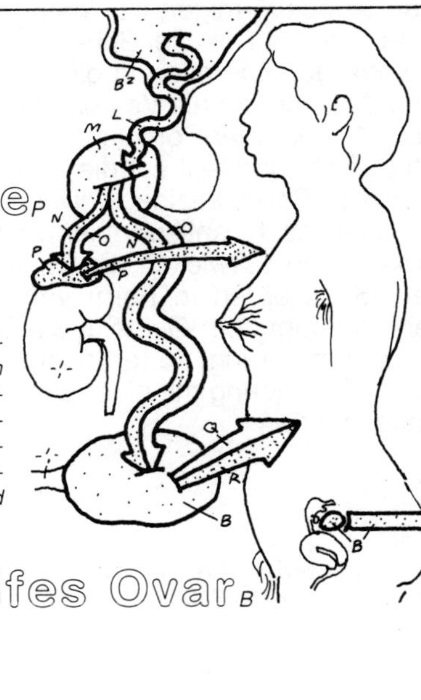

reifer Hoden A

reifes Ovar B

EMPFÄNGNISVERHÜTUNG

Eine Empfängnisverhütung strebt die Verhinderung der Konzeption (Kontrazeption) oder der Implantation an. Zu den einfachsten kontrazeptiven Methoden gehören der Koitus interruptus und die periodische sexuelle Abstinenz (Rhythmusmethode). Beim in älteren Kulturen und Entwicklungsländern weitverbreiteten Koitus interruptus wird der Penis kurz vor dem Orgasmus aus der Scheide gezogen, so daß die Ejakulation außerhalb der Vagina stattfindet. Dies ist eine unsichere Methode.

RHYTHMUSMETHODE
Bei der periodischen sexuellen Abstinenz wird der Geschlechtsverkehr während der fruchtbarsten Phase des Zyklus vermieden. Die Methode basiert auf der Überlebenszeit von Spermien und Eizelle innerhalb des weiblichen Genitaltraktes sowie der Abschätzung des Ovulationszeitpunktes aus der Messung der Basaltemperatur. Die Temperatur wird jeden Morgen vor dem Aufstehen rektal gemessen. 1-2 Tage nach der Ovulation steigt sie um ca. 0,5 °C an, was vermutlich auf die metabolischen Effekte des Progesterons aus dem Corpus luteum zurückzuführen ist. Der Zeitpunkt der Ovulation kann auch annähernd durch die tägliche Untersuchung des Zervikalschleims geschätzt werden (symptothermale Methode). Der Schleim wird unter dem Einfluß des präovulatorischen Östrogens zunehmend flüssiger und spinnbarer. Er ist zur Zeit des Eisprungs am dünnflüssigsten und trocknet nach Aufbringen auf einen Objektträger unter Bildung von farnkrautähnlichen Kristallen. Nach der Ovulation wird der Schleim unter dem zunehmenden Einfluß von Progesteron dickflüssiger, verliert seine Spinnbarkeit und bildet bei Trocknung kein Farnkrautmuster mehr aus.

Eine gerade gesprungene Eizelle besitzt die optimale Reife, altert jedoch innerhalb von 1-2 Tagen und wird dadurch befruchtungsunfähig. Spermien können im weiblichen Genitaltrakt insbesondere im Zervikalschleim 3-4 Tage überleben. Um eine Konzeption weniger wahrscheinlich zu machen, muß die Spermienablage in der Vagina in einem Zeitraum von mindestens 4 Tagen vor bis zu 3 Tagen nach der Ovulation vermieden werden. Die verbleibende Zeit des monatlichen Zyklus gilt als einigermaßen sicher.

MECHANISCHE UND CHEMISCHE METHODEN
Die Anwendung von mechanischen »Barrieren« kann ebenfalls die Befruchtung der Eizelle verhindern. Kondome werden als sackförmige vulkanisierte Gummihaut über den Penis gestülpt und sollen die Spermienablagerung innerhalb der Vagina verhindern. Beim Diaphragma handelt es sich um einen elastischen Gummiring, der mit einem kuppelförmigen Kunststoffdiaphragma überzogen ist. Es wird tief in die Scheide eingeführt und soll die Passage der Spermien in die Zervix blockieren. Ähnlich in der Anwendung als Verschlußpessar – aber sicherer – ist die Zervix- oder Portiokappe, die ebenfalls aus Kunststoff besteht und fest auf die Portio aufgesetzt wird. Verschiedene Spermatizide, bei denen es sich um Säuren oder spezifisch antispermienwirksame Stoffe handelt, wurden dazu entwickelt, Spermien in der Vagina abzutöten. Sie werden in Form von Scheidencreme, Zäpfchen, Schaum oder Gelee in die Scheide eingeführt. Um die Schutzwirkung zu erhöhen, sollten Verschlußpessare in Verbindung mit einer spermatiziden Creme angewendet werden.

IUP
Die Anwesenheit eines Fremdkörpers im Uterus kann eine Schwangerschaft verhindern. Intrauterinpessare (IUPs) nutzen diese Uterus-Reaktion aus. Ein IUP ist ein spiral-, schleifen- oder T-förmiges Kunststoffteil, das mit einem dünnen Kupferdraht umwickelt sein kann und für einen längeren Zeitraum im Uterus verbleibt. Die Wirkungsweise der IUPs ist noch nicht vollständig geklärt. Vermutlich wird die Implantation des jungen Embryos in das Endometrium gestört.

VASEKTOMIE/TUBENLIGATUR
Eine effektive Methode, eine Befruchtung zu verhindern, ist die chirurgische Sterilisation. Bei der Frau wird der Eileiter (Tubenligatur), beim Mann der Ductus deferens (Vasektomie) durchtrennt und beidseitig vernäht. In beiden Fällen sind reine Ligaturen möglich, gelten aber als weniger sicher. Bei der sterilisierten Frau können weder Eizelle noch Spermien die durchtrennte Tube passieren. Alle hormonellen und sexualphysiologischen Vorgänge bleiben erhalten. Beim vasektomierten Mann bestehen Spermienproduktion und Androgensekretion ebenfalls weiter. Das Ejakulat enthält jedoch nur noch Prostata- und Samenblasensekret. Die aus den Nebenhoden austretenden Spermien akkumulieren hinter der Ligatur und altern dort. Nach dem Absterben werden sie von Makrophagen phagozytiert.

DIE »PILLE«
Die »Pille« ist ein orales Kontrazeptivum, das den negativen Feedbackeffekt der weiblichen Sexualhormone im System Hypothalamus-Hypophyse ausnutzt. Normalerweise nimmt eine Frau vom 5. Zyklustag 21 Tage lang je 1 Pille pro Tag. Diese Pillen enthalten geringe Mengen einer synthetischen, östrogenähnlichen Verbindung und etwas größere Mengen einer synthetischen, progesteronähnlichen Verbindung (Einphasenpräparat). Im Körper rufen diese Substanzen die gleichen Wirkungen wie natürliche Östrogene und Progesterone hervor. Aufgrund der Pilleneinnahme steigen die Hormonspiegel plötzlich und bewirken im Hypothalamus-Hypophysenregelkreis eine Abnahme der GRH-, FSH- und LH-Sekretion, ähnlich wie in der frühen Schwangerschaft. Ohne FSH und LH finden keine follikuläre Entwicklung, Eireifung sowie Ovulation statt (vgl. Schwangerschaft Tafel 150). Dadurch wird eine Befruchtung unwahrscheinlich. Außerdem fördern die östrogen- und progesteronähnlichen Substanzen Proliferation und sekretorische Umwandlung des Endometriums (ein unbeabsichtigter Nebeneffekt). Ein oder zwei Tage nach der letzten Pilleneinnahme verliert das Endometrium seine hormonelle Unterstützung, was eine Abschilferung der Schleimhaut und die Menstruation auslöst. Frauen mit Kinderwunsch können innerhalb von 1-2 Monaten nach Absetzen der Pille wieder einen normalen Zyklus erreichen. Eine Schwangerschaft innerhalb der ersten 1-3 Monate sollte jedoch nicht angestrebt werden, da die Möglichkeit multipler Ovulationen und damit von Mehrlingsschwangerschaften besteht. Der Grund hierfür liegt in der zunächst verstärkten Sekretion der hypophysären Gonadotropine.

Kontrazeptiva für Männer, d.h. Substanzen, die die Spermatogenese reversibel hemmen, befinden sich noch im Entwicklungsstadium.

Hinweise: Verwenden Sie Rot für A und eine dunkle Farbe für F.
1. Beginnen Sie mit den 3 Möglichkeiten der periodischen sexuellen Abstinenz.
2. Kolorieren Sie die verschiedenen Methoden der Kontrazeption.
3. Kolorieren Sie die beiden gängigsten Sterilisationsstellen.

SEXUELLE ABSTINENZ. KALENDER- (RHYTHMUS-)METHODE.

Die Rhythmusmethode bedeutet Abstinenz während der fruchtbaren Phase der Frau. Dieser Zeitraum umfaßt ein Minimum von 4 Tagen vor bis zu 3 Tagen nach der Ovulation und errechnet sich aus der maximalen Überlebenszeit von Spermien (4 Tage) und Eizelle (2 Tage) im weiblichen Genitaltrakt.

Menstruation A
Ovulation B
Lebensfähigkeit der Spermien C
Lebensfähigkeit der Eizelle D
relativ wenig fruchtbare Tage E

BASALTEMPERATUR F

Die Temperatur wird jeden Morgen vor dem Aufstehen rektal gemessen und zeigt nach der Ovulation einen Anstieg von 0,5° C. Diese hypertherme Phase dauert bis zur nächsten Menstruation.

SCHLEIM G

Nach der Menstruation hat der Zervikalschleim eine dickflüssigere Konsistenz, wird jedoch in den nächsten Tagen unter dem Einfluß des Östrogens zunehmend dünnflüssiger. Zum Zeitpunkt der Ovulation besitzt er die dünnflüssigste Konsistenz und bildet nach der Trocknung auf einem Ojektträger ein farnkrautähnliches Muster. Nach der Ovulation wird seine Konsistenz unter dem Einfluß von Progesteron wieder zunehmend dickflüssiger.

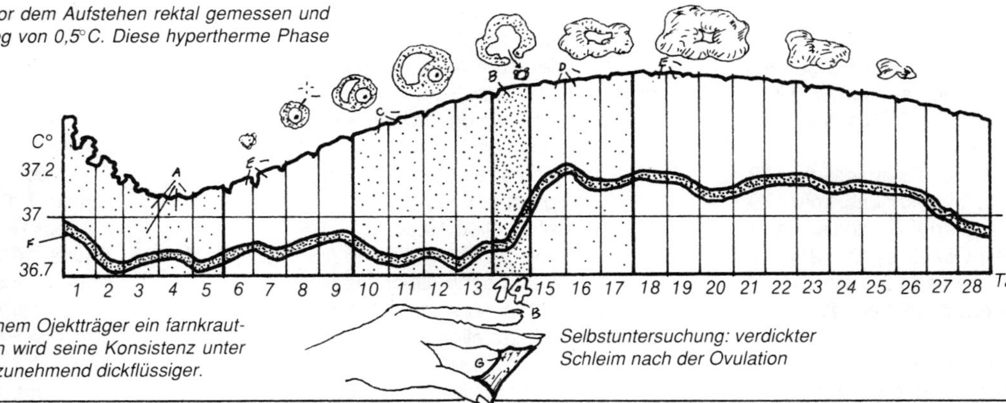

KONTRAZEPTIVE METHODEN.
Kondom H
Diaphragma I
Portiokappe J
spermatizide Substanzen K
Intrauterinpessar (IUP) L

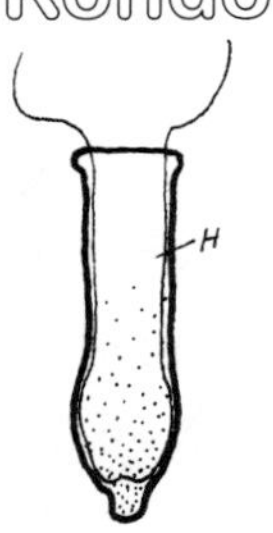

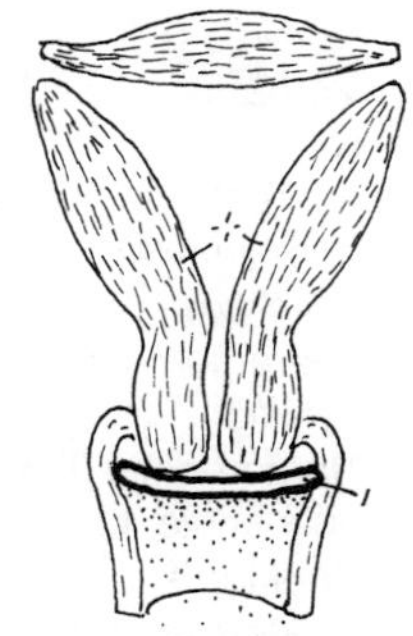

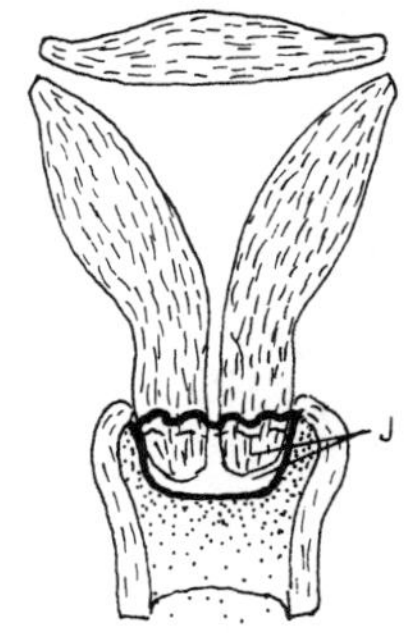

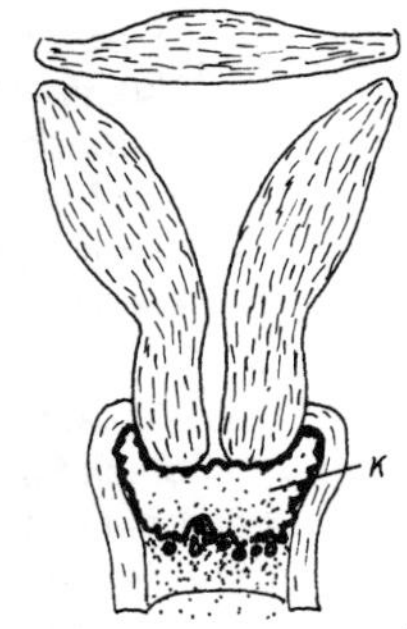

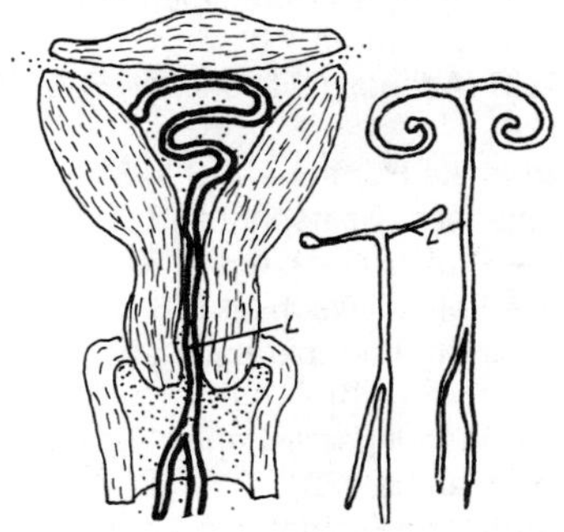

Kondome sind der Form des Penis angepaßte Hüllen aus Gummi oder Kunststoff, die die Ablagerung von Spermien in der Vagina verhindern sollen. Sie schützen auch vor der Übertragung von Infektionskrankheiten durch Bakterien und Viren.

Das Diaphragma ist ein kuppelförmig überzogener Ring aus Gummi oder Plastik, der tief in die Vagina eingeführt wird, um die Passage von Spermien in die Zervix zu verhindern.

Die Portiokappe umschließt - bei korrektem Sitz - exakt den in die Scheide ragenden Teil der Zervix und bildet eine mechanische Barriere vor der Zervix.

Substanzen, die Spermien abtöten, gibt es in Form von Creme, Zäpfchen, Schaum oder Gelee. Sie sollen chemisch die Spermienzellen zerstören, bevor sie in den Uterus eintreten können.

IUP sind aus Kunststoff, spiral- oder T-förmig und können mit einem Kupferdraht umwickelt sein. Sie werden für einige Zeit permanent innerhalb des Uterus belassen und verhindern die Einnistung des Embryos ins Endometrium.

ORALE KONTRAZEPTIVA M

SYNTHETISCHES ÖSTROGEN UND PROGESTERON

Orale Kontrazeptiva enthalten synthetische Östrogen- und Progesteronderivate und werden von der Frau 21 Tage lang nach der Menstruation eingenommen. Die schnell ansteigenden Spiegel dieser hormonähnlichen Substanzen im Blut hemmen FSH- und LH-Freisetzung und verhindern damit Follikelwachstum und Ovulation.

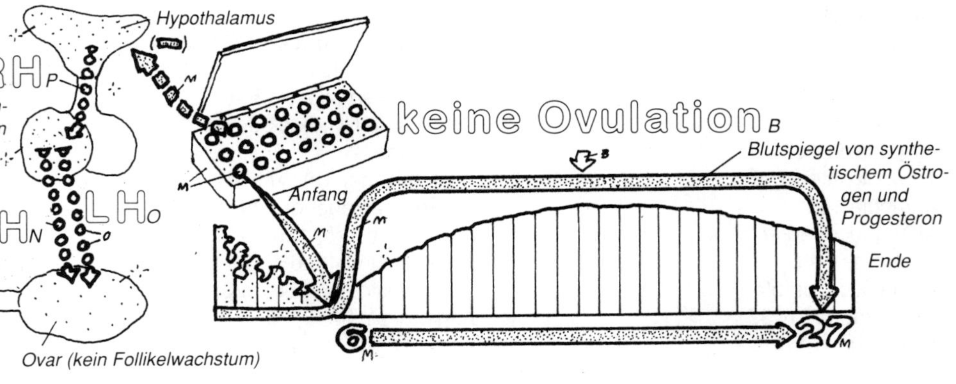

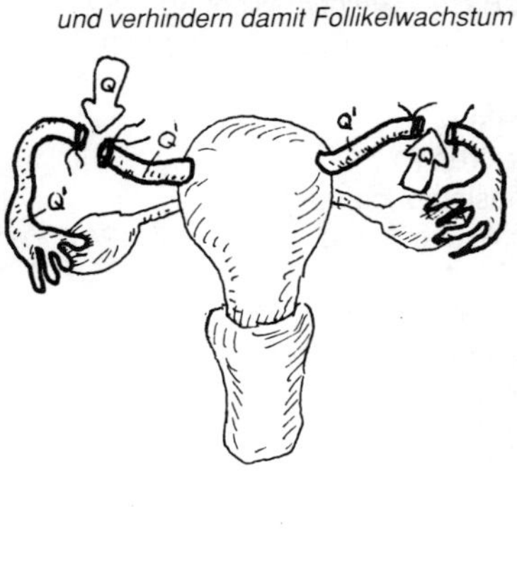

STERILISATION.
Tubenligatur Q
Tuba uterina Q'

Mit der Durchtrennung und Vernähung der Eileiter kann eine dauerhafte Sterilisation der Frau erreicht werden. Ein Kontakt von Eizelle und Spermium ist nicht mehr möglich.

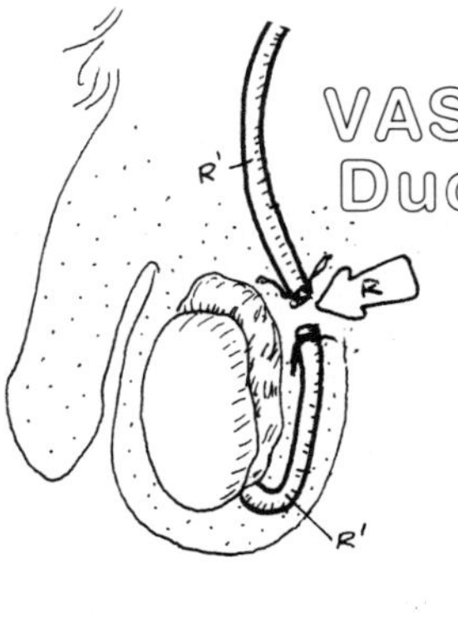

VASEKTOMIE R
Ductus deferens R'

Die Durchtrennung und Vernähung der beiden Samenleiter beim Mann ist eine einfache Operation, die dauerhaft eine Freisetzung von Spermien über den Samenleiter während der Ejakulation verhindert (Sterilisation).

Stichwortverzeichnis

A

B

C

F

G

H

I

J

K

L

O

S

T

U

V